Handbuch
der
Rauschdrogen

Handbuch
der
Rauschdrogen

Wolfgang Schmidbauer
Jürgen vom Scheidt

nymphenburger

Die Autoren danken folgenden Verlagen und Kollegen für die freundliche Erlaubnis zum Nachdruck:
dem S. Fischer Verlag, Frankfurt a. M. (Zitate aus Sigmund Freuds Werken); dem Limes Verlag, München (Gottfried Benns Gedicht »Kokain«); dem Suhrkamp Verlag, Frankfurt a. M. (»Meskalinrausch«, aus Henri Michaux' »Turbulenz im Unendlichen«); dem Klett-Cotta Verlag, Stuttgart (Zitate aus Albert Hofmanns »LSD – mein Sorgenkind« und Rudolf Gelpkes »Der Rausch im Orient und Okzident«); Klaus Lea, München, für die Genehmigung zum Abdruck seines Gedichtes »Die Hand«.

Redaktionsschluß 4. Mai 1988
Redaktion: Jürgen vom Scheidt
7., überarbeitete und erweiterte Auflage 1988
© by nymphenburger in der F.A. Herbig Verlagsbuchhandlung, GmbH., München
Druck: Jos. C. Huber KG, Dießen am Ammersee
Binden: R. Oldenbourg, München
Printed in Germany 1988
ISBN 3-485-01885-6

»Die Wachenden haben eine einzige
und gemeinsame Welt, von den
Schlafenden aber wendet sich ein jeder
seiner eigenen zu.«
                          Heraklit

Inhalt

Wie finde ich was?

1. Wer sich über eine bestimmte Droge informieren möchte, schlage zunächst im »Verzeichnis der Stichworte« auf S. 26 nach. Dort stehen die wichtigsten Drogen, die in einem eigenen Artikel behandelt werden, verzeichnet mit Seitenangabe für den unmittelbar folgenden Ersten Teil: »Von Alkohol bis Zukunfts-Drogen«.
2. Wer dort nicht findet, was er sucht, der schlage nach im Anhang im Drogen-Register, S. 729. Dort stehen eine Fülle weiterer Mittel (z.B. *Disulfiram,* das bei der Behandlung von Alkoholikern eingesetzt wird), gleich in welchem der drei Teile dieses Buches sie erwähnt werden.
3. Ebenfalls im Anhang findet man im Sach-Register alle wichtigen Begriffe, die keine Drogennamen sind, und im Namensregister alle erwähnten Personen.
4. Quellenangaben und weiterführende Literatur findet man jeweils am Schluß der einzelnen Drogen-Stichworte, Rahmenartikel und Detailstudien.

Vorwort

Die Drogenwelt und ihre Erforschung sind unaufhörlich in Bewegung. Vier neue Substanzen von Gewicht mußten deshalb neu in das »Handbuch« aufgenommen werden: der Kokain-Abkömmling Crack, die Designer-Drogen, die Endorphine (d. s. körpereigene Opiate) und die »Magic Mushrooms«, die halluzinogenhaltigen balinesischen »Wunderpilze«.

Andere Anregungen, die wir von verschiedenen Seiten bekamen, konnten und wollten wir nicht berücksichtigen, weil sie noch zu wenig bekannt oder erforscht sind, so die über halluzinogene Eigenschaften von Seerose und Lotus, den (gerade deshalb?) heiligen Pflanzen Südamerikas und Asiens.

Die Erfolgsmeldungen im »Kampf gegen die Rauschgiftsucht« haben eine fatale Ähnlichkeit mit den Siegesnachrichten der US-Army aus dem Vietnam-Krieg. Immer wieder werden Schlachten gewonnen, der Krieg aber ist längst verloren. In den Industrieländern hat sich ein Gleichgewicht eingependelt; wenn das Innenministerium in einem Halbjahr ein Sinken bestimmter Indexzahlen (z. B. der Todesfälle durch Heroin) angibt, meldet es im nächsten wieder ein Ansteigen. Von einer drogenfreien Umwelt sind wir weiter entfernt denn je, wie die wachsenden Umsätze der Psychopharmaka beweisen. Es ist kein Trost für die Chronisten, daß sie diese Entwicklung vorausgesehen haben, als 1971 die erste Auflage des »Handbuchs« erschienen ist. Als ob das durch die Sucht geschaffene Elend nicht genug sei, sind neben den Homosexuellen auch die Opiatsüchtigen besonders von der erworbenen Immunschwäche bedroht. AIDS wird durch ein Virus übertragen, aber es hängt von der seelischen und körperlichen Abwehrlage des Organismus ab, wann (und vielleicht: ob überhaupt) die latente Infektion lebensbedrohlich wird. Psychosoziale Faktoren spielen also eine wesentliche Rolle. »Hilfsmaßnahmen«, welche die soziale Existenz der Infizierten bedrohen, können also die gegenteilige Wirkung haben: Mit der Hoffnung und durch den zusätzlichen Streß schwinden die emotionalen Widerstandskräfte, die angebliche Rettung wird zum Fluch.

Eine makabre Prophezeiung
Es gibt eine Voraussage über die Zukunft unserer Zivilisation, die auf einfachen Hochrechnungen einer in verschiedenen Industrieländern statistisch belegten Entwicklung beruht: Wenn es so weitergeht, dann

wird etwa im Jahr 2100 die Zahl der Süchtigen in der Gesellschaft die Zahl der Nichtsüchtigen übertreffen. Noch sind es vor allem Alkoholiker, welche diesen Trend so bedrohlich werden lassen. Doch liegt das zum Teil nur daran, daß die Mehrzahl der Menschen, die von Schlafmitteln und anderen Psychopharmaka abhängig sind oder es zu werden drohen, nicht statistisch erfaßt wird. Die bisherigen Möglichkeiten, sich gegen diese Bedrohung zu wehren, scheinen nicht erfolgversprechend. Die Zahl der Süchtigen steigt fast parallel zu den Maßnahmen, die ergriffen werden, um sie zu vermindern. Der nicht unmittelbar betroffene und daher emotional distanzierte Betrachter erinnert sich an ein Beispiel, das Ivan Illich in seiner Kritik des Medizinsystems in den Industriestaaten bringt: Während in den Vereinigten Staaten die Kosten der medizinischen Versorgung seit 1950 um bis zu 500 Prozent stiegen, sank die Lebenserwartung erwachsener Männer im selben Zeitraum deutlich ab. Es liegt in dieser Situation nahe, einen Teil des Drogenproblems herauszugreifen und nach dem Motto zu verfahren, den Sack zu schlagen, ohne dem Esel weh zu tun. Dieses Vorgehen sieht etwa so aus: Die rein mengenmäßig viel bedrohlichere Abhängigkeit von Alkohol und Medikamenten – den legalen Suchtgiften – wird verdrängt und beschönigt, ist doch das Suchtgeschehen durch die Kriminalisierung der Heroin-Süchtigen ungleich dramatischer darzustellen. Für die Konsumgesellschaft sind »Die Kinder vom Bahnhof Zoo« ein pikanteres Thema als die erheblich zahlreicheren Hauptschüler, die ihren Alltag ohne Alkohol nicht mehr bewältigen. Aber auch was die Süchtigen selbst angeht, den harten Kern der Fixer, sucht man durch Abspaltung und Verdrängung die gesellschaftliche Bedeutung des Drogenproblems zu verkleinern (womit naturgemäß seine reale Gefahr für uns und unsere Kinder ständig steigt, was die Zahlen der Herointoten ganz eindeutig beweisen). Das geschieht dadurch, daß die »unschuldigen, verführten Opfer« – nämlich die Fixer – als therapiebedürftig entlastet werden, die »mörderischen Händler« jedoch angeprangert. Darin mag eine Teilwahrheit stecken, aber eben nur eine solche. Tatsächlich haben viele jugendliche Fixer gar keine andere Wahl als zu dealen, d. h. mit dem Stoff zu handeln. Wie sollen sie sonst Geld verdienen? Und gerade sie, die durch den Druck der Sucht unvorsichtig geworden sind, fallen dann der Polizei in die Hände und sind jene Rauschgifthändler, an denen sich der gerechte Volkszorn austoben möchte. Die kapitalkräftigen Spitzenleute des illegalen Drogenhandels bleiben fast immer unentdeckt. Aber selbst der – höchst seltene – polizeiliche »Erfolg« des Zerschlagens einer ganzen Handelsorganisation ist für das Drogenproblem ebensowenig eine Lösung, als sich etwa das Verbot einer Zigarettenmarke eignen würde, um die Zahl der Tabakgeschädigten zu vermindern. Die Ausschaltung eines Konkurrenten belebt das Geschäft für die übrigen. Sie gibt bisher untergeordneten Profis die Gelegenheit, aufzusteigen und zu expandieren, während amateurhaft am Rand der Drogenszene Tätige sich vielleicht entschließen, bei den steigenden Preisen und der zuverlässigen Nachfrage vollberuflich einzusteigen.

»Droge« kann vieles sein

Medizin, Verbrechensbekämpfung und die von beiden großen Schwestern beeinflußte Behandlung des Drogenproblems haben in der industrialisierten Gesellschaft bis heute nicht den Anschein widerlegen können, daß sie Krankheit, Kriminalität und Sucht nicht wirklich vermindern. Ivan Illich hat mit vielen Daten belegt, daß der größte Teil der heute explosionsartig ansteigenden Medizinkosten auf Formen der Diagnose und Therapie entfällt, die in ihrer Wirksamkeit mindestens zweifelhaft sind. Alle 24 bis 36 Stunden schlucken zwischen 50 und 80 Prozent der Erwachsenen in den Vereinigten Staaten und in England eine ärztlich verschriebene chemische Droge. Unnötige chirurgische Eingriffe sind so häufig, daß die meisten Menschen schon von solchen Fällen aus ihrem Bekanntenkreis erzählen können. Es gibt genügend Hinweise darauf, daß viele Menschen durch ärztliche Maßnahmen nicht gesund werden, sondern allenfalls ein trügerisches Gleichgewicht in einer schon vorher zerstörerischen Lebenssituation gewinnen – etwa die Raucher und Trinker, die Vielesser und Bewegungsverweigerer, die dann wegen ihrer Stoffwechsel- und Kreislaufstörungen Medikamente erhalten. Das liegt nicht zuletzt an dem von den Ärzten oft beklagten, aber wenig veränderten Zustand, daß die Krankheiten erst dann behandelt werden, wenn sie sich äußern. Wir haben eine Krankheitsmedizin, keine Gesundheitsmedizin, und es ist nicht einmal zynisch, sich an das alte Wort Leonardo da Vincis zu erinnern: »Wenn du krank bist, hüte dich vor den Ärzten!« Illich sagt es nicht viel anders: »Die Überzeugung der Menschen, sie könnten ohne ärztliche Hilfe mit ihrer Krankheit nicht fertig werden, verursacht mehr Gesundheitsschäden, als die Ärzte je anrichten können, indem sie den Leuten ihre Wohltaten angedeihen lassen.«* Die von Manipulation und Kontrolle besessene Industriegesellschaft glaubt, auch Krankheit und Tod beherrschen zu können. Die Folge ist eine ernstliche Verminderung von Gesundheit (die 50 bis 80

---

* I. Illich, *Die Nemesis der Medizin* Hamburg 1977, S. 69

Prozent Tablettenschlucker können sich gar nicht mehr gesund fühlen) und eine vollständige Vernichtung der Würde des Todes in den Krankenhäusern, wo ein unbewußter Allmachtswahn die hochtechnisierte Medizin dazu führt, Menschen am Sterben zu hindern, statt ihr Leben zu erhalten.

Mit der Kriminalität ist es anders, aber nicht besser. Auch hier geht die technokratische Gesellschaft davon aus, daß die beste, am meisten mit Geld und Macht auszurüstende Waffe gegen unerwünschtes, zerstörerisches Verhalten ein ausgefeiltes Ermittlungs- und Strafsystem ist. Dabei ist längst durch viele Statistiken bewiesen, daß der Aufenthalt in einem Gefängnis, das zur »Besserung« der kriminellen Abweichler dienen soll, die Rückfallgefahr erhöht. Der Strafrechtslehrer Franz von Liszt hat bereits zu Anfang dieses Jahrhunderts festgestellt: »Wenn ein Jugendlicher oder auch ein Erwachsener ein Verbrechen begeht, und wir lassen ihn laufen, so ist die Wahrscheinlichkeit, daß er wieder ein Verbrechen begeht, geringer, als wenn wir ihn bestrafen.« Von Liszt vermutete damals, vernünftige Einwände wie dieser würden genügen, den Bankrott der Strafrechtspflege zu erweisen. Arno Plack hat in seinem »Plädoyer für die Abschaffung des Strafrechts« über siebzig Jahre später gezeigt, wie wenig sich geändert hat, und auch versucht, herauszufinden, warum sich so wenig ändern konnte, warum die Gesellschaft sich so irrational verhält, daß sie mit großem finanziellem Aufwand Verbrecher produziert, deren Zahl sie doch zu ihrem Schutz gerne vermindert sehen möchte.[*]

Diese Beobachtungen machen nicht eben optimistisch, wenn die Frage gestellt wird, wozu denn Aufklärung über Rauschdrogen nützlich sein kann. Die Stimme der Vernunft ist leise, aber sie setzt sich oft doch endlich durch, hat Sigmund Freud einmal gesagt. Diese Hoffnung hat sich in den 20 Jahren, die wir uns mit dem Drogenproblem auseinandersetzen, nicht erfüllt. Sicherlich, es sind mehr Therapieeinrichtungen geschaffen worden, aber die grundlegenden Irrtümer des medizinischen und polizeilichen Umgangs haben sich nur wenig vermindert. Nach wie vor liegt das Schwergewicht auf der Strafverfolgung und der Entgiftung in geschlossenen Nervenheilanstalten. Vorbeugende Maßnahmen treten demgegenüber vollständig zurück. Es wird übersehen, daß der entscheidende Auslöser einer »Drogenkarriere« keine verführerische Potenz eines Rauschmittels ist, sondern eine Störung der Persönlichkeit,

---

[*] A. Plack, *Plädoyer für die Abschaffung des Strafrechts*, München 1974. Das Liszt-Zitat findet sich dort, S. 113

die bereits in der Kindheit begonnen hat und die ihrerseits eine Störung in der Gesellschaft widerspiegelt. Diese Störung hängt mit der Entwicklung der Industriegesellschaft eng zusammen, an deren Anfang ja die Ausgrenzung der im Mittelalter und in den Primitivkulturen noch durchweg integrierten Narren, Krüppel, Trunkenbolde, Verbrecher in besondere Gettos und Institutionen stand.

Bedrohliche »Teufelskreise«

Mit dem Zunehmen der verinnerlichten moralischen Kontrolle und der Leistungskonkurrenz in der bürgerlichen Gesellschaft steigerte sich auch der Anpassungsdruck auf die Kinder. Die hochgezüchtete, bürokratisch überwachte Leistungsbereitschaft führte dazu, daß periodische Rückkehr in kindliche Zustände (wie sie das Wesen des Rausches ausmachen) gesellschaftlich ebenso geächtet wurden wie das spontane Verhalten der Kinder und die Narrheit der seelisch Gestörten (in der das Mittelalter noch vielfach einen besinnlichen Hinweis auf die menschlichen Lebensbedingungen allgemein gesehen hatte). Die Verbote steigerten wiederum die Suchtgefahr. Die zur Industriegesellschaft gewordene bürgerliche Gesellschaft geriet immer tiefer in einen Teufelskreis von Progressionszwang und Regressionssehnsucht. Diese Ausdrücke beziehen sich auf das progressive, fortschrittsorientierte Prinzip einerseits, das immer größere Lebensbereiche einer immer mehr vervollkommneten Kontrolle unterwirft, und auf das regressive Bedürfnis nach Spiel, Zärtlichkeit, Phantasie, Traum, Schlaf und Kreativität andererseits. Im gesunden Menschen – zu dem ja eine gesunde Gesellschaft gehört – sind beide Prinzipien miteinander verknüpft. Sie stehen sich nicht feindlich gegenüber. Beim gestörten Menschen ist es anders. Das eine Prinzip sucht das andere zu unterdrücken, Macht über es zu gewinnen.

Der erfolgsbetonte Leistungsmensch hält Spielerei und Passivität für Zeitverschwendung. Doch er ist von einer Krankheit bedroht, die man Depression nennt. In ihr erlöscht der Antrieb zur Aktivität, jede Tätigkeit gelingt nur unter Druck und ohne innere Freude. Das abgespaltene und unterdrückte Bedürfnis nach Regression rächt sich sozusagen, indem es das auf Progression abgestellte Leistungssystem lahmlegt. Für viele an Depressionen leidende Menschen ist es kennzeichnend, daß sie immer dann eigentlich ausruhen und sich zurückziehen möchten, wenn sie vielmehr arbeiten und aktiv sein sollten, während sie andererseits ihren Schlaf und ihre Gelegenheit zur Entspannung selbst dadurch

13

zerstören, daß sie von zahllosen »du müßtest« und »du solltest« überschwemmt und gequält werden.

In den sogenannten »primitiven« Gesellschaften sind Zustände des Rausches in den Gesamtzusammenhang des sozialen Lebens eingebettet. In ihnen gibt es zwar Rauschmittel, aber keine Suchtgifte in dem Sinn, daß ein nennenswerter Prozentsatz der Bevölkerung sich durch die Zufuhr solcher Drogen selbst schädigt – und es gibt auch bemerkenswert wenige Depressionen. Die soziale Einbettung der Droge hat viel damit zu tun, daß der Drogenkonsument sich sein Mittel selbst produziert – er braut sich etwa sein Hirsebier für das Tanzfest selbst. In der Industriegesellschaft sind diese Zusammenhänge zerrissen, bis zum Extremfall des Heroinsüchtigen, der ein Produkt der chemischen Industrie mit einem technischen Mittel – einer Injektionsspritze – benützt, um einen seelischen Zustand zu bekämpfen, der sich am einfachsten als *innere Leere* charakterisieren läßt. Dieses Zerfallen des Zusammenhangs zwischen Produktion und Konsum ermöglicht erst die Kriminalisierung des Süchtigen, der sich beispielsweise durch Raubüberfälle oder Einbrüche die Mittel beschafft, um das Gift zu kaufen, von dem er abhängig geworden ist.[*]

Wie kommt es, daß die wechselseitige Einbettung von progressiven, aktiven und regressiven, passiven Tendenzen in der Industriegesellschaft zerfallen ist? Sicher wirken viele Einflüsse zusammen. Dazu gehören die Zwänge der technischen Produktionsweise, wobei sich die kapitalistischen und die Länder des Ostblocks in diesem Punkt nur wenig unterscheiden. Auch die Zahl der Alkoholiker ist in den sozialistischen Ländern nicht nennenswert geringer als in den kapitalistischen, ebensowenig wie das Maß der Umweltzerstörung. Eine wesentliche Rolle spielt die Vormacht einer triebfeindlichen Erziehung, welche reale Wunsch- und Befriedigungsmöglichkeiten (etwa im Bereich der Sexualität) zugunsten der Leistungsdressur beschneidet. Sie führt zu einer seelischen Orientierung an einem möglichst hohen Gewinn an Macht (auch Geld ist Macht, über die Produktionsmittel) Die Rauschgifte werden in der Leistungsgesellschaft so wichtig, weil sie die seelische Situation und mit ihr die Anpassungsfähigkeit verändern. Sie wirken in der Art einer Ersatzbefriedigung oder einer Krücke: Das Unerträgliche wird scheinbar erträglich und dadurch verfestigt; die Krücke wird unentbehrlich und dadurch endlich so überlastet, daß sie keine Hilfe

---

[*] Daher ist es auch absurd, wenn die Polizei einen Hippie verhaftet, der sich die Marihuana liefernde Hanfpflanze zum Eigengebrauch (nicht Verkauf) auf dem Balkon züchtet!

mehr bringt, sondern noch zusätzliche Schwierigkeiten schafft. Damit sind auch die Rauschdrogen »entfremdet«. Sie haben ihren sozialen Sinn verloren, ihre ursprüngliche Bedeutung, die in einen religiösen oder mythischen Kontext eingebettet war – in einen Zusammenhang, der noch beides umfaßt: die progressive Wirklichkeit der Alltagsbewältigung und die periodische Rückkehr zu Rausch, Schlaf und Traum. Ebenso wie ein Stahlwerk oder ein Atommeiler schlafen auch bürokratische Systeme nicht. Die Industriekultur kennt – im Gegensatz zur Primitivkultur – nicht mehr die Wohltat eines zeitweiligen Stillstands, einer Entspannung, eines Auslöschens perfektionierter Normvorstellungen. Doch der Mann, der die Schalttafeln und Fließbänder der Industrie überwachen muß, kann oft nach dieser ihm fremden, winzige Bereiche seiner Person entfaltenden Arbeit nur noch mit Hilfe von Rauschdrogen »abschalten«.

Angepaßte und Unangepaßte
Unter diesem Suchtaspekt läßt sich unsere Bevölkerung in vier Gruppen teilen:
● die ohne Rauschdrogen Angepaßten,
● die mit Rauschdrogen Angepaßten,
● die ohne Rauschdrogen Unangepaßten, und
● die mit Rauschdrogen Unangepaßten.
Fesselnd scheint uns dabei die Überlegung, daß die ohne Rauschdrogen Angepaßten reibungslos in einem System funktionieren, das als Ganzes süchtig ist, süchtig nach der Ausbeutung und Zerstörung dieses Planeten, der ihm – wenn sich hier nichts ändert – kaum mehr ein Jahrhundert standhalten kann. Der amerikanische Politiker, welcher angesichts drohender Ölknappheit vorschlägt, doch mit Waffengewalt die ölbesitzenden Länder zu plündern, unterscheidet sich hauptsächlich durch seine größere persönliche Sicherheit und soziale Anerkennung von dem Fixer, der mit vorgehaltenem Revolver einem Passanten den Geldbeutel abverlangt. Die mit Rauschdrogen Angepaßten sind die zahlreichen noch nicht dekompensierten Alkoholtrinker, über die unter diesem Stichwort Näheres nachzulesen ist, aber auch die Nikotinabhängigen und die etwa 50 Prozent der Erwachsenen, die dauernd Medikamente nehmen (wovon schätzungsweise die Hälfte auf die verschiedenen Psychopharmaka, d. h. die Beruhigungs-, Schlaf-, Anregungs- und ähnliche Mittel entfällt). Sie machen den bei weitem größten Anteil unter den Drogenkonsumenten aus, sind aber nicht so auffällig wie die nach dem Bild der Massenmedien »typischen« Rauschgiftsüchtigen, die

sozial unangepaßt sind und in der Regel illegale Drogen nehmen. Daß es auch hier noch sehr notwendig ist, zwischen den verschiedenen Rauschmitteln zu unterscheiden, haben wir bereits in der Einleitung von 1971 betont. Wie notwendig solche Differenzierungen sind, zeigt etwa die häufig wiederholte, dadurch aber nicht zutreffendere Behauptung, Haschisch sei eine »Einstiegsdroge« zum Heroinmißbrauch, weil hierzulande 80 Prozent der Fixer vorher Haschisch geraucht haben. Das ist kein besonderer Effekt von Haschisch, sondern vor allem eine Folge der Gesetzgebung, die Haschischhandel ähnlich bestraft wie Heroinhandel, und damit den auf Haschisch neugierigen Jugendlichen in dieselbe Subkultur treibt, in der er auch auf Fixer treffen kann und in der er die »weichen« Drogen von demselben Händler kauft, der vielleicht ein andermal Heroin anbietet.

Um die Bedeutung der Rauschdrogen für den Menschen wirklich zu verstehen, ist es also notwendig, neben den auffälligen, unangepaßten Süchtigen die angepaßten Drogenabhängigen zu sehen. Erst dann wird mehr sichtbar als die Spitze eines Eisbergs, der wahrscheinlich bis zum Grund der gegenwärtigen ökologischen Krise des Menschen reicht. Einer von uns (J. v. Sch.) hat dafür das Wort »Innenweltverschmutzung« geprägt, welche er der Umweltverschmutzung gegenüberstellt[*] Wenn wir in die Zukunft schauen, scheinen uns – äußerlich widersinnig – die unangepaßten Süchtigen eher hoffnungsvoll zu stimmen als die angepaßten, die ohne Leidensdruck und Krankheitseinsicht weiterhin durch ihr ungezügeltes Konsumverhalten die Umwelt zerstören. In einer anderen Arbeit hat W. Schmidbauer die Ansicht vertreten, das Konsumverhalten in den Industriegesellschaften, das durch ungezügelten Verbrauch von Rohstoffen und Energie die Umwelt zu vernichten droht, sei die am meisten verbreitete Form gefährlicher Sucht. »Homo consumens« – so der Buchtitel[**] – ist heute, wie einst der Dinosaurier, zum Aussterben verurteilt. Die Frage, ob Homo sapiens diese Katastrophe als lebendige und entwicklungsfähige Art überstehen wird, scheint gegenwärtig offen.

Sucht, Wachstum und Askese
So gesehen, ist das Drogenproblem nur im Zusammenhang mit der gegenwärtigen Krise der technischen Zivilisation als ökologischem System zu sehen. Jede andere puristische (monokausale) Betrachtungs-

---

[*] J. vom Scheidt, *Innenweltverschmutzung* (1973), Frankfurt a. M. 1988.
[**] W. Schmidbauer, *Homo consumens*, erw. Neuauflage unter dem Titel *Weniger ist manchmal mehr*, Reinbek 1985.

weise – etwa eine rein psychoanalytische, kriminalistische oder toxikologische – greift zu kurz und bleibt in Detailaussagen hängen. Daher ist auch die Aktualität des Themas, welche eine gründliche Überarbeitung und Aktualisierung des damals erheblich schmäleren »Handbuches« rechtfertigt, nicht aus den wachsenden Zahlen von jugendlichen Herointoten ableitbar, sondern aus den desintegrierenden Vorgängen in der Industriegesellschaft selbst. Die Rück-Integration von konstruktiven Elementen der Regression in das amoklaufende Wachstums- und Zwangssystem der bürokratischen Industriegesellschaften scheint, so gesehen, der einzige, auf lange Sicht fruchtbare Ausweg aus dem Drogenproblem. Dazu gehören – um nur einige Möglichkeiten zu nennen – eine Emanzipation der Männer von dem Ideal aggressiver, leistungsbewußter Männlichkeit, ein Abbau der patriarchalischen Strukturen, welche beide Geschlechter zu Halbmenschen machen und wirklich offene, freie Beziehungen zwischen Frauen und Männern verhindern, eine neue Einstellung zu unseren Kindern, die wohl nur dann dem Menetekel des Drogenmißbrauchs entgehen können, wenn sie in einem Dialog mit einem Erwachsenen aufwachsen, der sie als selbständige, gefühlvolle Wesen annimmt und nicht durch seine verfestigten Idealvorstellungen belastet. Die Arbeitsprozesse in der Industriegesellschaft, die nur nach Leistung und Profit orientiert sind und überhaupt nicht daran, Menschen in ihrer Entwicklung und Selbstverwirklichung zu fördern, müssen verändert werden – etwa nach dem Motto:»Small is beautiful«[*] – Verkleinerung, nicht Expansion; Vielfalt, nicht Spezialisierung sind gefordert. Nicht Polizei und Drogenkliniken werden die Zahl der jugendlichen Fixer ernstlich vermindern, sondern nur das Aufwachsen in einer Welt, in der es sich für einen jungen Menschen subjektiv lohnt, groß zu werden. Wenn beispielsweise Kultusminister die musischen Fächer von den Schulen scheuchen, dann ist es Augenwischerei, wenn sie nachher einen Experten holen, der die Schüler vor den Rauschdrogen warnen soll. Damit ist nichts gegen sachliche Information gesagt – daran liegt uns viel –, aber alles gegen die Anmaßung, die darin liegt, tief verwurzelte emotionale Bedürfnisse (wie die nach Traum, Phantasie und Kreativität) mit seichten Vernunftargumenten und Leistungszwängen aus der Welt zu schaffen. Wenn an unseren Schulen die Gefühle und Phantasien der Kinder so wichtig genommen würden wie Mathematik

[*] E. F. Schuhmacher, *Die Rückkehr zum menschlichen Maß. Alternativen für Wirtschaft und Technik*, Hamburg 1977

17

und Rechtschreiben*, dann könnte diese Art der »Regressionsberatung« wahrscheinlich das Verbot von illegalen Rauschdrogen ebenso überflüssig machen wie den Mißbrauch der legalen.

Obwohl einige Rauschdrogen der Menschheit seit Jahrtausenden bekannt sind, geht die Wissenschaft erst heute daran, sie systematisch zu erforschen. Wir haben in diesem Buch versucht, den derzeitigen Stand der Wissenschaft darzustellen – aber so, daß auch der Laie sie verstehen kann. Für den wissenschaftlich noch stärker interessierten Leser geben wir jeweils unsere Quellen und weiterführende Literatur an.

Darüber hinaus soll dieses Handbuch der Rauschdrogen nicht nur ein Nachschlagewerk sein, sondern auch ein Lesebuch über jene faszinierenden Wechselwirkungen von Bewußtsein und Materie, von Droge, Psyche und Gesellschaft, aus denen ebenso Unheil entspringen kann wie Inspiration.

Wer sich für eine einzelne Droge interessiert, muß im alphabetischen Stichwortteil nachschlagen. Findet er sie dort nicht, hilft ein Blick ins Drogen- und Sachregister weiter. Dem Stichwortteil folgen vier umfangreiche Rahmenartikel (RA), in denen die wichtigsten Aspekte des Rauschdrogenproblems erörtert werden:

RA I: Kulturgeschichte und Soziologie
RA II: Psychologie
RA III: Therapie und Rehabilitation
RA IV: Medizin (Physiologie) und Psychopharmakologie

Wir haben uns zunächst überlegt, in einem fünften Rahmenartikel auch noch auf die »Botanik« der Rauschdrogen einzugehen, nachdem – mit Ausnahme von Alkohol (den auch der menschliche Körper produziert) und Bufotenin (das auch von Kröten abgesondert wird) sowie dem mineralischen Arsenik – nahezu alle diese Substanzen pflanzlicher Natur sind, soweit sie nicht inzwischen synthetisch in Laboratorien hergestellt werden (→Kokain, →LSD, →Opiate, →PCP usw.). Aber ein solcher RA V hätte nicht nur den Rahmen dieses Buches gesprengt – der Ethnobotaniker Richard E. Schultes und der LSD-Entdecker Albert Hofmann haben überdies soeben ein farbenprächtig ausgestattetes, durch Pflanzenlexikon und Bildatlas ergänztes Werk vorgelegt, das genau diese Aufgabe eines botanischen Überblicks unübertrefflich bewältigt. In *Pflanzen der Götter*** werden nicht nur die

---

* Beispiele und methodische Hinweise finden sich bei M. Imhof, *Selbsterfahrung in der Schule*, Müncehn 1978

** Schultes, R. E. und A. Hofmann, *Pflanzen der Götter*, Bern und Stuttgart 1980 (Hallwag).

in unserem *Handbuch der Rauschdrogen* vorgestellten Substanzen beschrieben und bildlich vorgestellt, sondern noch Dutzende anderer, bislang nur wenigen Experten bekannte Pflanzen mit ihren Wirkstoffen behandelt, ergänzt durch seltene kulturhistorische Fotos und Zeichnungen (lediglich der Coca-Strauch wird arg stiefmütterlich abgetan). Zum Fragenkreis ›Drogen und Gesellschaft‹ (RA I) gehört auch eine kulturgeschichtliche Skizze des Rausches. Der psychologische Rahmenartikel konzentriert sich auf die innere Situation eines heute typischen Drogenkonsumenten, nämlich des Jugendlichen. Der vierte Rahmenartikel hingegen erläutert grundlegende Fragen der psycho-physischen Wirkung, der Gewöhnung, Abhängigkeit und Sucht.

Die Fülle des neuen Materials über Behandlungsmöglichkeiten, ihre Chancen und Grenzen, hat es nötig gemacht, für die Neuausgabe 1981 aus dem RA II über die psychologischen Aspekte einen eigenständigen Rahmenartikel über therapeutische Aspekte herauszulösen; entsprechend ist der ursprüngliche RA III über die medizinischen und pharmakologischen Fragen an die vierte Stelle gerutscht.

Desgleichen haben wir es für sinnvoll gehalten, drei Detailstudien über Spezialprobleme der Rauschdrogen anzufügen, die im Verlauf unserer Arbeit seit 1971 entstanden sind:

● Die »Gespräche mit Drogenabhängigen« erscheinen uns geeignet, auch dem Nicht-Fachmann einen gewissen Einblick in die Problematik des Drogenkonsums und seiner Behandlung im Falle des Mißbrauchs zu verschaffen, gerade anhand der viel zu sehr verharmlosten Halluzinogene Haschisch und LSD.

● »Halluzinogene in Eleusis?« beleuchtet einen völlig anderen Gesichtspunkt, nämlich die Kulturgeschichte der Rauschdrogen – und dennoch lassen sich von dort, von den »alten Griechen«, sehr aufschlußreiche Parallelen zu den Ereignissen der Drogenwelle unserer Tage ziehen.

● »Sigmund Freuds Kokain-Experimente« endlich zeigen nachdrücklich, daß auch sehr kluge Forscher nicht gegen das tückische Gaukelspiel gewisser Drogeneffekte gefeit sind (Freud hielt das Kokain jahrelang für ein harmloses Anregungsmittel, ehe die grauenvolle Wirklichkeit ihn eines Besseren lehrte) – und vor allem, wie lange auch nach der Beendigung des keineswegs übertriebenen Gebrauchs einer Rauschdroge noch die Nachwirkungen im Unbewußten zu spüren sind (Freud wurde noch zehn Jahre später, nachdem er längst kein Kokain mehr zu sich nahm, in seinen Träumen intensiv an den einstmaligen Drogenkonsum erinnert).

Drei mögliche Blickwinkel
Wer sich dem Thema »Rauschdrogen« nähert, tut dies in der Regel mit einer Haltung des »Entweder-Oder«. Entweder ist er (oder sie) fasziniert von den Möglichkeiten, die sich der menschlichen Phantasie durch Räusche erschließen und die sich in der reichhaltigen Kulturgeschichte der Drogen widerspiegeln, oder man hat die Legionen von Süchtigen und Toten vor Augen, die die Opiate Jahr für Jahr als Opfer leichtsinniger Drogenneugier fordern und die den Alltag von Rauschgiftfahndern, Drogentherapeuten und betroffenen Eltern bestimmen.

Die berechtigte Angst vor der steigenden Drogenflut wird gerne auch auf die Literatur übertragen, die sich mit diesem Phänomen befaßt. Wer allerdings differenziert und nicht einseitig berichten, wer der Vielschichtigkeit des Themas gerecht werden möchte, der darf nicht bloß Warntafeln aufstellen (die sicher überall berechtigt sind!), sondern muß auch dokumentieren, daß in wahrscheinlich jeder Kultur dieses Planeten irgendeine Rauschdroge eine zentrale Rolle spielte*, daß Drogen*miß*brauch erst eine Entgleisung der Neuzeit ist. Ob man Albert Hofmanns Vorschlag diskutiert, sein »Geschöpf« LSD-25 in einem neuen Mysterien-Kult nach Art der Einweihungsriten von Eleusis einzusetzen**, oder ob man an die mehr als 600 Todesfälle denkt, die Heroin allein 1979 in der Bundesrepublik forderte – immer wird man sich daran erinnern müssen, daß die Drogen und die Räusche dieses verwirrende Doppelantlitz zeigen.

Die Welle der Drogenliteratur begann mit Schriften, die die kreative, anregende, mystische Seite betonten, mit Autoren wie Aldous Huxley, Rudolf Gelpke und Timothy Leary. Sie schrieben begeistert von den Möglichkeiten eines neuen »erweiterten« Bewußtseins. Und sie taten das sehr einseitig, ohne die möglichen Gefahren zu beachten, denen vor allem junge Drogenkonsumenten ausgesetzt sind. Diese erste Publikationswelle Anfang der 60er Jahre wurde abgelöst von einer Fülle kritischer, warnender, verurteilender Bücher, die auf die »dunkle« Rückseite dieses Janus-Kopfes der Drogen hinwiesen – aber, nicht weniger einseitig, eben nur auf sie. Wer jedoch, beispielsweise, einem drogenneugierigen Jugendlichen nur dieses düstere Antlitz malt, wird unglaubwürdig. Und darf sich nicht wundern, daß den unqualifizierten Behauptungen

---

* Das Rautenstrauch-Joest-Museum für Völkerkunde in Köln zeigte im Sommer 1981 eine Ausstellung, die sich erstmals mit diesen kulturgeschichtlichen Zusammenhängen befaßte.
** A. Hofmann, *LSD – mein Sorgenkind*, Stuttgart 1979 (Kap. 15)

»erfahrener« Freunde und umsatzorientierter *Dealer* mehr Glauben geschenkt wird. Geradezu sträflich einseitig ist in dieser Hinsicht das Material, das eine Anfang 1980 gegründete »Anti-Drogen-Koalitition (ADK)« in der Bundesrepublik und anderen Ländern unter die Leute bringt; aus einer politisch deutlich extrem konservativen Grundhaltung wird jedermann angegriffen, der sich irgendwann einmal für andere als nur die gefährlichen Aspekte der Rauschdrogen interessiert hat, mit diffamierenden Tiefschlägen besonders für liberale und »linke« Denker und Forscher, bis hin zu – wenngleich wohl gutgemeinten – Fälschungen historischer Zusammenhänge (Näheres hierzu s. RA I, S. 456).

Es gibt schließlich noch einen dritten Aspekt, der die Beschäftigung mit den Rauschdrogen, speziell den Halluzinogenen und hier ganz besonders dem LSD, lohnt und der hinter den Aufregungen um Heroin- und Cannabis-Mißbrauch nahezu untergegangen ist, obgleich hier wahrscheinlich bahnbrechende Erkenntnisse gewonnen wurden. Vor allem Stanislaw Grof und Claudio Naranjo* haben inzwischen die Ergebnisse mehr als zehnjähriger Forschungen vorgelegt, bei denen sich LSD und andere Halluzinogene als hochwirksame Instrumente zur Erforschung des Unbewußten erwiesen, vergleichbar vielleicht mit dem Teleskop und dem Mikroskop der Naturwissenschaften. Die Bezeichnung »Rauschdroge« scheint, zumindest in solchem verantwortungsvollen wissenschaftlichen Kontext, nicht mehr recht zutreffend *(Näheres s.*→ LSD, Schlußkapitel).

Angesichts dieser komplizierten Zusammenhänge, und aufgrund von mehr als zehnjähriger eigener praktischer sowie theoretischer Erfahrungen mit den positiven und negativen Aspekten dieses weltweiten Phänomens, haben wir versucht, in diesem Handbuch eine Balance zu finden zwischen einem sachlich informierenden Nachschlagewerk einerseits und einem Lesebuch andererseits, das auch in die farbige Kulturgeschichte und aktuelle Weltsituation der Drogen und der Räusche einführt.

Wir wollen aufklären, ohne die vorhandenen Gefahren zu verzerren und aufzubauschen.

Wir wollen auch unterhalten – aber ohne zu verharmlosen.

---

* Grof, St., *Topografie des Unbewußten*, Stuttgart 1978; Naranjo, C., *Die Reise zum Ich*, Frankfurt a. M. 1979.

Aus der Einleitung zur ersten Auflage 1971

... Jeder, der selbst einmal Marihuana oder Haschisch geraucht hat, wird erkannt haben, daß zunächst keine bedrohlichen Folgen auftreten.* Die wissenschaftlichen Untersuchungen bestätigen diesen persönlichen Eindruck. Der Jugendliche, der einmal ›gekifft‹ hat, wird deshalb Warnungen vor Marihuana oder Haschisch in den Wind schlagen, wenn sie nicht sehr detailliert und wahrheitsgemäß vorgetragen werden. Auf gefühlsmäßige Argumente reagiert er ohnehin allergisch. Vor allem wird der Jugendliche dann annehmen, daß die Warnung vor anderen Drogen wie Heroin oder LSD ebenfalls nicht fundiert ist. Und er wird nicht glauben, daß extrem häufiger Drogengenuß zu anderen Folgen führt als gelegentlicher Genuß, wenn man es ihm nicht detailliert beweist.

Angesichts dieser Situation genügt die herkömmliche, medizinisch-informierende Literatur über Rauschdrogen nicht mehr. Es reicht einfach nicht mehr aus, das Gespenst des ausgezehrten Opiatsüchtigen oder des krakeelenden Alkoholikers möglichst dramatisch darzustellen. Medizinische und pharmakologische Informationen sind zwar keineswegs überflüssig geworden: Ihnen wird in diesem Handbuch der gebührende Platz eingeräumt. Doch diese beiden Aspekte versagen, wenn man das ganze Drogen-Problem in den Griff bekommen will.

Psychologische, soziologische, pädagogische und literarische Aspekte des Rauschmittelkonsums müssen gleichfalls einbezogen werden, will man zu einer kritischen und gültigen Aussage kommen. Vorschnelle Urteile in positiver wie in negativer Hinsicht sind gefährlich und irreführend. Besonders die Rahmenartikel im zweiten Teil sollen demonstrieren, daß sich auch die für den normalen Bürger so schwer einfühlbaren Wünsche, Phantasien und Verhaltensweisen Drogenabhängiger durchaus verstehen lassen. Erst auf dieser Grundlage ist es möglich, ein abgewogenes Urteil zu fällen.

Wer wie manche Kriminologen geneigt ist, so verschieden wirkende Drogen wie Haschisch und Heroin über denselben Kamm zu scheren, wird der gegenwärtigen Situation ebensowenig gerecht wie die Extremisten der anderen Richtung, welche der Menschheit goldene Zeiten voraussagen, sobald nur jeder gründliche Erfahrungen mit den *trips*, den Reisen in eine andere Welt mit Hilfe der Drogen, gesammelt habe.

---

* Dies soll nicht heißen, daß wir Marihuana und auch nicht das wesentlich stärkere Haschisch für ungefährlich halten, schon gar nicht für harmloser als Alkohol, wie immer wieder zu hören ist (s. Näheres hierzu im Stichwort-Artikel »Cannabis«).

Während die Vertreter des einen Extrems am liebsten jeden Gammler mit einem Gramm Haschisch in der Hosentasche hinter Schloß und Riegel bringen wollen, übersehen die LSD- und Haschisch-Freunde oft, daß die Wirkung einer Rauschdroge nie konstant ist.

Man kann einem naturgemäß unreifen, wenig gefestigten Jugendlichen nicht deshalb den Drogengenuß erlauben (was genausoviel ist, wie ihn zu empfehlen), weil ein hochintelligenter, in den verschlungenen Windungen seines Innenlebens gut orientierter Schriftsteller (vielleicht!) keine nachteiligen Wirkungen von diesem Genuß verspürt hat. Aber dieses Handbuch wurde nicht nur für Jugendliche und ihre Erzieher geschrieben. Studenten und ältere Erwachsene, die das Neue, Geheimnisvolle reizt, das die Drogen umgibt, benötigen ebenfalls fundierte Informationen, ehe sie sich entschließen, auf einen *trip* zu gehen. Wer sich ans Steuer eines Rennwagens* setzt, tut ja auch gut daran, sich vorher über technische Details, Straßenverkehrsordnung und den eigenen psychisch-physischen Gesundheitszustand zu informieren. Und wir geben uns keinen Illusionen hin, daß diese Neugierigen, Experimentierenden, Ungläubigen, Besserwissenden einmal aussterben könnten!

Unsere Zusammenarbeit ist harmonisch verlaufen. Beide sind wir über Selbstversuche dazu gekommen, uns wissenschaftlich mit den Problemen des Drogenkonsums und des Rausches zu befassen. Und beide sind wir heute davon überzeugt, daß ein guter (und vielleicht der beste) Weg, das Drogenerlebnis in den Alltag einzubauen, darin besteht, auf weitere Versuche zu verzichten. Auch derart intensive Erlebnisse können durch zu häufige Wiederholung leer und entwertet werden.

Die Drogen öffnen eine Tür, die aus dem Gehäuse der Identität herausführt; wer diese Tür aber zu oft durchschreitet, gelangt nur in ein anderes Gehäuse, das leicht zum Gefängnis werden kann.

Wolfgang Schmidbauer
Jürgen vom Scheidt

---

* Bei Verkehrsunfällen mit Autos kommen übrigens jedes Jahr in der Bundesrepublik mehr als 12 000 Menschen ums Leben – 30mal soviel wie durch Heroinmißbrauch (1987:420). Es lohnt sich, einmal darüber nachzudenken, inwieweit die »Droge Auto« diesen Preis wirklich mehr wert ist als das »Rauschgift« Heroin – womit nicht dem Heroin- oder irgendeinem anderen Drogenkonsum das Wort geredet werden soll, sondern auf die doppelte Moral aufmerksam gemacht werden soll, mit der gefährliche Dinge von der Gesellschaft behandelt werden: In den USA kommen jährlich auf 4 000 Herointote deren 40 000 infolge Alkoholmißbrauchs und deren 400 000 durch Zigarettensucht.

ERSTER TEIL

47 Stichwort-Artikel zu über 100 Substanzen

Von »Alkohol« bis Zukunfts-Drogen«

Verzeichnis der Stichworte

Außer diesen 47 detaillierten Artikeln findet man noch Verweise auf weit über 100 andere Substanzen, Pflanzen oder Synonyme, die in den einzelnen Artikeln näher behandelt werden.

Alkohol
(Äthylalkohol, Äthanol)

1. Geschichte

Offensichtlich hat der Mensch schon in prähistorischer Zeit entdeckt, daß kohlehydrathaltige Flüssigkeiten durch einen Gärungsprozeß in berauschende Getränke verwandelt werden können – Honigwasser in Met, Getreideabkochungen in Bier, Traubensaft in Wein. Ist ein bestimmter Alkoholgrad erreicht (10 bis 15 Vol.-%), vergiftet der Alkohol jene Hefepilze, denen er seine Existenz verdankt. Weder Naturwein noch Bier, noch irgendein anderes durch natürliche Gärung entstandenes Getränk können also einen Alkoholgehalt haben, der dieses Maß übersteigt.

Die ersten geschichtlichen Hinweise auf alkoholische Getränke kommen aus dem Zweistromland. Offensichtlich haben schon die Sumerer vor 4000 Jahren Bier gebraut. Die Ägypter übernahmen dieses Gewerbe von dort. Der Wein wird ebenfalls seit mythischer Zeit kultiviert. Die hebräische (Noe) und die griechische Mythologie (Dionysos) schildern seine Effekte ebenso wie seinen Siegeszug durch alle Länder, in denen die Rebe gedeihen konnte.

In der »Odyssee« und der »Ilias« Homers werden Zechgelage geschildert; Wein, mit Mehl und geriebenem Käse vermischt, erhielt der Besucher in den Zeiten der Achäer vor Troja. Als erste entdeckten die Araber im Mittelalter, daß der berauschende Stoff im Wein destilliert und dadurch konzentriert werden konnte. Sie nannten ihn Alkohol, ›das Feinste von etwas‹. Wein und Brot waren die gebräuchlichsten Nahrungsmittel des Menschen im Mittelmeerraum; im Christentum sind sie zu Sakramenten erhoben worden, wobei man anmerken muß, daß die frühen Christen keineswegs jene Mäßigkeit walten ließen, welche später ihren deutlichsten Ausdruck in der Kommunion unter nur einer Gestalt (der des Brotes) fand. Paulus mußte gegen regelmäßige Weinfeste einschreiten, in denen man sich, wie in den meisten Mysterien, vom Rausch eine Vorwegnahme der Unsterblichkeit erwartete (1. Kor. 11, 21, Eph. 5, 18). Auch in den Dionysos-Mysterien galt Wein als das Blut des Gottes. Wenn heute der Alkoholrausch durchweg profan geworden ist, sollten uns doch diese wenigen Hinweise erinnern, daß es nicht notwendig so war. Der älteste Ritus des Christentums war die Wie-

29

derholung des Abendmahls – ein einfaches Gastmahl, in dem man brüderlich zusammen Wein trank und Brot aß.

Die Alkoholmengen, welche lange Zeit in vielen Ländern üblich waren und es teilweise noch sind, belegen die Beliebtheit und die außerordentlich große ›therapeutische Breite‹ des Alkohols. Es gibt nur wenige Chemikalien und keine andere Rauschdroge, die ein Mensch in einer Konzentration von bis zu fünf Promille in seinem Körper toleriert. Wenn die Berichte auch übertrieben sein mögen, wonach in der Renaissance die Hofdamen in England pro Tag einen Liter Branntwein tranken und adlige Klosterfrauen sich sechs bis zehn Liter Bier genehmigten, so hat sich die Ansicht, Alkohol sei unentbehrlicher Bestandteil der täglichen Nahrung, sehr lange gehalten. Bis vor kurzem erhielt noch jeder Gemeine in der englischen Marine täglich 100 bis 125 Gramm starken Rum (traditionsgemäß vor elf Uhr vormittags). Manche Ausfahrer der bayerischen Brauereien sollen jeden Tag mindestens 20 Liter Bier konsumiert haben, ehe der schneller werdende Straßenverkehr solche Trinkleistungen noch lebensgefährlicher machte, als sie es ohnedies schon sind.

Der Wein

Bring ihn, den Wein, er könnte sein: Rubin, geschmolzner Edelstein;
ein Schwert, gezückt der Sonne zu: darin gespiegelt Funkelschein;
er könnte sein für den Zecher wie Rosenwasser im Becher, so fein und so
rein;
mag scheuchen den Kummer und tropfen den Schlummer in schlafloses
Auge hinein;
es sei sein Pokal wie Gewölk, und ein Regen voll Segen der Wein,
ein erhörtes Gebet mag er sein, mag Seligkeit sein nach der Pein.
Gäbe es *ihn* nicht, den Wein, wären Herzen nur Wüstenein;
wär' auch der Körper entseelt, es beseelte ihn wieder der Wein.
Doch entführte ein Adler ihn heim, und ließe er uns hier allein,
damit ihn kein Mund, der gemein, mehr könnte entweihn: möge es sein!

Rudaki (ca. 900)

Statistiken reden eine für die heutige Zeit verbindliche Sprache. In Frankreich trinkt jeder Erwachsene, Männer wie Frauen, jeden Tag durchschnittlich 64 Gramm reinen Alkohol – das sind rund sechs Gläser Wein. Es folgen Italien (41 g), die Schweiz (34 g), Belgien (24 g), Großbritannien (16 g) und Deutschland (13 g). In Frankreich wie in Italien trinkt man Wein zu den Mahlzeiten; wenn in Frankreich dennoch erheblich mehr konsumiert wird, so liegt es an den zweieinhalb Millionen *bouilleurs de cru*, den staatlich lizenzierten Schnapsbrennern, die wegen ihrer Bedeutung für die Wahlen auf dem Land bisher Protektion genossen haben.

Beispiel Frankreich
Ein aufsehenerregender Bericht des angesehenen Gelehrten Prof. Jean Bernard (1980) macht am Beispiel Frankreichs und des Alkohols die enge Verflechtung von Drogen und Gesellschaft deutlich. Demnach sind zwei Millionen Franzosen behandlungsbedürftige Alkoholiker; für drei weitere Millionen bringt der Alkohol schwere gesundheitliche Risiken mit sich (nach Kreislauf- und Krebskrankheiten ist er die dritthäufigste Todesursache). 20000 bis 30000 Menschen sterben jährlich allein an Leberzirrhose, Delirium tremens und Nephritis. Bernards Bericht macht aber auch für die meisten Fälle von Mund- und Rachenkrebs, ein Drittel der tödlichen Tuberkulose-Fälle, die Hälfte der Kapitalverbrechen, ein Viertel der Selbsttötungen, ein Drittel der tödlichen Autounfälle und für 15 Prozent der Arbeitsunfälle den Alkohol bzw. seine Trinker verantwortlich.

»Es steht fest, daß bereits eine Teillösung des Alkoholismus-Problems für sich allein genügen würde, die finanziellen Nöte der Sozialversicherung zu lindern«, heißt es in dem Bericht: 20 bis 50 Prozent der Krankenhausbetten seien regelmäßig mit Patienten belegt, deren Leiden sich auf das Trinken zurückführen lassen. Die sozialen Kosten dieser Sucht werden auf »Dutzende von Milliarden Franc pro Jahr« geschätzt. Aber das Problem ist kaum lösbar, denn:
- der Weinbau macht wertmäßig elf Prozent der französischen Landwirtschaft aus,
- mehr als 200000 Bauernfamilien leben nur von der Rebe,
- 400000 weitere bewirtschaften Weinberge nebenher als Zusatzerwerb,
- der jährliche Wert der Weinproduktion beträgt 17 Milliarden Franc, und
- jeder zehnte Franzose lebt direkt oder indirekt vom Alkohol!

Jeder Versuch, das Problem politisch zu lösen, wird durch eine

Lobby blockiert, die quer durch alle Parteien der Republik ihre Anhänger hat. (Der Alkoholmißbrauch ist übrigens interessanterweise in den Weinanbaugebieten selbst relativ selten.) Auch andere Länder haben ihre Probleme mit diesem Rauschgift par excellence: Den Schweizern entstehen jährlich wirtschaftliche Lasten durch Alkohol, die bereits 1972 auf rund 1,3 Milliarden Franken geschätzt wurden; Alkoholiker bleiben zum Beispiel ihrem Arbeitsplatz 2,6 mal häufiger fern als ihre Kollegen (Solms 1980). In Schweden haben sich im Sommer 1980 alle Parteien, die Kirchen und die Sportverbände zu einer großangelegten Kampagne gegen den Alkohol zusammengetan, weil die Folgen der Trunksucht die öffentlichen Kassen des Landes 1,3 Milliarden Mark pro Jahr kosten und nahezu jeder fünfte Schwede über seine Abhängigkeit besorgt ist (Südd. Zeitung vom 27. 6. und 13. 8. 1980). In der Bundesrepublik macht man sich Sorgen um steigenden Alkohol- und Haschisch-Konsum der Soldaten. Der frustrierende, langweilige und mit sinnlosen Routinen angefüllte Dienst wird offenbar durch Saufgelage und Kiffen nach Feierabend ausgeglichen (Dederichs 1980, Schenk 1980): Die Institution der Bundeswehr liefert damit einen schlagenden Beweis für die sozialen Ursachen

von Drogenmißbrauch, wie auch die amerikanischen Streitkräfte ihn – in noch viel schlimerem Maße – im Gefolge des Vietnam-Krieges mit Heroin und Haschisch erlebten, oder heute mit steigenden Süchtigenzahlen ihrer in Übersee stationierten Truppen. Auf breiter Ebene hat ein interdisziplinäres Team den sozialintegrierten Alkoholkomsum und den süchtigen Alkholismus in Deutschland und Österreich untersucht; »Normales Trinken und Suchtentwicklung« (Antons u. a. 1976, 1977) legt in 14 Studien die komplizierten Zusammenhänge von Trinksitten und -normen in ihrer Abhängigkeit von sozialen und kulturellen Mustern dar. Herbert Ziegler (1980) von der Deutschen Hauptstelle gegen die Suchtgefahren weist an anderer Stelle darauf hin, daß 60 Prozent der Jugendlichen in der BRD (man schätzt die Zahl der offenkundigen Alkoholiker unter ihnen auf 100000) ihre ersten Erfahrungen mit Alkohol im Elternhaus machen, daß ihr Trinkverhalten im wesentlichen also von Vater und Mutter bestimmt wird.

2. Chemie und Effekt

Die moderne Forschung hat gezeigt, daß der berauschende Alkohol in Wein und Bier nur ein Glied einer großen chemischen Familie ist, in der zwei Kohlenstoffatome

(C$_2$) mit fünf Wasserstoffatomen (H$_5$) und einer Hydroxylgruppe (OH) verbunden sind. Äthylalkohol, den man heute häufig auch Äthanol nennt, ist *der* Alkohol schlechthin. Seine nächsten chemischen Verwandten, der einfachere Methylalkohol (CH$_3$OH) und der Prophylalkohol (C$_3$H$_7$OH), werden manchmal mit ihm verwechselt. Beide wirken ebenfalls, wenn auch schwächer, berauschend. Doch ist vor allem der Methylalkohol (Methanol), den man auch Holzsprit nennt, viel giftiger. Er führt in hohen Dosen zum Tod, in geringeren zu Blindheit, da er ein viel gefährlicheres Nervengift ist als Äthanol. Schon 30 bis 50 Gramm können tödlich sein.

Bier enthält durchschnittlich zwei bis vier Prozent Alkohol, Exportbier vier bis fünf Prozent, englischer Porter und Doppelbockbier bis zu acht Prozent. Wein enthält in der Regel acht bis zehn, schwere Rotweine wie Burgunder zwölf bis vierzehn Prozent. Süßweinen (Portwein, Sherry) ist reiner Alkohol hinzugefügt (18 bis 20%). Whisky, Rum, Gin und Kognak enthalten in der Regel 35 bis 45 Prozent Äthanol.

Will der Gerichtsmediziner ermitteln, wieviel reinen Alkohol jemand getrunken hat, so fragt er einfach nach der Zahl der ›Gläser‹. Dieser alte Wirtshausbegriff hat seinen guten Sinn, da die Größe des Glases wohl rein empirisch dem Alkoholgehalt der Getränke angeglichen wurde. Jedes ›Glas‹ enthält dabei rund zehn bis elf Gramm reines Äthanol. Der Kohlensäuregehalt von Bier und vor allem von Champagner beschleunigt den Übertritt von Alkohol ins Blut. In manchen schlechten Branntweinen sind flüchtige Öle (Fuselöle) enthalten, die unabhängig von der Giftigkeit des Alkohols Leber und Gehirn schädigen.

3. Physiologie

Alkohol wirkt beim Menschen vorwiegend auf das Nervensystem, und zwar weniger auf niedere, vegetative Funktionen als auf die höheren, das Bewußtsein und die Emotionen steuernde Zentren. Wie stark und wie lange dieser Effekt ist, hängt von der Alkoholkonzentration im Organismus ab, den man anhand der Promille im Blutserum ermittelt.

Oberste Grenze sind vier Promille. Die meisten Todesfälle in akuter Alkoholvergiftung wiesen einen Blutalkoholspiegel von 1,8 bis 6,7 Promille auf. Die tödlichen Konzentrationen liegen bei fünf bis acht Promille; dabei sterben mehr als 90 Prozent der Betroffenen (Kaye und Haag 1957).

Eine Art makabren Rekord mit 5,86 Promille stellte, nach Meinung der Polizei, ein Dortmunder auf. Der 41jährige, 80 Kilo

33

schwer, war von Beamten in seinem halb auf dem Gehweg, halb auf der Fahrbahn mit laufendem Motor abgestellten Auto besinnungs- und reaktionslos gefunden worden, überlebte aber diese Selbstvergiftung (Südd. Zeitung vom 27. 6. 1980).

Um in solchen Fällen von Vergiftung ein prompt wirkendes Gegenmittel zu haben, aber auch um einen Schwips zu neutralisieren (ein solches Präparat wäre wahrscheinlich ein riesiger Verkaufserfolg), hat man schon viel unternommen. Aber nicht einmal die im Krankenhaus benützten Medikamente in akuten Notfällen* können bislang zuverlässig einen Rauschzustand in kurzer Zeit so weit dämpfen, daß man, beispielsweise, sich unbesorgt ans Steuer eines Autos setzen könnte. Britische Wissenschaftler haben allerdings ein Präparat entwickelt, das einem solchen »Ernüchterungs-Medikament« nahezukommen scheint. William Jeffcoate (1980) war aufgefallen, daß manche Symptome akuter Alkoholvergiftung einer Opiatvergiftung sehr nahekommen. Deshalb probierte er aus, ob der Opiat-Antagonist Na-

loxon, der die psychochemischen Folgeerscheinungen von Morphium und Heroin aufhebt, auch bei Alkohol wirksam wird. Naloxon »besetzt« dieselben Rezeptoren im Gehirn (→ RA IV), an denen das Gift sich anlagert und seine Wirkung entfaltet.

Im Experiment erzielten mit Naloxon behandelte Versuchspersonen dieselben Ergebnisse, die in einem Kontrollversuch von Nüchternen erbracht worden waren. Damit scheint bewiesen, daß Naloxon zumindest die psychomotorischen Effekte des Alkohols blockieren kann.

Der Organismus verbrennt jede Stunde einen bestimmten Bruchteil des aufgenommenen Alkohols, worauf die sogenannte Rückrechnung in der Gerichtsmedizin beruht. Beispiel: Ein Autofahrer verschuldet einen Unfall. Um 18 Uhr wird ihm eine Blutprobe entnommen. Sie ergibt 1,25 Promille. Der Fahrer behauptet, er habe um zwölf Uhr zwei Schnäpse getrunken, das wären nach der Gläser-Rechnung 44 Gramm Alkohol, die – wenn man zugrunde legt, daß sie sich in nur 50 Prozent seines Körpergewichts verteilen – höchstens ein Promille Alkohol unmittelbar nach der Einnahme ergeben. Inzwischen sind aber sechs Stunden vergangen. Der Blutalkoholspiegel müßte um 0,1 Promille pro Stunde gefallen sein, insgesamt um 0,6 Pro-

---

* In der Regel sind allerdings keine medikamentösen Behandlungen nötig. Meistens genügt eine Magenspülung, in der Schlafphase bei schweren Vergiftungen gibt man eine Infusion von sog. Plasmaexpandern sowie Schnellinfusionen von 30-50%iger Glukoselösung (Näheres bei Feuerlein 1979, S. 134).

mille. Wenn der Fahrer nun statt 0,4 Promille deren 1,25 hat, muß er erheblich mehr getrunken haben, als er vorgibt. Wenn Alkohol verbrannt wird, entwickelt er wie andere Nahrungsmittel Energie. Ein Glas Schnaps nährt soviel wie ein Ei. Bei chronischen Trinkern oder Süchtigen (Alkoholikern) tritt früher oder später ein Vitaminmangelzustand auf, weil sie einen großen Teil ihrer Nahrung in Form von Alkohol zu sich nehmen, der selbst keine Vitamine enthält, zu dessen Verbrennung aber Vitamine erforderlich sind.

4. Der ›Kater‹

Die Konsequenzen einer durchzechten Nacht sind wohl jedermann geläufig: ein handfester ›Kater‹. Dieser ist meistens gekennzeichnet durch starken Druck im Gehirn, bis hin zu intensiven »Kopfschmerzen« (die man eigentlich Hirnschmerzen nennen müßte, weil das Gehirn in Mitleidenschaft gezogen ist, speziell das Neuhirn im Stirnbereich), durch erhöhte Nervosität bzw. leichte Erregbarkeit durch Sinnesreize, raschere Ermüdung bei körperlichen Anstrengungen sowie verstärkte Schweißabsonderung und allgemein durch ein Gefühl starker Erschöpfung, wie nach einer schweren Erkältung. Obgleich Alkohol vom Körper

ziemlich rasch abgebaut wird – 0,1 Promille pro Stunde – sind seine Folgen noch wesentlich länger zu spüren. Körperliche (physiologische), seelische und soziale Effekte verstärken sich dabei. Ein Kollege berichtet aus eigener Erfahrung:

»Wir hatten in geselliger Runde gebechert, ohne viel nach den Mengen zu schauen. Ich trank etwa vier bis fünf Glas eines guten französischen Rotweins, das mögen vielleicht 50 Gramm reinen Alkohols, also etwa ein Promille, gewesen sein. Aber mein Kopf am anderen Morgen! – Er kam mir schwer wie ein Stein und mindestens einen Meter dick vor. Den ganzen Tag war ich nicht zu gebrauchen. Selbst am übernächsten Morgen fühlte ich mich noch ziemlich reduziert, wie krank. Ich war überempfindlich gegen Geräusche, Licht, plötzliche Bewegungen…«

In Presseberichten (Quelle leider nicht mehr ausfindig zu machen) wurde einmal ein Forscher zitiert, der herausgefunden haben will, daß bei einem Vollrausch Hunderttausende von den etwa 15 Milliarden Gehirnzellen zerstört werden. Da täglich ohnehin Tausende von diesen Zellen auf natürliche Weise absterben, ist die Vermutung nicht von der Hand zu weisen, daß eine Vergiftung mit Alkohol (und dies und nichts anderes ist eben auch ein kleiner Rausch bereits) dem Gehirn nicht gerade förderlich ist. Sicher weiß man jedenfalls, daß bei chronischem Mißbrauch Teile des Neuhirns (Frontal- und Parietalhirn sowie Erweiterungen der inneren Liquorräume) beeinträchtigt werden, bis hin zur Hirnatrophie (Feuerlein 1975, S. 105 f.).

5. Psychologische Effekte

Bei keiner anderen Rauschdroge ist das Wirkungsbild so gut erforscht wie beim Alkohol, weiß man so gut über die schädlichen Effekte und die Suchtgefahr Bescheid. Jeder ist wohl schon Menschen begegnet, die über eine Leistungssteigerung durch Alkohol berichteten. Man kann solchen Behauptungen, auf welches Gebiet sie sich auch beziehen mögen, bei Alkohol wie bei fast jeder Rauschdroge eine Feststellung entgegensetzen, die sich in wissenschaftlichen Experimenten immer wieder bestätigt hat: Nicht die Leistung steigt, sondern die Selbstkritik nimmt ab, und damit wird die Kritik der eigenen Leistung vermindert.

Alkohol wirkt narkotisch, und wie bei anderen Narkosemitteln – Äther, Chloroform, Lachgas – erlebt der Berauschte ein sogenanntes Erregungs-(Exzitations)-Stadium, ehe die betäubende Wirkung einsetzt. Diese Erregung läßt sich allerdings ebenfalls eher

negativ – durch das Fortfallen von Hemmungen – definieren als positiv, etwa als tatsächlich gesteigerter Antrieb. Während die grobe Muskelkraft (sie wird am Ergographen gemessen, der die Häufigkeit und Stärke der Kontraktion einzelner Muskelgruppen festhalten kann) nach geringen Mengen Alkohol eher ansteigt, da das Müdigkeitsgefühl während des Erregungsstadiums herabgesetzt ist, wird die Leistungsfähigkeit für komplizierte Aufgaben – etwa Perleneinfädeln oder Autofahren – schon durch kleine Gaben merklich verschlechtert. Sie führen dazu, daß zum Beispiel eine geübte Stenotypistin langsamer schreibt und mehr Fehler macht.

Die psychische Enthemmung, verbunden mit der Herabsetzung der muskulären Koordination, der Reaktionsgeschwindigkeit und der Beherrschung komplexer Leistungen, macht den Alkohol im Straßenverkehr so gefährlich. Nicht nur die Leistungsfähigkeit wird verringert, sondern die Fähigkeit, die eigene Leistung zu bewerten. Ein tüchtiger und routinierter Autofahrer mag selbst mit einer alkoholbedingten Verminderung seiner Reaktionsgeschwindigkeit und Koordinationstüchtigkeit um 25 Prozent noch besser fahren als der frischgebackene Führerscheinbesitzer. Aber weil er nicht merkt, daß er schlechter fährt als sonst, sondern im Gegenteil glaubt, er fahre erheblich besser, wird er zu einer Gefahr für sich selbst und seine Mitmenschen.

Verminderte Selbstkritik ist nur eine der Folgen, die man als typisch für den Alkoholgenuß ansprechen kann. In einem mittleren Wirkungsbereich, den man im allgemeinen mit ›Schwips‹ umschreibt, obschon er (je nach der Persönlichkeit des Trinkers) die verschiedensten Namen und Wirkungsbilder hat, beherrscht die Enthemmung das Bild. Erziehung und Wissen um die Reaktion der Mitmenschen auf bestimmte Worte oder Taten führen bei jedem Menschen dazu, daß er ständig ein bestimmtes Maß an Hemmungen aufrechterhält und zahlreiche Triebimpulse unterdrückt, die ihm in der Regel gar nicht bewußt werden. Schon kleine Alkoholdosen schwächen diese Kontrolle ab. Hemmungen schwinden, das ›Über-Ich‹, wie Sigmund Freud die sozialen Vorschriften nannte, die sich der einzelne zu eigen gemacht hat, verliert teilweise seine Macht. Man ist zufriedener mit sich selbst.» Wer Sorgen hat, hat auch Likör«, sagte Busch dazu.

Die Enthemmung ist aber nur selten vollständig (Volltrunkenheit, wobei Unzurechnungsfähigkeit angenommen wird). Glücklicherweise führen Alkoholkonzentrationen, die vollständig enthemmen und unkontrolliertes Ausleben aggressiver Impulse erlauben würden, in der Regel zu einer so weitgehenden Betäubung, daß der Betreffende nicht mehr imstande ist, zu tun, woran ihn nichts mehr hindern würde. Eine eingebaute Sicherung im Alkoholrausch also, welche in der Regel gut funktioniert und viel dazu beigetragen hat, daß Äthanol die einzige, in vielen Ländern sozial anerkannte Rauschdroge ist.

Man hat früher geglaubt, daß Alkohol in kleinen Dosen anregend und erst in großen lähmend wirkt (Louis Lewin, dem sich noch Erich Hesse anschließt). Skandinavische Forscher wie Erik Jacobsen betonen hingegen, daß Alkohol auch in kleinen Dosen ausschließlich lähmend wirkt. Man kann die geistigen Funktionen des menschlichen Gehirns mit einem Orchester vergleichen: Wenn man die Streicher ausschaltet, hört man die Bläser deutlicher; dennoch ist das Orchester als Ganzes beeinträchtigt worden.

Auch die, wie man sagt, anregende Wirkung des Alkohols auf Stimmungen und Gefühle erklärt sich durch Enthemmung, verbunden mit sozialer Suggestion. Wie viele Rauschdrogen erhöht auch Alkohol die Suggestibilität. Da er die Selbstkritik vermindert, sieht der Berauschte von ihm erfüllt, was er von ihm erwartete: Erwartet er Munterkeit, so wird er munterer;

erwartet er Ruhe, so wird er ruhiger. Bei Alkoholversuchen im Laboratorium fehlen solche Zeichen einer anregenden Wirkung meist völlig; in der Regel – so Jacobsen – sind die Versuchspersonen während des Alkoholeinflusses übler Laune.

Besonders deutlich wird die Labilität der Stimmungen und die große Suggestibilität beim Betrunkenen: Er kann bald heiter lärmen, bald in Tränen zerfließen und sein verpfuschtes Leben bereuen. Der Alkohol erheitert oder bedrückt ihn nicht, sondern er setzt nur die

Rang Trinkanlässe	Ge-samt in Pro-zent	Bier-trinker in Pro-zent	Wein-trinker in Pro-zent	Spir.-trinker in Pro-zent	Sekt-trinker in Pro-zent
1 Abends in gemütlicher Runde	62	67	68	56	67
2 Bei geselligen Anlässen	61	58	65	62	53
3 Nach Abendbrot/ vor Schlafengehen	39	51	35	35	28
4 Nach gutem Essen/zum Kaffee	34	38	41	34	22
5 Zur Entspannung	20	28	15	18	17
6 Vor dem Essen	6	6	8	6	11
7 Morgens, nach dem Frühstück	3	4	3	11	5

Anlässe zum Trinken (nach: Arbeitskreis Alkohol, *Materialien zum Alkoholmiß-brauch*, 1979, S. 28)

regulierenden Mechanismen außer Kraft, welche normalerweise die Schwankungen des Gefühlslebens ausgleichen. Zuerst fallen diese Hemmungen fort; dann fehlt die Fähigkeit zu geistiger und körperlicher Präzisionsarbeit; schließlich wird auch die gröbere Muskelarbeit (wie Gehen und Sprechen) beeinflußt: gleichzeitig trübt sich das Bewußtsein immer mehr. In sehr hohen Gaben bewirkt Alkohol eine vom normalen Schlaf deutlich unterschiedene Narkose, aus der der Berauschte kaum erweckt werden kann (daher seine einstmalige Verwendung vor chirurgischen Eingriffen, ehe man wirksamere Narkotika wie → Äther entdeckte). Noch höher dosiert, ist Alkohol ein tödliches Gift. Da die Dosis pro Kilogramm Körpergewicht bemessen werden muß, kann für ein Kind eine halbe Flasche Kognak tödlich sein. Der Tod erfolgt durch zentralnervöse Störungen: Das Atemzentrum im Gehirn wird gelähmt, Herz und Kreislauf versagen. Andere Organe werden durch Alkohol erheblich schwächer beeinflußt. Das Herz schlägt etwas rascher, der Blutdruck steigt; beide Effekte sind aber zu schwach, als daß man Alkohol wirklich als Therapeutikum gegen niedrigen Blutdruck verordnen könnte. Ausgeprägt ist die Alkoholwirkung auf die Blutgefäße, die erweitert werden (›rote‹ Augen, blühendes Aussehen).

Gleichzeitig werden aber die Blutgefäße im Körperinneren kontrahiert, um den Blutdruck konstant zu erhalten. Da das Blut an der Körperoberfläche rascher auskühlt, beschleunigt Alkohol die Wärmeabgabe. Gleichzeitig lähmt er das Wärmezentrum im Gehirn, welches die Körpertemperatur reguliert.

Diesem komplexen Mechanismus sind schon viele Alkoholiker zum Opfer gefallen, die im Freien übernachten wollten und erfroren. Man muß zwischen dem subjektiven Wärmegefühl im Magen, wie es höher konzentrierte Alkoholika hervorrufen (es beruht auf Irritation der Magenschleimhaut), und dem objektiven Wärmeverlust durch die vermehrte Durchblutung der Haut sorgfältig unterscheiden. Die Bernhardinerhunde, welche mit dem Rumfäßchen um den Hals im Schnee Verirrte suchen, können Todesengel sein, wenn der Betreffende zu zechen anfängt, ohne eine schützende Behausung zu erreichen. Ist er einmal dort, kann er ruhig trinken, ja es handelt sich hier um die einzige ›echte Indikation‹ für Alkohol vom medizinischen Standpunkt aus. Weil die Blutgefäße der Haut erweitert werden, kommt die Zirkulation dort rascher in Gang; Erfrierungen werden auf ein Minimum beschränkt.
Wenn bei Infektionskrankheiten – etwa einer beginnenden Erkältung

– Alkohol empfohlen wird, so muß man dazu sagen, daß hier allenfalls eine Suggestion wirksam werden kann, nicht aber die Droge. Die Bakterien werden durch die minimalen Alkoholkonzentrationen im Organismus nicht abgetötet; Experimente haben erwiesen, daß die körpereigene Abwehr (Immunisierung) durch Alkohol eher beeinträchtigt als gefördert wird.

6. Pathologischer (abnormer) Rausch

Wie alle Rauschdrogen kann auch Alkohol, je nach der körperlichen und seelischen Situation des Menschen, der ihn trinkt, ganz unterschiedliche Wirkungen haben. So vertragen lang aufgeschossene, magere Menschen (›Leptosome‹ nach Ernst Kretschmer, ›Ektomorphe‹ nach William Sheldon) in der Regel Alkohol schlechter als dickliche oder vierschrötige ›Pykniker‹ (bzw. ›Meso‹- und ›Endomorphe‹ nach Sheldon). Alkohol reizt sie und macht sie nervös, während er die Pykniker entspannt. Allerdings läßt sich dieser konstitutionelle Einfluß schlecht vom rein seelischen trennen. Es kann sein, daß ein Mensch auf die alkoholbedingte Enthemmung mit überschießender Triebkontrolle und Angst reagiert, während ein anderer nur ihre angenehmen Seiten auskostet. Die große

Unbekannte in allen Drogen-Wirkungs-Gleichungen ist immer das Individuum.

Ein von der gewöhnlichen Alkoholwirkung stark abweichendes, durch besonders schwerwiegende Folgen für den Trinker und seine Umwelt charakteristisches Bild nennt man einen ›pathologischen Rausch‹. Er kann schon nach geringen Dosen bei entsprechend vorbelasteten Menschen auftreten, und zwar sowohl bei chronischen Alkoholikern als auch bei Individuen, die bisher immer nüchtern blieben. Besonders oft findet man ihn bei Hirnverletzten und Epileptikern; aber auch äußerlich völlig normal wirkende Menschen mit unbewußten, starken Spannungen können von ihm betroffen werden.

Die abnormen Symptome treten oft schon nach dem Konsum einer kleinen Menge und ganz plötzlich auf. Der Betroffene weist deshalb nicht die gewöhnlichen, leicht erkennbaren Zeichen des Betrunkenen auf (den schwankenden Gang, die lallende Sprache), doch ist sein Bewußtsein stark getrübt. In diesem Zustand, der oft nicht leicht erkannt werden kann (der Betroffene scheint gefaßt, er spricht normal, ist aber geistesabwesend wie ein Schlafwandler), kann ein bisher unbescholtener Bürger sinnlose Delikte vom Diebstahl und der Sachbeschädigung bis zum Mord begehen; er kann eine Frau, die er zufällig sieht, vergewaltigen oder in sinnloser Wut seine Wohnungseinrichtung zertrümmern.

Wie er begonnen hat, endet der pathologische Rausch plötzlich. Der Betroffene ›erwacht‹, meist ohne Erinnerung an das, was mit ihm geschehen ist. Manchmal schließt sich ein epileptischer Anfall an, wie überhaupt das psychopathologische Bild des abnormen Rausches eng mit dem einer psychomotorischen Epilepsie verwandt ist. Diese Form der Epilepsie äußert sich nicht in Krampfanfällen, sondern in sinnlosen, oft aggressiven Akten, die in einem Zustand verminderter Bewußtseinsklarheit vollbracht werden. José Delgado und seine Mitarbeiter haben solche Anfälle durch in das ›Limbische System‹* implantierte Elektroden experimentell auslösen können.

Das Hirnstrombild (*Elektro*En*zephalo*Gramm = EEG) muß nicht immer die abnormen elektrischen Impulse des Epileptikers aufweisen, da neuere Experimente zeigen konnten, daß man sie oft erst durch Tiefenelektroden (die durch die Schädeldecke in das Stammhirn geführt werden) registrieren kann.

7. Sekundärer und primärer Alkoholismus

Schätzungsweise zwei Drittel der Alkoholiker haben vor den Verhaltensproblemen, die durch ihre Abhängigkeit entstanden, keine sozialen oder psychologischen Auffälligkeiten gezeigt. Ein Drittel litt bereits vor dem übermäßigen Alkoholkonsum an psychiatrischen Störungen, wobei sich nach Marc A. Schuckit zwei große Gruppen identifizieren lassen:

1. Primär antisoziale Persönlichkeit mit sekundärem Alkoholismus. Hier lassen sich in der Lebensgeschichte zahlreiche Auffälligkeiten in vier Lebensbereichen (Familie, Schule, Gesetz, Altersgenossen) nachweisen, die erst im späteren Leben durch zusätzlichen Alkoholkonsum verschärft werden. Gewalttätigkeit und Kriminalität kommen häufig vor. Die Prognose einer Behandlung ist erheblich schlechter als bei primären Alkoholikern. Nach Schuckit gehören etwa 20% der männlichen und 5% der weiblichen Alkoholiker in diese Gruppe.

2. Primäre Affektstörung mit sekundärem Alkoholismus. Hier läßt sich vor dem übermäßigen Trinken eine in ihrer Stimmungslage gestörte Persönlichkeit beobachten, die entweder an Depressionen allein oder (seltener) abwechselnd an Depressionen und Phasen krankhaft gesteigerter Ak-

---

* Das ›Limbische System‹ ist eine für die affektive Steuerung unentbehrliche Struktur des Hirnstamms.

tivität (Manie) leidet. Solche bereits vor dem Alkoholismus bestehenden Depressionen müssen von denen unterschieden werden, die häufig in den mittleren Perioden einer Alkoholikerkarriere auftreten. Nach verschiedenen Statistiken leiden ungefähr 20% weiblicher und 5% männlicher Alkoholiker an affektiven Primärstörungen, müssen also als sekundäre Alkoholiker eingestuft werden.

Kaum eine Grenze wird sorgfältiger verschleiert als jene zwischen dem ›sozialen Trinken‹, das als alltäglich und normal gilt, und dem beginnenden Alkoholismus. Im Auftrag der Weltgesundheitsorganisation hat der ungarische Psychiater E. M. Jellinek den Alkoholismus je nach Schweregrad in Stadien unterteilt und auch einen Fragebogen für die Selbstdiagnose zusammengestellt. Jellinek teilt die Trinker in fünf Stadien ein, die er mit griechischen Buchstaben bezeichnet:

Alpha-Trinker schauen bei guter Gelegenheit gern tief ins Glas, weil sie sich leicht berauscht sehr wohl fühlen. Sie können aber mit dem Trinken aufhören, sobald sie wollen (Wirkungs- und Erleichterungstrinken ohne Sucht).

Beta-Trinker trinken häufig, viel und regelmäßig, etwa beim Stammtisch, vor dem Fernsehapparat, bei der Arbeit. Sie sind nicht süchtig, können also aufhören, wann sie wollen; doch wegen des hohen Alkoholverbrauchs bekommen sie organische Alkoholschäden (Leberzirrhose, diffuse Fettleber, Pankreatitis, Herzverfettung und Myokardnekrose). Alpha- und Beta-Alkoholismus können jederzeit in einen süchtigen Gamma- beziehungsweise Delta-Alkoholismus übergehen, wobei beim Beta-Alkoholismus die Gefahr etwas geringer ist. Beim Gamma-Alkoholiker paßt sich der Stoffwechsel an die chronische Alkoholzufuhr an. Trinkt der Alkoholiker nicht mehr, dann leidet er an Entziehungssymptomen und verlangt dranghaft nach Alkohol (körperliche Abhängigkeit). Andererseits verliert er schon durch kleinste Mengen Alkohol völlig die Kontrolle über sein eigenes Trinken (daher die Gefahr der ›guten Freunde‹, die »nur ein Gläschen« vorschlagen). Er muß weitertrinken, bis er am Boden liegt.

Der Delta-Alkoholiker schließlich wird völlig unfähig, Widerstand zu leisten. Um den Abstinenzsymptomen zu widerstehen, muß er ständig einen bestimmten Alkoholspiegel aufrechterhalten. Er denkt nur noch daran, wie er sich genügend Alkohol verschaffen kann.

Der Epsilon-Trinker setzt diese Kette nicht fort, sondern bildet einen Typus sui generis. Es handelt sich um den sogenannten Dip-

Sind Sie Alkoholiker?

Nach einem Bericht der WHO von Prof. E. M. Jellinek

Vorstadium
1. Leiden Sie an Gedächtnislücken nach starkem Trinken?
2. Trinken Sie heimlich?
3. Denken Sie häufig an Alkohol?
4. Trinken Sie die ersten Gläser hastig?
5. Haben Sie wegen Ihres Trinkens Schuldgefühle?
6. Vermeiden Sie in Gesprächen Anspielungen auf Alkohol?

Kritische Phase
7. Haben Sie nach den ersten Gläsern ein unwiderstehliches Verlangen, weiterzutrinken?
8. Gebrauchen Sie Ausreden, warum Sie trinken?
9. Zeigen Sie ein besonders aggressives Benehmen gegen die Umwelt?
10. Neigen Sie zu innerer Zerknirschung und dauerndem Schuldgefühl wegen des Trinkens?
11. Versuchten Sie periodenweise, völlig abstinent zu leben?
12. Haben Sie ein Trinksystem versucht (z. B. nicht vor bestimmten Zeiten zu trinken)?
13. Haben Sie häufiger den Arbeitsplatz gewechselt?
14. Richten Sie Ihre Arbeit und Ihren Lebensstil auf den Alkohol ein?
15. Haben Sie einen Interesse-Verlust an anderen Dingen als an Alkohol bemerkt?
16. Zeigen Sie auffallendes Selbstmitleid?
17. Haben sich Änderungen im Familienleben ergeben?
18. Neigen Sie dazu, sich einen Vorrat an Alkohol zu sichern?
19. Vernachlässigen Sie Ihre Ernährung?
20. Wurden Sie wegen des Alkohol-Mißbrauchs schon einmal in einer Klinik aufgenommen?
21. Trinken Sie regelmäßig am Morgen?

Chronische Phase
22. Haben Sie mitunter tagelang hintereinander getrunken?
23. Beobachten Sie einen moralischen Abbau an sich selbst?
24. Wurde Ihr Denkvermögen beeinträchtigt?
25. Trinken Sie mit Personen, die weit unter Ihrem Niveau stehen?
26. Trinken Sie gelegentlich technische Alkoholprodukte (Haarwasser oder Brennspiritus)?
27. Wurde die Verträglichkeit für Alkohol geringer?
28. Beobachten Sie morgendliches Zittern?
29. Wurde das Trinken zum Zwang?
30. Hatten Sie bereits ein Alkoholdelir?

Bestimmen Sie selbst, in welcher Phase des Alkoholismus Sie sich befinden!

somanen oder ›Quartalsäufer‹, der in periodischen Abständen – etwa jeden Monat oder jedes Quartal (Vierteljahr) plötzlich rastlos und gespannt wird, weder arbeiten noch schlafen kann. Nicht selten konsumiert er zuerst alkoholfreie Getränke, um einen quälenden Durst zu stillen. Schließlich aber trinkt er massenhaft, oft über mehrere Tage hin, gibt meist große Summen aus und setzt das Zechen fort, bis er entweder betäubt ist oder kein Geld mehr hat. Ist der Anfall überstanden, kann aus ihm wieder ein nüchterner und ruhiger Mensch werden. Während die Intervalle zunächst Monate, ja Jahre dauern können, häufen sie sich vielfach nach und nach: Dipsomanie geht in chronischen Alkoholismus über. Der Dipsomane benützt Alkohol quasi als Medikament (Psychopharmakon) gegen periodisch auftretende Spannungszustände und Depressionen. Oft bezeichnen sich chronische Trinker, die gelegentlich mehr trinken als sonst und dann wieder für einige Zeit mäßiger sind (aber immer noch trinken), als Dipsomane, weil es besser klingt. Die kürzeren Intervalle und die Fortdauer alkoholbedingter Symptome in den angeblich ›freien‹ Zeiten erweist dem genauen Beobachter die richtige Diagnose. »Warum trinkst du?« fragt der kleine Prinz in Saint-Exupérys gleichnamigem Buch den Alkoholiker. »Weil ich mich schäme!« – »Und warum schämst du dich?« – »Weil ich trinke!«

Hier ist der Teufelskreis klar formuliert, in den der Alkoholiker immer unauflöslicher verstrickt wird. Der Alkohol spendet Trost, statt die Probleme zu lösen; als Tröster unentbehrlich, wird er bald zum größten Problem des Trinkers. Dieser wird erst behandlungsbereit, wenn er seinen persönlichen Tiefpunkt erreicht hat – zerrüttete Familie, Verlust der Arbeit, Konflikt mit dem Gesetz. Die Begegnung des Trinkers mit seinen Mitmenschen ist selten von viel Ehrlichkeit getragen. Der Kranke verspricht viel, verkleinert sein Problem – er trinkt ja kaum etwas, die paar Gläser sind nicht der Rede wert, außerdem hat er schon aufgehört, er wird nie wieder trinken. Halten kann er diese Versprechen nicht. Selbst für den Arzt liegt die Versuchung nahe, in ihm einen demoralisierten Charakterschwächling zu sehen. Damit verkennt er aber nicht nur das Wesen der Sucht, sondern verbaut sich auch den Weg zu einer Therapie. Vertrauen ist unerläßlich; Moralisieren ist schädlich (der Kranke trinkt »erst recht«). Man kann auch nicht den Alkohol wegnehmen, ohne die emotionale und soziale Situation des Trinkers entscheidend zu verändern, denn sonst tritt mit fast absoluter Sicherheit ein Rückfall ein.

Verbindliche Aussagen über die seelische Struktur des zum Alkoholismus disponierten Menschen fehlen. Emotionale Unreife, eine Neigung, die Lösung schwieriger Probleme eher passiv abzuwarten als aktiv anzustreben, und ähnliche Züge findet man praktisch bei allen Süchtigen. Oft handelt es sich um selbstunsichere, neurotisch gespannte Menschen, die anfänglich durch Alkohol eine angenehme Entspannung und erhöhte Leistungsfähigkeit (durch den Wegfall von Hemmungen) spüren. Später wird das Trinken dann zu einem Schlüssel, der alle Probleme lösen soll. Die erlernte Verbindung zwischen Spannungszustand und spannungslösendem Alkoholkonsum wird auf alle Lebenssituationen verallgemeinert.

8. Körperliche Schäden

Zunächst gibt es bestimmte Personenkreise, für die Alkohol auch in geringen Mengen bereits enorm schädlich ist. Neben den zum Alkoholismus neigenden Menschen (zwei bis drei Prozent der Bevölkerung) und jenen, bei denen es zum »pathologischen Rausch« auch bei minimalen Dosierungen kommt (s. oben), werden Personen gefährdet, deren Leber oder Bauchspeicheldrüse bereits krank ist, außerdem Zuckerkranke (Diabetiker) und Epileptiker. Anhaltender Alkoholmißbrauch schädigt darüber hinaus in jedem Fall

● das Nervensystem (Polyneuritis, Pachymeningitis, Großhirn- und Kleinhirnatrophie, Krämpfe),
● den Magen-Darm-Trakt (Gastritis, Durchfälle, Magengeschwüre, Oberbauchbeschwerden),
● die Leber (Zirrhose, Fettleber),
● das Herz (Myokardverfettung),
● die Bauchspeicheldrüse (Pankreatitis).

Weitere systematische Forschung hat in jüngster Zeit »wieder neue, bisher noch unbekannte Folgen des Alkoholmißbrauchs aufgezeigt« (W. Feuerlein, Leserbrief in: Südd. Zeitung 24. 11. 1979):

● Alkoholembryopathie (Schädigung des ungeborenen Kindes durch den Alkoholmißbrauch der schwangeren Mutter), und wahrscheinlich sind auch
● bestimmte Krebsarten der oberen Verdauungswege (Speiseröhre, Magen) durch den Mißbrauch wesentlich mitverursacht.

Was die Alkoholembryopathie angeht, so nimmt man inzwischen an, daß jährlich in der Bundesrepublik rund 3000 Kinder mißgebildet zur Welt kommen, weil sie vom Alkohol geschädigt wurden, den ihre Mutter (die Zahl der Trinkerinnen wird – ohne Dunkelziffer – auf 300000 geschätzt) ständig

45

zu sich nahm. »Dofonos«, die zentrale Sammel- und Auskunftsstelle für ungewöhnliche und neuartige Krankheitsbilder in Frankfurt, hat die Ärzteschaft auf den besorgniserregenden Anstieg der Fälle von Mißbildung dieser Art aufmerksam gemacht. Der Leiter der Institution, Prof. Bernd Leibel, spricht von einer Mißbildungswelle, die der Contergan-Katastrophe Ende der 50er Jahre mit 6000 mißgebildeten Kindern innerhalb von zwei Jahren vergleichbar sei. Es sei ebenfalls noch viel zuwenig bekannt, daß bereits eine tägliche Menge 60 bis 80 Gramm reinen Alkohols (sechs Flaschen Bier oder ein halber Liter Wein), von der Mutter während der ersten drei Schwangerschaftsmonate konsumiert, beim Embryo zu schweren Hirnschäden oder Mißbildungen von Herz, Augen, Gelenken und Genitalien führen kann.

Alkohol-verbraucher / Verbrauch in Alkohol-Gramm	Alkohol-Gramm täglich	
	Gramm	in Prozent
Schwach-Trinker	1 – unter 40 gr.	76
Mittel-Trinker	40 – unter 80 gr.	10
Stark-Trinker	80 gr. und mehr	3
Nicht-Trinker	0 gr.	11
Gesamt	–	100

Trinker-Typen: Wer trinkt wieviel? (nach: Arbeitskreis Alkohol, *Materialien zum Alkoholmißbrauch...*, 1979, S. 10)

9. Alkoholpsychosen

Neben diesen vielfältigen körperlichen Schäden führt Alkoholismus zu einer Reihe krankhafter seelischer Veränderungen.
1. *Delirium tremens:* Während man im Volksmund gern über dieses Leiden scherzt, in dem die vielbelachten ›weißen Mäuse‹ erscheinen, handelt es sich tatsächlich um ein recht gefährliches Syndrom. Es tritt nach jahrelangem Genuß meist hochprozentiger Alkoholika auf, wahrscheinlich auch deshalb, weil dann Alkohol einen

großen Teil der täglichen Nahrung stellt und so der Vitaminstoffwechsel aus dem Gleichgewicht gerät. Unmittelbarer Anlaß ist dann entweder exzessives Trinken oder körperlicher Streß (etwa eine Grippeinfektion).

Der Kranke weiß nicht mehr, wo er ist, er wird von Stimmen verfolgt, die ihn ängstigen, verkennt seine Umwelt und hat Halluzinationen. In der Regel sind es eingebildete kleine Tiere, Spinnen, Flöhe, Mäuse oder Eidechsen, die sich unaufhörlich bewegen, ihm über den Weg laufen und ihn erschrecken. Unbehandelt dauert ein Delirium tremens rund fünf Tage. Früher war es oft tödlich; dank eines neuen, zentral dämpfenden Medikaments (Chlorethiazol = Distraneurin, Hemineurin) ist die Sterblichkeit sehr stark gesunken.

2. *Korsakowsche Krankheit:* Der russische Psychiater Korsakow hat eine Form der chronischen Geisteskrankheit beschrieben, die sich nach jahrelangem Alkoholmißbrauch entwickeln kann. Der Korsakow-Kranke ist verwirrt und desorientiert, weil seine Merkfähigkeit, vor allem das Frischgedächtnis, stark geschwächt ist. Der Patient vergißt alles, was er täglich erlebt, was er gehört hat und was er sah. Deshalb weiß er nicht, wo er ist und was er gestern getan hat; da er diesen Mangel (der ihn ängstigt) nicht

eingestehen will, erfindet er alle möglichen und unmöglichen Geschichten, er ›konfabuliert‹, wobei er von Hinweisen seiner Umgebung – etwa einer zufällig hingeworfenen Bemerkung – ausgeht und sie weiterspinnt. Im Gegensatz zum Delirium ist die Korsakowsche Krankheit recht langwierig zu behandeln. Nach völliger Abstinenz sind aber vielfach entscheidende Besserungen beobachtet worden.

3. *Alkoholwahn:* Eine weitere mögliche Folge chronischen Alkoholkonsums, wohl verbunden mit einer entsprechenden (eventuell ererbten oder lebensgeschichtlich bedingten) Veranlagung ist die Alkoholparanoia, die meist als Alkoholwahn auftritt. Anlaß geben vielfach sexuelle Schwierigkeiten, die entweder in der Impotenz, zu der chronischer Alkoholismus führen kann, wurzeln oder in einer Weigerung der Frau, sich dem betrunkenen Mann hinzugeben. Der Alkoholparanoiker sieht darin einen Beweis, daß die Frau Verbindungen zu anderen Männern hat, und sammelt weitere, sein krankhaftes Mißtrauen erregende ›Zeugnisse‹ – ein zerknülltes Sofakissen, sonderbare Blicke, Unähnlichkeit seiner Kinder. Der Alkoholparanoiker kann zornig und erregt werden, wüste Drohungen ausstoßen (manchmal kommt es sogar zum Mord aus wahnhafter Eifersucht), er kann

seine Frau heimlich belauern und ihr Fallen stellen. Durch Abstinenz verschwinden die paranoischen Symptome in der Regel; bei erneutem Konsum flackern sie wieder auf.

4. *Alkoholhalluzinose:* Eine letzte Form der Alkoholpsychosen schließlich manifestiert sich in ausschließlich akustischen Halluzinationen, die den Kranken erheblich länger verfolgen als die ähnlichen Symptome des Delirium tremens. Die Halluzinose (durch Wahnvorstellungen gekennzeichnete Geisteskrankheit) kann plötzlich auftreten, oft nach längerer Schlaflosigkeit. Was der Alkoholiker zu hören glaubt, ist selten erfreulich: Man beschimpft ihn grob, nennt ihn einen Säufer, ein Schwein, das von der Polizei festgenommen, geprügelt oder erschlagen gehört. Man kann solche Stimmen psychodynamisch als Äußerungen des ›Überich‹, gewissermaßen als ein in die Außenwelt verlegtes (weil innerlich unerträgliches —› RA II) ›schlechtes Gewissen‹ verstehen.

10. Alkohol und Gesellschaft

»Jedermann setzt zuerst den guten Wein auf, und erst wenn die Gäste trunken sind, den geringeren. Du hast den guten bis jetzt aufbewahrt!« Dieser Kommentar des Speisemeisters zur wunderbaren Verwandlung des Wassers in Wein

bei der Hochzeit zu Kana zeigt, daß es schon in biblischer Zeit bei bestimmten Gelegenheiten zur guten Sitte gehörte, gegen Ende eines Festes betrunken zu sein. Die Tatsache, daß Alkohol eine derart ›soziale‹ Rauschdroge ist, erschwert die Therapie des Alkoholikers (der nicht als Kranker erkannt, sondern als Saufkumpan gefeiert wird) ebenso, wie sie bisher jeden Versuch vereitelt hat, die Rauschdroge Alkohol wie andere Suchtgifte gesetzlich zu kontrollieren.

Immerhin hat man schon früh die verheerenden sozialen Folgen des Alkoholismus erkannt und ihn – freilich mit ungeeigneten Mitteln – zu bekämpfen gesucht. Die Geschichte der Prohibition in den Vereinigten Staaten ist geradezu ein Lehrbeispiel. Die erste Temperenz-Vereinigung der USA wurde 1809 in Saratoga gegründet, mußte aber bald wieder schließen. Erfolg hatte erst die 1826 in Boston begründete ›American Temperence Society‹, die das Schlagwort prägte: »Mäßige Trinkerei ist der kürzeste Weg zur Trunksucht.« In wenigen Jahren zählte diese Gesellschaft eine Million Mitglieder.

Die Abstinenzbewegung dehnte sich auf viele Länder aus. In Irland hatte sie großartige Erfolge: In den Jahren 1839 bis 1844 ging der Whisky-Verbrauch von 56 auf 25 Millionen Liter, die Zahl der Mor-

de von 247 auf 105, die der Raub-
morde von 725 auf 257 zurück.
Ähnlich günstige Wirkungen auf
die Häufigkeit alkohol-mitbe-
dingter Delikte und Krankheiten
hatten die drastischen Preiserhö-
hungen, welche man in vielen europäischen Ländern durch eine
Alkoholsteuer erreichte. Dadurch
ging in vielen Ländern der Alkoholkonsum stark zurück – in
Schweden auf die Hälfte, in Dänemark sogar auf ein Viertel. Gleichzeitig verminderte sich auch die
Zahl der chronischen Alkoholiker
und der Patienten mit Delirium
tremens sehr stark (in Dänemark
von rund 40 pro 100 000 Einwoh-
ner im Jahr 1910 auf zwei im Jahre
1935).

Verbote und Besteuerung
Man kann drei behördliche Maßnahmen gegen den Alkoholismus
unterscheiden: das Totalverbot,
die Monopolisierung und Ratio-
nierung sowie hohe Steuern. Die
einschneidendste Maßnahme, das
vollständige Verbot des Alkohols,
hat sich dabei als am wenigsten
wirksam erwiesen. Das erste europäische Land, das ein Totalverbot
beschloß, war Finnland. Schon
1907 faßte der Landtag einen entsprechenden Beschluß, den aber
der Zar – damals Großherzog der
Finnen – nicht unterschrieb. Er
wurde erst 1919 zum Gesetz, und
das Gesetz wurde 1931 nach einem
völligen Mißerfolg wieder aufge-

hoben. Den Alkoholismus hatte
es nicht verringert, vielmehr verdoppelte sich bis 1930 der vor dem
Verbot mit einem Liter pro Kopf
und Jahr sehr geringe Alkoholver-
brauch, da ungeheure Mengen
über Estland und per Schiff einge-
schmuggelt wurden. In Helsing-
fors, dem heutigen Helsinki, wurden jährlich 25 000 Menschen wegen Trunkenheit arretiert – ein
Drittel der erwachsenen Männer.
40 Prozent aller Unfälle ließen auf
eine Mitbeteiligung von Alkohol
als Ursache schließen; 25 Prozent
davon waren Messerstechereien.
Die Alkoholiker stellten vor dem
Verbot 8, bei seiner Aufhebung 28
Prozent der Insassen in den Nervenkrankenhäusern.
In den USA waren die Folgen der
Prohibition ähnlich. Als die Tem-
perenzler 1917 das Verbot durch-
setzten, organisierte sich sehr
rasch der Schmuggel; in der Folge
entstanden die großen, bis heute
mächtigen Gangs. Die Zahl der
Todesfälle infolge Alkoholismus
nahm zu, auch deshalb, weil sehr
schlechte Gemische, oft mit hohem Gehalt an Methylalkohol, fa-
briziert und verkauft wurden. Als
das Verbot (1933) aufgehoben
wurde, sank etwa in New York die
Zahl der Alkoholtoten von 794
(1931) auf 509 (1935). Offensichtlich hat ein Totalverbot nur dann
Sinn, wenn wirklich die überwiegende Mehrheit der Bevölkerung
bereit ist, sich daran zu halten.

Jedenfalls haben sich die Rationie-
rung und vor allem hohe Steuern
als sehr viel wirksamere Mittel erwiesen.

Neuer Kolonialismus?
Zu einer ungeheuren neuen Dro-
gengefahr entwickelt sich der Alkoholismus in den Ländern der
Dritten Welt. Er breitet sich wie
ein Buschfeuer unter Afrikanern,
Asiaten und Lateinamerikanern
aus, die bislang mit ihren einheimischen Drogen ganz gut zu-
rechtkamen, dem neuen Gift aber
nicht mehr gewachsen sind – nicht
zuletzt deshalb, weil mit dem Alkohol auch neue, kulturell nicht
verankerte Gewohnheiten einbre-
chen. Epidemiologische Untersuchungen des Londoner Suchtfor-
schers Griffith Edwards zeigen,
wie verheerend neben den sich
langsam aufbauenden psychischen und sozialen Veränderungen, der Auflösung kultureller
und religiöser Bindungen (die in
einer Art Teufelskreis wiederum
den Hang zum Alkoholkonsum
fördern) auch die sich rascher einstellenden medizinischen Schäden
zunehmen, vor allem die Leberzirrhose.
Eine indirekte Folge des Alkoholismus ist Unterernährung, weil
die ohnehin schon geringen Einkommen für Gebrautes und Ge-
branntes ausgegeben werden
(Spiegel Nr. 44, 1979, S. 265). Besonders unter den Armen jener

Länder fordern »Killerdrinks«
immer wieder Todesopfer: Sie
können sich von ihren minimalen
Einkünften nur mit Lack oder Insektiziden versetzte Fuselproduk-
te leisten; durch Frustration und
Armut werden gerade diese Bevölkerungsgruppen vermehrt zu
solchen gefährlichen Bräuchen
verleitet.
Krasses Beispiel für eine Weltge-
gend, in der kulturelle Veränderungen und gesellschaftlicher
Umbruch mit steigendem Alkoholgenuß einhergehen, ist Alaska.
Der Erdöl-Boom brachte die dortigen Eskimos in Kontakt mit Alkohol, nun nicht als Folge wachsender Armut, sondern steigender Wohlhabenheit. Inzwischen
(1979) betreffen schon 60 Prozent
aller Todesfälle in Zusammenhang
mit Alkohol diese Eingeborenen,
obgleich ihr Anteil an der Gesamt-
bevölkerung nur 17 Prozent ist.
Noch mal anders ist die Situation
in Japan, wo steigende Einkommen, Beschleunigung des Lebens-
tempos und Frustrationen an den
modernen industriellen Arbeits-
plätzen, aber auch Schulstreß und
Verlust alter Traditionen zu Re-
kordumsatzen bei Bier und Whisky geführt haben. Eine Art »gesellschaftlicher Zwang« zum Alkoholkonsum, vor allem im Kol-
legenkreis, fördert diese Entwicklung noch. »Wer nach Dienst-
schluß die allabendliche Runde
nicht mitmacht, wird scheel ange-

sehen: Er fürchte sich wohl, heißt es dann, daß seine wirklichen Gefühle offenbar würden.« (Spiegel Nr. 42, 1977.)

In Indien hat die vom ehemaligen Ministerpräsidenten Morarji Desai aus moralischen und religiösen Gründen forcierte Prohibition – wie von allen Fachleuten erwartet – zum genauen Gegenteil geführt. Zahllose Inder beteiligten sich offenbar an Schmuggel und Schwarzhandel mit illegalem Alkohol, und die Korruption nahm ungeheure Ausmaße an. Nach drei Jahren vergeblichen Bemühens der von Desai geführten Regierung wurde die Kampagne gegen den Alkohol Anfang 1980 von der wiedergewählten Indira Gandhi, als eine ihrer ersten Amtshandlungen, kurzerhand beendet. Jetzt kann sich, beispielsweise, im Bundesstaat Tamil Nadu im Süden Indiens, der die rigorosesten und groteskesten Bestimmungen gegen den Alkohol erzwungen hatte, jeder Mann über dreißig Jahre eine »Trinker-Lizenz« ausstellen lassen. Bisher hingegen durfte die Polizei jeden einsperren, der nach Alkohol roch.

All diese Tendenzen in den Ländern der Dritten Welt fördern heute, nachdem der Kolonialismus alten Stils längst zu Ende gegangen scheint, ein Erbe jener Zerstörung der alten Kulturen und Nationen durch Europa zutage, das an den vom »Feuerwasser«

dezimierten Indianern Nordamerikas schon ein Jahrhundert zuvor durchexerziert worden war. Wo die Konquistadoren einer früheren Epoche Gold und andere Bodenschätze jener fernen Zonen plünderten, da stellen heute die (vor allem) ausländischen Brauereien und Schnapsbrennereien ihre Abfüllstationen auf und plündern nicht nur die Einkommen ganzer Nationen, sondern auch ihre Lebenssubstanz: die körperliche und seelische Gesundheit.

Alkoholgenuß, Alkoholprobleme, Alkoholismus

In den westlichen Industriegesellschaften gehört Alkoholtrinken zur Durchschnittspersönlichkeit im statistischen Sinn. Von diesen »Durchschnittstrinkern« hat jeder vierte irgendwann in seinem Leben, vorwiegend während seiner jungen Jahre, vorübergehende Alkoholprobleme wie: Streit mit Freunden, Fehlzeiten in der Arbeit, Führerscheinentzug wegen Trunkenheit am Steuer. Solche Symptome, oft undifferenziert als »Jugendalkoholismus« beschrieben, erlauben *keine* Voraussage für späteren Alkoholismus. In der Mehrzahl der Fälle vermindern die Betreffenden ihren Alkoholkonsum mit fortschreitendem Alter.

Von Alkoholismus im engeren Sinn sollte man sprechen, wenn eine Person viel trinkt und durch das Trinken in ihrer Lebensführung ernstlich beeinträchtigt ist. Diese Kriterien sind wichtiger als z. B. körperliche Abhängigkeit.

Während die typische Person mit gutartigen Alkoholproblemen ein junger Mann zwischen 18 und 25 Jahren ist, der später sein Trinken auf ein normales Maß zurücknimmt, werden die meisten Alkoholiker erst in den frühen 40ern »reif« für eine Behandlung, obwohl sie dann schon eine Dekade alkoholbedingter Schwierigkeiten hinter sich haben. Solche Trinker werden in der Bevölkerung auf 5 bis 10% geschätzt, bezogen auf erwachsene Männer. Chronisch Kranke leiden, wegen der schweren körperlichen Folgeschäden durch langjährigen Alkoholmißbrauch, zu 20 bis 30% an Alkoholismus. Nach Behandlungsbeginn leben Alkoholiker (wenn wir von der Durchschnittsentwicklung ausgehen) noch fünfzehn bis zwanzig Jahre, wenn es ihnen nicht gelingt, zu diesem Zeitpunkt mit dem Trinken aufzuhören. Umstritten ist die Frage, ob kontrolliertes Trinken eine mögliche Form der Behandlung sein kann. Es scheint, daß nur 5% aller Alkoholiker über längere Zeit hin gleichmäßig eine unschädliche Menge trinken. Für den Rest –

rund 95% – ist nach wie vor die vollständige Abstinenz das einzig realistische Therapieziel. Alkoholismus ist eine sehr ernste, aber keine hoffnungslose Krankheit. Etwa 10 bis 30% der Alkoholiker lernen auch ohne eine Behandlung, ihr Trinken wieder zu kontrollieren. Die Möglichkeiten dafür sind günstiger, wenn dieselben Faktoren vorliegen, die auch für eine gute Therapieprognose sprechen: Arbeit haben, in einer festen Bindung leben, keine Vorstrafen.

Soziale Folgelasten

Das enorme Anwachsen des Alkoholkonsums schlägt sich auch in den Folgekrankheiten nieder. So teilte die Barmer Ersatzkasse im Februar 1976 mit, daß in absehbarer Zeit jeder zweite Bundesbürger über 16 Jahre Gefahr läuft, sich infolge übermäßigen Alkoholgenusses eine Trinkerleber zuzuziehen. Man hat ausgerechnet, daß fast 50 Prozent der über 16jährigen Bundesbürger täglich mehr als 80 Gramm reinen Alkohols konsumieren, eine Menge, die nach Ansicht von Fachleuten allmählich einen Leberschaden hervorrufen muß. (Als kritischer Grenzwert gelten 65 Gramm reinen Alkohols pro Tag bei Männern, aber bereits 20 bis 30 Gramm bei Frauen*. Bei Jugendlichen muß man diese Grenzwerte niedriger ansetzen, weil der noch wachsende und sich entwickelnde junge

---

* Pro-Kopf-Verbrauch von Alkohol in der Bundesrepublik Deutschland (aus W. Feuerlein und F. Dittmar, »Wenn Alkohol zum Problem wird«, Stuttgart 1978).

Körper entsprechend anfälliger für Beeinträchtigungen und Schädigungen ist – ganz abgesehen von den Störungen des seelischen Wachstums!)

Man sollte sich bei der Beurteilung solcher Angaben nicht davon beeinflussen lassen, daß es immer wieder Menschen gibt, die weit höhere Dosierungen vertragen, offenkundig sogar ohne Schäden. Der Durchschnittskonsument wird ganz sicher durch jene extremen Alkoholmengen sehr bald dauerhaft beeinträchtigt, die der Würzburger Wissenschaftler Prof. Werner Strik bei einem Patienten feststellte. Ehe dieser Gastwirt krank wurde, nahm er während eines Zeitraums von 36 Jahren pro Tag etwa 260 Gramm Alkohol zu sich – das sind zum Beispiel sechs Liter Bier. Insgesamt trank er in diesem Zeitraum also rund 3,5 Tonnen reinen Alkohols – »Die Leber des Gastwirts blieb dabei gesund« (Strik, Südd. Zeitung vom 6. 5. 1980).

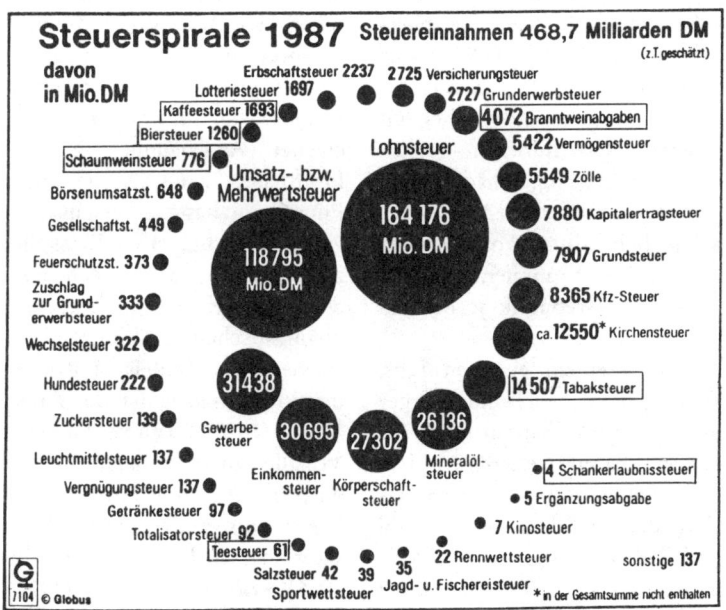

Die Aufschlüsselung der Steuereinnahmen des Jahres 1987 demonstriert, daß der Staat am »Drogenkonsum« seiner Bürger nicht schlecht verdient. Allein die Tabak- und Branntweinmonopolsteuern schlugen mit 19 Milliarden Mark zu Buche (dies entspricht auf makabre Weise exakt dem Betrag, der auf der Ausgabenseite für »Jugend, Familie« angesetzt wurde). Dazu muß man eigentlich noch die Biersteuer, die Kaffeesteuer und einige weitere Steuerarten rechnen, denn Bier hat eine beruhigende Wirkung, Kaffee dagegen eine anregende, wodurch beide leicht zu einer suchtähnlichen Abhängigkeit führen.

53

In einer Studie des Freiburger Wissenschaftlers Volker Faust wird festgestellt, daß der heutige Jugendliche seinen ersten Alkoholrausch etwa vier bis sechs Jahre früher erlebt als sein Großvater. Auf einer Tagung der »Landesstellen gegen Suchtgefahren« im Frühjahr 1980 wurden alarmierende Zahlen für die Bundesrepublik genannt (Südd. Zeitung vom 25. 4. 1980):

● Jeder Bundesbürger trinkt pro Jahr im Durchschnitt zwölf Liter reinen Alkohols.

● Bereits 1978 seien beispielsweise in Nordrhein-Westfalen 16mal so viele Menschen an Alkohol als an irgendwelchen anderen Rauschdrogen gestorben, wobei Folgeschäden nicht mitgerechnet wurden.

● Die Behandlung von alkoholbedingten Krankheiten kostet die Bundesrepublik 30 Milliarden Mark jährlich.

Allein in einem einzigen Jahr, 1978, gaben die Bundesbürger mehr als 37 Milliarden Mark für Alkoholika aus (weitere 18,5 Mrd. für Tabakwaren), an Steuern kassierte der Staat dabei für Alkohol und Tabak zusammen 16,1 Milliarden. Vergleicht man diese Summen mit den Kosten, welche der Alkoholmißbrauch (wie der Mißbrauch des Tabaks) der Volkswirtschaft, speziell aber Steuerzahlern und Krankenkassenmitgliedern aufbürdet, so wird dieses Zusammenspiel von fiskalischen und industriellen Interessen mit den psychosozialen Faktoren bei den Individuen besonders paradox.

Literarische Bewältigungsversuche
Schon die Sänger der Antike rühmten – oder verfluchten – den Wein. Der persische Dichter Rudaki besang ihn um 900 n. Chr. (s. Anfang dieses Stichworts). Autoren späterer Jahrhunderte kennen dann mehr und mehr die Schattenseiten des Alkohols und seines Mißbrauchs, beschreiben ihn als einen ständigen Kampf gegen einen lockenden Dämon, meist aus eigener Anschauung. E. T. A. Hoffmann (1776–1822) liebte den Punsch und hatte seinen einschlägigen Erfahrungen im Ratskeller zu Bremen wahrscheinlich manchen schnurrigen Einfall zu seinen phantastischen Erzählungen »Die Elexiere des Teufels« (1815/16) und »Lebensansichten des Katers Murr« (1820–22) zu verdanken. Vor allem in unserem Jahrhundert wird der Alkoholismus dann zu einem typischen Thema. Ein Klassiker ist Jack Londons (1876 bis 1916) »König Alkohol« (1913), der des Verfassers eigenen lebenslangen Kampf mit der Droge und der Sucht festhält. Francis Scott Fitzgerald (1896–1940), selbst dem Trunk verfallen, schildert das Wüten des Alkohols unter sei-

nen amerikanischen Zeitgenossen, zum Beispiel in »The Crack-Up« (1945 postum ersch.). Eugene O'Neill (1888–1953) stellt sie in seinen Dramen auf die Bühne, die Alkoholiker und Morphinisten, ungeschminkt und eigenen Erfahrungen nachgestaltet, zum Beispiel in dem eindrucksvollen »Eines langen Tages Reise in die Nacht«, das gerade wegen seiner autobiographischen Anspielungen erst drei Jahre nach seinem Tod aufgeführt werden durfte.

Von deutschen Autoren sei Hans Fallada (1893–1947) genannt, dessen »Der Trinker« (1950, postum) ebenfalls stark autobiographische Züge trägt.

Truman Capote sagt großspurig von sich: »Ich bin Alkoholiker, ich bin drogensüchtig. Ich bin Homosexueller. Ich bin ein Genie.« In seinem Drehbuch zu dem Film »Baby Doll« (1956) behandelt er das traurige Schicksal eines trunksüchtigen Baumwollfarmers; Säufer geistern auch durch die Szenen seiner anderen Stücke. Während eines Fernsehinterviews sagt er, man möge doch nicht vergessen, daß alle schöpferischen Menschen in der einen oder anderen Form süchtig wären; er kenne nur einen einzigen Autor, der nicht saufe: »Arthur Miller! Und Mailer? Ach, Norman, der trinkt viel mehr als ich, aber Alkoholiker ist er nicht. Hingegen Hemingway, Fitzgerald, Faulkner… die

ganze Garnitur…« (Südd. Zeitung vom 20. 8. 1980).

Sicher haben viele große Schriftsteller geschrieben, ohne den Alkohol oder irgendeine andere Droge zur Stimulierung ihrer Kreativität zu benötigen; dieses Stimulans ist sicher erst in neuer Zeit notwendig geworden, aus welchen Gründen auch immer (→ RA II).

Den komplizierten und erniedrigenden Weg in die Trunksucht hinein und, durch eine Therapie, wieder heraus hat eindringlich Ernst Herhaus in seinem Lebensbericht »Kapitulation – Aufgang einer Krankheit« dokumentiert; besonders interessant unter medizinischen Aspekten ist, was er über die verheerenden Folgen der Selbstmedikation des Alkoholismus mittels Disulfiram sagt – dieses Gemisch sei »Sprengstoff für die Leber« (1976).

11. Therapie

Im Gegensatz zu den Behandlungs- bzw. Heilungschancen bei der Heroinsucht (10 bis 25 %) sind die Chancen für Alkoholiker ganz gut (50 bis 60 %). Gestiegen sind diese Chancen vor allem, seit man Alkoholkranke nicht mehr in den riesigen, ärztlich und pflegerisch schlecht versorgbaren Landesnervenheilanstalten unterbringt, wo sie therapeutisch kaum Hilfe finden, sondern lediglich verwahrt werden. Inzwischen gibt es eine

Selbsthilfe-Organisationen für Alkoholkranke

Die folgenden Kontaktanschriften geben Auskunft über örtliche Möglichkeiten, an einer Selbsthilfe-Gruppe von Alkoholgefährdeten teilzunehmen. Mitarbeiter der Selbsthilfe-Organisationen sind vielfach frühere Suchtkranke, die oft ehrenamtlich arbeiten.

Anonyme Alkoholiker (AA),
Zentrale Kontaktstelle
Postfach 422, 8000 München 1

Deutscher Guttempler-Orden
Adenauerallee 45, 2000 Hamburg 1, Tel. 040/245880

Blaues Kreuz in Deutschland e. V.
Freiligrathstr. 27, 5600 Wuppertal-Barmen, Tel. 0202/621998

Deutsche Hauptstelle gegen die Suchtgefahren (DHS)
Westring 2, 4700 Hamm/Westfalen, Tel. 02381/25855

Adressen von Selbsthilfegruppen (→auch RA III) vermittelt die:

Deutsche Arbeitsgemeinschaft Selbsthilfegruppen
Friedrichstr. 28, 6300 Gießen, Tel. 0641/7022478

Reihe spezialisierter Suchtkliniken, die nach und nach durch ambulante Nachbehandlungs-Ketten ergänzt werden.
Diese Kliniken werden eingerichtet von der »Gesellschaft für Psychosomatische Therapie«. Neben Fachkliniken für Alkohol- und Medikamentenabhängige in Bad Tönisstein bei Andernach, Daun/Eifel und Fredeburg/Rothaargebirge hat man 1975 eine »Deutsche Akademie für Suchttherapie« gegründet, die das nötige Personal ausbilden soll. Vorbild sind die – ebenfalls privatwirtschaftlich betriebenen – Rehabilitationsprogramme des Hazelden-Instituts in den USA, das als größtes und erfolgreichstes Therapiezentrum für Alkoholkranke in der Welt gilt.

Nähere Auskünfte über die Arbeitsweise und die Behandlungszentren der Gesellschaft für Psychosomatische Therapie (GPT)
sowie des »Verbands der Fachkliniken für Abhängigkeits-
kranke« erteilt deren Kontaktstelle:
Stettiner Str. 120, 2000 Düsseldorf
Tel. 02 11/70 06 1

Eine weitere Kontaktstelle von Behandlungszentren ist der
Verband der Fachkrankenhäuser für Suchtkranke
Brüder-Grimm-Platz 4, 3 5 00 Kassel
Tel. 05 61/77 93 5 1

Noch größere Bedeutung dürfte aber, vor allem auf lange Sicht, den Selbsthilfe-Organisationen zukommen (s. Kasten).

Die Therapie wird bei Jugendlichen anders aussehen müssen als bei Erwachsenen, und bei diesen wiederum zeigt sich schon bei der unterschiedlichen Motivation zum Trinken, daß auch Männer und Frauen einer etwas anderen Behandlung bedürfen. So hat Marijke Mantek 1977 eine Arbeit publiziert, die für den Alkoholismus bei Frauen an erster Stelle Störungen im Bereich von Partnerschaft und Familie verantwortlich macht, kaum den Beruf. Bei den Männern hingegen ist es umgekehrt.

Wieweit hier nur traditionelle Verhaltensweisen wiedergespiegelt werden, die bestimmte Lebensbereiche als »typisch weiblich« bzw. »typisch männlich« festlegen – und die sich derzeit zu wandeln scheinen (was seinerseits Unsicherheit, Frustration und Neigung zu Trunksucht fördern dürfte!) –, darüber läßt sich derzeit nur spekulieren.

Sehr erfolgreich scheint eine »intensive Kurztherapie« zu sein, die die »Gesellschaft für Psychosomatische Therapie« (s. Kasten) anwendet. Die Patienten bleiben bei dieser Behandlung in der Regel höchstens acht Wochen in der Klinik. Etwa zwei Drittel werden angeblich nicht rückfällig. (Allerdings wird eine Vorauswahl getroffen: Hoffnungslose Fälle nimmt man gar nicht erst ins Rehabilitationsprogramm auf!)

Weiterentwickelt wurden auch die Methoden der Verhaltenstherapeuten (s. RA III). Die aversiven Techniken (die mit Bestrafung unerwünschten Verhaltens arbeiten) wurden nach Angaben der Psychologischen Abteilung des Max-Planck-Instituts in München unter der Leitung von Johannes Brengelmann inzwischen weitgehend abgeschafft. Auch legt man sich nicht mehr auf eine bestimmte Technik fest, sondern kombiniert zunehmend unterschiedliche Therapieformen und entwickelt »Breitbandprogramme« für ambulante und stationäre Behandlung. Angestrebt wird eine bessere Selbstkontrolle des Patienten (Stössel 1977). (Allgemeine Informationen zur Therapie des Drogenmißbrauchs → RA III.)

An neuerer Literatur empfehlenswert ist die 2., überarbeitete und erweiterte Auflage eines Kompendiums des Alkoholismus-Experten und Leiters der Psychiatrischen Poliklinik des Max-Planck-Instituts für Psychiatrie in München, Wilhelm Feuerlein: »Alkoholismus – Mißbrauch und Abhängigkeit« (1979). Sehr aufschlußreich darin das 8. Kapitel, das den jüngsten Stand der therapeutischen Möglichkeiten behandelt. Man findet auch eine Aufstellung der wichtigsten Kontaktstellen, über die man nähere Auskünfte der verschiedenen ambulanten und stationären Behandlungseinrichtungen bekommt (z. B. Blaues Kreuz).

Ein detailliertes Verzeichnis aller Beratungsstellen, Behandlungszentren und Einrichtungen zur Wiedereingliederung für Alkoholkranke findet man in der vom Bundesminister für Jugend, Familie und Gesundheit herausgegebenen Adressen-Broschüre »Drogenberatung wo?« (4. Auflage: Herbst 1978 – erhältlich über Postfach 200490, 5300 Bonn 2).

Der Hamburger Medizinsoziologe Alf Trojan endlich hat Anfang 1980 einen wichtigen Aufsatz zur »Epidemiologie des Alkoholkonsums und der Alkoholkrankheit in der Bundesrepublik Deutschland« veröffentlicht. Neben wichtigen Überlegungen zur Theorie der Suchtverbreitung und ihrer Meßbarkeit sind interessant vor allem Trojans Beobachtungen zur Praxis:

● Der Früherkennung und Frühbehandlung von Alkoholikern wird zu wenig Bedeutung beigemessen.

● Anstelle der »Behandlung« bzw. Aufbewahrung der überwiegenden Zahl der Alkoholkranken in psychiatrischen Großkrankenhäusern sollten besser verstärkt Selbsthilfegruppen (Möller 1978) und interdisziplinäre ambulante Projekte zur Therapie gefördert werden.

● Zahlenangaben sind nur unter großen Vorbehalten zu machen: der Anteil von Alkoholikern und stark Alkoholgefährdeten liegt in der Erwachsenen-Bevölkerung zwischen vier und sieben Prozent, etwa jeder dritte Alkoholabhängige ist eine Frau, fast jeder zehnte ein junger Mensch unter 25 Jahren.

Diese von Trojan gemachten Angaben lassen die immer wieder genannten Schätzungen von 1,2 bis 1,8 Millionen, ja sogar vollen zwei Millionen Alkoholkranken in der Bundesrepublik als durchaus realistisch erscheinen. Ebenso gewinnt in dieser Sicht die Expertenschätzung an Fundament, wonach der Alkoholismus die Gesellschaft jährlich etwa 30 Milliarden Mark kostet. W.S./J.v.Sch.

Literatur:
Antons, K., u. a., *Normales Trinken und Suchtverhalten*, Göttingen 1976 (Bd. 1) und 1977 (Bd. 2)
Arbeitskreis Alkohol (Haseloff, Stoltz), *Materialien zum Alkoholmißbrauch in der Bundesrepublik Deutschland einschließlich Westberlin*, Bonn 1979
Beil, H., und R. Beil-Heyerhoff, »Erfahrungen bei der stationären Betreuung Alkohol- und Suchtkranker mit Apomorphin«, Vortrag: gehalten beim 25. *Internationalen Seminar zur Verhütung und Behandlung des Alkoholismus* in Tours/ Frankreich vom 18.–22. 6. 1979
Bernard, J., zit. n. Chimelli, R., »Das Gift, von dem so viele leben«, in: *Südd. Zeitung* vom 26. 7. 1980
Bundesminister für Jugend, Familie und Gesundheit (Postfach 200490, 5300 Bonn 2), *Drogenberatung wo?*, 4. Aufl. Herbst 1978
Dederichs, M. R., »Deutschlands müde Krieger«, in: *Stern Magazin* Nr. 34, 14. 8. 1980
Edwards, G., zit. n. *Der Spiegel* Nr. 44, 1979, S. 265
Feuerlein, W., *Alkoholismus – Mißbrauch und Abhängigkeit*, 2. Aufl., Stuttgart 1979

ders. und F. Dittmar, *Wenn Alkohol zum Problem wird*, Stuttgart 1978
Herhaus, E., *Kapitulation – Aufgang einer Krankheit*, München 1976
Idris, E., »Alkoholismus ist eine Krankheit«, in: *Selecta* 11, 1969, S. 2159
Jacobsen, E., »Physiologie und Pharmakologie des Alkohols«, in: Møller, 1951, S. 160–199
Jeffcoate, W., zit. n. Gergely, St. M., »Naxolon macht wieder nüchtern«, in: *Südd. Zeitung* vom 26. 8. 1980
Kaye, S., und H. B. Haag, »Terminal Blood Alcohol Concentration in ninety-four fatal Cases of acute Alcoholism«, in: *Journal of the American Medical Association* 165, 1957, S. 451
Keup, W., »Jugendalkoholismus – seine Definition und seine Folgen«, in: *Der Weggefährte* Nr. 5, 1980
Krystal, H. und Raskin, H. A., *Drug Dependence – Aspects of Ego Function*, Detroit 1970
Leibel, B., zit. n. *Die Welt* vom 26. 3. 1977
London, J., *John Barleycorn: Alcoholic Memoirs* (1913), dt. *König Alkohol*
Manhart, R. M., »Sucht, eine Krankheit mit suizidaler Potenz«, in: *Selecta* Nr. 21, 1980, S. 2190–2201
Mantek, M., »Alkoholismus bei Frauen«, in: *Psychologie heute* Okt. 1977, S. 39–46
Møller, K. (Hrsg.), *Rauschgifte und Genußmittel*, Basel 1951
Möller, M. L., *Selbsthilfegruppen*, Reinbek 1978
Rudaki, »Der Wein« (zit. n. Gelpke, R., *Vom Rausch im Orient und Okzident*, Stuttgart 1966, S. 63)
Rußland, R. und S. Plogstedt, *Sucht – Alkohol und Medikamente in der Arbeitswelt*, Frankfurt a. M. 1986
Schenk, J., zit. n. *Südd. Zeitung* vom 21. 8. 1980
Schuckit, M. A., *Drug and Alcohol Abuse*, New York 1985
Smith, J. Chr., »Alkoholismus«, in: Møller 1951
Solms, H., zit. n. Manhart, R. W., S. 2201
Stossel, J. P., »Wege weg vom Alkohol«, in: *Südd. Zeitung* vom 9. 11. 1977
Trojan, A., »Epidemiologie des Alkoholkonsums und der Alkoholkrankheit in der Bundesrepublik Deutschland«, in: *Suchtgefahren* 26, 1980, S. 1–17

Alraun → Mandragora

Amanita muscaria
→ Fliegenpilz

Amphetamine → Weckamine

Aphrodisiaka
(Liebesdrogen)

Wahrscheinlich sind alle der in diesem Handbuch referierten Substanzen bereits als Aphrodisiaka* verwendet worden. Sei es, um die eigene sexuelle Potenz oder erotische Ansprechbarkeit zu aktivieren, sei es um einen ersehnten Liebespartner zu verführen. Die Weltliteratur ist voll von Beispielen. Ein nur wenig bekanntes ist die Novelle vom *Gläsernen Lizentiaten* von Cervantes. Der spanische Dichter veröffentlichte sie 1613, auf der Höhe seiner Schaffenskraft, zwischen den beiden Teilen des *Don Quichotte*. In dieser Erzählung wird der Jurist Tomás Rodaja von einer »Dame lockeren Lebenswandels« begehrt. Als er ihren Wünschen nicht nachkommt, verabreicht sie ihm in einer toledanischen Quitte einen »Liebeszauber« *(comida amatoria)*. Allerdings erzielt sie nicht die gewünschte Wirkung: Tomás bekommt Tobsuchtsanfälle, die von starrkrampfähnlichen Erscheinungen abgelöst werden, magert erschreckend ab und ist ein halbes

---

* Benannt nach Aphrodite, der griechischen Göttin der Liebe.

Jahr bettlägerig. Auch nach der Gesundung des Körpers bleibt er geistig gestört, verfügt nun allerdings über eine Art Hellsichtigkeit, und da er seine Erkenntnisse über andere Menschen nicht für sich behalten kann, gerät er in allerhand Kalamitäten. Er bildet sich ein, er sei aus Glas und lebt in ständiger Furcht, er könne durch irgendeine unvorsichtige Berührung sterben.
Auf rein intuitive (oder auch sehr bewußte?) Weise hat Cervantes hier die Wirkung eines hochwirksamen Rauschgiftes beschrieben und zugleich die verheerenden Folgen einer erzwungenen Liebesbereitschaft vorgestellt: Das Opfer wird seiner seelischen Abwehrmechanismen (zu denen man seine Schüchternheit der stürmischen Dame gegenüber zählen darf) beraubt und dadurch schutzlos, »gläsern« durchsichtig. Eduard von Jan hat untersucht, um welche Droge es sich gehandelt haben könnte und tippt auf → Ololiuqui oder Peyotl (→Meskalin), eventuell auch → Rote Bohnen. Während letztere in Spanien schon länger bekannt gewesen sein dürften, hat Cervantes von den beiden anderen Präparaten der Neuen Welt eventuell durch Schriften von Francisco Hernández, dem Leibarzt Philipps II., erfahren. Im Sommernachtstraum läßt Shakespeare den Oberon zu Puck sagen:

»Doch merk ich auf den Pfeil, wohin er fiele.
Er fiel gen Westen auf ein zartes Blümchen,
Sonst milchweiß, purpurn nun durch Amors Wunde,
Und Mädchen nennen's: Lieb im Müßiggang.
Hol mir die Blum! Ich wies dir einst das Kraut;
Ihr Saft, geträufelt auf entschlafne Wimpern,
Macht Mann und Weib in jeder Kreatur,
Die sie zunächst erblicken, toll vergafft...«

Wahrscheinlich meint Shakespeare eines der → Nachtschattengewächse; die Solanazeen wurden schon immer gerne als Liebesanreger eingesetzt – und sei es auch nur als *Belladonna* (Ital. – Tollkirsche), das – wie der Name schon sagt – die »Frau schön« werden läßt, genauer: die Augen glänzend und die Pupillen (durch die Atropinwirkung) größer macht.

Klassische und moderne Präparate

Zumba vital nennt sich, mit urigen afrikanischen Assoziationen spekulierend, ein Medikament, das man im Schaufenster jeder zweiten Apotheke angepriesen bekommt. Die Kleinanzeigen-Spalten der Illustrierten sind voll von solchen Mitteln, die speziell die sexuelle Potenz der Männer anheben sollen. Zum Glück sind es in der Regel völlig harmlose Pillen (sonst dürften sie gar nicht ohne Rezept verkauft werden), meist mit irgendeinem milden Stimulans nach Art des Coffeins angereichert, das den abgeschlafften Ehegatten nach einem arbeitsreichen Tag etwas aufmuntern soll, und ab und zu durchaus kann. Eine gute menschliche Beziehung zur Partnerin, die in der Erotik sich auch ohne künstliche Anregung einstellt, braucht selten ein Hilfsmittel. Und wenn schon, dann genügt der Klassiker unter den Aphrodisiaka: der Alkohol. Wo wirkliche menschliche Bezogenheit im Spiel ist, da genügen freilich noch mildere Anregungen: Ein 40jähriger Mann mit bewegter erotischer Vergangenheit erzählte mir (J. v. Sch.), die schönste Liebeserfahrung seines Lebens habe er, ohne jede Rauschdroge, gehabt, nachdem er mit seiner Partnerin in einer Nachtvorstellung einen erotischen Film des italienischen Regisseurs Pier Paolo Pasolini sah.
Ein Glas Wein, bei schöner Musik und Kerzenbeleuchtung getrunken, und vor allem mit einer entsprechenden inneren Bereitschaft, sich für den anderen zu öffnen, tut manchmal Wunder. Ein Glas zuviel bewirkt freilich leicht das Gegenteil, wegen der grundsätzlich betäubenden Wirkung des → Alkohols.

Dasselbe gilt für die → Opiate, von denen ohnehin nur das gerauchte Opium als Anreger von Erotik und Sexualität geschätzt wurde, so bei den Chinesen und Persern, wo es die Rolle unseres Alkohols spielte. Bei den Persern diente es wahrscheinlich vor allem als Aphrodisiakum unter Männern (s. Gelpke). Morphium und Heroin schalten das körperliche Empfinden so drastisch aus, daß allenfalls narzißtische erotische Phantasien, wenn überhaupt, ins Bewußtsein treten.

Anders verhält es sich mit den → Cannabis-Drogen. Speziell Marihuana vermag die erotische Imagination anzuregen, entsprechend auch das stärkere → Haschisch, obgleich hier, ähnlich wie bei stärkeren Alkoholdosen oder bei Opium das selbstbezogene Träumen näher steht als eine Beziehung zu einem anderen Menschen. Hannelore von Canitz beschreibt in ihrer Fallstudie *Droge und Sexualität* das Verhalten einer jungen Arbeiterin, deren Sexualität durch Haschisch enorm aktiviert wurde. Vergleichbares berichtet Günter Amendt aus einer Interview-Studie unter deutschen Jugendlichen.

Allerdings malt sich die Phantasie des Bürgers solche sexuellen Drogenerfahrungen mangels eigener Erlebnisse gerne viel zu bunt und grell aus, angeheizt durch entsprechend sensationell aufgemachte Berichte in den Massenmedien. Häufig beschränkt sich der aphrodisiakische Effekt auf eine – allerdings unter Umständen erstaunlich intensive und eindrucksvolle – Aktivierung der Fähigkeit, den Partner in seiner Ganzheit wahrzunehmen und zärtlich zu ihm zu sein bzw. Zärtlichkeiten selbst anzunehmen. Der eigentliche Geschlechtsakt kann dann oft gar nicht mehr vollzogen werden, weil der Übergang von der oral-zärtlichen Phase, im Freudschen Sinne, zur genitalen Phase nicht gelingt, vielleicht, weil Cannabis leicht jene aktiven bzw. aggressiven Tendenzen unterdrückt, die zum Geschlechtsakt selbst nun einmal nötig sind.

Aus diesem Grund hat wohl – wenn die Überlieferungen stimmen – der »Alte vom Berge«, der Großmeister der Assassinen, die Anhänger seiner Mörder-Sekte mit Hilfe von Haschisch erst einmal ins »Paradies« versetzt und ihnen die Liebesdienste der dort auf sie wartenden Huris vorgegaukelt, ehe er sie auf ihre terroristischen Missionen im Vorderen Orient schickte (→ Cannabis). Der eigentliche sexuelle Vollzug war dazu nicht nötig – wäre wahrscheinlich sogar hinderlich für die eigentlichen Absichten gewesen. Eher ein modernes Aphrodisiakum war – und scheint erneut zu werden – das → Kokain. Zunächst war es, in der weit schwä-

cheren natürlichen Form des Kauens von Coca-Blättern, bei den
südamerikanischen Indios bekannt und beliebt:
»Der Indianer beginnt... in früher Jugend mit dem Gebrauch des
Genußmittels, den er bis an sein
Lebensende fortsetzt. Wenn er einen beschwerlichen Weg zu gehen
hat, wenn er eine Frau nimmt,
überhaupt wenn eine größere An-
forderung an seine Kräfte gestellt
wird, vermehrt er die gewohnte
Dosis.« (Freud 1884)
In einem Brief, den Freud an seine
damalige Verlobte Martha Bernays während einer schmerzli-
chen Trennungszeit von vier Jahren schrieb, schwingt etwas von
diesem verführerischen überwältigenden Aspekt des Aphrodisia-
kums mit:
»... wenn Du unartig bist, wirst
Du sehen, wer stärker ist, ein kleines sanftes Mädchen, das nicht ißt,
oder ein großer wilder Mann,
der Cocain im Leib hat . . .«
(2. 4. 1884, zit. n. Jones).
Aber Freud spielte nur mit Phantasien (→ auch Dritter Teil, »Sigmund Freuds Kokain-Experimente...«), die erst andere bald in
die Realität umsetzen sollten. In
den 2oer Jahren war *Koks* oder
Schnee (→ Kokain) in bestimmten Kreisen nicht zuletzt so beliebt, weil man sich viel als sexuel-
les Stimulans von ihm erwartete.
Aber die damaligen Enttäuschungen, die sich – wie bei jedem dieser

magisch-phantastisch aufgelade-
nen angeblichen Wundermittel –
zwangsläufig einstellen, scheinen
längst vergessen zu sein. Eine neue
Generation Neugieriger läuft denselben dummen und kriminellen
Versprechungen nach; wieder
scheint es, in den 8oer Jahren, zu
einem großen »*Schnee*-Gestöber«
zu kommen, angeheizt von Sensa-
tionsberichten, deren warnender
Nebenton oft nur eine Art Pflicht-
übung zu sein scheint: »Manchmal habe ich es schon verflucht,
daß ich immer was bereitliegen habe«, bekennt der Kokainhändler
Michael B. aus Frankfurt. »Ein
Gramm fege ich jeden Tag rein,
mindestens, ich mach fast nichts
mehr ohne... Über Koks werden
viele Märchen erzählt, zum Beispiel, daß du sexuell unheimlich
gut drauf bist. Okay, am Anfang
vielleicht, weil es Hemmungen
abbaut, aber nach einer Weile
kannst du gar nicht mehr. Man
denkt, man funktioniert besser,
man denkt, man hätte das alles im
Griff. Hat man nicht...« (Sülberg
1980)
Was bleibt, ist der *post coke blues* –
der Kokain-Kater.
Hält LSD-25, was Alkohol, Haschisch, Kokain nur versprechen,
genauer: was ihnen angehängt
wird?
Auch LSD hat man mächtige
aphrodisiakische Eigenschaften
nachgesagt, wie jeder neu ins
Blickfeld rückenden oder wie-

der ausgegrabenen Rauschdroge. Wahrscheinlich wurde in den USA das Mutterkorn-Präparat in den 60er Jahren nicht zuletzt deshalb ein derart großer Hit, weil man sich viel für die Anregung der Sexualität versprach, die damals unter den jungen Leuten mehr und mehr von den viktorianischen Tabus befreit wurde, die gerade in den Vereinigten Staaten besonders rigide herrschten. Vor allem Timothy Leary (→LSD) hat mit seinen großsprecherischen Publikationen viel zu dieser verhängnisvollen Entwicklung beigetragen. Denn natürlich ist auch LSD nicht das Zaubermittel für die Heilung einer Misere, die mächtige seelische und soziale Verdrängungen zur Ursache hat.

»In einer sorgfältig vorbereiteten, liebevollen LSD-Sitzung kann eine Frau mehrere hundert Orgasmen haben«, sagte Leary in einem Interview des *Playboy* im September 1966. Als wenn ein einziger schöner sexueller Höhepunkt (oder ein paar Orgasmen, was ja auch ohne Drogenhilfe einer Frau durchaus möglich ist) nicht genügte. »Mehrere hundert« müssen es sein...

Ganz anders liest sich dagegen, was ein ernsthafter Wissenschaftler wie Stanislav Grof über die Rolle des LSD als Aphrodisiakum zu sagen hat. Nach seinen Erfahrungen im psychotherapeutischen Experiment kann die Sexualität »auf unterschiedliche Weise beeinflußt werden. Manchmal ist sie so gehemmt, daß nichts fremder zu sein scheint als eben das Sexuelle. Die Sexualität kann jedoch auch so gesteigert sein, daß lange Zeitabschnitte in den Sitzungen von intensiven sexuellen Gefühlen und Bildern beherrscht werden. Sexuelle Erfahrungen in LSD-Sitzungen haben gelegentlich einen sehr ungewöhnlichen Charakter; sie können sadistische oder perverse Elemente enthalten oder die Gestalt satanischer, ozeanischer oder tantrischer Sexualität annehmen. In der Schlußperiode von Sitzungen mit gutem Ausgang ist die Orgasmusfähigkeit gewöhnlich in hohem Maße gesteigert, und zwar bei männlichen wie bei weiblichen Teilnehmern. Sexueller Verkehr am Tag der Sitzung kann zum stärksten Erlebnis dieser Art im Leben des Betroffenen werden.« (Grof 1978, S. 34)

Wenn man dies so, aus dem Zusammenhang herausgerissen, liest, erweckt es leicht ein völlig falsches Bild, wie bei Learys Prahlerei. Bei Grof finden sich auf 272 Druckseiten drei solche kurzen Stellen, an denen die Sexualität erwähnt wird. Immer wieder betont er, daß jede Wirkung der Drogen, auch und gerade auf die partnerschaftliche Sexualität, nur vor dem Hintergrund der therapeutischen Erfahrung und nicht losgelöst als mechanische Wirkung eines mächtigen Stimulans auf eine Menschmaschine verstanden werden darf.

Ähnlich kritisch äußert sich Albert Hofmann, der Entdecker der Droge. Nach seiner Auffassung trug die Vorstellung, daß es »das mächtigste Aphrodisiakum sei, das die Menschheit je entdeckt habe«, zur raschen Ausbreitung des LSD-Konsums unter der jungen Generation bei. Aber er schränkt ein: »Gegensätzlich sind... die Berichte über die Beeinflussung des sexuellen Erlebens unter dem Einfluß von LSD. Da die Stimulierung aller Sinnesempfindungen ein wesentliches Merkmal der LSD-Wirkungen ist, kann der Sinnenrausch des Geschlechtsaktes ungeahnte Steigerungen erfahren. Doch sind auch Fälle beschrieben worden, in denen LSD nicht in das erwartete erotische Paradies, sondern in ein Fegefeuer oder gar in die Hölle eines schrecklichen Absterbens jeglicher Empfindungen und in tote Leere führte.« (1979, S. 115) Im 8. Kapitel seiner Lebenserinnerungen führt Hofmann das Protokoll eines LSD-Erlebnisses letzterer Art an. Es stammt von einem Kunstmaler, der mit seiner Freundin Eva in einem einsamen Bergtal der Schweiz ein besonderes Liebeserlebnis mit Hilfe der Droge suchte und dabei die entsetzlichste Nacht seines Lebens durchmachte: Er wurde mit seiner Selbstsucht konfrontiert, die »mich von den Menschen getrennt... und in die innere Vereinsamung geführt« hatte.

Hinter den Partnerschwierigkeiten und Störungen eines natürlichen sexuellen Genusses, den man mit Rauschdrogen zu beheben versucht, steckt ja häufig gerade eben diese innere Vereinsamung und Isolation. Und da gerade Halluzinogene wie LSD oder Haschisch den Konsumenten immer am stärksten mit sich selbst konfrontieren, ist eher ein Horror-Trip zu erwarten als ein paradiesischer.

Wie sagte vor mehr als einem Jahrhundert schon Charles Baudelaire? »Der Mensch hat träumen wollen, der Traum wird über den Menschen Herr sein, doch dieser Traum wird deutlich der Sohn seines Vaters sein.«

Exotische Liebesdrogen

Von einem Besuch bei der mexikanischen Heilerin Maria Sabina berichtet Hofmann übrigens auch, daß die Teonanacatl-Pilze, mit ihrem Wirkstoff →Psilocybin, offensichtlich gleichfalls erotisieren. Bei einer Sitzung in der Hütte der Curandera notiert der Schweizer Forscher: »Dem Gebet und Gesang von Maria Sabina antworteten die Töchter inbrünstig... Wollüstig schmachtendes Stöhnen von (den beiden Töchtern)

Apolonia und Aurora machte den Eindruck, das religiöse Erleben der jungen Frauen im Drogenrausch sei mit sexuellsinnlichen Empfindungen verbunden.« (1978, S. 165)

Von den vielen Präparaten, in denen man aphrodisiakische Stimulantien sah oder vermutete, seien noch einige exotische oder in Vergessenheit geratene genannt, die an anderer Stelle, in anderen Zusammenhängen, in diesem Buch ausführlicher behandelt sind.

Die Alraun oder →Mandragora spielte vor allem im Mittelmeerraum in der Antike und im Mittelalter, ja selbst noch in der Renaissance eine Rolle. Da ihr entspannender und betäubender Effekt überwiegt, sind ihre sagenhaften Wirkungen wohl eher auf eine dem Opiumrausch verwandte Anregung der erotischen narzißtischen Phantasien zurückzuführen als auf wirkliche Erlebnisse.

In Litauen hat man die Wurzeln der *Scopolia carnicola* als »Liebeszauber« benützt (→Nachtschatten-Drogen).

Die → Roten Bohnen wurden zunächst primär rituell in Nordmexiko und bei den Indianern der südlichen Ebenen verwendet, ehe dieser Kult durch den Peyotl-Kaktus (→Meskalin) ersetzt wurde. Heute gelten sie bei den mexikanischen Prostituierten als Aphrodisiakum.

Im Amazonasgebiet gewinnen die Indios aus der Liane *Paullinia Cupana* das stark coffeinhaltige Guaraná (→Genußdrogen). Sie verwenden es, wie die alten Peruaner die Coca-Blätter, als Stimulans und Aphrodisiakum.

Ein Sonderkapitel stellen die →Hexensalben bzw. →Nachtschattendrogen dar, weil bei ihnen neben pharmakologischen und individuell-psychischen Effekten auch noch uralte Traditionen matriarchaler Gesellschaften eine wichtige Rolle gespielt haben, in deren Fruchtbarkeitsritualen der Sexualität eine besondere Wichtigkeit beigemessen wurde. Speziell die Flugsensationen (daher auch die Bezeichnung *Flugsalben*) hängen vermutlich mit frühen Formen sexueller Erlebnisse, also der oralen Phase und der Hauterotik im psychoanalytischen Sinne, zusammen. Letztendlich weiß Mephistopheles ganz genau, worum es bei den Aphrodisiaka geht, wenn er zu Faust sagt:

»Du siehst mit diesem Trank im Leibe
Bald Helenen in jedem Weibe.«
J. v. Sch.

Literatur:
Amendt, G., *Haschisch und Sexualität*, Stuttgart 1974
Baudelaire, Ch., »Le Haschisch – de L'Idéal artificiel« (1858), dt. in: Ders., *Die künstlichen Paradiese*, Reinbek 1964
Canitz, H.-L. von, *Droge und Sexualität*, München 1973

Freud, S., »Über Coca« (1884), unveränderter Nachdruck in: *Psyche* 27, Mai 1973, S. 487-511
Gelpke, R., *Vom Rausch im Orient und Okzident*, Stuttgart 1966
Grof, St., *Topographie des Unbewußten*, Stuttgart 1978
Hofmann, A., *LSD – Mein Sorgenkind*, Stuttgart 1979
Jan, E. von, »Rauschgift bei Cervantes«, in: *Wissenschaftliche Zeitschrift der Friedrich-Schiller-Universität Jena*, 1954/55, *Mathematisch - naturwissenschaftliche Reihe*, Heft 1, S. 97-100
Jones, E., *Das Leben und Werk von Sigmund Freud*, Bd. I, Bern und Stuttgart 1960-1962, S. 109
Sülberg, H., »Kokain – der weiße Riese«, in: *Stern Magazin* Nr. 22, 1980

Appetithemmer
(Schlankheitsmittel)

400 bis 500 Millionen Menschen in der Dritten Welt hungern oder sind unterernährt, stellte im September 1980 der Generaldirektor der Ernährungs- und Landwirtschaftabteilung der UNO fest (Saouma). Ungefähr ebensoviel, vor allem die Menschen in den hochindustrialisierten Ländern des Westens, ist in ständiger Gefahr, zuviel zu essen. Fast jedes vierte Kind in der Bundesrepublik ist übergewichtig – vor allem, weil es zu viel Süßigkeiten nascht. Allein 1976 setzten die führenden 300 größeren Industriefirmen auf diesem Sektor in der BRD rund 8 Milliarden Mark um.

Die Professoren Hans Teuteberg und Otto Neuloh, der eine Sozialhistoriker, der andere Soziologe, warnen in ihrer Studie »Ernährungstod im Wohlstand« vor den gravierenden Problemen, die sich da für die Zukunft anbahnen. Was bei den jüngeren Jahrgängen erst jetzt ins Blickfeld rückt, ist bei den Erwachsenen längst bekannt. Es wird zuviel gegessen – wobei »gefressen« der passendere Ausdruck wäre.

Die Wurzeln der Adipositas (Fettsucht) sind bekannt; fast immer handelt es sich um eine Sucht im eigentlichen Sinne, mit ähnlicher Problematik im Hintergrund wie bei den Spielarten der Drogensucht (→ RA II).

Drei Millionen Kinder werden in Deutschland wegen ihres Übergewichts ärztlich behandelt. Sie kommen, weil sinnvolle Therapien vor allem in entsprechenden Gruppen mit geschulten Leitern kaum verfügbar sind, früh in Kontakt mit Medikamenten. Die Eltern zeigen diesen Trend noch verstärkt: 78% leiden an Übergewicht, jeder sechste hat mehr als 30 Pfund zuviel, 70000 Bundesbürger sterben jährlich an den Folgen der Überernährung (Fischer und Roberts 1980, S. 132). Und sie sind es, die gerne zu appetithemmenden Mitteln oder Abführtabletten greifen. Beide führen leicht in eine Sucht, weil das Übel nicht an der Wurzel, das heißt bei den seelischen und sozialen Ursachen der Freßgier, gepackt wird, und beide ziehen entsprechende Schäden nach sich:

- Mit kaum einer anderen Präparatgruppe wird derartiger Mißbrauch getrieben wie mit den Abführmitteln, die nicht gegen Übergewicht helfen (sie wirken auf den Teil des Darms, in dem die Hauptarbeit der Verdauung bereits geleistet ist) und zudem noch die Darmnerven zerstören (Riemann 1980). Trotzdem nimmt nach Schätzungen der Westberliner Verbraucherzentrale jeder dritte Abführpillen oder -tees zu sich (Südd. Zeitung vom 19. 5. 1979).

- Eine direktere Hilfe verspricht sich der Übergewichtige von Appetithemmern, die gerne auch als »Schlankheitsmittel« angepriesen werden. Gefährlich waren – und sind zum Teil noch – Präparate auf Amphetamin-Basis oder den Amphetaminen chemisch verwandte Substanzen (→ Weckamine). Amphetamin ist dem Adrenalin ähnlich, das die Darmbewegungen hemmt. Früher benützte man – was heute als ärztlicher Kunstfehler gilt – das mehr aufs Gehirn und seine Steuerungszentren wirkende Preludin als Appetitzügler bei Schlankheitskuren. Da es – wie das heute noch im Handel erhältliche Ritalin – Euphorie auslöst, führt es bei anfälligen Menschen leicht zu einer Sucht.

Die Gefahren der Amphetamin-Präparate sind seit langem bekannt; deshalb werden sie in Apotheken nur gegen Rezept abgegeben (was niemanden, der sich ernsthaft bemüht, daran hindert, sich für die Befriedigung seiner Suchtbedürfnisse welche zu verschaffen, sei es auf dem Schwarzmarkt, sei es ganz legal über einen unvorsichtigen Arzt). Ein völlig neues Problem stellt jedoch ein Appetithemmer dar, vor dem seit Mitte 1980 immer eindringlicher gewarnt wird, obwohl diese Dragees und Tropfen bereits seit 15 Jahren rezeptfrei im Handel erhältlich sind: X-112.

Im Mai 1980 warnte ein kurzer Bericht in der Fachzeitschrift *Kriminalistik* unter der Überschrift »Schlankheitsmittel: rezeptfreie Droge« vor dem Präparat. Kurz vorher hatten der Rechtsmediziner Hans Joachim Mallach und der Drogenarzt Knut-Ingomar Pedal aus Tübingen in der *Medizinischen Welt* (1980, S. 220-223) auf das Mittel hingewiesen.

Pedal zufolge wird der Schlankmacher schon nach wenigen Wochen körperlich als Suchtmittel erlebt. Heroinsüchtige spritzen sich die Tropfen, wenn sie kein Opiat haben – für sie ist es inzwischen das »Ausweichmittel schlechthin« geworden, wie der Ulmer Drogenfahnder Fried Mandera dem *Spiegel* mitteilte.

Die Schüler mischen X-112 gerne mit Cola-Limonade. Der Hauptbestandteil des Appetithemmers, Norpseudoephedrin, macht rasch hellwach, verschafft gute Stimmung und aktiviert den Rededrang, genau wie die klassischen Amphetamine. Wird die Droge intravenös injiziert, setzt die Wirkung sofort ein und hält stundenlang an. Sie wird von Fixern als »nicht so gut wie ein guter Schuß, aber auf jeden Fall besser als ein schlechter« beschrieben.

Die Tropfenform wurde inzwischen, weil sich die Beschwerden häuften, im Juli 1980 unter Rezeptpflicht gestellt. Die Dragees sind weiterhin frei erhältlich – nach Mallach ein Schildbürgerstreich, weil man nur die Deckschicht abkratzen müsse, was jeder Junkie weiß, damit man X-112 pur erhält, es auflösen und dann spritzen kann.

Noch immer verschreiben Ärzte das Präparat anstandslos – und die Apotheker geben es ebenso anstandslos her. Die Kunde von dem Ersatzgift verbreitete sich innerhalb Deutschlands »schneller als das Trommeln im Busch« (Mallach).

Die Folgen bei längerem Mißbrauch sind bekannt. Herzanfälle, Leberschäden (auch durch verunreinigte Spritzen), regelrechte toxische Angstpsychosen, Nervenzusammenbrüche.

In Ulm sahen zwei Mädchen tatenlos zu, wie ihr Zimmer ausbrannte. Sie wurden im letzten Moment gerettet. Unter dem Einfluß des X-112 waren sie nicht mehr in der Lage gewesen, eine umgefallene Kerze zu löschen. Wochenlanger Konsum hatte sie schließlich in den Wahn versetzt, der flammenlodernde Raum sei eine wunderschön blühende Wiese.

Was die Droge für Heroinsüchtige doppelt fatal macht, ist der irrige Glaube, wenn sie X-112 spritzen, seien sie *clean*, also »gar nicht richtig süchtig«.

X-112 ist wieder einmal ein Beweis dafür, daß passende Rauschgifte in einer vom leichtfertigen Umgang mit Medikamenten und anderen »technischen« Hilfsmitteln verwöhnten und verseuchten Gesellschaft jederzeit entdeckt werden. Man könnte alle Mohn- und Hanffelder der Welt zerstören – die Spirituosenregale der Lebensmittelläden und die Pillenschränke der Apotheken, die illegalen Kleinlabors von *underground*-Chemikern (→ ET, LSD, PCP, STP) und die völlig legalen Großlabors der pharmazeutischen Industrie (→ PCP) werden jederzeit und mühelos für Nachschub sorgen.

Findige Köpfe, die die Deckschicht von Dragees kratzen, wie bei X-112, oder durch

Überdosierungen neue Effekte produzieren, wie bei Romilar (→ Opiate), gibt es genug. Und die »Buschtrommel« der Drogenszene sorgt binnen kurzem dafür, daß jeder informiert ist, der es sein möchte.

Die Zukunft wird wahrscheinlich weit mehr von – zum Teil auf einfache Weise umgewandelten – synthetischen Drogen nach Art des X-112 und des wahrhaft höllischen *Engelstaubs* (→ PCP) bestimmt werden als von mühsam angebauten, in der Natur aufwachsenden Cannabis und Opium südamerikanischer, afrikanischer und asiatischer Felder (→ auch Zukunfts-Drogen).

Das beste Mittel gegen Übergewicht ist übrigens ganz einfach, kostenlos und den Menschen aller Kulturen seit Urzeiten vertraut: Verzicht auf jede feste Nahrung, also strenges Fasten. Es ist die einfachste Sache der Welt, wenn man es richtig macht. Wenn Magen und Darm einmal frei sind von festen Nahrungsstoffen (was sich zu Beginn des – in der Regel fünftägigen – Fastens mit Hilfe von aufgelöstem Glaubersalz leicht erreichen läßt), entfallen Darmbewegungen und Magensaftproduktion, also jedes körperliche Hungergefühl (Näheres bei Buchinger und bei Lützner).

J. v. Sch.

Literatur:

Buchinger, O., *Das Heilfasten und seine Hilfsmethoden als biologischer Weg*, 18. Auflage, Stuttgart 1979
Fischer, C., und Roberts, Th., *Süchtig – die gefährliche Illusion*, München 1980
Lützner, H., *Wie neugeboren durch Fasten*, München 1976
Mallach, H. J. (zit. n. *Der Spiegel* Nr. 37, 1980, S. 55: »Pfundig abnehmen«)
Riemann, J. F. (zit. n. *Südd. Zeitung* vom 24. 6. 1980: »Abführmittel zerstören Darmnerven«)
Pedal, K.-I. (zit. n. *Der Spiegel* Nr. 37, 1980, S. 55:»Pfundig abnehmen«, sowie n. *Kriminalistik* Nr. 5, 1980, S. 199: »Schlankheitsmittel: rezeptfreie Droge«)
Saouma, E. (zit. n. *Südd. Zeitung* vom 23. 9. 1980: »Wettlauf zwischen Menschen und Möglichkeiten«)
Teuteberg, H., und Neuloh, O., *Ernährungstod im Wohlstand*, im Druck (zit. n. *Der Spiegel* Nr. 52, 1977, S. 53-65: Titelgeschichte »Die süße Sucht«)

Arsenik

Das Metall Arsen (chemische Bezeichnung As) verbindet sich mit Sauerstoff (O) zu Arseniksäure-Anhydrid (As_2O_3), das man auch Arsentrioxyd, weißes Arsen, Weißglas oder Hüttenrauch (nach seiner Gewinnung aus dem ›Rauch‹ von Arsenerzen in den sogenannten Gifthütten) nannte. In der Regel meint man dieses Anhydrid der Arseniksäure, wenn man von Arsenik spricht. Es ist ein berüchtigtes Gift, das zum Beispiel von den Borgia-Päpsten verwendet wurde, um reiche Kardinäle zu töten und anschließend zu beerben.

In sehr geringer Dosis von etwa 0,002 Gramm genommen, erregt

Arsenik ein Wärmegefühl in der Magengegend (indem es, ähnlich wie Alkohol, die Schleimhaut reizt), steigert den Appetit und das Wohlbefinden. Diese Effekte haben in manchen Gegenden – in Österreich vor allem in der Steiermark und in Tirol, in den USA in den Südstaaten, wo man die Arsenikesser *dippers* nannte – zu regelmäßigem Arsenikgenuß geführt. Arsenik ist wohl das einzige Rauschgift der anorganischen Chemie. Durch bisher noch nicht völlig geklärte physiologische Vorgänge (geringere Aufnahme des Giftes im Darm?) erwirbt der Arsenikophage die sogenannte Arsenikfestigkeit. Er verträgt Dosen, die für nicht an das Gift gewöhnte Menschen tödlich sind, ohne weitere Reaktion, ja gedeiht besonders gut dabei, sieht blühend aus und nimmt an Gewicht zu (was die Roßtäuscher darauf brachte, magere und müde Pferde mit kleinen Arsenikdosen zu rascher Gewichtszunahme anzuregen). Die Giftfestigkeit des Arsenikessers schützt ihn gleichzeitig vor Giftmord, was dem Konsum dieser Droge vor allem in der Antike zu einiger Beliebtheit verholfen haben mag (Mithridates, König von Pontos, soll sich auf diese Weise geschützt haben).

Plötzlicher Entzug des Arseniks führt bei dem Süchtigen zu nicht unbedenklichen Abstinenzsymptomen, nämlich Müdigkeit, Unfähigkeit, sich zu konzentrieren, und Abgespanntheit.

Es sind Arsenikesser beschrieben worden, die täglich 0,3 Gramm des Giftes aßen, eine Menge, die sonst tödlich wirkt. Arsenik schädigt in toxischer Dosis vor allem die feinen Blutgefäße (Kapillaren). An nicht durchbluteten Körperteilen werden auch hohe Dosen gut vertragen, wie auf der Hornhaut des Auges. Die Arsenikvergiftung beruht ebenfalls auf der kapillarlähmenden Wirkung des Giftes. Der Vergiftete leidet an schweren Leibschmerzen und erbricht; durch reiswasserähnlichen Stuhlgang verliert sein Körper rasch lebensnotwendige Mineralstoffe. Bleiben die Symptome unbehandelt, kommt es im Anschluß an die Durchfälle zu Bluteindickung und Kreislaufkollaps. Nur in sehr hohen Dosen wirkt Arsenik direkt auf das Gehirn (Schwächegefühl, Bewußtlosigkeit, Koma und Tod). Bei der chronischen Vergiftung findet man eine verdickte Hornschicht der Haut; außerdem verschwinden Falten, das Kopfhaar wird fülliger und glänzender. Werden toxische Dosen erreicht, entzünden sich die Mund- und Augenschleimhäute; chronische Durchfälle, Magenbeschwerden und Nervenentzündungen treten auf. Arsenik als Suchtgift wird heute nirgends mehr verwendet. In Österreich soll sich die Sitte bis

zum Zweiten Weltkrieg gehalten
haben.   W. S.

Literatur: Buchanan, W. D., *The toxicity of
arsenic compounds,* Amsterdam 1962
Hesse, H., *Rausch-, Schlaf- und Genußgifte,* Stuttgart 1966

Asthmazigaretten
→ Nachtschatten-Drogen

Äther

Geschichte

Wahrscheinlich haben die Alchi-
misten zum erstenmal Äther hergestellt. Ende des 14. Jahrhunderts gewann ihn der Mönch Basi-
lius Valentinus, indem er Alkohol
und Schwefelsäure destillierte; er
nannte diese Verbindung ›gelin-
dertes Vitriolöl‹. Wie man Äther
produziert, wurde 1734 von
Grosse und Duhamel veröffentlicht; die Formel ermittelte Gay-
Lussac. Während Äther heute nur
noch selten als Rauschgift verwendet wird und auch seine medizinische Bedeutung als Narkosemittel
zurückgeht, ist er bereits lange vor
der Entdeckung seiner narkotischen Wirkung als Droge verwendet worden. Um 1830 wurden
›Ätherparties‹ in Boston und Philadelphia veranstaltet. Als unter
dem Einfluß der ersten Tempe-
renzler der Kampf gegen → Alkohol einsetzte, gingen manche Befürworter der Mäßigkeit – darunter auch Pastoren – so weit, Äther
als Alkoholersatz zu empfehlen.
In Irland begannen nach der Pro-
hibitionskampagne von 1840
die Wirte Äther auszuschenken.
Manche Iren sollen bis zu 40 Gläser mit je acht bis 15 Gramm Äther
am Tag konsumiert haben; in Dra-
perstown und Cookstone konnte
man vor Ätherdämpfen in den
Kneipen kaum atmen. Nach den
Markttagen scheuten sich die Bauern, ihre Pfeifen im Abteil anzuzünden, weil sie Angst hatten, eine Explosion auszulösen. Ende
des 19. Jahrhunderts griff das
Äthertrinken auf Norwegen und
Deutschland über. Louis Lewin
berichtet, daß 1897 in der Stadt
Memel 8580 Liter Äther verkauft
worden seien; berauschte Bauern
peitschten ihre Pferde heimwärts,
während ihren Wagen ein starker
Äthergeruch nachwehte.
Sobald Äther in den Apotheken
nicht mehr ohne Kontrolle abgegeben wurde, wichen manche
Konsumenten auf Hoffmannstropfen aus. Es handelt sich um
eine von dem Arzt Friedrich Hoffmann (1660 bis 1742) zuerst empfohlene Mischung von drei Teilen
Äther und einem Teil Alkohol (15
Tropfen auf Zucker), die Ohn-
mächtige wiederbeleben sollte.
Jean-Luc Bellanger zitiert den Fall
einer süchtigen Frau, die in wenigen Jahren 30000 Goldmark für
Hoffmannstropfen ausgab.

Chemie und Wirkung

Äthyläther (C_2H_5 . O . C_2H_5) ist eine klare, farblose, leicht bewegliche und charakteristisch riechende Flüssigkeit, die bei 35° C verdampft und sich sehr leicht entzündet. Man kann sie im Verhältnis eins zu zehn mit Wasser und in jedem Verhältnis mit Alkohol mischen. Medizinisch wendet man hochgereinigten Äther (heute oft mit anderen Narkotika kombiniert) in einer Konzentration von drei bis vier Volumenprozent in der Atemluft an.

Äther betäubt zunächst die Gehirnrinde, das ›Organ des Bewußtseins‹, er schaltet die Schmerzempfindung aus und hemmt die Reflexe der Muskulatur (was bei chirurgischen Operationen sehr günstig ist). Erst sehr hohe Dosen lähmen das Atemzentrum und führen dadurch zum Tod.

Diese Wirkung ›von oben nach unten‹, von der Gehirnrinde zu den lebenswichtigen Steuerzentren im Hirnstamm, kennzeichnet alle medizinischen Narkosemittel. Andrerseits macht die in betäubenden Dosen atemlähmende Wirkung beispielsweise das Morphium (→ Opiate) als Narkosemittel völlig ungeeignet: Das Bewußtsein erlischt zusammen mit der Atemfunktion. Kreislauf und Herz werden durch Äther nur wenig beeinflußt; die Schleimhäute reizt er ziemlich stark. Nach einer Äthernarkose tritt oft ein Kater mit Übelkeit und Erbrechen auf. Das Wirkungsbild des Äthers gleicht dem des Alkohols, doch setzt der betäubende Effekt viel rascher ein. Da auch Äther zunächst (über eine Unterdrückung der hemmenden Einflüsse der Großhirnrinde) erregend zu wirken scheint und zugleich die Selbstkritik stark einschränkt, führt er oft zu einer Euphorie, in der die eigene geistige Leistungsfähigkeit weit überschätzt wird. Guy de Maupassant schildert den Ätherrausch:

»Das war nicht Traum wie mit Haschisch, das waren nicht die ein wenig krankhaften Visionen wie mit Opium, es war eine wunderbare Schärfe des Verstandes, eine neue Art zu sehen, zu urteilen, die Dinge des Lebens einzuschätzen, und die Gewißheit, das absolute Bewußtsein, daß diese Art zu leben die wahre sei.«

Mißbrauch und Sucht

Äthermißbrauch führt zunächst zu quälenden körperlichen Symptomen. Die Nasen- und Rachenschleimhaut wird chronisch gereizt, wenn man den Äther inhaliert. Trinkt ihn der Konsument, dann leidet er bald an einer schweren Gastritis mit Appetitlosigkeit und Magenschmerzen. Wegen dieser schweren lokalen Reizerscheinungen gehört die Äthersucht auch zu den seltenen Formen der Toxikomanie. Immerhin sind vereinzelt Fälle beschrieben worden, in denen Süchtige die Dosis steigerten und schließlich auf einen Tagesverbrauch von 100 Gramm kamen. Joël hat in den zwanziger Jahren noch vier Fälle von Äthersucht in Berlin beschrieben. Einer der Kranken trieb sich, das getränkte Taschentuch vor dem Mund, in halbdelirantem Zustand in der Stadt herum und tätigte Einkäufe, an die er sich später nicht erinnern konnte. Die Äthersüchtigen waren sehr heruntergekommen und an die Betäubung durch das Narkotikum stark fixiert. Entziehungssymptome scheinen aber nicht aufzutreten.

W. S.

Literatur: Bellanger, J.-L., *La stupéfiante Histoire de la Drogue dans le Monde,* Paris 1963
Joël, E., *Die Behandlung der Giftsuchten,* Leipzig 1923
Kilian, H., und Weese, H., *Die Narkose,* Stuttgart 1954

Ayahuaska
→ Banisteriopsis caapi

B

Banisteriopsis caapi
(Ayahuaska, Caapi, Banisteria, Yajé, Yagé)

Schon früh haben Reisende im Amazonasgebiet berichtet, wie die Angehörigen zahlreicher Indianerstämme dort aus der Liane *Banisteriopsis caapi* ein Getränk zubereiteten, dem zahlreiche magische Effekte zugeschrieben werden: Es soll sie befähigen, Kontakt mit der Geisterwelt aufzunehmen, verlorene Gegenstände wiederzufinden, entlaufene Tiere aufzuspüren oder militärische Aktionen eines Gegners vorauszusehen. Der Trank – in der Regel eine eingedickte Abkochung – hat bei den Stämmen viele verschiedene Namen: Caapi, Ayahuaska, Yajé, Yagé. Er wird aus Stengeln, Blättern und Wurzeln der Liane zubereitet.

Chemie und Wirkung

Man hat dem wichtigsten Alkaloid, das man aus Banisteriopsis isolieren konnte, verschiedene Namen gegeben: Telepathin, Yagein und Harmin. Durchgesetzt hat sich heute die Bezeichnung Harmin. Das Alkaloid enthält ebenso wie die eng verwandten Stoffe Harman und Harmalin einen Indolring (→ RA IV). Man findet Harmin außer in Banisteriopsis auch in der Steppenraute, *Peganum harmala*, die von Südeuropa (Balkanländer) bis nach Tibet gedeiht, aber – soviel man weiß – bisher noch nicht als Rauschdroge benutzt worden ist. Ihre Samen werden in der Volksmedizin als

Mittel gegen Würmer und zur Blutreinigung benutzt.

Die Hauptalkaloide der Steppenraute (Harmin) und der Liane (Banisterin) sind pharmakologisch, chemisch und kristallographisch identisch, wenngleich noch Lewin meint: »Ersatzmittel für Banisterin gibt es nicht. Das mit ihm identisch sein sollende Alkaloid Harmin leistet klinisch nicht das, was (von mir) geschildert wurde«. (1929, S. 18)

Harmin bildet farblose, seidenglänzende Prismen, löst sich in Alkohol und Äther, nicht in Wasser, schmilzt bei 256° C, wobei es sich zersetzt, und färbt reine, konzentrierte Schwefelsäure rosa. Bei Tieren steigert es die Erregbarkeit der Reflexe; so macht es Hunde beißlustiger. Warmblüter beginnen heftig zu zittern und können sich nur mit Mühe aufrecht halten.

Das Benehmen der Hunde, an denen man Harmin/Banisterin erprobte, war so auffällig, daß man annehmen mußte, die Tiere hätten Sinnestäuschungen; so bellte eines ohne Grund eine Tür an.

Beim Menschen ist reines Harmin ein wirksames Halluzinogen, wirkt also ebenso wie → Meskalin und → LSD. Der Ethnologe Koch-Grünberg hat die von den Indianern aus Banisteriopsis caapi zubereitete Rauschdroge konsumiert, in der wahrscheinlich noch eine Reihe weiterer, in der Struktur nicht erforschter Alkaloide

enthalten ist. Er sah rote Flammen vor seinen Augen huschen und ein grellfarbiges Flimmern. Andere Selbstversuche ergaben die charakteristischen Visionen nach Halluzinogen-Konsum: schöne landschaftliche Bilder, farbige Schmetterlinge, kaleidoskopartige, bunte Ornamente.

Bereits im vorigen Jahrhundert hat der spanische Geograph Villavicendo wiederholt Ayahuaska (›Liane der Geister‹ in der peruanischen Quechua-Sprache) genommen: »Jedesmal...empfand ich Schwindel; manchmal machte ich eine Luftreise, während welcher ich mich erinnere, die bezauberndsten Ausblicke gehabt zu haben, große Städte, hohe Türme, prachtvolle Parks und andere herrliche Objekte. Manchmal habe ich mir auch eingebildet, ich befände mich allein in einem Walde, von wilden Tieren angefallen, gegen die ich mich verteidigte« – also zum Teil ein *bad trip* in der Sprache des heutigen Konsumenten von Halluzinogenen. Der Rausch endete jeweils mit starkem Schlafbedürfnis; am Morgen erwachte Villavicendo mit Kopfschmerzen und Übelkeit.

W. S.

Besonders verdient gemacht um die Erforschung und Erprobung des Banisteriopsis-Alkaloids hat sich einer der bedeutendsten Drogenforscher im deutschsprachigen

Raum, Louis Lewin. Er nennt die Substanz *Banisterin*. In seiner kleinen, aber umfassenden Studie »Banisteria Caapi – ein neues Rauschgift und Heilmittel« beschreibt er schon 1927 die biochemische Darstellung des Mittels, Tierversuche (zu deren genereller Problematik → RA IV, Schlußteil) und Erfahrungen und Experimente an Menschen sowie Vorschlägen zur medizinisch-therapeutischen Anwendung. Wie es auch anderen Drogenforschern immer wieder passierte, glaubte offenbar auch Lewin, mit Banisterin *das* Heilmittel für ein bestimmtes Leiden entdeckt zu haben. Zumindest die Fachwelt hat seine Begeisterung für die Erfolge bei schwersten Bewegungsstörungen nicht ganz teilen können, obgleich Harmin bzw. Banisterin heute noch bei enzephalitischen Zuständen, bei Parkinson-Kranken und bei Paralysis agitans eingesetzt wird (Hesse S. 95).
Es liest sich fast wie eine Wunderheilung, wenn Lewin von einer an massivem postencephalitischen Parkinsonismus leidenden Frau (S. 18) berichtet, sie »liegt ständig steif wie ein Stock und unbeweglich im Bett, kann weder selbständig essen, noch irgendeine nennenswerte Bewegung machen. Ständige Zuckungen der Zunge...«
Zwei Stunden später, nach subkutaner Injektion von 0,05 Gramm Banisterin in Lösung: »Spontan spricht die Kranke mit viel lauterer Stimme als sonst: ›Herr Doktor, ich kann meine Zunge jetzt stillhalten!‹ Die Zunge liegt tatsächlich ganz ruhig im Mund. Sprache wieder erheblich gebessert. Gesichtsausdruck viel lebhafter als sonst. Eine solche Unmittelbarkeit des Helfens von Bewegungsstörungen durch ein Arzneimittel war bisher unbekannt...« Und kurz darauf schreibt Lewin: »Meiner Überzeugung nach kann das Banisterin dazu berufen sein, noch weitere große medizinische Überraschungen in bezug auf die Beeinflußbarkeit gewisser krankhafter Gehirnstörungen zu liefern...«
Wie gesagt, diese Hoffnung wurde enttäuscht. Die eigentlichen Heilmöglichkeiten von Banisteriopsis caapi scheinen auf dem Gebiet der Psychotherapie zu liegen. Ähnlich wie Leuner (1962) und Grof (1978) LSD einsetzten, benützt Claudio Naranjo, ein chilenischer Psychiater und Gestalttherapeut, ein Banisteriopsis-Alkaloid für seine Arbeit mit seelisch gestörten Patienten, allerdings nicht Banisterin/Harmin, sondern das verwandte Harmalin (Naranjo 1979; → Harmalin).

J. v. Sch.

Literatur:
Efron, D. H. (Hrsg.), *Ethnopharmacologic Search for Psychoactive Drugs*, Washington 1967
Grof, St., *Topographie des Unbewußten*, Stuttgart 1978

Hesse, H., *Rausch-, Schlaf- und Genußgifte*, Stuttgart 1966

Leuner, H., *Die experimentelle Psychose*, Berlin 1962

Lewin, L., *Banisteria caapi – ein neues Rauschgift*, Berlin 1929

Naranjo, C., *Die Reise zum Ich – Psychotherapie mit heilenden Drogen*, Frankfurt a. M. 1979

Reinburg, P., »Contribution à l'étude des boissons toxiques des Indiens du nordouest de l'Amazone« in: *Journal de la Société des Américanistes de Paris* Bd. 13, Paris 1921

Villavicendo, *Geographia de la Republica del Ecuador*, New York 1858

Barbiturate → Schlafmittel

Betelnuß → Genußdrogen

Bilsenkraut
→ Nachtschatten-Drogen

Blätter der Hirtin Maria
→ Ska Maria Pastora

Bufotenin

Geschichte

Die moderne Chemie hat viele synthetische Rauschdrogen geschaffen, so das → LSD, das → Polamidon und → PCP. Aus der Fülle der Alkaloide, welche die Natur dem Menschen bietet, ragen drei besonders hervor. Anders als die übrigen werden sie nicht (nur) von Pflanzen produziert – wie beispielsweise das Haschischharz vom weiblichen Hanf (→ Cannabis) –, sondern eines ist ein Mineral, das Arsen, und → Alkohol und Bufotenin sind die beiden einzigen bekannten Nervengifte, die auch von Tieren erzeugt werden.

Alkohol produziert sogar die menschliche Leber durch Verarbeitung von Kohlehydraten. Bufotenin hingegen ist in den Drüsensekreten giftiger Kröten zu finden. Wie der Alkohol vom Weinstock wird Bufotenin auch von einigen Pflanzen produziert, so von *Piptadenia peregrina* (→ Cohoba) und – wenngleich nur in winzigen Spuren – vom → Fliegenpilz *Amanita muscaria*.

Aber die Tatsache, daß es von Kröten abgesondert wird, hat Menschen offenbar weit mehr beeindruckt, und das schon sehr früh. So war das Wahrzeichen von Argos, mit der Hauptstadt Mykene, ebenso wie vom mexikanischen Tlalóc eine Kröte (Hinweis auf das Wissen um die halluzinogenen Effekte des Bufotenins im Rahmen spiritueller Zeremonien?).

Die Entdeckung des Bufotenin als wirksamer Substanz im Krötengift hat einem alten Aberglauben einen wahren Kern verliehen, nämlich der Annahme, daß »Krötenfett« besondere magische Kraft besitze. Diese Vorstellung hat sich bis auf den heutigen Tag erhalten, zum Beispiel in, wenn auch auf ins Lächerliche gezogener Art, einem Donald-Duck-Heft: In einer Geschichte verkleidet sich der *Große Böse Wolf* als Zauberer, der zu den von ihm verfolgten *Drei Kleinen Schweinchen* sagt: »Ich suche eine Kröte für meinen Zaubertrank!«

Vielleicht war solches »Krötenfett« (wahrscheinlich: das giftige Krötensekret mit dem Bufotenin) auch in den → Hexensalben enthalten, die ja angeblich auch allerhand andere berauschende Substanzen vereinigten, wie Bilsenkraut, Schierling und Haschisch.

Wirkung

Die Substanz ist ein Halluzinogen, mit ähnlichem Wirkungsbild wie → LSD und → Meskalin. Seine Effekte auf die Wahrnehmung (kurzfristige Sinnestäuschungen einfacher Art wie Flammenhuschen, Lichtblitze) werden überschattet durch unangenehme vegetative Symptome (Brechreiz, Schwindel, Blutandrang im Kopf, Pupillenerweiterung).
Die wirksame Dosis liegt bei 18 bis 20 Milligramm, wenn intravenös injiziert wird (Hesse 1971, S. 102).
Bufotenin ist ein Indol (→RA IV), und zwar das 5-Hydroxy-3-(2-dimethylaminoäthyl-)Indol.

J.v.Sch.

Literatur:
Disney, W. (Hrsg.): »Der Kleine Wolf: Abrakadabra«, in: *Donald-Duck-Taschenbuch* Nr. 102, Stuttgart 1980, S. 63
Hesse, E., *Rausch-, Schlaf- und Genußgifte*, 4. Auflage, Stuttgart 1971
Schmidbauer, W., »Halluzinogene in Eleusis?«, in: diesem Buch, Dritter Teil.
Stromberg, V. L., »The Isolation of Bufotenin from Piptadenia peregrina«, in: *Journal of the American Chemical Society* 76, 1954, S. 170.

C

Cannabis

1. Vorbemerkung

Von den mehr als 100 Substanzen, die in diesem Handbuch beschrieben werden, ist Cannabis ohne Zweifel die umstrittenste. Das hat – wie weiter unten noch detailliert ausgeführt wird – vielfältige Ursachen. Es zeigt sich zunehmend, daß man *gelegentliche Versuche* (auch im Sinne von Selbst-Erfahrung und Selbst-Erforschung, ähnlich wie bei der psycholytischen und psychedelischen Therapie mit → LSD, s. auch Grof 1979) und *chronischen Mißbrauch* klar voneinander unterscheiden muß.
Letzterer, dafür sprechen alle Forschungsresultate eine klare Sprache, ist sowohl für den Körper wie für das Seelenleben des Konsumenten, und natürlich in der Folge auch für sein soziales Verhalten, enorm schädlich.
Anders als der chronische Mißbrauch vermag das gelegentliche Marihuana-Rauchen oder Haschen – wenn auch nicht zuverlässig – ausgesprochen angenehme Zustände herbeizuführen, in de-

ren Gefolge, neben sehr subjektiven Projektionen, auch vertiefte Einsichten in das eigene Wesen wie auch in die Beschaffenheit der Umwelt zugänglich werden. Wer dieses Faktum unterschlägt, macht sich, gerade bei jungen Leuten, mit Recht unglaubwürdig. Solche Einsichten sind, im Licht der Persönlichkeitsentfaltung und individuellen Weiterentwicklung höchst wünschenswert. Es besteht für uns aber kein Zweifel daran, daß sie auch ohne Drogen, ohne Cannabis, möglich sind und deshalb auch ohne sie erzielt werden sollten. Wir wissen aber ebenfalls, daß Selbsterfahrung viel Geduld erfordert und daß Ektase ohne Halluzinogene für den Ungeschulten nur schwer erreichbar ist: und nicht unbedingt für jedermann notwendig. Da die Selbsterfahrung zudem viel Zeit und Gelassenheit verlangt (s. auch vom Scheidt 1980, Schmidbauer 1979), darf man hinter dem Gebrauch von Rauschdrogen stets die Absicht vermuten, diesen Prozeß zu beschleunigen und abzukürzen – was ein Widerspruch zum Wesen und Ziel jeder Selbsterfahrung ist (→ RA II). Bei schwacher Ich-Struktur kann sich diese »Abkürzung« dann als sehr trügerischer Umweg erweisen, kommen doch in den Rauschzuständen mit regelmäßiger Sicherheit Erinnerungen und Phantasien aus dem Unbewußten hoch ins Bewußtsein, für die man noch nicht aufnahmebereit ist und die man unter Umständen viele Jahre verarbeiten muß (→ »Sigmund Freuds Kokain-Experimente«, Dritter Teil).

Letztendlich handelt es sich bei der sog. Selbsterfahrung um einen lebenslangen Prozeß, schon deshalb, weil der Mensch im Verlauf seiner Entwicklung ständig mit neuen Situationen konfrontiert wird. Pubertät, Partnerschaft, Schwangerschaft, Geburt und Sterben sind solche Zeiten des Übergangs und der – wenn der Übergang glückt – schöpferischen Krise[*].

Während dieser *Übergänge* ändert sich offenbar die Struktur der menschlichen Persönlichkeit, zumindest in Teilbereichen. Deshalb ist gerade dann von einer zusätzlichen Labilisierung und Verunsicherung durch intensive Räusche dringend abzuraten: »Bruchstellen sind nicht nur Fundstellen, sondern auch Sprungstellen« (Ernst Jünger 1961).

In der Jugend (und die kann heutzutage bis weit ins dritte Lebens-

---

[*] Die Kulturanthropologen und Soziologen sprechen von *rites of passage*, von Durchgangsritualen (Näheres bei Seger 1970, S. 96). Aus entwicklungspsychologischer und psychoanalytischer Sicht hat Erik H. Erikson dazu Grundlegendes gesagt, so in *Kindheit und Gesellschaft* (1950, dt. 1968). Näheres hierzu → auch RA I und RA II.

jahrzehnt reichen) und schon gar in der Kindheit sind Halluzinogene in jedem Fall seelisches Gift, auch bei seltenem Gebrauch.

2. Der Hanf und seine Produkte

Die Rauschdroge Cannabis wird in zwei Variationen gebraucht: in den Amerikas vor allem als Marihuana, in Asien und Afrika häufiger als Haschisch, in Europa sind beide Varianten gebräuchlich.
Jedes Mal handelt es sich um Verarbeitungen des Hanfs, und zwar der blühenden weiblichen Pflanzen. Unter Marihuana versteht man dabei ein tabakartiges Gemisch aus den getrockneten Blättern und Blüten, während das wesentlich stärkere Haschisch das reine, unveränderte Harz aus den Blütenspitzen ist.
Das wahrscheinlich stärkste Hanfgewächs ist der in Südindien heimische *Cannabis sativa var. indica*. Je weiter nördlich er wächst – je schwächer also die Sonnenbestrahlung ist –, um so geringer ist der Anteil an Cannabinolen (so nennt man die berauschenden Wirkstoffe), und um so milder ist der Rausch.
Auch in unseren nördlichen Breiten kann man den ein bis zwei Meter hohen Hanfstauden begegnen; man sieht sie gelegentlich in Vorgärten, wo sie mit ihren fingerförmig gefiederten Blättern und den dicken Blattbüscheln im

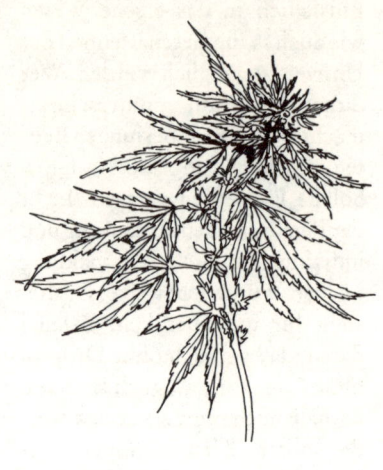

Hanfpflanze

oberen Sproßbereich ins Auge fallen. Inzwischen hat sich herumgesprochen, daß in heißen Sommern auch der europäische Hanf halluzinogene Substanzen entwickelt. Weil jedoch in unserem Klima selten die nötige hohe mittlere Tagestemperatur erreicht wird, werden Haschisch und Marihuana eingeführt – aufgrund der herrschenden Gesetze illegal.
Inzwischen ist es auch in Deutschland üblich geworden, daß viele Schüler, als eine Art biologisches Hobby, Cannabis-Pflanzen züchten – wahrscheinlich weniger wegen der (kümmerlichen) THC-Ausbeute, sondern weil der Hanf

ausgesprochen ästhetisch anzusehen ist und mit seinem raschen Wachstum ein mindestens so beeindruckendes Beispiel für Zuchterfolge ist, wie die üblicherweise von Schülern angebauten Bohnen. Haschisch stammt, in Form gepreßter Harzplatten, aus dem Vorderen Orient (Türkei, Libanon), Afghanistan, Nepal, Indien, Pakistan, Vietnam oder Nord- und Zentralafrika, während das schwächere Marihuana manchmal aus Mexiko kommt. Je nach Anbaugebiet, das der Kenner meist schon der Farbe entnehmen kann – sofern das Haschisch rein ist –, unterscheidet man zwischen ›Grüner Türke‹, ›Roter Libanese‹ (zwei mildere Sorten), ›Schwarzer Afghan‹ und ›Dunkelbrauner Pakistani‹ (zwei starke Sorten). Es gibt Marihuana-Sorten (›Kongo-Gras‹, ›Kenia-Gras‹), die kräftigem Haschisch an Wirkung kaum nachstehen, während andere (›Acapulco Gold‹) wesentlich milder sind. Ein Fachmann wie C. W. Waller weist darauf hin, daß die berauschende Potenz von Hanfpflanzen, die er im US-Staat Mississippi analysierte, zwischen den schwächsten und den stärksten Exemplaren schon um den Faktor 70 differierte; bei einem Vergleich auf internationaler Ebene dürften ähnliche Stärkeunterschiede zutage treten.

In Indien, das die Hanfdroge seit Urzeiten kennt, haben sich drei Namen eingebürgert, die für verschiedene Stärkegrade stehen: Bhang, Charas und Ganja (s. Kasten S. 80).

Das begehrte Harz stammt aus den mikroskopisch kleinen Drüsenköpfchen der oberen Laubblätter. Wenn diese durch Überdruck platzen, fließt das Harz aus und überzieht die Blättchen mit einem klebrigen Film. Die Bauern gehen zur Blütezeit mit Lederschürzen oder Lederhosen durch die Hanffelder. Dabei bleibt das Harz am Leder kleben und kann mit dem Messer wieder abgeschabt werden. Dann wird es zu größeren Stücken geknetet und in Leinen eingenäht. Für den Genuß werden Stückchen der harten Haschisch-Platte, am besten in einem Metallöffel über einer Kerzenflamme, erwärmt und zerbröselt. Ungefähr ein Gramm dieser Krümel vermengt man dann mit etwas feingeschnittenem Tabak und dreht die Mixtur wie eine gewöhnliche Zigarette *(joint)* oder raucht die Haschischkrümel auch pur in einer Spezialpfeife mit kleinem Tonkopf und langem Holzstiel, in der komplizierten Wasserpfeife oder aus einer kleinen Glaspfeife. Weitere Genußmöglichkeiten sind, das Harz mit Wein oder anderen Flüssigkeiten vermengt zu trinken, es dem Essen beizumischen oder es in Plätzchen zu verbacken. Hermann Hesse jedenfalls läßt seinen *Steppenwolf* die – nur aus

Die bekanntesten Cannabis-Produkte

So wie es unzählige Anbaugebiete für Wein, viele Sorten Schnaps und noch eine ganze Reihe anderer Alkoholprodukte gibt, die die Beliebtheit dieser Rauschdroge als Genußmittel und »Sorgenbrecher« widerspiegelt, so kennen die Cannabis-Freunde entsprechend viele Bezeichnungen ihrer Droge, zu der noch einige wissenschaftliche Namen hinzukommen. Die folgende Zusammenstellung soll nicht zuletzt auch die bedeutende Rolle der, nach dem Alkohol, zweitwichtigsten Rauschdroge auf der Erde in Kulturgeschichte und Folklore festhalten.

Acapulco Gold: Marihuana aus Mexiko
Bhang: indisches Getränk (mit Blattspitzen der weiblichen Hanfpflanze, Gewürzen und Fruchtextrakten – das Gemisch kann auch geraucht werden)
Blue Sky Blond: Marihuana aus Kolumbien
Brauner (dunkelbrauner) **Pakistani:** Haschisch-Sorte aus Pakistan
Bremer Gerichtsrat: eine in der Umgebung Bremens gezüchtete Marihuana-Sorte, die hier nur als Beispiel für viele Versuche genannt sei, Cannabis auch in der Bundesrepublik, illegal, heimisch zu machen. Diese Sorten kommen, schon wegen der viel zu geringen Ausbeute kaum jemals auf den (Schwarz-)Markt, obgleich ihr THC-Gehalt, beispielsweise im heißen Sommer 1976, erstaunlich hohe Werte auch in unseren sonnenarmen Breitengraden zu erreichen vermag
Cannabinol: zähflüssiges Öl (das genau genommen eine ganze Gruppe von Cannabinolen enthält, darunter allein 80 Abkömmlinge des Tetrahydrocannabinol)
Cannabis sativa var. indica: botanischer Name des **indischen Hanf,** eines der stärksten Hanfgewächse
Charas: das in Indien übliche Haschisch (reines Harz der weiblichen Blüten, das durch Auspressen und Auskochen gewonnen wird)
Ganja: etwa dreimal stärker als **Bhang,** wird aus besonders gezüchteten Hanfpflanzen gewonnen
gras: amerik. Slang für Marihuana
Grüner Marokkaner, Grüner Türke: Haschisch-Sorten aus Marokko bzw. der Türkei
Haschisch: das (meist gepreßte) Harz der weiblichen Hanfpflanze
Haschisch-Öl: hochkonzentrierte Haschisch-Lösung, die ungefähr zehnmal so viel THC enthält wie normales Haschisch in Plattenform, und somit bis zu hundertmal stärker angereichert ist als Marihuana
Humboldt Homegrown: Spezialzüchtung des kalifornischen (ursprünglich aus Hawaii stammenden) Sinsemilla
Kenia-Gras: Marihuana kräftiger Sorte aus Äquatorial-Afrika
kif: (arab.) tabakartige Mischung aus Blüten und Blättern der weiblichen Hanfpflanze; davon abgeleitet **kiffen** = Cannabis rauchen.

Marihuana: tabakähnliches Gemisch aus den Blüten und Blätterspitzen der weiblichen Hanfpflanze (abgeleitet von dem Kosenamen **Mary Jane** bzw., spanisch, **Maria Juana**)

Nepalese: Haschisch (meist in Plattenform mit Herkunftsstempel) aus dem nepalesischen Hochtal am Rande des Himalaya

pot: amerik. Slang für Haschisch (von mexik. »potague« = Hanf)

Roter Libanese: Haschisch von libanesischen Feldern (wo man von der mehr und mehr schwindenden Kontrolle durch die schwache Regierung profitiert)

Schimmelafghan: sehr starke Haschisch-Sorte aus Afghanistan mit schimmelähnlichem Überzug

shit: (wörtl.: Scheiße) Slang für Haschisch

Sinsemilla: diese Marihuana-Sorte wird in der Wildnis der kalifornischen Nordküste angebaut, vor allem in den Counties Mendocino und Humboldt, und weist durch Hochzüchtung einen besonderen Gehalt an THC auf

Synhexyl: synthetisches Tetrahydrocannabinol, das vor allem bei wissenschaftlichen Tier- und Menschenversuchen eingesetzt wird, weil sein THC-Gehalt gut kontrolliert werden kann

Tee: deutscher Slang für Marihuana

Tetrahydrocannabinol: der halluzinogene Wirkstoff in Marihuana und Haschisch (genau: Delta-9-Tetrahydrocannabinol)

THC: Abkürzung für Tetrahydrocannabinol

---

den geschilderten Umständen näher zu erratende – Droge ganz modern mittels einer Zigarette inhalieren und dann in ein verwirrendes »Magisches Theater« eintreten: »Angenehm duftete der süße schwere Rauch, ich fühlte mich ausgehöhlt und bereit, ein Jahr lang zu schlafen ...« (1971, S. 236)

Weitere anschauliche Beschreibungen von (offenbar selbst erlebten) Haschisch-Ritualen und -Räuschen findet man bei Fitz Hugh Ludlow (1980).

Kaltes Marihuana bzw. Haschisch hat einen eigentümlichen, schwer zu beschreibenden Geruch, der bei Erhitzung noch wesentlich intensiver wird und entfernt an Thymian oder verwandte Gewürze erinnert. Besonders trainierte Hunde (»Hasch-Hunde«) können noch kleinste Spuren der Cannabis-Drogen schnuppern. Der in München eingesetzte Polizeihund Dingo vermag sogar in den Hohlräumen von Autos eingeschweißtes Haschisch aufzuspüren (Südd. Zeitung vom 18. 7. 1980). Den wahrscheinlich besten Spürsinn für Cannabis haben aber die weiblichen Kohlweißlinge. Dieser Schmetterling vermag sogar die einzelnen Sorten zu unterscheiden, und zwar gewissermaßen durch seine unterschiedliche Abneigung gegen diesen Geruch: Nach Untersuchungen zweier britischer Forscher ist die Abneigung gegen mexikanischen *Stoff* zwanzigmal größer als gegen türkischen, auf dem sie ihre Eier nur ablegen, wenn sonst kein Nistplatz geboten wird (Südd. Zeitung vom 7. 6. 1980).

3. Geschichte

Abgesehen vom Alkohol gibt es keine Rauschdroge, die so weit verbreitet ist und die Menschheit schon so lange begleitet wie die Cannabis-Produkte. Man schätzt die Zahl ihrer Konsumenten aufgrund einer Untersuchung der Vereinten Nationen im Jahr 1950 auf weit über 200 Millionen*, die vor allem in Asien und Afrika leben (Grinspoon). Entsprechend

gilt, was der Basler Psychiater Thomas A. Haenel im März 1970 schrieb:»Die Tatsache, daß fast jedes Land seine eigene Geschichte über dieses Rauschmittel aufweist, sowie das Wissen, daß Hanf schon seit Jahrhunderten existiert, bedingen eine lückenhafte und unvollkommene Betrachtung.«

Vor fast 5000 Jahren wurde Cannabis erstmals in der Literatur erwähnt: in dem Arzneimittel-Buch des chinesischen Kaisers Shen-Nung. Er empfahl bereits 2737 v. Chr.** die Droge gegen Verstopfung, Rheuma, Malaria und andere Beschwerden. Es ist deshalb merkwürdig, daß Cannabis in China nie eine wichtige Rolle spielte – ganz im Gegensatz zum anders wirkenden Opium. Im »Rhy-ay«, einem chinesischen Botanikbuch aus dem 15. vorchristlichen Jahrhundert, wurden die berauschenden Eigenschaften der Hanfpflanze nicht einmal erwähnt.

---

* Im Vergleich dazu: Die Zahl der Alkoholsüchtigen auf der ganzen Welt wird auf über 20 Millionen geschätzt, die Zahl der nichtsüchtigen Alkohol-Konsumenten dürfte etwa eine Milliarde betragen.

** Haenel vermutet allerdings, daß dieses Buch erst aus dem 1. Jahrh. v. Chr. stammt.

Ein Haschischrausch

Nach einigen Minuten überfiel mich eine allgemeine Steifigkeit. Mein Körper schien sich aufzulösen und durchsichtig zu werden. Das Haschisch, das ich gegessen hatte, sah ich sehr deutlich in meiner Brust in Form eines Smaragds, der Millionen kleiner Fünkchen sprühte. Meine Augenlider verlängerten sich ins Unendliche und schienen wie Goldfäden auf kleinen elfenbeinernen Rollen, die sich ganz von allein mit einer verblüffenden Schnelligkeit drehten. Rings um mich war ein Rieseln und

84

Einstürzen von Steinmassen in allen Farben und in stetem Wechsel, das nur mit dem Spiel des Kaleidoskops verglichen werden kann. In manchen Augenblicken sah ich nur noch meine Kameraden, jedoch verändert, halb Mensch, halb Pflanze, mit dem nachdenklichen Aussehen des Ibis, auf dem Fuße eines Vogels Strauß stehend, mit den Flügeln schlagend. Alles dies war so seltsam, daß ich mich vor Lachen in meiner Ecke kaum halten konnte und daß ich schließlich meine Kissen in die Luft warf, sie wieder auffing und mit der Schnelligkeit eines indischen Jongleurs herumwirbelte, um mich der Tollheit des Schauspiels anzuschließen...

Die erste Phase näherte sich dem Ende, und ich war ganz ruhig, ohne Kopfschmerzen oder sonst irgendeines der Symptome, die den Weinrausch begleiten, und war sehr überrascht über das, was vorgegangen war. – Nach einer halben Stunde verfiel ich von neuem wieder der Wirkung des Haschisch. Dieses Mal waren die Visionen sehr viel komplizierter und ungewöhnlicher. Milliarden von Schmetterlingen, deren Flügel wie Fächer rauschten, flogen mit dauerndem Summen in einer merkwürdig erleuchteten Luft umher. Gigantische Pflanzen und Blumen mit kristallenen Kelchen, enorme Pfingstrosen, goldene und silberne Betten stiegen auf und breiteten sich rings um mich aus mit einem Knistern, das an Feuerwerk erinnerte. Mein Gehör hatte sich merkwürdig gesteigert, ich hörte das Geräusch der Farben. Grüne, blaue, gelbe Töne kamen in scharf unterschiedenen Wellen zu mir. Ein umgeworfenes Glas, ein Ächzen des Stuhles, ein leise ausgesprochenes Wort vibrierten und widerhallten in mir wie Donnergetöse. Meine eigene Stimme schien mir so laut, daß ich nicht zu sprechen wagte aus Angst, die Mauern umzuwerfen oder selbst wie eine Bombe zu krachen. Mehr als 500 Uhren sangen mir die Zeit mit flötenden, kupfernen und silbernen Stimmen. Jeder gestreifte Gegenstand tönte wie eine Harmonika oder eine Äolsharfe. Ich versank in einem Ozean von Wohllauten, in dem wie Inseln einige Bruchstücke aus ›Lucia‹ oder dem ›Barbier‹ auftauchten. Noch nie hatte ich solches Glücksgefühl erlebt. Ich löste mich auf, war so weit entfernt von mir, meiner selbst so entledigt, dieses widerwärtigen Zeugen, der einen stets begleitet, daß ich zum ersten Mal die Existenz der Elementargeister verstand, der Engel und der vom Körper getrennten Seelen. Ich war wie ein Schwamm mitten im Meer. Jede Minute durchzogen mich Wellen von Glück, die durch meine Poren ein- und ausgingen; denn ich war ja durchdringbar geworden, und bis ins letzte hinein nahm ich die Farbe der phantastischen Umgebung auf, in die ich versetzt war. Töne, Düfte, Licht kamen durch unzählige schmale

Kanälchen, so fein wie Haare, zu mir, in denen ich die magnetischen Ströme pfeifen hörte. – Nach meiner Berechnung dauerte dieser Zustand ungefähr 300 Jahre, denn die Empfindungen folgten sich dermaßen zahlreich und rasch, daß eine Zeitwahrnehmung unmöglich schien. Nachdem dieser Zustand vorüber war, merkte ich, daß er nur eine Viertelstunde gedauert hatte...

Eine dritte Phase, die letzte und zugleich bizarrste, beendigte meine orientalische Sitzung. In dieser verdoppelte sich mein Blick. Zwei Bilder jedes Gegenstandes spiegelten sich in meiner Netzhaut und erzeugten eine vollständige Symmetrie. Aber bald nachdem die magische Substanz vollständig verzehrt war und nun noch intensiver auf mich zu wirken begann, war ich für eine Stunde vollkommen von Sinnen. Alle pantagruelischen Träume durchzogen meine Phantasie: Einhörner, Greifen, Riesenvögel usw., kurz, die ganze Menagerie der Traumungeheuer trippelte, funkelte, flatterte und klapperte durch das Zimmer. Die Erscheinungen waren so barock, daß ich den Wunsch hatte, sie zu zeichnen, so daß ich in weniger als 5 Minuten das Bild des Dr. X entwarf, wie er mir erschien, am Klavier sitzend, als Türke gekleidet, eine Sonne auf dem Rücken. Die Noten entschlüpften dem Klavier als Raketen oder kapriziös auseinandergezogene Spiralen. Ein anderer Entwurf, der die Geschichte eines Lebewesens der Zukunft darstellen sollte, zeigte eine lebendige Lokomotive mit einem Schwanenhals, der in einem Schlangenrachen endigte, aus dem Rauchwolken mit ungeheuerlichen Füßen hervorsprudelten, aus Rädern und Rollen bestehend. Jedes Paar Füße von einem Flügelpaar begleitet, und auf dem Schwanz des Tieres sieht man den alten Merkur sitzen, der sich trotz seiner geflügelten Ferse besiegt davonmacht. Dank der Wirkung des Haschisch konnte ich das Portrait eines Koboldes naturgetreu wiedergeben, während ich diesen bislang nur nachts in meinem alten Büfett hatte ächzen und rumoren hören.

Théophile Gautier (1843)

Um 800 v. Chr. tauchte die Droge in der indischen Literatur auf. Es wird angezweifelt, ob das vielzitierte Soma mit dem Haschisch identisch ist (→ Fliegenpilz). In der indischen (ayurvedischen) Medizin wurde Cannabis gegen eine Vielzahl von Krankheiten eingesetzt. Erstaunlich modern mutet an, daß man es häufig verwendete, um psychosomatische Leiden (Schlaflosigkeit, Migräne u. a.) zu bessern, denen man ja auch in unserer Epoche gelegentlich mit Halluzinogenen in der Psychotherapie beizukommen sucht (→LSD). Auch im religiösen Bereich war die Droge fest integriert. Im Gegensatz zum Alkohol ist den Brahmanen der Genuß von Haschisch nicht verboten (Carstairs). Es ist jedoch sicher unzutreffend, daß die erstaunlichen Leistungen der indischen Kultur dem Cannabis zu verdanken sind, wie manche Haschisch-Freunde meinen (→RA II).

Bei großen Feiern, wie dem Vishnu-Fest, gab man jungen Priesterinnen Haschisch; im Rausch sahen sie das Gesicht des Gottes und weissagten (Kaempfer 1712). Bei den Festen zu Ehren der blutrünstigen Göttin Kali flößte man den Opfern ein haschischhaltiges Getränk ein und stieß sie dann unter die riesigen Räder des Prunkwagens, auf dem das Standbild der Göttin thronte. Andere warfen sich im Rausch vor die Füße der heiligen Elefanten und ließen sich zermalmen. Nach einer Schätzung aus dem Jahre 1806 soll die Zahl derartiger Opfer bei diesen Festlichkeiten jährlich 20000 betragen haben.

Reclus berichtet über einen indischen Fruchtbarkeitskult, bei dem Haschisch von den Auserwählten eingenommen wurde, damit sie nicht im letzten Moment schwach wurden. »In trunken-ekstatischem Zustand begab sich dann das Opfer zum Altar, wo ihm so der Hals durchschnitten wurde, daß die Erde sein Blut trank. Dann stürzten die religiös-fanatisierten Gläubigen über den noch zuckenden Leichnam. Sie rissen mit den Nägeln, mit den Zähnen, mit dem Messer einen Fleischfetzen heraus, um ihn auf ihrem Felde zu vergraben, sich so einer guten Ernte versichernd.«

In verschiedensten Zubereitungsformen und Stärkegraden ist das Mittel in Indien so sehr fester Bestandteil des Brauchtums, daß die Regierung sich bis auf den heutigen Tag weigert, das Haschisch-Verbot der Weltgesundheitsorganisation durchzuführen. Sie kontrolliert jedoch den Anbau und die Verteilung. In diesem Land spielt Cannabis noch immer eine Rolle als Medikament; so setzt man es mit Erfolg als Appetitanreger ein (Ismail 1965).

(Der Verfasser dieses Beitrags erfuhr während einer Indienreise 1975/76, daß auf dem Subkontinent inzwischen, wie im Westen, Alkohol als das weit größere Problem als Cannabis betrachtet wird.)

Vordringen nach Westen
Ähnlich wie bei Soma wird auch angezweifelt, daß Haschisch im »Alten Testament« oder in der homerischen »Odyssee« (*Nepenthes* →Opiate) eine Rolle spielte. Hingegen steht fest, daß es die Assyrer bereits 900 v. Chr. als

Weihrauch kannten. Auf ihre Wörter qunubu und qunabu, womit sie gewisse Räucherungen benannten, wird der heutige Ausdruck Cannabis zurückgeführt. In den Tontafel-Archiven des alten Mesopotamien steht vermerkt, daß man Drogen systematisch an Sklaven erprobte, und so entdeckte man vermutlich auch die berauschende Wirkung des Hanfs (Thorwald). Um 800 v. Chr. war die Droge noch weiter in den Westen vorgedrungen. Herodot berichtet von dem asiatischen Reitervolk der Skythen. »Die Samenkörner dieses Hanfes nehmen die Skythen, kriechen damit unter Filzdecken und legen sie auf glühende Steine. Diese fangen an zu rauchen und erzeugen einen so starken Dampf, daß wohl kein griechisches Schwitzbad dieses Dampfbad übertrifft. Die Skythen...heulen vor Lust.« Es handelt sich dabei um ein religiöses Ritual, mit dem man in Ekstase zu kommen suchte.

Mircea Eliade erwähnt, daß »die durch Hanfrauch hervorgerufene schamanische Ekstase« auch im alten Persien, ja in ganz Zentralasien bekannt war. Allerdings weist er darauf hin, daß es andrerseits hochachtungsvoll vermerkt wurde, wenn ein Weiser »ohne Trance und ohne Hanf« war. Im Buch »Vidêvdât« wird der Hanf sogar als ›dämonisch‹ abgelehnt. Das steht sehr im Widerspruch zu der hervorragenden positiven Rolle, die der Orientalist Rudolf Gelpke (1966) dem Cannabis in der persischen Mystik zuschreibt.

Im September 1975 fand der griechische Archäologe Sotiris Dakaris unter den Ruinen des Totenorakels von Ephyra im Norden Griechenlands zahlreiche Klumpen Haschisch. Philipp Vandenberg entwickelt aus diesem und anderen Hinweisen die Theorie, daß die Pythia des Orakels zu Delphi wie auch andere Hellseherinnen und Prophetinnen der Antike sich der Rauschdroge als Hilfsmittel bedienten, um in Trance zu gelangen, bzw. daß die Priester Haschisch den Hilfesuchenden verabreichten, um ihnen »lebende Leichname«, die von den Decken der Höhlen schwebten, und anderes mehr vorzugaukeln. So interessant diese Theorie sich anhört, so sehr muß man jedoch bezweifeln, ob sie sich wirklich aufrechterhalten läßt. Wahrscheinlich spielte Haschisch oder auch Opium allenfalls beim Niedergang eines solchen Kultes eine Rolle, wenn die natürlichen Fähigkeiten vielleicht nicht mehr ausreichten und mit Drogenräuschen die Phantasie stimuliert werden mußte (s. hierzu auch im Dritten Teil, »Halluzinogene in Eleusis?«).

Der Archäologe Hermann Busse öffnete bei seinen Ausgrabungen

1896 in der Nähe des brandenburgischen Fleckens Wilmersdorf eine Bestattungsstelle. In einer ihrer Urnen fand der Botaniker Ludwig Wittmaack Überreste von Hanfsamen und zog daraus den Schluß, daß die Pflanze bereits im Germanien des 5. vorchristlichen Jahrhunderts bekannt war.

Im frühen Mittelalter erhielten die Araber Kenntnis vom Hanf. Um 500 n. Chr. erschien er in Europa. Unter der Bezeichnung *Hanofsamo* wird er auf zwei deutschen Rezepten aus dem 8. Jahrhundert erwähnt. Zur gleichen Zeit war der Mißbrauch von Haschisch in Ägypten schon so weit verbreitet, daß sein Genuß unter Androhung des Zähneausreißens verboten wurde. Auch im übrigen Orient war die Droge mehr als beliebt, was nicht zuletzt die *Märchen aus Tausendundeiner Nacht* bezeugen.

Im 12. Jahrhundert empfahl Hildegard von Bingen den Hanf zur lokalen Anwendung bei offenen Wunden und Geschwüren. Zusammen mit der →Mandragora, dem Stechapfel (→Nachtschattendrogen) und dergleichen tauchte er dann vermutlich in den Hexensalben des späten Mittelalters auf.

Die Assassinen

Ein ganzes Buch könnte man über eine Entwicklung schreiben, die mittlerweile im Vorderen Orient stattfand. Vom Ende des 11. Jahrhunderts bis weit ins 13. Jahrhundert hinein verbreitete der Geheimbund der Assassinen[*] Angst und Schrecken, sowohl unter den christlichen Kreuzrittern als auch unter den mohammedanischen Bewohnern des Irak, Palästinas, Persiens und Syriens, gegen die sie einen Zweifrontenkrieg führten. Rudolf Gelpke hat detailliert untersucht, wieweit die Berichte über den ›Alten vom Berge‹, das Oberhaupt jener Sekte, und die Vorgänge auf seiner Festung Alamut Tatsachen oder schlichte Folklore sind. Immer wieder, zuerst wohl von Marco Polo, wurde berichtet, daß die Assassinen unter Einfluß von Haschisch politische Gegner per Attentat ausschalteten, weil die Truppen von Alamut im offenen Kampf zahlenmäßig weit unterlegen gewesen wären. Zum anderen soll ihr Führer ihnen unter dem Einfluß der Droge geschickt das leibhaftige Paradies vorgeführt haben, in das sie nach ihrem Tod eingehen würden (→RA I).

Nach Gelpkes Meinung ist es »durchaus möglich (aber weder erwiesen noch von entscheidender Bedeutung), daß das Haschisch in Alamut die Rolle einer ›sakralen Droge‹ gespielt hat«.

Selbst wenn es sich bei diesem Bericht um schlichte Erfindung han-

---

[*] Das Wort soll von *Haschischin*, also ›Haschischbenützer‹, abgeleitet sein.

delt, bereichert er doch die an farbigen Ereignissen gewiß nicht arme Geschichte des Haschisch um ein spannendes Detail.

Speziell mit Hasan Ibn Sabbah, dem geheimnisumwitterten Großmeister des Assassinen-Ordens, befaßte sich B. Bouthol (1936). Wir begegnen der Droge wieder im ›Kräutlein Pantagruelion‹, dessen Wirkungen der französische Arzt und Schriftsteller François Rabelais (1494–1553) sehr kritisch zu beschreiben weiß – und keineswegs »enthusiastisch«, wie man ihm immer wieder nachsagt. Damals konnte sich das ›Kräutlein‹ jedoch in Europa nicht durchsetzen.

Erst 300 Jahre später, nachdem vermutlich die Soldaten Napoleons die Droge aus Ägypten mitgebracht hatten, machte sie sich allmählich breit. Der Nervenarzt Moreau de Tours verfaßte 1845 ein grundlegendes Werk darüber und führte sie bei einigen befreundeten Schriftstellern ein. Diese gründeten einen ›Club des Haschischins‹ und machten im Hotel ›Pimodan‹ auf einer der Seine-Inseln Selbstversuche, die sie literarisch verarbeiteten: Charles Baudelaire (1858), Theophile Gautier (1843), Gerard de Nerval und Arthur Rimbaud. Obwohl sie den Rausch in glühenden Farben schilderten und das Präparat selber in Apotheken leicht erhältlich war, blieb sein Gebrauch auf einen kleinen Zirkel

von Eingeweihten in Frankreich beschränkt. Der Reiz des Neuen flaute bald ab, und auch im übrigen Europa, mit Ausnahme Griechenlands, gab es kein Haschisch-Problem.

In Griechenland trug der Erste Weltkrieg dazu bei, den Mißbrauch der Droge zu fördern; nicht zuletzt deshalb, weil der umfangreiche Hanfanbau erst 1920 verboten wurde. Die Durchführung der Gesetze wurde jedoch immer wieder hinausgezögert. Erst Ende 1936 wurden die vorhandenen Bestände von mehr als 50 Tonnen, die bei 160 Händlern lagerten, verbrannt.

Ähnlich war die Entwicklung in Ägypten, wo schon in nachnapoleonischer Zeit das »Rauchen des Hanfsamens« durch einen französischen General verboten und die Türen der Kaffeehäuser, in denen man ihn genoß, zugemauert wurden. Erst nach langem Hin und Her zwischen den Behörden und den einflußreichen Schmugglerorganisationen wurde im März 1879 das Verbot durchgesetzt – freilich bis auf den heutigen Tag mit orientalischer Großzügigkeit. Im Kongo passierte genau das Gegenteil. Wissmann (1901) berichtet von der erzwungenen Verbreitung des Haschisch-Genusses durch den Häuptling Kalamba-Mukenge. »Mit Gewalt wurde nun der von Osten eingeführte Riambakultus verbreitet ... Die alten Fetische und Zaubermittel wurden ... zerstört und öffentlich verbrannt. An ihrer Stelle sollte Riamba (Hanf) als Universalzauber- und Schutzmittel gegen alle Unbilden treten und ein geheiligtes Symbol des Friedens und der Freundschaft werden.« Alle Feste wurden mit Riamba-Rauchen gefeiert, und die Riamba-Pfeife, gefertigt aus einem Flaschenkürbis von nicht selten einem Meter Umfang, fehlte bei keinem wichtigen Geschäftsabschluß. Verbrecher wurden zu einer bestimmten Anzahl von Pfeifen Hanf verurteilt, die sie unter Aufsicht bis zur Bewußtlosigkeit rauchen mußten.

Verbot und Besteuerung
In sämtlichen mohammedanischen Ländern nimmt Haschisch als Genußmittel die Stellung ein, die bei uns dem → Alkohol zukommt (den Mohammed seinen Gläubigen streng verboten hat). In den amerikanischen Gebieten war das Halluzinogen schon zur Zeit vor Columbus bekannt (anderen Quellen zufolge wurde es erst durch die Spanier eingeführt). Die Azteken verwendeten es bei religiösen Zeremonien im frühen 16. Jahrhundert, vermutlich schon eher. Anfang des 17. Jahrhunderts ließen die Engländer im heutigen Virginia Hanf anbauen, dessen Fasern industriell genutzt wurden. Als Rauschmittel spielte er damals jedoch keine Rolle. Aus

Tagebuchnotizen geht hervor, daß auch George Washington die Pflanze anbaute, und zwar aller Wahrscheinlichkeit nach, weil er an dem halluzinogenen Wirkstoff interessiert war – und nicht, um Hanfseile zu drehen (Andrews). Fest steht, daß die Droge zu Beginn unseres Jahrhunderts aus Mexiko – wo man sie unter anderem zum Dopen von Corrida-Stieren und Kampfhähnen einsetzte – nach den USA importiert wurde. Allerdings wird dort nicht das konzentrierte Harz benützt, sondern Marihuana.
Bereits Bayard Taylor hatte die Droge in Selbstversuchen erforscht und ein Buch darüber geschrieben (1855). Später versuchten Jazz-Musiker, mit Cannabis ihre künstlerischen Fähigkeiten zu steigern (Mezzrow 1956), so wie es heute die Mitglieder vieler Beatbands tun.
Mit dem ›Marihuana Tax Act‹ von 1937 versuchten die Vereinigten Staaten, den Cannabis-Mißbrauch einzudämmen. Nach diesem Gesetz wurde der Erwerb von Marihuana so hoch besteuert, daß für eine einzige Unze (28 g) allein an den Fiskus 100 Dollar bezahlt werden mußten. Wer das Finanzamt umging, mußte mit einer Strafe bis zu 2000 Dollar und bis zu fünf Jahren Gefängnis rechnen, falls er ertappt wurde. Timothy Leary, der Prophet der amerikanischen Drogen-Bewegung, bekam

das am eigenen Leib zu spüren: Er wurde zu 30 Jahren Freiheitsentzug und 30000 Dollar Strafe verurteilt, weil man bei ihm einige Gramm Marihuana für seinen persönlichen Gebrauch fand. Allerdings erklärte der Oberste Gerichtshof dieses groteske Urteil für verfassungswidrig (Pillard 1970). Statt dessen kam Leary wegen Heroinhandels ins Gefängnis. Inzwischen ist Cannabis in den USA längst zu einem nationalen Problem geworden. Man schätzt, daß ein gutes Drittel der Universitätsstudenten und Hunderttausende von College- und Highschool-Schülern bereits Marihuana geraucht haben (Farnsworth 1968). Vor Jahrzehnten war die Situation wie beim Alkoholismus: Beide Drogen wurden vor allem in den Elendsvierteln und unter der farbigen Bevölkerung gebraucht. Die Beliebtheit bei den Jugendlichen und Heranwachsenden heute hat andere Gründe; ihnen dient sie mehr als Wohlstandsdroge, als Mittel des Protests gegen die ältere Generation und nicht zuletzt als ›Medikament‹ gegen depressive und andere neurotische Zustände, gelegentlich auch als Instrument vermeintlicher ›Bewußtseinserweiterung‹ (→RA II).

Kampf dem Haschisch!
Die Entwicklung während des 20. Jahrhunderts ist vor allem durch den zunehmenden Kampf der Regierungen aller Länder gegen Handel und Genuß von Haschisch wie Marihuana gekennzeichnet. Das Beispiel Kubas mag die Lage verdeutlichen: 1946 sollen dort etwa 80 Prozent aller Rauschmittelkonsumenten Marihuana-Raucher gewesen sein (Reininger). Man sollte allerdings bei der Bewertung solcher Zahlenangaben zurückhaltend sein. So wie nicht jeder Deutsche, der (gelegentlich) Wein trinkt, gleich zu den Alkoholikern gezählt werden darf, waren sicher nicht fünf Viertel der Kubaner cannabisabhängig!

Verständlich, daß die Weltgesundheitsorganisation sich ständig bemühte, den Konsum dieser Droge unter Kontrolle zu bekommen. 1961 einigte man sich im Rahmen der internationalen Vereinbarung ›Single Conventions Treaty‹, daß Cannabis unter die gefährlichen Drogen eingereiht und verboten werden soll.

Gleichzeitig mit der modischen Verbreitung unter der westlichen Jugend wurden jedoch immer mehr Stimmen laut, die nach einer genaueren wissenschaftlichen Untersuchung des Wirkmechanismus und der immer wieder zitierten Gefahren der Cannabis-Produkte verlangten. Zu widersprüchlich waren die Argumente, die sowohl von seiten der Cannabis-Freunde wie der Cannabis-Gegner kamen; zu widersprüchlich waren auch die Maßnahmen der Polizeibehörden und der Justiz. (Siehe auch weiter unten: *Legalisierung von Haschisch?*) Eine deutliche Sprache reden allerdings die Mengen illegal eingeführten Marihuanas und Haschisch. Waren es in den 50er Jahren Gramm-Portionen, die beschlagnahmt wurden und in den 60er Jahren Kilo-Mengen, so ist das Schmuggelgut inzwischen noch einmal um drei Zehnerpotenzen angewachsen, und den Zeitungen sind nur noch konfiszierte Mengen von Zentnern und Tonnen eine Meldung wert:

November 1977: 2,8 Tonnen Haschisch und 83 kg Haschisch im Freihafen von Emden sichergestellt.

Oktober 1978: 450 kg Haschisch auf dem Flughafen Frankfurt am Main entdeckt.

Februar 1979: Bei verschiedenen Razzien werden im mitteleuropäischen Raum insgesamt 120 Zentner Haschisch beschlagnahmt.

April 1979: Türken versuchen vergeblich, 32 Zentner Haschisch in einem Kühlwagen bei Kiefersfelden in die BRD einzuschmuggeln.

Mai 1979: Zehn Dealer versuchen vergeblich, in Autoreifen 100 kg »Grüner Marokkaner« illegal in der BRD abzusetzen.

November 1979: Zwei Schmuggler aus Düsseldorf werden ertappt, als sie in einem Lastzug aus Ankara vier Zentner Haschisch in die BRD transportieren wollen.

Der spektakulärste Fang gelang je-

Jahr	Kilogramm Cannabis
1986	380
1970	4331
1972	6114
1973	4731
1974	3913
1975	6627
1979	6407
1980	3200
1985	11 498
1986	2397
1987	über 11 000

Cannabis-Sicherstellungen von 1970 bis Ende 1987 (nach: Bundeskriminalamt). Es ist nicht näher bekannt, wieweit es sich bei den beschlagnahmten Proben um Marihuana, Haschischharz oder Haschischöl handelte. Man kann davon ausgehen, daß die tatsächlich illegal gehandelte Menge das bis zu Zehnfache ausmacht.

doch der britischen Polizei, die Mitte 1979 in London und Cornwall insgesamt 4,5 Tonnen Haschisch mit einem geschätzten Marktwert von 40 Millionen Mark sicherstellte.

Berücksichtigt man, daß die Dunkelziffer auf 1:10 geschätzt wird, also wahrscheinlich die zehnfache Menge des beschlagnahmten Schmuggelgutes »unterwegs« ist, so läßt sich wenigstens erahnen, welche Proportionen der illegale Haschisch- und Marihuana-Handel seit seinen bescheidenen Anfängen vor zwei Jahrzehnten bei uns angenommen hat!

Aber solche Erfolge der Fahndungsbehörden werden natürlich ins Lächerliche gezogen (und gleichzeitig wird die Doppelbödigkeit der Moral im Hintergrund sichtbar), wenn die Fahnder selbst beschlagnahmtes Haschisch rauchen – und sei es nur zu einem Jux. So ist im Sommer 1980 bekanntgeworden, daß ein Beamter der Frankfurter Kriminalpolizei, ein gelernter Bäcker, während eines Betriebsausflugs an seine ahnungslosen (?) Kollegen vom Rauschgiftdezernat selbstgebackenen Kuchen verschenkte – in die er Haschisch gemengt hatte (Südd. Zeitung vom 2.7.1980). Von den Beamten mußten nach dem unfreiwilligen Anschauungsunterricht über den Cannabis-Rausch fünf wegen Vergiftungserscheinungen, Übelkeit und Erbre-

chen in ein Krankenhaus eingeliefert, andere ambulant behandelt werden. (Diese stark negativen Reaktionen demonstrieren sehr plastisch, welche hervorragend Rolle Umgebung und innere Verfassung des Konsumenten bei der Drogenerfahrung spielen – geübte Kiffer hätten derselben Vergiftung wahrscheinlich höchsten Genuß abgewinnen können, und sei es nur als intensiver Horror-Trip!) Die Ermittlungen ergaben, daß in den Teig 300 Gramm Haschisch eingerührt worden waren – eine Menge, mit der man gut 300 Personen auf eine Drogenreise hätte schicken können, vor allem, weil gegessenes Cannabis stärker wirkt als gerauchtes (bei dem bereits ein Teil der Wirkstoffe zerstört wird). Es handelte sich um Teile einer sichergestellten Gesamtmenge von 30 Kilogramm; das Rezept hatte der – inzwischen vom Dienst suspendierte Beamte – einem »Hasch-Kochbuch« entnommen, wahrscheinlich dem von H. G. Behr (1970).

Auf jeden Fall gilt, daß Haschisch – trotz Vordringens des Kokains ab der zweiten Hälfte der 70er Jahre – in Deutschland »mengenmäßig das dominierende Rauschgift in der Szene« blieb (Mellenthin, S. 4). Das heißt: Selbstverständlich ist das Rauschgift Nr. 1 nach wie vor der Alkohol!

94

4. Die Erforschung der Droge

Im Gegensatz zur aufregenden Geschichte des Cannabis-Konsums sieht die Geschichte der Erforschung seiner Wirkungen eher mager aus. Oriana Josseau Kalant spricht von etwa 2000 Arbeiten über die Droge, von denen 377 vor der Jahrhundertwende verfaßt wurden. Es ist interessant, zu sehen, in welchen Sprachen sie erschienen sind: Englisch (1073), Französisch (309), Deutsch (232), Portugiesisch (116), Spanisch (85), Italienisch (38) und andere (111). Bis auf Deutschland handelt es sich bei den Staaten, in denen die Forscher arbeiteten, vorwiegend um Kolonialländer. Die Forschungsergebnisse wurden also vorwiegend an den Bewohnern fremder Kulturen oder im Laboratorium gewonnen; Insassen von psychiatrischen Kliniken dürften die meisten Versuchspersonen gestellt haben. Über die Problematik derartiger Methoden wird weiter unten noch diskutiert.

a) Chemische, physiologische und psychische Wirkung

Versuche, die psychoaktiven Substanzen zu finden, gab es seit 1895. Man isolierte aus Cannabis-Harz ein zähflüssiges Öl, Cannabinol genannt, das man zunächst für den Rauscherzeuger hielt. Die endgültige Strukturaufklärung und schließlich die Synthese von Cannabinol (bzw. einer ganzen Gruppe von Cannabinolen) gelang erst während des Zweiten Weltkriegs Forschern in England und in den USA. Die gemeinte Substanz erwies sich jedoch als nahezu wirkungslos, genau wie das verwandte Cannabidiol. Erst beim Tetrahydrocannabinol (THC) war man auf der richtigen Spur. Von diesem THC wurden etwa 80 Abkömmlinge isoliert.

Verglichen mit den anderen Rauschdrogen gehört Cannabis in eine eigene Klasse. Es ist weder ein Stimulans, Beruhigungsmittel (Tranquilizer), Halluzinogen noch Narkotikum – obwohl es von allen etwas besitzt. So verlängert es im Mäuseversuch[*] einerseits die Schlafdauer nach Barbituratgaben und erhöht andrerseits die Erregung, wenn Amphetamine verabreicht werden. Bei großen Dosen treten Halluzinationen auf, aber Cannabis hat keine Kreuztoleranz zu den echten Halluzinogenen → LSD, → Psilocybin, → STP, → DMT und →Meskalin, während diese Drogen untereinander sehr wohl Kreuztoleranz zeigen und sich in der Wirkung beeinflussen.

1965 entdeckten R. Mechoulam und Y. Gaoni von der Hebräischen Universität in Jerusalem den Hauptwirkstoff: das Delta-Eins-Tetrahydrocannabinol ($\triangle$ ¹-

---

[*] Zur Problematik solcher Tierversuche-
→ RA IV.

THC)[*]. Zwei Jahre später gelang es Mechoulam, dieses THC auch synthetisch herzustellen. Dadurch wurde die Haschischforschung einen großen Schritt weitergebracht. Beispielsweise kann man in Wasser gelöstes THC in winzigen Mengen gezielt in die Hirnzentren von Versuchstieren spritzen und deren Reaktionen messen.

Placebo-Versuche ergaben 1968, daß THC vor allem in den Blütenspitzen der weiblichen Hanfpflanzen enthalten ist; in den Blättern findet man nur wenig, in den Stengeln gar nichts.

Die Substanz wirkt in erster Linie auf das Serotonin, einen im Gehirn erzeugten Wirkstoff aus der Gruppe der biogenen Amine (→ RA IV). Dieses Amin läßt sich zwar überall im Gehirn nachweisen, ist am stärksten jedoch im ›Limbischen System‹ (Riechhirn) und im ›Retikulären System‹ konzentriert.

Bei niedrigen Cannabis-Dosen steigt der Serotonin-Spiegel zunächst massiv an. Nervöse Vorgänge werden verlangsamt; daher schneiden die Konsumenten in psychologischen Leistungstests schlechter ab. Gleichzeitig nimmt die Bewußtseinshelligkeit gegenüber äußeren Reizen ab. (Die Drogenbenützer sind allerdings der Meinung, daß statt dessen die Bewußtheit gegenüber inneren Sinneseindrücken und Abläufen – das vielzitierte ›Innere Universum‹ – zunimmt.) Auge und Ohr können sich nicht mehr so exakt orientieren, die Assoziationsgeschwindigkeit ist gestört, das Sprechen verlangsamt und ebenfalls weniger exakt. Bei häufigem Gebrauch tritt allerdings eine Art Gewöhnung auf. Das ist wohl auch ein Grund dafür, daß die Dosis, die man zur Erzielung eines Rausches benötigt, nicht gesteigert werden muß. Einen anderen möglichen Grund haben S. Agurell und seine Kollegen (1969) genannt: Bei Ratten- und Kaninchenversuchen stellten sie fest, daß die Tiere innerhalb von 24 Stunden nur 17 bis 40 Prozent des – radioaktiv markierten – THC ausscheiden und selbst nach einer Woche noch nicht einmal die Hälfte der Substanz den Körper verlassen hat.

Lange Speicherung von THC
Weitere Experimente dieser Art durch J. Axelrod haben gezeigt, daß auch der Mensch THC ungewöhnlich lange speichert: Noch nach einer Woche lassen sich seine Spuren im Organismus in Form von »Metaboliten« nachweisen (Lemberger et al. 1970). → Alkohol hingegen wird wesentlich schneller abgebaut: pro Stunde 0,1 Promille; d. h. von einem Voll-

---

[*] In einer anderen Nomenklatur auch Delta-Neun-THC genannt.

THC (Haschisch, Marihuana) harmloser als Alkohol?

Die beiden Nervengifte Alkohol und THC sind eigentlich nur in einer einzigen Hinsicht miteinander vergleichbar: beide erzeugen sie Rauschzustände. Aber bereits bei der Beschaffenheit und Intensität dieser Zustände hört jede Ähnlichkeit schon auf. In folgenden Punkten unterscheiden beide Substanzen sich ganz wesentlich (wobei innerhalb beider Gruppen noch einmal die unterschiedliche »Ladung« der verschiedenen Produkte mit dem Gift beachtet werden muß: Wein und Weinbrand unterscheiden sich an Alkoholgehalt ebenso wie Marihuana und Haschisch an THC-Gehalt):

Aspekte	Alkohol	THC
Verwandtschaft mit körpereigenen Substanzen?	A. ist eine körpereigene Substanz: Die Leber produziert ständig kleine Mengen davon aus Kohlehydraten	körperfremde Substanz
Verweildauer im Körper?	pro Stunde werden rund 0,1 Promille A. abgebaut – ein Rausch von 2,0 Promille ist demnach theoretisch auf biochemischer Ebene nach rund 20 Stunden »verarbeitet«	Metaboliten (chemische Abbau- und Umbauprodukte) des THC lassen sich noch nach einer Woche und länger nachweisen (G. Nahas: sogar noch nach 30 Tagen)
Anlagerung und Anreicherung im Körpergewebe?	nein	vorstellbar, aber noch nicht ausreichend erforscht (wichtig wegen der Frage, ob die → Toleranz beeinflußt wird)
krebsauslösend?	Verdacht auf karzinogene Einflüsse im Bereich des oberen Verdauungstrakts	Verdacht auf karzinogene Einflüsse in den Atemwegen und in den Lungen
weitere krankheitsfördernde Effekte bei längerem Gebrauch?	vielfältige und gut erforschte Pathogenität (Details s. S. 43)	Pathogenität noch nicht hinreichend erforscht, aber Verdacht in mancherlei Hinsicht (Details s. S. 115)

Aspekte	Alkohol	THC
Schädigung des werdenden Lebens bei Schwangeren?	starker Verdacht auf Embryopathie	noch nichts bekannt (G. Nahas: starker Verdacht)
Einstiegsdroge?	schwer abzuschätzen: Alkohol wie Marihuana/Haschisch spielen in der Biographie von Drogenabhängigen jeder Form oft eine wichtige Rolle, aber wohl mehr als »psychische Vorbereitung« auf stärkere Rauschwirkungen, die unbewußt gesucht werden. A. kann so zum Vorbereiter für Marihuana werden, dieses zum Haschischrauchen verleiten, dann zum Fixen usw. Feststehen dürfte, daß die wichtigste »Einstiegsdroge« das Nikotin ist, das ein erstes rauschähnliches, stimulierendes Erlebnis überhaupt verschafft (→ Genußdrogen).	
Therapiemöglichkeiten?	je nach Methode werden 5 bis 60 Prozent »trocken« (aber Problem der leichten Verführbarkeit zum Rückfall, weil A. überall und jederzeit verfügbar)	größere Therapie-Resistenz, weil die Persönlichkeit des THC-Abhängigen wahrscheinlich massiver vorgeschädigt ist (frühkindliche Defizite usw.)
fördert körperliche Abhängigkeit durch Auftreten von Entzugserscheinungen?	ja, bis hin zu schwersten Ausfallerscheinungen	bisher nur Verdacht, daß längerer THC-Konsum auch eine Art Entzugserscheinungen und damit physische Abhängigkeit hervorruft
fördert seelische Abhängigkeit durch Gewöhnung an spannungslösende Wirkung etc. (Selbst-Medikation, Selbst-Therapie)	ja	ja (wahrscheinlich stärker als A.)
Intensität der Auswirkungen auf das Seelenleben?	relativ gering und oberflächlich	wesentlich intensiver als bei A. (es werden tiefere Schichten des Unbewußten zugänglich, und eine Art »Sog nach innen«, eine »Inflation unbewußter Inhalte« droht)

Aspekte	Alkohol	THC
Balance von Außenwelt und Innenwelt?	die Orientierung zur Außenwelt bleibt, bei aller Störung des Realitätssinnes, erhalten	die Orientierung verschiebt sich bei längerem THC-Konsum zunehmend zur Innenwelt, mit entsprechenden Problemen im Hinblick auf Bewältigung der äußeren Realität
Gefahr von toxischen Psychosen?	ja (Alkoholdelir usw.)	ja (Haschisch-Psychose als Folge zunehmender Verwirrung und Störung des Bezugs zur äußeren Realität)
Bezug zu gesellschaftlichen und kulturellen Traditionen?	A. ist seit Jahrtausenden in die europäische Kultur integriert	Haschisch und Marihuana sind kulturfremde Drogen in Europa

rausch ist nach 24 Stunden nicht mehr viel nachzuweisen (zumindest nicht im Blutkreislauf: Hingegen zeugt der ›Kater‹ sehr nachhaltig von Spätwirkungen auch beim Alkohol).

Cannabis dämpft jedoch nicht nur, sondern regt gleichzeitig bestimmte Hirnstrukturen im ›Limbischen System‹ zu erhöhter Aktivität an. Dieses Paradoxon gilt als typischer Effekt des THC und der eigentlichen Halluzinogene. Gleichzeitig feuern die Neuronen des Hungerzentrums – daher der sprichwörtliche Heißhunger vieler Haschischraucher. Der Hirnstamm steuert auch das Zeitgefühl (Gefühl der Zeitdehnung beim Berauschten: »Tausend Jahre vergehen wie ein Tag«) und die Ge-

fühlsintensität (Farben werden leuchtender, Töne klarer und schöner, selbst einfachste Speisen schmecken köstlich, Gerüche können zu überwältigenden Erlebnissen werden).

Was ist eine Halluzination?

Mit *Halluzinogen* bezeichnet man eine Substanz wie Haschisch oder Meskalin, die *Halluzinationen* hervorruft. Halluzinationen sind, im gängigen Sprachgebrauch wie innerhalb der psychiatrischen Fachterminologie, Sinnestäuschungen: d.h. der Halluzinierende nimmt – unter Einfluß einer Droge oder aufgrund psychotischer Zustände – Dinge und Gefühle wahr, die ein nüchterner oder nicht geistesverwirrter

Mensch nicht sieht, hört, riecht usw.

Die gängige Meinung ist dabei: das, was »halluziniert« wird, existiert gar nicht real, sondern nur in der Phantasie des Berauschten oder Kranken.

Nun hat schon Sigmund Freud in seiner *Traumdeutung* (1900) die Eigenständigkeit der seelischen Realität, der Phantasie, der Traumwelt, der inneren Wirklichkeit betont:

»... muß man wohl sagen, daß die *psychische Realität* eine besondere Existenzform ist, welche mit der *materiellen Realität* nicht verwechselt werden soll.« (S. 625) Der Berauschte nimmt auf seinem Cannabis- oder LSD-Trip also zunächst einmal Vorgänge und Gegenstände außerhalb seiner selbst wahr, die aus seiner seelischen Innenwelt stammen, und die er nach draußen projiziert. Das ist aber nur ein Aspekt. Eine andere Sichtweise könnte sein, daß die Halluzinationen Vorgänge erfassen, die tatsächlich existieren, also nicht nur »eingebildet« sind. Ein Beispiel: Ein junges Mädchen läuft bekifft durch eine Straße in München und sieht plötzlich die Seelenlosigkeit des Autoverkehrs, wo Menschen hinter Glas und Blech voneinander und von den Fußgängern, insbesondere von ihr selbst, abgekapselt sind; sie nimmt auch die Häßlichkeit der sterilen Betonfassaden und die Maskenhaf-tigkeit der Gesichter, die Angst und Verzweiflung der ihr begegnenden Menschen wahr. Und sie begreift, daß sie all dies viele Jahre, durch Gewöhnung, verdrängt hatte.

Auf ähnliche Weise kann der unter Halluzinogen-Einfluß Stehende auch andere Einsichten gewinnen, zum Beispiel in umfassendere soziale, kulturelle, technische Zusammenhänge, die er bislang nur aus der Literatur kannte. Auf Trip nimmt er sie leibhaftig wahr.

Grof (1978) hat verschiedene solcher Wirklichkeiten, die beispielsweise LSD zugänglich machen kann, differenziert beschrieben, desgleichen Naranjo (1979).

Schon die Römer wußten: »Im Wein ist Wahrheit«. Obgleich der Alkohol keine halluzinogenen Wirkungen nach Art des LSD oder Cannabis hervorruft, vermag doch bereits er »Wahrheiten« zugänglich zu machen, die sonst im Unbewußten versteckt liegen.

Wenn also Befürworter der Drogen behaupten, diese Substanzen würden ihnen »den Durchblick« verschaffen, so kann man diese Behauptung nicht einfach vom Tisch wischen. Sie trifft sicher zu – sonst wäre eine Psychotherapie mittels Halluzinogenen überhaupt nicht denkbar. (→ LSD, RA II) Allerdings gibt es in diesem Zusammenhang zwei große Probleme, die die Befürworter der Halluzinogene, gerade auch des

Marihuana und Haschisch, gerne vernachlässigen:

1. Es muß stets – wie auch bei intuitiven Einsichten ohne Drogen – abgeklärt werden, wieweit nicht Wunschdenken und Kritiklosigkeit den »Durchblick« trüben und verzerren oder gar verfälschen. Da aber jeder Rausch gerade die Kritikfähigkeit drastisch herabsetzt (Alkohol am Steuer!), ist das gar nicht so einfach.

2. Mit Halluzinogenen gewonnene Einsichten, sie mögen noch so wahr sein, verführen leicht dazu, Mißstände auch nur halluzinierend, etwa nach Art des Tag- oder Nachttraums, zu »bewältigen«, nicht aber aktiv handelnd anzugehen. Besonders die Eigenschaft des Cannabis, auch wie ein Tranquilizer die Motorik und die psychische Handlungsfähigkeit zu dämpfen, muß hier deutlich gesehen werden.

Und vor allem: Einsichten lassen sich auch ohne Drogen gewinnen. Allerdings mühsamer und mit weit mehr Zeitaufwand.

Eine gleichzeitig Dämpfung und Reizung wichtiger Gehirnzentren wird als Ursache der psychischen Labilität betrachtet, die den Berauschten von einem Gedanken zum anderen springen läßt, Lachsalven in Tränenausbrüche verwandelt und die merkwürdigsten körperlich-seelischen Wechselspiele verursacht. Die

Vermutung liegt deshalb nahe, daß Menschen, deren psychisches Gleichgewicht ohnehin nicht sehr stabil ist, durch den Cannabisgenuß noch labiler werden.

Ein Gedicht eines 25jährigen Halluzinogenkonsumenten (s. S. 100) veranschaulicht vielleicht am besten eine Eigenschaft des Cannabis, die viel dazu beigetragen hat, daß gerade intellektuell Neugierige sich ihrer bedienten. Das THC lockert die Zensurschranke, hebt Verdrängungen auf und kann bislang verschlossene Bereiche der Persönlichkeit öffnen (→ hierzu auch die detaillierteren Ausführungen im Dritten Teil, »Sigmund Freuds Kokainexperimente...«, Kap. 5). Jörn F. erlebte während eines intensiven Haschischrausches zum ersten Mal bewußt einen alten Haß auf den Vater, den er seit Kindheitstagen mit sich herumschleppte und längst vergessen glaubte – in Wahrheit aber nur verdrängt hatte. Nach jahrelangen Depressionen erlebte der Berauschte, welche Aggressionen und welche Ängste sich hinter den melancholischen Verstimmungen verbargen. Ähnlich wie bei der LSD-Therapie (→ LSD) könnte man prinzipiell auch Cannabis zu therapeutischen Zwecken einsetzen, wenn das Mittel besser zu steuern wäre und nicht gerade der neurotisch verspannte Mensch, der die Therapie sucht, zur unkontrollierten Selbst-Therapie verführt würde (s. auch Grof 1978, Naranjo 1979).

Selbsterkenntnis

Ich habe den Spiegel gefunden
in meinem Schädel
bleiern blank:
mein Gesicht von Fleisch
eine Maske
gefüllt mit dem Haß
und der Angst
mein Rumpf ein
knöcherner Käfig
belebt vom Herz
und den Lungen
Meine Beine wie Säulen
auf endloser Straße

Jörn F. (1965)

Sobald das Interesse des Berauschten für die Außenwelt (zu der der Kontakt ja bereits infolge der physiologischen Wirkungen des THC gestört ist) abnimmt und er sich statt dessen seiner Innenwelt zuwendet, nimmt erfahrungsgemäß auch seine Kritikfähigkeit ab. Dafür wird sein Verständnis für unbewußte Vorgänge gesteigert – eine Beobachtung, die schon Moreau de Tours vor 100 Jahren machte. Diese Wirkung tritt zwar bei allen Rauschdrogen mehr oder minder eindrucksvoll auf, Cannabis nimmt jedoch insofern eine Sonderstellung ein, als die ›Mo-

dellpsychose‹ einerseits nicht so persönlichkeitsauflösend wirkt wie bei → LSD, andererseits aber die Grenze zum Unbewußten hin stärker gelockert wird als durch Alkohol (der zudem das Bewußtsein stärker trübt).

So lassen sich die eigenen Träume, eben durch eine Lockerung der ›Zensur‹, im Haschischrausch wesentlich besser verstehen; man ist nicht gezwungen, erst lange zu ›deuten‹, sondern kann (durchaus echte) Einsichten ohne Reflexion erhalten. Ein Erlebnis, das infolge seines Evidenz-Charakters sehr beeindruckend ist. Problematisch wird dieses Verfahren, durch Cannabis-Räusche die Persönlichkeit zu erweitern, erst dann, wenn die kritische Reflexion völlig aufgegeben wird – ein Verhalten, das leider sehr häufig zu beobachten ist, vor allem bei Jugendlichen, denen die nötige Lebenserfahrung fehlt, mit der sie die Rauscherlebnisse in ihre Persönlichkeit integrieren könnten (→ RA II). Das Serotonin ruft auch die typischen ›Kaninchen-Augen‹ des Cannabis-Konsumenten hervor. Es führt zu einer Erweiterung der Gefäße der Bindehaut; sie röten sich infolge erhöhter Blutzufuhr. Bei exzessivem Rauchen kann daraus eine chronische Entzündung (Konjunktivitis) entstehen. Gleichzeitig verengt Serotonin die Blutgefäße der Gliedmaßen; daher die ebenfalls typischen kalten Hände und Füße des Haschischrauchers.

Vier Wirkungsbereiche

Neuere Forschungsergebnisse (1975/76) lassen erkennen, daß die erwähnten physiologischen Effekte keineswegs immer und bei jeder Versuchsperson auftreten. So spürte bei einem Experiment nur jede zweite Hunger, während die anderen eher appetitgebremst waren. Man unterscheidet vier Wirkungsbereiche:

- Gehirn (äußert sich vor allem in den seelischen Veränderungen),
- Hals und Lunge (die Hemmung der Speicheldrüsen trocknet Mund und Hals aus; die Bronchien werden erweitert; der größere Teergehalt des Marihuana, das hierin selbst die stärksten Zigaretten übertrifft, vermehrt das Krebsrisiko),
- Kreislauf (sofortige Erhöhung der Pulsfrequenz und damit des Herzschlags um fast ein Drittel – sehr gefährlich für Herzkranke!),
- Muskulatur (die Muskelkraft soll, nach kanadischen Experimenten, durch Cannabisgenuß leicht herabgesetzt werden – aber dies könnte auch ein psychologischer Effekt sein, etwa infolge eines Gefühls der Wurstigkeit).

Eine ausgesprochene Giftwirkung wurde bislang nicht beobachtet. Es liegen keine bestätigten Berichte über Todesfälle vor, die auf eine Überdosis Marihuana oder Haschisch zurückgehen (während man an einer Alkoholvergiftung sehr wohl sterben kann). Eine Cannabis-Intoxikation äußert sich als schwere, psychoseähnliche Persönlichkeitsveränderung, die aber meistens mit dem Rausch ebenfalls abklingt. Erst bei Dauerkonsum steigt die Gefahr einer (toxischen) Haschisch-Psychose, die bestehen bleiben kann und mit typischen Charakterveränderungen einhergeht.

Der Haschisch-›Kater‹

Ein ausgeprägter Haschisch-*Kater* im Anschluß an einen THC-Rausch wird selten beobachtet, oder als solcher wahrgenommen(?). Dafür wird tagelanges, manchmal sogar mehr als eine Woche anhaltendes Gefühl der Wurstigkeit, Interesselosigkeit bis hin zu lustloser Apathie festgestellt, bei gleichzeitig durchaus angenehmem (entspanntem) körperlichen Zustand. Dies scheint sich bei Dauerkonsum zu verändern, und zwar weicht das entspannte Nach-Gefühl mehr und mehr nervösen Zuständen, in denen die innere, meist neurotisch bedingte, Verspannung des Users zum Ausdruck kommt. Entspannung wird dann nur noch im akuten Rausch erlebt – deshalb wird dieser immer öfter herbeigeführt.

Man sollte allerdings bei der – positiven wie negativen – Bewertung solcher Zustände berücksichtigen, in welchem Bezugsrahmen man sein (Vor-)Urteil abgibt. Der Haschisch-Freund wird nach der angenehmen Seite hin übertreiben und es begrüßen, daß der Rausch, wie auch der Nach-Rauschzustand, ihm hilft, aus dem üblichen sozialen Rahmen mit seinem Streß, seinem Leistungsanspruch und seinem Konkurrenzdenken auszusteigen. Der Haschisch-Gegner wird genau dies übel vermerken, nicht zuletzt, weil er – mit Recht – fürchtet, daß das ihm vertraute soziale Netzwerk ernsthaft gefährdet wird, wenn immer mehr daraus aussteigen.

Wirkungen aufs Gehirn
Die Wirkungen des Cannabis aufs Gehirn lassen sich folgendermaßen zusammenfassen: Cannabis wirkt auf wichtige Gehirnzentren in massiver Weise ein und beeinflußt von dort indirekt auf höchst verwickelte – und noch keineswegs ausreichend erforschte – Art

- die Hirnrinde (Sitz des Bewußtseins und der Verstandesfunktionen),
- die Sinneswahrnehmung (Aufnahme und Verarbeitung von Informationen, Gefühlsqualitäten),
- das vegetative Zentrum (Grundstimmung, Atmung, Herz, Magen-Darm-Trakt).

Ein großes Problem ist deshalb die Dosierung der Droge. Die Haschisch-Gegner bestehen auf einem strengen Verbot der Cannabis-Produkte, weil sie der Meinung sind, daß bei freiem Verkauf bald auch die sehr starken Haschisch-Sorten aus Südindien und Zentralafrika* den Weg zu uns finden – und daß es dann mit den eigentlichen Problemen erst losgehen wird. Angegriffen wird auch das Argument, Cannabis sei harmloser als Alkohol: weil der Alkoholrausch auf seinem Höhepunkt nicht mehr gesteigert werden kann (der Betrunkene schläft ein), wohingegen ein relativ milder Cannabis-Rausch bereits etwa an diesem ›Höhepunkt‹ einsetzt und sich noch enorm verstärken läßt. Die Hauptbedenken zielen in die Richtung, daß bei häufigen hohen THC-Dosen die Gefahr der Geisteskrankheit (›Haschisch-Psychose‹ durch Intoxikation) gegeben ist (siehe auch weiter unten).

Die Haschisch-Freunde halten diesen Vorwürfen entgegen, daß eine starke Persönlichkeit die Droge ebensowenig mißbrauchen wird wie etwa ein Weinkenner den Alkohol. Letzten Endes komme es auf eine Entscheidung des einzelnen an.

---

* Inzwischen wird auch in Nordamerika eine Haschisch-Sorte angebaut, die sogar die indischen und zentralafrikanischen noch zu überbieten scheint, z.B. das kalifornische *Sinsemilla*.

b) Die klassischen Cannabis-Studien

Cannabis-Konsumenten führen zur Verteidigung ihrer Gewohnheit immer wieder die drei großen Studien über die Droge ins Feld: den Report der ›Indischen Hanf-Kommission‹ (1894), den ›La-Guardia-Bericht‹ des Bürgermeisters von New York (1944) und die Studie der englischen ›Cannabis-Kommission‹ (1968).

Was dabei gerne geflissentlich übergangen wird, ist die Tatsache, daß alle drei Studien nicht den wissenschaftlichen Ansprüchen genügen, die man heute stellt. Wie Oriana Josseau Kalant in ihrem Sammelreferat über die bisher erschienene Cannabis-Literatur betont, gilt diese Kritik für nahezu alle älteren Arbeiten auf diesem Gebiet: Sie »leiden daran, daß entsprechend ausgewählte Kontrolluntersuchungen von Nichtkonsumenten unberücksichtigt blieben«.

Der indische wie der englische Bericht enthalten rein statistische Erhebungen an Konsumenten und Experten, beide bringen also keine eigenen experimentellen Forschungsergebnisse. Bei dem fast 90 Jahre alten indischen Bericht kommt noch hinzu, daß er in keiner Weise den heutigen Standards der Statistik genügt und außerdem an einer Bevölkerung, eben der indischen, erarbeitet wurde, die nicht mit der Bevölkerung der USA oder der Bundesrepublik vergleichbar ist. Und schließlich kannte man bis vor wenigen Jahren noch nicht das spezielle Problem der jugendlichen Cannabis-Raucher, die heute das Gros der Konsumenten stellen.

Gegen eine andere wichtige Arbeit über Haschisch, nämlich die vielzitierte von Stringaris (1939, Überarbeitung 1972), müssen ähnliche Bedenken erhoben werden. Er machte seine Beobachtungen in der Landes-Nervenheilanstalt von Athen und in den griechischen Marinegefängnissen, also wiederum an einer Menschengruppe, die sich kaum mit den heutigen Drogengefährdeten der nördlichen Länder vergleichen läßt. Geisteskranke und Kriminelle sind bestimmt nicht der geeignete Maßstab, mit dem man ›ausflippende‹ Studenten, Oberschüler und Lehrlinge messen kann. Das schmälert allerdings nicht den wissenschaftlichen Status der Stringarisschen Arbeit, die neben klinischen Beobachtungen und Fallstudien viele kulturhistorische Details bietet.

Ähnliche Bedenken lassen sich gegen den ›La Guardia Report‹ anführen. Seine Ergebnisse sind ebenfalls nur sehr gewaltsam auf die heutige Situation übertragbar. Ein Gutteil des darin zusammengetragenen Materials stammt wiederum von Kriminellen beziehungsweise aus einer (höchst zweifelhaften) soziologischen Feldstudie in den New Yorker Slums. Mit Recht kritisiert deshalb E. R. Bloomquist (1968), daß von den Cannabis-Verteidigern mit Vorliebe diese soziologische Studie genannt wird, wenn der ›La Guardia Report‹ als Beweis dienen soll, daß Cannabis harmlos sei. Der ›Klinische Teil‹ des Reports wiederum, der zum Teil ganz massive Bedenken gegen die Droge anmeldet, wird in der Regel geflissentlich übergangen.

Rudolf Walter Leonhardt hat die drei erstgenannten klassischen Studien in seinem *Haschisch-Report* (1970) in deutscher Sprache auszugsweise zugänglich gemacht. Es genügt, selbst diese gekürzten Versionen aufmerksam zu studieren, um zu dem Schluß zu kommen, daß sie keineswegs geeignet sind, über Harmlosigkeit oder Gefährlichkeit der Cannabis-Produkte zu entscheiden. Hält man ihnen die in die Hunderte gehenden Berichte aus Kliniken und Laboratorien sowie die Feldstudien entgegen, die in den letzten Jahren gemacht wurden, so ergibt sich ein weit bedenklicheres Bild, als immer wieder vorgegeben wird.

c) *Wichtige neue Untersuchungen*

Eine endgültige Entscheidung über Cannabis kann noch nicht getroffen werden – das ist eigentlich bis jetzt das stärkste Argument *gegen* die Droge. Zu vielfältig sind die beteiligten Faktoren, zu kompliziert sind sie miteinander verflochten: chemische und pharmakologische Effekte, Persönlichkeit des Konsumenten, Kindheitserlebnisse, Milieu, gesellschaftliche Bedingungen, Motivationen, momentane Stimmung…

Ehe die Beziehungen des Cannabis-Konsums zur Kriminalität, zu Geisteskrankheiten (›Haschisch-Psychose‹), das ›Umsteigen‹ auf härtere Drogen wie Heroin, die Möglichkeit von Entzugserscheinungen bei chronischem Mißbrauch und dergleichen nicht völlig geklärt sind, bedarf es noch vieler gründlicher Einzeluntersuchungen, die den heutigen wissenschaftlichen Anforderungen entsprechen müssen. Es genügt auch nicht, oberflächliche Erscheinungen wie ›Merkfähigkeit‹, ›Konzentrationsfähigkeit‹, ›Zeitgefühl‹ daraufhin zu testen, wieweit sie durch einen einmaligen Rausch im Laboratorium verändert werden. Vielmehr müßte man eine Fülle derartiger Tests mit entsprechenden (tiefenpsychologischen) Langzeit-Studien bei denselben Personen verbinden, damit man beurteilen kann, wie sich chronischer Mißbrauch auf die Persönlichkeit auswirkt (→ RA II). Nur so lassen sich sekundäre Effekte wie Vitaminmangel, schlechte Ernährung, sozialer Druck, neurotische Fehlhaltungen (unbewußte Ängste und Schuldgefühle), gesellschaftlicher Abstieg infolge künstlicher Kriminalisierung (›Verstoß gegen das Opiumgesetz‹) mit einiger Sicherheit ausschließen und die tatsächlichen Wirkungen der Droge selbst herausfinden.

Immerhin gibt es einige grundsätzliche Experimente, die geeignet sind, das Dunkel um Cannabis etwas aufzuhellen. Daß ihre Ergebnisse nicht selten äußerst widersprüchlich sind, unterstreicht nur das oben Gesagte. Ein Hinweis ist dabei noch von großer Bedeutung: *Die amerikanischen Experimente – und das sind weitaus die meisten – wurden durchwegs mit Marihuana (oder dem entsprechenden synthetischen THC ›Synhexyl‹) durchgeführt. Haschisch, das bis zu zehnmal stärker sein kann, spielt in den USA praktisch keine Rolle. Trotzdem werden diese Marihuana-Ergebnisse (wenn sie günstig ausgefallen sind!) bei uns immer wieder zur Verteidigung des Haschisch verwendet. Entsprechend vorsichtig müssen die folgenden Resultate interpretiert werden!*

- Weil, Zinberg und Nelsen (1968) führten mit Bostoner Studenten folgenden Doppelblindversuch (→ RA IV) aus: Feingehackte Hanfblätter wurden in selbstgedrehten Zigaretten geraucht, wobei der Marihuana-Gehalt 0,25 Gramm (entspricht etwa 4,5 mg THC) bis 1,0 Gramm (18 mg THC) betrug. Die Kontrollgruppe erhielt nur wirkungsloses Rindenmaterial von den Stengeln männlicher Pflanzen. Zur Maskierung des ausgeprägt süßen Marihuana-Geruchs wurden alle Proben mit etwas Minzeblättern vermischt. Physiologisch und psychologisch wurde mit den cannabishaltigen Zigaretten nach einer halben Stunde die maximale Wirkung erreicht; sie nahm nach einer Stunde ab und war nach rund drei Stunden verschwunden. Es handelte sich also um einen typischen THC-Rausch.

Die unerfahrenen Versuchspersonen, die mit der Droge zum ersten Mal in Berührung kamen, spürten zunächst überhaupt keine Wirkung – auch das ist typisch. Erst bei Wiederholung der Prozedur ›lernten‹ sie auf irgendeine Weise, den Rausch zu spüren. Selbst dann waren die subjektiven Erlebnisse – auch bei starker Dosierung – nur schwach ausgeprägt, während die erfahrenen Konsumenten ein entsprechendes *high*-Gefühl hatten. Typisch verschieden waren auch die Reaktionen bei den Intelligenztests und den psychomotorischen Aufgaben. Trotz gehobener Stimmung zeigten die Erfahrenen eine geringere Leistungsminderung als die Unerfahrenen.

Die körperlichen Reaktionen waren in sämtlichen Fällen nur geringfügig: leichtbeschleunigter Pulsschlag, während die Atemgeschwindigkeit gleich blieb. Die viel kolportierte ›Vergrößerung der Pupillen‹ konnte nicht festgestellt werden; sie tritt wohl dann in Erscheinung, wenn die Droge in verdunkelten Räumen (wie meist üblich) genossen oder wenn eine Cannabis-Zigarette zusätzlich mit →Nachtschattendrogen präpariert wird, was früher in den USA gelegentlich vorkam.

Insgesamt kamen Weil und seine Kollegen zu dem Ergebnis, daß Marihuana eine verhältnismäßig schwache Rauschdroge von kurzer Wirkzeit ist.

● Lincoln Clark und Edwin Nakashima wiederholten 1968 die Experimente des ›Klinischen Teils‹ des ›La Guardia Report‹. Wiederum handelte es sich bei der Droge um Marihuana – diesmal in der Form eines Extrakts –, das ebenfalls geraucht wurde. Statt inhaftierter Krimineller dienten jedoch Freiwillige (Studenten der Medizin, Pharmakologie, Psychologie u. ä.) als Versuchspersonen. Auffälligstes Ergebnis war die breite Streuung der Resultate, sowohl zwischen den einzelnen Perso-

nen (interpersonell) als auch bei verschiedenen Experimenten bei derselben Person (intrapersonell). Das bestätigte statistisch einwandfrei eine Beobachtung, die jeder kritische Cannabis-Konsument kennt und die schon Baudelaire 1858 bei seinen Selbstversuchen machte:

»Möchten die Laien und die Unerfahrenen, die auf die Bekanntschaft mit unerhörten Freuden begierig sind, es sich doch eindringlich gesagt sein lassen, daß sie im Haschisch durchaus nichts Wunderbares finden werden, durchaus nichts anderes als die gesteigerte eigene Natur! Das Gehirn und der Organismus, auf die das Haschisch wirkt, werden nichts ergeben als ihre gewöhnlichen individuellen Äußerungen, vermehrt allerdings wie an Zahl so an Stärke, stets aber ihrem Ursprung getreu. Der Mensch wird der Bestimmung seines physischen und moralischen Temperaments nicht entwischen; das Haschisch wird für die Eindrücke und die vertraulichen Gedanken des Menschen ein Vergrößerungsspiegel sein – aber ein *klarer* Spiegel.«

Kein Cannabis-Rausch gleicht dem anderen, und es ist nicht voraussagbar, welche Rauschart man haben wird, einen *good* oder einen *bad trip,* auch *horror* genannt.

Am stärksten wurden, nach Clark und Nakashima, durch den Einfluß der Droge die Reaktionen bei komplizierten Aufgaben gestört. Aber selbst dabei gab es noch große Differenzen zwischen den einzelnen Personen. Die Forscher warnen deshalb: »...schon allein die Unmöglichkeit einer Vorhersage der Wirkung von Marihuana bei verschiedenen Personen und bei derselben Person zu verschiedenen Zeitpunkten und unter verschiedenen Bedingungen erhöhen das Risiko des Konsumenten.«

- Bedenklich ist auch eine Beobachtung von Martin H. Keeler (1968), daß bei einigen Fällen lange nach dem eigentlichen Rausch, oft erst nach mehreren Tagen, plötzlich ein rauschähnlicher Zustand auftrat, der so stark und beängstigend werden konnte, daß die betreffende Person ärztliche Hilfe in Anspruch nehmen mußte. Bisher kannte man derlei Erscheinungen (Flashback) nur von → LSD.

Widersprüchliche Ergebnisse
Zwei weitere Arbeiten, diesmal aus Deutschland, lassen zunächst vermuten, daß Cannabis (diesmal in Form von Haschisch) eher harmlos ist.

- Peter Kirchgässer (1969) untersuchte 20 Konsumenten in deren gewohnter Umgebung. »Es zeigte sich«, schreibt er zusammenfassend, »daß in keinem der Fälle Sucht-, Abstinenzerscheinungen, endogene und exogene Psychosen, Katatonien oder paranoide Symptome nachzuweisen waren. Ebenso keine kriminellen Delikte, die eine Folge des Haschischgenusses gewesen wären.« Allerdings räumt er dann ein, daß die Droge im Bereich der weniger massiven (neurotischen) Persönlichkeits-Störungen immerhin als Fluchtmittel eine wichtige – und verstärkende – Rolle spielt: »In 18 (von 20) Fällen waren seit früher Jugend, meist durch ein *broken home*[*], starke Spannungen und Konflikte aufgetreten, die nur schwer von den einzelnen ertragen werden konnten. Diese Konflikte dürften in vielen Fällen mit eine Ursache und objektive Motivation für den Haschisch- und Marihuana-Genuß gewesen sein.«

- Erich Lennertz untersuchte 1969 mit Fragebogen das Persönlichkeitsbild von jugendlichen Haschischkonsumenten und Nichtkonsumenten. Er konnte dabei keinen erhöhten Neurotizismus feststellen – angesichts der anderslautenden Feststellungen vieler neuer Studien ein eher merkwürdiger Befund. Außerdem fand Len-

---

[*] Darunter versteht man massiv gestörte Familienverhältnisse.

nertz: »Die allgemein weitverbreitete Ansicht, Konsumenten von Haschisch und Marihuana seien psychisch labile Personen, die sich durch eine Abhängigkeit vom ... indischen Hanf gegenüber ihrem sozialen Umfeld abkapseln und sich in eine unwirkliche Isolation begeben, indem sie sich anti-sozial verhalten bzw. ihr Ich-Ideal anders als die Gesellschaft formulieren, konnte in der vorliegenden Studie nicht bestätigt werden.«

Aufgrund der Tatsache, daß Jugendliche durch die Auswirkungen der Pubertät schon von Natur aus psychisch labil sind, muß auch diese Feststellung sehr vorsichtig betrachtet werden – genau wie die nächsten Aussagen:

»Insbesondere darf man ... den beruhigenden Schluß ziehen, daß das Haschischrauchen an sich noch kein Hinweis für eine bedenkliche soziale Abkapselung oder gar für eine psychoneurotische Auffälligkeit ist. Anderslautende Befunde scheinen wesentlich auf den Umstand zurückzuführen zu sein, daß das benutzte diagnostische Klassifikationsverfahren den strengen Anforderungen der Psychometrie nicht entspricht.«

Hierzu kann man nur feststellen, daß unbewußte Vorgänge, die gerade beim Rausch eine eminente Rolle spielen (→ RA II), durch Fragebogen nicht verläßlich erfaßbar sind. (Selbst bei einer Psychoanalyse, die in diesem Fall als ›Forschungsinstrument‹ weit geeigneter ist, dauert es oft Monate und Jahre, bis unbewußte Motivationen und Persönlichkeitsstörungen klar zutage treten.)

Für eine Verteidigung von Cannabis sind da die Ergebnisse von Richard C. Pillard (1970) weit geeigneter. Er verglich das Ausmaß des Marihuana-Genusses bei Medizinstudenten mit ihren Ergebnissen bei Prüfungen. »Wir überlegten uns, daß erfolgreiche Aneignung der medizinischen Kenntnisse genau jene Art von Erfolg und Kapazität beim Durchführen komplexer Pläne beinhaltet, Frustrationen auferlegt, die Befolgung von Routinen und die Meisterung neuen Wissensstoffes verlangt, die der Gebrauch von Marihuana zu stören scheint.« Diese Annahme erwies sich als unzutreffend. Es konnte kein Zusammenhang zwischen Drogenkonsum und Noten gefunden werden. Allerdings betont Pillard, daß seine Versuchspersonen nur unregelmäßig rauchten.

Zahlreiche Beobachtungen an chronischen Cannabis-Mißbrauchern, von denen gleich noch zu sprechen ist, sprechen massiv gegen die ausschließlich soziologische und sozialpsychologische Interpretation des Cannabis-Problems, zu der auch Lennertz neigt. Das gleiche gilt für Lennertz' Behauptung:

»Die ›Sucht nach Haschisch‹ ist allenfalls als eine *Sehnsucht* zu umschreiben, die darin besteht, einer bestimmten sozialen Gruppe anzugehören ...«

So einfach lassen sich sämtliche neurotischen, rein persönlichen Ursachen des Drogenmißbrauchs nicht vom Tisch wischen; ganz abgesehen davon, daß dieses Phänomen keineswegs auf eine »bestimmte soziale Gruppe« beschränkt ist (was immer Lennertz damit meint), sondern inzwischen quer durch alle sozialen Schichten verläuft. Darüber geben die Polizei- und Klinikstatistiken beredtes Zeugnis.

5. Chronischer Mißbrauch und seine Folgen

Es geht jedoch auch nicht, wie Erich Hesse (1966) zu behaupten:
»Die regelmäßige Aufnahme des Giftes (Haschisch) führt zur Sucht und auf die Dauer zu schweren psychischen Schäden. Psychomotorische Unruhe, manische Zustände leiten über eine zunehmende Verblödung zu einer unheilbaren Demenz über. Daueraufenthalt im Irrenhaus ist das Ende.«

Das ist zwar sehr populär und abschreckend gesagt – ist aber gleichzeitig nach dem heutigen Stand der Wissenschaft in dieser krassen, pauschalen Form einfach falsch. Bereits die Formulierung »regelmäßige Aufnahme des Giftes« reizt zum Widerspruch. Es gibt Haschischkonsumenten, die über viele Jahre hinweg mäßig, aber regelmäßig ihren *joint* rauchen, vielleicht jedes zweite Wochenende, ohne auch nur den geringsten Schaden davonzutragen oder in ihren beruflichen und sozialen Leistungen nachzulassen.

Es gibt allerdings eine Reihe von Arbeiten, die die Auffassung von Hesse stützen. Sie stammen durchwegs aus tropischen Ländern mit anderer sozialer Struktur und anderen psychischen wie physischen Voraussetzungen (mangelhafte Ernährung!), als sie bei uns herrschen. Der Cannabis-Konsum erreicht in diesen Fällen in der Regel so extreme Werte, daß die Folgen nicht verwundern. Untersuchungen in Indien und Nordafrika haben bei starkem Mißbrauch einen täglichen Konsum von zwei bis sechs Gramm Haschisch ergeben – das entspricht wenigstens 10 bis 30 der üblichen Marihuana-Zigaretten! (Chopra 1939, Soueif 1967). Aus solchen Konsumenten dürften sich jene Haschisch-Psychotiker rekrutieren, von denen etwa Benabud (1957) aus Marokko berichtet. Dort stellte man bei 25 Prozent von 2300 Männern, die mit geistigen Störungen in eine psychiatrische Klinik eingeliefert wurden, eine ›Cannabis-Psychose‹ fest. 70 Prozent der Patienten dieser Klinik gaben zu, Cannabis (in Form von Haschisch) zu rauchen, und ein Drittel waren regelmäßige Konsumenten.

Andere Forscher führen an, daß das dreifache Überwiegen der männlichen Geisteskranken über die weiblichen in jenen orientalisch-afrikanischen Ländern (in Deutschland überwiegen die Frauen ein wenig) eine Folge des Haschischgenusses sei, der traditionsgemäß den Männern vorbehalten ist.

Zu diesen Ergebnissen nehmen im *American Journal of Psychiatry* William H. McGlothlin und Louis J. West (1968) Stellung: »Diese Untersuchungen stimmen nicht mit den Befunden in diesem Land (den USA) überein, und viele westliche Autoritäten bezweifeln sowohl die Brauchbarkeit der Diagnosen als auch die Methode jener Studien.«

Völlig ohne Bedenken sind jedoch auch diese beiden Psychiater nicht. Sie weisen auf das *amotivational syndrome* hin, das vor allem bei jüngeren Konsumenten infolge andauerndem Cannabis-Mißbrauchs auftreten soll und das sich in vermehrter Passivität und Unproduktivität äußert. Auch dabei ist es schwer, genau festzustellen, ob das Marihuana (bzw. das Haschisch) ursächlich verantwortlich ist oder ob es genommen wurde, um eine schon bestehende passive Glückserwartung zu befriedigen.

Wesensveränderung
Immerhin darf man solche Effekte nicht ganz ausschließen. So berichtet J. Angst von der Forschungsabteilung der Psychiatrischen Universitätsklinik Zürich: »Ein chronischer Mißbrauch führt zu einer toxischen Wesensveränderung mit Lethargie und Vernachlässigung der persönlichen Belange. Vor allem führt der Haschischmißbrauch zu einem Rückzug auf sich selbst... Karriere, Heim und Familie nehmen nur noch eine sekundäre Rolle ein... Apathie, Verlust der Leistungsfähigkeit, Willensschwäche, Versagen des Durchhaltens und Unfähigkeit, Frustrationen zu erdulden, paaren sich mit gedanklichen Störungen, Wortfindungsstörungen, Verschwommenheit des Denkens, Konzentrationsunfähigkeit und Gedächtnisstörungen. Die verstärkte Introversion führt zu einer Einengung der Erlebnissphäre auf Kosten künftiger Ziele.«

Angst weist schließlich auf die auffallende Tendenz zur infantilen Regression hin, die sich auch in einem kindlichen, magisch-religiösen Denken widerspiegeln kann (→ RA II). »Auf alle Fälle ist Haschisch nicht harmloser als Alkohol« (Angst 1970).

Wie man sieht, sind die Widersprüche groß. Die Ursachen dafür sind vielfältig. Klinische Diagnosen von Geisteskranken lassen meist nicht erkennen, wieweit in der Vorgeschichte eines Cannabis-Mißbrauchers soziale Umstände eine Rolle spielten, die vielleicht seine Erkrankung weit mehr beeinflußten als die Droge. Mangelerscheinungen vielfältigster Art sind gerade in den afrikanischen und asiatischen Ländern, die so viele ›Haschisch-Psychosen‹ melden, sehr häufig. Hier könnte die Droge vielleicht als letzter auslösender Anstoß dienen – während sie bei wohlgenährten Europäern weit harmloser wirkt. Ein Sonderfall liegt sicher bei Jugendlichen vor[*]. Sluga und Mader stellten 1970 fest: Bei den Jugendlichen, die schon seit mehreren Jahren Haschisch rauchen, ist der Allgemeinzustand sehr schlecht. Die Wiener Psychiater sahen erstmals bei Hippies schwere Abstinenzsyndrome, wie man sie sonst nur von Opiat- und anderen Alkaloid-Süchtigen kennt. Wenn sie auch nicht länger als sechs Tage dauerten, so zeigten diese Syndrome doch, daß neben der deutlichen psychischen Abhängigkeit auch bei Cannabis-Produkten

[*] Das bestätigen die Erfahrungen des Verfassers (J.v.Sch.) in der Drogenberatungsstelle der Stadt München und in seiner eigenen Privatpraxis (s. auch Dritter Teil, »Gespräche mit jugendlichen Drogenkonsumenten«).

fließende Übergänge zur physischen Abhängigkeit auftreten können. Selbst klassische Symptome regelrechter Sucht (Dosissteigerung, Entzugssymptome), wurden beobachtet. Allerdings läßt sich in solchen Fällen ein kombinierter Haschisch-Opiat-Mißbrauch meist nicht ausschließen. Beimengungen von Morphin zu Haschischproben kommen, nach Angaben von Kriminalbeamten, allerdings nicht vor (verschiedene mündliche Mitteilungen sowie Mellenthin 1979, S. 7).

6. Wie gefährlich ist Marihuana, wie gefährlich Haschisch?

Diese widersprüchlichen Veröffentlichungen wurden bewußt buntgemischt zitiert. Nur so läßt sich zeigen, wie unklar im Bereich der Cannabis-Forschung noch manches ist. Man verfährt wohl am vernünftigsten, wenn man sich der Empfehlung der britischen Cannabis-Kommission (1968) anschließt: »Wir sind der Meinung, daß die nachteiligen Effekte, die der Cannabis-Genuß selbst in kleinen Mengen bei einigen Leuten hervorrufen kann, nicht als unerheblich vernachlässigt werden sollten.«
Je jünger und lebensunerfahrener der Konsument ist, um so eindringlicher wird die Warnung ausfallen müssen. Das bekräftigten

schon vor zwei Jahrzehnten die Ergebnisse der Berliner Erkundungsstudie von Friedrich Bschor, Jan Herha und Nils Dennemark (1970) an 94 Haschischrauchern: »Es sammelt sich, daran besteht nach den Feldbeobachtungen gerade der letzten Monate kein Zweifel, eine immer größere Zahl junger Menschen an, die in ihrer Entwicklung in bestürzender Weise durch chronischen Rauschmittelkonsum beeinträchtigt worden sind oder in absehbarer Zeit zum Kreis der manifest Opiatsüchtigen stoßen.«

Sowohl Paul Kielholz (1970) wie Hans-Joachim Bochnik (1970) bestätigen diese Warnung.

Was für den Jugendlichen zutrifft, der sich noch mitten in der körperlichen wie geistig-seelischen Entwicklung befindet (→ RA II) und für den deshalb auch Cannabis zum Rausch-›Gift‹ werden kann, muß aber noch lange nicht für den erwachsenen Konsumenten zutreffen, der sich die Droge gelegentlich und bei entsprechender Lebenserfahrung sowie unter geeigneten Umständen zuführt.

Auf diese Sachlage dürfte die Kritik gemünzt sein, die der amerikanische Cannabis-Forscher E. Leong Way, Pharmakologe und Toxikologe, in einem Interview der Ärztezeitung *Praxis-Kurier* übte (1970). Er wies darauf hin, daß die Untersuchungen erst am Anfang stehen. »Wir wissen noch zu wenig über den akuten Effekt von Haschisch, von dem chronischen ganz zu schweigen.« Auch 1988 ist diese Sachlage noch nicht wesentlich anders.

Wird Kriminalität gefördert?

Zwei der wichtigsten Fragen, nämlich wieweit Cannabis die Kriminalität fördert und wieweit es zum Konsum härterer Drogen animiert, werden wohl nie zuverlässig beantwortet werden können.

Die drei indischen Forscher Chopra (1942) stellten aufgrund einer umfangreichen Arbeit fest: Der Konsum von Cannabis-Produkten ».…führt nicht nur nicht zu (Gewalttaten), sondern wirkt vielmehr als Dämpfungsmittel. Die Wirkung der Droge beruhigt und betäubt, so daß keine Tendenz zur Gewalttätigkeit mehr vorhanden ist.« W. Bromberg und T. C. Rodgers schließen sich dieser Auffassung nach eigenen Untersuchungen an (1946), wohingegen E. Marcovitz und H. J. Myers (1944) sowie S. Charen und L. Perelman (1946) Soldaten mit psychopathischer Persönlichkeit fanden, bei denen Marihuana ».…das Selbstvertrauen stärkt, dessen ein Krimineller bedarf«.

Man weiß, daß der mexikanische Revolutionär Pancho Villa seine bewaffneten Horden zwang, Marihuana zu rauchen, damit sie die Todesangst vor dem Kampf überspielen konnten. Er verbot ihnen die Droge jedoch in der übrigen Zeit mit großem Nachdruck »wegen ihrer gefährlichen Wirkungen« (Wolff 1942). Andrerseits ist bekannt, welch friedliches Bild sich den französischen Truppen unter Marschall Burgeaud bot, als sie 1844 nach der Schlacht von Isly in Marokko das feindliche Lager stürmten: Die meisten gegnerischen Kavalleristen lagen, vom Haschisch berauscht, auf ihren Teppichen und träumten von allem möglichen, nur nicht vom Krieg (Bouquet 1912).

Welche Folgen – und Ursachen – der hohe Marihuana-Konsum der US-Streitkräfte in Vietnam hatte, weiß niemand genau zu sagen. Entsprechend der ›persönlichkeitsverstärkenden‹ Wirkung von Cannabis werden die Tollkühnen es vermutlich geraucht haben, um noch tollkühner zu werden (lies: um ihre natürliche Angst noch mehr zu verleugnen), und die Ängstlichen, um ihrer Angst nicht ins Auge sehen zu müssen. Eine aggressionsfördernde oder -hemmende Wirkung wird man dem Cannabis allein auch hierbei nicht zuschreiben können. Selbst dem klassischen Bericht über die Rolle der Droge als Gewalttätigkeitselixier wird im Grunde durch dieselbe Quelle widersprochen: Ehe nämlich die Assassinen ihre politischen Morde durchführten, gaukelte man ihnen angeblich, eben-

falls mit Haschisch, die friedliche Stille des Paradieses mit schönen Huris und köstlichen Mahlzeiten vor.

Also: auf die Aggressionsbereitschaft, und damit auch auf die Entfaltung »krimineller« Energie, wirkt sich Cannabis höchst unterschiedlich aus, je nach Persönlichkeitsstruktur, momentaner Stimmungslage und Umgebung des Konsumenten. Wer viel Geld zur Beschaffung einer teuren Droge braucht, wer aber gleichzeitig durch Dauerkonsum arbeitsgestört oder gar -unfähig wurde, der kann sich seinen Stoff logischerweise nur durch kriminelle Handlungen beschaffen. Daran ist aber nicht das Haschisch oder Marihuana schuld, sowenig wie ein Auto schuld an dem Unfall ist, den sein Fahrer verursacht.

Einstiegsdroge für Heroin?
Zum ›Umsteige-Effekt‹ äußert sich Way, wissenschaftlicher Berater des ›Federal Bureau of Narcotics and Dangerous Drugs‹ und Mitglied einer um 1970 am ›National Institute of Mental Health‹ der USA gegründeten Forschergruppe zum experimentellen Studium der Wirkungen von Marihuana. Die Behauptung, Cannabisgenuß führe automatisch zum Gebrauch stärkerer und zweifellos süchtig machender Substanzen, verweist er ins Reich der Legende: »Diese Behauptung grenzt wirklich ans

Lächerliche. Zwar kann man einen zahlenmäßigen Zusammenhang zwischen dem Konsum von Marihuana sowie dem von Heroin und LSD aufzeigen. Aber das heißt nicht, daß Marihuana-Rauchen zum Gebrauch härterer Drogen verleitet. Die meisten Prostituierten rauchen beispielsweise Tabak, was aber nicht bedeuten muß, daß alle tabakrauchenden Frauen sich zu Prostituierten entwickeln müssen. Die meisten Heroinsüchtigen haben auch geraucht oder Bier getrunken, bevor sie süchtig wurden. Ich bin sicher, daß sich die meisten der gegenwärtigen Marihuana-Raucher nicht zu härteren Drogen ›emanzipieren‹ werden.«

Die Droge Cannabis selbst dürfte sicher nicht zum ›Umsteigen‹ veranlassen - aber der psychische Effekt des Rausches, der ja in hohem Maße von der individuellen Verfassung des Konsumenten abhängt, kann sehr wohl später zum Spritzen von Heroin und ähnlichen echten Rauschgiften verführen. Zahlen, wie sie Bochnik nennt, sind also auch im Lichte der Wayschen Polemik durchaus beachtenswert. »In verschiedenen Untersuchungen, die allerdings sämtlich nicht repräsentativ sind«, so Bochnik, »findet man Umsteiger zwischen 20 und 75 Prozent«. Niemand könne voraussagen, wer die entsprechende psychische Veranlagung zum Mißbrauch von Heroin, Kokain und ähnlichem hat. »Ich habe deswegen meine frühere Toleranz dem Haschisch gegenüber aufgegeben. Selbst wenn nur zehn Prozent oder sogar noch weniger Hascher dazu neigen würden, zu harten Drogen überzugehen, so wäre diese Umsteigerquote nicht erträglich.«

Auch hier muß man natürlich wieder berücksichtigen, daß im Grunde von zwei ›verschiedenen‹ Drogen die Rede ist: Way meint das (schwächere) Marihuana und Bochnik das in Deutschland übliche (weit stärkere) Haschisch. Immerhin stellte J. C. Munch (1968) fest, daß etwa 90 Prozent der Heroin-Spritzer ihren sozialen Abstieg mit Marihuana eingeleitet haben. P. A. L. Chapple beschrieb 1966 sehr anschaulich, in welcher Form 80 britische Kokain- und Heroinsüchtige von Marihuana auf ihre weit gefährlichere Gewohnheit umstiegen. Fast alle gaben sie den Cannabis-Konsum auf, obwohl sie während einer Übergangsperiode meist beide Drogen nahmen. Als Grund der Gewohnheitsänderung gaben einige offen zu, daß sie schon nach zwei Wochen mit Marihuana nicht mehr zufrieden waren, weil der Rausch nicht die gewünschte Intensität erreichte (»I no longer got so high«). Es muß in diesem Zusammenhang noch einmal auf die Feststellung von S. Agurell verwiesen werden, wonach das

THC bei Tierversuchen selbst nach einer Woche noch nicht einmal zur Hälfte den Körper verlassen hat (siehe S. 94).

Unheilbare Schäden?
Eine Droge, die derart lange wirkt – und sich bei entsprechend häufigem Konsum ständig vermehrt (kumuliert, →RA III) –, kann viel Schaden anrichten:
- vielleicht die Leberschäden, die M. C. Kew und andere (1969) bei regelmäßigen Marihuana-Rauchern feststellten und auf den Einfluß der Droge zurückführten;
- vielleicht Mißbildungen, wie sie T. V. N. Persaud (1969) und W. F. Geber (1969) bei Versuchen mit trächtigen Mäusen, Ratten, Hasen und Hamstern feststellten, als sie den Tieren (hohe) Dosen, Haschischharz injizierten (weshalb Pillard schwangere Frauen davor warnt, Cannabis zu sich zu nehmen).

1973 berichteten Pharmakologen auf dem »Internationalen Therapiekongreß« in Genf immerhin, daß sich die Anzeichen genetischer Schädigungen selbst bei relativ mäßigem Genuß deutlich mehren. Nach Angaben von Gabriel N. Nahas von der New Yorker Columbia-Universität können bereits drei Haschisch-Zigaretten pro Woche nach nur drei Jahren die Chromosomen der Konsumenten unheilbar schädigen.

Nahas (1980) hat seine Ergebnisse allerdings vorwiegend in Versuchen mit Ratten gewonnen, die sich nur bedingt – wenn überhaupt – auf Menschen übertragen lassen. (Zur allgemeinen Problematik der Tierversuche; s. → RA IV, Schlußteil.)

Die wichtigste Streitfrage in puncto Cannabis, nämlich ob und unter welchen Umständen man es legalisieren (lies: zum Verkauf freigeben) könne, muß jedenfalls einstweilen offenbleiben. Eine Verfassungsbeschwerde, wie sie etwa der Münchner Rechtsanwalt Hermann Messmer Anfang 1970 beim Bundesgerichtshof in Karlsruhe vorlegte, wird erst dann Aussicht auf Erfolg haben, wenn die derzeit in aller Welt anlaufenden Experimente mit Sicherheit geklärt haben, daß Cannabis wirklich so harmlos ist, wie seine Freunde behaupten. Und das erscheint immer unwahrscheinlicher – jedenfalls bei Dauerkonsum.

Daran ändert auch nichts, daß angesehene Wissenschaftler und Künstler am 24. Juli 1967 in der seriösen Londoner *Times* die Gesetzgebung gegen Cannabis als »unmoralisch im Prinzip und in der Praxis nicht funktionierend« bezeichneten und für seine Freigabe plädierten (»...Haschisch, von allen freudenspendenden Drogen die unschädlichste, vor allem weniger schädlich als Alkohol ...«).

Oder daß britische Ärzte in einem Leitartikel in der medizinischen Fachzeitschrift *The Lancet* bereits am 9. November 1963 aus den gleichen Gründen aufforderten, »... in Erwägung zu ziehen ... dem Haschisch den gleichen Status zu geben wie dem Alkohol, indem man den Import und Konsum von Haschisch legalisiert...« Die in unserem Artikel zitierten Experimente und Feldstudien sind fast durchweg nach diesen beiden Veröffentlichungen gemacht worden. Jeder muß selbst entscheiden, was er nun von Cannabis zu halten hat. In den achtziger Jahren werden die Resultate des großzügigen Dreistufenplans des amerikanischen ›National Institute of Mental Health‹ vorliegen, für das im Budget des Gesundheitsministeriums jährlich eine Million Dollar bereitgestellt wurde. Seine erste Stufe: Beschaffung ausreichender Drogenmengen für Experimente. Zweite Stufe: Tierversuche. Dritte Stufe: Humanversuche.

Vor allem bedarf es, neben statistischen Erhebungen (Wormser 1973) und Laborexperimenten (Lemberger et al. 1970), ausführlicher Langzeitstudien, vor allem von Psychotherapeuten. Erst letztere geben einen anschaulichen Einblick in die Psycho- und Soziodynamik des Drogenkonsums und -mißbrauchs. Limentani (1968) hat eine kurze Marihuana-Skizze geschrieben; ich habe selbst anhand einer umfangreichen Fall-Studie eines jungen Haschischrauchers eine Verlaufsanalyse der Drogenkarriere darzustellen versucht (vom Scheidt 1976/84; s. auch RA II).

Pro und Contra wechseln ab
Die Ergebnisse der wissenschaftlichen Forschung wie auch die Meinungen der Forscher spiegeln eine wellenförmige Bewegung zwischen »pro« und »contra«, wobei die Tendenz im Lauf der Jahre sich doch deutlich in Richtung »contra«, also »Schädlichkeit« bereits von Marihuana zu verschieben scheint. Dafür einige abschließende Beispiele:
1) Im Mai 1977 erschien in der für ein Fach- wie Laienpublikum bestimmten Zeitschrift *Psychologie heute* ein Sammelreferat von Norman Zinberg. Zinberg, Berater der amerikanischen Drogenbehörde »Drug Abuse Council« und Verfasser mehrerer Studien über Marihuana, stützte sich auf eine Reihe neuer Untersuchungen, vor allem aber auf den *Jamaica Report*, einem – nach seinen Worten – »sorgfältig kontrollierten Experiment, bei dem 30 chronische Marihuana-Konsumenten... eingehend untersucht wurden«. Das Resümee seines Überblicks endet mit der Bekräftigung eines Zitats eines anderen Drogenexperten, Daniel Freedman:

»Niemand kann beschwören, daß Marihuana harmlos ist. Jeder Mensch muß die Frage, ob er es nimmt, für sich entscheiden.« Zinberg schließt dann so: »Je mehr Zeit aber ins Land geht, um so mehr Leute kommen zu der Ansicht, daß Marihuana zu den am geringsten toxischen Drogen der modernen Medizin gehört.« Zinberg mag damit recht haben – aber sind nicht die meisten Drogen der Medizin schon schlimm genug in ihren Folgen, mit Contergan nur als einem besonders krassen Beispiel und sämtlichen jederzeit mißbrauchbaren Tabletten im Gefolge (→ Appetithemmer, → Medikamente, → Schlafmittel, → Weckamine)?

Weit bedenklicher erscheint das Resultat einer 1978 publizierten Studie von Donald Tashkin, Barry Calvarese und Michael Simmons. Sie berichteten auf einem Treffen amerikanischer Lungenfachärzte über Beobachtungen an 74 Marihuana-Rauchern. Deren Lungenfunktionen waren um 25 Prozent beeinträchtigt, und Vergleiche mit Rauchern gewöhnlicher Zigaretten zeigten, daß deren Schäden (bei 16 und mehr Zigaretten) geringer waren (Tashkin 1978).

Ende 1979 endlich faßte die *Medical Tribune* Untersuchungen von Gabriel Nahas zusammen, einem medizinischen Sonderberater der Narkotika-Kommission der Vereinten Nationen. Ihm zufolge weisen Untersuchungen (die zum Teil seit vielen Jahren laufen) folgende Gefährdungen durch Marihuana auf:

- Bestandteile der Droge greifen das genetische Material an, verlangsamen die Zellteilung und hemmen die Bildung von DNS, den Bausteinen der Chromosomen.

- Eine einzige Dosis Marihuana bleibt sogar 30 Tage im Körper (und nicht bloß eine Woche, wie Agurell und Axelrod zunächst annahmen) und der Wirkstoff wird tatsächlich gespeichert (kumuliert), Nahas zufolge.

- Bei Männern wird die Zeugungsfähigkeit schwer beeinträchtigt: Die Zahl der Spermien verringert sich deutlich, und gleichzeitig vermehren sich, ganz unerwartet, die abnormen Samenzellen.

- Tierversuche lassen vermuten, daß die Wirkungen von Marihuana auf den weiblichen Hormonhaushalt und auf die Babies rauchender Mütter »verheerend« sein müssen; das Sexualforschungsinstitut von Masters und Johnson in St. Louis hat diese Befunde bei jungen Frauen bestätigen können.

- Robert Heath von der Tulane University in New Orleans konnte bei Rhesusaffen massive Zerstörungen der Gehirnzellen nachweisen, wenn er den Tieren, ihrem Körpergewicht entsprechend, drei Monate lang täglich einen *joint* aufzwang. Er fand Veränderungen bei den Synapsen, vergleichbar mit einer Vergiftung durch Tetrachlorkohlenstoff oder bei schwerem Vitamin-B-Mangel. Geschädigt wurde vor allem das Limbische System, wo das Zentrum für das Kurzzeitgedächtnis liegt.

Das Fazit, das Nahas aus dieser Fülle neuer Forschungsergebnisse zieht, lautet so: »Marihuana ist eine eminent zerstörerische Substanz – das Gerede um den therapeutischen Wert oder die Harmlosigkeit dieser Droge ist alles Unsinn!«

Mir (J. v. Sch.) erscheint noch weitaus problematischer, daß die Persönlichkeitsstruktur der THC-Konsumenten sich bei Dauerkonsum massiv ändert, was bis zum psychischen Verfall ehemals geistig gesunder Menschen reicht. Einige meiner Klienten, die der Behandlung regelrecht »entglitten« sind und bei härteren Drogen landeten, haben mir dies nachdrücklich und auf immer sehr deprimierende Weise demonstriert.

Im Vergleich, beispielsweise mit Alkohol, ist THC einfach wesentlich intensiver (s. Kasten S. 95) – man merkt den Entzug an seelischer Energie subjektiv noch bis zu einer Woche nach dem Rauschzustand: als Erschöpfung, Müdig-

keit, Antriebsschwäche, Wurstigkeitsgefühl (was leicht mit »Entspanntheit« verwechselt wird, zumal wenn man vor dem Rausch neurotisch verspannt war!) Aber: das *perpetuum mobile* gibt es nicht, auch THC erzeugt Energie nicht aus dem Nichts, sondern holt sie daher, wo sie gespeichert ist: im THC-Konsumenten. (Das gilt allerdings auch für alle anderen Drogen → RA II)

7. Legalisierung von Haschisch?

Vor allem in den Vereinigten Staaten, aber auch in Europa, wird immer wieder aufgrund dieser Sachlage diskutiert, ob man Cannabis nicht dem Alkohol gleichstellen und es freigeben solle zum allgemeinen Verkauf, mit entsprechenden Schutzbestimmungen für Jugendliche. Diese Frage der Legalisierung wird deshalb so heiß diskutiert, weil immer mehr Menschen die – an sich verbotene – Droge konsumieren.

In der Bundesrepublik wurde bereits eine solche »Cannabis-Reformgesellschaft« gegründet; andere Liberalisierungsverbände gibt es mittlerweile in 18 Ländern in Europa, Amerika, Asien und Australien, und es finden weltweit Konferenzen all dieser Verbände statt (Bux 1980, S. 195).

In den USA werden neue Sorten

kultiviert und – nach dem derzeitigen Stand der Dinge immer noch illegal – in offenbar großem Stil angebaut und vertrieben. Vor allem Kalifornien wurde zu einem bevorzugten Anbaugebiet (Noonan 1980), und die dort erzeugten Mengen einer *Sinsemilla* genannten Marihuana-Sorte scheinen allmählich den früher beliebten mexikanischen und kolumbianischen Sorten den Rang abzulaufen. Große Zigarettenfirmen (deren Umsatz inzwischen stagniert) scheinen hier neue Marktchancen zu wittern und eigene Zuchtversuche anzustellen. Man spricht bereits von einem zukünftigen »Milliarden - Dollar - Geschäft« (Imhof) – keine Utopie, wenn man, Schätzungen des *Time Magazin* zufolge, davon ausgeht, daß vielleicht schon 42 Millionen US-Bürger Marihuana rauchen, mehr oder minder regelmäßig – das entspricht einem Viertel aller Teenager und Erwachsenen. Die *Time* schätzt den Umsatz an Marihuana und verwandten Produkten (Pfeifen, Zigarettenpapier etc.) bereits auf 25 Milliarden Dollar, was etwa 1,7 Prozent des Bruttosozialprodukts der USA oder dem Dreifachen des dortigen Umsatzes an gewöhnlichen Zigaretten entspricht.

Ein großer Konzern hat sich angeblich sogar schon die gut eingeführte Bezeichnung »Acapulco Gold« für eine mexikanische Marihuana-Sorte schützen lassen. Es könnte also durchaus möglich sein, daß demnächst dieses große Geschäft mit dem Cannabis-Rausch nicht mehr – illegal – die Mafia und verwandte Verbrecherorganisationen machen, sondern – ganz legal – die Organisatoren und Vertreter der Industrie.

Sinsemilla, eine Kreuzung aus samenlosem hawaiianischem Hanf und einer mexikanischen Sorte, hat beste Chancen, zur neuen Freizeitgestaltung der US-Bürger zu werden, mit Produktnamen wie »Humboldt Homegrown« – einem Verschnitt, der in Chicago und New York angeblich schon mit 3000 Dollar pro Pfund gehandelt wird, derzeit unter der Hand. Die Frage ist ganz einfach: Wie lange kann eine Regierung immer »normaler« werdende Gewohnheiten einer wachsenden Bevölkerungsgruppe ignorieren oder, schlimmer, als »kriminell« bekämpfen?

Eine ganz andere Angelegenheit ist es, zu argumentieren, daß Haschisch ohnehin »harmloser« sei als der verderbliche Alkohol. Mit diesem Argument hat die politische Gruppe der Jungdemokraten in der Bundesrepublik im Herbst 1979 wieder einmal einen Vorstoß unternommen, den Haschisch-Konsum für straffrei zu erklären. Hauptthese war dabei, daß Haschisch, im Gegensatz zu Alkohol, nicht süchtig mache.

Abgesehen davon, daß hier wieder das – weit schwächere – Marihuana mit Haschisch in einen Topf geworfen wird, sprechen doch eine Reihe von schwerwiegenden Punkten gegen solche leichtfertigen Vergleiche von Cannabis und Alkohol (s. Kasten S. 95).

Eine fragwürdige Diskussion
Medizinisch und psychologisch gesehen, ist Haschisch auf jeden Fall gefährlicher als Alkohol; über die Folgen anhaltenden Marihuanakonsums mag man sich immerhin noch eine Weile streiten. Das Fragwürdige an der ganzen Diskussion ist freilich, weshalb man die angebliche Harmlosigkeit einer Droge diskutiert, deren Vergleichsobjekt (Alkohol) schon mehr als verheerende Auswirkungen hat! Dann sollte man schon so ehrlich sein und sich auf die – politisch in der Tat sinnvolle – Frage konzentrieren, wie man sich am besten verhält, wenn offenkundig ein großer (und stetig größer werdender) Teil der Bevölkerung einfach tut, was ihm in puncto Cannabis beliebt. Beispiele:

● Der Musiker und ehemalige Beatle Paul McCartney wurde im Januar 1980 in Tokio auf dem Flughafen nach seiner Ankunft festgenommen, weil er 220 Gramm Marihuana bei sich hatte, das in Japan mit seiner strengen Drogengesetzgebung verboten ist. Es dauerte nur wenige

Wochen, und man beobachtete bei den Jugendlichen Japans ein Ansteigen des Konsums eben dieser Cannabis-Droge, so als wollten sie der älteren Generation ihren Trotz demonstrieren. Ein höchst bedenklicher Trotz, der hier durch ein beliebtes Pop-Idol angeheizt wurde und offensichtlich durch keinerlei Sachkenntnise der Jugendlichen über die Problematik ihres Verhaltens getrübt zu sein scheint; so als genüge das Verhalten des Vorbilds McCartney, um Marihuanarauchen als sinnvoll und unschädlich zu erweisen.

● Aber nicht nur in der Pop-Szene und im Underground einer sich weltweit entwickelnden »alternativen Kultur« werden Cannabis-Verbote mißachtet. Wenige Monate vor dem Beatle wurde, am 24. August 1979, auf Sardinien Rudolf Augstein, der Herausgeber des *Spiegel* verhaftet: Im Gepäck des 56jährigen wurde auf dem Flughafen Olbia 40 Gramm Haschisch gefunden. Der Polizei gegenüber erklärte er, daß er selbst keine Drogen nehme.

● Ebenfalls zum gutbürgerlichen Establishment gehört ein anderer Mann, der wegen Cannabis in den USA aus einem hohen Regierungsamt scheiden mußte. Ausgerechnet der britische Psychiater Peter G. Bourne, den Präsident Carter als »wahrscheinlich besten Rauschgiftexperten der Welt« bezeichnet und zu seinem obersten Drogenberater und Suchtbekämpfer ernannt hatte, stolperte im Sommer 1978 über Marihuana. Auf einer Party der Organisation NORML (die sich in den USA für die Legalisierung von Cannabis einsetzt), wurde er beobachtet, wie er selbst »kräftig mithaschte« (*Spiegel* Nr. 31, 1978). Wegen eines anderen Delikts angeklagt (er stellte Rezepte über ein streng kontrolliertes, weil süchtig machendes Schlafmittel aus), verteidigte er sich dann mit der – durchaus glaubhaften, von anderen Zeugen immer wieder geäußerten – Behauptung, es komme selbst in den Kreisen der Regierung häufig vor, daß Marihuana geraucht, Medikamente mißbraucht und gelegentlich auch Kokain geschnupft werde.

Ungleiche Gesetzgebung

Bourne trat von seinem Berateramt zurück, und Präsident Carter erließ ein eindeutiges Edikt, in dem er seine Mitarbeiter anwies, sie hätten die Gesetze zu befolgen wie andere US-Bürger auch. Aber das ist nicht so leicht, denn die inneramerikanische (bundesstaatlich geregelte) Drogengesetzgebung ist sehr unterschiedlich und spiegelt den unsicheren Stand von Wissenschaft und politischem Entscheidungsvermögen, vor allem aber das unbekümmerte Verhalten vieler Bürger wider. In elf US-Staaten sind die einstmals drakonischen Drogengesetze, zumindest in puncto Cannabis, bereits stark entschärft worden, in Alaska ist der persönliche Besitz und Genuß von Marihuana bislang sogar vollkommen straffrei (was dem Geist auch unserer eigenen Drogengesetzgebung nahekommt, die primär gegen die Händler gerichtet ist) – und in Missouri wurde im selben Zeitraum, als Bourne's Marihuana-Eskapaden bekannt wurden, einem Studenten vom Gouverneur die Begnadigung verweigert, den man für den Besitz eines einzigen *joints* sieben Jahre ins Gefängnis geschickt hatte.

Den Standpunkt amerikanischer Regierungsstellen legte das »National Institute of Law Enforcement« 1977 mit seinem Bericht »Marihuana – a Study of State Policies and Penalties ...« dar.

Heimliche ›Legalisierung‹?

McCartney, Augstein, Bourne und der namenlose Student sind nur vier Exponenten eines Verhaltens, das sich bestimmt nicht mehr mit Drogenaufklärung und polizeilicher Verfolgung kontrollieren oder gar verändern läßt. Cannabis ist in die westliche Kultur eingebrochen. Im toleranten Holland gab ein Diskjockey einmal wöchentlich die Marktpreise für Haschisch bekannt (jeden Samstag um zwei Uhr nachts, auf einem illegalen Privatsender); er war der Sohn einer ehemaligen Ministerin im niederländischen Kabinett. Besitz von Haschisch ist auch in Holland verboten. Aber man handhabt die Durchführung so, daß sie einer »heimlichen Legalisierung« schon ziemlich nahekommt.

Nach Angaben der »Hamburgischen Landesstelle gegen die Suchtgefahren« probiert angeblich schon jeder dritte bundesdeutsche Schüler mal Haschisch (oder Marihuana?). Demnach müßten von den rund 8,5 Millionen Schülern über zwölf Jahren weit über zwei Millionen mindestens schon einmal Haschisch geraucht haben (Rudi 1980)!

Letztendlich muß sich die Frage nach der Legalisierung wohl daran orientieren – und zwar leider jenseits irgendwelcher medizinischer und anderer wissenschaftlicher Bedenken –, ob man die – im Sinne der Volksgesundheit – nicht minder gefährlichen Substanzen Valium, Alkohol und Nikotin jedermann zur freien Verfügung läßt (Rezepte sind leicht zu erhalten, und Jugendschutzbestimmungen leicht zu umgehen) und eine andere Substanz, die neue Volksdroge Cannabis, weiterhin unter Strafandrohung und -verfolgung hält. Drogen jeder Art dienen wahrscheinlich in erster Linie der Selbst-Medikation und Selbst-Therapie (was nicht gelingen kann, → RA II und III). Darf man sie den danach bedürftigen Menschen vorenthalten?

Zusammenfassend läßt sich zur Frage der Legalisierung dies sagen: Da der Gebrauch jedes Nervengiftes schädlich ist und da gleichzeitig wohl die wenigsten Menschen in der Lage sind, sich aufgrund dieser Schädlichkeit dem Angebot der Rauschdrogen völlig zu entziehen (→ Alkohol; die meisten verfrühten Todesopfer fordert einwandfrei das Nikotin, dessen Gefahren jedermann bekannt sein dürften), müßte Cannabis eigentlich verboten bleiben, ja im Grunde gehörten die anderen erwähnten Substanzen (also auch alle in diesem Buch behandelten Rauschdrogen) streng verboten. Aber die gesellschaftliche und politische Realität, die ja leider eine andere Art von Vernunft fordert als die wissenschaftliche Realität, spricht für die Legalisierung zumindest der schwächeren Cannabis-Variante Marihuana (während das wesentlich stärkere Haschisch und schon gar Haschisch-Öl weiterhin streng kontrolliert gehören).

Eine solche Legalisierung wäre nur durchführbar, wenn Marihuana, sinnvollerweise in Zigarettenform, mit entsprechender Kontrolle des THC-Gehalts (und des Gehalts seiner vielen anderen

Wirk- und Schadstoffe!), öffentlich im Handel erhältlich wäre. Die entsprechend hoch anzusetzenden Steuern müßten zweckgebunden für die Therapie Cannabis-Abhängiger und zur Prophylaxe (Aufklärung etc.) eingesetzt werden.

Sollte nur ein Teil der in Tierversuchen gewonnenen Erkenntnisse sich auch beim Menschen als zutreffend herausstellen, so bedeutete dies: Gelegentlicher Konsum von Marihuana (oder auch Haschisch) ist wahrscheinlich harmlos – Dauerkonsum aber höchst gefährlich. Man kann aber nicht eine Droge für gelegentliches »Naschen« freigeben – und für Dauerkonsum sperren. Also konsequenterweise: striktes Verbot. Von Haschisch. Auch von Marihuana? Zwei Millionen kiffende Schüler zu »Kriminellen« stempeln? Wer will das verantworten? Welcher Politiker wird dieses heiße Eisen anfassen – das an beiden »Enden« heiß ist?

In mir (J. v. Sch.) sträubt sich alles angesichts eines solch schizophrenen Fazits, das sowohl für wie auch gegen eine Legalisierung von Cannabis (Marihuana) spricht. Aber ich kann mich auch nicht der Existenz dieser beiden geschilderten Realitäten entziehen!

Beim heutigen Stand der Dinge mag deshalb dem Ergebnis einer Umfrage aus dem Jahr 1970 mehr Gefühlswert als sachliche Information zukommen. 449 deutsche Fachleute für psychiatrische Probleme wurden unter anderem gefragt: »Wird man 1985 völlig legal sein Haschisch beim Drogisten kaufen können?« Von den Psychiatern bejahten das nur 34 Prozent, bei den Soziologen und Psychologen, die an psychiatrischen Kliniken arbeiten, waren es immerhin 71 Prozent (Pöldinger 1970).

Mag sein, daß sich 1995 wirklich eine Situation wie in Indien herauskristallisiert: Dort ist lediglich das starke Charas (Haschisch) unter staatlicher Kontrolle, während man Bhang (Marihuana) in der Gesetzgebung nicht einmal erwähnt (Ismail in: Wolstenholme).

8. Eine Fülle neuer Literatur

Die Veröffentlichungen über Marihuana und Haschisch, speziell über die Wirkungen auf den Konsumenten im gelegentlichen wie im Dauergebrauch bzw. Mißbrauch, haben aufgrund des steigenden Interesses und der Beunruhigung weiter Bevölkerungskreise sprunghaft zugenommen. Seit dieser Stichwortartikel über »Cannabis« vor fast 20 Jahren erstmals geschrieben wurde, erschienen allein im anglo-amerikanischen Sprachraum mehrere Tausend Aufsätze und Bücher. Wer sich einen ersten Überblick verschaffen möchte, dem seien die beiden Übersichten empfohlen, welche Nathan B. Eddy und Coy W. Waller und Mitarbeiter herausgegeben haben:

- *The Question of Cannabis – Cannabis Bibliography* (Eddy 1965),
- *Marihuana – An Annotaded Bibliography* (Waller u. a. 1976).

Allein der dickleibige Band von Waller und seinem Kollegen enthält 3045 Titel mit kurzen Inhaltsangaben *(abstracts)*; mit beiden Werken bekommt man »einen erschöpfenden Überblick über die Literatur zu Marihuana bis zum Jahre 1974« (Waller, S. VII).

Dieser Überblick wird laufend ergänzt durch die Monographien *Marihuana Research Findings* (Petersen), die – zweimal jährlich – ebenfalls *abstracts* zum Thema publizieren; sie werden herausgegeben vom »U. S. Department of health, Education, and Welfare«, Abt. »National Institute on Drug Abuse«, 5600 Fishers Lane, Rockville (Maryland), 20857.

Vergleichbare Übersichten im deutschen Sprachraum sind *Cannabis heute*, veröffentlicht als Vorbereitung der gleichnamigen wissenschaftlichen Tagung der »Deutschen Gesellschaft für Suchtforschung und Suchttherapie e. V.« im Oktober 1979 in Nürnberg (Labudde 1979), und *Haschisch – Konsum und Wirkung*, das 749 Veröffentlichungen Anfang der 70er Jahre zusammen-

faßt (Brigitte Woggon, Psychiatrische Universitätsklinik Zürich).

Das Fazit der Nürnberger Tagung war: Beim heutigen Stand der Forschung könne man noch immer kein klares Urteil über die genauere körperliche Schädlichkeit von Cannabis abgeben. Zu einem ähnlichen – vorläufigen – Urteil kommt der Frankfurter Psychiater Karl-Ludwig Täschner in dem von ihm herausgegebenen Buch *Das Cannabis-Problem*, der 411 Beiträge auswertet.

In die gleiche Richtung tendieren die Ergebnisse von

- *Cannabis and Man – Psychological and Clinical Aspects and Patterns of Use* (Conell und Dorn), das die Referate der dritten »International Cannabis Conference«[*] vorstellt, und von
- *Cannabis and Culture* (Rubin), mit den Vorträgen des »IXth International Congress of Anthropological and Ethnological Sciences« vom August 1973 in Chicago.

Lester Grinspoon ist in der zweiten Ausgabe seines *Marihuana Reconsidered* (1977) etwas vorsichtiger geworden und räumt ein, daß die Droge Cannabis doch nicht ganz so harmlos ist, wie er in der Erstausgabe von 1971 meinte; sein Verdienst ist es, den Blick-

---

[*] Diese Cannabis-Konferenz wird alljährlich von der Ciba Foundation in London veranstaltet.

winkel nicht nur auf die medizinischen Aspekte einzuengen (wie es seine Kritiker machen), sondern psychologische und soziale bzw. kulturelle Aspekte mit zu berücksichtigen. Die Neuausgabe enthält auch eine Zusammenfassung der Möglichkeiten, Cannabis als Medikament einzusetzen (s. hierzu auch Cohen und Stillman).

Einen Überblick speziell über die medizinischen Aspekte und mögliche Schädigungen geben Graham (1976), Nahas (1979) und Tinklenberg (1975), wobei das Buch von Nahas wegen seiner Intoleranz gegenüber andersdenkenden Kollegen mit entsprechender Vorsicht zu genießen ist (s. auch weiter oben, Kap. »Unheilbare Schäden?«). Mit derselben Zurückhaltung sollte man auch die Veröffentlichungen *Krieg dem Rauschgift* der »Anti-Drogen-Koalition (ADK)« entgegenbringen, die mit unglaublicher Wut und Fanatismus jeden bekämpft, der für mögliche positive Aspekte von Halluzinogenen ein freundliches Wort übrig hat; diese der »Europäischen Arbeiterpartei (EAP)« nahestehende Gruppierung schreckt auch vor Geschichtsfälschungen großen Stils nicht zurück (Näheres → RA I). Vergleichbare Vorhaltungen muß man natürlich auch der »anderen« Seite machen, die im Überschwang psychedelischer Aufbruchstimmung auch heute noch,

wo das Elend des Dauer-Kiffens allmählich sichtbar wird, Anweisungen zum Anbau von Cannabis und Haschisch-Kochbücher auf den Markt bringt, wie der *Volksverlag Linden*, die man mit Recht in den »Giftschrank« bzw. unter den Ladentisch verbannt; gerade den uninformierten Jugendlichen wird hier eine heile und lustige Drogenwelt vorgegaukelt, die nun ganz gewiß nicht und nirgends existiert. Gemeint sind *Marihuana-Anbau in der Wohnung* von Murphy Stevens, *Der Gras-Garten* und *Nebukadnezars Traum*, eine Neuauflage des *Haschisch-Kochbuchs* von Hans-Georg Behr (der inzwischen auch ein Buch über den Heroinhandel, *Weltmacht Droge*, veröffentlicht hat; offenbar hat er seine Meinung geändert und ist kritischer geworden.

Ein ausgewogenes Urteil geben Joseph Berke und Calvin Hernton in *The Cannabis Experience* ab, einer »interpretierenden Studie der Effekte von Marihuana und Haschisch«.

Mit den Langzeitwirkungen der Droge auf die Persönlichkeit und den Körper befassen sich die Studien von Jess R. Lord, *Marihuana and Personality Change* sowie – jüngeren Datums – *Hashish – Studies of Long-Term Use* von Costas Stefanis und Kollegen. Beide Studien betonen, daß der Dauerkonsum entsprechend gefährlich ist.

Bei Stefanis u. a., die 209 Quellen auswerten, heißt es jedoch: »Haschisch, eine vergleichsweise potente Form von Cannabis, ruft keine nachweisbaren Gehirnschäden hervor, zumindest nicht bei der Anwendung ausgeklügelter (sophisticated) Techniken der Elektroencephalography, Echoencephalography und psychologischer Tests. Die Autoren fanden keinen Beweis weder für ein organisches Syndrom geistiger Störung (*organic mental syndrom*) noch ein *amotivational syndrom* bei ihren der Arbeiterschicht angehörenden Probanden.« (S. V) Diese Arbeit von drei Psychiatern, durchgeführt in Griechenland, Jamaica und Costa Rica, wurde herausgegeben vom renommierten »National Institute on Drug Abuse (NIDA)« in Washington D. C. und mit einem Vorwort seines Direktors S. Szara vorgestellt, in dem er sagt:
»Die Ergebnisse (dieser Studie) deuten zwar an, daß Marihuana nicht das gefürchtete ›Killer-Kraut‹ ist, wie emotional voreingenommene Berichte uns glauben machen wollen; aber diese Arbeit spricht Haschisch oder Marihuana auch nicht frei davon, gesundheitliche Schäden hervorzurufen.« (S. V)
Deutlicher läßt sich der derzeitige Stand unseres Wissens über Cannabis wohl nicht beschreiben. Das mag Gegnern wie Befürwortern von Cannabis und seiner Legalisierung zu wenig, zu verwaschen sein. Aber Wissenschaftler, die ernstgenommen werden möchten, sollten sich darüber im klaren sein, daß das letzte Wort eben noch nicht zu sprechen ist. Was die Politiker nicht der Verantwortung enthebt, trotzdem Entscheidungen zu treffen; ob sie richtig oder falsch sind, wird dann die Zukunft zeigen.

»Der Konsum von Haschisch birgt weder bei akuter Intoxikation noch bei länger dauerndem mäßigem Konsum ein deutliches Gesundheitsrisiko; erhebliche körperliche Schädigungen des Organismus sind selten, soweit das heute beurteilt werden kann. Haschischkonsum kann zu Toleranz und mäßiger psychischer Abhängigkeit führen, doch ist dieses Abhängigkeitspotential und die Fähigkeit, soziale und psychische Folgen zu verursachen, deutlich schwächer im Vergleich zu anderen Drogen, wie Morphin/Heroin, Amphetamin/Kokain, Alkohol/Barbiturate. Körperliche, psychische und soziale Schädigungen werden wahrscheinlicher beim Vorliegen weiterer Risikofaktoren, die nichts mit der Droge Haschisch zu tun haben, aber auch bei steigender Dosierung und Häufigkeit des Konsums. Insofern sind die Risiken beim Gebrauch des Haschischkonzentrats (Haschischöl) höher zu veranschlagen als beim gewöhnlichen Haschischkonsum. Eine auf die Droge zurückzuführende erhebliche Gefahr des Umstiegs von Haschisch auf härtere Drogen ist nicht erwiesen.« (Zusammenfassung eines gemeinsamen Gutachtens der Psychiatrischen Universitätsklinik Basel und des Sozialpsychiatrischen Dienstes an der Psychiatrischen Universitätsklinik Zürich – Kielholz u. a. 1979, S. 1686)

Speziell mit den psychischen Erscheinungen des Cannabis-Rausches befaßte sich ausführlich Charles T. Tart in *On Being Stoned – A psychological Study of Marihuana Intoxication*. Das Buch basiert auf einer Untersuchung von 150 amerikanischen Kiffern, wie sie, subjektiv, ihre Räusche erlebt haben. Auf ähnliche Weise interviewte der Sexualforscher Günter Amendt deutsche Jugendliche zu *Haschisch und Sexualität*. Eine Einzelfallstudie einer »begleitenden Therapie« einer Haschischraucherin, die unter Haschischeinfluß eine starke Aktivierung ihrer Sexualität erlebte, legte Hanne-Lore von Canitz mit *Droge und Sexualität* vor. In ihrer wissenschaftlichen Anthologie *The Therapeutic Potential of Marihuana*, herausgegeben von

Sidney Cohen und Richard C. Stillman, werden die möglichen Anwendungen der Droge als Medikament untersucht, zum Beispiel in der Augenheilkunde und bei der Psychotherapie von Alkoholikern.

Mit pharmakologischen und biochemischen Fragen befaßt sich Marianne Widman in ihrer Dissertation *Bio Transformation and Protein Binding of Cannabinoids*. Hochinteressanten Detailfragen zur Kulturgeschichte des Haschisch behandeln die folgenden Arbeiten:

- die bereits erwähnte Vortragsammlung *Cannabis and Culture* (Rubin);
- Franz Rosenthal analysierte, wie Haschisch die mittelalterliche Moslem-Gesellschaft beeinflußte;
- Marianne Weber geht in ihrer Züricher Dissertation der Frage nach, wie J. J. Moreau de Tours (1804-1884), der Dichter wie Baudelaire und Gautier kannte und mit ihnen Haschisch rauchte, die Droge in der Psychiatrie einzusetzen versuchte;
- Walter Benjamins eigene Erlebnisse mit der Droge wurden 1972 gesammelt und neu herausgebracht;

(Die erwähnten Bücher sind alle erhältlich über die Bayrische Staatsbibliothek in München.)

Interessantes neues Zahlenmaterial publizierte im Sommer 1980 das *Wall Street Journal*. Demnach werden jährlich allein aus Kolumbien etwa 8000 Tonnen Marihuana in die USA geschmuggelt, angeblich zwei Drittel des nordamerikanischen Konsums. Aber auch das in Kalifornien selbst angebaute, hochgezüchtete *Sinsemilla* bringt erstaunliche Umsätze: für 1979 schätzt dieselbe Quelle den (illegalen) Handel auf eine Milliarde Dollar – das entspricht dem Wert der kalifornischen Traubenernte!

In der Februar-Ausgabe 1980 von *Science News* wird berichtet, daß sich hohe Vertreter der »Food and Drug Administration (FDA)« mit den Managern der zehn größten Chemie-Konzerne der USA getroffen hätten, um die kommerzielle Produktion von Tetrahydrocannabinol (THC), also dem reinen Wirkstoff des Cannabis, zu erörtern, eventuell in Tablettenform.

Nachtrag 1988

Es verstärkt sich, aufgrund vielfältiger Beobachtungen in den 8oer Jahren, weiterhin die Auffassung der Forscher (z. B. K. Stosberg und H. J. Lösch in einer neuen deutschen Studie an der Psychiatrischen Universitäts-Klinik Erlangen, sowie div. amerikanische Forscher, die Peggy Mann 1987 referierte), daß

- *gelegentlicher* Konsum von Marihuana und Haschisch vergleichsweise »harmlos« ist (für den Jugendlichen, der sich noch voll in seiner seelischen, geistigen und sozialen Entwicklung befindet, sicher weniger harmlos als für einen älteren Erwachsenen mit gefestigter Psyche und sozialem Status);
- dieser »gelegentliche Konsum« aber auch seine Tücken hat, denn eine neurotische Disposition kann – auch beim Erwachsenen – zum Dauer-Konsum führen;
- sich der Verdacht zunehmend verdichtet, daß im Cannabis auch Ingredienzien enthalten sind, die – wie bei Alkohol – auch im *physiologischen* (und nicht nur im psychologischen) Sinne suchtbildend wirken;
- Dauer-Konsum verheerende Folgen für seelische Verfassung, Sozialleben und Nervensystem des Individuums hat und eine große Gefährdung für die Funktion der Kultur und der Gesellschaft als Ganzem darstellt, vor allem, wenn der Konsum freigegeben würde.

Allein 1987 wurden bereits außerhalb der Grenzen der Bundesrepublik mehr als elf Tonnen (!) Cannabis beschlagnahmt, die für den illegalen Verkauf im Lande bestimmt waren. Diese Zahlen sprechen eine deutliche Sprache, wenn man sich vor Augen hält,

daß für einen kräftigen Haschischrausch, je nach Sorte, bereits ein
Gramm genügen kann: Elf Tonnen
entsprechen elf Millionen Rausch-
portionen.

Literatur:
Agurell, S., u. a., »Elimination of Tritium-
labelled Cannabinols in the Rat with spe-
cial Reference to the Development of
Tests for the Identification of Cannabis
Users«, in: Biochemical Pharmacology
18, 1969, S. 1195
»On the Metabolism of Tritium-labelled
Delta-1-Tetrahydrocannabinol in the
Rabbit«, in: Biochemical Pharmacology
19, 1969, S. 1333
Amendt, G., Haschisch und Sexualität,
Stuttgart 1974
Angst, J. »Halluzinogen-Abusus«, in:
Schweizerische Medizinische Wochen-
schrift 100, 1970, S. 710-715
Andrews, G., und S. Vinkenoog, The Book
of Grass, New York 1967
Baudelaire, Ch., »Le Haschisch - De l'Idéal
artificiel«, in: La Revue Contemporaine,
30. Sept. 1858; deutsch:»Die Dichtung
vom Haschisch«, in: Baudelaire, Ch.,
Die künstlichen Paradiese, Reinbek 1964
Behr, H. G., Das Haschisch-Kochbuch,
Darmstadt 1970
ders., Weltmacht Droge, Düsseldorf 1980
Benjamin, W., Über Haschisch, Frankfurt
a. M. 1972
Behringer, K., »Zur Klinik des Haschisch-
rausches«, in: Nervenarzt 7, 1932.
ders., »Zur Kulturgeschichte der Rausch-
gifte«, in: Studium generale 1948
Berke, J., und C. Hernton, The Cannabis
Experience, London 1974
Benabud, A., »Psycho-pathological
Aspects of the Cannabis Situation in Ma-
rocco:
Statistical Data for 1956«, in: Bulletin on
Narcotics 9, 1957, S. 1-15
Beverly, T. H., »Recent Changes in the
Patterns of Drug Abuse in London and
U. K.«, in: British Medical Journal 2,
1965, S. 1284
Bloomquist, E. R., Marihuana, Beverly
Hills 1968
Bochnik, H. J., »Der Schatten wird länger«
(Interview), in: Der Spiegel Nr. 33, 1970

Bouquet, J., Contribution à l'étude du
chanvre indien, Lyon 1912
Bouthol, B., Le Grand Maître des Assassins
(Hasan Ibn Sabbah), Paris 1936
Bracharz, K., »Kiffers Kino: Hoch-Zeiten
des Films«, in: Sphinx Magazin Nr. 9,
Sep., 1980, Basel (S. 4-9)
Bromberg, W., und T. C. Rodgers, »Mari-
huana and Aggressive Crime«, in: Ame-
rican Journal of Psychiatry 102 1946,
S. 825-827
Bschor, F., Herha, J., und N. Dennemark,
Junge Rauschmittelkonsumenten in
Berlin (West), Berlin 1970
Bux, K., »Polizeiliche Prävention bei der
Bekämpfung der Rauschgiftkriminali-
tät«, in: Kriminalistik, Nr. 5, 1980, S.
194 -202
Canitz, H.-L. von, Droge und Sexualität –
eine Fallstudie, München 1973
Carstairs, G. M., Die zweimal Geborenen,
München 1963
Chapple, P. A. L., »Cannabis, a toxic and
dangerous Substance. A Study of eighty
Takers«, in: British Journal of Addiction
(1, 1966, S. 269-282
Charen, S., und L. Perelman, »Personality
Studies of Marihuana Addicts«, in: Ame-
rican Journal of Psychiatry 102, 1946,
S. 674 bis 682
Chopra, R. N., Chopra, G. S., und L. C.
Chopra, »Cannabis sativa in Relation to
Mental Diseases and Crime in India«, in:
Indian Journal of Medical Research 30,
1942, S. 155-171
Clark, L. D., und E. N., Nakashima, »Ex-
perimental Studies of Marihuana«, in:
American Journal of Psychiatry 125, 1968,
S. 379-384
Cohen, S., und R. C. Stillman, The Thera-
peutic Potential of Marihuana, New York
1976
Connell, P. H., und N. Dorn (Hrsg.),
Cannabis and Man (Kongreß London
1974), Edinburgh, London, New York
1974
DuToit, B. M., Drug Use and South Afri-
can Students, Athens/Ohio 1978
Eddy, N. B., The Question of Cannabis –
Cannabis Bibliography, New York 1965
(United Nations Economic and Social
Council, 15. Sep. 1965)
Eliade, M., Schamanismus und archaische
Ekstasetechnik, Zürich/Stuttgart 1954
Erikson, Kindheit und Gesellschaft, 4.

Aufl., Stuttgart 1968
Farnsworth, D. L., zitiert nach P. H. Abelson, »LSD and Marihuana«, in: *Science* 159, 1968, S. 1189
Feuerlein, W., *Cannabis heute – Bestandsaufnahme zum Haschischproblem*, Wiesbaden 1980
Freud, S., *Die Traumdeutung* (1900), Ges. Werke Bd. II/III, Neudruck Frankfurt a. M., 1968, 4. Aufl.
Gautier, Th., »Le Club des Haschischines«, in: *Feuilleton de la Press médicale* 10. Juli 1843
Gelpke, R., *Vom Rausch im Orient und Okzident*, Stuttgart, 1966
Geber, W. F., und L. C. Schramm, »Effect of Marihuana Extract on Fetal Hamsters and Rabbits«, in: *Toxicological Applications of Pharmacology* 14, 1969, S. 276 bis 282
Goode, E. (Hrsg.), *Marihuana*, New York 1969
Graham, J. D. P., *Cannabis and Health*, London 1976
Grinspoon, L., »Marihuana«, in: *Scientific American*, 221, 1969, S. 17-25
Ders., *Marihuana Reconsidered*, 2. Aufl., Cambridge 1977
Grof, St., *Topographie des Unbewußten*, Stuttgart 1978
Haenel, Th. A., »Kulturgeschichte und heutige Problematik des Haschisch«, in: *Pharmakopsychiatrie / Neuropsychopharmakologie 3*, 1970, S. 89-115
Herodot, *Historien*, München (o. J.), Kap. 75
Hesse, E., *Rausch-, Schlaf- und Genußgifte*, 3., neubearb. Aufl., Stuttgart 1966
Hesse, H., *Der Steppenwolf*, Frankfurt a. M. 1971
Imhof, E. P., »Es geht um Geld, nicht um die Moral«, in: *Deutsche Zeitung* Nr. 46, 1979
Isbell, H., u. a., »Effects of Delta-9-Tetrahydrocannabinol in Man«, in: *Pharmapsychologia* 11, 1967, S. 184-188
Jünger, E., Brief an Albert Hofmann vom 27. 12. 1961 in: Hofmann, A., *LSD – mein Sorgenkind*, Stuttgart 1979, S. 184
Kaempfer, E., *Amoenitatum exoticarum*, 1712
Kalant, O. J., *An Interim Guide to the Cannabis (Marihuana) Literature*, Toronto 1968
Keeler, M. H., »Motivation for Marihuana Use: A Correlate of Adverse Reaction«, in: *American Journal of Psychiatry* 125, 1968, S. 386-390
Keeler, M. H., u. a., »Spontaneon Recurrence of Marihuana Effect«, in: *American Journal of Psychiatry* 125, 1968, S. 384ff.
Kew, M. C., u. a., »Possible Hepatoxity of Cannabis«, in: *The Lancet* 1, 1969, S. 578-579
Kielholz, P., und D. Ladewig, »Über Drogenabhängigkeit bei Jugendlichen«, in: *Deutsche Medizinische Wochenschrift* 95, 1970, S. 101-105
Diess. und A. Uchtenhagen, »Zur Frage der Gesundheitsschädlichkeit des Haschischkonsums«, in: *Schweizerische Rundschau für Medizin* 68, 1979, S. 1687-1693
Kirchgässer, P., *Haschisch und Marihuana, Beobachtung in zwanzig Fällen*, München 1969
Labudde, C. (Hrsg.), *Cannabis heute*, Bielefeld 1979
La Guardia, F. H. (Hrsg.), *The Marihuana Problem in the City of New York*, Lancaster 1944
Lemberger, L., Silberstein, S. D., Axelrod, J., und I. J. Kopin, »Marihuana…«, in: *Science* 170, 1970, S. 1320-1322
Lennertz, E., »Zur Frage der anti-sozialen Persönlichkeit jugendlicher Haschisch-Raucher«, in: *Zeitschrift für Sozialpsychologie* 1, 1970, S. 48-56
Leonhardt, R. W. (Hrsg.), *Haschisch-Report*, München 1970
Limentani, A., »On Drug Dependence: Clinical Appraisals of the Predicaments of Habituation and Addiction to Drugs«, in: *International Journal of Psycho-Analysis* 49, 1968, S. 578-590
Lord, J. R., *Marihuana and Personality*, Lexington/Mass. 1971
Ludlow, F. H., *Der Haschisch-Esser*, Basel 1980
Mader, R., und W. Sluga, »Neue Formen der Sucht unter Jugendlichen«, in: *Wiener Medizinische Wochenschrift* 120, 1970, S. 330
Marcovitz, E., und H. J. Myers, »The Marihuana Addict in the Army«, in: *War Medicine* 6, 1944, S. 382-391
McGothlin, W. H., und L. J. West, »The Marihuana Problem: An Overview«, in: *American Journal of Psychiatry* 125, 1968,

370–378
Mechoulam, R., und Y. Gaoni, »A total Synthesis of d1-Delta-Tetrahydrocannabinol, the Active Constituent of Hashish«, in: *Journal of the American Chemical Society* 87, 1965, S. 3273–3275

(*Medical Tribune*), »Marihuana ist gefährlicher als bisher angenommen«, zit. n. *Psychologie heute*, Feb. 1980 (Magazin-Teil)

Mellenthin, K., *Polizeiliche Möglichkeiten der Prävention* (unveröffentlichtes Manuskript 1979)

Mezzrow, M., *Really the Blues,* New York 1956

Moraes, A. O., »The Crimogenic Action of Cannabis (Marihuana) and Narcotics«, in: *Bulletin on Narcotics* 16, 1964, S. 23–28

Moreau de Tours, J.-J., *Du Haschisch et de l'Aliénation mentale,* Paris 1845

Munch, J. C., »The Toxicity of Cannabis Sativa (Marihuana)«, in: *Current Medical Digest* 35, 1968, S. 692–697

Nahas, G. G., Vortrag auf dem *Internationalen Therapiekongreß* in Genf, Sep. 1973 zitiert nach *Praxiskurier* Nr. 11, 1974)

Ders., *Keep off the Grass – a scientific Inquiery into the biological Effects of Marihuana,* Oxford, New York 1979

Ders., »Haschisch – eine harte Droge«, in: *Kampf dem Rauschgift,* Heft 2, Wiesbaden 1980, S. 38–47

Naranjo, C., *Die Reise zum Ich,* Frankfurt a. M. 1979

National Institute of Law Enforcement (Hrsg.) *Marihuana – a Study of State Policies and Penalties,* Washington D.C. 1977

Noonan, D., »Marihuanaland«, in: *Tages-Anzeiger Magazin,* Zürich, Nr. 13, 1980

Persaud, T. V. N., und A. C. Ellington, »Teratogenic Activity of Cannabis Resin«, in: *The Lancet* 2, 1968, S. 406

Petersen, R. C. (Hrsg.), *Marihuana Research Findings,* 5. Band, Washington D.C. 1978

Pillard, R. C., »Marihuana«, in: *The New England Journal of Medicine* 283, 1970, S. 294–303

Reclus, zitiert nach K. Beringer, »Zur Kulturgeschichte der Rauschgifte«, in: *Studium generale,* 1948

Reininger, W., »Haschisch«, in: *Ciba* 71,

1955, S. 2346–2372

Rosenthal, F., *The Herb – Hashish versus Medieval Muslim Society,* Leiden 1971

Rubin, V. (Hrsg.), *Cannabis and Culture,* The Hague 1975

Rudi, W., »Jetzt rauchen schon Kinder mit 13 Hasch«, in: *Welt* vom 25. 5. 1980

Scheidt, J. vom, *Der falsche Weg zum Selbst – Studien zur Drogenkarriere,* München 1976

Ders., *Hilfen für das Unbewußte – esoterische Wege der Selbsterfahrung,* München 1980

Schmidbauer, W., *Selbsterfahrung in der Gruppe,* München 1977

Seger, I., *Knaurs Buch der modernen Soziologie,* München 1970

Smith, D. E., *The new Social Drug – Cultural, Medical and Legal Perspectives on Marihuana,* Englewood Cliffs 1970

Solomon, D., *The Marihuana Papers,* New York 1966

Soueif, M. I., »Hashish Consumtion in Egypt with Special Reference to Psychosocial Aspects«, in: *Bulletin on Narcotics* 19, 1967, S. 1–12

Steckel, R., *Bewußtseinserweiternde Drogen,* Berlin 1969

Stefanis, C. (Hrsg.), *Hashish Studies of Longterm Use,* New York 1977

Stringaris, M. G., *Die Haschischsucht,* Berlin 1939 (2., überarbeitete Aufl. Berlin 1972)

Täschner, K. L., *Das Cannabis Problem,* Frankfurt a. M. 1979

Tart, Ch. T., *On being Stoned – a Psychological Study of Marihuana Intoxication,* Palo Alto/California 1971

Tashkin, D., Calvarese, B., und M. Simmons (zit. n. *Tages-Anzeiger,* Zürich, vom 17. 5. 1978: »Rauchen von Haschisch schädigt die Lunge erheblich«

Taylor, B., »Haschisch-Visionen«, in: Reavis, E. (Hrsg.), *Rauschgiftesser erzählen,* Frankfurt a. M. 1967

Thorwald, J., *Macht und Geheimnis der frühen Ärzte,* München 1962

Tinklenberg, J. B., *Marihuana and Health Hazards,* New York 1975

Vandenberg, Ph., *Das Geheimnis der Orakel,* München 1979

Waller, C. W., *The National Marihuana Programm: First Annual Report 1969* (Veröffentlichung des »National Institute of Mental Health« der USA)

133

Ders., Johnson, J. J., Buelke, J., und C.
Turner (Hrsg.), *Marihuana* (Bibliographie), London 1976(Research Institute
of Pharmaceutical Sciences, University
of Mississippi)
Wanke, K., u. a., »Jugend und Rauschmittel. Prävention, Therapie und Rehabilitation«, in: *Rehabilitation* 23, 1970, S.
1–5
Way, E. L., »Marihuana: Erst erforschen,
dann legalisieren« (Interview), in: *Praxis-Kurier* 41, 1970
Wayne, E. (Hrsg.), *Cannabis. Report by
the Advisory Committee on Drug Dependence*, London 1968
Weber, M., *J. J. Moreau de Tours
(1804–1884) und die experimentelle und
therapeutische Verwendung von Haschisch in der Psychiatrie*, Zürich 1971
Weil, A. T., u.a., »Clincial and Psychological Effects of Marihuana in Man«, in
Science 162, 1968, S. 1234–1242; deutsch:
»Marihuana: Klinische und psychologi-
sche Wirkungen beim Menschen«, in:
Leonhardt, a.a.O.
Widman, M., *Bio Transformation and
Protein Binding of Cannabinoids*, Upp-
sala 1975
Wissmann, H. v., *Unter deutscher Flagge
quer durch Afrika von West nach Ost*,
Berlin 1901
Woggon, B., *Haschisch – Konsum und Wir-
kung*, Berlin 1974
Wolff, P. O., *Marihuana in Latin America,
the Threat it Constitutes*, Washington
1949
Wolstenholme, G. E. W., und J. Knight
(Hrsg.), *Hashish: its Chemistry and
Pharmacology*, London 1965
Wormser, R., *Drogenkonsum und soziales
Verhalten bei Schülern*, München 1973
Young, W. M. (Hrsg.), *Report of the In-
dian Hemp Drug Commission*, Simla
1894; deutsch »Der indische Hanfdro-
gen-Report« (stark gekürzte Version),
in: Leonhardt, a.a.O.
Zinberg, N., »Marihuana – wie gefährlich
ist es wirklich?«, in: *Psychologie heute*,
Mai 1977, S. 26–34

Nachtrag 1988

Mann, P., *Hasch – Zerstörung einer Legende*, Frankfurt a. M. 1987

Stosberg, K. und H. J. Lösch, zit. nach
Schwab, D., »*Haschischrauch ist voller
Tücke*«, in: Südd. Zeitung vom 12. Febr.
1987

Captagon → Weckamine

Chandu *(Rauchopium)*
→ Opiate

Channa → Kanna

Chloroform → Lösungsmittel

Coca → Kokain

Coffein → Genuß-Drogen

Cohoba
(Parieá, Niopo)

Vom Fuß der Anden bis zum Kari-
bischen Meer kennen südamerikanische Indios eine Rauschdroge,
die sie aus den Samen und Blättern
einer Mimosenart mit dem botanischen Namen *Piptadenia peregrina* zubereiten. Cohoba (Synonyme: Parieá, Niopo) soll den Berauschten furchtlos und unempfindlich gegen Schmerzen machen. Es wird in religiösen Zeremonien verwendet; Medizinmänner benützen es, um Trancezustände zu erzielen, in denen sie
Kontakt mit dem Geisterreich
aufnehmen; unter Cohoba-Ein-
fluß peitschen sich bei den Initiationszeremonien junge Männer
mit Tapirhautriemen.
Cohoba wird geschnupft oder gekaut, da die Magen-Darm-Passa-
ge offenbar das wirksame Prinzip
zerstört. Bei diesem handelt es
sich um → Bufotenin.
Der LSD-Forscher Albert Hofmann, der auch diese Droge unter-

sucht hat, schrieb 1955 in einem Brief an Ernst Jünger:»Die Samen (der Mimose) werden verrieben, vergoren und dann mit dem Mehl gebrannter Schneckenschalen vermischt. Dieses Pulver wird von den Indios mit Hilfe eines hohlen, gabelförmigen Vogelknochens geschnupft ...« (1979, S. 178 f.).

Der Jesuitenpater Gumilla, der den Orinoco im 18. Jahrhundert bereiste, berichtete:»Die Otomacos schnupften das Pulver, bevor sie in den Kampf mit den Caribes gingen ... Diese Droge raubte ihnen komplett den Verstand, und sie griffen wütend zu den Waffen. Und wenn die Frauen nicht so geschickt wären, sie zurückzuhalten und festzubinden, so würden sie täglich grausame Verwüstungen anrichten. Es ist ein schreckliches Laster ...«

Bei Bufotenin und vielen anderen von Naturvölkern verwendeten Halluzinogen (→ Banisteriopsis caapi, → Epéna, → Nachtschatten-Drogen, Toloachi, Tonga) fällt auf, daß der erwünschte – halluzinogene und/oder erregende – Effekt fast immer sehr stark von körperlichen (vegetativen) Symptomen begleitet wird. Diese subjektiv und unangenehmen Erscheinungen erstaunen den europäischen Betrachter zunächst. Er erwartet, daß die sogenannten Primitiven, ebenso wie die Drogenkonsument in seiner Kultur, vor allem aus hedonistischen Grün-den ihren psychischen Zustand zu verändern suchen.

Ein Überblick über die oben zitierten Stichworte zeigt, daß diese Ansicht falsch ist. Der Primitive nimmt Cohoba und andere Drogen, um bestimmte (im weitesten Sinne) religiöse Ziele zu erreichen, um etwa als Schamane rasch ins Geisterreich zu gelangen und mit den Ahnengeistern Kontakt aufzunehmen. Die Rauschdrogen spielen eine wichtige Rolle in gemeinschaftlichen religiösen Riten, ja sie können eine neue Religion begründen (Peyote-Kult der »Native American Church«, → Meskalin). Da in den archaischen Religionen vielfach die Natur beseelt gesehen wird, fügen sich die Rauschdrogen - mächtige, hilfreiche Pflanzengeister - viel zwangloser in die geistige Welt des Primitiven ein, als das bei den ›künstlichen Paradiesen‹ des Zivilisationsmenschen der Fall ist (→ RA I).   W. S.

Literatur:
Cohen, S., *The Beyond Within*, New York 1968
Efron, D. H. (Hrsg.), *Ethnopharmacologic Search for Psychoactive Drugs*, Washington 1967
Gumilla, P. J., *El Orinoco Ilustrado*, 1741 (zit. n. Hofmann, 1979)
Hofmann, A., *LSD – mein Sorgenkind*, Stuttgart 1979
Schmidbauer, W., »Schamanismus und Psychotherapie«, in: *Psychologische Rundschau 20*, 1969, S. 29

Crack → s. S. 632

D

Datura → Nachtschatten-Drogen

Delysid → LSD

Designer-Drogen → s. S. 634

DMT
(Dimethyltryptamin)

DMT ist ein synthetisches Halluzinogen, das aber auch natürlich vorkommt (→ Epéna) bzw. natürlich vorkommenden Halluzinogenen chemisch außerordentlich ähnlich ist. Es unterscheidet sich von → Bufotenin, dem halluzinogenen Krötensekret und wirksamen Prinzip des → Cohoba-Schnupfpulvers, nur durch eine OH-Gruppe am Indolring. (Die Strukturformeln von Bufotenin, DMT und dem – beiden chemisch sehr ähnlichen – Neurotransmitter Serotonin finden sich in RA IV).

Wirkung

In einer Dosis von 0,7 bis 1,0 Milligramm pro Kilogramm Körpergewicht intramuskulär injiziert, führt DMT bereits nach drei bis fünf Minuten zu einem schlagartig einsetzenden Rausch, der dem durch andere Halluzinogene sehr ähnlich ist (→ LSD). Der DMT-Rausch unterscheidet sich vom LSD-Rausch lediglich durch eine stärkere körperliche Veränderung, vor allem eine gelegentlich massive Blutdrucksteigerung (um bis zu 70 mm Quecksilbersäule) und ›extrapyramidale‹ Bewegungsstörungen, die denen der Parkinson-Krankheit ähneln (fahrige Gesten, Grimassieren, Zukkungen der Glieder, tonische Krämpfe, langsam-gespreizte Bewegungen). Diese Bewegungsstörungen beruhen darauf, daß DMT offensichtlich auch die ›basalen Stammganglien‹ angreift, die im Zwischen- und Mittelhirn liegen und die unwillkürliche Körperhaltung sowie die unwillkürlichen Mitbewegungen der Glieder, etwa beim Gehen, regeln.

Diäthyltryptamin (DET), das chemisch analog strukturiert ist wie DMT, aber am Ende seiner Seitenkette zwei Äthylgruppen (C_2H_5 statt CH_3) trägt, wirkt ähnlich wie DMT; das gleiche gilt für Dipropyltryptamin (DPT).

W. S.

Literatur:
Cohen, S., *The Beyond Within*, New York 1968
Leuner, H. C., *Die experimentelle Psychose*, Berlin 1962
Szara, S., »Dimethyltryptamine: Its Metabolism in Man«, in: *Experientia* 12, 1956, S. 441
Szara, S., »The Comparism of the Psychotic Effects of Tryptamine Derivates with the Effects of Mescaline and LSD-$_{25}$ in Self Experiments«, in: Garattini, S., und V. Ghetti (Hrsg.), *Psychotropic Drugs*, Amsterdam 1957, S. 460

DoM → STP

Endorphine →s. S. 637

Epéna

Die Waika-Indianer, urtümliche Pflanzer im Amazonasgebiet, die in rund 200 Menschen umfassenden Gruppen ein halbnomadisches Leben führen, stellen aus der Rinde eines Baums mit dem botanischen Namen *Virola callophylloidea* ein halluzinogenes Schnupfpulver her. Der Baum wird geschält, die Rindeninnenseite mit einem Messer abgekratzt, das Pulver erst an der Sonne und dann über einem Feuer getrocknet. Vor Gebrauch wird das Schnupfpulver mit der Asche der Rinde eines zweiten, bis heute noch nicht identifizierten Baumes gemischt. Die normale Dosis beträgt einen Teelöffel der Rauschdroge pro Nasenloch.

Die ersten Symptome sind nach Berichten von Waika-Informanten, die Georg Seitz sammelte, heftiges Kopfweh und Übelkeit, die meist zu sofortigem Erbrechen führen (ein typisches Beispiel für zentral erregten Brechreiz über das ›Brechzentrum‹ im Hirnstamm, da Epéna ja geschnupft wird). Nach etwa drei Minuten steht der Berauschte auf und beginnt zunächst torkelnd, dann immer schneller und sicherer zu tanzen und monoton zu singen. In kurzen Abständen erhebt er die Arme und wendet sich mit gellendem Schrei dem nahen Gebirge zu. Er spricht mit den *Häkuli*, den großen Geistermännern, die im Himmel wohnen; Epéna »macht ihn so groß, daß er sie sehen kann«.

Epéna liefert ein Beispiel für die Plastizität der durch Halluzinogene bewirkten Visionen. Daniel, ein von Seitz beobachteter Waika-Indio, der die Missionsschule besucht hatte, sah unter dem Einfluß des halluzinogenen Schnupfpulvers Engel und unterhielt sich mit ihnen. Die Makropsie – man erlebt sich als Riese in einer gigantischen Welt oder auch in einer Welt von Zwergen – gehört zu den geläufigen Erlebnissen unter Halluzinogen-Einfluß. Einer der Autoren (W. S.) hat sich selbst unter Meskalin-Einfluß zwingend als langarmigen, behaarten Riesen erlebt, der – das Gesicht ungefähr in Höhe der Baumwipfel – dahinschreitet. Gordon Wasson glaubt, daß die Riesen und Zwerge unserer Märchen aus solchen Rauschgifterlebnissen entstanden.

Der schwedische Toxikologe Bo Holmstedt hat Tryptamin-Derivate als aktive Komponenten des Epéna-Schnupfpulvers identifiziert (→DMT, →RA IV). Interessant ist noch, daß Seitz den (subjektiven) Eindruck hatte, die Waikas würden Epéna öfter für *trips* als zu religiösen oder schamanistischen Zwecken (um etwa die *Häkuli* bei einer Krankheit zu befragen) nehmen. Sucht und körperliche Abhängigkeit beziehungsweise körperliche Schäden durch die Droge wurden nicht beobachtet.

Otto Zerries, vom Frankfurter Frobenius-Institut, hat das Lasha-Fest der Waika-Indianer beschrieben, bei dem das Schnupfen vom Epéna eine zentrale Rolle spielt.

Hans Becher berichtet, daß Epéna bei der Namengebung der Kinder beiderlei Geschlechts nach Vollendung des dritten Lebensjahres bei den Stämmen der Surára und Pakidái verwendet wird: »Der aus dem Tier- oder Pflanzenreich stammende Name wird dem Vater anläßlich seiner im Schnupfpulverrausch durchgeführten Gebete von den gigantischen Tier- oder Pflanzengeistern genannt«. (1960, S. 64)   W. S.

Literatur:
Becher, H., »Die Surára und Pakidái – zwei Yanonami-Stämme in Nordwest-Brasilien«, in: *Mitteilungen aus dem Museum für Völkerkunde Hamburg* XXVI, Hamburg 1960
Holmstedt, B., »Tryptamine Derivates in Epéna, an Intoxicating Snuff used by some South American Indian Tribes«, in: *Archive of International Pharmacodynamics* 156, 1965, S. 285–305
Schultes, R. E., »A new Narcotic Snuff from the Northwest Amazon«, in: *Botanical Museum Leaflets*, Harvard University 16, 1954, S. 241–260

Seitz, J. G., »Einige Bemerkungen zur Anwendung und Wirkungsweise des Epéna-Schnupfpulvers der Waika-Indianer«, in: *Etnologiska Studier* (Etnografiska Museet, Göteborg) Nr. 26, 1965, S. 117–132
Ders., »Epéna, The Hallucinogenic Snuff of the Waika-Indians«, in: Efron, D. H. (Hrsg.), *Ethnopharmacologic Search for Psychoactive Drugs*, Washington 1967
Wassén, S. Henry, »The Use of some Specific Kinds of South American Indian Snuff and Related Paraphernalia«, in: *Etnologiska Studier* (Etnografiska Museet, Göteborg) Nr. 26, 1965, S. 1–116 (dort findet man auch eine ausführliche Bibliographie weiterführender Literatur)
Wurdack, J. J., »Indian Narcotics in Southern Venezuela«, in: *The Garden Journal*, 8,4, New York 1958, S. 116–118
Zerries, O., »Das Lasha-Fest der Waika-Indianer«, in: *Die Umschau* 21, 1955, S. 662–665

Ephedrin → Weckamine

ET
(= Ergotamin-Tartrat)

ET, die Kurzform von Ergotamin-Tartrat, ist keine eigentliche Rauschdroge. Sie wird hier erwähnt, weil sie zumindest im Drogenhandel eine zentrale Rolle zu spielen beginnt. Wer ET besitzt, kann mit entsprechenden Hilfsmitteln – selbst → LSD-25 herstellen.

An sich ist das Präparat in Apotheken frei erhältlich (Kilopreis: derzeit etwa 23 500 Mark). Aber wer größere Quantitäten, und das sind bereits mehrere Gramm, kauft, macht sich inzwischen verdächtig, vor allem wenn er dem Apotheker unbekannt ist. Deshalb haben sich *underground*-Laboratorien, ähnlich wie die Heroin-Labors der verschiedenen *Connections* (→ Opiate), auf die Verarbeitung dieser Ausgangssubstanz für LSD-25 spezialisiert.

Solche Transaktionen großen Stils wurden der deutschen Öffentlichkeit erstmals Ende 1978 bekannt, als bei einem Prozeß in Frankfurt ein ehemaliger Drogenhändler aussagte, den die amerikanische Rauschgiftbehörde »Drug Enforcement Agency (DEA)« bei einer Razzia festgenommen und »umgedreht«, also zu einem ihrer eigenen Agenten geworben hatte.

ET dient der pharmazeutischen Industrie zur Produktion von Kopfschmerzmitteln und gynäkologischen Präparaten. Als die Firma Sandoz, nach Albert Hofmanns Rezept, noch LSD-25 herstellte, war es auch dafür der Grundstoff.

In Frankfurt waren im September 1978 die beiden US-Bürger William E. Backhus und Hadley C. Watson angeklagt, wobei Backhus als letzter Chef einer Bande galt, die sich eine Lücke in den deutschen Arzneimittel-Bestimmungen zunutze machte, und die USA mit aus dem legal erworbenen ET synthetisiertem LSD im geschätzten Gesamtwert von einer halben Milliarde Mark überschwemmten (Stuttgarter Zeitung vom 30. 11. 1978).

Als Hofmann Anfang der 30er Jahre begann, mit Lysergsäure zu experimentieren (ohne zu wissen, was er dabei 1938 entdecken würde), arbeitete er zunächst mit Ergotamin, dann mit dem chemisch eng verwandten Ergotoxin. Letzteres, ein Gemisch von mehreren Alkaloiden, benützte Hofmann, um Lysergsäure-Verbindungen herzustellen, deren 25. dann jenes Präparat wurde, das heute als → LSD-25 bekannt ist.

In seinen Lebenserinnerungen betont Hofmann, wie problematisch – und oftmals gefährlich – der Versuch sei, LSD im Heim-Labor selbst herzustellen: »Der Grund, warum LSD-Präparate des Schwarzhandels meistens weniger als die angegebene Menge und oft gar kein LSD enthalten, liegt, wenn es sich nicht um absichtliche Fälschung handelt, in der großen Zersetzlichkeit dieser Substanz. LSD ist sehr luft- und lichtempfindlich... Die Behauptung, LSD sei leicht herzustellen und jeder Chemiestudent sei in einem halbwegs gut eingerichteten Laboratorium dazu in der Lage, ist falsch. Wohl sind Synthesevorschriften publiziert worden und jedermann zugänglich. Anhand dieser detaillierten Angaben kann ein Chemiker – wenn er über reine Lysergsäure verfügt, die früher frei im Handel war, deren Besitz heute aber den gleichen gesetzlichen Bestimmungen unterliegt wie LSD –

die Synthese durchführen. Aber für die Isolierung von LSD aus der Reaktionslösung in reiner, kristallierter Form und für die Herstellung von haltbaren Präparaten bedarf es dann wegen der erwähnten großen Zersetzlichkeit dieser Substanz besonderer Einrichtungen und nicht leicht zu erwerbender spezieller Erfahrung.« (S. 83) Lysergsäure ist zwar inzwischen frei nicht mehr käuflich. Aber wer sie, und im nächsten Schritt LSD-25, herstellen möchte, der braucht sich nur das, jedenfalls in Deutschland, noch freie Ergota-min-Tartrat zu beschaffen, das Gramm zu 23,50 Mark. Die erwähnten amerikanischen Händler wurden nicht deshalb angeklagt, sondern weil man ihnen die Absicht vorwarf, die beiden nächsten Synthese-Schritte mit diesem ET vorzubereiten. Entsprechend eingerichtete Laboratorien und kriminelle Chemiker mit der »nicht leicht zu erwerbenden speziellen Erfahrung« haben die Rauschgift-Syndikate fraglos zur Verfügung.

J. v. Sch.

Literatur:
Hofmann, A., *LSD – mein Sorgenkind*, Stuttgart 1979

F

Fliegenpilz
(Amanita muscaria)

In vielen Pilzbüchern und selbst noch in medizinischen Lehrbüchern über Toxikologie (Giftkunde) kann man lesen, der Fliegenpilz *Amanita muscaria* sei ein gefährlicher Giftpilz. Das für seine Toxizität verantwortliche Alkaloid sei das Muskarin, eine der aktivsten ›parasympathikomimetischen‹ Substanzen, die es gibt. Muskarin erregt den parasympathischen Teil des vegetativen Nervensystems, erhöht den Tonus des Magen-Darm-Kanals, erweitert die Gefäße (gerötete Hautfarbe), verengt die Pupillen und führt zu heftigem Speichelfluß. Der Vergiftete ist stark erregt und kann tobsüchtig werden. Gegenspieler der Effekte des Muskarins ist ein anderes Alkaloid: das Atropin. (→ RA IV).

Diese bisherige Ansicht über die Giftigkeit des Fliegenpilzes kann heute nicht mehr in vollem Umfang aufrechterhalten werden. Der Zürcher Pharmakologe Peter G. Waser, der 1954 zusammen mit Konrad Eugster Muskarin erstmals in chemisch reiner, kristalliner Form isolierte, zweifelt daran, ob man es für die psychotoxischen Effekte des Pilzes verantwortlich machen kann. Muskarin wird nämlich durch die Darmwand kaum aufgenommen. Außerdem enthält der Fliegenpilz viel zu wenig davon, um ernstliche Vergiftungen auszulösen.

Die Zürcher Forscher haben im Fliegenpilz drei weitere, bisher unbekannte chemische Substanzen gefunden: Ibotensäure, Muscimol und Muscazon. Das Halluzinogen → Bufotenin ließ sich nur in Spuren nachweisen. Für die berauschenden Wirkungen des Fliegenpilzes ist es wohl kaum verantwortlich. Möglicherweise enthält *Amanita muscaria* noch bisher unbekannte psychoaktive Stoffe. Aber auch der Effekt des Muscimol, den Waser in Selbstversuchen erforschte, kann einen Teil seines Wirkungsbildes erklären. Obschon Muscimol nicht so intensive Halluzinationen auslöst wie etwa → LSD, sind seine Wirkungen doch beträchtlich: Es verändert Raum- und Zeitvorstellung, Wahrnehmung, Sprache und Denken. Die Umwelt wird illusionär verkannt. Louis Lewin hat beschrieben, wie Fliegenpilz-Berauschte eine winzige Pfütze für einen See hielten oder mit grotesken Sprüngen über ganz niedrige Hindernisse hinwegsetzten.

Diesen (psychischen) Mechanismus des Wachsens oder Schrumpfens durch Einwirkung von Pilzen hat auf amüsante Weise der britische Mathematiker Lewis Carroll in seinem Märchen *Alice im Wunderland* dichterisch verarbeitet.

Genau wie beim Fliegenpilz (Muscimol) ist beides möglich, wie die Raupe der Alice erklärt: »Von der einen Seite wirst du größer und von der anderen kleiner.« – »Eine Seite wovon? Und die andere Seite wovon?« dachte Alice im stillen. – »Vom Pilz«, sagte die Raupe... und war im nächsten Augenblick verschwunden... (Carroll, S. 53)

Waser hat Muscimol mit Wasser getrunken und über seine Erlebnisse nach verschieden hohen Dosen berichtet:

1. Fünf Milligramm führten nur zu einem Gefühl der Schläfrigkeit.
2. Zehn Milligramm führten zu Schläfrigkeit, schwerfälligen Bewegungen (Ataxie) und gehobener Stimmung. Die geistige Leistungsfähigkeit war eher stimuliert; Geschmacks- und Farbenempfindungen schienen leicht verändert. Nach drei Stunden klang die Wirkung völlig ab.
3. 15 Milligramm führten nach 40 Minuten zu einer ausgesprochenen Intoxikation mit starker Gangstörung (Waser konnte nicht mehr mit geschlossenen Augen gehen) und unartikuliertem Sprechen. Echobilder von Szenen, die schon einige Minuten vergangen waren, drängten sich ihm auf. Besonders störten ihn aber Krämpfe einzelner Muskelgruppen. Der ›erfrischende‹ Effekt war geringer als der von zehn Milligramm.

Alle modernen Untersucher stimmen darin überein, daß *Amanita muscaria* (im Gegensatz zu *Amanita phalloides*, dem tödlichen Knollenblätterpilz) nicht sehr giftig ist. Auch die populäre Etymologie, wonach man den Namen ›Fliegenpilz‹ von einer Verwendung als Fliegengift ableiten müsse, ist falsch. Wenn man nämlich experimentell prüft, was mit einer Fliege geschieht, die von Milch getrunken hat, in der Fliegenpilze eingeweicht wurden, beobachtet man, daß sie nur scheintot wird. Sie fällt zwar nach kurzen Flugversuchen betäubt nieder, erhebt sich aber nach einiger Zeit gesund wieder.

Die Droge und ihre Verwendung

Mit seinem hochroten, weißgetupften Hut gehört *Amanita muscaria* zu den bekanntesten Pilzen; er ist Symbol der Freude (›Glückspilz‹) – wohl eine Anspielung auf seine psychotropen Effekte. Der Pilz entwickelt sich aus einer rundlichen Knolle (er gehört zu den Wulstlingen, also den *Amanitaceae*). Anfänglich wird der Hut von einer weißen Haut bedeckt, die sich später in einzelne Warzenfelder auflöst. Quer durchschnitten, zeigt er unter der Huthaut eine kräftig zitronengelbe, sehr charakteristische Linie. Das schneeweiße Fleisch hat keinen besonderen Geschmack oder Geruch.

Der Fliegenpilz wächst in Europa und Asien bis nach Sibirien. Er bevorzugt siliziumhaltige Böden und steht mit Vorliebe unter Nadelbäumen. Waser gibt seine Giftigkeit im rohen Zustand (durch Kochen oder Braten werden die psychoaktiven Stoffe zerstört) mit folgendem Stufenschema an:

- Ein bis vier mittelgroße Pilze führen zu Dösigkeit, Übelkeit, Schwindel und Schläfrigkeit. Dazu können Euphorie und ein Gefühl der Schwerelosigkeit, vielleicht auch farbige Visionen auftreten.
- Fünf bis zehn Pilze lösen eine deutliche Vergiftung mit muskulären Zuckungen, Verwirrtheit, Erregungszuständen und lebhaften Halluzinationen aus, an die sich ein traumreicher Schlaf anschließt.
- Über zehn Pilze können tödlich sein, obschon es keinen exakt dokumentierten Fall einer tödlichen Vergiftung gibt, bei der Fliegenpilze allein die Ursache waren.

Regelmäßig als Rauschdroge verwendet werden Fliegenpilze heute nur noch in Sibirien, vor allem von den Kamtschadalen, Korjaken, Tschuktschen und Jukagiren. Der Brauch wird immer seltener, da ihn die Regierung für unerwünscht hält und durch entsprechende Propaganda bekämpft; wahrscheinlich noch wirksamer als die Gegenpropaganda (aber auf lange Sicht verderblicher) ist der Ersatz von *Amanita* durch Wodka.

Die Fliegenpilze werden meist im Sommer gesammelt und roh, in der Regel etwas welk, gegessen. Gelegentlich weicht man sie auch fünf bis sechs Tage in Wasser ein und trinkt den Aufguß, möglicherweise durch den Saft der Rauschbeere *(Vaccinium uliginosum)* oder des Weidenröschens *(Epilobium angustifolium),* gelegentlich auch durch Wodka ergänzt. Der mythische Zusammenhang, in den man hier wie bei allen Naturvölkern den Rauschgiftkonsum stellt, ist einfach. Die Pilze werden als Zwerge personifiziert, die im Besitz der Droge als allmächtig gelten. (Erwähnt seien hier die Schriften von Carlos Castaneda, der – im Zusammenhang mit Peyote – von der Droge als einem manchmal gefährlichen, Verbündeten spricht.) Nur Männer nehmen den Pilz.

Ohne direkten Beweis, allein aus dem Wirkungsbild des Muskarins (das zu Tobsucht führen kann, aber, wie man heute weiß, nicht in nennenswerten Mengen vom Körper aufgenommen wird), hat man versucht, *Amanita*-Intoxikationen für die Raserei der altskandinavischen Berserker verantwortlich zu machen, die nach den Berichten der Sagas vor Kampfeswut »in ihre Schilde bissen und gegen Eisen und Feuer fest« waren, worunter man nicht unbedingt magische Unverwundbarkeit verstehen muß, sondern möglicherweise nur eine Trance, welche sie die Wunden und die Hitze der Flammen nicht spüren ließ, wie man es bis heute in ekstatischen Kulten findet.

Wer die heutigen Resultate hinsichtlich der psychischen Effekte von *Amanita muscaria* kennt, wird die Berserker nicht mehr unter dem Einfluß des Fliegenpilzes sehen (obschon sicher auch das Wirkungsbild von *Amanita muscaria* durch autosuggestive Einflüsse, etwa »der Pilz macht mich zum Berserker«, stark verändert werden könnte). Immerhin stimmen die ethnographischen und die experimentellen Berichte darin überein, daß das allgemeinste und erste Symptom nach Fliegenpilzgenuß eine vom normalen Schlaf deutlich unterschiedene Dösigkeit ist, die rund 15 bis 20 Minuten nach dem Genuß einsetzt und einige Stunden dauert. Nur wenige Versuchspersonen überwinden dieses stuporöse Stadium. Sie erleben dann eine gewaltige Euphorie, die etwa drei bis vier Stunden anhält. Der bekannte Ethnomykologe Gordon Wasson, der in Japan Fliegenpilze aß, hat bei einem Selbstversuch nur eine gehobene Stimmung und dann einen zweistündigen Schlaf festgestellt. Nur bei einer der drei Versuchspersonen, einem bedeutenden japanischen Mykologen, war die Reaktion sehr positiv. Er geriet in Verzückung, begann zwanghaft hymnisch zu sprechen, etwa drei Stunden lang. Besonders auffällig war, daß er Menschen, die keine drei Schritte von ihm entfernt standen, mit der ganzen Kraft seiner Lungen anschrie.

Mit keiner anderen Rauschdroge teilt *Amanita muscaria* schließlich die Eigenschaft, daß seine wirksamen Stoffe weitgehend unverändert in den Urin übergehen. In Sibirien ist es üblich, geringe Dosen des teuren Rauschmittels (angeblich sollen die Korjaken einen Pilz für ein Rentier eingetauscht haben) dadurch zu strecken, daß man den Urin sammelt und trinkt. Da die halluzinogenen Substanzen aber nicht unbegrenzt dem Abbau im Körper widerstehen, kann man dieses Verfahren nicht beliebig oft wiederholen.

Die religiöse Bedeutung des Fliegenpilzes

Wie in England die *flies* waren im Mittelalter Fliegen auch in Deutschland ein Symbol für den Wahnsinn. Der Besessene des Mittelalters war von Fliegen befallen; Beelzebub galt als ›Herr der Fliegen‹. Dieser Glaube findet sich im gesamten nördlichen Eurasien. In Rußland, Dänemark, Deutschland und England bedeutet die Fliege Wahnsinn; eine populäre Bezeichnung für den Fliegenpilz ist ›Narrenschwamm‹.

Es scheint möglich, daß die vielfach nachdrücklich betonte Giftigkeit des Fliegenpilzes ebenso Folge der Unterdrückung eines Fliegenpilz-Kultes aus religiösen Gründen war, wie man etwa das weitverbreitete Vorurteil gegen Pferdefleisch aus einer Unterdrückung germanischer Kulte, in denen Pferde geschlachtet und sakramental verspeist wurden, erklären kann.

Gordon Wasson, der zusammen mit dem französischen Mykologen Roger Heim auch die halluzinogenen Pilze Mexikos wiederentdeckte (→ Psilocybin), hat sich wohl am gründlichsten mit der sakramentalen Bedeutung des Fliegenpilzes beschäftigt. Er glaubt, daß das bisher rätselhafte Soma der arischen Einwanderer nach Indien nichts anderes als *Amanita muscaria* war. Lange Zeit ist die Identität von Soma eines der größten Rätsel für Mythologen und Psychopharmakologen zugleich gewesen. Nach dem Bericht der ayurvedischen Texte mußten die Götter ihren Mit-Gott Soma erschlagen, um das erste Opfer einzuführen. Das Pressen des Soma, eine kultische Wiederholung dieser Tötung (obschon wohl auch hier der Ritus älter ist als seine mythische Erklärung), ergab einen Trank, der den Göttern Unsterblichkeit, den Menschen aber Visionen verschaffte, die ziemlich eindeutig dafür sprechen, daß Soma ein Halluzinogen war.

Diesen Kult brachten die Arier mit sich, als sie vor etwa 3500 Jahren von Norden her in das Tal des Indus einströmten. Die Hymnen, welche Priester zu Ehren des verherrlichten Soma sangen, der die Menschen den Göttern gleich machte, sind im »Rig-Veda« erhalten:

»Der Trank hat mich fortgerissen wie ein stürmischer Wind...
Das Denken hat sich mir dargeboten, wie eine Kuh ihrem kleinen Liebling...
Die eine Hälfte meines Ichs läßt die beiden Welten hinter sich...
Ich habe an Größe diesen Himmel und diese Erde übertroffen...
Ich merke, daß ich Soma getrunken habe.«

(Hymne X,119)

Lange Zeit haben Religionswissenschaftler und Botaniker herumgerätselt, welche Pflanze sich hinter Soma verbirgt. Die Zubereitung schien gegen das geläufigste Halluzinogen Indiens (die verschiedenen → Cannabis-Zubereitungen Bhang, Charas oder Ganja) zu sprechen. Da Soma ausgepreßt und noch am selben Tag getrunken werden muß, kann es sich auch nicht um Wein oder ein anderes alkoholisches Getränk gehandelt haben, geschweige denn um

Mohnsaft (→ Opiate). Von den Epheu-Arten, dem wilden Wein und den *Asklepiadeen (Asclepias acida)*, welche mit Soma identifiziert wurden, sind keine halluzinogenen Wirkungen bekannt.

120 Hymnen sind allein über Soma gedichtet worden. »Ist es möglich«, fragt Gordon Wasson, »daß so viel über eine Pflanze geschrieben werden konnte, ohne daß Aufschluß über ihre Identität gegeben wurde? Wie großartig, wenn die Dichter-Priester alle aufschlußreichen Beschreibungen, alle anschaulichen Metaphern bewußt unterdrückt hätten, damit der geschulte Leser unserer Tage die Pflanze nicht identifizieren kann! Aber nichts dergleichen geschah. Tatsächlich hat nämlich sich bisher nur kein ethnobotanisch geschulter Forscher, der sich für psychotrope Pflanzen interessiert, zu einer genauen Überprüfung der Texte bereitgefunden.«

Wasson hat mit bemerkenswerter Genauigkeit sämtliche Hinweise gesammelt und nach eingehender Überprüfung am Ende herausgefunden, daß Soma höchstwahrscheinlich mit *Amanita muscaria* identisch ist. Auf Grund linguistischer Überlegungen[*] nimmt

---

[*] Bei fast allen sibirischen Fliegenpilzessern kann die entsprechende Bezeichnung auf die Wortwurzel *pong* zurückgeführt werden, die mit dem griechischen *spongos* (Schwamm) verwandt ist.

Wasson an, daß die Sibirier die Sitte des Fliegenpilzes von den Ariern übernommen haben. Während aber in Indien und im restlichen Europa der sakramentale Genuß des Halluzinogens bald aufhörte, hat er sich im entlegenen Ostsibirien noch lange gehalten.

Um die gleiche Droge scheint es sich bei dem, ebenfalls noch nicht näher identifizierten, »huoma« der alten Perser gehandelt zu haben; gegen seine Verwendung hat sich Zarathustra stark gemacht (Frye 1971).

Robert Graves vermutet, daß *Amanita muscaria* auch bei griechischen Mysterienkulten – jenen des Dionysos und vor allem in den eleusinischen Mysterien – eine Rolle spielte. Einer der Autoren (W. S. 1968; → Dritter Teil, »Halluzinogene in Eleusis?«) hat eine Reihe von Einwänden gegen diese Hypothese vorgebracht.

Doch auch er betont, daß psychoaktive Drogen eine sehr große und oft übersehene Bedeutung in archaischen Religionen hatten (→ R A I). W. S.

Literatur:
Castaneda, C., *Die Lehren des Don Juan*, Frankfurt a. M. 1974
Carroll, L., *Alice im Wunderland*, Frankfurt a. M. 1970
Die Arbeiten von P. G. Waser und G. Wasson sind enthalten in:
Efron, D. H. (Hrsg.), *Ethnopharmacologic Search for Psychoactiv Drugs*, New York 1967
Frye, R. N., Artikel »Zarathustra« in: *Die Großen der Weltgeschichte*, Bd. 1, München 1971
Graves, R., *Steps*, London 1958
Haas, H., *Pilze Mitteleuropas*, Stuttgart 1966
Heim, R., und G. Wasson, *Les champignons hallucinogènes du Mexique*, Paris 1958
Pavlovna, V., und G. Wasson, *Mushrooms, Russia and History*, New York 1957
Schmidbauer, W., »Halluzinogene in Eleusis«, in: *Antaios* 10, 1968, S. 18

Flugsalben → Hexensalben

G

Genuß-Drogen

Selbst in der Fachliteratur werden *Rauschdrogen* und *Genußmittel* säuberlich voneinander getrennt. Bereits im Titel des bekannten Lehrbuches von K. Møller kommt das zum Ausdruck: *Rauschgifte und Genußmittel*. Dies liegt offenkundig darin begründet, daß Alkohol und Haschisch andere Wirkungen haben als Kakao und Tabak.

Aber ist der Unterschied wirklich so gravierend? Mit Ausnahme des Kakao, der wahrscheinlich wirklich harmlos ist (außer Verstopfung braucht der Dauerkonsument nichts von dieser schmackhaften Substanz zu fürchten), sind zumindest die Hauptwirkstoffe von Tee, Kaffee und Tabak ziemlich gefährlich, jedenfalls bei längerem Mißbrauch.

Hier, im *Handbuch der Rauschdrogen,* finden sie mit Recht ihren Platz, weil sie suchtbildend und bei Dauergebrauch gesundheitsschädigend sind. Ein Zahlenvergleich mag dies veranschaulichen. Jedes Jahr sterben in den USA an den direkten oder indirekten (Langzeit-)Wirkungen

– des Heroins rund 4000 Menschen,
– des Alkohols rund 40000,
– des Nikotins (vor allem: der Zigaretten) rund 400000!

Das Nikotin gehört also ohne Frage hierher, zumindest was seine Schädlichkeit infolge Sucht betrifft. Aber es sei hier auch noch eine These angeboten, die weiter dafür spricht, von regelrechten Genuß-*Drogen* zu sprechen, oder sogar von Giften – wie Erich Hesse im Titel seines Lehrbuchs *Rausch-, Schlaf- und Genußgifte.*

1. Der Mini-Rausch

Wer zum erstenmal in seinem Leben oder nach längerer Abstinenz eine Zigarette »auf Lunge« raucht, wird feststellen, daß die Wirkung sehr intensiv ist. Schwindelgefühl, leichte Benommenheit, ja sogar eine Art Verwirrtheit kann auftreten. Desgleichen lassen sich eine milde Euphorie, Blutandrang im Kopf und verwandte Zustände beobachten. Allerdings hält all dies nur kurz an, nur wenige Minuten. Und die Wirkungen sind auch vergleichsweise schwach, wenn man beispielsweise einen Haschischrausch als Maßstab nimmt. Aber darauf kommt es gar nicht so sehr an. Grundsätzlich kann man bei nahezu allen Genuß-Drogen einen solchen *Mini-Rausch*zustand feststellen, vor allem beim Kaffee (Coffein) und beim Tabak (Nikotin). Man könnte also sagen, daß ein Zigarettenraucher sich mit jedem tiefen Lungenzug (anders ist die Wirkung wesentlich schwächer) ein wenig antörnt, nicht anders als der Kiffer mit seinem *joint.* Eine Zigarette rauchen hieße demnach also: sich eine Kette von Mini-Räuschen zu verschaffen.

Die Gewöhnung sorgt dafür, daß davon bald nichts mehr bewußt wird, daß nur noch der eher grobe Eindruck von Beruhigung und/ oder Anregung wahrgenommen wird (beide Zustände werden paradoxerweise, oft gleichzeitig, vom Nikotin hervorgerufen, durch Stimulation verschiedener Gehirnzentren).

Louis Lewin spricht in seinem Standardwerk »Phantastica« im Untertitel von »betäubenden« und »erregenden« Genußmitteln und schließt Kaffee, Tee, Kakao und Betel ausdrücklich mit ein. Anders als bei den Gewürzen, die ja – auch wenn sie noch so intensive Geschmackswirkung entfalten – stets nur verhältnismäßig oberflächlich und kurzzeitig wirken und lediglich Beiwerk zu anderen Genüssen sind, geht es bei den ausgesprochenen Genuß-Drogen stets um die jeweilige Substanz und ihre »in die Tiefe« reichenden Effekte selbst; sie mag dann zusätzlich noch gewürzt sein (z. B. chinesisch-indischer Tee mit Bergamott-Öl zu der Sorte »Earl Grey«).

Auch den Wein, in kleinen Mengen genossen, könnte man im Grunde zu den Genuß-Drogen rechnen – aber seine verheerenden Wirkungen als Rauschmittel bei anhaltendem Konsum verweisen ihn auf einen entsprechenden eigenen Platz (→ Alkohol).

Wir folgen der Einteilung von Hesse (1971), wenn wir folgende Genuß-Drogen unterscheiden:

– Die Purin-Drogen (Kaffee, schwarzer Tee, Maté, Guaranà, Kola, Kakao),
– die Betelnuß,
– den Tabak (Nikotin).

2. Die Purin-Drogen

Obgleich sie botanisch nicht miteinander verwandt sind und auf verschiedenen Kontinenten gedeihen, produzieren bestimmte Pflanzen dieselben Wirkstoffe: die Purin-Abkömmlinge: Coffein, Theophyllin, Theobromin und Adenin. Der Kaffee- und Tee-strauch, die *Ilex*-Arten (Maté wird aus ihnen gewonnen), die *Paullinia*-Liane (die die Guaranà-Paste liefert), der Kola-Baum und der Kakao-Baum verkörpern so eine Eigenart innerhalb der Botanik, die sich vergleichen läßt mit den Lysergsäure-Derivaten (→ LSD, → Ololiuqui, → Psilocybin und Coramin) und den Harmin-Alkaloiden (→ Banisteriopsis caapi, → Harmalin und → Ibogain).

»Dabei ist es interessant zu sehen, wie vor langer Zeit menschliche Suchinstinkte aus der verwirrenden Fülle von Pflanzen jene Arten aufspürten, welche als Purinträger zu Genußzwecken in Frage kommen, wie er fand, wann welche Blätter, Früchte und Samen ihren höchsten Nutzwert besitzen und welche Aufbereitung die Droge am besten aromatisiert.«

Die Entdeckung der Fermentierungsmethoden (zum Beispiel durch Rösten oder Gären) ist »eine um so erstaunlichere Leistung, als die Verarbeitungsprozesse bei den einzelnen Pflanzen ganz verschieden sind«. (Hesse, S. 150 f)

a) Kaffee

Die Heimat des Kaffeestrauchs soll das abessinische Hochland sein. Im Mittelalter gelangte der Kaffee nach dem Jemen (wo man den Mokka kreierte) und nach Arabien; Mekka-Pilger brachten ihn wahrscheinlich in die gesamte mohammedanische Welt, dann auch nach Europa.

Der Siegeszug war nicht ohne Rückfälle. Zeitweilig wurde das Genußmittel heftig bekämpft, ehe es in orientalischen »Schulen der Weisheit« und im Wiener Kaffeehaus eine Art Höhepunkt der Kultur markierte. Die medizinische Fachwelt sagte in ihren Gutachten dem aufputschenden Getränk schon bald den Kampf an. Im Jahr 1679 schreibt ein Anonymus an der medizinischen Fakultät der Universität in Marseille: »Die verbrannten Partikelchen, die er im Überfluß mit sich führt, besitzen eine so stürmische Kraft, daß sie, wenn sie ins Blut dringen, die ganze Lymphe mit sich reißen und die Nieren austrocknen. Ferner bedrohen sie das Gehirn; nachdem sie seine Flüssigkeit, seine Windungen ausgedörrt haben, halten sie sämtliche Körperporen offen und verhindern so, daß die schlafbringenden, tierischen Kräfte zum Gehirn emporsteigen. Die im Kaffee enthaltene Asche verursacht durch diese Eigenschaften so hartnäckige Wachzustände, daß der Nervensaft eintrocknet, wo es unmöglich ist, ihn zu ersetzen, tritt allgemeine Erschlaffung ein, Paralyse und Impotenz. Und durch das Sauerwerden des Blutes, das bereits so schwach wurde wie ein Flußbett im Hochsommer, werden sämtliche Körperteile saft-entblößt und der ganze Körper verfällt der schrecklichsten Magerkeit.« (Zit. n. Schivelbusch 1980, S. 54 f.) Darob besorgte Regenten ließen, beispielsweise in Istanbul, die Kaffeetrinker verprügeln, ihnen die Zunge herausreißen – oder sie gar in Kaffeesäcke einnähen und ins Meer werfen. Aber das Coffein, das man wegen seiner stimulierenden Wirkung als eine Art mildes → Weckamin ansehen darf, war stärker.

Irgendwann erkannten die Regierungen dann auch, daß es sinnvoller sei, die Droge als Genußmittel zu legalisieren und durch kräftige Besteuerung dem Staatssäckel zusätzliche Einnahmen zu verschaffen, z. B. in der Bundesrepublik 1987: 1,6 Milliarden.

Die wichtigsten Anbaugebiete sind heute Lateinamerika (Brasilien, Costa Rica, Guatemala, Honduras, Nicaragua), Afrika (Abessinien, Kamerun, Kenia) und Asien (Hawaii, Indien, Java, Sumatra).

Die Welternte an Kaffee betrug 1974: 4,87 Millionen Tonnen.

Erst wenn die Kaffeebohnen geröstet werden, sind sie genießbar und entfalten ihr kräftiges Aroma. Der wichtigste Wirkstoff ist das Coffein (= 1.3.7-Trimethylxanthin); er wurde 1819 von F. F. Runge entdeckt. Er bildet seidenglänzende Kristalle, die bei 180° Celsius sublimieren, bei 235° schmelzen, mäßig löslich in kaltem, aber gut löslich in heißem Wasser sind (daher das Aufbrühen). Es ist ein Krampfgift, das im menschlichen Kreislauf sehr unterschiedliche Wirkungen hat. An der Peripherie erweitert es die Arterien des Gehirns, der Nieren, der Lunge und des Herzens und fördert die Durchblutung dieser Organe (deshalb kann Kaffe gegen leichte Kopfschmerzen helfen und regt die Blasenfunktion an). Zentral reizt es das vasomotorische Zentrum und führt zu einer Steigerung des Blutdrucks.

In Mengen von mehr als einem Gramm wirkt Coffein als Gift; mehr als zehn Gramm sollen tödlich sein, doch ist bislang noch kein Fall von letaler Coffein-Vergiftung bekannt (Kotschenreuther 1978, S. 168).

Ausführlichere Informationen zur Biochemie und Physiologie des Kaffees findet man bei Hesse (1971, Teil IV, 3).

Das wichtigste ist natürlich die psychische Wirkung. Sie reicht von der milden Anregung, die die »Gedanken schärft« bis hin zur Aufputschung, bei der das Denken fahrig und zusammenhanglos wird, ähnlich wie bei einem Amphetamin. (Man vergleiche auch die Wirkung von → Kath.)

Das Geschäft mit dem Kaffee ist fest in der Hand internationaler Konzerne, die gerade in den Produktionsländern über führende Familien (die häufig auch die Regierung mitbestimmen oder sogar stellen – s. den Somoza-Clan in Nicaragua bis zu seiner Entmachtung 1979) den Anbau und die Preise diktieren. Wenn sich die Anbauer diesem Diktat entziehen möchten, kann dies fatale Folgen haben. Albert Hofmann berichtet von einer Mexiko-Reise, daß man den Präsidenten einer der Provinzen ermordete und verstümmelte, weil er durch Ausschaltung des Zwischenhandels den Kaffeepreis für die produzierenden Indios günstiger gestalten wollte.

Bereits bei dieser so harmlosen Droge findet man also ein Muster, das dann bei den eigentlichen Rauschgiften sich, wenngleich wesentlich verschärft, wiederholt. Nur ist das ganze komplexe Spiel von Produzenten, Händlern, Veredlern, Konsumenten und – Steuern kassierenden – Regierungen im vorliegenden Fall ganz legal. – Was sagt die moderne Medizin über die langfristigen Folgen und Gefahren des Kaffeegenusses? Interessanterweise bestätigt sie in einem gewissen Sinne, was schon die damals als Ignoranten verschrieenen Gutachter vergangener Jahrhunderte behaupteten: Man hüte sich vor diesem Zeug!

Die unmittelbar wahrzunehmenden Folgen von Kaffeemißbrauch sind Schlafstörungen und Zustände allgemeiner Nervosität sowie zunehmende Schmerzen in der

Herzgegend und unregelmäßiger Puls. In einem Selbstversuch trank Lewin jeden Tag zwölf Tassen starken Kaffees; er mußte das Experiment nach zwei Wochen abbrechen, weil ihn quälende Schlaflosigkeit, Ohrensausen und Sehstörungen mit Einschränkungen des Sehfeldes heimsuchten.

Die Schlafstörungen sind deshalb so bedenklich, weil sie zum entsprechenden Ge- und Mißbrauch von → Schlafmitteln führen: Dann beginnt das gefährliche Wechselspiel von Aufputschen (durch das Coffein) und Betäuben (durch Barbiturat oder Methaqualon), das sich bald selbständig macht.

Bohnenkaffee und seine Wirkungen wurden inzwischen allein seit 1950 in mehr als 2500 Studien untersucht. Er verlor dabei einiges von seinem längere Zeit ganz guten Ruf. Neben den Schlafstörungen fallen besonders Gallenkoliken und Magengeschwüre sowie eine Verstärkung der Herzinfarktanfälligkeit ins Gewicht.

Allerdings betont David Robertson, Leiter eines Ärzteteams in Nashville, der sich an der Vanderbilt-Universität mit den Wirkungen des Coffeins auf den menschlichen Stoffwechsel befaßte: Zwei bis drei Tassen täglich dürften der Gesundheit nicht schaden. Offenbar gewöhne sich der Organismus auch an größere Mengen – aber Patienten mit irgendwelchen Herzrhythmusstörungen sollen sich nach seiner Ansicht vor Kaffee hüten (Robertson 1980).

Die Frage nach einer möglichen (physischen) Coffeinsucht konnte bisher nicht bejaht werden. Aber der englische Wissenschaftler John Timson (1980) von der Universität Manchester erinnert an die möglichen Schäden durch die Röststoffe im Kaffee. Solche Schadstoffe sind übrigens auch im »coffein-freien« Kaffee enthalten; diesem wirft man zudem vor, daß beim Auswaschen des Coffeins (mit Benzoesäure) zusätzliche Schadstoffe entstehen die noch weit gefährlicher seien, als das Coffein selbst. Es ist natürlich in einem gewissen Sinn Augenwischerei, wenn Kaffee als »coffein-frei« bezeichnet werden darf und zwar aufgrund des Lebensmittelgesetzes (§ 4, Ziffer 3, Verordnung über Kaffee vom 10. Juni 1930), selbst wenn er noch 0,03 Prozent Coffein enthält! Normaler Kaffee enthält dagegen 0,96 bis 2,10 Prozent Coffein.

Als einer der größten Kaffeesäufer, anders kann man ihn nicht nennen, galt Honoré de Balzac (1799-1850). Um seine riesigen Schulden abzutragen, in die er sich durch gewagte finanzielle Abenteuer gestürzt hatte, schuftete der Schriftsteller schließlich bis zu 20 Stunden am Tag, beim Schein von Kerzen bis spät in die Nacht, wachgehalten von sirupähnlichem, schwarzem, überstarkem Kaffee, den er kannenweise buchstäblich in sich hineinschüttete. Einer seiner Biographen hat ausgerechnet, daß er im Lauf seines Arbeitslebens von 30 Jahren 50 000 Tassen davon zu sich nahm! In den letzten Lebensjahren, als seine überstrapazierte Phantasie ihn mehr und mehr im Stich ließ, versuchte er, mit Opium auszugleichen, was das Coffein und der sonstige Raubbau an Auszehrung seiner Gesundheit bewirkt hatte. Aber das verschlimmerte die Situation natürlich nur noch (vom Scheidt 1977, S. 212).

Mit der spannenden Kulturgeschichte dieser und der anderen Genuß-Drogen hat sich ausführlich Wolfgang Schivelbusch befaßt, in seinem zudem prächtig illustrierten Buch *Das Paradies, der Geschmack und die Vernunft* (1980). Er weist darauf hin, daß sich mit der Einführung von Tee, Kaffee und Schokolade/Kakao im 17. Jahrhundert die »Genuß-Welten« in zwei Lager spalteten:
– das bürgerlich-protestantisch-geschäftsmäßige und
– das feudal-luxurierend-drohnenhaft–katholische.

»Macht der Kaffee ruckartig wach für den Arbeitstag, so kultiviert die Schokolade eher jenen Zwischenzustand von Liegen und Sitzen, den die zeitgenössischen Abbildungen wiedergeben: das all-

morgendliche Erwachen einer untätigen Klasse zum gepflegten Nichtstun« (S. 99). Hochinteressant auch die Beobachtung von Schivelbusch, daß der Kaffee in Europa einen drastischen Bedeutungswandel erfuhr, vom zunächst »öffentlichen zum häuslichen« Getränk, das erst später in die Privatsphäre gelangte:

»In seiner öffentlich-heroischen Phase, dem Kaffeehaus, wirkt der Kaffee als eine energisch verändernde, neue Wirklichkeiten schaffende Macht. Als er ins Bürgerhaus abwandert, um Frühstücks- und Nachmittagsgetränk zu werden, wird er passiv, tendenziell idyllisch. Er symbolisiert nicht mehr ausschließlich den dynamischen Bereich von frühbürgerlicher Öffentlichkeit, Politik, Literatur, Geschäftsleben, sondern zunehmend steht er für häusliche Gemütlichkeit.« (1980, S. 78)

b) Tee

Der (schwarze) Tee wird gerne unterschätzt, wird für »schwächer« gehalten als der Kaffeesud. Dies gilt nur bedingt. Gleich ob es sich um eine Tasse Kaffee oder Tee handelt: Sie enthält 100 bis 150 Milligramm Coffein (Maté-Tee etwa die Hälfte). Gießt man den Tee kräftig auf, so wie die Holländer, kommt er dem Kaffee in der Wirkung sehr nahe und ruft wie dieser Schlaflosigkeit, Nervosität und Herzstörungen hervor. Die Inder kochen den (bereits erhitzten) Tee kurz mit Milch auf, was ihn milder macht.

Ernst Jünger (1948) unterscheidet vor allem die Wirkung auf die Psyche: »Der Tee ist meiner Ansicht nach ein Phantasticum, der Kaffee ein Energeticum – daher besitzt der Tee auch einen ungleich höheren musischen Rang. Ich merke beim Kaffee, daß er das feine Gitter von Licht und Schatten zerstört, die fruchtbaren Zweifel, die während der Niederschrift eines Satzes auftauchen. Man überfährt seine Hemmungen. Am Tee dagegen ranken sich die Gedanken genuin empor.«

Aber solche Einschätzungen werden immer sehr subjektiv ausfallen und sind auch sehr zeitgebunden. Das reicht bis in die Fachliteratur, etwa wenn Ernst Freiherr von Bibra in seiner Monographie *Die Narkotischen Genußmittel und der Mensch* (1855) Kaffee wie Tee den »Narkotika« zurechnet, welchen Begriff man heute praktisch nur noch für die → Opiate und den → Alkohol reserviert.

Der Tee (eigentlich: *die* Tee) stammt aus dem Grenzgebiet zwischen Indien und China, daher sein weiblicher, botanischer Name: *thea sinensis*. Seine Stammpflanze, *thea assamica*, schießt in der Heimat Assam bis zu 20 Meter hoch und bildet dort ganze Wälder. Die kultivierte kleinere Ver-

sion wächst auf Sträuchern und Bäumchen mit immergrünen Blättern. In China wird sie seit dem sechsten Jahrhundert n. Chr. in größerem Umfang als Genuß-Droge benützt; gekannt hat man sie dort jedoch schon mindestens im dritten Jahrtausend v. Chr. Die Bedeutung des Tee als geistig anregendes, *nicht* berauschendes Getränk, das deshalb in den patriarchalen Hochkulturen als besonders hochwertig angesehen wurde und wird, schlägt sich nieder in Legenden und Ritualen. Bodhidarma, ein Jüngling Buddhas, wurde während nächtlicher Meditationen vom Schlaf übermannt. Da er dieser menschlichen Schwäche nicht ein weiteres Mal nachgeben wollte, schnitt sich der Heilige die Augenlider ab. Dort, wo sie auf die Erde fielen, schlugen sie Wurzeln und brachten sogleich einen Strauch mit grünen Blättern hervor. Als Bodhidarma am nächsten Morgen staunend davon kostete, wurde er plötzlich hellwach. Er hatte die Kraft des Tees entdeckt. Im Japanischen bezeichnen noch heute dasselbe Wort und Schriftzeichen sowohl »Augenlid« als auch »Tee«. (Adrian 1970, S. 12)

Chinas Dichter nannten ihr Nationalgetränk später den »Schaum von flüssiger Jade«. So wie Wein zum spirituellen Symbol des Christentums wurde, wuchs den Buddhisten der Tee ans Herz. Der japanische Zen-Philosoph Daisetz T. Suzuki sagt dementsprechend:

»Es ist mir oft der Gedanke gekommen, den Tee-Kult mit dem Leben des gläubigen Buddhisten zu vergleichen, da so viele gemeinsame Züge sie verbinden. Tee hält den Geist frisch und wach, hat aber nichts Berauschendes. Er besitzt Eigenschaften, die von Gelehrten und Mönchen ihrer Lebensweise entsprechend besonders geschätzt werden müssen. Es liegt im Wesen der Sache, daß man sich in den buddhistischen Klöstern des Tees in großem Umfange bediente, und daß er zuerst durch die Mönche in Japan eingeführt worden ist.« (Suzuki 1978)

So wie die Indios in Peru Wegstrecken anhand gekauter Coca-Blätter messen (*Cocaden*, → Kokain), so benützen die Tibeter die Tasse Tee als Maß: Drei Tassen entsprechen etwa acht Kilometern.

Das bis zu drei Stunden dauernde komplizierte Tee-Ritual, das die Japaner im Geiste des Zen zelebrieren, beschreibt aus eigener Erfahrung Horst Hammitzsch in sei nem reizvollen Bändchen »Cha-Do – der Tee-Weg« (1958); weitere Details zur Kulturgeschichte findet man bei Hans G. Adrian (1970) und Wolfgang Schivelbusch (1980).

Letzterer weist auch auf die enorme politische Bedeutung hin, die dem Teehandel zukam. Der englische Teehandel, praktisch ein Weltmonopol, lag nahezu ausschließlich in den Händen der Ostindischen Gesellschaft, die man als einen Staat im englischen Staate bezeichnet hat (S. 92). Die Araber hatten den Tee um das Jahr 800 ins Abendland gebracht, wahrscheinlich von Indien her. Erst im 17. Jahrhundert findet man jedoch in der europäischen Literatur genauere Beschreibungen der Droge und ihrer Wirkungen.

Heute sind Hauptanbaugebiete Indien, Ceylon, Japan, China, Indonesien, Thailand und Burma. Gepflückt werden nicht die ausgewachsenen Teeblätter, sondern die Blattknospen der eingerollten, noch kaum entfalteten Blättchen. Man läßt sie zunächst welken, dann wird das derart weich gewordene Material von Hand oder maschinell gerollt. Während einer zwei- bis achtstündigen Gärung fermentieren die Wirkstoffe, und der Tee erhält seine Aromastoffe. Am Ende enthält das fertige Handelsprodukt etwa drei bis fünf Prozent Coffein, daneben noch Adenin, geringe Mengen von Theobromin und Theophyllin sowie ein ätherisches Öl. Die Welternte an Tee betrug 1972: 1 371 000 Tonnen. Die Einnahmen an Tee-Steuer während eines Jahres in der Bundesrepublik: 61 Millionen Mark (1987).

Obgleich Tee manchmal mehr Coffein enthält als Kaffee, ist seine Wirkung milder. Die Gerbstoffe, die beim Aufkochen frei werden, verzögern die Aufnahme des Coffeins durch den Magen. Die Schäden, die sich durch übermäßigen Teekonsum einstellen, gleichen denen des Kaffeemißbrauchs.

c) Maté

Die Heimat des Stechpalmengewächses *Ilex paraguariensis,* das die Yerba Maté liefert, liegt in Paraguay, in den Urwäldern des mittleren Paraná-Flusses. Dieses dem schwarzen Tee ähnliche Getränk konnte sich – trotz Versuchen in den 50er Jahren – bei uns nicht durchsetzen und ist nach wie vor auf Südamerika beschränkt.

Die Blätter und dünnen Zweige des Maté-Baumes, der unserer Birke ähnelt, werden gesammelt, wenn im März die Früchte reifen. Man zerbricht das gewonnene Material und röstet es über offenen Feuern so lange, bis die Epidermis der Blätter unter hörbarem Knistern und Prasseln aufbricht. Dann wird es getrocknet, zerstampft und – unter Lufzufuhr – einer mehrmonatigen Lagerung unterworfen, während der der Maté fermentiert.

Yerba Maté hat etwa 1,2 Prozent Coffein. Entsprechendes Material von wildwachsenden Bäumen enthält sogar zwischen 1,50 und 1,75 Prozent Coffein.

1962 wurden 128 000 Tonnen geerntet. (Hesse 1971, S. 164 f.)

d) Guaranà

Dieses Genußmittel wird im Amazonasgebiet und südlich davon sehr geschätzt. Man gewinnt es aus der Liane *Paullinia Cupana.* Sie wird von den Mauhé-Indianern an Stecklingen gezogen, ähnlich wie Weinreben.

Man röstete die von der Fruchtschale befreiten Samen wie Maté oder Kaffeebohnen, zerkleinert sie und zerreibt das Produkt mit Mandiokamehl und Wasser zu einem Brei. Dieser wird geformt, an der Sonne getrocknet und dann nochmals geröstet, bis er eine dunkelbraune bis schwarze Farbe hat. So entsteht die *Pasta Guaranà.* Die Samen der Liane enthalten bis zu fünf Prozent Coffein.

Es ist nicht genau bekannt, wie groß die Produktion aus wildwachsenden und kultivierten Lianen ausfällt; man schätzt sie auf wenig mehr als 30 Tonnen pro Jahr.

Die Indios verwenden die Paste als Stimulans (dafür setzt man es auch bei Soldaten in Südamerika ein) und als Aphrodisiakum sowie als Naturheilmittel bei Durchfall (wegen des hohen Gehalts an Gerbstoffen).

Auch hier führt Mißbrauch zu Schlaflosigkeit und Nervosität.

e) Kola

Der Kola-Baum wächst im tropischen Afrika, in Liberia, Kamerun und an der Goldküste. Er wird sechs bis 15 Meter hoch und gedeiht nur in feuchtem und heißem Klima, am besten im Schatten der Baumriesen des Urwalds, weil er nur wenig Belichtung verträgt.

Man unterscheidet Arten mit weißen und mit roten Samen. Diese werden bis zu 25 Gramm schwer und sind enthalten in den Früchten, die bis zu 17 Kilogramm erreichen.

Diese fälschlich »Kola-*Nüsse*« genannten Samen werden gewaschen und in der Sonne getrocknet. Ihr Coffeingehalt beträgt ein bis zwei, manchmal auch drei Prozent.

Die Schwarzen kauen die frisch geernteten Samen und haben damit eine Art Ersatz für den seltenen und kostspieligeren Alkohol, gibt Hesse an (1971, S. 165). Im Kulturleben der Eingeborenen spielen die *Nüsse* eine zentrale Rolle; sie dienen als Amulett, Opfergabe, Münze, Steuermittel, Braut- und Hochzeitsgabe sowie als Grabbeilage.

Die Weltproduktion schätzt man auf jährlich 20000 Tonnen. Berühmt geworden ist die Kola-Nuß durch das Getränk, das ihr die eine Hälfte seines Namens verdankt: Coca-Cola. Diese »coffeinhaltige Limonade« (so der Firmenaufdruck) bezieht ihre stimulierende Wirkung aus dem afrikanischen Gewächs. Kokain hat sie zu Anfang tatsächlich einmal enthalten, als man dieses gefährliche Rauschgift noch für harmlos hielt (→ Kokain); aber seit 1903 wird den Coca-Blättern mit Lösungsmitteln das Kokain selbst entzogen, lediglich die typischen Aromastoffe des Coca bleiben erhalten. Das »Coca« im Markenzeichen hat man beibehalten – vielleicht

---

Die jährliche Produktion an reinem Coffein wird weltweit auf 75 000 Tonnen geschätzt (Hesse 1971, S. 165), wobei der Löwenanteil auf Kaffee und Tee entfällt, entsprechend geringere Mengen auf Maté und die anderen Purin-Drogen. Der prozentuale Gehalt der verschiedenen Gewächse an Coffein sieht so aus:

Gewächs	Coffein (in %)
Kaffee	bis zu 2,40
»coffeinfreier« Kaffee	bis 0,03
Tee	3,00 – 5,00
Maté	0,80 – 1,75
Guaranà	bis 5,00 (ungeröstet)
Kola	bis 3,00
Kakao	0,05 – 0,36

um damit weiter an unterschwellige Rauschbedürfnisse der Konsumenten zu appelieren?

Bei genügenden Mengen reicht das Coffein aus, eine entsprechende euphorisch-nervöse Stimmung zu erzeugen; der Autor (J. v. Sch.) erlebte als Student auf einer Party nach etwa einem Liter Coca-Cola, den er rasch hintereinander trank, einen fast rauschähnlichen Zustand.

f) Kakao

Die Kakaobohne gewinnt man vom Baum *Theobroma cacao Linné*, der vor allem in Mittel- und Südamerika wächst. Er wird vier bis acht Meter hoch. Seine Blüten, aus denen gurkenartige Früchte entstehen, wachsen direkt am Stamm oder den Ästen. Bei der Ernte spaltet man diese Früchte und unterwirft die Bohnen mit dem sie umgebenden schleimigen *Pulpa* einem Prozeß der Gärung und Oxidation. Dabei bräunt sich das Ganze und bekommt seine Aromastoffe.

Der Coffeingehalt ist sehr gering – 0,05 bis 0,36 Prozent –; wichtiger sind die 1,5 bis 2,0 Prozent Theobromin, das man bei der medizinischen Therapie von Angina pectoris gelegentlich einsetzt.

Am wichtigsten ist natürlich das Kakaopulver. Zusammen mit Kakaobutter, Zucker und Gewürzen stellt man daraus die Schokolade her.

Schokolade nannte man übrigens früher das Getränk selbst, das heute Kakao heißt. Das Wort ist eine Verballhornung des aztekischen *chocolatl*. Die Azteken bauten den Kakao bereits im Mittelalter an; die Bohnen dienten ihnen als Nahrungs- und Zahlungsmittel.

Noch heute wird *chocolatl*, wie bereits in den Berichten alter Chroniken geschildert, getrunken, wenn der *curandero* die heiligen Pilze Teonanacatl (→ Psilocybin) ißt, um mit den Göttern ins Gespräch zu kommen. Albert Hofmann schildert in seinen Erinnerungen eine solche Zeremonie, die er bei der Heilerin Maria Sabina erlebte (1979, S. 163).

Die Welternte an Kakao betrug 1975/76 etwa 1 567 000 Tonnen.

3. Die Betelnuß

Betel kauen die Inder seit mindestens 1500 Jahren. Der Brauch ist auch an der Ostküste Afrikas und auf den polynesischen Inseln bekannt.

Die Substanz ist enthalten in der *Areca*-Nuß, die auf einer Palme der Küstengebiete Ostasiens wächst, der *Areca catechu Linné*. Die sechs bis sieben Zentimeter langen eiförmigen Früchte werden von ihrer faserigen Umhüllung befreit und dann gekaut; bevorzugt werden die noch nicht ganz reifen Früchte, offenbar, weil sie weicher sind und nicht so viel *Arecolin* enthalten.

Arecolin ist ein basisches Alkaloid, eine ölige, geruchsfreie Flüssigkeit. Es handelt sich um ein Gift, das das parasympathische Nervensystem anregt; dieses kontrolliert (fördernd) die Magen-Darm-Muskulatur und den Schließmuskel sowie sämtliche drüsigen Organe, und es versorgt das Herz mit hemmenden Impulsen. Entsprechend seine Wirkungen:

Es regt das Nervensystem zugleich an und beruhigt es. Die seelischen Effekte sind denen des Tabaks (Nikotin, s. u.) sehr ähnlich.

Betel ist ein unentbehrliches Genußmittel für Arme und Reiche, für Männer wie Frauen. Wer jene Länder bereist, sieht diese (Un-)-Sitte überall; vor allem der rötliche Speichel (eingefärbt vom Gerbstoff des Betel) fällt einem bald auf und erschreckt zunächst, weil man meint, daß diese Menschen krank sind und Blut spucken.

Kotschenreuther spricht von mehr als 200 Millionen Betelkauern (1980, S. 165).

Der typische Betel*bissen* enthält eine Betelnuß und etwas Kalk, die in ein Betelblatt eingewickelt werden. (Man vergleiche die Sitte des Coca-Kauens, → Kokain).

Hesse verzeichnet aus Thailand, daß dort ein täglicher Genuß von zwölf Nüssen keineswegs selten sei (1971, S. 168).

Der erwähnte Kalkzusatz, etwa ein halbes Gramm pro Bissen, wirkt durch seine alkalische Reaktion im Mund leicht ätzend. Er setzt das Arecolin als Base frei und führt zu einer chemischen Umsetzung, die den Bissen aromatisiert. Wer die Substanz nicht gewöhnt ist, erlebt ähnliche Symptome einer Vergiftung wie bei den ersten Zigaretten: Schwindel, Brechreiz, kalter Schweiß, allgemeines Unwohlsein. Erst nach einer gewissen Gewöhnung stellt sich die zugleich stimulierende und dämpfende Wirkung zuverlässig ein. Dabei bleibt das Bewußtsein voll erhalten.

Bei chronischem Mißbrauch (Sucht wird in jenen Ländern oft beobachtet) wird das Gebiß massiv geschädigt, die Zähne lockern sich, übelriechende Zahnsteinablagerung und tiefschwarze Verfärbung der Mundschleimhäute und der Zunge treten auf. Es kommt im Mund-Rachen-Bereich zu Geschwüren, Tumoren, Krebsbildung.

Durch die ständige Beeinflussung des Parasympathikus werden auch die inneren Organe, der Magen-Darm-Trakt und das Herz entsprechend in Mitleidenschaft gezogen. Louis Lewin bemerkt allerdings, und zwar ausdrücklich zum *gemäßigten* Betelkauen: »Mit einem unerklärlichen Instinkt haben gerade Ostasiens Völker dieses tonisierende Mittel als Schutz gegen eine Schädigung seitens ihrer Nahrung ausfindig gemacht. Die nicht stickstoffhaltigen Nahrungsmittel, etwa mit Ausnahme der Brotfrucht und einigen Bohnenarten, überwiegen in ihrer Ernährung. Das Entstehen eines Übermaßes von sauren Zersetzungsprodukten derselben im Magen mit allen ihren Folgen sollte bei der dauernden Gleichmäßigkeit dieser Nahrungsmittel baldige Folge sein. Dem wirkt der alkalische Betelbissensaft als säuretilgendes und astringierendes, die Magenschleimhaut festigendes Mittel entgegen, und man kann jenem Ausspruch unbedingt zustimmen, daß kaum ein für diesen Zweck gegebenes Rezept besser das Gewünschte erfüllen würde...« (1927)

4. Der Tabak (Nikotin)

Nikotin wirkt anregend und zugleich beruhigend. Das ist zumindest vordergründig des Rätsels Lösung, weshalb es so viele Raucher, also Nikotinsüchtige, gibt: Allein in der Bundesrepublik wurden 1976 zum Beispiel 129,4 Milliarden Zigaretten im Gesamtwert von 15,33 Milliarden Mark geraucht, also pro Kopf der Bevölkerung durchschnittlich 2103 Stück. 1978 gaben die Bundesbürger für ihren »blauen Dunst« bereits 17,1 Milliarden aus. Die Wirkungen des Rauchens sind

von der Stimmungslage abhängig. Wenn der Raucher erregt ist, beruhigt ihn das Nikotin; ist er niedergedrückt, stimuliert es ihn. Mindestens ebenso wichtig sind aber offenbar Nebeneffekte:

- Das Hantieren mit Zigarette oder Pfeife.
- Die Zigarre als Statussymbol (eine teure *Havanna* kann sich nicht jeder leisten – das etwas verruchte Flair einer *Al Capone* aber will sich nicht jeder leisten).
- Die intensive Reizung der Lungenflügel durch die Rauchpartikel (»Lungenbrötchen«).
- Der »Geschmack von Freiheit und Abenteuer«, der »Duft der großen weiten Welt«, Cowboy-Romantik und die große Sehnsucht nach der endlosen Freiheit »über den Wolken« (der Zigarette?), die die Firmen den Konsumenten ihrer Zigaretten unaufhörlich versprechen.

Herkunft und Geschichte
Der Tabak gehört zu den Nachtschattengewächsen; es gibt etwa 60 Arten der Solanaceen-Gattung *Nicotiana*. Sie gedeihen am besten in den subtropischen Gegenden Ostasiens und des westlichen Amerika. Die meisten dienen als Zierpflanzen – nur drei Arten werden großflächig angebaut und zu Tabakwaren verarbeitet: *Nicotiana tabacum*, *N. latissima* und *N. rustica*.

Das wirksame Alkaloid Nikotin entsteht erst während des Wachstums der Pflanzen und nimmt allmählich an Konzentration zu; in den Samen ist es noch nicht enthalten.

Man erntet die ganzen Stauden oder nur die Blätter, die man dann trocknet, bis sie gelb sind. Dann lagert man sie mehrere Monate und feuchtet sie gelegentlich mit Tabaklauge an, wobei sie fermentieren und den typischen würzigen Geruch bekommen.

Die Welternte betrug 1968: 4789000 Tonnen.

Die Zusammensetzung des Rauchs hängt von einer Reihe Faktoren ab: Herkunft der Tabakblätter, ihre Zubereitung, Rauchgeschwindigkeit, Art des mitverbrannten Papiers, Art des benutzten Filters.

»Der Rauch besteht aus einer gasförmigen und einer dispergierten Phase, welche beim Abkühlen zu kleinsten Teilchen kondensiert. In der Gasphase des Rauches wurden bisher mit Sicherheit über 500 verschiedene Substanzen nachgewiesen, davon etwa 230 identifiziert.« (Hesse 1971, S. 142)

Als Kolumbus 1492 in Kuba an Land ging, war der Tabak dort längst ein allgemein verbreitetes Genußmittel. Gonzales de Oviedo y Valdez, ein Freund des Amerika-Entdeckers und Aufseher in den westindischen Goldschmelzen, berichtet:

»Die Indianer üben unter anderen Lastern ein sehr schädliches, das darin besteht, eine Art Rauch zwecks Betäubung in sich aufzunehmen, den sie *Tabaco* nennen. Die Kaziken nehmen hierzu ein gegabeltes Rohr in Form eines Ypsilon, geben die beiden Gabel-enden in die Nasenlöcher und das Rohr in ein angezündetes Kraut. In dieser Weise ziehen sie dann den entstehenden Rauch ein-, zwei-, drei-, viermal ein, soviel sie eben vertragen können, bis sie bewußtlos werden und wie berauscht auf der Erde hingestreckt in einen schweren und tiefen Schlaf verfallen.« Schon früher war der – dort *Yetl* genannte – Tabak für die Azteken und Tolteken ein heiliges Kraut, ähnlich wie der *Coca* (→ Kokain) für die peruanischen Inkas. Die Göttin Cihuacoatl hatte sie ihnen, der Legende nach, vom Himmel gebracht; die Regenwolken waren für sie der Rauch, den der Regengott Tlaloc aus seiner Pfeife oder den zu einer überlangen Zigarre gerollten Tabakblättern ausstieß. Für die Mayas waren es die Balam, die Götter der vier Winde, die sich dem Rauchen widmeten. Wenn sie Feuer schlugen, um sich ihre Tabagos anzuzünden, entluden sich über der Welt heftige Gewitterstürme.

Heute wird Tabak in aller Welt auf die verschiedensten Arten genossen. Man raucht, schnupft und

kaut ihn. Ostafrikanische Lastenträger füllten sich einst die Tabak-
brühe in die Nasenlöcher und verschlossen diese dann mit Wäsche-
klammern, um nichts von dem
kostbaren Sud zu verschwenden.
Die angehenden Medizinmänner
in Peru, Ekuador und Guyana
mußten bei ihrem Initiationsritual
Tabakwasser trinken, um ihre
Tauglichkeit für den zukünftigen
Beruf unter Beweis zu stellen: in
Anbetracht der Giftigkeit oral ein-
genommenen Nikotins eine ziemlich gefährliche Angelegenheit.
Die Novizen erfuhren dabei halluzinatorische Zustände, Bewußtlosigkeit und – wenn sie Unglück
hatten, also »nicht geeignet« waren – einen tödlichen Kollaps
(Kotschenreuther, S. 146).
Es ist hochinteressant zu sehen,
daß ein andersartiger kultureller
Kontext (eventuell auch andere,
rassenbedingte Konstitution?) die
Wirkung einer Droge offenbar
drastisch beeinflussen kann. Ein
europäischer Zigaretten- oder Zi-
garrenraucher unserer Tage wird
kaum Halluzinationen bekommen!
Es ist bekannt, daß Angehörige
der brasilianischen Sekten Macumba und Candomblé, denen
sich vor allem die christianisierten
Nachfahren verschleppter Neger-
sklaven aus Afrika anschließen,
ähnliche starke Wirkungen auf
Nikotin zeigen. Viele der Anhänger sind Frauen, vor allem die gei-

stigen Führer: Bei den üblichen
spiritistischen Sitzungen verfallen
»... manche in Zuckungen, öffnen sich das Haar, wirbeln die
Köpfe und beginnen die halbtieri-
schen Schreie auszustoßen, die beweisen daß der Heilige in sie gefahren ist. Immer mehr gleicht das
Bild einem Hexensabbat – die meisten Frauen haben dicke Zigarren
in der Hand, deren Rauch sie im
Tanz gierig einsaugen...«
Das Nikotin fördert offensichtlich, wie bei den indianischen Medizinmännern, die Trance, ja ruft
vielleicht sogar halluzinatorische
Zustände hervor.
Die gezähmten Mini-Räusche, die
der aufgeklärte Zeitgenosse unserer Tage – der Manager oder die
Schülerin – erlebt, sind davon nur
ein matter Abglanz.
Die Aufnahme der als heidnisch
verschrieenen Genuß-Droge im
Europa der anbrechenden Renaissance war zunächst sehr zwiespäl-
tig. Ein regelrechter Märtyrer des
Krauts war der Spanier Rodrigo de
Jerez, ein Begleiter des Kolumbus. Als der Seefahrer in seiner
Heimatstadt auf der Straße rauchte, empfanden es seine Mitbürger
als ausgesprochen gottesläster-
lich, daß er mit einer »rauchenden
Nase wie die Schornsteine von
Häusern« umherstolzierte. Sie
hielten Jerez für vom Teufel besessen und lieferten ihn der Inquisition aus, die ihn einkerkerte. Er
wurde erst wieder freigelassen,

nachdem sich das Tabakrauchen in Spanien allmählich durchgesetzt hatte.

Die medizinische Fakultät einer holländischen Universität verkündete 1590, daß das Rauchen nicht etwa die Lungen, sondern das Gehirn schwärze – und im Lüneburgischen bedrohte man noch 1691 die Untertanen, die sich dem »liderlichen Werk des Tabaktrinken« hingaben, mit der Todesstrafe (Kotschenreuther, S. 147).

Die Bürger von Berlin gingen für ihr Recht, in der Öffentlichkeit rauchen zu dürfen, 1848 während der März-Revolution sogar auf die Barrikaden – genauer: Als man ihnen dieses Recht zugestand, ließen sie willig von ihrem revolutionären Aufbegehren ab.

Heute ist speziell das Zigarettenrauchen zur Suchtgewohnheit schlechthin geworden. Die Altersstufe, in der man damit anfängt, sinkt immer tiefer, vor allem, seitdem man den Unsinn begangen hat, in Schulen »Rauchzimmer« einzurichten, in der trügerischen Hoffnung, damit das Laster einzugrenzen. Inzwischen rauchen in der Bundesrepublik bereits eine halbe Million Jugendliche vor dem 16. Lebensjahr regelmäßig (Mensen 1974). Aus einer Dokumentation des Bayerischen Innenministeriums geht hervor, daß sogar bereits ein Viertel aller Zwölfjährigen schon einmal Zigaretten probiert hat; bei den 14- bis 15jährigen ist es auch schon fast die Hälfte – und ab 16 sind es genausoviel wie in der rauchenden Erwachsenenbevölkerung, nämlich 60 Prozent (Fischer und Roberts 1980, S. 124).

Was schon bei den Älteren höchst bedenklich ist, kann sich für junge Raucher, bei Dauerkonsum, noch weit fataler auswirken (nach Tröger 1980):

- Hat ein heute 50jähriger Raucher gegenüber dem Nichtraucher ein um 40 Prozent erhöhtes Risiko, an den Auswirkungen der Zigarettenschäden (s. u.) zu sterben, wenn er nach dem 30. Lebensjahr zu rauchen begonnen hat, steigt dieses Todesrisiko um 200 (!) Prozent, wenn so ein 50jähriger Raucher sich das Rauchen schon vor dem 15. Lebensjahr angewöhnte. Lag der Rauchbeginn zwischen dem 15. und 19. Jahr, liegt das Risiko immer noch 150 Prozent über dem des Nichtrauchers.

- Hiermit ist das gesamte Ausmaß der Konsequenzen des Frühbeginns aber noch nicht zu Ende. Raucher, die vor ihrem 15. Lebensjahr anfingen, sterben viermal häufiger an Lungenkrebs als andere, die erst mit 25 Jahren und später mit dem Rauchen begannen.

- Am schlimmsten sieht es mit den Chancen einer Regeneration aus. Für gewöhnlich haben alle Exraucher eine gute Chance, eines Tages die Gefährdung ihrer Gesundheit aus der aktiven Raucherzeit zu vergessen, weil ihr Risiko dann auf das von Leuten herabsinkt, die nie geraucht haben. *Nicht so die jugendlichen Raucher. Auch wenn sie später mit dem Rauchen wieder aufhören sollten, werden sie doch stets ein um mindestens 30 Prozent höheres Risiko mit sich schleppen, an den Folgen ihrer Sucht zu erkranken und zu sterben.* Die Ursachen hierfür sind noch nicht genau erforscht. »Man vermutet, daß der jugendliche Organismus sehr viel empfindlicher reagiert als der des Erwachsenen, und zwar in dem Sinn, daß Körperzellen durch die Inhaltsstoffe des Zigarettenrauches auf Dauer geschädigt werden.« (Tröger) Eine repräsentative Umfrage mit 10000 Fragebogen der Forschungsstelle für präventive Onkologie in Mannheim, der die obigen Angaben entstammen, ergab, daß es offenbar keineswegs mehr so ist, wie früher immer behauptet wurde: daß die Kinder und Jugendlichen aus Opposition gegen die Eltern und aus Trotz zu den Zigaretten greifen – dies geschehe inzwischen vielmehr in *Nachahmung* des elterlichen Verhaltens (das nicht von schlechtem Gewissen, sondern vom Genuß des Rauchens geprägt sei). Und bereits acht Prozent der Eltern Zwölfjäh-

riger seien damit einverstanden, daß ihr Kind zur Zigarette greift, bei den 15 jährigen erhöhe sich dieses Einverständnis der Erwachsenen auf über 15 Prozent (bei den Mädchen) bzw. über 26 Prozent (bei den Jungen).

Wie sehen die Risiken des Rauchens bei den Erwachsenen selbst aus?

Wirkungen und Risiken des Rauchens
Gelegentlicher Rauchgenuß ist offensichtlich harmlos. Problematisch ist, Tausenden von Untersuchungen zufolge, lediglich der suchtmäßige Mißbrauch. Nicht Halluzinationen und Bewußtlosigkeit, Trance oder Selbstvergessenheit sind dabei das Ziel, wie bei den Entdeckern der Drogen, sondern das Aufrechterhalten eines leicht erhöhten nervösen Pegels einerseits (der subjektiv als größere Wachheit und Konzentration erlebt wird) und eine leichte Dämpfung der Unruhe, die der gestreßte Alltag mit sich bringen kann, andrerseits. Aus dem ekstatischen Gift von Naturvölkern wurde die gezähmte, jederzeit verfügbare, eben *nicht* berauschende Genuß-Droge.
Bei ihrer Zähmung tauschte sie freilich die Gefahr des plötzlich Überwältigtwerdens ein gegen eine schleichende Gefährdung, die sich für immer mehr Menschen als lebensbedrohend erweist. Nicht

der Kollaps des Zauberadepten im Einweihungsritual ist zu befürchten, sondern Lungenkrebs, Lungenemphysem, Arteriosklerose und verwandte Zivilisationsschäden, bei denen das (vorwiegend Zigaretten-)Rauchen zwar nicht alleinige Ursache ist, aber immerhin massive Beihilfe zur Selbstschädigung. Außer den Autoabgasen in der Großstadt dürfte es kein Zivilisationsgift geben, das der Mensch sich selbst und anderen im vollen Bewußtsein seiner potentiellen Folgen so freigiebig zumutet.

Nikotin und Teer sind dabei nur zwei von vielen gefährlichen Substanzen, die der Raucher mit jedem Lungenzug inhaliert. Inzwischen sind mindestens 4000 solcher Substanzen bekannt, darunter Schwermetalle wie das hochgiftige Cadmium; dann – nicht minder problematisch – Blausäure, Ammoniak, Arsen und Formaldehyd; manche Schätzungen sprechen sogar von an die 10 000 Schadstoffen. Das ist nachzulesen in einer ganzseitigen Anzeige in Tageszeitungen der Zigarettenindustrie, die im selben Atemzug unverfroren das Leichtrauchen propagiert (bei dem es sich um reine Augenwischerei handelt) und – so ganz nebenbei – feststellt: »Starke Raucher (zwanzig Zigaretten und mehr pro Tag) erreichen eine Kohlenmonoxyd-Blutfarbstoffsättigung bis 22 Prozent:

das heißt, daß mehr als ein Fünftel des Blutes nicht mehr in der Lage ist, Sauerstoff zu binden und zu transportieren. Ein solcher Sauerstoffmangel im Blut kommt bei einer CO-Konzentration von zehn Prozent dem Verlust von etwa einem halben Liter Blut gleich!« (Südd. Zeitung vom 17. 7. 1980)

Die leider zutreffende Horrorgeschichte geht weiter, im selben sachlich-wissenschaftlichen Ton: »Wenn nicht pausenlos weitergeraucht wird, zersetzt sich das CO-Hämoglobin nach etwa vier Stunden bzw. wird verdrängt – aber etwa nur zur Hälfte. Bei starken Rauchern besteht diese Chance jedoch kaum. Folge: Ständige Sauerstoffknappheit für Herz und Hirn, eine Verlangsamung der Reaktionen. Gefährlich wird dieser Sauerstoffmangel für Menschen mit einem Herzinfarkt oder einer Herz- und Kreislaufschwäche: Wer dann weiterraucht und sich zusätzlich mit CO belastet, gefährdet unmittelbar sein Leben ...«

Herz- und Kreislaufkrankheiten stehen aber – wie sich jeder Gesundheitsstatistik entnehmen läßt – bereits an dritter Stelle der tödlichen Zivilisationskrankheiten, betreffen Millionen von Menschen. Auch diesen Menschen bietet die Zigarettenindustrie mit ihren lockenden Sprüchen eben jene Tagesration (20 Stück) an, die nach ihren eigenen Angaben den »starken Raucher« charakterisiert, der diesen besonderen Risiken ausgesetzt wird. Es ist der pure Hohn, wenn diese wissenschaftlich verbrämte Werbe-Campagne anläßlich des »Internationalen Jahres des Nichtrauchers 1980« sich hinter einer dubiosen Institution versteckt, die sich *WHA* – »World Health Associates« nennt – in bewußter und plumper Anlehnung an die *WHO*, die »World Health Organisation.«

Prof. F. Trendelenburg, Lungenspezialist, errechnete 1977 in einer Untersuchung in der *Münchner Medizinischen Wochenschrift*, daß jede gerauchte Zigarette das Leben des Konsumenten um eine Viertelstunde verkürze; bei Inhalation von täglich 20 Zigaretten lagern sich im Verlauf von 20 Jahren in den Lungen und Bronchien rund sechs Kilogramm Staubpartikel ab, die keineswegs alle abgebaut werden können.

Der Verband der Niedergelassenen Ärzte in Deutschland (NAV) verlangt deshalb inzwischen, daß Raucher bei ihrer Krankenversicherung entsprechende Risikozuschläge zahlen. Damit nicht die Nichtraucher ihre Schäden mitbezahlen müssen (Südd. Zeitung vom 25. 6. 1980).

Die Industrie wehrt sich mit Vehemenz gegen die Forderung der Gesundheitsbehörden, auf ihren Packungen einen warnenden Hinweis anzubringen, der in den angelsächsischen Ländern längst normal ist:

»Rauchen schadet Ihrer Gesundheit«.

Die Politiker zögern, diese Forderung nachhaltig durchzusetzen. Ihr Zögern hat einen einfachen Grund: Jahr für Jahr kassiert der Fiskus Tabaksteuer (1987: 14,5 Milliarden Mark). Aber ähnlich wie beim Alkoholproblem dürfte es sich auch beim Rauchen so verhalten, daß die Steuereinnahmen bei weitem nicht die volkswirtschaftlichen Verluste durch tabakbedingte Erkrankungen wettmachen.

Auch Passivrauchen schadet

Die immer wieder aufgestellte und umstrittene Behauptung, daß auch der Nichtraucher gefährdet sei, wenn er von einem Raucher »eingenebelt« wird, konnte jetzt bewiesen werden. James R. White veröffentlichte 1980 eine Studie an insgesamt 2100 Menschen, Rauchern und Nichtrauchern.

400 der Nichtraucher hatten zu Hause oder am Arbeitsplatz keinen Kontakt mit Rauchern; weitere 400 rauchten selbst nicht, lebten aber seit mindestens 20 Jahren mit Rauchern zusammen; die übrigen rauchten selbst seit zwei Jahrzehnten, mit unterschiedlichem Zigarettenkonsum.

Die Befunde mehrerer Lungenfunktionstests ergaben: Am schlechtesten kamen die (starken) Raucher selbst weg, am besten die Nichtraucher ohne Belastung durch aktive Raucher. Jene, die seit Jahren passiv mitrauchten, weil jemand in ihrer nächsten Umgebung »qualmte«, hatten vergleichsweise schlechte Werte in der Mittellage, die denen von leichten Rauchern ähnlich waren. Whites Fazit, das dem gesunden Menschenverstand schon immer klar gewesen sein dürfte: »Chronisches Passivrauchen, ob zu Hause oder am Arbeitsplatz, ist schädlich, weil es die Funktion der Atemwege deutlich verschlechtert.«

Tiefenpsychologische Aspekte des Rauchens
Neben den vordergründigen, jedermann leicht einsichtigen Ursachen, die das Rauchen bei breiten Schichten der Bevölkerung und in allen Altersklassen so beliebt machen, sei abschließend noch auf einen weniger leicht verständlichen, aber nicht minder wichtigen Aspekt verwiesen.
Der amerikanische Psychoanalytiker Eli Marcovitz (1969) sieht als die Hauptfunktion des Zigarettenrauchens den zeitweiligen Ausgleich einer »inneren Leere« seelischer Natur durch die beizende Wirkung der Rauchpartikel in den Lungen. Die pharmakopsychische Wirkung des Nikotins habe demgegenüber eine mehr zweitrangige Wirkung.

Macht man sich klar, daß die Lungenbläschen insgesamt – ausgebreitet – eine Fläche von an die 90 Quadratmetern bedecken und daß über diese riesige Austauschfläche des menschlichen Körpers mit seiner Umgebung täglich rund 10 000 l Atemluft strömen, so verwundert diese These nicht mehr so sehr.

Hierzu paßt, daß der Volksmund die Zigarette gerne als »Lungenbrötchen« bezeichnet (oder als »Sargnagel«!).

Zustände von innerer Leere, typisches Kennzeichen einer Depression, plagen aber immer mehr Menschen, auch schon in jüngeren Jahren. So ließe sich erklären, weshalb trotz Wissens um die Gefahren immer mehr Menschen suchtmäßig zur Zigarette greifen. Sie können gar nicht anders. Weil sie sonst des massiven Mangels an innerer Substanz gewahr würden – und diese Erfahrung halten nur wenige Menschen aus. Man könnte sagen, daß – tiefenpsychologisch betrachtet – das Rauchen einen Defekt in der Persönlichkeitsstruktur ausfüllt. Das hat es wohl mit jedem Drogenkonsum gemeinsam. Zu Mißbrauch und Sucht kommt es schließlich, wenn dieser Defekt nicht irgendwann verheilt. Und das ist nur sehr schwer zu bewerkstelligen (Näheres → RA II).

Eine Bemerkung des passionierten Zigarrenrauchers Sigmund Freud, dem man sicher keinen Mangel an Ich-Stärke nachsagen kann, mag diesen Defekt und seine Auswirkungen etwas beleuchten. Am 19. April 1894 schrieb er an seinen Freund Wilhelm Fließ: »Ich habe seit drei Wochen nichts Warmes mehr zwischen den Lippen gehabt und kann heute bereits andere ohne Neid rauchen sehen, mir auch wieder Leben und Arbeit ohne diesen Beitrag vorstellen. Lange ist es nicht her, daß ich so weit bin, auch war das Elend der Abstinenz von einer ungeahnten Größe…« Freud hatte das Rauchen zeitweilig aus gesundheitlichen Gründen einstellen müssen; die Abstinenz hielt freilich nicht lange vor, und sein Rückfall trug wahrscheinlich zu jenem Kieferleiden bei, das ihn gegen Ende seines Lebens viele Jahre lang quälte, mit unzähligen operativen Eingriffen und entsetzlichen Schmerzen.

Aber die Sucht ist allemal stärker. Es ist noch nicht so lange her, daß Kriegsgefangene ihre letzte Habe, den Ehering und sogar die tägliche Essensration für etwas »Warmes zwischen den Lippen« hergaben, für die eine oder andere Zigarette, ja sogar für abgerauchte *Kippen*. Ob und wieweit Nikotingenuß den Konsum von Rauschdrogen vorbereitet bzw. fördert, ist noch umstritten (Kleiner).

Die Raucherentwöhnung ist eine enorm schwierige – und selten erfolgreiche – Angelegenheit. Sie wird damit zum Paradigma für jede Suchttherapie überhaupt (→ RA III).

5. Abschließende Bemerkung

In diesem Handbuch werden Substanzen behandelt, die – im Hinblick auf den einzelnen Betroffenen – weit schlimmere Verwüstungen als die Genuß-Drogen anrichten, seelischer wie körperlicher Natur. Heroin. Kokain. Der Alkohol. Sicher auch der Haschisch. Aber aufs Ganze gesehen, dürften Coffein und Nikotin größere Schäden anrichten.

75 000 Tonnen Coffein, so lasen wir, nimmt die Menschheit jährlich in Getränken zu sich. Und fast fünf Millionen Tonnen Tabak mit entsprechenden Nikotinmengen raucht sie. Die volkswirtschaftlichen Schäden, die beide Substanzen anrichten, dürften jene 200 Milliarden Dollar wahrscheinlich bei weitem übertreffen, auf die man das jährliche Weltvolumen der illegal verschobenen Rauschgifte Heroin, Kokain und Cannabis schätzt. Nimmt man die Droge Nr. 1, den Alkohol, hinzu, dann geht diese nüchterne Rechnung sicher spielend auf.

Aber wohl niemand macht sich Illusionen darüber, was geschähe, wenn durch den Eingriff irgenddeiner höheren Macht über Nacht alle diese »kleinen Helfer« und Sorgenbrecher sich in Nichts auflösen würden. Die gesamte Zivilisation würde zusammenbrechen. Jedenfalls für eine geraume Weile.

J. v. Sch.

Literatur:
Adrian, H. G., *Lieben Sie Tee? Eine kleine Teekunde*, Bremen 1970 (Privatdruck der Fa. Paul Schrader & Co.)
Bibra, E. von, *Die Narkotischen Genußmittel und der Mensch*, Nürnberg 1855
Fischer, C., und Roberts, Th., *Süchtig – die gefährliche Illusion*, München 1980
Freud, S. (1894), in: ders., *Aus den Anfängen der Psychoanalyse*, Frankfurt a. M. 1950
Hammitzsch, H., *Cha-Do – der Tee-Weg*, München-Planegg 1958
Hesse, E., *Rausch-, Schlaf- und Genußgifte*, 4. Aufl., Stuttgart 1971
Hofmann, A., *LSD – mein Sorgenkind*, Stuttgart 1979
Jünger, E. (1948), Brief an Albert Hofmann, zit. n. Hofmann, A. 1979
Kleiner, D., »Nikotingenuß als Einstieg zu Rauschdrogen?« in: *Suchtgefahren*, Heft 5, 1979, S. 259-262
Kotschenreuther, H., *Das Reich der Drogen und Gifte*, Frankfurt a. M. 1978
Lewin, L., *Phantastica – die betäubenden und erregenden Genußmittel* (1927), unveränderter Neudruck, Linden 1980
Markovitz, E., »On the Nature of Addiction to Cigarettes«, in: *Journal of the American Psychoanalytic Association* 17, 1969, S. 1074-1096
Mensen, H., »Demaskierung der Zigarettenwerbung: Kurpfuscherei unter Pervertierung tiefenpsychologischer Erkenntnisse«, in: *Medical Tribune* 9, 1974, S. 11
Møller, K., (Hrsg.), *Rauschgifte und Genußmittel*, Basel 1951
Oviedo y Valdez, G. de, zit. n. Kotschenreuther, S. 146
Raffalt, R., »Reise im Widerspruch«, in: *Gehört – gelesen* 11, 1964, S. 1347 ff.
Robertson, D., zit. n. *Der Spiegel* Nr. 6, 1978
Scheidt, J. vom, »Honoré de Balzac – Traum und Wirklichkeit«, in: Popp, G., (Hrsg.), *Die Großen der Welt*, Bd. II, Würzburg 1977
Schivelbusch, W., *Das Paradies, der Geschmack und die Vernunft – eine Geschichte der Genußmittel*, München 1980
Suzuki, D. T., zit. n. Kotschenreuther 1978, S. 170
Timson, J., zit n. *Südd. Zeitung* vom 30. 8. 1978 (»Kaffee – ein Genuß ohne Reue?«)
Treichler, H. P., »Süße Droge aus den Alpen – Die Geschichte der Schweizer Schokolade«, in: *Weltwoche* (Zürich) Nr. 35, 1980, S. 45
Trendelenburg, F., zit. n. *Südd. Zeitung* vom 23.3.1977 (»Jede Zigarette verkürzt das Leben um eine Viertelstunde«)
Tröger, J., »Wenn Kinder rauchen«, in: *Südd. Zeitung* vom 21. 3. 1980
White, J. R., zit. n. *Südd. Zeitung* vom 8.5.1980 (»Passivrauchen schadet doch«)

Harmalin

Geschichte

Harmalin ist das – vielleicht wichtigste – Alkaloid der Samen der wildwachsenden Steppenraute *Peganum harmala,* die in Zentralasien und Syrien beheimatet ist, heute aber auch an den Mittelmeerküsten Afrikas, Europas und des Nahen Ostens wächst sowie in Persien, Afghanistan und Nordtibet.

Der Same wird schon seit Jahrhunderten zu medizinischen Zwecken eingesetzt, so von Indien bis Persien als Brechmittel, Präparat gegen Würmer, Antiseptikum und nicht zuletzt wegen seiner berauschenden Effekte.

Ebenso wie Harmin wird Harmalin auch von der Liane → *Banisteriopsis caapi* produziert.

Wirkung

Die Wirkungen des Harmalins hat vor allem Claudio Naranjo im Rahmen psychotherapeutischer Experimente untersucht: »Eine im Jahr 1964 durchgeführte Untersuchung der subjektiven Wirkungen von Harmalin an Freiwilligen, die nichts von der Wirkung der Droge wußten, führte zu dem überraschenden Ergebnis, daß sich der Inhalt ihrer Visionen weitgehend glich, darüber hinaus aber auch mit denen der Indianer deckte. Am häufigsten traten in diesen dreißig Sitzungen Tiere in den (Rausch-)Träumen auf, Tiger, Vögel oder sogar dunkelhäutige fliegende Menschen oder der Tod; oder die Probanden sahen kreisförmige Muster, die Assoziationen von Zentren, einer Quelle oder einer Achse wachriefen.«

Naranjo weist darauf hin, daß es sich bei den unter Harmalinwirkung ins Bewußtsein tretenden transpersonalen Erfahrungen (→ RA II) und ihrer Symbolik »um eine Art Jungscher Archetypen handelt und daß solche Reaktionen für Harmalin kennzeichnend sind« (S. 132).

Naranjo hat außerdem noch die psychoaktiven Eigenschaften dreier weiterer neuer Substanzen ausgiebig erforscht: → Ibogaïn, → MDA und → MMDA. Alle vier unterscheiden sich nach seiner Auffassung und Erfahrung deutlich von den bislang bekannten starken Halluzinogenen oder Psychodelica, wie → Meskalin, → LSD-25 und → Psilocybin, indem sie »keine Halluzinationen und auch nicht die tiefgreifenden zerstörerischen Wirkungen auf den Geist hervorrufen« (Grof). Naranjo verwendet in seinem Buch *Die Reise zum Ich* statt des-

sen den Ausdruck »empfindungssteigernde« bzw. »imaginationssteigernde« Droge.
Harmalin ordnet er, wie → Ibogaïn, dem imaginationssteigernden Bereich zu.

Gefahren

Spezielle Gefahren sind nicht bekannt.   J. v. Sch.

Literatur:
Grof, C., »Vorwort« zu: Naranjo, C 1979
Naranjo, C., *Die Reise zum Ich – Psychotherapie mit heilenden Drogen* (1973), dt., Frankfurt a. M. 1979
Ders., »Harmin«, in: Holmstedt, B., *Ethnopharmacological Search for Psychoactive Drugs*, Washington 1967

Harmin → Banisteriopsis caapi
Haschisch → Cannabis
Heroin → Opiate

Hexensalben

In der europäischen Kultur hat sich die religiöse Funktion von Rauschdrogen wohl am längsten in den magischen Praktiken der Hexen erhalten. Die geschichtlich nicht zu leugnende Tatsache des Hexenglaubens (dem bis heute in manchen Gegenden Deutschlands, wie etwa der Lüneburger Heide, ein Drittel der Bevölkerung anhängt) und der Hexenverfolgungen ist sehr verschieden interpretiert worden. Während Psychiater (z. B. Franz Alexander, der hier auf namhafte Ärzte

wie Paracelsus und Johann Weyer zurückgreifen kann) in den Visionen der Hexen Ausgeburten von Geisteskrankheiten (Schizophrenie, hysterisch-pseudologische Neurosen) sehen, haben Historiker und Religionswissenschaftler darauf hingewiesen, daß im Kult der Hexen – der ›schwarzen Messe‹, dem Tanz um den phallischen Ziegenbock, dem Fruchtbarkeitszauber der weißen und dem Unfruchtbarkeitszauber der schwarzen Magie – Elemente heidnischer Kulte überlebt haben. Die britische Volkskundlerin Margaret Murray hat diese Ansicht wohl am besten begründet (»The God of the Witches«).
Obschon sich die Vertreter der ärztlich-psychiatrischen und der historisch-volkskundlichen Hypothese bisher noch nicht einig geworden sind, ist es durchaus möglich, beide Standpunkte miteinander zu versöhnen. Der Wahninhalt eines Geisteskranken ist ja niemals von seiner sozialen Situation unabhängig. Im Gegenteil: er spiegelt diese, verzerrt und vergröbert, oft sehr drastisch wider (wenn sich etwa ein schizophrenes Mädchen, das unter einer tyrannisch-emotionalen Mutter leidet, von »den Nazis« verfolgt glaubt und sich auf genaueres Befragen herausstellt, daß die Mutter tatsächlich in der Partei war). So werden auch vielfach im Mittelalter Geisteskranke die magischen

Vorstellungen aufgegriffen und ausgebaut haben, die im Hintergrund der offiziellen Religion weiterlebten. Der Kult ›Satans‹ – des vom Christentum verteufelten, alten Fruchtbarkeitsgottes, des bocksfüßigen Pan oder des Dionysos und seiner Satyrn – entsprang nicht ihrer Phantasie. Doch viele angebliche ›Hexen‹ mögen nur in der Phantasie an ihm teilgenommen haben.

Da hier der Raum fehlt, diese ›pluralistische‹ Erklärung der europäischen Hexenkulte und -verfolgungen ausführlich darzustellen, muß eine kurze Liste der für den Drogengebrauch in dieser religiösen Subkultur relevanten Züge genügen:

1. Die meisten Hexen waren Frauen. In einer patriarchalischen Gesellschaft, die im Weib ein Werkzeug Satans sah (so die Verfasser des »Hexenhammers«), zogen sie die trieb- und leibfreundlichen Lehren des Hexenkultes besonders stark an.

2. Psychisch besonders belastete Frauen, welche das vom Christentum geforderte Maß an Triebverdrängung nicht oder nur mit großer Mühe erbringen konnten, erwiesen sich als besonders gefährdet. Ihr Glaube an den ›Teufel‹, das heißt an das Gegenbild der leibfeindlichen Kultur, war aber mit heftigen Schuldgefühlen verbunden. Wenn es zu einer Psychose kam, mag eine ausgiebige Selbstbezichtigung dieses Schuldgefühl beschwichtigt haben.

3. Die Gerichtspraktiken der Inquisition – Folter und stundenlange Verhöre – wirkten im Sinn einer ›Gehirnwäsche‹, nach der der Betroffene nicht nur alles zugibt, was man von ihm verlangt, sondern auch selbst glaubt, diese Schandtaten vollbracht zu haben.

4. Die Vertreter der Inquisition projizierten ihre eigene, verdrängte Sexualität in ihre Opfer und bekämpften sie in ihnen, was ihnen eine Abwehr der verbotenen Impulse und zugleich sadistische Befriedigung erlaubte. (Die ›Hexe‹ wurde entkleidet, ihre Schamhaare wurden abrasiert, ihr Körper mit Nadeln zerstochen, um Satansmale zu finden.)

5. In den Hexenkulten überlebte ein uraltes Wissen um Rauschdrogen, das nicht nur an die Fruchtbarkeitskulte der frühen Ackerbauern anknüpfte, sondern unmittelbar an die bei vielen ›primitiven‹ Völkern beschriebenen ›Reisen ins Geisterreich‹ des Schamanen. Wie jede Religion wandelte sich auch die der Hexen unter dem Einfluß sozialer und politischer Umwälzungen: Sie nahm Elemente des Fruchtbarkeitskultes, der dionysischen Orgien und schließlich verzerrte, in ihr Gegenteil verkehrte Züge der christlichen Religion auf (›schwarze Messe‹, deren Höhepunkt ein analer Koitus vor dem Altar war).

6. Für die Wurzeln der Hexenkulte in altsteinzeitlichen religiösen Mythen spricht ihr Kalender, der nicht dem Ackerbau, sondern dem Fortpflanzungsrhythmus der wilden Tiere entspricht (2. Februar, Vorabend des 1. Mai und des 1. November, der 1. August). Steinzeitliche Höhlenbilder zeigen Szenen, die deutlich an die den Hexen zugeschriebenen Praktiken erinnern.

Historische Zeugnisse

»Hat der Angeklagte irgendwelches Fett an sich, so ist dies ein Indiz für die Folter, selbst wenn er keine Gründe für solches Fett angeben kann, denn man weiß, daß die Zauberer sich solcher Drogen bedienen«, sagte Jean Bodin in seinen Instruktionen für Richter, die mit der Hexerei zu tun hatten.

Der Philosoph und Astronom Pietro Gassendi traf einmal auf einen Mann, der beschuldigt war, an Hexensabbaten teilzunehmen; er befreite ihn unter der Bedingung, daß er ihm sein Geheimnis verrate. Der Hexer nahm eine Kugel Arznei und bot dem Philosophen eine ähnliche an. Dann fiel er in tiefen Schlaf und fragte ihn nach seinem Erwachen, wie denn Gassendi »der Bock empfangen habe«. Gassendi hatte die Droge aber nicht genommen; später probierte er sie an einem Hund aus, der sogleich einschlief.

Am genauesten ist vielleicht der Bericht des Neapolitaners Giovanni Battista Porta, der in seiner »Magia naturalis« erzählt, wie er eine Hexe dazu brachte, in seiner Gegenwart ihren ganzen Körper mit Salbe einzureiben. Sie fiel in einen tiefen Schlaf, woraus sie selbst mit Schlägen nicht erweckt werden konnte. »Als die Kraft der Salbe nachließ, erwachte sie und erzählte uns wirre Ideen: Sie sei über Meer und Berge geflogen. Alles, was sie sagte, war erlogen…«

Die botanisch sehr erfahrenen Ärzte des Mittelalters wußten ziemlich gut, welche Pflanzen solche Visionen auslösen konnten. Immer wieder werden die Nachtschattengewächse in diesem Zusammenhang genannt: Tollkirsche, Bilsenkraut, Stechapfel, Mandragora. Opium, Cannabis-Extrakte, gelegentlich auch Schierling, Taumellolch und Kantharidin (›spanische Fliegen‹, ein viel gepriesenes, aber bereits in geringfügig überhöhter Dosis lebensgefährliches Aphrodisiakum) ergänzen sie. Hieronymus Cardanus erwähnt eine Salbe aus Samen von Taumellolch (*Lolium temulentum L.*), Bilsenkraut (*Hyoscamus niger L.*), Schierling (*Conium maculatum L.*), vom roten und schwarzen Mohn (*Papaver rhoeas L.*), vom Portulak (*Portulaca oleracea L.*), vier Teile von jedem; von Tollkirsche (*Atropa belladon-*

na L.) einen Teil. Man bereite aus diesen Samen ein Öl und gebe zu jeder Unze (28 g) ein Skrupel (1,2 g) Opium. Die wirksame Dosis beträgt anderthalb Skrupel (1,8 g) dieses Öls; wie Cardanus behauptet, wird man zumindest zwei Tage betäubt sein.

Während Cardanus' Rezept im ganzen recht vernünftig scheint – die Beigabe von Schierling mag freilich das Risiko implizieren, daß der Berauschte nicht mehr aus dem Schlaf erwacht –, fährt Stanislas de Guaita in seinem »Eluctuarium satanicum« (Teufelsmus) ein erheblich schwereres pharmakologisches Geschütz auf. Jacques Bergier hat in »Planète« einmal diese Formel aufgegriffen. Man mischt ein Mus aus: drei Gramm Önanthol (das aus destilliertem Rizinusöl gewonnen wird und die Formel $C_7H_{14}O$ hat), 50 Gramm Opiumextrakt, 30 Gramm Extrakt aus schwarzer Betelnuß (offenbar Metelnuß von *Datura metel,* einer Stechapfelart), sechs Gramm Extrakt aus Fünffingerkraut, 15 Gramm Extrakt aus Tollkirsche, 15 Gramm Extrakt aus Bilsenkraut, 15 Gramm Extrakt aus dem großen Schierling, 250 Gramm fetten Extrakt aus indischem Hanf (also Haschisch), fünf Gramm Extrakt aus ›spanischen Fliegen‹, mit Traganthgummi und Puderzucker. Das Ganze reicht für elf ›Reisen‹. Auch bei diesem Rezept handelt es sich

offensichtlich um ein Mittel, das oral genommen werden muß.

Es ist übrigens nicht unbedingt berechtigt, dieser sogenannten Latwerge zuzuschreiben, daß sie den Konsumenten »unweigerlich eher ins Leichenhaus als zum Sabbat bringt« (Jean Brau). Dazu müßte man die Konzentration der verwendeten Extrakte genau kennen. Die Dosierungen scheinen freilich recht hoch, selbst wenn man bedenkt, daß sie auf elf einzelne Gaben verteilt werden (fast 250 g Haschisch, wobei freilich zu fragen ist, wieviel Hanfharz in dem »fetten Extrakt« enthalten sein mag). Die Latwerge de Guaitas scheint, wenn man einmal das Dosierproblem außer acht läßt (das heute nicht mehr gelöst werden kann), einen interessanten Synergismus zu verwirklichen: Schierling und die Nachtschattendrogen sorgen für Betäubung, das Haschisch für die Visionen und die Kanthariden für den erotischen Teil des Hexensabbats. Offensichtlich wollte man nichts auslassen.

Moderne Studien

»Es kann keinem Zweifel unterliegen, daß die narkotische Hexensalbe ihr Opfer nicht nur betäubte, sondern dasselbe den ganzen schönen Traum von der Luftfahrt, vom festlichen Gelage, von Tanz und Liebe so sinnfällig erleben ließ, daß es nach dem Wiedererwachen von der Wirklichkeit des Geträumten überzeugt war. Die Hexensalbe stellte in dieser Weise ein Berauschungs- und Genußmittel des armen Volkes dar, dem kostspieligere Genüsse versagt waren... Bemerkenswert ist die vielfach auftauchende Vorstellung der Verwandlung in Tiergestalt durch die Salbe. Die deutschen Hexen glaubten sich in Katzen, Hasen, Eulen, Gänse und andere Tiere verwandelt...Außer den Solanazeen* enthielten manche Hexensalben auch Akonit**. Gerade durch diesen Zusatz, mit seinen die Nervenenden in der Haut erregenden, dann lähmenden Alkaloiden, konnte die Autosuggestion der Tierverwandlung, des aus dem Körper emporwachsenden Haar- oder Federkleides, entstehen, wie wir heute ähnliche, von der Haut ausgehende Sinnestäuschungen bei den Kokainisten beobachten.«

Dieser Darstellung des Bonner Pharmakologen H. Führer ist nicht viel hinzuzufügen. Bei den Hexensalben kann man denselben Prozeß beobachten wie auch bei vielen anderen Halluzinogenen (→ LSD). Durch die Ablösung von der Realität, welche der Rausch herbeiführt, wird die Suggestibilität enorm gesteigert. Die

Hexe, welche nackt und zuckend auf ihrem Strohsack lag, den Körper glänzend von der angeblich aus Kröten- oder Säuglingsfett bereiteten Salbe, erlebte den Mythos, an den sie glaubte: den Flug zum ›Sabbat‹, das Zusammentreffen mit anderen Hexen, die Orgie mit Männern, die sie sexuell begehrte, die Begegnung mit Satan. Ob es neben diesen Visionen auch echte kultische Zusammentreffen gab, spielt für den Vorgang an sich keine Rolle. Ob das Modell für eine Erfahrung mündlich überliefert oder einmal konkret miterlebt wurde – in beiden Fällen kann sie visionär, durch die Rauschdroge unterstützt, noch einmal lebendig werden.

Die Macht entsprechender Autosuggestionen zeigen die Selbstversuche mancher Volkskundler mit Hexensalben. Am bekanntesten ist der Versuch von Will-Erich Peuckert geworden, der 1960 eine Salbe nach dem von Giambattista Porta in der »Magia naturalis« (1568) angegebenen Rezept zubereitete und – zusammen mit einem Freund – die Salbe auf Stirn und Achselhöhlen strich. Beide verfielen in einen rauschähnlichen Schlaf, aus dem sie mit bohrenden Kopfschmerzen und ausgetrocknetem Mund (das letzte ein typisches Symptom der Atropin-Wirkung) erwachten. Peuckert berichtet:

»Wir hatten wilde Träume. Vor

---

* Nachtschatten-Drogen.
** Alkaloid des Eisenhuts, *Aconitum napellus*.

meinen Augen tanzten zunächst grauenhaft verzerrte Gesichter. Dann plötzlich hatte ich das Gefühl, als flöge ich meilenweit durch die Luft. Der Flug wurde wiederholt durch tiefe Stürze unterbrochen. In der Schlußphase ...das Bild eines orgiastischen Festes mit grotesken sinnlichen Ausschweifungen.«

Peuckert und sein Freund kannten die Berichte der Hexen sehr gut. Daß die skeptischen Wissenschaftler ziemlich genau dasselbe erlebten wie die abergläubischen Frauen des Mittelalters, zeigt deutlich, wie hier der Effekt der Rauschdroge und die autosuggestiv wirkende Erwartungshaltung zusammenwirkten. Auch ein anderer Experimentator, Siegbert Ferckel, »schwebte mit großer Geschwindigkeit aufwärts«. Und er berichtet weiter: »Es wurde hell, und durch einen rosa Schleier erkannte ich verschwommen, daß ich über der Stadt schwebte...«

Die Vorstellung, daß durch eine Hexensalbe Menschen in Tiere verwandelt werden könnten, findet sich übrigens schon in der Antike. Im »Goldenen Esel«, einem Roman des Apuleius (zweites Jahrhundert n. Chr.), wird Lucius zum Esel und muß es lange Zeit bleiben, weil er das Gegenmittel nicht rechtzeitig nimmt. Den Bericht Homers über die Verwandlung der Gefährten des Odysseus in Schweine (vor der Odysseus

selbst durch das noch nicht identifizierte Kraut Moly geschützt war) könnte man in einen ähnlichen Zusammenhang stellen (→ Nachtschatten-Drogen).

W. S.

Über die Hexen und ihre – überlieferten oder gemutmaßten – Bräuche ist viel geschrieben worden, insbesondere in unseren Tagen im Zeichen der Frauenbewegung, die eine Rückbesinnung auf vergessene weibliche (matriarchale) Traditionen mit sich brachte (s. u. a. Firestone; Schreier). Es kann kein Zweifel mehr daran bestehen, daß diesen Frauenbünden eine bislang völlig unterschätzte Rolle zukam, die viele Jahrhunderte im Schatten der dominierenden »Männerbünde« der patriarchalen Gesellschaft standen (Bornemann).

So hat offenbar noch bis weit ins späte Mittelalter im französisch-spanischen Grenzbereich eine ausgesprochen matriarchale Kultur bestanden, in der hochentwickeltes Wissen über Heil- und natürlich auch Rauschpflanzen bestanden haben muß. Diese These vertrat bereits im 19. Jahrhundert der französische Historiker Henri Michelet; er wird darin bestätigt in den Arbeiten seines späteren bayrischen Kollegen Anton Mayer-Pfannholz, der darauf hinwies, daß die Hexenprozesse eine Degenerationserscheinung waren: Die katholische Kirche jener Tage begann allmählich eine eigene Volksseelsorge zu entwickeln, welche die althergebrachten schamanistisch-magischen seelsorgerischen Praktiken der *weisen Frauen* oder *Hexen* nach und nach überflüssig machten, ja, bald zur unliebsamen, verfolgenswürdigen »ketzerischen Konkurrenz« werden ließen (Amery 1980). Eine Wiederentdeckung dieses frühen Wissens beschreibt die Ärztin Rosemary L. Rodewald, die auf Hawaii »magische Reisen« (ohne Drogen, nur mit Hilfe von Selbsthypnose und Imagination) mit Frauen durchführte, die unter schweren Menstruationsstörungen litten und auf diese Weise, die an heute noch bei Naturvölkern übliche schamanistische Praktiken erinnert, ihre Körper (wieder)-entdeckten und damit ihre Fähigkeiten zur Selbstheilung mobilisieren konnten. Rauschdrogen können solche Exkursionen in die Innenwelt drastisch fördern und wurden folglich mit hoher Wahrscheinlichkeit, in Form der Hexensalben, auch als Unterstützung von Heilbehandlungen eingesetzt – so wie heutzutage Claudio Naranjo → Harmalin, → Ibogaïn, → MDA und → MMDA einsetzt oder Stanislav Grof → LSD-25.

Das Wissen dieser Frauen zu rekonstruieren haben Hans-Peter Duerr und Harold A. Hansen versucht. Ersterer mehr philosophisch und tiefenpsychologisch (*Traumzeit*), während Hansen in seinem *Hexengarten* jene Kräuter ansieht, die die heilkundigen Hexen zu medizinischen wie zu religiös-rituellen und wohl auch hedonistischen Zwecken in ihren Hexensalben anwendeten. Der Däne verweist darauf, daß man nicht nur die ablehnenden und verteufelnden offiziellen Berichte jener Zeit beachten dürfe, schon gar nicht die der Hexenverfolger, sondern auch die Inhalte und die Symbolik der Mythen und Märchen analysieren und verstehen müsse, in denen oft viel mehr Wahrheit über die damaligen Verhältnisse verborgen sei.

Eine weitere erwähnenswerte Studie ist *Magie der verbotenen Märchen* des Schweizer Mythen- und Sagenforschers Sergius Golowin, in der es, so der Untertitel, um »Hexendrogen und Feenkräuter« geht; Golowin argumentiert manchmal zu spekulativ, aber er führt doch eine Fülle wichtiger Tatsachen an.

1959 hat Wilhelm Mrsich, wie vor ihm bereits Peuckert und Ferckel, Hexensalben an sich selbst erprobt und ihre Wirkung beschrieben. Und schon in den 40er Jahren hat Gustav Schenk mit → Nachtschattendrogen experimentiert und in *Schatten der Nacht* dokumentiert:

»Die Haare sahen in der Vergiftung, so könnten wir kühn sagen, die Haut bekam Augen, mit den

Fingern hörten wir, die Nase schmeckte, tausend, abertausend neue Möglichkeiten wachten in uns auf, die wir nicht nur allein über die Erde tragen. Begabungen, Eigenschaften, physische und psychische Erbschaften ungezählter Geschlechter, lange Ketten von lebendigen Wesen, die vor uns über den Planeten schritten, die wachten in uns auf, und wir trugen sie mit uns...«

Das erinnert sehr an die Berichte über transpersonale Erfahrungen (→ RA II), die Stanislav Grof aus Tausenden von therapeutischen LSD-Sitzungen übermittelt hat (1978, Kap. 5).

Eine »gute Hexe«, im Sinne der Heilerin, ist sicher auch die in der altmexikanischen Tradition stehende Curandera Maria Sabina gewesen, die Roger Heim, R. Gordon Wasson und Albert Hofmann in die Geheimnisse der halluzinogenen Zauberpilze Teonanacatl (→ Psilocybin) einführte. Der Journalist Alvaro Estrada (1980) hat sie kurz vor ihrem Tod interviewt und ihr Leben erzählt (s. auch Hofmann 1979, Kap. 10).

Besessenheit und Exorzismus

Es seien abschließend noch einige Nebengedanken zum Thema »Hexen« bzw. »Hexensalben« angeführt. In unseren Tagen einer wissenschaftlichen Weltbetrachtung, die alles rational erklären und verstehen möchte, wird das Hexenphänomen gerne psychiatrisch »aufgelöst«, bzw. psychotischen und/oder Drogenwirkungen plus hysterischen Massenphänomenen, Vorurteilen, Projektionen zugeschrieben, wie oben ausgeführt.

Nun lief vor einigen Jahren ein Film des amerikanischen Regisseurs William Friedkin, »Der Exorzist«. Wie es der Zufall will, habe ich (J. v. Sch.) diesen Streifen zweimal gesehen. Er behandelt das tragische Schicksal eines jungen Mädchens am Beginn der Pubertät, das plötzlich von einem Dämon in Besitz genommen wird und die schauerlichsten Manifestationen zeigt: Reden in fremden, ihm unbekannten Sprachen; Poltergeistphänomene (ihr Bett beginnt mit ihr zu schweben); Dermographismus (auf ihrem Bauch erscheint die Schrift »help me«); Entfaltung übermenschlicher Kräfte; Telepathie.

Zwei Priester versuchen – nachdem »88 Ärzte« sich vergeblich bemüht haben, das Mädchen mit Mitteln ihrer Wissenschaften zu heilen – den bösen Geist mit Hilfe eines Exorzismus, nach den Regeln des *Rituale Romanum*, auszutreiben. Beide kommen dabei um (der Dämon fährt offensichtlich in den jüngeren Geistlichen Karras), aber das Mädchen gesundet.

Es handelt sich, bei genauerer Betrachtung, um ein typisches *Hexen*-Phänomen. Was bei Friedkin vielleicht spektakulär und – nach den Spielregeln des Horrorfilms – überzeichnet erscheint, und dem Autor beim ersten Betrachten vor etwa sechs Jahren auch so erschien, ist jedoch gar nicht mehr so unglaubhaft. Die Forschungsergebnisse der Parapsychologie lassen annehmen, daß alle der geschilderten Phänomene heute als einigermaßen gesichert gelten dürfen (Bozzano; Blumhardt; Moser).

Jean Starobinski, ein französischer Psychiater, hat drei klassische Fälle von Besessenheit und Exorzismus analysiert und mit dem heutigen Wissen interpretiert.

Neuere Super-Drogen, wie das in den USA grasierende → PCP zeigen nun, daß es Rauschgifte gibt, die ausgesprochen satanische, dämonische Vorstellungen und Kräfte zu wecken vermögen. Auch auf Horror-Trips mit → LSD-25 kommt es schon einmal zu Begegnungen mit dem buchstäblich Bösen. Liegt es da nicht nahe, anzunehmen, daß die Hexensalben nicht nur schöne erotische Phantasien weckten oder den Heilkundigen* und ihren Patienten zu besserer Selbsterkenntnis verhalfen – sondern immer wieder auch Kanäle zu »dunklen« Bereichen öffneten, durch die dann Kräfte einströmten, die sich nur mit Vorstellungen der Transpersonalen Psychologie (→ RA II) deuten lassen. Und die auch paranormale Effekte ermöglichten, welche den Zeitgenossen des Mittelalters mit Recht eine Höllenangst machten und zur Verfolgung solcher Praktiken führten? Diese Überlegungen mögen weithergeholt erscheinen, aber sie sollten doch nicht völlig außer acht gelassen werden. Nachdenklich muß in diesem Zusammenhang auch stimmen, daß man die inzwischen 18jährige Linda Blair, die kindliche Hauptdarstellerin des »Exorzist«, Ende 1977 unter der Beschuldigung festnahm, sie habe zusammen mit zwei Freunden Kokain im Wert von – umgerechnet – sechs Millionen Mark gehandelt... (Südd. Zeitung vom 22. 12. 1977)

Auch das »verborgene Wunderkraut«, das vor Jahrtausenden in der Überlieferung des Gilgamesch-Epos erwähnt wird (und mit hoher Wahrscheinlickeit eine Rauschpflanze war) hatte ja bereits dieses Doppelantlitz von Heil und Unheil:

---

* Mit solchen ungewöhnlichen, medizinisch nicht erklärbaren Heilkünsten befaßt sich der Band »Paranormale Heilung« (Resch 1977), besonders eindrucksvoll darin die biophysikalische Deutung durch den Quantenphysiker Burkhard Heim (»Der Elementarprozeß des Lebens«).

»Das Kraut sieht aus wie ein Stechdorn und wächst tief unten im Meere ... Wenn du dies Kraut in die Hände bekommst und davon ißt, so wirst du ewige Jugend und Leben finden.«
Aber bewacht wird das Kraut, mit dem Gilgamesch den verstorbenen Freund Enkidu von den Toten zurückholen möchte, von gefährlichen Naturkräften. Und als es schon in seinem Besitz ist, und er sich beim Bad in einem Teich erholt »roch eine Schlange den Duft des Krautes; sie schlich sich heran und nahm das Kraut. Sie warf ihre Haut ab und verjüngte sich.« (Burckhardt, S. 61 f.)
Und Gilgamesch weint über den Verlust, nachdem er die Schlange vorher verflucht hat ...

J. v. Sch.

Literatur:
Alexander, F., und S. Selesnik, *Geschichte der Psychiatrie*, Konstanz 1969
Amery, C. (persönliche Mitteilung vom 18. 9. 1980)
Bergier, J., »Lumieres sur la magie«, in: *Planète* Nr. 16, Paris 1964
Bodin, J., *Instructions aux juges en fait de sorcellerie*, Paris 1580
Bornemann, E., *Das Patriarchat*, Frankfurt a. M. 1975, Kap. II
Bozzano, E. *Übersinnliche Erscheinungen bei Naturvölkern* (1948), unveränd. Neudruck Freiburg i. Br. 1975
Brau, J. L., *L'Histoire de la drogue*, Paris 1968
Burckhardt, G. (Hrsg.), *Gilgamesch*, Wiesbaden 1955
Duerr, H.-P., *Traumzeit*, Frankfurt a. M. 1978

Estrada, A., *Maria Sabina – Botin der heiligen Pilze*, München 1980
Ferckel, S., »›Hexensalbe‹ und ihre Wirkung«, in: *Kosmos* 50, 1954, S. 414
Firestone, Sh., *Frauenbefreiung und sexuelle Revolution*, Frankfurt a. M. 1975
Fühner, H., »Solanazeen als Berauschungsmittel«, in: *Archiv für experimentelle Pathologie und Pharmakologie* 111, 1925, S. 281
Golowin, S., *Magie der verbotenen Märchen – von Hexendrogen und Feenkräutern*, 3. Aufl., Hamburg 1979
Grot, St., *Topographie des Unbewußten*, Stuttgart 1978
Hansen, H. A., *Der Hexengarten*, München 1980
Heim, B., »Der Elementarprozeß des Lebens«, in: Resch 1977 (eigenständige Publikation im Druck, ca. 1980)
Hofmann, A., *LSD – mein Sorgenkind*, Stuttgart 1979
Marzell, H., *Zauberpflanzen – Hexentränke*, Stuttgart 1964
Michaelis, E., »Der Heilungs- und Dämonenkampf J. Chr. Blumhardts«, in: Bitter, W. (Hrsg.), *Magie und Wunder in der Heilkunde*, Stuttgart 1959
Moser, F., *Spuk* (1950), Neudruck Frankfurt a. M 1980
Mrsich, W., »Erfahrungen mit Hexen und Hexensalben«, in: *Unter dem Pflaster liegt der Strand*, Bd. 5, 1978
Murray, M., *The God of the Witches*, London 1928
Naranjo, C., *Die Reise zum Ich*, Frankfurt a. M. 1979
Pennethorne, H., *Witchcraft*, London 1960
Porta, G., *Magia naturalis*, 1568
Richter, E., »Der nacherlebte Hexensabbat. Zu Will-Erich Peuckerts Selbstversuch mit Hexensalben«, in: *Forschungsfragen unserer Zeit* 7, 1960, S. 97
Rodewald, R. L., *Magie, Heilen und Menstruation*, München 1978
Schenk, G., *Schatten der Nacht*, Stuttgart 1939
Schreier, J., *Göttinnen*, (1968), München 1978
Schmidbauer, W., »Die magische Mandragora«, in: *Antaios* 10, 1968, S. 274
Starobinkski, J., *Besessenheit und Exorzismus*, München 1973

I

Ibogaïn

Geschichte

Im Kongo wächst die Pflanze *Iboga tabernanthe*. Aus ihren Wurzeln lassen sich zwölf Alkaloide isolieren, deren kräftigstes – in psychoaktiver Hinsicht – das Ibogaïn ist. Es ist eng mit dem → Harmalin und Harmin (→ Banisteriopsis caapi) verwandt und zeichnet sich biochemisch durch das Vorhandensein eines Indolrings aus (→ RA IV).

Die afrikanischen Eingeborenen des Kongo benützten es bei »Gottesgerichten«. Ähnlich wird berichtet, daß die Schwarzen in Gabun es den Adepten gaben, die sich um Zulassung zu einem der dortigen Geheimbünde bewarben: »Man gibt ihnen das Iboga. Wenn sie dann weiße Vögel sehen, werden sie in die Bruderschaft aufgenommen, andernfalls abgewiesen.« (Schweitzer)

Auch als Stimulans wurde das Mittel benutzt, wie viele andere Rauschdrogen, wobei auch hier typisch ist, daß kleinere Mengen lediglich aktivierend wirken, ähnlich den gekauten Coca-Blättern (→ Kokain), während größere Dosen lebhafte halluzinogene Effekte (Illusionen) auslösen können.

Wirkung

Das erstgenannte Phänomen machten sich französische Mediziner schon vor Jahrzehnten zunutze; es zeigte sich, daß Ibogaïn ein Inhibitor (Hemmstoff) für Monoaminoxidase (MAO) ist. Das erklärt seine Eigenschaften, Depressionen »aufzuhellen«, die man heute mit Antidepressiva nach der Art des Tofranil erzielt. Nach Naranjo ist es deshalb »das erste Antidepressivum dieser Art der Schulmedizin« (S. 179).

Mit dem zweiten Effekt befaßte sich Naranjo selbst ausführlich, und in seiner Nachfolge wandten es eine Reihe von Psychotherapeuten an, vor allem in Südamerika, wo die Drogengesetzgebung in diesem Bereich nicht so restriktiv ist wie in den USA und Europa. Naranjo, der sich auf etwa 100 solcher Behandlungen beruft, die er entweder selbst durchführte oder über Kollegen kennenlernte, schreibt:

»Was die physischen Wirkungen betrifft, verursachen weder Ibogaïn noch Harmala-Alkaloide eine Pupillenerweiterung oder ein Ansteigen des Blutdrucks, wie bei den LSD- ähnlichen Halluzinogenen oder den Amphetaminderivaten MDA und MMDA. Auch ähnelt das Ibogaïn dem Harmalin

insofern, als es öfter als alle anderen psychoaktiven Chemikalien, Alkohol ausgenommen, Gleichgewichtsstörungen und Erbrechen hervorruft.« (S. 180)
Man verabreicht die Droge den Patienten deshalb bei leerem Magen und sorgt auch dafür, daß die Behandlung im Liegen vor sich geht, zumindest in den ersten Stunden. Die ideale Dosierung wird mit drei bis fünf Milligramm pro Kilo Körpergewicht angegeben. Wird die Substanz durch den Mund in einer Gelatinekapsel eingenommen, passiert sie also erst den Magen, zeigen sich die ersten Symptome nach 45 bis 60 Minuten. Sie können acht bis zwölf Stunden anhalten; manche Patienten erzählen von subjektiven Nachwirkungen noch nach 24 Stunden (20 %), 36 Stunden (15 %) und sogar noch länger (5 %). Aber der Übergang zur Normalsituatiuon gelingt doch den meisten leicht.

Naranjo bezeichnet Ibogaïn und → Harmalin, sowie → MDA und → MMDA als Drogen eigener Art, die sich von den Halluzinogenen → LSD-25 und → Meskalin dadurch unterscheiden, daß sie keine ausgesprochenen Halluzinationen hervorrufen. Während er MDA und MMDA »empfindungssteigernd« nennt, ordnet er Ibogaïn und Harmalin »*imagination*ssteigernde« Eigenschaften zu. Bei den beiden letzt-

genannten Drogen kommen typischerweise in den erzeugten Wachträumen archetypische Inhalte und Tiere am häufigsten vor; Handlungsabläufe sind oft gekennzeichnet durch zerstörerische oder sexuelle Elemente. Aber:

»Ibogaïn ruft weniger visuell-symbolische Erfahrungen hervor als Harmalin. Bei keiner anderen Droge habe ich so häufig Wutausbrüche erlebt wie unter der Wirkung von Ibogaïn. Auch bei Harmalin-Erfahrungen ist Aggression ein häufiges Thema, doch dort findet sie nur in visuellen Symbolen Ausdruck... Bei Ibogaïn wird der Zorn nicht auf die gegenwärtige Situation des Patienten projiziert (*übertragen* im psychoanalytischen Sinn, würde ich sagen), vielmehr auf Personen oder Situationen der Vergangenheit, und zwar auf die Person, durch den er ursprünglich erregt wurde. Dies steht im Einklang mit der allgemeinen Tendenz des unter Ibogaïn stehenden Analysanden, sich in Reminiszenzen und Phantasien seiner Kinderzeit zu ergehen.« (Naranjo, S. 181)
Noch einmal eine Steigerung erfährt die Aggressivität bei einer anderen synthetischen Droge: → PCP.
Typische Symbolbilder, die das Alkaloid auslöst, sind Brunnen, Röhren und Sumpftiere:
»Es hat mich überrascht, wie häu-

fig unter Ibogaïnwirkung das Bild einer Röhre auftritt, und so möchte ich meine Auffassung weiter vermitteln, daß sie generell einen ›Eingang‹ darstellt und damit wertvolle Aufschlüsse für ein mögliches Vorgehen« bei der Therapie gibt. (S. 223)

Gefahren

Besondere Gefahren sind nicht bekannt.   J. v. Sch.

Literatur:
Naranjo, C., *Die Reise zum Ich – Psychotherapie mit heilenden Drogen*, Frankfurt a. M. 1979
Schweitzer, N. *Revue metaphysique* 1951 (zit. n. Michaux, H., *Turbulenz im Unendlichen*, Frankfurt a. M. 1971, S. 78)

K

Kaffee → Genuß-Drogen

Kanna
(Channa)

In Afrika sind Halluzinogene nur sehr selten bei ›Primitiven‹ gefunden worden. Alkohol ist in der Form von Bier schon seit langer Zeit bekannt. In jüngster Zeit wurde vielfach → Cannabis angebaut, doch seine Verwendung ist, vor allem unter den Negern, nicht ursprünglich. Die afrikanischen Jäger und Sammler (Pygmäen, Buschmänner, Hadza) kennen nicht einmal den Alkohol.
Die einzige halluzinogene Droge der Primitiven Afrikas ist das Kanna oder Channa, welches die Hottentotten in Südafrika nach den Berichten der alten Forschungsreisenden kauen. Leider ist die Identifikation der Droge nie gelungen. Der Brauch ist unter dem Einfluß der kulturellen Veränderungen schon lange erloschen. Ein 225 Jahre alter Bericht schildert den Kanna-Effekt: »Ihre tierischen Neigungen erwachten, ihre Augen blinkten, ihre Gesichter zeigten Lachen und jähe Lust. Tausende von ergötzlichen Vorstellungen erschienen ihnen, eine vergnügte Stimmung bemächtigte sich ihrer, die es ihnen erlaubte, sich an den einfachsten Scherzen zu erfreuen.«
Dieses Wirkungsbild würde sehr gut zu Haschisch (→ Cannabis) passen, und tatsächlich hat man eine Zeitlang Kanna als *Cannabis sativa* identifiziert. Heute, unter dem Eindruck zahlreicher Hinweise auf die sekundäre Rolle des Cannabis-Konsums im südlichen Afrika, neigen manche Ethnobotaniker der Ansicht zu, daß es sich um verschiedene Arten von *Mesembryanthemum* (Eiskrautgewächse) handelte. Die in *Mesembryanthemum tortuosum* enthal-

tenen Alkaloide haben aber im Tierversuch bisher nur lähmende Effekte (bis zum Atemstillstand) gezeigt. Völlig geklärt ist die Identität von Kanna noch nicht. W. S.

Literatur:
Efron, D. H., *Ethnopharmacologic Search for Psychoactive Drugs*, Washington 1967

Kath
(Qat)

Der Kath-Tee beziehungsweise das Kauen der Blätter und Blattschossen von *Catha edulis* ist in Abessinien und im Jemen weit verbreitet. Die Pflanze gedeiht nur in den kühlen, hochgelegenen Tälern Nordostafrikas. Obschon der Kath-Tee eher eine → Genuß-Droge als ein Rauschmittel ist, steht er im Übergangfeld zwischen beiden. Pharmakologisch besonders interessant ist die nahe Verwandtschaft seiner Wirksubstanz, des Cathins, mit den → Weckaminen. Kath wurde um das Jahr 1300 zum erstenmal erwähnt, ist also älter als der Kaffee, dessen anregende Eigenschaften er übertrifft. Da die Pflanze, wenn sie gelagert wird, einen Teil ihrer Wirksamkeit verliert, bringt man sie meist nachts aus hochgelegenen Bergtälern nach Aden, Tigre, Hodeida und Harar.

»Wenn in der jemenitischen Hauptstadt Sana am sehr frühen Nachmittag die Büros und Ämter bis zum nächsten Morgen schließen und die Händler in den Hauptstraßen die Rolläden wieder rasselnd herunterlassen, trägt fast jeder, der noch auf den Straßen zu sehen ist, plötzlich eine dicke Backe zur Schau: der Verkehrspolizist, der auf dem Freiheitsplatz apathisch den abflauenden Verkehr regelt, der Lastenträger... Die dicke Backe hat mit der ältesten jemenitischen Freizeitbeschäftigung zu tun, dem Qat-Kauen, das jährlich Millionen von Arbeitsstunden kostet, Arbeitslust und Produktivität lähmt und zum größten Entwicklungsproblem in diesem abgeschiedenen Bergland im Südwesten der arabischen Halbinsel geworden ist.« Der Journalist Carl E. Buchalla, der diesen Bericht gibt, beschreibt anschaulich das Elend des volksweiten Kath-Mißbrauchs, das ein Beispiel dafür ist, wie ein ganzes Land durch Drogenmißbrauch verändert werden kann. Der Jemen war einst die Kornkammer der arabischen Halbinsel. In Marib, der Hauptstadt ihres Reiches, residierte einst die Königin von Saaba, von hier zog sie mit ihren Elefanten über die Weihrauchstraße zu König Salomo. Der Jemen war berühmt als Land des Kaffees; nach der Hafenstadt Mocha ist der Mokka benannt worden.

Schuld am Niedergang des Landes sind sicher vor allem der lange Bürgerkrieg zwischen dem (royalistischen) Norden und dem (marxistischen) Süden, dazu noch anhaltende Dürreperioden und eine archaische Verwaltungsstruktur – aber nicht zuletzt die grünen Blätter des Kath-Baumes. Sie sind auch der Grund für den vergleichsweise hohen Verschleiß an Personen- und Lastkraftwagen auf den kurvenreichen Pisten des Jemen. Die »Euphorie, die ein ganzes Volk lähmt« (Buchalla) führt dazu, daß die Fahrer ihre Chauffierkünste überschätzen und Unfälle bauen.

Seit 1974 ist der Export des klassischen Anbauprodukts Kaffee um 80 Prozent zurückgegangen – und der Kath-Anbau um 60 Prozent gestiegen. Die Droge wird aber kaum exportiert, bringt also nicht die dringend benötigten Devisen, sondern wird fast ausschließlich im eigenen Land konsumiert. Guter Kath ist teuer. Eine Tagesration kostet – je nach Jahreszeit und Qualität (also: Cathin-Gehalt) – umgerechnet zwischen sechs und 30 Mark. Damit frißt dieses Laster etwa die Hälfte eines durchschnittlichen Tagesverdienstes im Jemen auf. Und das angesichts einer galoppierenden Inflation mit ebenfalls steil angestiegenen Löhnen.

Das Kath-Dilemma ist doppelt fatal, weil es zusätzlich noch zu einer Steigerung des Alkoholkonsums geführt hat. Besonders der Whisky-Schmuggel nahm zu, seit die Kath-Kauer festgestellt haben, daß die Lethargie und Apathie am Ende eines Kath-Trips durch Alkohol wieder aufgehoben werden kann.

Zumindest die Volksrepublik Südjemen versucht, durch drastische Strafen das Kath-Kauen zu drosseln. Im Nordjemen scheuen die Behörden ein offizielles Verbot, wie es heißt, weil es jede demokratische Regierung zu Fall bringen würde. Man hofft darauf, daß die Steigerung des Bildungsstandards das Problem lösen hilft. 75 Prozent der Bevölkerung sind noch Analphabeten, aber die jungen Leute, die Schulen besuchen oder im Ausland studiert haben, reduzieren offensichtlich ihren Kath-Konsum.

Wirkung

Diese Situation sieht wie ein – seitenverkehrtes – Spiegelbild der Probleme in den westlichen Industrienationen aus, wo Haschisch und Marihuana immer mehr jüngere Angehörige gerade der gut ausgebildeten Schicht mit guten Berufschancen dazu bringen, Leistungsehrgeiz abzubauen, was dann in psychiatrischen Gutachten als *amotivational syndrom* zu Buche schlägt (→ Cannabis). Das scheint mit dem die Phantasie eher stimulierenden Effekt des Cathins zusammenzuhängen, mit dem verglichen Cannabis mehr beruhigend wirkt.

Die Wirkung gleicht jener der →
Weckamine: Müdigkeit ver-
schwindet, Euphorie und schwache Erregung stellen sich ein, körperliche Arbeit und Reden werden
leichter, das Hungergefühl wird
zurückgedrängt. Kath war bei
abessinischen Kriegern auf nächtlichen Überfällen und bei ausgedehnten Botenläufen sehr beliebt
(ähnlich wie Coca in Bolivien, →
Kokain). Mißbrauch ist nicht selten; es kommt dann zu Schlaflosigkeit, Nervosität, Herzrasen.
»Der Dauergebrauch – im Jemen
die Regel – greift die Magen-
schleimhäute an, führt zu Appetitlosigkeit, Impotenz und Verstopfung; kein Wunder, daß La-
xative zu den Verkaufsschlagern
der jemenitischen Apotheken gehören.« (Buchalla)
Seine Wirkung entfaltet der Kath
am besten, wenn er möglichst
frisch ist. Es werden nur die Blätter gekaut, die am frühen Morgen
desselben Tages gepflückt wurden. Die Kenner schätzen besonders die jungen Blättchen, die auf
traditionelle Weise zum Frisch-
halten kunstvoll in saftige Bana-
nenblätter gewickelt werden.
»Mit einem glücklichen und zu-
friedenen Lächeln, die Qat-Ra-
tion unter dem Arm, geht der Je-
menite nach Hause, um sich für
die nächsten vier Stunden selbst-
vergessen dem Qat-Genuß hinzugeben.«

Chemisches Prinzip

Ein Kilo frischer Kath-Blätter liefert 2,7 Gramm Cathin, 3,2
Gramm Cathidin und 1,5 Gramm
Cathinin. Das wichtigste Alkaloid, Cathin, ist als d-Nor-Isoephe-
drin identifiziert worden. Es ist
mit dem Weckamin Amphetamin
eng verwandt, wirkt aber sechsmal schwächer als Benzedrin oder
Pervitin.   W. Sch./J. v. Sch.

Literatur:
Buchalla, C. E., »Euphorie, die ein ganzes
    Volk lähmt«, in: *Südd. Zeitung* vom
    12. 6. 1980
Hesse, H., *Rausch-, Schlaf- und Genußgif-
    te*, Stuttgart 1966
Møller, K. O. (Hrsg.), *Rauschgifte und
    Genußmittel*, Basel 1951

Kawa-Kawa

Schon die ersten Reisenden in der
Südsee (z. B. James Cook) berichten von Kawa-Kawa (oder Kava),
dem nationalen Getränk vieler
Eingeborener der pazifischen In-
selwelt. Kawa ist so eng mit der
polynesischen Kultur verknüpft,
daß die Ethnologen überall dort,
wo es verbreitet ist, polynesische
Einflüsse annehmen. Da es meist
in religiösen Zeremonien getrunken wurde oder zumindest eng mit
ihnen verknüpft war, haben die
Missionare auf manchen Inseln
diese Sitte bekämpft – in der Regel
mit einem Teilerfolg, der um so
›besser‹ war, je mehr die Polyne-
sier den von den Weißen importierten Schnaps schätzen lernten.

Kawa wird hergestellt, indem man die Wurzel des vielfach angebauten *Piper methysticum* (Rauschpfeffer) reinigt, schält und in kleine Stücke schneidet. Früher wurde sie stets durch Kauen zubereitet. Jungfrauen (seltener Knaben oder ältere Frauen) kauten die Wurzelstücke zu einem feinfasrigen Brei, der in eine Schale gespuckt, mit wenig Wasser verdünnt und in einer stark zeremonialisierten, gemeinsamen Sitzung streng nach dem Rang der einzelnen Häuptlinge und Haushaltsvorstände verteilt wurde. Heute wird Kawa meist mit einem Stößel in einem Mörser zerrieben und mit Wasser aufgeschwemmt. Diese Zubereitung soll aber schwächer sein. Wahrscheinlich schließen die Enzyme im Speichel die Wirkstoffe noch besser auf.

Kawa steht an der Grenze zwischen → Genuß-Droge und Rauschmittel. Es löst keine Halluzinationen, aber in hohen Dosen Euphorie und ruhige, friedliche Träumerei aus. Aggressivität, Gereiztheit und nörgelnde Stimmung, die beim Alkoholrausch so geläufig sind, treten nie auf. Die ersten Berichterstatter bezeugten, daß Kawa die Beine lähme. Der Ethnologe Lowell D. Holmes, der jüngst selbst Kawa auf Samoa trank, glaubt nicht daran. Wahrscheinlich war die den frühen Beobachtern ungewohnte Hockhaltung für diese ›Lähmungen‹ verantwortlich. Holmes beurteilt Kawa als erfrischendes Getränk mit der Farbe von Milchkaffee, das die Zunge etwas taub macht. Offensichtlich hat Holmes aber eine schwächere Kawa-Zubereitung untersucht. Ein anderer Ethnologe, D. Charleton Gajdusek, beobachtete auf einer Insel der Neuen Hebriden (Tongariki), daß dort Kawa als Rauschdroge völlig außerhalb jeder Zeremonie (die in der differenzierten samoanischen Gesellschaft unerläßlich ist) getrunken wird. Alt und jung, Männer und Frauen, trinken hier Kawa, das ausnahmslos durch Kauen zubereitet wird. Während Louis Lewin, der den Kawa-Rausch als erster Toxikologe untersuchte, die leichte Euphorie, Anregung und Gesprächigkeit nach Kawa-Genuß beschrieb, beobachtete Gajdusek auf Tongariki eine ganz andere Symptomatik, die wieder deutlich den kulturellen Einfluß auf die Effekte psychotroper Drogen zeigt. Man trinkt Kawa allein, legt sich dann hin und verharrt stundenlang in ruhiger, euphorischer Träumerei, die Gajdusek nur gelegentlich durch (höchst unwillig aufgenommene) Blutdruckmessungen unterbrach. Sie ergaben kaum einen Unterschied zum normalen Zustand.

Chemisches Prinzip

Der Freiburger Pharmakologe

Hans J. Meyer hat sechs aus der Wurzel von *Piper methysticum* isolierter ›Alpha-Pyrone‹ im Tierexperiment geprüft. Die Unterschiede zwischen ihnen erwiesen sich größtenteils als quantitativ.

Wirkung

Pharmakologisch lassen sich entspannende und krampfmildernde Effekte nachweisen. Kawa stimuliert in kleinen Dosen, führt in mittleren zu einer Euphorie, die bei noch höheren Gaben in einen stuporösen Zustand übergeht. Diese Effekte macht sich ein in den 6oer Jahren entwickeltes Medikament (Handelsname: Kavaform) zunutze, das vor allem in der Altersmedizin eingesetzt wird. Psychologische Tests konnten im Doppelblindversuch (→ RA IV) objektiv zeigen, daß Kavain Stimmung und Antrieb verbessert.

Gefahren

Die Risiken durch Kawa-Genuß sind offensichtlich sehr gering. Er soll manchmal zu einer seelischen Abhängigkeit führen, doch kommt das nach dem Urteil der Ethnographen sehr selten vor. Die von den Weißen importierten alkoholischen Getränke sind in dieser Beziehung jedenfalls gefährlicher. Körperliche Entziehungssymptome sind noch nicht beschrieben worden.   W. S.

Literatur:
Verschiedene Arbeiten von H. J. Meyer (Pharmakologie von Kawa), L. D. Holmes und D. Ch. Gajdusek (Ethnographie) sind erschienen in:
Efron, D. H. (Hrsg.), *Ethnopharmacologic Search for Psychoactive Drugs*, Washington 1967
Hun, N., u. a., »Klinische Prüfung des Geriatrikums Kavaform, Doppelblindversuche«, in: *Münchner Medizinische Wochenschrift 109*, 1967, S. 2197
Schliak, H., »Kavain bei Alterserkrankungen«, in: *Hippokrates 38*, 1967, S. 26

Ketamine → PCP
Kodein → Opiate

Kokain

Wegen seiner suchtbildenden Wirkung ist Kokain eines der gefährlichsten Rauschgifte, welches die Medizin außer Morphium und Heroin (→ Opiate) kennt. Es ist ein chemischer Extrakt aus den Blättern des Coca-Strauches *(Erythroxylon coca)*. Die mehrere Meter hohe Pflanze wächst im tropischen Südamerika und auf den indonesischen Inseln (Malaysia). Wie beim Hanf (→ Cannabis) hängt die Konzentration des Wirkstoffs stark von der mittleren Tagestemperatur während der Reifezeit ab. Eine maximale Kokainausbeute wird erzielt, wenn sich die Temperatur gleichmäßig zwischen 15 und 20° C bewegt. Am besten gedeiht der Strauch in feuchtwarmen Gebirgslagen, 600 bis 1800 Meter über dem Meeresspiegel. Geerntet wird viermal jährlich.

1. Der Coca-Strauch

Den Strauch erkennt man leicht an seinen spatelförmigen, ausgesprochen zarten Blättern und an den fein gebüschelten, leicht gelblichen Blüten, aus denen sich kleine scharlachrote Steinfrüchte bilden. Der botanische Name *Erythroxylon (erythros* = rot, *xylon* = Holz) leitet sich von der fleischroten Rinde ab, die fast allen 200 Arten dieser Pflanzenfamilie eigen ist.

Nach der Ernte werden die Coca-Blätter auf der *matupampa,* einem gestampften Lehmboden, zum Trocknen gelagert. Sie behalten dabei ihre kräftig grüne Farbe.

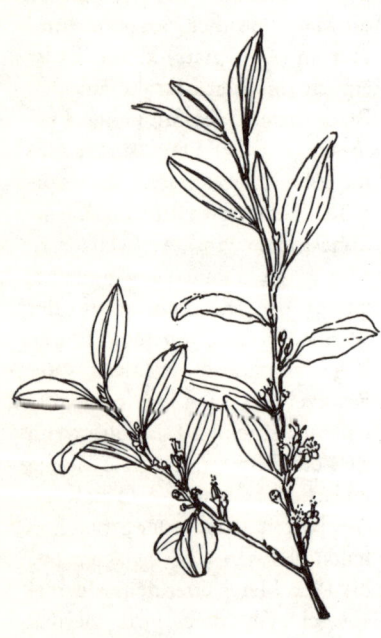

Coca-Strauch

Später verschnürt man sie, wie Tabak, in Säcke oder Ballen. Zum Genuß nimmt der Indio eines der Blätter, entfernt die Rippen und rollt den Rest im Mund zu einer Kugel. Dann taucht er das mit Speichel angefeuchtete Bällchen in ein wenig Kalklösung. Das Ganze wird gekaut, bis fast nichts übrigbleibt.

Durchschnittlich wird viermal täglich Coca gekaut; eine solche Kauperiode, in Peru »Coqueada« genannt, dauert etwa zwei Stunden. Die einheimische Bezeichnung ist so fest eingebürgert, daß gewisse Wegstrecken oder die Dauer bestimmter Arbeiten in Coqueaden angegeben werden. (Näheres über den Kau-Akt bei Gantzer et al. 1975, S. 9).

Nach Wagner vereinigen die Coca-Blätter in idealer Weise die Wirkungen dreier anderer Drogen. Sie wirken stimulierend und leistungssteigernd wie der → Kawa-Trank, euphorisieren wie das Opium (→ Opiate) und rufen schließlich Rauschzustände ähnlich denen beim Genuß des Peyotl-Kaktus (→ Meskalin) hervor.

2. Geschichte der Droge

Grabfunde belegen, daß schon in vorchristlicher Zeit im Nordosten Südamerikas Coca in Gebrauch war. Diese Anbaugebiete lagen im Bereich des heutigen Kolumbien und Venezuela bei den Arhuaco-Indianern in den Tälern der Zuflüsse zum Rio Cauca, Orinoco und Rio Negro (Bühler 1946). Andere Stämme, die aus Mittelamerika nachdrängten, zwangen die Arhuaco, nach Süden auszuweichen; so gelangte die Coca zu anderen Stämmen.

Coca-Sträucher sollen sogar vor 5000 Jahren schon an den Anden-Abhängen von Ecuador gepflanzt worden sein. Aus der Chorrera-Periode, so benannt nach einem Grabungsplatz am Rio Guayas, fand man Überreste von Siedlungen, zu deren Requisiten u. a. Behälter mit pulverisiertem Kalk gehören, wie sie beim Coca-Kauen gebräuchlich sind (Der Spiegel, Nr. 50/1975, S. 173).

In Peru fand man erst wesentlich später, in Gräbern der vorkeramischen Zeit (bis etwa 1500 v. Chr.), Cocablätter als Grabbeigaben.

Ein Geschenk der Götter

Bereits vor der Eroberung Perus durch die spanischen Horden des Konquistadoren Francisco Pizarro in den Jahren 1531 bis 1533 war das Coca-Kauen bei den Eingeborenen des Inka-Reichs verbreitet. Ihre Götterstatuen trugen Coca-Pflanzen in den Händen. Die Blätter des Strauches galten als Glücksbringer und wurden von den Priestern in den Tempeln wie Weihrauch verbrannt. Allerdings wurde zu jener Zeit die Droge nur

im Rahmen des religiösen Rituals und nur von auserwählten Persönlichkeiten der Führungskaste (Inkas) verwendet, keineswegs als Genußmittel der breiten Masse.

Der Sage nach wurde den Menschen das Zauberkraut von Manko Kapak, dem ›Sohn der Sonne‹, übergeben, der in grauer Vorzeit vom Titicacasee herabgestiegen kam. Die göttliche Gabe sollte »den Betrübten erheitern, dem Müden und Erschöpften neue Kräfte bringen und den Hungrigen sättigen«.

Den Conquistador Auguste Zárate beeindruckte, daß die Indios nicht Gold oder Silber als Zahlungsmittel benützten, hinter denen die spanischen Horden her waren, sondern die Blättchen des Coca-Busches. Erstaunt berichtete er seinem König 1555 nach Spanien: »Die Indios in den Minen können 36 Stunden unter Tage bleiben, ohne zu schlafen und zu essen.«

Die Spanier verboten zunächst, wie immer in solchen Fällen, den heimischen Kult und stellten den Abbau und das Kauen von Coca-Blättern unter Strafe. Ein kirchliches Konzil in Lima ächtete Mitte des 16. Jahrhunderts den Kult um den Strauch als ein »unnützes, verderbliches, zum Aberglauben verführendes Ding und Blendwerk des Teufels«. Der Brauch ließ sich jedoch nicht unterdrücken. So machten die Eroberer aus der Unsitte der anderen eine Tugend für sich selbst und besteuerten die Coca-Ernten entsprechend hoch. Gleichzeitig wurde die Inka-Religion zerstört. Das führte in der Folgezeit dazu, daß das Coca-Kauen häufig hedonistischen Zwecken diente und entartete. Hunderttausende süchtiger Indios reden heute eine beredte Sprache. Eine wichtige Rolle spielt auch, daß Coca-Kauen den Hunger vertreibt und deshalb vor allem bei den Ärmsten beliebt ist. Allerdings muß man klar trennen zwischen dem Mißbrauch (Kokainismus) und dem Gebrauch (Cocaismus), wobei letzterer überwiegen dürfte.

Eine Studiengruppe wies 1975 darauf hin (Gantzer, S. 26), daß es – im Gegensatz zu schlecht informierten anderen Quellen – nach ihren eigenen Recherchen in Peru in diesem Land etwa »eine Million Coqueros gibt, die im Jahr etwa 10 Millionen kg Coca konsumieren, d. h. daß ein Coquero durchschnittlich ca. 28 g Coca pro Tag kaut. Wenn man davon ausgeht, daß beim Kauen ca. 0,5 % Cocain extrahiert werden…, dann liegt die durchschnittlich aufgenommene Menge Cocain pro Coquero und Tag bei etwa 0,14 g«.

1980 schätzten die peruanischen Behörden die Zahl der Coqueros bereits auf 2,8 Millionen. Von den 30 000 Tonnen Coca-Blättern, die das Land jährlich erzeugt, kauen die Indios im Lande etwa 4000 Tonnen selbst. 1000 Tonnen kauft die Firma Coca Cola, um Aromastoffe (nicht: Kokain) für ihre Limonade zu gewinnen. 60 Tonnen verarbeitet die pharmazeutische Industrie zu Medikamenten, und der Rest wird zu Kokain verarbeitet und außer Landes geschmuggelt, vor allem in die USA.

Die Regierung der Vereinigten Staaten übte so lange Druck auf Peru aus, daß man dort jetzt ein großangelegtes Vernichtungsprogramm startet. Am Ende dieser »Verde Mar« (*Grünes Meer*) genannten Kampagne sollen nur noch die Lieferanten des staatlichen Unternehmens »Enaco« Coca-Sträucher anbauen dürfen.

Man zerstört damit allerdings gleichzeitig die Existenz von 30 000 Kleinbauern, was nicht ohne massive verzweifelte Widerstände verlaufen wird, noch dazu, wo Coca ein wichtiger Bestandteil der Indio-Kultur ist:

Wenn sich zwei Freunde treffen, schenken sie sich als erstes gegenseitig Coca-Blätter, etwa wie man bei uns einem Gast ein Glas Wein zur Begrüßung anbietet.

Vor einem Jahrzehnt war die Situation noch genau umgekehrt; da konsumierte man an Ort und Stelle 90 Prozent der Ernte und exportierte (und schmuggelte) lediglich zehn Prozent. Die Drogendetektive von »Verde Mar« entdeckten – und vernichteten – beleuchtete

Landepisten im Urwald, Privatflugzeuge zum Schmuggeln und schwer bewachte illegale Laboratorien, in denen aus den Coca-Blättern an Ort und Stelle reines Kokain-Pulver gewonnen wurde. Das Geschäft mit der immer begehrteren Droge brachte allein 1979 zwei Milliarden Dollar ein, schätzt man.

Die Kokain-Mafia reicht bis in die höchsten Kreise der peruanischen Gesellschaft: Am 12. März 1980 wurde der Luftwaffengeneral a. D. Frank Tweddle, ehemals Direktor der staatlichen Fluggesellschaft »Aero Peru«, auf dem Flughafen von Lima mit 5,3 Kilogramm reinem Kokain in seinem Koffer festgenommen.

Im benachbarten Bolivien ist die Situation noch extremer. Auch hier spielt das Militär eine führende Rolle im Rauschgiftgeschäft. Einer der Hauptdrahtzieher der einheimischen Dealer ist wahrscheinlich der Luftwaffenoberst Ariel Coca (er heißt wirklich so), der nach dem blutigen Putsch vom Sommer 1980 ausgerechnet zum Erziehungsminister des Landes ernannt wurde. In einem Fall, bei dem es um 300 Kilo Kokain ging, die man in einem Privatflugzeug sicherstellte, führte die Spur zu dem Obristen Luis Acre, der heute Innenminister mit nahezu unbeschränkter Machtbefugnis über den Sicherheitsdienst des Militärs und den Polizeiapparat ist – eine

ideale Position für einen Rauschgifthändler!

Amerikanische Stellen schätzen den Wert der Kokain-Verkäufe aus Bolivien auf eine halbe Milliarde Dollar. »Damit setzt die Drogen-Mafia des Andenstaates etwa so viel um wie der ganze Zinnbergbau des Landes« (Kassebeer). Etwa die Hälfte der 30000 Kilogramm Kokain, die 1979 in die Vereinigten Staaten geschmuggelt wurden, stammte aus Bolivien. So verwundert es nicht, daß die Carter-Regierung ihre Zusammenarbeit mit den bolivianischen Behörden in der Rauschgiftbekämpfung einstellte, nachdem die größten Dealer sich durch Waffengewalt an die Spitze des Staates setzten. Ein Sprecher des Außenministeriums begründete dies so: »Die vielfältigen Behauptungen über die Verbindung der gegenwärtigen Regierung mit Kokain-Händlern lassen eine erfolgreiche Zusammenarbeit nicht mehr erwarten.« (Südd. Zeitung vom 16. 8. 1980)

So deutlich wurden derartige Zusammenhänge wohl noch nie ausgesprochen.

Die erste Kokain-Welle
Die chemische Isolierung des Kokains gelang 1860 durch Niemann. Einer der ersten, der es ernsthaft auf seine medizinische Brauchbarkeit untersuchte, war Sigmund Freud. Er vermutete u.

a., daß man es zur örtlichen Betäubung bei Operationen benützen könnte. Er baute zwar seine Entdeckung nicht weiter aus (das besorgte sein Kollege Carl Koller), beschäftigte sich jedoch mit einer völlig anderen Eigenschaft der Droge: ihrer *euphorisierenden* Wirkung. Wie heute viele Haschischraucher ihre Droge, nahm er kleine Dosen Kokain wie ein Medikament zu sich und konnte so eigene (leichte) neurotische Beschwerden dämpfen. Freuds Verteidigung der Droge und das Missionieren für ihre Verwendung sind, nebenbei, typisch für das, was fast ein Jahrhundert später die LSD- und Haschisch-Freunde betreiben werden.

Wir wissen inzwischen, daß Freud einem großen Irrtum unterlag, als er sich so begeisterte. Er selbst wurde von seinem (allerdings sehr maßvollen) Kokainkonsum durch den tragischen Tod seines Freundes Fleischl geheilt, der 1891 u. a. an extremen Überdosen Kokain zugrunde ging – die Freud ihm empfohlen hatte, damit er von seiner Morphiumsucht loskomme!

Ab 1886 lösten zahlreiche Fälle von Kokainismus in Deutschland heftige Bestürzung aus. Bald wandte sich die gesamte wissenschaftliche Welt gegen den Konsum der Droge. Für Freud hatte die Bekanntschaft mit dem Kokain vermutlich eine viel tiefer reichende Bedeutung: Wie die ersten Deutungsbeispiele seiner berühmten »Traumdeutung« beweisen, beschäftigte die Droge ihn noch lange, nachdem er sie nicht mehr nahm – es ist durchaus denkbar, daß die Kokain-Euphorie ihm den Zugang zum eigenen Unbewußten aufschloß. (→ Dritter Teil, »Sigmund Freuds Kokainexperimente«)

Die große Kokain-Welle Ende des 19. Jahrhunderts fand zu Beginn des Ersten Weltkriegs eine Neuauflage in Frankreich. In den Nachtklubs und Cafés von Paris wurde die Modedroge so gehandelt und gefeiert wie heute das Haschisch in den Schwabinger und Berliner Beat-Schuppen. Manche französischen und deutschen Jagdflieger stopften sich die Nasenlöcher mit dem weißen Pulver (›Schnee‹) voll, ehe sie zum Feindflug aufstiegen. Nach dem Krieg, in den ›tollen Zwanzigern‹, spielte Kokain in der deutschen Unterwelt eine große Rolle. Aber auch unter Intellektuellen und Künstlern war es sehr verbreitet. In Brasilien bildeten sich eigene Süchtigen-Klubs, die *Chichingas.* Und in den USA trieb man die Sache auf die Spitze mit den *speed balls,* einer Mischung aus Kokain und Heroin, der wohl teuflischsten Mixtur[*], die Menschen erfanden.

---

[*] Noch verrückter soll allerdings der *Frisco speed ball* sein, der neben Kokain und Heroin noch LSD enthält (Lingemann, 1969)

Aus Amerika ist diese Spezialität inzwischen auch zu uns gelangt: »Was lediglich für den Fixer als sogenannter *speed ball* ein erwünschtes Angebot sein dürfte, kann für alle anderen, nur an Kokain interessierten Konsumenten der unfreiwillige Einstieg in die Heroinsucht sein«, warnt Kriminaloberrat Klaus Mellenthin. »War bei Cannabis die Opiatbeimengung nur Legende, so ist dies bei Kokain bereits Realität.« (1979, S. 7)

Wenn die Droge heute, außer unter den Coca kauenden Indios Südamerikas, noch nicht *die* Rolle spielt, so liegt das in erster Linie am hohen Preis. Ein Kilogramm Kokain-Hydrochlorid soll im Schwarzhandel 3000 DM kosten, also ein Gramm etwa 3 DM. Nachdem der Süchtige seine Anfangsdosis von 0,1 Gramm rasch auf 10 bis 15, ja sogar 30 Gramm täglich steigert, wird der Kokainismus bald zu einem teuren Vergnügen. Als Betäubungsmittel wurde Kokain längst von anderen, ungefährlicheren Substanzen verdrängt.

Wenngleich zur Zeit vor allem in den USA, ein deutlicher Trend zu gelegentlichem Kokainkonsum zu beobachten ist und es in »besseren Kreisen« fast schon als schick gilt, ein kleines silbernes Löffelchen zum Aufnehmen des weißen Pulvers bei sich zu tragen (Rhodes 1975), dürfte es sich hierbei wahrscheinlich eher um eine vorübergehende Modeerscheinung handeln, anders als bei der Haschischwelle in Deutschland. Unterschätzen sollte man freilich auch solche kurzen Drogenepisoden nicht, weil erfahrungsgemäß immer eine ganze Reihe labiler, anfälliger Menschen an der jeweiligen Mode hängenbleiben und sich dem deutlich wachsenden Heer der Süchtigen der Erde zugesellen. Immerhin wurden 1987 in der BRD 296 Kilogramm Kokain sichergestellt (s. auch S. 194).

Zieht man allerdings die Zahlen früherer Jahre zum Vergleich heran (s. Statistik), kann man die Bedenken führender Drogenfahnder begreifen:

- »... befürchte ich als neuen gefährlichen Trend den Kokainkonsum. Hier kann in Zukunft der ›Kokser‹, der sich mit ›Schnee‹ aus Südamerika in den Wahnsinn schnupft, erwartet werden. Sollte diese neue Entwicklung bei uns voll durchschlagen, würde eine neue Variante des Rauschgiftproblems dadurch entstehen, daß der Kokainismus seine Opfer nicht nur in den Kreisen Minderjähriger oder Heranwachsender findet. Die Geschehnisse in den USA zeigen als Zielgruppe für das Kokain vielmehr Künstlerkreise und Angehörige des gehobenen Mittelstandes.« (Bux 1980, S. 194)

Jahr	Kilogramm Kokain
1968	(nichts)
1970	0,04
1975	1,38
1976	2,40
1977	7,66
1978	4,28
1979	19,02
1980	22,00
1985	165,00
1986	186,00
1987	296,00

Kokain-Sicherstellungen von 1968 bis 1987 (nach: Bundeskriminalamt 1988). Man kann davon ausgehen, daß die tatsächlich illegal gehandelte Menge das bis zu Zehnfache beträgt.

● »Haschisch blieb mengenmäßig das dominierende Rauschgift in der Szene«, stellt Klaus Mellenthin (1979, S. 4) fest. Aber: »Die seit längerem befürchtete ›Kokainwelle‹ hat die Antestphase offensichtlich überschritten. Das Rauschgift-Problem wird damit um eine völlig neue Komponente bereichert.

So ist nicht zu erwarten, daß das Kokain mit eingeführten Rauschgiften konkurriert und das Rauschgiftangebot auch nur partiell reduziert. Vielmehr muß davon ausgegangen werden, daß mit dem Kokain das Straßenangebot der traditionellen Szene erweitert und andrerseits ein völlig neuer Konsumentenkreis ›erschlossen‹ wird. Ist bei Haschisch, LSD und den Opiaten der Probier- und Neu-

gierdekonsum oder Direkteinstieg unter Erwachsenen bisher relativ selten geblieben, so dürfte dies beim Kokain nicht mehr der Fall sein.« (S. 6)

Für diese Kokain-Mode, gerade unter den Intellektuellen, spricht, daß da und dort Artikel und Bücher erscheinen, die dezidiert auf die angeblich harmlosen Wirkungen der Droge hinweisen, wenn sie »richtig« genommen wird. Man hat dabei, auch bei kritischer Einstellung, Schwierigkeiten, abzuwägen, welche Argumente letzten Endes die stichhaltigeren sind – gerade weil solide wissenschaftliche Befunde kaum vorliegen. Eine der Publikationen, die vernünftig positive wie negative Gesichtspunkte abzuwägen suchen, ist Richard Ashleys *Cocaine – its History, Uses and Effects* (1974). Ashley

weist vor allem darauf hin, daß es viele unbewiesene Behauptungen über Kokain (und Coca) gibt. Man muß allerdings genau prüfen, wieweit hier nicht, ähnlich wie bei Marihuana/Haschisch (→ Cannabis) Effekte von natürlich gewachsenem Pflanzenprodukt (Coca-Blätter) und synthetisch hochkonzentriertem Laborstoff (reines Kokain) von Ashley vermischt und verwechselt werden! Nicht zu Unrecht betont er aber, daß, wie bei dem totalen Alkoholverbot (Prohibition, → Alkohol), die Kriminalisierung des Kokains zu allerlei Sekundäreffekten führt: Erpressung, Betrug, Urkundenfälschung, Diebstähle, Raubüberfälle, Hehlerei usw. Solange Schmuggler und Schwarzhändler den Vertrieb der Droge kontrollieren, sorgt schon allein der Preisanstieg zwischen Hersteller und Endabnehmer für unnötige soziale und psychische Nebenwirkungen (der normale Ladenpreis einer Unze Kokain würde etwa 50 US-Dollar betragen; der Schwarzmarktpreis dafür betrug 1974 etwa 1800 bis 2000 Dollar; 1980 rechnete man mit etwa 100 Dollar pro Gramm).
Es wird allerdings (vom Scheidt 1976) zu bedenken gegeben, daß jede Rauschdroge, also auch das Kokain, für den Konsumenten die Funktion hat, einen Defekt in seiner Persönlichkeitsstruktur auszugleichen; nicht nur beim Dro-

genabhängigen, sondern auch schon beim Gelegenheitskonsumenten.
Dafür spricht beispielsweise auch die Rolle, welche das Coca-Kauen heute noch in der Volkskultur der Peruaner in ländlichen Gegenden spielt, wo es nicht als Fluchtmittel benützt wird (wie bei den verelendeten Bevölkerungsteilen in den städtischen Slums), sondern als integrierendes Mittel beim geselligen Beisammensein. Gantzer, Kasischke und Losno (1975) zitieren einen katholischen Missionar, der in 4000 m Höhe in der Nähe der Stadt Carhuamayo zehn Indianergemeinden als Pfarrer betreut: Er behauptet, in den Ortschaften in der Nähe der Hauptstraße mit guten Handelsmöglichkeiten sei der Coca-Konsum, mit Anstieg des Lebensstandards, zurückgegangen. Hingegen werde in den abgelegenen Gemeinden, die sehr schwere Lebensbedingungen aufwiesen, noch immer sehr viel Coca gekaut.
Auch in Orten, wo man Coca nur noch selten kaut, werde sie bei Totenwachen, die bis zu fünf Tage dauern, in großen Mengen genommen, um sich munter zu halten. Außerdem werfe man noch die Coca-Blätter, um daraus das Schicksal zu lesen.
»Die Coca war und ist ein psychisches und physisches Hilfsmittel für die Indios, sich über schwerste Unterdrückung und Notlagen

hinwegzuretten. Sie ist noch etwas ihnen Eigenes; der gemeinsame Gebrauch, sei es kultisch-rituell, sei es als Genußmittel, vermittelt ein Zusammengehörigkeitsgefühl und ein Gefühl der Stärke« (Gantzer et al. 1975, S. 50).

Noch immer wirft der *Yatiri*, der Wahrsager, drei Coca-Blätter nach und nach auf den Boden und ersieht aus ihrer Farbe und Lage die Zukunft. Und der kranke Indio sucht mit einem Coca-Opfer den Schutz der *Pachamama*, der »Mutter Erde«. Aber die uralten Riten sind längst mit christlichem Glaubensgut vermengt: Am Aschermittwoch, dem letzten und wildesten Festtag des Karnevals, ziehen die Einheimischen tanzend den Kalvarienberg hinauf und streuen an der letzten Station Coca-Blätter um das Kreuz mit dem Heiland.

Heute verurteilt die Kirche diese heidnischen Anteile nicht mehr, ja der Erzbischof von Cuzco ist sogar Mitglied eines »Komitees zur Verteidigung und Erforschung des Coca-Blattes«, um den bedrängten Bauern beizustehen, die nicht unter der Tatsache leiden sollen, daß die von ihnen angebaute Pflanze im fernen Nordamerika und Europa als Kokain mißbraucht wird.

Raúl Jeri, peruanischer Polizeiarzt im Generalsrang, spricht allerdings nur verächtlich vom »Mythos der Coca« und ist überzeugt davon, daß das Kauen der Blätter lediglich die Arbeitsfähigkeit und Intelligenz der Indios einschränkt (zit. n. Der Spiegel Nr. 21, 1980).

Durch 77 348 Welten fliegen ...

Im Coca-Cola, das mit seinem Namen vermutlich unterschwellig an geheime Rauschwünsche der Verbraucher appellieren soll, ist seit 1903 kein Kokain enthalten. Vor der Herstellung des Coca-Extrakts wird jetzt den Blättern mit Lösungsmitteln das Kokain entzogen. Die anregende Wirkung wird ausschließlich durch das Coffein der Kola-Nuß hervorgerufen (→ Genuß-Drogen).

In die Literatur hat die Droge verschiedentlich Eingang gefunden. So schrieb 1859 der italienische Gelehrte Mantegazza: »Von zwei Kokablättern als Flügeln getragen, flog ich durch 77 348 Welten, eine immer prächtiger als die andere. Gott ist ungerecht, daß er es so eingerichtet hat, daß der Mensch leben kann, ohne immer Koka zu kauen. Ich ziehe ein Leben mit Koka einem Leben von einer Million Jahrhunderten ohne Koka vor.«

Die Eigenschaft, daß Kokain auf die höheren Gehirnzentren zuerst wirkt, machte sich der englische Schriftsteller Conan Doyle (1859–1930) zunutze. Sein Romanheld Sherlock Holmes, Detektiv mit psychologischem Spürsinn und überragendem Intellekt, ist wohl der berühmteste ›Kokainist‹ der Welt geworden – allerdings aufgrund einer Fiktion, denn die Droge vermag objektiv die Denkfähigkeit keineswegs zu steigern (siehe unten).

Nicholas Meyer hat in einem spannenden Kriminalroman (»Kein Koks für Sherlock Holmes«), der auch erfolgreich verfilmt wurde, den – fiktiven – Holmes und den – realen – Freud zusammengespannt; er läßt den Londoner Detektiv beim Wiener Seelenarzt Heilung von seinem Kokainismus suchen, was nach allerlei Verwicklungen auch gelingt.

Von ganz anderer Art, nämlich bitter und anklagend und damit das Problem sicher viel genauer kennzeichnend, ist ein Bestseller der 20er Jahre, der Ende 1979 von einem Münchner Verlag wieder aufgelegt wurde: Kokain, von dem – selbst einmal kokainabhängigen – italienischen Journalisten Pitigrilli (einem Pseudonym). In jener Zeit entstand auch das schnoddrige Wort »Kokolores« (für die Symptome des Koksers), der Maler Otto Dix stellte »Die Koksgräfin« realistisch-verkommen dar, und ein anderer Literat, aus dem Dix-Umkreis, Walter Rheiner, schrieb eine Novelle »über das fatale Wort, das mich langsam zerhackt: Ko-ka-in«

(neu: Berlin 1979). Ein unvergessener Gassenhauer tönte »Mutter, der Mann mit dem Koks ist da ...« Und Gottfried Benn schrieb sein berühmtes Gedicht »Kokain«.

Jean Cocteau beschrieb in »Le Grand Ecart« (1923) die Erlebnisse eines Selbstmörders, der sich eine Überdosis Kokain einverleibt. Max Brods »Annerl« (1937) sinkt durch eine Kokainsucht in eine erbarmungswürdige Existenz ab.

Hans Fallada, Morphinist und Alkoholiker, zollte auch dem Kokain seinen Tribut; er sprach vom »kleinen Tod«, den er mit seiner Freundin Ulla Losch immer wieder in diesen Räuschen suchte – und fand.

Heute singen J. J. Cale (»Cocaine«) und Dillinger (»Cokane in My Brain«), was das Gift anrichtet, und erreichen mit ihren Aussagen ein vor allem junges Publikum in Millionengröße – ob es auch die abschreckenden Aussagen hört und nicht nur das Faszinosum des in Musik und Text umgesetzten Rausches?

Äußerst interessant ist eine Studie über Robert Louis Stevenson (1850–1894). Nach einer Analyse des amerikanischen Arztes Myron G. Schultz (1971) soll der weltberühmte englische Autor im Herbst 1885 Kokain als Medikament gegen seinen chronischen Katarrh erhalten haben. Die Droge wurde damals in der medizinischen Welt

Kokain

Den Ich-Zerfall, den süßen, tief-
ersehnten,
den gibst du mir: schon ist die
Kehle rauh,
schon ist der fremde Klang an un-
erwähnten
Gebilden meines Ichs am Un-
terbau.

Nicht mehr am Schwerte, das der
Mutter Scheide
entsprang, um da und dort ein
Werk zu tun,
und stählern schlägt –: gesunken
in die Heide,
wo Hügel kaum enthüllter Formen ruhn!

Ein laues Glatt, ein kleines Etwas,
Eben –
und nun entsteigt für Hauche eines Wehns
das Ur, geballt, Nicht-seine be-
ben
Hirnschauer mürbesten Vorüber-
gehns.

Zersprengtes Ich – o aufgetrunke-
ne Schwäre –
verwehte Fieber – süß zerbor-
stene Wehr –:
verströme, o verströme du – ge-
bäre
blutbäuchig das Entformte her.

Gottfried Benn (1917)

als Wundermittel gegen alle möglichen Krankheiten gefeiert, und
just zu jener Zeit erschien auch in
der britischen Ärzteschrift *The
Lancet* ein sehr positiver Artikel
über die Wirkungen des Alkaloids. Schultz vermutet nun, daß
Stevenson unter dem Einfluß dieser Droge sein bekanntestes Werk
Dr. Jekyll and Mr. Hyde schrieb.
Und zwar verfaßte er zwei Versionen des Buches innerhalb von
sechs Tagen, eine unglaubliche
Leistung, vor allem, nachdem er
vorher lange Zeit äußerst unpro-
duktiv gewesen war. Sowohl dieser physische und psychische
Gewaltakt (der sehr für die Wirkung von Kokain spricht) als auch
die Handlung des Romans sprechen für die aufgestellte Hypothese: Der Held der Erzählung verwandelt sich unter dem Einfluß
eines Pulvers (!) über Nacht aus
einem angenehmen, gütigen Zeitgenossen in einen bösartigen Un-
hold, der Menschen tötet. In dieser Verwandlung ist sehr plastisch
der charakterzerstörende Effekt
des Kokains bei anhaltendem
Mißbrauch wiedergegeben.
Schultz betont allerdings, daß Stevenson die Drogen offenbar un-
wissentlich nahm, wahrscheinlich
wirklich nur als von seinem Hausarzt verschriebenes Medikament,
und daß der Autor es nur während
dieser kurzen Episode, in der der
Roman entstand, bekam. Ähnlich
wie bei Freud war das Alkaloid

also nur ein – wenngleich macht-
voller – Anreger der blockierten
Kreativität.

Als 1928 der Komponist Richard
Strauss sich einer Nasenscheide-
wand-Operation unterziehen
mußte, widerfuhr ihm – ähnlich
absichtslos – Vergleichbares wie
Stevenson. Zur örtlichen Vorbe-
täubung schob man ihm in einer
Frankfurter Klinik fünf Minuten
lang zwei mit Kokain getränkte
Wattebäuschchen in die Nasenlöcher, wie sein HNO-Arzt Hans
Leicher 1978 in einer Fachzeitschrift mitteilte. Leicher besuchte
den Patienten zwei Stunden nach
der Operation und fand »den Boden des Krankenzimmers und die
Bettdecke mit frisch geschriebe-
nen Notenblättern bedeckt«.
Strauss sagte ihm, »das Zeug« habe ihn »ganz munter gemacht«
und zwei Arien für seine Oper
»Arabella« angeregt, an der er damals gerade arbeitete: »Aber der
Richtige, wenn's einen für mich
gibt« und »Und du wirst mein Ge-
bieter sein«. Der Komponist
meinte zu seinem Arzt: »Die
Nachwelt wird Sie dafür verantwortlich machen« (Spiegel Nr. 17,
1978).

Wohl nur um Spekulationen handelt es sich hingegen bei der These,
Adolf Hitler habe gegen Ende seines Lebens an »zunehmender Kokainsucht« gelitten und sei von
dieser Droge beeinflußt worden:
»Giesing schaute noch einmal auf

seinen Patienten hinab. Er hatte
diesmal bewußt eine stärkere Dosis Kokain verabreicht. Die Frage
war nun: Konnte bei der bestehenden Strychninvergiftung und der
daraus folgenden Reflexsteige-
rung Kokain auch als zentrales
Nervengift wirken?« (Irving S.
101)

3. Chemische und physiologische Wirkung

Reines Kokain kristallisiert in Alkohol zu säulenförmigen (mono-
klinen) Gebilden. Zur vollständi-
gen Lösung von einem Gramm
benötigt man zehn Gramm Alkohol oder 700 Gramm Wasser. Die
übliche Art, die Droge zu gebrauchen, ist, sie als Pulver zu schnupfen (›koksen‹ →RA IV) oder sie
als wäßrige Lösung zu spritzen.
Die zweite Form ist, wie beim Heroin, die gefährlichere.
Die chemische Strukturformel
wurde bereits 1898 ermittelt; die
synthetische Herstellung gelang
1902 dem späteren Nobelpreisträger Richard Willstätter. Kokain ist ein Methylester des ben-
zoylierten Ekgonins und – über
seinen Tropin-Bestandteil – mit
den →Nachtschatten-Drogen
(Wirkstoff Atropin) verwandt. In
der Heilkunde wurde früher das
salzsaure Kokain benützt (Kokain-Hydrochlorid). Dabei handelt es sich um farb- und geruchlo-
se, bittere Kristalle.

»Unter allen Genußgiften wird wohl das Kokain auf die mannigfaltigste und verschiedenartigste Weise in den Körper aufgenommen«, schreibt Römpp. Die peruanischen Indios beispielsweise vermengen die Coca-Blätter mit etwas Kalk oder Pflanzenasche, die sie in einem besonderen Holzgefäß mit sich führen. Bei der Arbeit oder auf Reisen ist der *chuspa*, der Beutel mit den Blättern, ein unentbehrlicher Begleiter. Bei jeder Pause werden 10 bis 20 Blätter fast ganz verzehrt, nachdem vorher Stiel und Blattrippen weggeworfen wurden. Der Kalkzusatz ist wichtig für die völlige Freisetzung des Alkaloids, von dem der Indio im Verlauf eines Tages etwa ein Zehntel Gramm zu sich nimmt. Er wird dadurch so aufgeputscht, daß er die größten Strapazen durchhält. Der schwedische Ethnograph Erland Nordenskiöld berichtet, daß sein indianischer Begleiter bis zu 30 Kilogramm Gepäck 17 Stunden lang im Dauerlauf durch die Berge schleppte – ohne Coca eine Unmöglichkeit.

Kein Wunder, daß bei strapaziösen Sportveranstaltungen, wie der ›Tour de France‹ oder den Berliner Sechstagerennen, Kokain gelegentlich als Dopingmittel verwendet wurde (ehe die modernen Weckamine aufkamen). C. Gutiérrez-Noriega konnte 1947 nachweisen, daß sich durch Kauen von Coca-Blättern die Arbeitsgeschwindigkeit steigern läßt; allerdings vermindert sich dabei die Genauigkeit.

Um die Jahrhundertwende kam in Amerika die verbreitetste Anwendungsweise auf: das Schnupfen. Noch rascher wirkt die Droge injiziert. Gelegentlich wird sie auch in Konfekt gegessen oder, in alkoholischen Getränken gelöst, getrunken. Man kann sie schließlich auch, wie Haschisch, rauchen.

Chirurgen und Dentisten haben früher schmerzende Schleimhäute gelegentlich mit Kokain-Lösung eingepinselt oder Watte damit getränkt und in kranke Zähne gepreßt.

Vom Blutkreislauf durch den gesamten Körper gespült, wirkt die Droge vor allem auf die Nerven: Sie betäubt die Ganglien und macht sie gegen Reize unempfindlich. Dadurch entstehen die typischen Kokain-Halluzinationen, bei denen der Berauschte meint, ein Heer von Flöhen, Spinnen oder anderen kleinen Tierchen bewege sich unter seiner entsetzlich kribbelnden Haut. Während der Alkohol etwa sechsmal stärker auf das Gehirn als auf das periphere Nervensystem wirkt, ist es beim Kokain genau umgekehrt (daher seine Bedeutung für die Lokalanästhesie).

Gewisse körperliche Wirkungen erinnern an Atropin-Vergiftung oder Schilddrüsen-Überfunktion

(Pupillenerweiterung, Hervortreten der Augäpfel, Pulsbeschleunigung, verstärkte Darmbewegungen). Bei Pferden und Hunden kann die Körpertemperatur um bis zu drei Grad Celsius ansteigen. Schwächere Dosen Kokain erregen zunächst wie Alkohol und lähmen später das Zentralnervensystem. Bei größeren Mengen beherrschen die Lähmungen das Erscheinungsbild.

Die betäubende Wirkung machte sich der Berliner Chirurg August Bier 1899 zunutze, als er schwache Lösungen der Droge seinen Patienten direkt in den Rückenmarkskanal spritzte. Daraufhin wurden alle Körperteile unterhalb der Gürtellinie unempfindlich und konnten operiert werden. Als ›Lumbal-Anästhesie‹ wird eine ähnliche Methode heute noch verwendet.

Die Betäubung erstreckt sich auch auf die Schleimhäute des Magens, wodurch Hunger und Durst schwinden. Appetitlosigkeit und schließlich völlige Auszehrung sind die Folge.

4. Psychische Wirkung

Nach Lippert wird die erste Aufnahme von Kokain »häufig von tiefen Angstzuständen begleitet, die auch beim Gewöhnten bisweilen häufig auftreten. Das Schrecklichste an der Angst ist ihre Anonymität, ihre Objektlosigkeit, gegen die man keine Verteidigung aufbauen kann. Es wird daher versucht, sie … zu konkretisieren. Aus diesem Bedürfnis erwachsen Illusionen und Halluzinationen.« Überhaupt überwiegen bei der ersten Dosis die unangenehmen Wirkungen. Es bedarf deshalb einer ausgesprochenen Verführung durch einen gewohnheitsmäßigen Kokainisten. Erst nach längerer Übung wird der Rauschzustand als Genuß empfunden – dann ist allerdings meist schon die Sucht vorhanden.

Die häufig berichtete Steigerung der sexuellen Lustempfindungen (von älteren Autoren stets auf ›perverse‹ Neigungen beschränkt) wird auf eine Lähmung der anerzogenen Hemmungen zurückgeführt. Erhöhter Bewegungsdrang und Neigung zu unaufhörlichem Reden, verbunden mit stark herabgesetzter Selbstkritik, machen die Droge zu einem ›sozialen Gift‹; auch hierin liegt eine gewisse Verwandtschaft zum Alkohol. Auf den Höhenflug des ausgesprochen exaltierten, auf die Außenwelt gerichteten Rausches folgt bereits nach etwa einer Stunde ein starker Kater. Man fühlt sich abgespannt, mißmutig und schläfrig wie bei einer Depression. Aus dieser gedrückten Stimmung heraus soll es gelegentlich zum Selbstmord kommen. Am häufigsten allerdings flüchtet man sich in den nächsten Rausch.

Neben den oben erwähnten taktilen Sinnestäuschungen im Hautbereich sind optische Halluzinationen charakteristisch. Besonders häufig werden – ähnlich wie beim Alkoholdelirium – wüste Tiere gesehen, fratzenhafte Fabelwesen oder Schlangen, Ratten, Hunde und dergleichen, die sich auf den Berauschten stürzen oder in einem entsetzlichen Höllenwirbel um ihn herumwimmeln.

Man sollte allerdings nicht übersehen, daß die geschilderten Wirkungen Extremformen sind. Andere Quellen (Ashley 1974, Rhodes 1975) sprechen, bei mäßigen Mengen Kokain, von weit milderen, angenehmeren Zuständen der Euphorie, bei denen Halluzinationen fehlen. Sie gleichen damit den von Freud (1884) verzeichneten Wirkungen. Wie auch bei anderen Drogen ist es letzten Endes also (neben der psychischen Labilität und Gestörtheit des Konsumenten vor dem Genuß) vor allem eine Frage der Dosis, ob der erzielte Zustand eine kühle, angenehme Steigerung des Erlebens und der Leistungsfähigkeit ist oder eine gehetzte Abfolge von Halluzinationen und Verfolgungsideen.

5. Cocaismus und Kokainismus

Wegen seines hohen Preises hat man Kokain auch als das Suchtmittel der Reichen bezeichnet. Im Hauptursprungsgebiet der Coca-Pflanze sind ihm jedoch vor allem die Ärmsten verfallen.

Der Kokainismus entsteht sehr rasch. Wie bei allen Drogenabhängigkeiten steht dahinter zunächst die psychische Gewöhnung, das heißt eine psychische Fehlentwicklung (→ RA II). Nicht jeder ist eine so starke Persönlichkeit wie Freud (der zudem nicht süchtig war) und kommt aus eigener Kraft von dem Mittel wieder los.

Der deutsche Psychiater Hans W. Maier unterscheidet vier Stadien der Sucht:

1. Die augenblickliche Wirkung des Kokains mit oder ohne rauschhaftes Erleben.

2. Chronische Wirkung, häufig mit dauernden Schädigungen des Nervensystems und anderer Körperbereiche.

3. Delirien auch ohne unmittelbaren Kokain-Konsum mit Halluzinationen und Euphorie oder Verfolgungsideen.

4. Der Kokain-Wahnsinn (Intoxikations-Psychose). Ein echtes Kokain-Delirium kann Tage anhalten. Das Bewußtsein ist dabei getrübt, die Umwelt wird wahnhaft verzerrt wahrgenommen. Starke motorische Unruhe kann Anlaß zu Tätlichkeiten geben.

In Europa wurde Kokainismus häufig bei jüngeren Menschen beobachtet. So sollen nach dem Ersten Weltkrieg in Frankreich zahlreiche Studenten ›gekokst‹ haben.

Eine Moskauer Statistik der zwanziger Jahre gab an, daß 60 bis 90 Prozent der obdachlosen Kinder Sowjetrußlands dem Kokainismus verfallen gewesen seien (Römpp). Und die Hälfte der in den dreißiger Jahren in eine Berliner Klinik eingelieferten Kokainisten waren erst 16 bis 25 Jahre alt. In den letzten Jahren hat die Droge unter den jungen Engländern und Amerikanern wieder eine gewaltige Beliebtheit gefunden. Der in den USA erschienene Untersuchungsbericht *Cocaine 1977*, den das »National Institute of Drug Abuse« für vier Millionen Dollar erstellen ließ, gibt an, daß mindestens acht Millionen (!) Amerikaner wenigstens schon einmal Kokain geschnupft haben und daß ein gewaltiger Zustrom zu erwarten sei, der nur von den hohen Kosten von etwa 100 Dollar pro Gramm noch gebremst werde. (Zum Vergleich: In der BRD rechnet man 1980 mit etwa 12 000 Kokain*süchtigen*.)

Der Bericht warnt auch davor, daß dauernde hohe Dosierung zu Ängsten, Depressionen, Schlaflosigkeit, Impotenz, paranoiden Gefühlen und Halluzinationen oder einer »Kokain-Psychose mit begleitender Gewalttätigkeit« führe (Sülberg, S. 36).

Lippert berichtet von einem Süchtigen, der in seinem Zimmer zwischen Schrank und Wand einen Mann ›sah‹. Er betonte, daß er sich dabei völlig im klaren sei, daß der Zwischenraum zwischen Schrankwand und Mauer nur wenige Zentimeter betrage und dort folglich niemand stehen könnte. Trotzdem wurde er dermaßen von Entsetzen geschüttelt, daß er aus dem Fenster seiner im Erdgeschoß liegenden Wohnung sprang, auf die Straße lief und dort auf eine in voller Fahrt befindliche Trambahn aufsprang. Dabei sagte der Kokainist zu sich selbst, daß sein Handeln »der helle Wahnsinn« sei.

Der Kokainist schläft schlecht, sein Appetit läßt nach, und der kaum vermeidbare soziale Abstieg führt zu sekundären Mangelerscheinungen. Spritzer bekommen, genau wie die Heroinisten, aufgrund unsteriler Nadeln Geschwüre und Leberentzündungen. Bei einem Drittel aller Kokain-Schnupfer ist, nach Römpp, die Nasenscheidewand durch das Gift zerfressen oder gar ganz durchbrochen; die Nasenlöcher sind von Geschwüren übersät. Es kann zu einer frühzeitigen Vergreisung durch Auszehrung kommen. Das Gefühlsleben stumpft ab. Das Interesse an der Außenwelt zentriert sich nur noch um die Droge, mit der Konsequenz, daß es zu kriminellen Handlungen kommt.

Der Schweizer Naturforscher Tschudi schildert das Elend der Süchtigen Südamerikas sehr anschaulich. »Alle, die Coca kauen, haben eine höchst unangenehme Ausdünstung, einen übelriechenden Atem, blasse Lippen, grüne stumpfe Zähne und einen ekelhaften schwärzlichen Saum um die Mundwinkel. Man erkennt sie an dem unsicheren Gang, der schlaffen Haut von graugelber Färbung, den hohlen, glanzlosen, von tiefen violettbraunen Kreisen umgebenen Augen, den zitternden Lippen, den unzusammenhängenden Reden und an ihrem stumpfen, apathischen Wesen. Der Charakter ist mißtrauisch, unschlüssig, falsch und heimtückisch.«

Gier nach Reizsteigerung

Noch drastischer (und vielleicht durch dichterische Phantasie nur wenig überzeichnet) nimmt sich eine Schilderung des Arztes Carl Ludwig Schleich aus unserem Jahrhundert aus:
»Unendlich viel schwieriger und unter unvergleichlich höheren Qualen ist eine Kokainentziehung möglich als beispielsweise beim Morphium. Zu fest hält der Kokaindämon sein Opfer in seinen Vampirklauen, die Gier nach Reizsteigerung erreicht ungeheure Spannungs- und Qualhöhe, und zwar auf ganz rapidem Wege. Erzeugt schon der einmalige Genuß eine nicht unerhebliche Depression, wird doch oft der schöne Rausch plötzlich unterbrochen von Raserei, Wut- und Krampf-

anfällen, so sinkt die Lebensenergie des chronischen Kokainsünders in unglaublich kurzer Zeit auf Null herab. Hohle, grünbräunlich umschattete Augen, deren Glanz dahin ist, und auf deren Spiegelfläche die ersten Nebelschleier des Todes flüchtig wallen, die ungeheure Unruhe, Zittern der Glieder, bebende speichelnde Lippen, Zucken des Kinnes, Gähnkrämpfe, der Kopf hilflos auf die Brust gesunken...« (1920).
Die Lebenserwartung der solchermaßen Geschädigten ist sehr niedrig.
Die plötzliche Entziehung der Droge ergibt seltsamerweise keine ernsthaften Abstinenzerscheinungen. Es treten lediglich starke Angst, Schlaflosigkeit, Herzklopfen, Atemnot und völlige Kraftlosigkeit auf. Wie bei allen Suchten ist die Rückfallgefahr sehr hoch, wenn die Persönlichkeitsstruktur nicht geändert wird (→RA II, →RA III).
Vom Kokainismus, bei dem das konzentrierte Gift appliziert wird, muß man den Cocaismus deutlich unterscheiden. Letzterer meint den anhaltenden Konsum der kokainhaltigen Blätter der Coca-Pflanze, den die »Coqueros« Südamerikas pflegen.
Nach Untersuchungen von Otto Nieschulz (1969, 1971), einem Hamburger Pharmakologen, verliert durch den Mund aufgenommenes Kokain völlig seine eupho-

risierenden Eigenschaften (die erst zur suchtartigen Abhängigkeit führen). Das Kokain wird während des Kauens zu dem weit harmloseren Ekgonin abgebaut. Was als Wirkung übrigbleibt, ist eine intensive Aktivierung der Gesamtpersönlichkeit und die Dämpfung des Hungergefühls, von denen alle Autoren übereinstimmend berichten.

Nach Angaben von Nieschulz (1973) läßt sich das weitgehend ungiftige Ekgonin leider nicht allgemein verwenden, weil sich aus ihm ziemlich sicher leicht Kokain zurückgewinnen läßt und Drogenabhängige diese Quelle sicher bald anzapfen würden.

Das aus dem Coca-Blatt herausdestillierte Kokain »verhält sich zum Coca-Blatt wie für den Reisenden ein Überschallflugzeug zu einem Esel«, beschreibt der mexikanische Anthropologe Enrique Meyer drastisch den Unterschied.

Gantzer, Kasischke und Losno (1975) haben die bislang wohl fundierteste und kritischste Untersuchung über Coca und Cocaismus verfaßt. Aufgrund eigener Untersuchungen in Peru und detaillierter Analysen der bereits vorliegenden Literatur, so der bisher gründlichsten Studie im Auftrag der Vereinten Nationen (United Nations 1950), kommen sie zu dem Schluß, daß man die Coqueros keinesfalls durchwegs als Süchtige bezeichnen dürfe. Man müsse unterscheiden zwischen den physisch und psychisch heruntergekommenen süchtigen Coca-Kauern, die man vor allem in städtischen Elendsquartieren findet, und den Landbewohnern, die das Coca-Kauen in ihren Lebenszusammenhang integrieren konnten. Im Laufe von mehr als 400 Jahren »hat sich die Coca eine eigene Position als Traditionswert geschaffen: Darin bedeutet Cocagebrauch den Willen zur Erhaltung der Identität« (S. 50).

Diese drei Autoren verstehen den Cocaismus in einem komplexen sozio-kulturellen und psychologisch-medizinischen Zusammenhang als Reaktion eines erniedrigten Kolonialvolkes auf die anhaltende Bedrohung der individuellen und kollektiven Identität.

6. Unsere vierte Volksdroge?

Es ist keine Frage, daß sich die THC-Substanzen Marihuana und Haschisch (→ Cannabis) nicht nur in den USA, sondern auch bei uns in Europa einen festen Platz neben dem ehemals allein herrschenden Alkohol erobert haben. Illegale Einfuhr großen Stils (s. S. 91) haben die Cannabis-Produkte inzwischen jedermann verfügbar gemacht, der sie zu haben wünscht, und sie sind damit fraglos zu einer dritten »Volksdroge« geworden nach Alkohol und Morphium. Es gibt seit Ende der 70er

Jahre deutliche Anzeichen dafür, daß Kokain inzwischen ebenfalls in so erheblichem Maße von den Drogenhändlern auf den Markt auch der Bundesrepublik gedrückt wird (nachdem in den USA dafür bereits ein fester Platz etabliert wurde), daß von der Gefahr einer weiteren vierten Volksdroge, zumindest unter jüngeren Konsumenten, gesprochen wird.

Zwar macht die Menge Kokain, die bislang geschnupft und gespritzt wird, nach Schätzungen der Kriminalpolizei erst einen Bruchteil des konsumierten Heroin aus – aber die Menge des beschlagnahmten südamerikanischen Rauschgifts steigt laufend und schnell. Beschlagnahmt wurden allein 1979 in der BRD 19 Kilogramm; die Dunkelziffer dürfte zehnmal so hohe Werte ergeben (s. auch Statistik S. 192).

Als empfänglich für Kokain gelten Cannabis- und Tabletten-Konsumenten, denen Heroin als nächster Schritt in der Drogenkarriere noch zu gefährlich vorkommt – und die keine Ahnung zu haben scheinen, wie es um die Risiken von Kokain steht.

Die konfiszierten Mengen werden immer größer. Im Februar 1977 stellte die Stuttgarter Polizei 5 Kilogramm im Schätzwert von 4 Millionen Mark sicher. Im Mai 1978 fand die belgische Polizei im Safe einer Brüsseler Bank 10 Kilogramm. Schon mehrere Male gelang es, durch Festnahmen den Aufbau eines Händlerringes zu stoppen, der die Droge aus Südamerika einschmuggeln und ein deutsches Verteilernetz aufbauen wollte. Man operierte dabei auf seiten der Gangster, vor allem gegenüber jugendlichen Abnehmern, mit dem Argument, Kokain sei ungefährlicher als Heroin, biete aber mehr als Haschisch.

Die Schmuggler sind oft Studenten, hauptsächlich Amerikaner, die glauben, sich schnell und ohne Anstrengung ein paar tausend Dollar verdienen zu können. Welch tödliches Risiko sie dabei auf sich nehmen, zeigt der qualvolle Tod des 22jährigen Allan Christopher McQueen. Es ist üblich, daß das Schmuggelgut, in Plastiksäckchen verschlossen, verschluckt und im Magen transportiert wird. McQueen starb auf dem Flug nach Los Angeles, als 3 von 46 geschluckten Beutelchen sich – offenbar von der Magensäure angeätzt – auflösten und seinen Kreislauf mit dem hochkonzentrierten Gift überschwemmten. Nach Angaben der Behörden reisen jedes Jahr Tausende von solchen »Kurieren« von Süd- nach Nordamerika. Dort wird es entweder an den heimischen Markt geliefert oder weiter nach Übersee transportiert. Andere Wege führen direkt von Bolivien, Kolumbien und Peru nach Europa.

Führende Politiker werden inzwischen in den USA angeprangert, weil sie angeblich Kokain konsumiert haben. Hamilton Jordan, Stabs-Chef des Weißen Hauses und einer der engsten Vertrauten des amerikanischen Präsidenten Carter (der vehement gegen jeglichen Rauschmittelkonsum eintritt), wurde 1978 angezeigt, weil er angeblich in einer übel beleumdeten Diskothek Kokain nahm; das Ermittlungsverfahren wurde jedoch eingestellt.

Während Jordan auf seinem Posten blieb, trat Carters Wahlkampf-Manager Tim Kraft Mitte September 1980 zurück, weil man ihn anschuldigte, 1977 in New Orleans Kokain geschnupft zu haben.

Es ist schwer auszumachen, wieweit hier politische Gegner die Kokain-Welle ausnützen, um Intrigen zu spinnen – oder ob sich der Drogenkonsum nicht wirklich bereits so weit ausgebreitet und als selbstverständlich in bestimmten Kreisen etabliert hat, daß die Vorwürfe stimmen.

Das Auftauchen der neuen Droge Crack (→ den neuen Stichwort-Artikel auf S. 632), die aus einer Aufkochung von Kokain mit Backpulver gewonnen wird, zeigt Ende der 80er Jahre, daß das alte Aufputschmittel Coca auch im 20. Jahrhundert noch für manche Überraschung gut ist.

J.v.Sch.

Literatur:

Ashley, R., *Cocaine: its History, Uses and Effects*, London 1974

Benn, G., »Kokain« (1917), in: *Ges. Werke in 4 Bänden*, Bd. 3, Wiesbaden 1968

Brod, M., *Annerl*, Prag 1937

Bux, K., »Polizeiliche Prävention bei der Bekämpfung der Rauschgiftkriminalität«, in: *Kriminalistik* Nr. 5, 1980, S. 194–202

Bühler, A., »Acerca del cultivo y utilización de la planta de la coca«, in: *Actas Ciba* (spanisch) 4, 1946, S. 83–90

Cale, J. J., »*Cocaine*« (Lied), 1976, Philips Nr. 6073429

Cocteau, J., *Le grand Ecart*, Paris 1923; deutsch: *Der große Sprung*, München 1956

Dillinger, »*Cokane in my Brain*« (Lied), 1976, Island/Ariola Nr. 11372

Freud, S., »Über Coca«, in: *Heitler's Centralblatt für Therapie*, 1884

– »Beitrag zur Kenntnis der Cocawirkung«, in: *Wiener medizinische Wochenschrift* 5, 1885

– *Brautbriefe*, Frankfurt a. M. 1968

Gantzer, J., Kasischke, H. und R. Losno, *Der Cocagebrauch bei den Andenindianern in Peru*. Hannover 1975 (Druck im Rahmen des Sonderprogramms der Stiftung Studienkreis für Internationale Begegnung und Auslandsstudien (ASA)

Gutierrez-Noriega, C., »Alteraciones mentales producidas por la coca«, in: *Rev. Neuro-Psiquiat.*, Lima 1947

Gutierrez-Noriega, C., und Z. Oritz, *Estudios sobre la coca y la cocaina en el Perú*, Lima 1947

Irving, D., *Wie krank war Hitler wirklich?* München 1980

Jeri, R. (zit. n. *Der Spiegel* Nr. 21, 1980: »Grünes Meer«)

Jones, E., *Das Leben und Werk von Sigmund Freud*, Bd. I: *Die Entwicklung zur Persönlichkeit und die großen Entdeckungen 1856–1900*, Bern 1960

Kassebeer, F., »Entlarvende Flüche«, in: *Südd. Zeitung* vom 6. 8. 1980

Lingeman, R. R., *Drugs from A to Z*, New York 1968

Lippert, H., *Einführung in die Pharmakopsychologie*, Bern 1959

Maier, H. W., *Der Kokainismus*, Leipzig 1926

Mellenthin, K., »Polizeiliche Möglichkeiten der Prävention« (unveröffentlichtes Manuskript), Vortrag anläßlich der *Fachkonferenz der Deutschen Gesellschaft gegen die Suchtgefahren* in Fellbach, vom 29. 10.–1. 11. 1979

Meyer, E. (zit. n. *Der Spiegel*, Nr. 21, 1980: »Grünes Meer«)

Meyer, N., *Kein Koks für Sherlock Holmes*, München 1978

Moser, B., und D. Taylor, *The Cocaine Eaters*, London 1965

Nieschulz, O., »Kokaismus und Kokainismus«, in: *Münchner Medizinische Wochenschrift* 111, 1969, S. 2276–84

– »Psychopharmakologische Untersuchungen über Cocain und Ecgonin«, *Arzneimittelforschung/Drug Research* 21, 1971, S. 275–284

– (zit. nach *Selecta* Nr. 6, 1973)

Pitigrilli, *Kokain*, München 1979

Rheiner, W., *Kokain und andere Prosa*, Berlin 1979

Rhodes, R., »Koks schreibt man mit ›C‹«, in: *Playboy Januar-Heft*, München 1975

Römpp, H., *Chemische Zaubertränke*, Stuttgart 1939

Scheidt, J. vom, *Freud und das Kokain*, München 1973

– *Der falsche Weg zum Selbst – Studien zur Drogenkarriere*. München 1976

Schleich, C. L., »Kokainismus«, in: *Gartenlaube* 1920 (zit. n. Heilmann, W., *Die schönsten Geschichten aus der Gartenlaube*, München 1975)

Schultz, M. G., »The ›Strange Case‹ of Robert Louis Stevenson«, in: *Journal of the American Medical Association* 216, 1971, S. 90–94

(Der Spiegel), »Grünes Meer«, in: *Der Spiegel* Nr. 21, 1980

Stevenson, R. L., *The Strange Case of Dr. Jekyll and Mr. Hyde*, London 1886

Sülberg, H., »Kokain – der weiße Riese«, in: *Stern-Magazin* Nr. 22, 1980

United Nations (Hrsg.), »Report of the Commission of Enquiry on the Coca Leaf.« in: *Official Records of the Session of the Economic and Social Council.* Session 12, Spec. Suppl. 1, New York 1950, S. 1–167

Wagner, H., *Rauschgift-Drogen*, Berlin 1970

Zárate, A. (zit. n. *Der Spiegel* Nr. 21, 1980: »Grünes Meer«)

»20 Millionen Süchtige«, in: *Selecta* Nr. 38, 1968

L

Librium → Schlafmittel
Liebes-Drogen → Aphrodisiaka

Lösungsmittel

Eine Reihe von in Industrie und Haushalt verwendeten Lösungsmitteln hat sich als potentielle Rauschdrogen erwiesen. Bekanntgeworden sind vor allem das in den fünfziger Jahren unter amerikanischen und schwedischen Jugendlichen weit verbreitete *glue-sniffing* (Leimschnüffeln) oder *thinner-sniffing* (Lösungsmittelschnüffeln). Dabei werden Klebestoffe, die toluolhaltige, flüchtige Lösungsmittel enthalten, entweder auf Taschentücher geträufelt (die man dann vor Mund und Nase hält) oder in Tüten gegossen und die sich entwickelnden Dämpfe eingeatmet.

Die Jugendlichen haben in ihrem Rausch Größenideen – das Gefühl, *Superman* zu sein – beschrieben. Mit dem Anbruch der *psyche-*

delischen Ära mit ihren Halluzinogenen (→ Cannabis, → LSD) ging das *glue-sniffing* vorübergehend stark zurück. 1958 wurden beispielsweise in Schweden noch 103 Fälle beobachtet, 1960/61 hingegen lediglich 20. Ende der 70er Jahre begann sich der gefährliche Brauch dann erneut auszubreiten (s. Schluß dieses Stichworts).

Neben den unten ausführlicher beschriebenen Substanzen werden auch Aceton, Butylacetat, Dichlormethan, Hexan, Xylol, Tetrachlorkohlenstoff (»Tetra«), sowie aliphatische Fluorkohlenwasserstoffe zum Schnüffeln verwendet.

Gefährlich ist vor allem die Benützung der Plastiktüten, weil sie – zu weit über den Kopf gezogen – bei einer rasch einsetzenden Betäubung zu nicht mehr steuerbaren Vergiftungen mit möglicherweise tödlichem Ausgang führen kann.

Chemisches Prinzip der wichtigsten Lösungsmittel

1. *Benzin* besteht aus Kohlenwasserstoffen – vor allem den Paraffinen Hexan und Heptan –, löst sich in Wasser nicht, in Fetten gut. Es wirkt psychopharmakologisch ähnlich wie → Äther, aber erheblich schwächer. Früher, als Waschlederhandschuhe noch ein unentbehrlicher Bestandteil der Kleidung waren, soll Benzin von Handschuhwäscherinnen als

Rauschmittel verwendet worden sein.

2. *Toluol* ($C_6H_5 \cdot CH_3$) ist ein mit Benzol (C_6H_6) chemisch eng verwandtes Lösungsmittel, das diesem in seiner Beschaffenheit und seinen Wirkungen sehr ähnlich ist. Der von Malern gebrauchte *thinner* (Verdünner) enthält Toluol.

3. *Trichloräthylen* ($CHCl = CCl_2$) siedet bei 87° C und wird in der Industrie als Lösungs-, Reinigungs- und Extraktionsmittel für Fette, Öle, Harze, Lacke und Kautschuk verwendet. Ebenso wie Tetrachlorkohlenstoff kann es zu einer echten Sucht führen, die vor allem früher, als man dieses Risiko in chemischen Betrieben nicht kannte, nicht wenige Arbeiter befiel. Haben sie sich erst einmal an die berauschende Wirkung der Dämpfe dieser leicht flüchtigen Stoffe gewöhnt, so nehmen sie täglich öfter über den Reinigungsbassins einige tiefe Atemzüge. An arbeitsfreien Tagen fühlen sie sich dann müde, sind nervös und unruhig – Entziehungssymptome, die freilich nicht sehr stark ausgeprägt sind. Wechsel des Arbeitsplatzes genügt in solchen Fällen meist als ›Therapie‹.

4. *Chloroform* oder *Trichlormethan* (CCl_3H) ist eine farblose, süßlich schmeckende und charakteristisch riechende Flüssigkeit, die bei 61,5° C siedet, aber – im Gegensatz zu den meisten anderen narkotischen Lösungsmitteln –

keine brennbaren Dämpfe bildet. Chloroform verliert durch Oxydation schon im Tageslicht einen Teil seiner Wirkung und muß deshalb in undurchsichtigen Flaschen aufbewahrt werden. Man hat es früher in der Medizin als Narkosemittel verwendet, doch erwies sich Chloroform als erheblich giftiger als Äther oder Stickoxydul (Lachgas). Es wird deshalb kaum mehr eingesetzt. Seine ›therapeutische Breite‹ (→RA IV) ist sehr gering, es ist ein Lebergift und hemmt die Herztätigkeit und das Atemzentrum.

Wirkungsbild narkotischer Lösungsmittel

Warum bestimmte Stoffe das Zentralnervensystems (umkehrbar) so lähmen, daß ein Zustand der Bewußtlosigkeit und Schmerzunempfindlichkeit (Narkose) erreicht wird, ist bisher noch unbekannt. Verblüffend – und theoretisch schwer zu erklären – scheint die Tatsache, daß Stoffe von ganz unterschiedlicher chemischer Struktur weitgehend ähnliche Wirkungen haben: Edelgase (Xenon), die chemisch überhaupt nicht reagieren, Alkohole, Äther, halogenhaltige und ungesättigte Kohlenwasserstoffe, Barbiturate. Es ist wenig wahrscheinlich, daß diese Effekte durch denselben Mechanismus erreicht werden. Wahrscheinlich kennt das Gehirn

nur eine Antwort – eben die Narkose – auf eine ganze Reihe verschiedener chemischer Reize. Änderungen rein physikalischer Art (wie durch das reaktionsarme Edelgas Xenon) müssen neben einer Hemmung enzymatischer Vorgänge treten, durch welche man die Effekte anderer Narkotika erklärt.

Die vier Stadien der Narkose (medizinisch-pharmakologisch):

1. *Analgesie.* Die Großhirnrinde und damit das ›Organ des Bewußtseins‹ ist teilweise gehemmt, die Schmerzempfindung, aber auch die Selbstkritik und Realitätsorientierung sind vermindert.

2. *Erregung.* Durch die sehr weitgehende Hemmung höherer ›bremsender‹ Einflüsse aus der Großhirnrinde werden niedere motorische Zentren enthemmt. Bei ausgeschaltetem oder sehr reduziertem Bewußtsein herrscht motorische Überaktivität. Dieses ›Exzitationsstadium‹ wird in der modernen, fast immer kombinierten (mehrere Narkosemittel verwendenden) Narkose meist durch eine vorausgehende Gabe von muskelentspannenden Mitteln unterbunden.

3. *Toleranz.* Neben der Großhirnrinde sind auch das Mittelhirn und das Rückenmark gehemmt. Die Spannung der Körpermuskeln ist vermindert, das Bewußtsein ist ausgeschaltet, aber das Herz schlägt noch, und die At-

mung funktioniert weiterhin, da das Narkosemittel die vegetativen Zentren im Hirnstamm noch nicht angegriffen hat.

4. *Paralyse.* Die Spanne vom Toleranzstadium zu diesem nächsten Stadium, der Paralyse, kennzeichnet die ›therapeutische Breite‹ eines Narkosemittels. In diesem Stadium greift die Lähmung auch auf die vegetativen Zentren des Hirnstamms über, Atmung und Kreislauf werden gestört, das Leben des Patienten ist in akuter Gefahr.

Wenn Narkosemittel als Rauschdrogen verwendet werden, dann sucht der Betroffene nur die ersten beiden Stadien zu erreichen. Er strebt die euphorisch getönte ›Dösigkeit‹ bei einer leichten Bewußtseinstrübung an, in der er persönliche Probleme, die ihn im wachen Zustand quälen, nicht mehr wahrnimmt und in der emotionale wie geistige Spannungen eingeebnet werden. Autosuggestionen können, da das realitätsorientierte Bewußtsein nicht mehr sein Veto einlegt, träumerisch verwirklicht werden – der jugendliche Leimschnüffler wird zu *Tarzan* oder zum mächtigen *Superman* seiner Comics.

E. Schuster und H. Waldmann unterscheiden vier Stadien der Wirkungen von Schnüffelstoffen: Im ersten treten Übelkeit, Wadenschmerzen oder Kopfdruck auf. Im zweiten wird eine gesteigerte Empfänglichkeit für äußere Reize beschrieben, verknüpft mit Wohlbehagen und Gefühl der Schwerelosigkeit, ähnlich dem Alkoholrausch.

Das dritte Stadium ist mit einem oberflächlichen Schlaf vergleichbar, in dem sich geübte Schnüffler bestimmte Tagträume zurechtlegen. Das vierte Stadium ist Bewußtlosigkeit.

Schäden

Fast alle Lösungsmittel sind bei gewohnheitsmäßigem Mißbrauch giftig. Chloroform schädigt die Leber und kann, wenn die Dosis zu hoch gewählt wurde, zu Atemlähmung oder wenigstens zu zentralnervösen Abbauerscheinungen (durch kurzzeitigen Sauerstoffmangel im Gehirn) führen. Trichloräthylen-Mißbrauch führt zu Nervenentzündungen, Nervenschmerzen im Gesicht (Trigeminus-Neuralgie) und Herzleiden, die ebenfalls nervös bedingt sind (durch Schäden in der Reizleitung). Bei Jugendlichen, die mehrere Jahre regelmäßig Toluol-Dämpfe eingeatmet haben, sind mehrtägige Delirien (vom Typ des *Delirium tremens;* → Alkohol) beobachtet worden.

Neben dem Atemstillstand ist beim Einatmen von Schnüffelstoffen auch Herz-Kreislaufversagen als Todesursache beschrieben worden. Verwirrtheitszustände mit Erregungs-, Angst- und Panikreaktionen können auftreten.

Schnüffeln ist oft eine Modeerscheinung in Schulklassen, Jugendheimen und ähnlichen Gruppen, wobei vorzugsweise jüngere Jugendliche (10- bis 15jährige) aus den ärmeren sozialen Schichten betroffen sind. Seltener betroffen, aber mehr gefährdet sind Alleinschnüffler, die nicht in einem Zusammenhang handeln, ihr Verhalten oft längere Zeit fortsetzen und meist seelisch vorgeschädigt sind. Bei ihnen entwickelt sich eine seelische Abhängigkeit, die zur Vorbedingung der körperlichen Folgen des langdauernden Mißbrauchs wird: Leberschäden, Nieren- und Nervenstörungen (Polyneuropathie) und Gehirnschäden mit Gedächtnisausfällen und Antriebsausfällen.

Joyce M. Watson berichtet in einer Studie aus England, daß die Schnüffler inzwischen nicht einmal mehr Schuhputzmittel verschmähen, um zu ihren euphorisierenden Dämpfen zu gelangen. In den USA begann die Unsitte um 1960. In Japan zählte man 1963 über 100 Tote, 1969 sogar schon 161. In Finnland fanden zwischen 1968 und 1971 mindestens zwölf *sniffer* den Drogentod. Vergleichbare Berichte liegen vor aus Kalifornien, Kanada und Schottland. Aus Großbritannien wurden in den sieben Jahren von Januar 1970 bis Januar 1977 45 Opfer chemischer Dämpfe bekannt (zit. n. *Kriminalistik* Nr. 5, 1980).

Einen Ausschnitt der bundesdeutschen Schnüffelszene beleuchten anhand von 40 Berliner Fällen – H. Altenkirch und H. Schulze von der Neurologischen Klinik der Freien Universität Berlin. Beachtung verdient ihr Hinweis, daß immer öfter schwere toxische Polyneuropathien auftreten, nachdem die Herstellerfirmen von Lösungsmitteln ihre Produkte mit Methyl-Ethyl-Keton (MEK) vergällen. Die Arbeit gibt außerdem einen Überblick über den Stand der Forschung anhand von 17 referierten Arbeiten anderer Wissenschafter.

Für die Bundesrepublik rechnet man 1988 mit etwa 30000 Schnüfflern.   W.S./J.v.Sch.

Literatur:

Altenkirch, H., und H. Schulze, »Schnüffelsucht und Schnüffler-Neuropathie«, in: *Der Nervenarzt* 50, 1979, S. 21-27

Foldes, F. F., u.a., *Narcotics and Narcotic Antagonists*, Springfield 1964

Hesse, E., *Rausch-, Schlaf- und Genußgifte*, Stuttgart 1966

Kilian, H., und H. Weese, *Die Narkose*, Stuttgart 1954

Kuschinsky G., und H. Lüllmann, *Pharmakologie*, Stuttgart 1966

Laubenthal, F. (Hrsg.), *Sucht und Mißbrauch*, Stuttgart 1964

Lundquist, G., »Erfahrungen in skandinavischen Ländern«, in: Laubenthal, F., a.a.O., S. 453

Schuster, E., und Waldmann, H., *Rauschmittel-Report (o.J.), hrsg. vom Bay. Staatsministerium für Arbeit und Sozialordnung*

Watson, J.M. (zit. n. *Kriminalistik* Nr. 5, 1980)

LSD

(Lysergsäure-Diäthylamid, LSD 25)

1. Geschichte der Droge

Seit Jahrhunderten ist das Mutterkorn bekannt, ein Pilz (*Claviceps pupurea*), der an Getreideähren schmarotzt und vor allem in feuchten Sommern ganze Kornfelder verderben kann. Früher warfen die Bauern aus Unwissenheit, Hunger oder Geiz die befallenen Ähren nicht fort. Das Mutterkorn geriet ins Brot und führte zu epidemischen Vergiftungen, die in den alten Chroniken als *Ignis sacer* (heiliges Feuer) oder ›Gottesrache‹, ›Antonius-Feuer‹ beziehungsweise ›St.-Martialis-Feuer‹ beschrieben werden.

Die Psychologin Linda Caporeal hat 1976 in *Science* die These aufgestellt, daß auch die merkwürdigen Hexenprozesse von Salem/Massachussetts eine Folge dieses ›Antonius-Feuers‹ (also der Mutterkorn-Droge) gewesen seien: Ende 1691 wurden in jenem Städtchen plötzlich acht junge Frauen von einer unerklärlichen Krankheit gepeinigt, die sich durch seltsames Verhalten, Sprachstörungen, unkontrollierte Körperbewegungen und Gesten sowie epilepsieartige Anfälle auszeichneten. Arthur Miller hat in seinem Theaterstück *Die Hexenjagd* minutiös beschrieben, wie der Stadtrat diese Frauen als verhext erklären ließ und im September desselben Jahres insgesamt neunzehn Männer und Frauen wegen Hexerei hängen, eine Frau steinigen ließ (Miller erwähnt allerdings die Mutterkorn-Hypothese nicht).

Der letzte historisch belegte Fall einer Mutterkorn-Epidemie ereignete sich in den Jahren 1926/27 in Südrußland. Hingegen handelte es sich bei der Massenvergiftung in der südfranzösischen Stadt Pont-St. Ésprit im Jahre 1961, die in vielen Veröffentlichungen als LSD-Psychose durch Getreideverunreinigungen mit *Claviceps purpurea* gedeutet wurde, nicht um Ergotismus, sondern um eine Vergiftung durch eine organische Quecksilberverbindung, die man zur Desinfektion von Saatgutgetreide verwendet (Hofmann 1979, S. 18) – ein Malheur, das auch Neugierigen passieren kann, die sich Windensamen besorgen, um einen Trank nach Art des →Ololiuqui herzustellen!

Die Mutterkornvergiftung (Ergotismus) äußert sich vor allem in Krämpfen und Durchblutungsstörungen. Die befallenen Gliedmaßen sind ›brandig‹ (daher wohl auch die Bezeichnung Antonius-›Feuer‹), da die Mutterkorn-Alkaloide die Blutgefäße zusammenziehen und die nicht mehr durchbluteten Glieder tiefschwarz mumifiziert werden. Weitere Symptome des Ergotismus sind geistige Veränderungen (durch gestörte

Gehirndurchblutung) und Fehlgeburten (ein Mutterkorn-Alkaloid, Ergotin, wird nach der Geburt verwendet, damit der Uterus besser kontrahiert).

Claviceps purpurea ist eine kleine chemische Fabrik. Neben Ergotin enthält er eine ganze Reihe anderer Alkaloide, von denen noch mindestens eines medizinisch viel verwendet wird: Ergotamin, ein Medikament gegen Migräne. Bereits 1938 fügte der Chef des Naturstoffe-Labors der großen pharmazeutischen Firma Sandoz in Basel, Dr. Albert Hofmann, eine Diäthylamid-Gruppe zu einem weiteren Stoff im Mutterkorn, der Lysergsäure. Aber erst 1943 entdeckte er durch einen Zufall, daß d-Lysergsäure-Diäthylamid-tartrat psychische Prozesse umfassend verändert. Am 16. April 1943 mußte Hofmann nämlich sein Labor verlassen, weil er sich plötzlich ruhelos und wie betäubt fühlte. Zu Hause angekommen, versank Hofmann in einen Zustand, in dem ihn das helle Tageslicht sehr störte. Bei geschlossenen Augen hatte er phantastische Visionen, kaleidoskopartige Bilder in intensiven Farben. Nach zwei Stunden ließen die Symptome nach, und Hofmann überlegte, welcher Stoff für seinen Zustand verantwortlich gewesen sei. Er kam zu dem Resultat, daß er nur mit LSD gearbeitet hatte, aber unmöglich nennenswerte Mengen dieser Substanz aufgenommen haben konnte. Hofmann nahm deshalb 0,25 Milligramm LSD (wie sich später herausstellte, das Zehnfache der wirksamen Dosis). Die Folge war ein schwerer, höchst eigenartiger Rausch (siehe unten).

Der zweite LSD-Rausch der Welt

19.IV./16.20: 0,5 cc. von 1/2-promilliger wässeriger Tartrat-Lösg. v. Diäthylamid peroral = 0.25 mg Tartrat. Mit ca. 10 cc. W. verdünnt geschmacklos einzunehmen.

17.00: Beginnender Schwindel, Angstgefühl. Sehstörungen. Lähmungen, Lachreiz.

Ergänzung am 21.IV.: Mit Velo nach Hause. Von 18– ca. 20 Uhr schwerste Krise. (S. Spezialbericht)

Die letzten Worte konnte ich nur noch mit großer Mühe niederschreiben. Schon jetzt war es mir klar, daß Lysergsäure-diäthylamid die Ursache des merkwürdigen Erlebnisses vom vergangenen Freitag gewesen war, denn die Veränderungen der Empfindungen und des Erlebens waren von gleicher Art wie damals, nur viel tiefgehender. Ich konnte nur noch mit größter Anstrengung verständlich sprechen, und bat meine

Laborantin, die über den Selbstversuch orientiert war, mich nach Hause zu begleiten. Schon auf dem Heimweg mit dem Fahrrad – ein Auto war im Augenblick nicht verfügbar, Autos waren während der Kriegszeit nur wenigen Privilegierten vorbehalten –, nahm mein Zustand bedrohliche Formen an. Alles in meinem Gesichtsfeld schwankte und war verzerrt wie in einem gekrümmten Spiegel. Auch hatte ich das Gefühl, mit dem Fahrrad nicht vom Fleck zu kommen. Indessen sagte mir später meine Assistentin, wir seien sehr schnell gefahren. Schließlich doch noch heil zu Hause angelangt, war ich gerade noch fähig, meine Begleiterin zu bitten, unseren Hausarzt anzurufen und bei den Nachbarn nach Milch zu fragen.

Trotz meines rauschartigen Verwirrtheitszustandes konnte ich für kurze Augenblicke klar und zweckgerichtet denken – Milch als unspezifisches Entgiftungsmittel.

Schwindel und Ohnmachtsgefühl wurden zeitweise so stark, daß ich mich nicht mehr aufrecht halten konnte und mich auf ein Sofa hinlegen mußte. Meine Umgebung hatte sich nun in beängstigender Weise verwandelt. Alles im Raum drehte sich, und die vertrauten Gegenstände und Möbelstücke nahmen groteske, meist bedrohliche Formen an. Sie waren in dauernder Bewegung, wie belebt, wie von innerer Unruhe erfüllt. Die Nachbarsfrau, die mir Milch brachte – ich trank im Verlaufe des Abends mehr als zwei Liter – erkannte ich kaum mehr. Das war nicht mehr Frau R., sondern eine bösartige, heimtückische Hexe mit einer farbigen Fratze. Aber schlimmer als diese Verwandlungen der Außenwelt ins Groteske waren die Veränderungen, die ich in mir selbst, an meinem inneren Wesen, verspürte. Alle Anstrengungen meines Willens, den Zerfall der äußeren Welt und die Auflösung meines Ich aufzuhalten, schienen vergeblich. Ein Dämon war in mich eingedrungen und hatte von meinem Körper, von meinen Sinnen und von meiner Seele Besitz ergriffen. Ich sprang auf und schrie, um mich von ihm zu befreien, sank dann aber wieder machtlos auf das Sofa. Die Substanz, mit der ich hatte experimentieren wollen, hatte mich besiegt. Sie war der Dämon, der höhnisch über meinen Willen triumphierte. Eine furchtbare Angst, wahnsinnig geworden zu sein, packte mich. Ich war in eine andere Welt geraten, in andere Räume mit anderer Zeit. Mein Körper schien mir gefühllos, leblos, fremd. Lag ich im Sterben? War das der Übergang? Zeitweise glaubte ich außerhalb meines Körpers zu sein und erkannte dann klar, wie ein außenstehender Beobachter, die ganze Tragik meiner Lage. Sterben ohne Abschied von meiner Familie – meine Frau war mit unseren drei Kindern an diesem Tag zu ihren Eltern nach Luzern gefahren. Ob sie jemals verstehen würde, daß ich nicht leichtsinnig, verantwortungslos, sondern äußerst vorsichtig experimentiert hatte, und daß ein solcher Ausgang in keiner Weise vorauszusehen war? Nicht nur, daß eine junge Familie vorzeitig ihren Vater verlieren sollte, auch der Gedanke, meine Arbeit als Forschungschemiker, die mir so viel bedeutete, mitten in fruchtbarer, zukunftsreicher Entwicklung unvollendet abbrechen zu müssen, steigerte meine Angst und Verzweiflung. Dazwischen tauchte voll bitterer Ironie die Überlegung auf, daß eben dieses Lysergsäure-diäthylamid, das ich in die Welt gesetzt hatte, mich nun zwang, sie vorzeitig zu verlassen.

Der Höhepunkt meines verzweifelten Zustandes war bereits überschritten, als der Arzt eintraf. Meine Laborantin klärte ihn über meinen Selbstversuch auf, da ich selbst noch nicht fähig war, einen zusammenhängenden Satz zu formulieren. Nachdem ich ihn auf meinen vermeintlich tödlich bedrohten körperlichen Zustand hinzuweisen versucht hatte, schüttelte er ratlos den Kopf, da er außer extrem weiten Pupillen keinerlei abnorme Symptome feststellen konnte. Puls, Blutdruck und Atmung waren normal. Er verabfolgte daher keine Medikamente, trug mich ins Schlafzimmer und wachte an meinem Bett. Langsam kam ich nun wieder aus einer unheimlich fremdartigen Welt zurück in die vertraute Alltagswirklichkeit. Der Schrecken wich und machte einem Gefühl des Glücks und der Dankbarkeit Platz, je mehr normales Fühlen und Denken zurückkehrten, und die Gewißheit wuchs, daß ich der Gefahr des Wahnsinns endgültig entronnen war.

Jetzt begann ich allmählich das unerhörte Farben- und Formenspiel zu genießen, das hinter meinen geschlossenen Augen andauerte. Kaleidoskopartig sich verändernd drangen bunte, phantastische Gebilde auf mich ein, in Kreisen und Spiralen sich öffnend und wieder schließend, in Farbfontänen zersprühend, sich neu ordnend und kreuzend, in ständigem Fluß. Besonders merkwürdig war, wie alle akustischen Wahrnehmungen, etwa das Geräusch einer Türklinke oder eines vorbeifahrenden Autos, sich in optische Empfindungen verwandelten. Jeder Laut erzeugte ein in Form und Farbe entsprechendes, lebendig wechselndes Bild. ...

Albert Hofmann (1943)

LSD, das einige Jahre später unter dem Handelsnamen Delysid von Sandoz auf den Markt gebracht wurde, ist in seinem Effekt und in seinem Werdegang Prototyp einer neuen Rauschdroge, der man mit den herkömmlichen Kategorien – Euphorie, Mißbrauch und Sucht – nicht mehr beikommt. Da es schon in winzigen Dosen seelische Vorgänge einschneidend verändert, hielt man es zunächst für ein wertvolles Instrument psychiatrischer Forschung. Der Zustand unter LSD-Einfluß glich einer ›experimentellen Geisteskrankheit‹ – Halluzinationen, Veränderungen des Zeitsinns, Überschwemmtwerden von einer bisher unbewußten Bilderwelt sind Symptome, die auch bei der Schizophrenie auftreten können. Die Dekade von 1950 bis 1960 war weitgehend von der Analyse dieser »experimentellen Psychose« bestimmt. Allmählich aber erkannte man, daß LSD nicht nur seelische Vorgänge krankhaft umwandelt, sondern vielfach auch einzigartige Erlebnisse bewirkt – das Gefühl mystischer Einheit mit dem All, Visionen von religiöser Intensität, ein radikal neues Selbstbild. Aus der ›psychotomimetischen‹ – Geisteskrankheiten nachahmenden – Wirkung, die man LSD zuschrieb, wurde die ›psychedelische‹, bewußtseinserweiternde Funktion. Zunehmend wurde LSD in der Psychotherapie eingesetzt (siehe unten). Dann aber – seit 1961 ein vorher wenig bekannter Psychologie-Dozent an der Harvard-Universität, Dr. Timothy Leary, LSD in den Mittelpunkt einer neuen Religion stellte – geriet die Droge in den Strudel einer Kontroverse, die heute noch nicht abgeschlossen ist. Je weiter sein ›wilder‹ Gebrauch um sich griff, um so einschränkender wurde die Gesetzgebung, bis 1966 die Hersteller-Firma Sandoz die Produktion einstellte und viele Staaten LSD gesetzlich als gefährliches Rauschgift charakterisierten (es fällt in Deutschland unter das ›Opium-Gesetz‹). Diese Kontroverse wird noch eingehend behandelt (*LSD und Psychotherapie, LSD und Religion, Gefahren durch LSD*). Sie hat jedenfalls in den letzten Jahren die LSD-Forschung zunehmend beeinträchtigt.

2. Chemische und physiologische Wirkung

Lysergsäure-Diäthylamid heißt mit vollem chemischem Namen d-Lysergsäure-Diäthylamid-tartrat. Die gelegentlich benützte Abkürzung LSD-25 besagt, daß es der 25. in einer Reihe analoger Stoffe war, die in den Sandoz-Laboratorien synthetisiert wurden. Die Bezeichnungen ›Säure‹ (*acid* im amerikanischen Jargon) oder ›Lysergsäure‹ sind unzutreffend, da Lysergsäure ohne die Diäthyl-

Formel – Schema

Lysergsäure

Propanolamin
Diäthylamin

Lysergsäure-propanolamid
Ergobasin

Coramin

Lysergsäure-diäthylamid
LSD

Lysergsäure-amid

Lysergsäure-hydroxyäthylamid

Ololiuqui – Wirkstoffe

Psilocybin
Teonanacatl – Wirkstoffe

Psilocin

Serotonin
Neurohormon
Hirn – Wirkstoff

Strukturformel des LSD-25 und der ihm chemisch verwandten Substanzen (nach: A. Hofmann 1979, S. 231)

218

amid-Gruppe keine nennenswerten psychotropen Effekte hat. Zur chemischen Struktur von LSD und ihrer Verwandtschaft mit anderen Indolen → RA IV. Erst geraume Zeit nach der Synthese von LSD entdeckte man, daß eine seit langer Zeit von mexikanischen Indianern zu magisch-religiösen Zwecken verwendete Droge, → Ololiuqui, Lysergsäure-Amid enthält, ein hundertmal schwächeres Halluzinogen als LSD, das ebenfalls Hofmann in den Sandoz-Laboratorien zum ersten Mal chemisch rein darstellte. Pharmakologische Tierexperimente mit LSD sind ziemlich arm an Resultaten geblieben. Pupillenerweiterung und Pilo-Erektion (gesträubte Haare, entspricht der menschlichen ›Gänsehaut‹) ließen sich nachweisen. Katzen, die enorme Dosen vertragen (25 mcg/kg Körpergewicht), wurden liebenswürdig gegenüber Mäusen, Spinnen bauten perfektere Netze (während → Meskalin ihre Netzbaukunst beeinträchtigt), ein Elefant* starb an einer Dosis, die – gemessen an seinem Körpergewicht – nicht einmal besonders hoch war (etwa 300 mg). Betrachtet man die pharmakologische Wirkung von LSD beim Menschen, so verwundert zunächst die winzige Dosis, welche genügt, um acht bis zwölf Stunden das Erle-

* Zur Problematik solcher Tierversuche → RA IV.

ben so stark zu verändern. Es werden im Durchschnitt nur 100 Mikrogramm (mcg, μg, Gamma) benötigt – das sind nur 0,1 Milligramm. Ein Gramm LSD würde genügen, um jeden Menschen einer kleinen Stadt mit 10000 Einwohnern auf eine LSD-›Reise‹ zu schicken. Die ›therapeutische Breite‹ (→ RA IV) von LSD ist sehr groß; 3000 Mikrogramm sind vielfach ohne nachteilige Folgen vertragen worden. Vor Jahren haben kanadische Psychiater, Stanley P. Barron und seine Mitarbeiter, über einen LSD-Händler berichtet, der 40000 Mikrogramm verschluckte, weil er eine Polizeikontrolle fürchtete. Eine heftige Psychose mit Verwirrtheit und Halluzinationen folgte, die nach drei Tagen ohne weitere Nachwirkungen abklang. Allerdings sind die heute in der Regel in Waschküchenlabors hergestellten Mengen von LSD nicht immer rein, so daß der Betreffende wohl nur die Hälfte (20 mg) reines LSD konsumiert hatte.

Oral genommen, beginnt LSD nach rund 45 Minuten zu wirken. Intravenös injiziert, setzt der Effekt nach wenigen Minuten ein. Angesichts der winzigen Dosen (man kann 100 *mcg* kaum mit bloßem Auge sehen) ist es erstaunlich, daß nur ein kleiner Bruchteil dieser Gabe die Blut-Gehirn-Schranke passiert und ins Gehirn dringt. Injiziert man LSD unmit-

Jahr	LSD-Trips (Stück)
1970	178 925
1971	89 281
1972	52 272
1973	77 207
1974	61 407
1975	50 855
1976	60 952
1977	14 300
1978	33 328
1986	22 200
1987	19 500

LSD-Sicherstellung von 1970 bis Ende 1987 (Quelle: Bundeskriminalamt). Es fällt auf, daß nach dem Höhepunkt 1970 die Zahlen deutlich abnehmen. Man kann jedoch davon ausgehen, daß die tatsächlich illegal gehandelte Menge das bis zu Zehnfache ausmacht.

Illegal gehandelt wird inzwischen auch das Ausgangsprodukt der LSD-Synthese, → ET.

telbar in die Rückenmarksflüssigkeit, dann genügt ein Zehntel der sonst verwendeten Dosis, um dieselbe Symptomatik auszulösen. Von oral genommenem LSD gerät beim Menschen nur sehr wenig ins Gehirn, was man mit radioaktiv markiertem LSD nachweisen kann; der Rest wird zunächst in Leber und Nieren transportiert und innerhalb von acht bis zwölf Stunden ausgeschieden. Die Annahme, daß LSD nur eine Reaktionskette in Gang setzt und gar nicht mehr im Körper anwesend sein muß, wenn die psychischen Effekte einen Höhepunkt errei-

chen hat sich bisher nicht bestätigt. Offensichtlich wirkt LSD vor allem auf das Stamm- und Zwischenhirn, in erster Linie auf das ›Limbische System‹ und das ›Retikuläre System‹. Diese Gehirnzentren steuern die emotionalen Reaktionen auf Sinnesreize und beeinflussen offensichtlich auch die Auswahl der Informationen, die uns durch unsere Sinne übermittelt werden. Darüber hinaus sind im Hirnstamm und im Zwischenhirn auch Gangliengruppen lokalisiert, welche viele Lebensvorgänge lenken – Atmung, Kreislauf, Herzschlag, Darmbewegungen, Hautdurchblutung. LSD beeinflußt diese vegetativen Zentren nicht stark, aber merklich. Die Pupillen sind erweitert (daher kann helles Licht unerträglich werden), Übelkeit mit Erbrechen kommt gelegentlich vor und zeigt, daß LSD das Brechzentrum im Stammhirn reizt. Auftretende Kältegefühle erweisen, daß es auch die für die Wärmeregulation des Körpers verantwortlichen Hirnzentren beeinflußt. Man nimmt an, daß LSD seine Wirkung über die Verdrängung von Serotonin an den synaptischen Membranen entfaltet – offenbar greift es an jenen Proteinen im Gehirn an, die das Serotonin bilden (dieses Protein hat eine starke Affinität zu LSD).

Pharmakologisch interessant ist schließlich noch die Gewöhnung, im pharmakologischen Sinne, (→ RA IV) an LSD, die ziemlich rasch einsetzt. Wer mehrere Tage nacheinander LSD in konstanter Dosis nimmt, verspürt bereits am dritten Tag keine Wirkung mehr. Er muß die Dosis steigern oder einige Tage abwarten, bis die Sensibilität wiederhergestellt ist. Besonders auffällig ist, daß hier eine Kreuztoleranz zwischen chemisch so unterschiedlich strukturierten Stoffen wie LSD, → Psilocybin, → Meskalin und anderen Halluzinogenen besteht; nur bei → Cannabis ist es anders. Wer an Psilocybin gewöhnt ist, verspürt auch von normalen Dosen LSD oder Meskalin keine einschneidenden psychischen Effekte mehr. Diese erworbene, sich auf eine ganze Gruppe von Rauschdrogen beziehende Toleranz erlaubt auch, ihre psychischen Effekte nebeneinanderzustellen. Da diese bei LSD am gründlichsten erforscht sind, werden wir sie hier besonders aufmerksam betrachten. Mit hoher Wahrscheinlichkeit werden durch andere Halluzinogene dieselben Wirkungen erzielt (sie können auch, ›blind‹ genommen, von Versuchspersonen nicht zuverlässig unterschieden werden). Offensichtlich wirken alle indolähnlichen (→ RA IV) Halluzinogene ähnlich auf den Gehirnstoffwechsel. Dafür sprechen nicht nur die Analogien in ihrem Wirkungsbild auf die Psyche, sondern auch die Kreuztoleranz und die Tatsache, daß chemisch völlig anders strukturierte Halluzinogene (Ditran; → RA IV) nicht unter diese Kreuztoleranz fallen. Besonders verblüffend ist schließlich noch, daß Brom-LSD – ein Stoff ohne jede psychotrope Eigenschaft, jedoch chemisch sehr nahe mit LSD verwandt (nur ein Brom-Atom wird dem LSD-Molekül hinzugefügt) – ebenfalls eine Toleranz für LSD bewirkt. Wer einige Tage lang Brom-LSD nimmt, verspürt von LSD keine oder eine sehr abgeschwächte psychische Wirkung.

Die bekanntesten LSD-Variationen

Ursprünglich wurde LSD-25 von der Schweizer Firma Sandoz, in Form kleiner blauer Pillen, unter dem Markennamen »Delysid« verkauft. Internationale Vorwürfe führten dazu, daß das Medikament im April 1966 von Sandoz aus dem Verkehr gezogen wurde und heute nur noch an einige wenige Forschungsunternehmen abgegeben wird. Seither haben *underground*-Laboratorien eine Fülle eigener LSD-Produkte auf den Schwarzmarkt gebracht, mit sehr unterschiedlicher (und oft unzuverlässiger) Wirkung und mit entsprechend grellen Bezeichnungen:

Blue Cheer: der Trip mit der längsten Wirkung (bis zu drei Tage), kam – in Form lila-weißer Kapseln – aus den USA und ist in Deutschland nur kurz 1970 beobachtet worden

CZ-74: → Delysid in gelöster Form; wurde zur Verkürzung der Wirkungsentfaltung gespritzt (heute nicht mehr in der *Roten Liste* aufgeführt, war dort – als experimentelles Präparat – wahrscheinlich auch nie enthalten)

Delysid: Handelsname der Firma Sandoz für das von A. Hofmann entwickelte LSD-25

Grünkreuzer: wie der Rotkreuzer (s. unten) ein Zuckertrip

Happy Faces: Phantasiename (engl. »Glückliche Gesichter«) eines *underground*-Produkts

Mini-Trips: Trägersubstanzen winzigen Formats (z. B. Gelatine), auf die LSD-Lösung aufgeträufelt wurde, und die wegen ihrer geringen Größe leicht zu schmuggeln sind, beispielsweise in Gefängnisse

Orange Sunshine: ein von Th. Leary angepriesenes Produkt der illegalen Laboratorien seiner »Brotherhood of Eternal Love«

Peace Trips: (engl. »Friedens-Trips«) Phantasiename eines *underground*-Produkts

Purple Haze: LSD-Variation, die wahrscheinlich nach einem Rock-Song des Drogen konsumierenden und an ihnen zugrunde gegangenen schwarzen Musikers Jimi Hendrix benannt ist.

Rotkreuzer: ein relativ starker Trip, der 1968/69 in Deutschland beobachtet und wahrscheinlich in der BRD selbst hergestellt wurde; er wurde in auf Zuckerstücke aufgeträufelter Form angeboten und war – wegen der Licht- und Luftempfindlichkeit von LSD – nur kurz nach der Herstellung wirksam; er war – frisch hergestellt – stark genug, daß zwei Personen gemeinsam, mit je einer Hälfte, »verreisen« konnten; benannt wurde er nach dem roten Kreuz, das auf die Silberpapierverpackung gemalt war

Strawberry: (engl. »Erdbeere«) wahrscheinlich benannt nach dem Lied »Strawberry Fields Forever« (Feb. 1967) der Beatles, in dem psychedelische Musikeffekte auf die damalige Begeisterung der britischen Gruppe für Halluzinogene anspielen

3. *Psychische Wirkungen*

Wie bei jeder Droge gibt es auch bei LSD grundsätzlich zwei Wege, psychische Veränderungen zu untersuchen: Man kann dem Berauschten bestimmte Leistungen abverlangen und diese mit seinen Leistungen im normalen Zustand vergleichen, oder man kann ihn seine subjektiven Veränderungen aufzeichnen lassen – entweder nach dem Rausch oder besser während des Rausches selbst (indem er sie etwa auf Tonband spricht). Beide Wege, der objektive wie der subjektive, sind in der LSD-Forschung beschritten worden. Die Resultate sind so vielfältig und widerspruchsvoll, daß man sie in vielen Bänden diskutieren könnte. Wir beschränken uns hier auf die gesicherten Daten (wobei solche Sicherheit stets relativ ist), über die sich die meisten an LSD und verwandten Halluzinogenen interessierten Psychiater und Psychologen einig sind.

Stanislav Grof, der die psychischen Wirkungen des LSD wohl am gründlichsten erforscht hat, betont, daß es kein konstantes Wirkungsbild gibt, weder im Vergleich verschiedener Menschen noch – intrapersonell – bei verschiedenen Räuschen derselben Person: Nach der Analyse »von über 3 800 Aufzeichnungen aus LSD-Sitzungen hatte ich nicht ein einziges Symptom gefunden, das eine absolut sichere Komponente aller Sitzungen gewesen wäre und deshalb als wirklich unveränderbar betrachtet werden konnte.« (S. 47) Dies gilt sogar für optische Erlebnisse, die völlig fehlen können, wenngleich dies äußerst selten vorkommt.

Fast alle Menschen, die einmal ein Halluzinogen genommen haben, werden als erstes Merkmal psychischer Veränderung die gesteigerte Brillanz der Farben beschreiben. Alle Wahrnehmungen sind intensiver, leuchtender; die Farben satter. Doch als Allen Edwards und

223

Veränderungen bei	Modellpsychose, verursacht durch LSD	Akute katatone Erregung (schizophrene Reaktion)	Akutes Delirium (Vergiftungspsychose)
1. Wahrnehmung	Illusionen, häufig intensivierte Wahrnehmung. Pseudohalluzinationen. Halluzinationen, vor allem visueller Natur. Andere Halluzinationen sind selten.	Illusionen, selten intensivierte Wahrnehmung. Halluzinationen, vor allem akustischer Natur, aber auch visuelle. Andere Sinneshalluzinationen sind selten.	Illusionen. Halluzinationen, vor allem visueller Natur. Andere Sinneshalluzinationen sind selten.
2. Erkenntnisprozeß	Beeinträchtigung der Kritikfähigkeit und des abstrakten Denkens in Situationen, wo Probleme praktisch gelöst werden müssen. Blockierung. Beziehungsdenken. Wahnvorstellungen. Gestörte Gedankenbildung.	Beträchtliche Beeinträchtigung der Kritikfähigkeit und des abstrakten Denkens. Blockierung, Verwendung von Metaphern. Beziehungsdenken. Bizarre Wahnvorstellungen. Gestörte Gedankenbildung.	Beeinträchtigung von Kritikfähigkeit, Gedächtnis, Orientierung und abstraktem Denken. Beziehungsdenken. Wahnvorstellungen sind weniger bizarr, eher »vertraute« Konfabulationen.
3. Affekte	Angst, Depression oder gehobene Stimmung, Ekstase. Unkontrolliertes Lachen oder Weinen.	Angst, Schrecken. Selten Euphorie oder Ekstase. Mutismus, unpassende Stimmungen, Stupor.	Angst, Furchtsamkeit, Verblüfftheit. Selten Euphorie.
4. Verhalten	Passiv, selten unruhig und überaktiv.	Gestikulierend, grimmassierend, zerstörerisch, zurückgezogen. Automatische Bewegungsabläufe, Negativismus, Feindseligkeit.	Aufgeregt, furchtsam, unruhig, stupurös, hyperaktiv.

Fortsetzung Tabelle 1

Veränderungen bei	Modellpsychose, verursacht durch LSD	Akute katatone Erregung (schizophrene Reaktion)	Akutes Delirium (Vergiftungspsychose)
5. Haltung	Leichter Tremor. Leichte Unsicherheit.	Völlige Unbeweglichkeit. Aufundabgehen wie ein »gefangenes Tier«. Einnehmen von starren Posen.	Zitternd. Abgehackte Bewegungen. Unsicherer Gang, Ataxie (Verlust der Bewegungskontrolle bei erhaltener Muskelkraft).
6. Bewußtsein	Verhältnismäßig klar.	Verhältnismäßig klar, aber festgelegt auf bestimmte Konzepte.	Unklar, konfus. Wechselt von Stunde zu Stunde.
7. Realitätsprüfung	Leicht oder gemäßigt beeinträchtigt.	Stark beeinträchtigt.	Stark beeinträchtigt.
8. Sprache	Blockiert, zögernd, manchmal unbeeinträchtigt.	Zusammenziehungen, Alliterationen (Sprechen in Stabreimen), Blockierungen, Echolalie, klangliche Assoziationen.	Verwaschen, blockiert.
9. Ich-Grenzen	Depersonalisation. Derealisation.	Depersonalisation. Derealisation.	Depersonalisation.

Vergleich von LSD-Rausch und echten psychotischen Störungen (aus: Sidney Cohen, *The Beyond within*, New York 1968)

Sidney Cohen die Schwellenwerte der Farbempfindung objektiv feststellten, zeigte sich, daß LSD-Berauschte Farben nicht ›besser sehen‹, sondern sie nur intensiver empfinden. Die Sinne werden nicht geschärft; im Gegenteil. Diese Diskrepanz zwischen objektiven und subjektiven Befunden geht noch weiter. Obschon manche LSD-Berauschte glauben, die Welträtsel lägen vor ihnen wie ein offenes Buch, ist ihre geistige Spannkraft – gemessen durch Intelligenztests – durchweg vermindert (wohl deshalb, weil der Berauschte dem langweiligen, Konzentration erfordernden Test nichts abgewinnen kann). Man hat die schöpferischen Fähigkeiten einer Gruppe von Studenten vor und nach LSD-Gaben gemessen. Die Testwerte änderten sich nicht. Doch fast alle Versuchspersonen waren überzeugt, ihre Kreativität sei durch die Erfahrung mit der Droge gesteigert worden.

In München hat Richard Hartmann eine Reihe von Malern unter LSD-Einfluß arbeiten lassen. Fast durchweg waren die Bilder in ihrer formalen Qualität erheblich schlechter als Bilder derselben Maler in nicht berauschtem Zustand. Keine Unterschiede fanden sich bei Malern, die ungegenständliche Richtungen vertraten. Die Qualität ihrer Bilder ist freilich nicht nachprüfbar, da ein verbindlicher Maßstab fehlt.

Pseudo-Halluzinationen

Die durch LSD ausgelösten Halluzinationen sind eigentlich nur Pseudohalluzinationen, wenn man dem strengen psychiatrischen Sprachgebrauch folgt: Die Versuchspersonen wissen fast immer, daß diese Eindrücke nicht wirklich sind. A. W. Stoll, der als einer der ersten LSD-Experimente unternahm, fand folgende Veränderungen der Wahrnehmung, die von elementaren bis zu vollausgebildeten Trugbildern reichen. Sie werden im allgemeinen nur mit geschlossenen Augen oder in einem abgedunkelten Raum gesehen:

- Flackern, Flirren, Glitzern, Sprühen, Fließen von Farben und Funken.
- Grüne und rote Nebel, Farbstreifen, Flecke, Strahlen und Schlieren. Bunte Kreise, Ellipsen, rasende Strudel, Spiralen und Gitter, Netze, Farbquellen, glänzende Bläschen, Ornamente und Arabesken.
- Buchstaben, Spinnennetze, Zweige, Schneeflocken, Holzmasern, Steinschliffe, Schnitzereien.
- Benzolringe (»als Chemiker sehe ich wohl überall Benzolringe«), Schmetterlinge, Pfauengefieder, Dünenlandschaften, Dächermeere, Fratzen und Masken, Buddhas, Blütenkelche.

Die Halluzinationen sind auch stimmungsabhängig: Bei Euphorie treten die Farben Rot, Gelb und Hellgrün, bei Depression blaue und dunkelgrüne Töne in den Vordergrund. Sie werden in der Regel mit kritischer Distanz betrachtet.

Auch der delirierende Alkoholiker oder der Fieberkranke kann solche Halluzinationen haben. Doch während seine Bewußtseinsklarheit in der Regel stark herabgesetzt ist, bleibt sie unter normalen Dosen von LSD und anderen Halluzinogenen erhalten. (Näheres zum Begriff der »Halluzination« → Cannabis, S. 98)

Als gemeinsamen Nenner der psychischen Wirkung aller bisher bekannten Halluzinogene kann man annehmen, daß sie die Stabilität unserer inneren Welt aufheben und die normalerweise strenge Konstanz unserer Wahrnehmungen ›entstalten‹. Alle Eindrücke werden plötzlich wieder neu und einzigartig – der Anblick einer Blume, eines Schuhs oder einer Teetasse kann zu einer mystischen Offenbarung werden, wie es auch gelegentlich in den Berichten über östliche Meditationsübungen beschrieben ist. Unsere Sinne dienen nicht mehr der Wirklichkeit, sondern die Wirklichkeit dient unseren Sinnen. Man dünkt sich riesengroß oder zwergenhaft → Fliegenpilz, man reist durch Raum und Zeit, die Grenzen der persönlichen Identität sind ebenso aufgehoben wie jene zwischen Bild und Begriff, Traum und Wirklichkeit, zwischen Hören, Schmecken und Riechen. Die strenge Folge unserer Auseinandersetzungen mit der Umwelt von außen nach innen ist durchbrochen. Die Regelprozesse, welche die Beständigkeit unserer Wahrnehmungen gewährleisten, funktionieren nicht mehr. Wenn man im normalen Zustand seine Hand auf die Augen zu bewegt, bleibt sie immer gleich groß, obschon sich das Format ihres Bildes auf der Netzhaut verdoppelt, ja vervierfacht. Hat man ein Halluzinogen genommen, so wächst die Hand, je mehr man sie seinem Auge nähert. Dreht man sie, so sieht man kuriose, knollige Formen, entfernt man sie, so wird sie winzig klein. Unter dem Einfluß des Halluzinogens erkennt man schlagartig, daß der Mensch normalerweise seine Umwelt nicht in ihrem ganzen Reichtum, in ihrer verwirrenden Schönheit, in ihrer beunruhigenden Unbeständigkeit wahrnimmt, sondern daß uns unsere Sinne nur einen kleinen, begrenzten und zweckmäßigen Ausschnitt sämtlicher Daten übermitteln, die sie empfangen.

Filter werden geschwächt

Die Welt soll uns nicht *gefallen,* wir sollen uns nicht mystisch eins mit ihr fühlen oder entzückt ihren phantastischen Reichtum betrachten, sondern wir sollen in ihr *überleben.* In unserer Wahrnehmung wirkt das unbarmherzige Gesetz der Evolution durch Selektion. Die Halluzinogene zeigen uns das, während wir es sonst nicht merken, da die Kontroll und Konstanzprozesse unbewußt ablaufen, um uns volle Konzentration auf die wenigen, nach ihrer Bedeutung für unsere Orientierung ausgewählten Eindrücke zu gestatten, welche wir aufnehmen, wenn wir ›recht bei Sinnen‹ sind. Unter LSD erkennt man, daß unser Erleben dauernd ›gefiltert‹ und auf einen kontinuierlichen Strom eingeengt wird, der unser Ich-Bewußtsein verkörpert. Im Rausch aber hört unsere Wahrnehmung auf, Instrument der Orientierung zu sein; sie wird zum Ding an sich, das in sich selbst bedeutungsvoll ist. Die Bremslichter eines vor einem fahrenden Autos können nicht nur ein Warnsignal sein, sondern auch ein Bild faszinierender Schönheit (wie ich es unter Meskalin-Einfluß erlebt habe). Doch daß man sie als Bremssignale sieht, läßt einen im Verkehr überleben.

Unsere normale Selbstkontrolle basiert auf diesen ›Filtern‹, die unser Erleben einengen. Nun gibt es aber auch krankhafte Formen der Selbstkontrolle, durch die das Erleben erheblich stärker eingeengt wird, als es für eine optimale Auseinandersetzung mit der Umwelt erforderlich ist. Man nennt solche krankhaften Formen der Selbstkontrolle vielfach ›Abwehrmechanismen‹ oder ›Reaktionsbildungen‹, gelegentlich auch einfach Gewohnheiten.

Im Grunde handelt es sich immer um ähnliche Vorgänge. Bestimmte Verhaltensweisen eines Kindes werden von der Umwelt so heftig mißbilligt, daß sie nicht nur kontrolliert, sondern völlig gelähmt werden. Ein Kind, das jedesmal, wenn es einen eigenen Willen äußert, verprügelt wird oder – was es subjektiv als ebenso drohend empfindet – fürchten muß, dadurch die Liebe der Mutter zu verlieren, wird sämtliche Wünsche, die den Forderungen der Familiengruppe widersprechen, nicht nur kontrollieren, wenn es beobachtet wird. Es macht sich diese Kontrolle vielmehr so zu eigen, daß es die unerwünschten Impulse aus seinem Bewußtsein auslöscht. Die das Erleben auf einen brauchbaren Ausschnitt einengenden ›Filter‹ werden in diesem Fall also um einige Größen enger eingestellt. Sie richten sich ja nicht nur gegen die dem Gehirn von der Außenwelt zufließenden Informationen, sondern auch gegen die innerseelischen Informationen, ob es sich nun um das ›Körperschema‹ (im LSD-Rausch kann man sich plötzlich als Riese oder als Zwerg erleben, die Arme können sich ins Unendliche verlängern usw.), um die Wahrnehmung der eigenen Muskelempfindungen oder aber auch um unterdrückte sexuelle und andere Wünsche handelt. Jeder Mensch wird durch die Normen seiner Gruppe – der Familie und der Sozietät – zurechtgemodelt. Auch diese Normen können sich unter LSD-Einfluß auflösen, das heißt die typischen ›Filter‹, welche durch sie in unser Erleben eingebaut worden sind. Dieser Prozeß kann sehr verschiedene Konsequenzen haben. Er kann den Betroffenen enorm erleichtern, da er sich vielleicht das erstemal in seinem Leben von der Diktatur verinnerlichter familiärer und gesellschaftlicher Normen befreit fühlt. Er kann ihn aber auch ungeheuer erschrecken und ihm heftige Angst einflößen *(bad trip)*, da er ein womöglich mühsam zwischen Wünschen und ihrer Kontrolle geschaffenes seelisches Gleichgewicht gefährdet.

In mancher Hinsicht ermöglicht LSD eine Rückkehr zu einem kindlichen Zustand der Bewußtseinsorganisation (der aber von einem erwachsenen Ich erlebt und beurteilt wird). Wie dem Kind ist auch dem Berauschten alles neu und einzigartig – vielleicht wird ihm Schokolade wieder so gut schmecken, wie ihm die erste Kostprobe schmeckte, die er als Kind bekam. Wie das Kind kann auch er unter Umständen seine Affekte nur mangelhaft kontrollieren. Und wie das Kind ist er

schließlich stark von seiner Umwelt abhängig: Eine freundliche, ›stützende‹ Umgebung ist das beste Mittel gegen einen *bad trip*.

Die Rückkehr (Regression sagt der Psychoanalytiker; → RA II) zu einem archaischen Zustand der Bewußtseinsorganisation hat aber noch eine weitere Konsequenz: Das LSD-Erlebnis ist sehr stark abhängig von den Erwartungen, die der Betroffene in es setzt, und von den Suggestionen, die er von seiner Umwelt empfängt. Als die Psychiater noch glaubten, durch LSD würden künstliche Psychosen ausgelöst, erlebten die Versuchspersonen im Experiment eine kurzdauernde Geisteskrankheit.[*] Sie distanzierten sich von den ›verrückten‹ Erlebnissen und empfanden nur selten besondere Lustgefühle oder mystische Offenbarungen, weil sie keine erwarteten (diese Regel ist nicht ohne Ausnahmen). Als die psychedelische Ära anbrach und LSD in Erwartung religiösen Erlebens unter dem Klang tibetanischer Tempelmusik genommen wurde, waren mystische Erlebnisse die Regel und experimentelle Psychosen eine seltene Ausnahme. Wer von LSD erwartet, es sei ein Aphrodisiakum, wird nicht enttäuscht

---

[*] Interessant ist in diesem Zusammenhang die Beobachtung, daß Schizophrene im LSD-Rausch sehr wohl zwischen den Rausch-Halluzinationen und ihren eigenen, psychotischen Sinnestäuschungen zu unterscheiden vermögen!

werden; wer diesem Aspekt keine besondere Aufmerksamkeit schenkt, wird kaum je eine erotisierende Wirkung beobachten. Diese Plastizität gilt allerdings nur für die subjektiven Effekte von LSD. Die objektivierbaren Wirkungen – etwa die Verschlechterung der Intelligenzleistung im Test – haben sich als relativ beständig erwiesen.

Sternvogel

acid-Bombe fegt mein Gehirn
schleudert Trümmerwerk
Lebenswerk abgrundweit:
Feuerräder der Milchstraßen

dein Herz zählt sie
Sandkörner – so rinnen Sterne
durch deiner Hand Finger:
warm und winzig

auf dem Schaumkamm
der Wogen wiegst du dich
deine Arme tasten über:
den Grund der Meere

Menschen gegen Raum und Zeit
im Rauchfang hängt ihre
Einsamkeit – Sternvogel.
spinnt den metallenen Traum

geworfener Stein gräbt in
Himmelsschwärzesonnenfunkel
seine Rückkehr zur Erde:
Abschied von Utopia

Uli Sch. (1980)

Noch ein Ausschnitt aus einem Selbstbericht, Versuchsperson ist ein Versicherungskaufmann; in seinem Zustand überwiegt das halluzinatorische Element:
»Einige wundervoll vielfarbige geometrische Muster, leuchtendes Feuerwerk. Und sie kommen und gehen tausendmal jede Sekunde. Aber da ist etwas Komisches mit ihnen: das spielt sich 20000 Meilen unter dem Meer ab ... stell dir eine schnurgerade natürliche Höhle vor, und du hast es. Nur daß diese Höhle eine riesige, urtümliche Vagina ist. Es ist nicht die Vagina von irgendeiner Frau, die jemals lebte. Es ist ihrer Dimension nach die Vagina schlechthin, eine Höhle, aber eine Höhle, deren Wände aus einem pulsierenden, pochenden, vaginalen Material bestehen – dekoriert, wenn du willst, mit Hunderten von Brüsten. Aus dieser vaginalen Höhle fließt unaufhörlich ein klebriges, beigefarbenes, plastilinähnliches Material. Wunder an schöpferischer Leistung entstehen, während dieses Material austritt. Es ist eine völlig unkontrollierte Selbst-Schöpfung: vollkommene Kunst, doch ohne Künstler. Diese Kunst erschafft das Plastilin-Material aus sich selbst, während es aus der vaginalen Höhle strömt, es wird zähflüssig und dünn, gewinnt das Aussehen von Elfenbein und formt sich endlos wie tausendundeine Statue. Anfänglich hat

diese Gruppe von Statuen eine deutlich hinduistische Aura, das gesamte Pantheon von Hindu-Gottheiten, von Göttern und Göttinnen fließt sanft vorbei, eine nicht endende Prozession. Dann ändert sich das Bekenntnis, und die exquisiten Elfenbein-Formen werden zu einer Sammlung von Buddhas und Bodhisattwas. Jetzt verläßt Indien die Szene und wird ersetzt durch Statuen von reicher persischer Zeichnung, so, als seien sie soeben von persischen Vasen und Gefäßen herabgestiegen und hätten sich hundertfach vergrößert, wären geschmolzen und nun gegossen in der jetzt elfenbeinfarbigen, plastischen Substanz, die immer noch endlos aus der gigantischen Vagina-Höhle fließt. Persien tritt zurück, und jetzt sehe ich die Schöpfungen als große Kopien der Gestalten in Michelangelos Gemälden in der Sixtinischen Kapelle. Ich fühle mich weder als Maler noch als Bildhauer, doch indem ich fühle, daß die Kunstfertigkeit die des plastischen Materials selbst ist, nicht meine eigene, habe ich ein warmes inneres Gefühl großer Schöpferkraft. Ich fühle, ich übertreffe Michelangelo und Leonardo da Vinci zusammen...« (zitiert nach Cohen).

Einen ausführlichen und eindrucksvollen Selbsterfahrungsbericht, auch in sprachlicher Hinsicht, hat Georg Jappe gegeben. Mit mehr Vorsicht zu genießen sind die wesentlich unkritischeren Berichte, die die amerikanische Journalistin Constance A. Newland schon zu Beginn der LSD-Begeisterung in den 60er Jahren in ihrem damaligen Bestseller *Me, myself and I (Abenteuer im Unbewußten)* verfaßt hat; dennoch ist ihr Buch, neben Jappes Report, das wohl lesenswerteste Dokument dieser Art (wenn man Grofs wissenschaftliche Arbeit *Topographie des Unbewußten* einmal außer acht läßt).

4. Menschenversuche mit LSD

Eine besonders unrühmliche Rolle hat LSD bei einer Reihe von Experimenten gespielt, die der amerikanische Geheimdienst CIA und die US Army an – in der Regel – ahnungslosen Personen vornahm. Es handelte sich vor allem um Soldaten, aber auch um Zivilpersonen, denen die hochwirksame Droge unbemerkt mit irgendwelchen harmlos aussehenden Flüssigkeiten verabreicht wurde. Die unfreiwilligen Versuchspersonen zeigten die typischen Reaktionen des LSD-Rausches, die jedoch in einer Reihe von Fällen schon deshalb besonders schlimm ausfielen, weil die betreffenden Menschen nicht wußten, was mit ihnen geschah.

Die geheimen Experimente galten lange Zeit nur als Gerüchte, bis diese Dienststellen durch eine Reihe von Prozessen gezwungen wurde, aufgrund des US-amerikanischen »Gesetzes zur Informationsfreiheit« die Versuchs-Protokolle offenzulegen. Ein besonders krasser Fall war der des ehemaligen Soldaten James Thornwell, der die amerikanische Regierung 1979 auf umgerechnet 20 Millionen Mark Schadenersatz verklagte. Er behauptete, vor siebzehn Jahren von der Armee ohne sein Wissen und seine Einwilligung zu solchen Experimenten mißbraucht worden zu sein, als damals LSD bei einer »Operation Dritte Chance« getestet wurde, offenbar zu Zwecken der psychologischen und biochemischen Kriegsführung. In der Klageschrift hieß es, daß Thornwell offensichtlich benützt wurde, um die Fähigkeit des LSD, Geständnisse von Gefangenen leichter zugänglich zu machen, zu erproben. Seit jener Zeit sei er »ein sozialer und emotionaler Krüppel« erklärte Thornwell.

Besonderes Aufsehen erregte der Fall jenes Dr. Olson, dem man, ebenfalls ohne sein Wissen, in den fünfziger Jahren LSD verabreichte, und zwar bei Drogen-Experimenten der US Army. In seiner Verwirrung sprang er aus dem Fenster und brachte sich so um. Seiner Familie war diese Tat damals unerklärlich – erst fünfzehn Jahre später, als die Geheimakten über jene Experimente publiziert

wurden, wurde der wahre Zusammenhang bekannt, worauf der damalige Präsident, Gerald Ford, den Hinterbliebenen öffentlich das Bedauern der Nation ausdrückte (Hofmann 1979, S. 78). (s. auch → Wahrheits-Seren, →Zukunftsdrogen)

Von ganz anderer Art sind die LSD-Experimente, die man inzwischen, und zwar mit Wissen der Betroffenen, mit Sterbenden unternommen hat und noch immer unternimmt. Vor allem der tschechische Psychiater Stanislav Grof und seine Frau Joan Halifax haben sich auf diesem Gebiet verdient gemacht. Die bisherigen Erfahrungen wurden zusammenfassend unter dem Titel *The Human Encounter with Death* veröffentlicht (Grof und Halifax 1977, deutsch 1980).

5. LSD in der Psychotherapie

Aus den oben skizzierten psychologischen Wirkungen von LSD läßt sich unschwer ableiten, warum man versuchte, das neue Halluzinogen psychotherapeutisch zu verwenden. In einer Psychotherapie handelt es sich in der Regel darum, einem Menschen, der erkannt hat, daß sein gegenwärtiges Leben ihm unerträgliche Spannungen abverlangt, zu helfen, sich besser an sich selbst und an seine Lebensumstände anzupassen. Dem neurotisch Kranken gelingt es nicht, diese Anpassung aus eigener Kraft zu leisten, da er an unbewußten Konflikten leidet und die Ursache seiner schmerzlich erlebten Symptome (unbegründete Ängste, zwanghafte Gedanken, Depressionen, körperlich nicht begründbare Schmerzen) nicht kennt (so die psychoanalytische Auffassung); er vermag nicht, eingeschliffene, fehlgelaufene Lernprozesse aus eigener Initiative zu korrigieren, da er nicht über die entsprechenden Techniken der Verhaltensänderung orientiert ist (so die lerntheoretische bzw. verhaltenstherapeutische Auffassung).

Immer soll die Psychotherapie alte, ungeeignete Lernvorgänge auflösen und rückgängig machen. Ob das durch Einsicht – wie in der Psychotherapie – oder durch elementare Lernprozesse (Konditionierung, operantes Lernen) – wie in der Verhaltenstherapie – geschieht, ist im Hinblick auf die Verwendung von LSD nicht entscheidend. Denn der Effekt des Halluzinogens kann sowohl in tiefenpsychologischen als auch in lerntheoretischen Formen interpretiert werden. LSD eröffnet, psychoanalytisch gesehen, einen breiten Zugang zum Unbewußten. Da der Berauschte seine Vorstellungen weniger kontrolliert und überwacht, werden unbewußte Konflikte schneller aktualisiert. Sie müssen nicht mehr, wie

in der traditionellen Psychoanalyse, aus freien Einfällen und Träumen erschlossen werden, sondern treten im LSD-Rausch bildhaft in das Bewußtsein des Kranken. Sie können ihn erschrecken; aber die Konfrontation mit ihnen kann ihn auch persönlich ein Stück weiterbringen. Über normale Selbstkontrolle und -kritik hinaus behelligen sich viele Menschen dauernd durch Vorwürfe, die ihnen durch anerzogene, verinnerlichte Normen auferlegt werden (ihr Über-Ich). Sobald sie ihr imaginäres Ideal der Perfektion nicht erreichen, bestrafen und quälen sie sich selbst, finden keine Ruhe und verfallen in Depressionen.

Unbegründete, aber tief in das plastische Gemüt eines Kindes eingehämmerte Ideen können so ein ganzes Leben verbittern (»Sexualität ist schmutzig«, »Selbstbefriedigung führt zu Irrsinn«). Wenn solche starren Dressate durch ein Halluzinogen einmal völlig zerstört werden, behält der Betroffene möglicherweise auch noch nachher eine neue, ungewohnte Distanz zu diesen ›selbstverständlichen‹ moralischen Urteilen. Zugleich können Situationen in seiner Vergangenheit, seiner Kindheit, aktiviert werden, in denen seine momentane neurotische Krankheit wurzelt. Und schließlich wird er auch unter dem LSD-Einfluß sehr viel stärker den (bewußten oder unbewußten) Suggestionen seines Therapeuten gehorchen und finden, was ihn dieser finden heißt. Mit Recht hat Sidney Cohen darauf hingewiesen, daß Patienten in einer LSD-Psychotherapie das wissenschaftliche Credo ihres Therapeuten bestätigen: Bei einem Freudianer taucht der Ödipuskomplex auf, bei einem Anhänger Jungs ein von Archetypen markierter Individuationsprozeß, bei einem Verhaltenstherapeuten womöglich fehlgelaufene Konditionierungen.

St. Grof betont, daß dies keine prinzipiellen Widersprüche sind, sondern lediglich ein Hinweis darauf, wie vielschichtig die Psyche beschaffen ist und wie vielfältig deshalb die Möglichkeiten seien, Zugang zu ihr zu erhalten.

Gewaltige Erschütterungen
Der Münchner Psychoanalytiker Hans Kilian führte Anfang der 60er Jahre Therapien mit Unterstützung durch LSD und CZ-74 durch. Er betonte:
»Patienten, die die klassische Psychiatrie als konstitutionell gefühlsarm bezeichnet hätte, bekommen eine Art Durchbruch von starken Emotionen. Ein Alkoholiker erlebt z. B., daß das Bedürfnis, das eigentlich hinter seiner Trunksucht steht, ein Bedürfnis nach Gefühlswärme ist; und er erlebt es mit solcher Intensität, daß ihm das Trinken nachher nicht mehr genügt.«

Auch wer in einer Psychotherapie vor allem die Korrektur eingeschliffener, aber ungünstiger bedingter Reflexe sieht, kann sich von LSD Unterstützung erwarten. Man kann die experimentelle Psychose oder das psychedelische Erlebnis nämlich in eine Reihe mit jenen gewaltigen emotionalen Erschütterungen stellen, die urplötzlich eine ganze Reihe von bedingten Reflexen – Elementen der Neurose – auslöschen. Die erste entsprechende Beobachtung stammt von Pawlow selbst: Als ein Hochwasser die Käfige in seinem Labor überschwemmte und die dressierten Tiere mit knapper Not überlebten, hatten sie alles Gelernte ›vergessen‹.

Andrerseits kann LSD eine Psychotherapie auch behindern, ja scheitern lassen. Der Kranke kann erwarten, daß das Mittel alles und er nichts leisten muß. Erkennt der Therapeut, von der Wirksamkeit der Droge überzeugt, diese Gefahr nicht, wird er keinen Erfolg erzielen, sondern allenfalls eine psychische Abhängigkeit von LSD. Der Kranke kann auf den plötzlichen Durchbruch unbewußten Materials, auf die Auflösung seiner bisherigen ›Filter‹, auf den Zusammenbruch ungünstiger, aber ihm vertrauter Konditionierungen mit Panik, Angst oder einer längeren Psychose reagieren. Solche Fälle sind selten, aber sie traten oft genug auf, um ernstliche Zweifel daran zu wecken, ob die potentielle Gefahr durch LSD in der Psychotherapie nicht größer sei als sein möglicher Nutzen. (Man vergl. hierzu jedoch die Ergebnisse der Studien von Grof am Ende dieses Stichworts.) Cohen, der in einer Fragebogenstudie 25 000 LSD-Experimente an 5000 Menschen auswerten konnte, hat *eine* länger dauernde Psychose unter 550 Kranken gefunden. Bei den wegen psychischer Stabilität zu wissenschaftlichen Experimenten ausgewählten Personen wurden praktisch nie Geisteskrankheiten ausgelöst. Selbstmordversuche zählen mit einem auf 830 Patienten zu den seltenen Risiken. Vollzogene Selbstmorde mit einem Kranken auf 2500 Kranke wiegen aber schwer, obschon sie noch seltener sind. Seit LSD als Rauschdroge ohne ärztliche Überwachung genommen wird, häufen sich solche Zwischenfälle (siehe unten).

Noch eine andere Gruppe von Zwischenfällen tritt laut Cohen nicht ganz selten auf: Psychiater und Psychotherapeuten, die LSD verwenden, erleiden offensichtlich besonders oft Nervenzusammenbrüche, psychotische Reaktionen, manchmal mit Größenwahn, manchmal mit Depressionen und Selbstmord. Man kann das vielleicht daraus erklären, daß Psychotherapeuten, die mit ihren

Erfolgen nicht zufrieden sind (weil sie nicht besonders für Psychotherapie begabt sind, weil sie zuviel von sich verlangen oder aus beiden Gründen), besonders gern zu neuen Mitteln und damit auch zu LSD greifen. Diese Erfolglosen sind gleichzeitig eine Risiko-Gruppe mit Neigung zu psychischen Zusammenbrüchen.

Die bisherigen Erfahrungen mit LSD als unterstützendem Mittel in der Psychotherapie lassen sich wie folgt zusammenfassen:

1. LSD-Erfahrungen sind, wenn überhaupt, nur dann therapeutisch wirksam, wenn sie sorgfältig überwacht werden. Der Therapeut muß den Kranken gut kennen, ein Vertrauensverhältnis sollte bereits aufgebaut sein. Die Eindrücke im LSD-Rausch müssen nachträglich besprochen und in die Persönlichkeit des Kranken eingeordnet werden.

2. Patienten mit Neigungen zu depressiven und paranoischen Reaktionen, Grenzfälle zur Geisteskrankheit oder gesundete Geisteskranke sind auszuschließen.

3. Die Gefahr psychischer Gewöhnung an LSD muß beachtet werden; solchermaßen gefährdete Kranke sind ebenfalls auszuschließen.

4. Die bisherigen Resultate der Forschung sprechen dagegen, daß der schwierige und mühsame Prozeß des Neu-Lernens in einer Psychotherapie durch LSD nennens-

wert verkürzt wird. Doch fördert LSD möglicherweise die Einsicht in die eigene Krankheit und damit den Wunsch, sich zu ändern.

5. Der Therapeut sollte die LSD-Effekte aus persönlicher Erfahrung (Selbstversuch) kennen.

Probleme unkontrollierter Selbstbehandlung

Ein endgültiger Beweis, daß LSD und andere Halluzinogene therapeutisch wertvoll sind, ist bisher noch nicht erbracht; ebensowenig kann man schon sagen, daß ihnen dieser Wert fehlt. Die bisherigen Studien weisen (vor allem, wenn sie von überzeugten Anhängern des Psychedelismus stammen) erhebliche Mängel auf. Kontrollgruppen fehlen, die nicht mit LSD behandelt, aber sonst ähnlich intensiv betreut wurden (wie bei der angeblichen ›Heilung‹ rückfälliger Sträflinge durch Psilocybin, die von Richard Alpert und Timothy Leary viel zitiert wird). Die Nachkontrolle ist zu kurz und oft nicht durch einen vom Therapeuten (der enthusiastische Hoffnung in den Wert seiner neuen Methode setzt) unabhängigen Forscher durchgeführt. Wegen des publizistisch vielfach mit großer Unkenntnis ausgeschlachteten ›wilden‹ LSD-Konsums, der in Amerika seit 1961, in Deutschland erst seit 1966 einsetzte, wird LSD heute kaum mehr psychotherapeutisch verwendet. Die Schauerge-

schichten in der Presse über »Rauschgiftparties mit LSD« oder »Höllenfahrten durch LSD« beeinflussen naturgemäß auch die Erlebnisse des neurotisch Kranken, der die Droge nimmt. Hanscarl Leuner, einer der ersten Psychotherapeuten Deutschlands, der LSD verwendete, empfahl deshalb 1968 in *Der Nervenarzt*, auf publizistisch weniger belastete Halluzinogene mit analoger Wirkung auszuweichen, vor allem auf Psilocybin.

Aus den geschilderten Problemen der Psychotherapie mit LSD geht auch hervor, daß unkontrollierte Selbstbehandlung gefährlich ist und jedenfalls die Risiken den möglichen Gewinn übersteigen. Es gehört mehr als LSD dazu, um den »Spielcharakter unserer Zivilisation zu durchschauen« (Timothy Leary). Die Tatsache, daß LSD in der Subkultur *(underground)* vorwiegend in Gruppen genommen wird, bedeutet nur einen relativen Schutz. Die gegenseitige Analyse innerhalb dieser Gruppen führt nicht selten zu gesteigerter Häufigkeit neurotischer und psychotischer Zusammenbrüche, wie das Schicksal mancher Kommunen gezeigt hat (Reiche 1968). Die Halluzinogene lösen nicht nur unerwünschte familiäre oder gesellschaftliche Reaktionsbildungen (Konditionierungen) auf, sondern können auch erwünschte, für das seelische

Gleichgewicht unerläßliche Abwehrmechanismen gefährden. Selten werden, vor allem unter Jugendlichen, die Kameraden des von einem *bad trip* Heimgesuchten das Wissen und die Reife haben, solche Störungen abzufangen.

1979 hat Hofmann, 73jährig, seine Erfahrungen mit der Droge rückblickend zusammengefaßt: »In der Möglichkeit, die auf das mystische Erleben einer tieferen Wirklichkeit ausgerichtete Meditation von der stofflichen Seite her zu unterstützen«, führte er bei der Vorstellung des Buches *LSD – mein Sorgenkind* aus, »sehe ich die eigentliche Bedeutung von LSD«. Und in einem Interview (Schweizer 1979) ergänzte er noch und hob sich dabei deutlich von LSD-Befürwortern wie Timothy Leary (s. unten) ab:

»Durch einen seinem Wirkungscharakter nicht entsprechenden leichtsinnigen Gebrauch, durch die Verwechslung in der Drogenszene von LSD mit einem Genußmittel, kam es zu all jenen Unglücksfällen und Katastrophen, die dem LSD bei vielen den Ruf einer Satansdroge eingebracht haben ... Besondere innere und äußere Vorbereitungen sind notwendig, damit ein LSD-Versuch ein sinnvolles Erlebnis werden kann. Falsche und mißbräuchliche Anwendung haben LSD für mich zu einem rechten Sorgenkind werden lassen.« Seinen letzten *trip* hat Hofmann 1972 mit dem Schriftsteller Ernst Jünger unternommen: »Weitere *trips* hätten mir nichts gebracht. Ich wurde auf meinem Weg bestätigt.«

Zwei bekannte Therapeuten, die LSD weiterhin in seinem Sinne anwenden, sind Stanislav Grof (*Topographie des Unbewußten*) und Claudio Naranjo (*Die Reise zum Ich*), der auch noch weitere Halluzinogene in ihren psychischen Wirkungen untersucht hat. (→ Harmalin, → Ibogain, → MDA, → MMDA)

6. Mystik und Religion

Die ursprünglich religiöse Bedeutung zahlreicher Rauschdrogen ist bekannt (→ Banisteriopsis caapi, → Epéna, → Fliegenpilz, → Hexensalben, → Meskalin, → Nachtschatten-Drogen, → Ololiuqui, → Psilocybin).

In LSD haben wir das einzigartige Beispiel einer umgekehrten Entwicklung. Während in der Regel die Rauschdrogen aus dem magisch-religiösen Kontext herausgenommen, wissenschaftlich erforscht und zielbewußt zu viel begrenzteren Zwecken (Morphium als schmerzstillendes Mittel, Meskalin als Psychotomimetikum, Skopolamin zur Beruhigung Geisteskranker) eingesetzt werden, kam es beim LSD zu einem gegenläufigen Prozeß.

Als erster hat wohl Aldous Huxley, der die auf Meditation und der Suche nach innerer Erleuchtung gründende Lehre des Zen-Buddhismus in Amerika populär machte, die Halluzinogene als ›Raffer‹ des mühsamen Weges zu *Satori*, der inneren Helle des Gläubigen, beschrieben. (›Nes-Zen‹ nannte Arthur Koestler geringschätzig das LSD). Auch der Begriff der ›Bewußtseinserweiterung‹ ist eigentlich eher religiös als psychologisch aufzufassen. Eine Erweiterung des Bewußtseins, im Sinne einer Vermehrung der gleichzeitig wahrgenommenen Bewußtseinsinhalte, ist nicht möglich. Es können höchstens neue Eindrücke erlebt werden, die nicht unser Bewußtsein, sondern unser Wissen um uns selbst erweitern – im besten Falle. Aber auch dann sagen uns die Halluzinogene, auch im religiösen Bereich, nichts revolutionär Neues. Sie können nur grell beleuchten, was sonst schattenhaft ist, und kaum wahrgenommenen, abstrakten und unterdrückten Schemen plastisches Leben und sinnliche Kraft verleihen. Charles Baudelaire, der als einer der ersten die ›künstlichen Paradiese‹ betrat, ohne seine Kritikfähigkeit am Eingang abzuliefern, hat das sehr deutlich gesehen. Er schildert den Rausch als Traum: »Der Mensch hat träumen wollen, der Traum wird über den Menschen Herr sein, doch dieser Traum wird deutlich der Sohn seines Vaters sein.«

Die Verwandlung von LSD aus einem Halluzinogen, mit dem experimentelle Psychosen ausgelöst wurden, zu einem Sakrament, das in kultischen Zusammenkünften genommen und unter Hinweis auf die Religionsfreiheit verteidigt wird, setzte 1961 ein. Ihr Protagonist war der ehemalige Harvard-Dozent für Psychologie, Timothy Leary, der damals entlassen wurde, weil er seine Lehrpflichten vernachlässigte (nicht wegen seiner Akzentuierung des LSD-Erlebnisses als chemisch induzierter Mystik).

1962 erschienen die ersten Berichte über durch Psilocybin in einem *Doppelblindversuch* (→RA IV) induzierte ›mystische‹ Erlebnisse während eines Karfreitags-Gottesdienstes in Harvard (Pahnke). Wie man aufgrund der psychischen Effekte der Halluzinogene erwarten kann, steigert sich unter ihrem Einfluß eine ursprünglich religiöse Haltung möglicherweise zu mystischer Intensität. Daß das nur gelingt, wenn die Einstellung positiv ist, erweist der Selbstversuch R. C. Zaehners, der – als philosophischer Gegner Aldous Huxleys – Meskalin nahm und ein völlig un-mystisches »Universum der Farce« erlebte.

Die Berichte über mystische Erlebnisse durch LSD und andere Halluzinogene beweisen also eher die (von allen Forschern betonte) gesteigerte Suggestibilität als eine spezifisch ›religiöse‹ Wirkung. Es ist ohne weiteres vorstellbar, daß ein tief religiöser Mensch, dem man – mit oder ohne sein Wissen – vor einem feierlichen Gottesdienst ein Halluzinogen gibt, eine mystische Offenbarung erfährt. Doch wird manchem bei dieser Vorstellung unbehaglich zumute: Gerade weil wir über die Neurophysiologie der Rauschdrogen soviel besser Bescheid wissen als die Peyote-Esser der »Native American Church« (→ Meskalin), können wir nicht mehr glauben, daß uns das *Mana* des Peyote zur unmittelbaren Schau Gottes führt. Es scheint, daß uns die Frucht des Baumes der Erkenntnis nicht nur aus dem irdischen Paradies vertrieben, sondern vielen von uns auch den ungetrübten Genuß der künstlichen Paradiese unmöglich gemacht hat.

Wiedergeburt des Dionysos?

Theodore Lidz und Albert Rothenberg haben den von Leary begründeten ›Psychedelismus‹, der in einer Reihe religiöser Organisationen mit wechselndem Namen (zuletzt »League of Spiritual Discovery«, abgekürzt LSD) praktiziert wurde und wird, mit einer »Wiedergeburt des Dionysos« verglichen. Dieser Vergleich kann aus verschiedenen Gründen nicht überzeugen, die in der ganz anderen religionsgeschichtlichen Position des Dionysos (er wurde unter die olympischen Götter aufgenommen), aber auch in sozialen Unterschieden wurzeln: Dionysos als Gott des Weins fügte sich harmonisch in die Produktionsformen einer einfachen, agrarischen Gesellschaft ein, ganz im Gegensatz zu LSD. Die Anhänger des Psychedelismus sind in mancher Hinsicht Opfer jener gesellschaftlichen Konditionierungen und jenes »falschen Bewußtseins«, das sie bekämpfen. Sie ersetzen die soziale Manipulation durch die psychochemische und glauben, sie dadurch zu transzendieren.

Die Entlassung aus Harvard und juristisch höchst fragwürdige Abschreckungsurteile (30 Jahre Gefängnis wegen des Besitzes von Marihuana, 1966 in Laredo/Texas) haben Leary den Ruf eines Märtyrers eingebracht, welchen er nicht ungern zu akzeptieren scheint, wie er auch sich selbst als »Hoher Priester« oder als »Inkarnation von Jesus Christus« einstuft. Zwischen den Mänaden des Dionysos, die in den Bergen Griechenlands ihre rasenden Tänze zelebrierten, und den psychedelischen *light shows* Learys, die er in städtischen Kinos gegen Eintrittsgeld abhielt, besteht ein himmelweiter Unterschied.

LSD und verwandte Halluzinogene werden vor allem von jungen

Leuten genommen, die vor der Aufgabe stehen, ihre eigene Identität zu finden und sich von ihrer Familie zu lösen. LSD nimmt ihnen scheinbar die Mühe ab, einen eigenen Weg zu finden, ihr Wissen nutzbar zu machen und sich für – oder auch gegen – die Lebensform zu entscheiden, welche ihnen die Umwelt anbietet. Die Identität, die durch die Droge gewonnen wird, bleibt aber vielfach mit ihr verknüpft. Sie ist nur unter dem Einfluß der Droge real, welche die Selbstkritik auszulöschen vermag. Je mehr die Vertreter der psychedelischen Religion versprechen, desto größer wird diese Gefahr für jene Jugendlichen, welche ihnen Glauben schenken. Diese Einwände richten sich weniger gegen den Versuch, durch den Konsum eines Halluzinogens Aufschluß über seelische Grenzzustände zu gewinnen, als gegen ihre unkritische Empfehlung als »Vitamin für die Gehirnrinde« – ein neurophysiologisch wie psychologisch gesehen gleich unsinniger Anspruch. Halluzinogene können es ebenso erschweren, die eigene Identität zu finden, wie sie es im günstigen Fall erleichtern mögen.

Märtyrer – oder Super-Dealer?

Lange Zeit galt Timothy Leary als eine Art Märtyrer der Psychedelischen Bewegung. Das offensichtliche Unrechtsurteil von 1966 trug zu diesem Ruf noch bei. Eine linksradikale Untergrund-Organisation, die »Weathermen,« verhalf ihm 1971 zur Flucht aus dem kalifornischen Gefängnis. Im Schweizer Asyl traf er sich mit Albert Hofmann, der seinen zwiespältigen Eindruck von dem Amerikaner in Kap. 7 seiner Lebenserinnerungen festhielt: »Diese persönliche Begegnung mit Leary hinterließ bei mir den Eindruck einer liebenswürdigen Persönlichkeit, die von ihrer Sendung überzeugt ist, die ihre Ansichten auch scherzend, doch kompromißlos vertritt, die, durchdrungen vom Glauben an die Wunderwirkungen der psychedelischen Drogen und dem daraus resultierenden Optimismus, recht hoch in den Wolken schwebt und dazu neigt, praktische Schwierigkeiten, unerfreuliche Tatsachen und Gefahren zu unterschätzen oder gar zu übersehen.« (S. 90)

Nach diesem Treffen im September 1971 begegneten sich die beiden Schlüsselfiguren der LSD-Geschichte noch einmal im Februar 1972: »Leary schien verändert. Er wirkte fahrig und zerstreut...« Im selben Jahr wurde Leary in Afghanistan, auf dem Flugplatz von Kabul, von Agenten des amerikanischen Geheimdienstes verhaftet und nach Kalifornien ins Gefängnis überführt.

In einem großangelegten Prozeß in San Francisco stellte sich heraus, daß die von Leary geleitete, religiös verbrämte »Brotherhood of Eternal Love«, angeblich eine gemeinnützige Institution, »einer der größten bekanntgewordenen Rauschgift-Produktions- und Verteilungsapparate, Leary der PR-Agent für ein gigantisches Geschäft« war (Der Spiegel Nr. 39, 1974).

Den polizeilichen Ermittlungen zufolge schmuggelte diese »Bruderschaft der Liebe« eine Zeitlang wöchentlich Haschisch und Marihuana im Wert von 4,3 Millionen Dollar in die USA; Lagerbestände für knapp 8 Millionen Dollar wurden sichergestellt. Als die US-Bundespolizei im Januar 1973 die größten Labors der »Brotherhood« in St. Louis schloß, stellte sie dort 50000 fertiggepreßte LSD-Tabletten und Pulver für weitere 14 Millionen Stück sicher. Diese Produktion wurde, zum Teil durch die Rockerbande »Hell's Angels«, in allen Teilen der USA sowie noch 20 nichtamerikanischen Staaten abgesetzt, »neben etwa 100 anderen Rauschmitteln wie Peyote und Kokain vor allem hochwertige LSD-Pillen mit dem Markennamen *Orange Sunshine*, die Timothy Leary anpries«.

Während man Leary eine Besessenheit und Überzeugung von den positiven Folgen seiner Drogen-Kampagne nicht absprechen kann, ging es seinen Mitstreitern

manchmal um ganz anderes. Der Millionär William Mellon Hitchcok, der Leary nach seiner Entlassung von der Harvard-Dozentur finanziell unterstützte, bekannte nach seiner Festnahme freimütig: »Es hat mir Spaß gemacht, dem Establishment in die Fresse zu hauen!«

Leary wurde in der Folge dieser Ermittlungen zu 15 Jahren Gefängnis verurteilt. Seine Bereitschaft, die illegalen Beziehungen aufzudecken und sich von der Drogenverherrlichung loszusagen, war offenbar von Erfolg gekrönt. Er wurde schon im Frühjahr 1976 freigelassen.

»Von seinen Freunden vernahm ich, er beschäftige sich nun mit psychologischen Problemen der Weltraumfahrt und mit der Erforschung der kosmischen Entsprechungen des menschlichen Nervensystems im interstellaren Raum, also mit Problemen, deren Studium ihm von seiten der Behörden wohl keine Schwierigkeiten mehr einbringen wird.« (Hofmann, S. 91)

Wenn auch Sigmund Freud ein Mann anderen geistigen Kalibers gewesen ist als Timothy Leary, so sind gewisse Parallelen ihres Werdegangs im Zusammenhang mit einer Droge doch verblüffend. Ähnlich wie Leary sich für LSD begeisterte, setzte Freud sich für die Verbreitung des → Kokains ein, ehe er selbst zu der Erkenntnis kam, welche verderbliche Rolle er da spielte. Freud entdeckte bald darauf die Psychoanalyse, und viele Anzeichen deuten darauf hin, daß die eigenen Kokainerfahrungen – keine Räusche mit Halluzinationen, sondern weit mildere Euphorien – ihm das eigene Unbewußte aufschlossen und das Verständnis der Träume erleichterten (s. Dritter Teil, → »S. Freuds Kokainexperimente«).

Leary beschränkte sich nach seinen LSD-Abenteuern und Gefängnisaufenthalten erst einmal darauf, einen Science-fiction-Roman zu schreiben: *Was will die Frau?* (1980). Er dokumentiert damit, wie eng verwandt der Trend zu den Rauschdrogen und der ziemlich gleichzeitig einsetzende Boom der SF-Bücher und -Filme verwandt sind (→ auch RA I und RA II).

7. Gefahren durch LSD

Die Postulate der LSD-Religion, das Halluzinogen sei ein Sakrament, keine Rauschdroge, und es habe die menschliche Evolution sprunghaft vorangetrieben, tragen sicher einen Teil der Verantwortung für die Verwendung von LSD als Rauschgift im herkömmlichen Sinn. Seit es in Fernsehen und Presse als harmlos, aber hochwirksam, als Lösung aller Entfremdung, jeder existenziellen Krise und persönlichen Unzufrie-

denheit gepriesen wurde, stieg der Gebrauch von LSD sprunghaft an.

Nicht mehr geistige Erleuchtung wurde angestrebt, sondern einfach Vergessen, *dropping out*, das ›Herausfallenlassen‹ aus einer unbefriedigenden Existenz, ein Rausch, der das Leben leichter, die Liebe schöner und die Hemmungen geringer machen soll.

Leary und seine Anhänger werfen den Psychiatern, die über *bad trips* berichten, vor, durch diese Erzählungen würden negative Reaktionen auf LSD erst ausgelöst. Aber hier wird wohl der tatsächliche Zusammenhang umgekehrt. Sobald durch den ›wilden‹, nicht mehr psychologisch und ärztlich überwachten LSD-Konsum *bad trips* häufiger wurden, mehrten sich auch die entsprechenden, warnenden Berichte.

Eine Reihe unheilvoller Entwicklungen setzte ein. LSD wurde zum *acid-test*, zu einer Art Mutprobe. Man renommierte mit den Dosen, die der einzelne *acid-head*[*] konsumiert habe, und mischte schließlich das Halluzinogen sogar Uninteressierten in den Cocktail. Man kann die potentiellen Schäden durch LSD in vier Gruppen einteilen:

a) *Körperliche Gefahren*. Es sind Chromosomenbrüche in Körperzellen und Mißbildungen von

---

[*] wörtlich: ›Säurekopf‹, für Lysergsäure-Benützer

Kindern beschrieben worden, deren Mütter während der Schwangerschaft LSD genommen hatten. In beiden Fällen reichen die Beweise (noch?) nicht aus. Sicher löst LSD, wenn überhaupt, nur sehr selten Mißbildungen oder Erbschäden aus. Dennoch mahnen die vorliegenden Resultate zur Vorsicht.

b) *Psychische Gefahren vom Soforttyp.* Das geläufigste Risiko ist der *bad trip*, ein akuter Angstanfall, in dem der (versprochene oder erwartete) LSD-Himmel zur Hölle wird. Der Berauschte sieht sich von wilden Tieren oder menschlichen Verfolgern, Teufeln, Folterknechten bedroht. Seine Realitätsorientierung kann zusammenbrechen; eine kurzdauernde, psychose-ähnliche Reaktion ist die Folge. Der *bad trip* kann entweder spontan oder durch ärztliche Hilfe abklingen (ein wirksames Gegenmittel ist Chlorpromazin = Megaphen, Largactil oder ein anderes Neuroleptikum). Klingt die negative Reaktion nicht ab, so kann eine länger dauernde, psychotische Phase folgen. Der Betroffene verhält sich wie ein Geisteskranker (in der Regel analog einem Fall paranoisch-halluzinatorischer Schizophrenie) und muß in eine Nervenklinik eingeliefert werden. Solche psychotischen Reaktionen treten meist nur bei dazu veranlagten Menschen auf, deren psychische Struktur durch belastende Kindheitserlebnisse und möglicherweise auch Erbfaktoren disponiert ist.

Allerdings ist es praktisch unmöglich, vorauszusagen, daß bei einem bestimmten Menschen eine solche psychotische Reaktion mit absoluter Sicherheit *nicht* auftreten wird.

Schließlich sind gelegentlich Unfälle durch einen LSD-Rausch vorgekommen – vor allem im Verlauf eines *bad trip*. Da es sich um auffällige Ereignisse handelt, werden sie immer wieder zitiert, scheinen also viel häufiger zu sein, als sie es tatsächlich sind. Die größte Gefahr sind Selbstmordversuche – etwa durch Sprung aus dem Fenster, weil der Berauschte glaubt, er könne fliegen. Ein Student im LSD-Rausch stellte sich einem heranrasenden Auto entgegen und rief »Halt!« – er war sofort tot. Da LSD im Körper nur sehr schwierig nachzuweisen ist, könnten manche ›unerklärlichen‹ Verkehrsunfälle auf sein Konto zu buchen sein. Autofahren unter Halluzinogen-Einfluß ist – auch wenn man die Symptome zu kontrollieren meint – leichtsinnig und lebensgefährlich.

Zu den Gefahren, die nicht eigentlich dem LSD, wohl aber seinem Mißbrauch in der Subkultur anzulasten sind, gehören Vergiftungen durch unreines oder mit anderen Drogen gemischtes Material.

c) *Nachhall-Psychose (flashback)*. Hierbei handelt es sich um einen – meist mit intensiven Angst- und Desorientierungserlebnissen verbundenen – Rauschzustand, der Wochen und Monate nach dem eigentlichen LSD-Rausch auftreten kann und auf den Betroffenen wie ein regelrechter psychotischer Schub wirkt. In einer vorzüglichen Studie haben Helmut Waldmann und Heinz Ewald Hasse die verschiedenen Erscheinungsformen und Ursachen dieser Nachhall-Psychosen (auch *flashback* genannt) untersucht (Waldmann 1974).

Grof beobachtete solche »Rückblenden« in frühere Rauschzustände auch bei therapeutischen LSD-Sitzungen und führt sie zurück auf das Auftreten von Problemen ähnlicher Natur wie jene, »die in der letzten Sitzung ungelöst blieben« (S. 115).

d) *Gefahren bei chronischem Konsum.* LSD ist kein Suchtgift. Körperliche Abhängigkeit tritt nicht auf, Entziehungserscheinungen fehlen. Die meisten medizinisch-psychiatrischen Studien an chronischen LSD-Konsumenten haben den Schönheitsfehler, daß sie sich nur auf nach höchst einseitigen Kriterien ausgewählte Stichproben beziehen: auf die nach einem *bad trip* in eine Klinik eingelieferten LSD-Verbraucher. Man kann aber die Folgen wiederholter LSD-›Reisen‹ ebensowenig

aus den *bad trips* erschließen, wie man aus Flugzeugabstürzen die Konstruktion dieser Maschinen ermitteln darf.

20 Konsumenten geben Auskunft

Barron und seine Mitarbeiter haben in einer 1970 publizierten Arbeit versucht, eine bessere Ausgangsbasis zu gewinnen. Sie annoncierten in einer *underground*-Zeitung und gewannen schließlich 20 Informanten, die bis dahin mindestens achtmal LSD genommen und noch nie wegen eines *bad trip* einen Nervenarzt hatten aufsuchen müssen.

Die Befragten stammten fast durchweg aus der Mittelklasse. Konflikte mit den Eltern und schon seit früher Kindheit schwer gestörte Eltern-Kind-Beziehungen fanden sich fast regelmäßig, als man sie nach ihrer Lebensgeschichte befragte. 15 der 20 befragten Versuchspersonen haßten ihre Eltern – entweder ein Elternteil oder beide. Bei keinem Dauer-Konsumenten (12 Männer und 8 Frauen, darunter 7 Studenten, 11 Angestellte, 2 Arbeitslose) war LSD die erste Rauschdroge, mit der sie experimentiert hatten. Sie alle hatten vorher andere Drogen benützt, in der Regel Marihuana. Auch neben LSD nahmen sie zur Zeit der Befragung noch andere Drogen: Marihuana und (vier Fünftel von ihnen) Amphetamine.

Die Hälfte hatte auch Heroin probiert, doch war keiner süchtig geworden. Während des LSD-Rausches benutzen 18 von 20 Marihuana, um sich zu entspannen. Unter den Motiven für den LSD-Konsum überwog Streben nach Einsicht (12) gegenüber Neugier (7). Später wurde LSD vor allem genommen, weil es die Bereitschaft für Sinneseindrücke erhöhe. Die angebliche Steigerung der sexuellen Ansprechbarkeit durch LSD wurde kaum genannt und wenn ja, dann nur als sekundäres Motiv. Die Zahl der *trips* schwankte stark: von 8 bis 250. Sie lag im Mittel bei 40, die sich auf rund zwei Jahre verteilten. Die verwendeten Dosen ließen sich nicht exakt ermitteln; die 300 bis 600 *street mikes* (›Straßen-Mikrogramm‹), welche im allgemeinen genommen wurden, dürften etwa 150 bis 300 Mikrogramm reinem LSD entsprochen haben.

Die LSD-Welle scheint inzwischen abzuebben. Bereits Barron fand (1970), daß 14 der Befragten früher LSD viel öfter genommen hatten; zwei hatten überhaupt aufgehört, und nur zwei hatten es in letzter Zeit häufiger genommen. Psychologisch wurden die chronischen LSD-Konsumenten als aggressive Individuen beurteilt, die Schwierigkeiten hätten, zu sich selbst zu finden. Es gab dabei zwei Untergruppen: die überzeugten Hippies, welche

glaubten, durch LSD seien alle ihre Probleme gelöst, und die mehr ›neurotischen‹ Personen, die ihre Schwierigkeiten noch klar erkannten. Die psychiatrischen Diagnosen lauteten nur bei drei Befragten »ohne Befund«. Bei den 17 übrigen wurden Charakter- und Persönlichkeits-Störungen festgestellt. Fast alle hatten berufliche und/oder familiäre Probleme, vor allem Kontaktschwierigkeiten. Obschon viele behaupteten, LSD habe ihre künstlerische Leistungsfähigkeit oder ihre Selbsterkenntnis vertieft, fand sich dafür kein Beweis. Die psychiatrischen Symptome im Sinn der Charakter- und Verhaltensstörungen hatten allerdings schon vor dem LSD-Konsum bestanden. Der Halluzinogen-Konsum war eher ihr Symptom als ihre Ursache: Er verkörpert einen chemischen Abwehrmechanismus, der davor bewahrt, sich mit seinen psychischen Problemen auseinanderzusetzen. Der unmittelbare Schaden scheint trotz des ausgedehnten Konsums von oft schlecht gereinigtem LSD gering: ein ›Umsteigen‹ auf Suchtgifte ließ sich nicht nachweisen[*].

---

[*] Dieses Umsteigen mag bei LSD-Konsumenten, die in Nervenkliniken kommen, öfter vorliegen, da die Häufigkeit von *bad trips* und besonders gravierende Konflikte – die ihrerseits nach noch wirksamerer Betäubung, wie sie die Opiate bieten, verlangen – miteinander zusammenhängen dürften.

Doch hat sich LSD auch in keinem Fall als nützlich erwiesen. Es deckte die psychischen Probleme zu, statt sie zu lösen.　W. S.

8. Die Studien von St. Grof

Obgleich Stanislav Grof seine Experimente und theoretischen Überlegungen in der Arbeit mit Hunderten von seelisch Kranken, also in psychotherapeutischen Sitzungen, durchführte, sollen seine Forschungsergebnisse hier in einem eigenen Kapitel referiert werden. Der Grund ist der, daß seine Studien weit über den Bereich der Therapie hinaus Bedeutung erlangt haben.

Bereits in den 50er Jahren existierte im Fachbereich der medizinischen Fakultät der Karls-Universität in Prag ein Programm zur Erforschung der LSD-Wirkungen und ihrer Anwendbarkeit für die Psychotherapie. Die Leitung des Projekts hatte Georg Roubiček, der das Präparat in der tschechischen Psychiatrie einführte.

Bei ihm lernte Grof es 1955 als Volontär kennen, während er Experimente beobachtete und Versuchspersonen interviewte. 1956 hatte er seine erste eigene LSD-Sitzung: »Diese Erfahrung bestärkte mein bereits vorhandenes Interesse für psychedelische Drogen in solchem Maße, daß daraus meine Lebensarbeit geworden ist.«

Durch die politischen Veränderungen in der ČSSR im Jahr 1968 waren auch die LSD-Forschungen auf psychoanalytischem Hintergrund gefährdet, wie jedes die Freiheit des Individuums betonende und fördernde Unternehmen, und Grof emigrierte in die USA (wo er während eines Stipendiums 1967-69 bereits Kontakte zu anderen LSD-Forschern knüpfen konnte). Im Gefolge der Drogenwelle und der aufkommenden Feindseligkeit auch akademischer Kreise gegen jede Art von Halluzinogenen war es für Grof äußerst schwierig, in Amerika seine Studien weiterzuführen, insbesondere, seit seine Entdeckungen ihn zu der Erkenntnis brachten, daß die Konzepte und Hypothesen der Psychoanalyse klassischer Prägung nicht ausreichten, um viele der im LSD-Rausch auftretenden Phänomene zu verstehen oder zu erklären – was ihm die Unterstützung auch der (in den USA in der Regel psychoanalytisch ausgebildeten) psychiatrischen Kollegen weitgehen entzogen haben dürfte. Wichtige Impulse gewann Grof bei Freud-Schülern, die sich von der Psychoanalyse wegentwickelt und eigene Konzepte entwickelt hatten, wie der Begründer der Gestalttherapie, Fritz Perls. Bei ihm und anderen Exponenten der *Humanistischen Psychologie*, später vor allem der *Transpersonalen Psychologie* (→ RA II) fand er

Bestätigungen für neue eigene Überlegungen (s. unten).

Das bisher vorliegende bzw. geplante Werk des tschechischen Psychiaters basiert »auf mehr als 2500 LSD-Sitzungen, die ich selbst durchführte oder an denen ich mehr als fünf Stunden teilnahm. Darüber hinaus hatte ich Zugang zu Aufzeichnungen aus über 1300 Sitzungen, die von einigen meiner Kollegen in der Tschechoslowakei und in den Vereinigten Staaten geleitet wurden« (S. 45).

Er entdeckte dabei, »daß das Element des Vertrauens die wichtigste Einzelvariable einer erfolgreichen LSD-Therapie war« (S. 42).

Grof hat seine Studien auf fünf Bände angelegt, von denen zwei bereits auch auf deutsch erschienen sind.

Eine Landkarte des Inneren Raumes

Im ersten Band, *Topographie des Unbewußten* (1975, dt. 1978), skizziert Grof die einzelnen Stufen seiner eigenen psychedelischen Forschungsarbeit und konzentriert sich in erster Linie auf das, was er die »Kartographie des inneren Raumes« nennt, also auf die »phänomenologische Beschreibung der verschiedenen Ebenen und Typen von Erfahrungen, die bei psychedelischen Sitzungen in Erscheinung treten«

(S. 17). Es sind dies im einzelnen:
a) Abstrakte und ästhetische Erfahrungen,
b) Psychodynamische Erfahrungen,
c) Perinatale Erfahrungen,
d) Transpersonale Erfahrungen.

Zusammengefaßt wird die Bedeutung dieser komplexen Befunde dann in einem eigenen Kapitel über die »mehrdimensionale und mehrschichtige Natur« der LSD-Erfahrung. Der erste Bereich, also die abstrakten und ästhetischen Erfahrungen, deckt sich weitgehend mit dem, was in diesem Stichwort weiter oben bereits beschrieben und auch von anderen Autoren (Leuner, Stoll usw.) schon mitgeteilt wurde.

Desgleichen der zweite Bereich der »psychodynamischen Erfahrungen«. Hier begibt Grof sich allerdings insofern auf Neuland, als er mit seinem Begriff der CO-EX-Systeme* über das hinausgeht, was S. Freud mit »Deckerinnerungen« (1899) meinte und in jüngster Zeit von Heinz Kohut (1973) als *telescoping* bezeichnet wird. Gemeint ist folgendes: Wenn ein Patient sich im Traum an ein bestimmtes Erlebnis aus der Vergangenheit erinnert, so zeigt sich häufig, daß diese konkrete

---

* COEX-System ist die Abkürzung des amerikanischen, von Grof geschaffenen Terminus »systems of COndensed EXperience« (= Systeme verdichteter Erfahrung).

Erinnerung weitere (wegen damit verbundener Ängste oder anderer unangenehmer Gefühle verdrängte) Erinnerungen »verdeckt«. Kohut führt aus, daß es – analog – ganze Gruppen von Erinnerungen aus den verschiedensten Lebensabschnitten gibt, die wie die Rohre eines ausziehbaren Teleskopes ineinandergeschoben sind; zusammengehalten werden sie meistens von derselben Gefühlsqualität oder einem all diesen Erinnerungen zugrunde liegenden Konflikt, z. B. mit dem Vater.

Was Grof als COEX-Systeme bezeichnet, führt insofern nochmals einen wichtigen Schritt weiter, als es sich dabei nicht nur um eng umschriebene Einzelerinnerungen, um konkret lokalisierbare Situationen der Vergangenheit handelt, sondern um ganze »spezifische Konstellationen von Erinnerungen, die aus verdichteten Erfahrungen (und damit verbundenen Phantasien) aus verschiedenen Lebensabschnitten des einzelnen bestehen. Die zu einem bestimmten COEX-System gehörenden Erinnerungen haben ein ähnliches Grundthema oder enthalten ähnliche Elemente und sind mit starken Emotionen der gleichen Qualität besetzt. Die tiefsten Schichten dieses Systems stellen lebhafte, farbige Erinnerungen an Erfahrungen aus der ersten Lebenszeit und der frühen Kindheit dar« (S. 67/688).

Weiter führt Grof aus: »Die einzelnen COEX-Systeme haben festen Bezug zu bestimmten Abwehrmechanismen und sind mit spezifischen klinischen Symptomen verknüpft. Die Wechselbeziehungen zwischen den einzelnen Teilen und Aspekten der COEX-Systeme stehen in den meisten Fällen prinzipiell im Einklang mit den Gedanken Freuds; das theoretisch neue Element ist das Konzept des dynamischen Organisationssystems, das die einzelnen Bestandteile zu einer fest umrissenen funktionellen Einheit zusammenfügt. Die Persönlichkeitsstruktur enthält in der Regel eine größere Anzahl von COEX-Systemen.« (S. 68)

Ansatzweise hat solche Gedanken, wie Grof selbst vermerkt, bereits 1962 Hanscarl Leuner vorgetragen, mit seinem Terminus »transphänomenale Steuerungssysteme – tdysts«. Aber sein eigenes Konzept stellt doch etwas eigenes dar und darf als der bislang wichtigste Beitrag der LSD-Forschung zur traditionellen Tiefenpsychologie gelten.

Vergleichen könnte man die COEX-Systeme mit der Vorstellung von Teilpersönlichkeiten, die im Unbewußten jedes Menschen vorhanden sind, wie sie in der »Transaktionalen Analyse« von Eric Berne eine zentrale Rolle spielen (»Kind-Ich«, »Erwachsenen-Ich«, »Eltern-Ich«), oder wie sie die Perl'sche Gestalttherapie in der Arbeit mit Patienten kennt. Ich (J. v. Sch.) vermute, daß es sich bei jedem COEX-System um eine solche relativ autonome Teilpersönlichkeit handelt: z. B. um das fünfjährige Kind, das jeder Erwachsene einmal war, dessen Bedürfnisse weitgehend unterdrückt werden mußten, als man in die Schule kam – und das sich bei bestimmten Gelegenheiten wieder machtvoll Bahn zu verschaffen mag, etwa bei der Gier des Drogenabhängigen nach seinem Rausch!

Erinnerungen aus vorgeburtlicher Zeit?

Noch wesentlich weiter von gängigen Konzepten und Vorstellungen entfernt Grof sich mit dem, was er »perinatale« und »transpersonale Erfahrungen« nennt. Er meint damit Zustände und lebhafte Wahrnehmungen »halluzinatorischer« Art (→ Cannabis, S. 98), die sich nicht auf Erlebnisse aus dem realen Leben nach der Geburt des betreffenden Individuums reduzieren lassen.

Grof kann nicht die Frage beantworten, wie es möglich sein soll, daß ein menschlicher Fötus, der gerade zur Welt kommt, ohne entsprechend strukturiertes Bewußtsein Vorgänge wahrnehmen können soll, die sich in seiner Umgebung *damals* abgespielt haben. Beachtenswerte Hinweise darauf,

wie dies dennoch möglich sein könnte, geben Überlegungen von Burkhard Heim und Sir John Eccles (s. Literatur-Angaben). Demnach widerspricht es modernen naturwissenschaftlichen Vorstellungen der Quantenphysik und der Gehirnphysiologie nicht, daß ein übergeordnetes immaterielles Substrat (Bewußtsein) den Körper überdauert bzw. bereits vor dem Entstehen des materiellen Trägers »Mensch« existiert (s. auch J. E. Charon 1979 und R. Lutz 1980). Jedenfalls ist es in höchstem Maße erstaunlich – und beachtenswert –, was Grof über die Berichte seiner LSD-Patienten sagt, die sich an Vorgänge bei der Geburt (perinatale Erfahrungen) erinnern, oder die gar von Erlebnissen jenseits der eigenen Existenz (transpersonal) sprechen wie:

- zeitliche Bewußtseinserweiterung,
- embryonale und fötale Erfahrungen,
- Ahnen-Erfahrungen
- kollektive und rassische Erfahrungen,
- phylogenetische (evolutionäre) Erfahrungen,
- Erfahrungen früherer Inkarnationen,
- out of the body experiences,
- Erfahrungen anderer Universen und Begegnungen mit ihren Bewohnern usw.

249

Man mag all dies als Spinnereien »Berauschter« und »ausgeflippte« Science-fiction-Phantastereien abtun und wieder zur Tagesordnung übergehen. Man kann aber auch daran denken, daß Mystiker und begabte Schriftsteller (z. B. Hermann Hesse mit der Sterbe-Vision in *Klein und Wagner*) längst von solchen Dingen berichtet haben, ehe es LSD-25 überhaupt gab. Eine eigene neue Richtung, die Transpersonale Psychologie, befaßt sich inzwischen damit (s. Castaneda; Lilly; Tart).

Drogen waren schon zu früheren Zeiten Schlüssel zu den inneren Universen. Die Lektüre von Grofs Buch, wie auch von den Folgebänden, empfiehlt sich jedoch besonders für jene, die Sehnsucht danach haben, »Astronauten der Innenwelt« zu werden – weil er eindrücklich auch die Problematik und die Gefahren solcher Unternehmungen beschreibt und darauf hinweist, wie wichtig es ist, zuverlässige »Begleiter« mitzunehmen, und zwar Begleiter, die ein wenig mehr Erfahrung haben, als bloß die eigenen LSD-Trips.

Gespräche mit Sterbenden
Der zweite Band des Grof'schen Opus beschäftigt sich mit dem Einfluß des LSD auf Menschen, deren Sterben – wie bei unheilbaren Krebskranken – mit stärksten Schmerzen und großer Verzweiflung verbunden ist und denen die Droge nicht nur offensichtlich Erleichterung verschafft – sondern auch wichtige Selbsterkenntnis über den Vorgang des Sterbens.

Die Begegnung mit dem Tod schrieb Grof zusammen mit seiner Kollegin und Gefährtin Joan Halifax. Was in *Topographie des Unbewußten* nur erwähnt wird, findet hier ausgiebig Beachtung.

Elisabeth Kübler-Ross, die selbst eine der führenden Forscher auf dem Gebiet der Thanatologie ist, schreibt in ihrem Vorwort: »Alle, die sich für psychosomatische Medizin und ihre Zusammenhänge interessieren ... sollten dieses Buch lesen.« Es handelt sich um »ein Buch ganz besonderer Art – ein Buch, das in die Bibliothek eines jeden gehört, der ernsthaft versucht, jenes Phänomen zu verstehen, das wir Tod nennen.«

Nach Auffassung von Grof und Halifax kann LSD dem Todgeweihten helfen, die Schrecken wie die Seligkeiten des Sterbens besser zu verarbeiten, »auch jenen Zustand, den die alten Religionen Wiedergeburt nannten«.

Aldous Huxley half seiner ersten Frau, das Sterben mit Hilfe von LSD besser zu ertragen, und verarbeitete auch die Krebsschmerzen des eigenen Todes mit der Droge. Es ist wahrscheinlich äußerst müßig, ihnen wie Grof und seinen Patienten vorzuwerfen, sterben könne man doch auch ohne LSD. Die Frage ist ganz einfach, ob es nicht nötig ist, mit solchen drastischen Hilfsmitteln überhaupt wieder den Blick auf die Bedeutung dieses Vorgangs zu richten, uralte Erfahrungen in neuem Licht zu sehen – und damit (wieder) zu verstehen. Die weiteren drei Bücher von St. Grof befassen sich im einzelnen mit:

- den praktischen Aspekten der LSD-Therapie,
- den heuristischen (die Forschung selbst betreffenden) Aspekten der LSD-Arbeit und ihrer Bedeutung für die Psychologie der Persönlichkeit, die Praxis der Psychotherapie und das Verständnis der menschlichen Kultur,
- den philosophischen und spirituellen Dimensionen der LSD-Erfahrung, »unter besonderer Betonung der ontologischen und kosmologischen Fragen. Er wird im einzelnen das erstaunlich konsequente metaphysische System beschreiben, das aus den Experimenten mit psychedelischen Drogen hervorzutreten scheint«.

Bei aller Kühnheit seiner Hypothesen und dem oft sensationellen Charakter seiner Berichte, muß man Grof jedenfalls zugute halten, daß er vorsichtig abwägt und sich vor leichtfertigen Schlußfolgerungen hütet. Und schon gar

nicht zieht er voreilige – und für Hunderttausende gefährliche – Schlüsse, wie es Timothy Leary tat, als er die »Politik der Ekstase« pries, allen Politikern der Welt einen LSD-Trip anempfahl, damit sie im Eilverfahren alle Probleme der Welt erkennen (und natürlich im Handumdrehen auch lösen), der sich in seinem mit LSD-Räuschen angeheizten Größenwahn selbst zum »Hohepriester« (so der Titel seiner Autobiographie) der neuen psychedelischen Bewegung hochjubelte und glaubte, damit auch einen schwunghaften Handel mit Halluzinogenen rechtfertigen zu können.

Die Erforschung der psychedelischen Drogen wie LSD und → Meskalin oder → Psilocybin kann nur von ernsthaften und verantwortungsbewußten Forschern wie Stanislav Grof oder Claudio Naranjo betrieben werden, die nicht der Illusion unterliegen, man könnte mit einer Handvoll Lysergsäurediäthylamid in der Wasserversorgung die Ungerechtigkeiten dieses Planeten beseitigen. J. v. Sch.

Literatur:

Abrahamson, H. A. (Hrsg.), *The Use of LSD in Psychotherapy*, Indianapolis 1967

Barron, St., u. a., »A Clinical Examination of Chronic LSD Use in the Community«, in: *Comprehensive Psychiatry* 11, 1970, S. 69

Bialecki, J., u.a., *Drogen-Glossar*, Berlin 1971

Blum, R., u. a., *Utopiates. The Use and Users of LSD-25*, New York 1966

Caporeal, L., zit. n. *Sphinx Magazin* Heft 1, 1977 (»Die Hexendroge von Salem oder: vom Mutterkorn zum LSD«)

Castaneda, C., *Die andere Realität – die Lehren des Don Juan*, Frankfurt a. M. 1972

Charon, J. E., *Der Geist der Materie*, Wien 1979

Cohen, S., *The Beyond Within*, New York 1968

Eccles, J., und H. Zeier, *Gehirn und Geist*, München 1980

Faillace, L. A., u. a., »Hallucinogenic Drugs in the Treatment of Alcoholism: A two Year Follow-up«, in: *Comprehensive Psychiatry* 11, 1970, S. 51

Freud, S., »Über Deckerinnerungen« (1899), *Gesammelte Werke*, Bd.I

Grof, St., *Topographie des Unbewußten – LSD im Dienst der tiefenpsychologischen Forschung*, Stuttgart 1978

Ders., und J. Halifax, *The Human Encounter with Death*, New York 1977; dt: *Die Begegnung mit dem Tod*, Stuttgart 1980

Heim, B., »Der kosmische Erlebnisraum des Menschen«, in: Resch, A. (Hrsg.), *Mystik*, Imago mundi Band 5, Innsbruck 1975

Ders., »Postmortale Zustände«, in: Resch, A. (Hrsg.), *Fortleben nach dem Tod*, Imago mundi Bd. 7, Innsbruck 1980

Ders., »Der Elementarprozeß des Lebens«, in: Resch, A. (Hrsg.), *Imago mundi* Bd. 6, Innsbruck 1978

Ders., *Elementarstrukturen der Materie*, Bd. I, Innsbruck 1980 (Bd. II im Druck)

Hesse, H., *Klein und Wagner* (1919)

Hitchcook, W. M. (zit. n. *Der Spiegel* Nr. 39, 1980: »Russisches Roulette«, S. 145)

Hoffer, A., »D-lysergic Acid Diethylamide (LSD): A Review of its present Status«, in: *Clinical Pharmacological Therapy* 6, 1965, S. 183

Hofmann, A., *LSD – mein Sorgenkind*, Stuttgart 1979

Hollister, L. E., *Chemical Psychoses*, Springfield 1968

Huxley, A., *Himmel und Hölle*, München 1960

Jappe, G., »Nachschrift eines LSD-Rausches«, in: J. vom Scheidt, Hrsg., *Drogenabhängigkeit*, München 1972

Kilian, H. (zit. n. J. vom Scheidt 1965 a)

Kohut, H., *Narzißmus*, Frankfurt a. M. 1973

Kübler-Ross, E., *Interviews mit Sterbenden*, Stuttgart 1978

Kurland A. A., u. a., »Psychedelic Therapy utilizing LSD in the Treatment of the Alcoholic Patient«, in: *American Journal of Psychiatry* 123, 1967, S. 1202

Leary, T., u. a., *The Psychedelic Experience*, New York 1964

Ders., *Highpriest*, New York 1968

Ders., *Was will die Frau?* Basel 1980

Leuner, H., *Die experimentelle Psychose*, Berlin 1962

Lidz, Th., und A. Rothenberg, »Psychedelismus: Die Wiedergeburt des Dionysos«, in: *Psyche* 24, 1970, S. 359

Lilly, J., *Das Zentrum des Zyklons*, Frankfurt a. M. 1978

Ludwig A., »Patterns of Hallucinogenic Drug Abuse«, in: *Journal of the American Medical Association* 191, 1965, S. 92

Lutz, R., »Das neue Weltbild des Physik«, in: *Journal Zukunft*, Heft 1, Weinheim Juli 1980

Masters, R. E. L., u. a., *The Varieties of Psychedelic Experience*, New York 1966

Naranjo, Cl., *Die Reise zum Ich – Psychotherapie mit heilenden Drogen*, Frankfurt a. M. 1979

Pahnke, W., *Drugs and Mysticism* (Dissertation), Harvard 1963

Reiche, R., *Sexualität und Klassenkampf*, Frankfurt 1968

Scheidt, J. vom, »LSD in der Psychotherapie« (Interview mit Hans Kilian), in: *Praxis-Kurier* vom 17. 3. 1965

Ders., »Pforten zur Seele geöffnet«, in: *Praxis-Kurier* vom 17. 3. 1965

Schmidbauer, W., »Halluzinogene in Eleusis?«, in: *Antaios* 10, 1968, S. 38 (nachgedruckt im Dritten Teil dieses Buchs)

Schweizer, B., »Ich- und Weltverständnis besser?«, in: *Tages-Anzeiger*, Zürich, vom 9. 10. 1979

Smith, C. M., »A new Adjunct to the Therapy of Alcoholism: The Hallucinogenic Drugs«, in: *Quarterly Journal for the Study of Alcoholism* 19, 1958, S. 406

Solomon, D. (Hrsg.), *LSD, the Consciousness Expanding Drug*, New York 1964

Stoll, W. A., »Lysergsäure-Diäthylamid, ein Phantasticum aus der Mutterkorngruppe«, in: *Archiv für Neurologie und Psychiatrie* 60, 1947, S. 279

Tart, Ch. T., (Hrsg.) *Transpersonale Psychologie*, Freiburg i. Br. 1978

Waldmann, H., und H. E. Hasse, »Verlaufsformen der Nachhall-Psychosen und ihre Bedeutung für die Therapie«, in: Scheidt, J. vom (Hrsg.), *Die Behandlung Drogenabhängiger*, München 1974

Weech, A. A., u. a., »Toward a Rational Approach to Psychedelics«, in: *Comprehensive Psychiatry* 11, 1970, S. 57

M

Mandragora
(Alraun, Gold-, Hecken-, Galgen- oder Alraunmännchen, Alruniken)

Geschichte

Das älteste Dokument über die Verwendung der Mandragora als Liebes- und Fruchtbarkeitszauber ist einer der ugaritischen Keilschrifttexte aus Ras Schamra. Er stammt aus dem 14. oder 15. Jahrhundert v. Chr., bezieht sich auf die magischen Vorbereitungen zu einem Fruchtbarkeitsritus und beginnt mit den Worten: ›Pflanze Mandragoras in die Erde...«

Die *dudaim*, welche Jakobs Gattin Rahel Ruben, dem Sohn Leas, wegnahm, um ihre Unfruchtbarkeit zu heilen, wurden von den Alexandrinern, welche die Bibel ins Griechische übersetzten, als *mela mandragoron* (Äpfel der Mandragora) übertragen. In seinem Bibelkommentar glaubt James Frazer, daß in einer früheren Version der Erzählung die kinderlose Rahel empfing, weil sie die Äpfel aß, und beweist das durch zahlreiche Parallelen in Mythen und Märchen.

Die Mandragora war jahrtausendelang eng mit erotischer Magie verknüpft. Die griechische Liebesgöttin Aphrodite führte den Beinamen Mandragoritis, ›Herrin der Mandragora‹. Bis ins 20. Jahrhundert trugen in Griechenland junge Männer Stücke der Mandragora-Wurzel als Liebeszauber. Der amerikanische Volkskundler Frederick Starr hat berichtet, daß noch um die Jahrhundertwende Juden aus Jerusalem einem reichen, aber kinderlosen Geldgeber, der die Rückkehr nach Palästina förderte, eine Mandragora-Wurzel mit ihren besten Wünschen zukommen ließen.

Plinius verlangte, daß man die Mandragora mit einem Schwert umzirkelt, ehe man sie ausgräbt.

Später entstand die Sage, die Mandragora schreie so entsetzlich, wenn man sie entwurzle, daß jeder, der diesen Schrei höre, tot umfalle. Daher der beliebte Trick, einen schwarzen Hund an die nahezu ausgegrabene Wurzel zu binden und schnell wegzulaufen. Der Hund will seinem Herrn nach, zieht die Mandragora aus der Erde und stirbt angeblich. Daher ist die Wurzel auch so kostbar – muß nicht jeder, der sie verkauft, einen Hund opfern?

Nicht immer freilich handelten die gutgläubigen Käufer eine echte Mandragorawurzel ein. Vielfach waren es Zaunrüben oder die Wurzelstöcke von ordinärem Schilf, denen geschickte Fälscher die typische, menschenähnliche Form gegeben hatten, indem sie sie zurechtschnitzten und wieder vergruben, bis die Wunden heilten. Einen solchen Quacksalber hat der toskanische Arzt Andrea Matthioli im 16. Jahrhundert kennengelernt und beschrieben. Da die Heilkraft der Mandragora nach der Lehre von den Signaturen[*] um so größer war, je menschenähnlicher die Wurzel ausfiel, hat man auch im Orient echte Mandragoras ausgegraben, zurechtgeschnitzt und wieder eingegraben, wobei man gelegentlich sogar Getreidekörner unter die Wurzelschale schob, die dann keimten und einen veritablen Bart bildeten. Die täuschend menschenähnlichen Alraune in den alten Kräuterbüchern sind also keine Erfindung.

Sehr oft wurde die Mandragora, die nur in den Mittelmeerländern gedieh, nicht als Droge, sondern als zauberkräftiges Männchen – als Alraun – verwendet. Ein Alraun, so schreiben die Brüder Grimm in ihren *Deutschen Sagen*, muß in Wein gewaschen und in Seide gekleidet werden. Er kann die Zukunft enthüllen und Geheimnisse verraten, wenn man ihn nur jeden Freitag badet und jeden Monat mit einem frischen weißen Hemd bekleidet. Der glückliche Besitzer wird nie arm sein und viele Kinder haben.

In den Hexenprozessen wurden viele Frauen hingerichtet, nur weil sie einen Alraun hatten und die Wurzelpuppe nachts unter ihr Kopfkissen legten, um prophetische Träume zu erlangen. Selbst Johanna von Orleans wurde in ihrem Hexenprozeß beschuldigt, eine Mandragora auf ihrer Brust getragen zu haben, um unbesiegbar zu sein. Sie leugnete es standhaft, bemerkte aber, sie habe gehört, diese Wesen seien schwer zu erhalten und gefährlich.

---

[*] Danach ist jede Pflanze für das Organ gut, dem sie ähnelt, etwa die Leberblume für die Leber, oder das Knabenkraut für den männlichen Hoden.

Botanische Hinweise
und chemisches Prinzip

Mandragora officinalis gehört in die Familie der → Nachtschatten-Gewächse; sie ist eine ausdauernde, stengellose Pflanze mit fleischiger, oft gespaltener Wurzel und großen ovalen oder lanzettförmigen Blättern, violetten oder gelben Blüten und eßbaren Beeren. Sie braucht ein warmes Klima und gedeiht nur südlich der Alpen: in Syrien, Griechenland, Kreta, Sizilien, Spanien und Nordafrika. Chemische Analysen haben erwiesen, daß *Mandragora officinalis* wie viele Nachtschatten-Gewächse die Alkaloide Atropin und Skopolamin enthält, wobei das Skopolamin deutlich überwiegt.

Wirkung

Die betäubenden Effekte der Mandragora scheinen auf den ersten Blick schlecht zu ihrer Wirkung als Liebeszauber zu passen. In Shakespeares *Antonius und Kleopatra* wird sie sogar als An-Aphrodisiakum erwähnt. Die sehnsüchtige Königin ruft in Abwesenheit des Geliebten: »Laßt mich Mandragora trinken, daß ich die leere Spanne Zeit verschlafe, mein Antonius ist fort...« Auch in *Othello* erwähnte Shakespeare die Mandragora neben dem Mohn als »schläfrigen Sirup des Ostens«.

Plinius empfahl Mandragora-Saft als Narkotikum bei chirurgischen Eingriffen. Mandragora war auch ein Bestandteil mancher → Hexensalben.

Wie jede leichte Narkose, mag auch die durch Mandragora zu einer Entspannung und Enthemmung geführt haben, in der erotische (Auto-)Suggestionen wirksam werden. Man darf nicht vergessen, daß die Menschen der Antike und des Mittelalters mit ganz anderen Erwartungsvorstellungen an eine Droge herantraten als der skeptische Pharmakologe unserer Zeit. Im psychischen Bereich können solche Vorstellungen eine entscheidende Rolle spielen. Die durch Skopolamin bedingte Entspannung kann in den nicht einmal so seltenen Fällen helfen, in denen seelisch-körperliche Verkrampfung eine Frau daran hindert, daß sie Kinder bekommt.　　W. S.

Literatur:
Frazer, J. G., *Folklore in the Old Testament*, London 1918.–
Schmidbauer, W., »Die magische Mandragora«, in: *Antaios* 10, 1968, S. 274

Mandrax → Schlafmittel
Marihuana → Cannabis

MDA
(Methylen-Dioxy-Amphetamin)

Geschichte

In der → Muskatnuß sind die beiden ätherischen Öle Safrol und

Myristicin enthalten, die beide psychoaktiv wirken und ziemlich giftig sind. Durch Aminierung läßt sich aus Myristicin das synthetische Präparat → MMDA gewinnen, aus Safrol das den Amphetaminen ebenfalls verwandte MDA (Methylen-Dioxy-Amphetamin).

Beide Substanzen kommen in der Natur nicht vor, man nimmt jedoch an, daß sowohl MDA wie MMDA im menschlichen Körper durch Aminierung ihrer Ursprungskomponenten hervorgebracht werden können. Dies wäre wiederum eine Erklärung für die psychischen Wirkungen der Muskatnuß, die schon bei den alten Indern als *mada shaunda* (= »narkotische Frucht«) erwähnt wird und in der ayurvedischen Medizin eine Rolle spielte.

Wirkung

G. Alles entdeckte die psychotropen Effekte des MDA in den 50er Jahren zufällig bei einem Selbstversuch, als er 1,5 Milligramm der Substanz zu sich nahm, um seine Wirkung auf den menschlichen Kreislauf zu untersuchen.

Er erlebte vor allem eine gesteigerte Fähigkeit zur Introspektion und Erlebnisbereitschaft. Als visuelle Erscheinungen fielen ihm (eingebildete) Rauchringe um sich herum auf. Er schloß daraus, daß MDA ein Halluzinogen von der Art des → LSD oder → Meskalin sei. Dem widerspricht Claudio Naranjo, der die subjektiven Wirkungen ausgiebig untersucht hat: Von den acht Personen seiner ersten Studie hatte »nicht einer irgendwelche Halluzinationen, Wahrnehmungsverzerrungen, gesteigerte Farbeindrücke oder geistige Visionen. Dennoch empfanden alle ausgeprägte Reaktionen: Steigerung der Fühlfähigkeit, bessere Kommunikationsfähigkeit und gesteigerte Reflexion, was zur Betrachtung der eigenen Probleme oder gesellschaftlicher und menschheitlicher Probleme veranlaßte.« (S. 39) (Später, vor allem bei neurotischen Patienten, kamen jedoch auch visuelle Erscheinungen vor.)

Naranjo nennt das MDA deshalb die »Droge der Analyse«. Als charakteristisch führt er weiterhin an, daß zwar die – bei jeder Rauschdroge übliche – Regression des Konsumenten in lebensgeschichtlich frühere Ichzustände auftrete, daß er sich unter MDA-Einwirkung aber trotz Regression seines gegenwärtigen Selbst stärker bewußt bleibe.

Die von Naranjo durchgeführten MDA-Therapien verlaufen im Prinzip nach dem Modell, das bei → LSD ausführlicher behandelt wird; er meint allerdings, daß sie »die stärksten persönlichkeitsverändernden Wirkungen« von allen Drogentherapien erzielen (S. 41).

Beim Vergleich mit anderen psychoaktiven Drogen charakterisiert Naranjo MDA anhand der beobachteten visionären Erfahrungen folgendermaßen:

- bei LSD bewegt sie sich im Bereich des Transzendenten und Heiligen,
- bei Meskalin im Bereich des Schönen,
- bei Harmalin im Bereich der Macht und der Freiheit,
- bei MMDA im Bereich liebender Verklärung, und
- bei MDA beobachtet man »ein gesteigertes Erleben der Ichheit« (S. 75).

Einer der Patienten demonstrierte dies ganz anschaulich, indem er sein Erleben bei Einsetzen der Drogenwirkung freudig so beschrieb: »Ich war ganz und gar ich selbst... Ich lachte über diesen Mann, den Mann, der ich war... Und weiter spürte ich – das war ich!« Und einige Stunden später schrieb er in riesigen Buchstaben: »ICH BIN ICH«

Verglichen mit → Harmalin und Ibogaïn sowie → MMDA ruft MDA bei weitem die stärksten verbalen Reaktionen hervor, und »das wiederum macht es gerade für die Gruppentherapie besonders geeignet« (S. 86).

Wie die erwähnten anderen drei Substanzen ist MDA ein *nichtpsychotomimetisches Psychedelikum*, d. h. es erweitert zwar das Bewußtsein um neue, vorher im Unbewußten verborgene Bereiche, ruft aber nicht – wie die schwer zu steuernden Drogen LSD und Meskalin oder Psilocybin – ausgeprägte Halluzinationen hervor, ist also nicht »psychosennachahmend« (psychotomimetisch). Andrerseit ist es stärker als psychoaktive Substanzen von der Art des Skopolamin (→ Nachtschatten-Drogen), Amphetamin (→ Weckamine) oder Pentobarbital (→ Schlafmittel). Harmalin, Ibogaïn, MDA und MMDA wirken, da sie Hemmnisse abbauen und die Erlebnisbereitschaft steigern »als Katalysator oder Gleitmittel« (S. 14).

MDA ordnet Naranjo, zusammen mit MMDA, einer eigenen Untergruppe der »empfindungssteigernden« Mittel zu, während er Harmalin und Ibogaïn »imaginationssteigernd« nennt.

Gefahren

Bei bestimmten Menschen kann MDA toxisch wirken, je nach Dosierung. »In Chile kam es bei der Behandlung mit MDA einmal zur Aphasie, in Kalifornien einmal zum Exitus« (S. 86). Typische Symptome für Vergiftungsreaktionen sind Hautveränderungen, Verwirrtheit und übermäßiges Schwitzen. Solche Symptome hat Naranjo bei Dosierungen von 150 bis 200 Milligramm an etwa zehn

Prozent der Behandelten festgestellt.   J. v. Sch.

Literatur:
Alles, G. (zit. n. Naranjo 1979, S. 39)
Naranjo, C., *Die Reise zum Ich – Psychotherapie mit heilenden Drogen* (1971), dt. Frankfurt a. M. 1979
Ders., »MDA...«, in: *Psychopharmacology* 5, 1971, S. 103-107

Medikamente

In der Bundesrepublik Deutschland werden etwa 22 000 verschiedene Arzneimittel angeboten (Schönhöfer). Zehn Millionen Bundesbürger, also jeder sechste, schlucken – laut Bundesverband der Pharmazeutischen Industrie – täglich oder nahezu jeden Tag irgendwelche Medikamente; sie geben dafür inzwischen rund 14 Milliarden Mark* aus. Etwa 500 000 dürfen als medikamentenabhängig gelten (Hippius), andere sprechen sogar von 700 000. Aus letzterem Grund – und weil einige Medikamentengruppen unmittelbar als Rauschdrogen mißbraucht werden – sollen die Medikamente in diesem Handbuch in einem eigenen Stichwort behandelt werden.
Der Mechanismus ist einfach: Jede Substanz, die einen unangenehmen Zustand zu bessern vermag, verführt dazu, eben diese Substanz einzunehmen, und zwar immer wieder, sobald der unangenehme Zustand sich einstellt. Anstatt zu fragen: Woher kommen die Spannungszustände oder die Schmerzen, woher die Schlaflosigkeit, um dann den eigentlichen Ursachen abzuhelfen. Auf einer Gesundheitstagung sagte die Soziologin Krista Stosberg aus Erlangen 1977 sinngemäß: Der Patient möchte ein Medikament gegen sein Leiden haben und nicht etwa die Gewohnheit ändern, die zu diesem Leiden führte.
Gängiges Beispiel: Der Raucher, den nicht einmal die ersten Schmerzen des »Raucherbeins« und die drohende Amputation dazu bringen können, das Rauchen einzustellen.

Die gängigsten Suchtmedikamente

Die folgenden Medikament-Gruppen werden alle in eigenen Stichworten detailliert behandelt, weil sie durch ihre biochemische Wirkung auf Körper und Psyche Spannungs- und Schmerzzustände so nachhaltig beeinflussen, daß der Griff nach diesen »Krücken« sich rasch automatisiert:

- Beruhigungsmittel (Sedativa, Tranquilizer) bzw. → Schlafmittel,
- Schmerzmittel (auch → Opiate),

---

* Zum Vergleich: für Tabakwaren und Alkoholika wurden 1987 in der BRD 60 Milliarden ausgegeben, mit den Folgelasten durch die damit zusammenhängenden Krankheiten kommt man auf über 100 Milliarden Mark (Rathscheck).

258

• Anregungs- bzw. Aufputschmittel (→ Weckamine).

Ebenfalls eigens behandelt werden die Schlankheitsmittel oder
→ Appetithemmer. Sie dürfen
als ganz besonders typisch gelten
für Selbstbehandlung mit falschen
Mitteln (ein Medikament wird
eingesetzt, wo Zurückhaltung
beim Essen die einzig sinnvolle
Verhaltensweise wäre). Die sich
bald einstellenden Verdauungs-
störungen werden zudem – ebenfalls falsch – »behandelt« durch
Abführmittel, die mindestens so
schädlich sind (→ Appetithemmer; Riemann). Und manche dieser irrtümlich als »Schlankheitsmittel« verkauften Präparate wurden von Süchtigen sogar unmittelbar als Rauschdrogen benützt, wie
das X-112, das Heroinsüchtige als
Ersatz für ihre eigentliche Suchtdroge verwendeten (Mallach).

In einer Studie über Mißbrauch
und Abhängigkeit von nicht-narkotischen Analgetika (Schmerzmitteln) und Sedativa (Beruhi-
gungsmitteln), die 110 Quellen
berücksichtigt, faßt Dieter Ladewig von der Psychiatrischen Universitätsklinik Basel zusammen:
»Die den meisten Analgetika eigene stimmungs- und antriebsverän-
dernde Wirkung beinhaltet das
Risiko einer Befindlichkeitsmani-
pulation, die über die primär angestrebte und berechtigte Schmerz-
beseitigung hinausgeht.« (S. 212)
Dies läßt sich sinngemäß auch von

der Wirkung der anderen Medikamentengruppen sagen.

Die beiden vom Umsatz her wichtigsten Gruppen sind die Schlafmittel und die Tranquilizer. Verkauft werden – nach Fischer und
Roberts – jährlich derzeit

• 63,9 Millionen Packungen
Schlafmittel, davon 4,9 Millionen reine Barbiturate, die auf
4,2 Millionen Konsumenten
entfallen, und

• 23,1 Millionen Packungen
Tranquilizer,

• dazu kommen noch rund
634 000 Packungen Stimulantien (Psychotonika) wie Captagon, Ritalin und Pervitin
(→ Weckamine).

Ein besonderes Problem ist die
Polytoxikomanie: Viele Medikamentenabhängige nehmen mehr
als ein Präparat gleichzeitig ein,
z. B. abends wegen Schlafstörungen ein kräftiges Methaqualon, am
Morgen ein Aufputschmittel, um
wach zu werden, zwischendurch
vielleicht noch einen Tranquilizer. Besonders in der Kombination mit Alkohol können sich viele
Medikamente ausgesprochen ver-
derblich auswirken, auch wenn
nicht absichtlich beispielsweise
Mandrax-Tabletten (→ Schlafmittel) und Schnaps kombiniert
werden, um – wie es in manchen
Kreisen Jugendlicher üblich ist –
einen kräftigen Rauschzustand
hervorzurufen.

Ungewollte Wirkungen dieser Art

in Zusammenhang mit Alkohol haben nach Befürchtungen von Wissenschaftlern inzwischen den Alkohol allein als Ursache von Autounfällen längst eingeholt: Etwa 15 bis 20 Prozent aller Verkehrsunfälle sollen darauf zurückzuführen sein (Südd. Zeitung vom 28. 9. 1979).

Eine detaillierte Analyse dieses Problems findet man in einer Arbeit von Gustav Kuschinsky vom Pharmakologischen Institut der Universität Mainz.

Ungeheurer volkswirtschaftlicher Schaden

Selten lassen sich die Gesamtkosten, die durch Medikamentschädigung entstehen, exakt berechnen. Im Falle des Schlafmittels Contergan schätzt man die Gesamtkosten dieser Katastrophe, die in den 50er Jahren begann, auf eine Milliarde Mark (Brumm).

Von den Präparaten, die die Bundesbürger jedes Jahr in ihren 15 000 Apotheken im Wert von mehr als 12 Milliarden Mark einkaufen, wandert ein – nicht zu schätzender Anteil – sofort oder nach längerer Zeit »auf den Müll« (Wachsmuth). Und das mag sogar noch größere Schäden verhüten: Schätzt man doch, daß Arzneimittelschäden inzwischen 25 Prozent der in den Krankenhäusern behandelten Patienten ausmachen (Lwoff und Klaus). Wenn aber jeder vierte Kranke in seine mißliche Lage dadurch gerät, daß ärztlich verordnete Präparate ihn noch kränker machen, als er es zuvor war, ist es verständlich, daß einsichtige Forscher immer unüberhörbarer verlangen, daß die Flut der Medikamente eingedämmt wird. So sagt der französische Spezialist für pharmakologische Toxikologie Henri Pradal:

»Zwei Drittel der gebräuchlichsten Präparate haben überhaupt keine nachweisbare Wirkung« und sind deshalb nutzlos.

Einer Untersuchung der amerikanischen Arzneimittelbehörde FDA zufolge wurden 1978 1,5 Millionen Amerikaner wegen Krankheiten hospitalisiert, die von Medikamenten verursacht worden waren – und etwa 30 Prozent aller Patienten in US-Kliniken werden von den ihnen dort verabreichten »Heilmitteln« weiter geschädigt, vielfach mit tödlichen oder unheilbaren Folgen: Die Zahl dieser Todesopfer wird auf jährlich 60 000 bis 140 000 geschätzt.

Besonders beeindruckend ist die Feststellung, daß z. B. 1973 während eines einmonatigen Streiks der israelischen Krankenhäuser die Todesziffer unter der israelischen Bevölkerung ihren tiefsten Stand erreichte. Dasselbe geschah 1976 in Bogota, wo während eines Ärztestreiks die Mortalität der Bevölkerung um ein Drittel (35 %)

sank. Das gleiche geschah 1978, aus ähnlichem Anlaß, in England (Ruesch, S. 8). 1972 bereits schlug der damalige Präsident Salvador Allende, selbst Arzt, vor, die Fülle der Medikamente drastisch einzuschränken – und zwar auf die wenigen Dutzend Substanzen, die eine von ihm eingesetzte Kommision als jene herausgefunden hatte, die wirklich Heilkraft besitzen. Seine Ermordung verhinderte dieses aufregende Experiment.

Die Weltgesundheitsorganisation (WHO) publizierte 1978 eine Liste von nur 200 Medikamenten, die für den Bedarf der Welt genügen würden – das ist weniger als ein Promille jener 205 000 Präparate, die heute weltweit angeboten werden – vor allem zum Nutzen der pharmazeutischen Industrie.

Verstärker der Suchtgefahr

Die Problematik der Medikamente wurde deshalb an dieser Stelle so ausführlich gewürdigt, weil neben der Bedeutung einiger dieser Stoffe für den unmittelbaren Konsum als Rauschmittel noch etwas gesehen werden muß: Die Bedenkenlosigkeit, mit der weite Bevölkerungskreise Medikamente jeglicher Art buchstäblich konsumieren, ist ein Modell für jede Art von Suchtverhalten.

Schulkindern verabreicht man bereits Tropfen »gegen den Schulstreß« (anstatt die Schule humaner

zu gestalten und Streß dort wie zu Hause abzubauen). Die Eltern sind Vorbild für überflüssige Selbstmedikamentation der Kinder und Jugendlichen. Nach Angaben der Universität Münster nehmen etwa drei Viertel aller Jungen und Mädchen im Alter von 14 bis 19 Jahren Medikamente ein, die nicht einmal vom Arzt verordnet sind, sondern von den Eltern verabreicht oder selbst der elterlichen Hausapotheke entnommen werden (Selecta Nr. 21, 1980).

Auf einer Tagung in Nürnberg mahnten darüber hinaus Mitarbeiter des Arbeitskreises der Suchtberater diakonischer Beratungsstellen vor der leichtfertigen Vergabe von Medikamenten. In ihrer Mitteilung hieß es, die Ärzte seien sich allem Anschein nach nicht über die Gefährlichkeit ihres Handelns im klaren, wenn sie zu bereitwillig Rezepte ausstellten. Und an die Adresse der Apotheker richtete sich der Vorwurf, der Verkauf rezeptfreier Medikamente im großen Stil bilde auch eine große Gefährdung labiler Menschen (Südd. Zeitung vom 26. 6. 1980).

Jürgen Stössel ist in seinem aufrüttelnden Buch *Psychopharmaka – die verordnete Anpassung* diesem Problem nachgegangen. Die Vereinigung Deutscher Wissenschaftler hat in einem anderen Buch kritisch das Gebaren der pharmazeutischen Industrie durchleuchtet: *Neunmal teurer als Gold* (Friedrich u. a.).

Die Bewohner der Bundesrepublik hätten allen Grund, mit Medikamenten besonders vorsichtig zu sein. Ein Mann, der für zwölf Jahre einmal das größte Vorbild der Nation war, hing in höchstem Maße von einer Unzahl Medikamente aller Art ab: Adolf Hitler. Eine »von den Amerikanern aufgestellte Liste weist immerhin achtundzwanzig davon nach« (Irving, S. 134). Unter anderem bekam er von seinem Leibarzt Theo Morell hohe Dosen Strychnin (→ Nachtschatten-Drogen) und anläßlich einer quälenden Nebenhöhlenentzündung Tropfen einer zehnprozentigen Kokainlösung in die Nase durch Dr. Giesing. David Irving spekuliert darüber, ob Hitler dabei war, gegen Ende seines Lebens sogar kokainsüchtig zu werden (alles deutet allerdings auf eine ähnliche Situation wie bei Freud → Dritter Teil, »Sigmund Freuds Kokainexperimente«). »Auch werden wir nie erfahren, ob und wie Hitlers Strategie und Kriegführung sich geändert hätten, wenn er seine Entscheidungen nicht in euphorischen Trancezuständen getroffen hätte, die von dem hochdosierten Strychnin herrührten...« (S. 135).

Doping

Was Hitler in seinen letzten Lebensjahren tat, um körperlich und seelisch seine letzten Reserven zu mobilisieren, wird in Sportlerkreisen gemeinhin als Doping bezeichnet (von amerik. *dope* = Aufputschmittel bzw. Rauschgift allgemein).

Früher benützte man gerne → Kokain, später vor allem → Weckamine wie Pervitin, um sich für sportliche Höchstleistungen zu rüsten, z. B. während der berüchtigten »Sechstagerennen« in Berlin. Besonders Radrennfahrer greifen immer noch gerne zu der »chemischen Peitsche« eines Aufputschmittels, obwohl inzwischen strenge Kontrollen eingeführt worden sind.

»Alle Großen im Radsport haben geschluckt und gespritzt: Charly Gaul, Ferdi Kübler, Roger Riviére,...Rudi Altig, Rolf Wolfshohl, Dietrich Thurau und wie sie alle heißen« (Einfeldt).

Besonders tragisch war der Tod des Engländers Tom Simpson, der am 13. Juli 1967 während der Tour de France am Mont Ventoux starb, vollgepumpt mit Drogen, die ihn die Schwelle von Auszehrung der körperlichen Reserven und physischem wie wohl auch psychischem Schmerz zu weit überschreiten halfen.

Der bereits legendäre französische Star Jacques Anquetil bekannte in einer Serie von *France Dimanche* öffentlich, daß er bei seinen Siegen gedopt war.

Bei einer 14- und einer 15jährigen Schwimmerin wurden bei einem Wettbewerb im Juli 1980 bei Urinproben Spuren das Medikaments *Metandienon* entdeckt, das auf der Doping-Verbotsliste steht. Es handelt sich um ein *anaboles Steroid*, das eine Art Muskelmast bewirkt. Wer sich auf solche Mittel einläßt, muß mit dem körperlichen Ruin einige Jahre später rechnen.

Sportler und Trainer, die solche Mittel befürworten bzw. selbst anwenden, machen sich jedoch nicht nur ihrer eigenen Gesundheit gegenüber in unverantwortlicher Weise schuldig – sie tragen außerdem dazu bei, daß im Sport Standards gesetzt werden, denen ein normaler Mensch nur mit Hilfe von gewöhnlichem Training kaum genügen kann. Zwangsläufig werden deshalb Sportler, die ehrgeizig sind, dazu verführt, ebenfalls Doping-Präparate zu benützen. Sie fördern damit, ohne es bewußt zu wollen, kräftig die allgemeine Bereitschaft zum Medikamentenmißbrauch und zum Drogenkonsum (auch von ausgesprochenen Rauschmitteln »härterer« Art), während doch gerade der Sport jungen Menschen ein Terrain öffnen sollte, das hilft, auf Drogen zu verzichten!

Stephen Fulder berichtet in seinem Buch *The Roots of Being* von einer dem Ginseng verwandten dornigen Kriechpflanze, *Eleuthe-*rococcus, aus der sowjetische Forscher angeblich ein leistungssteigerndes Mittel gewonnen haben, das bereits bei der Olympiade 1980 in Moskau seine Wirkung gezeigt haben soll. Es vermittle »enorme Ausdauer und eine höhere Konzentrationskaft«, auch wenn keine direkte Leistungssteigerung – und damit unmittelbarer Doping-Verdacht – bestehe. Aber wenn es so ein Präparat geben sollte, gehört es unbedingt unter die Doping-Bestimmungen. Wahrscheinlich handelt es sich um eine Art Tranquilizer von der Sorte, die ein besonders schlauer Arzt und Betreuer dem Torwart Klaus Funk von Eintracht Frankfurt als »kleine bläuliche Tablette« verschrieb, die seine Nervosität während der Spiele angeblich behob. Was mag in einem fußballbegeisterten Jugendlichen vorgehen, der in der Bild-Zeitung vom 20. September 1980 die entsprechende Schlagzeile liest: »Neu: Die Pille für den Torwart«. Der Mannschaftsarzt meinte, ohne das geheimnisvolle Medikament beim Namen zu nennen: »Es ist kein Doping. Nichts Verbotenes! Ein Vitaminpräparat zur Konzentrationssteigerung, das ich auch in der Sprechstunde verschreibe...«

Eben. In der Arztpraxis wird so manches verschrieben, ganz selbstverständlich, was eigentlich auf eine »Doping-Liste für jedermann« gehörte. Weil es den Menschen hilft, immer wieder ihre Grenzen zu überschreiten, sich zu überfordern und nicht ihre wirklichen – nämlich psychosozialen – Ursachen körperlicher Beschwerden zu überdenken. Dazu bedarf es nicht erst der Rauschdrogen vom Kaliber eines Haschisch oder Kokain, denen mit solch leichtsinnigen Rezepten nicht zuletzt der Weg bereitet wird.

In Deutschland gibt es seit 1952 strenge Doping-Bestimmungen, die jedes Mittel verbieten, das in der Absicht genommen wird, die (sportliche) Leistung zu steigern. Während der Sportarzt Erich Fischbach, München, 1965 auf dem »1. Internationalen Seminar für Sportmedizin« zwischen *Doping-Giften* (Pervitin, Rauschgifte) und sogenannten *Sportmitteln* (Vitamine, Höhensonne) zu unterscheiden bereit war, lehnten andere Experten eine solche Trennung entschieden ab. Als abschreckendes Beispiel erwähnte er den dänischen Radrenner Christiansen, der während der Olympiade in Rom, vollgepumpt mit Pervitin, am Ziel tot zusammenbrach; es war wie Hohn, daß man ihm die Goldmedaille noch auf den Sarg legte. Ein Gewichtheber aus dem Ostblock mußte mitten im Stemmen von der Bühne getragen werden, weil er – wahrscheinlich mit Strychnin gedopt – einen Krampf bekam.

Bis auf den heutigen Tag ist allerdings das Problem der Kontrolle nicht vollständig gelöst. Immer wieder wird von – an sich verbotenen – Manipulationen berichtet, zum Beispiel, daß die Ampullen mit den Urinproben von Spitzensportlern heimlich gegen unverfängliche Proben ausgetauscht wurden.   J. v. Sch.

Literatur:

Einfeldt, G. W., »Pille im Urin – schneller Ruin«, in: *Südd. Zeitung* vom 3. 7. 1980

Benkert, O., und H. Hippius, *Psychiatrische Pharmakotherapie*, Berlin/Heidelberg/New York 1974

Brumm, D., »Bei vielen wächst die Verzweiflung«, in: *Südd. Zeitung* vom 24. 12. 1979

Fischer, C., und Th. Roberts, *Süchtig – die gefährliche Illusion*, München 1980

Friedrich, V., A. Hehn, und R. Rosenbrock, *Neunmal teurer als Gold – die Arzneimittelversorgung in der Bundesrepublik*, Reinbek 1977

Fulder, St., *The Roots of Being* (zit. n. Südd. Zeitung vom 25. 8. 1980)

Hippius, H., »Zur Situation der Behandlung von Drogenabhängigen«, in: *Krieg dem Rauschgift*, Aug. 1980, S. 16

Irving, D., *Wie krank war Hitler wirklich?*, München 1980

Kuschinsky, G., »Medikamente und Straßenverkehr«, in: *Deutsches Ärzteblatt* 73, 1976, S. 1977-1979

Ladewig, D., »Abusus und Abhängigkeit von nicht-narkotischen Analgetika und Sedativa«, in: *Der Nervenarzt* 50, 1979, S. 212-218

Lwoff, A., und W. Klaus (zit. n. Stiller, H. und M., und I. Weiss, *Tödliche Tests*, München 1979, S. 13)

Mallach, H. J., (zit. n. *Der Spiegel* Nr. 37, 1980: »Pfundig abnehmen«)

Pradal, H., (zit. n. Ruesch, H., *Die Fälscher der Wissenschaft*, München 1979, S. 66)

Rathscheck, R., (zit. n. *Südd. Zeitung* vom 11. 11. 1977: »Der Pharmamensch«)

Riemann, J. F., (zit. n. *Südd. Zeitung* vom 24. 6. 1980: »Abführmittel zerstören Darmnerven«)

Ruesch, H., *Die Fälscher der Wissenschaft*, München 1979

Scheidt, J. vom, »Für und wider Doping«, in: *Selecta* Nr. 16, 1965 (Referat von Vorträgen, die 1965 während des 1. Internationalen Seminars für Sportmedizin an der Sporthochschule Grünwald bei München gehalten wurden)

Schönhöfer, P. S., (zit. n. *Selecta* Nr. 21, 1980, S. 2244: »Das Pharma-Angebot durchforsten«)

Schütze, Chr., »Spurlos verflogen: Medikamente für den Müll, in: *Südd. Zeitung* vom 29. 8. 1980

Spieckermann, K. D., »Fahrlässigkeit oder Manipulation?«, in: *Südd. Zeitung* vom 14. 7. 1980

Stössel, J., *Psychopharmaka – die verordnete Anpassung*, München 1973

Stosberg, K., (zit. n. *Südd. Zeitung* vom 11. 11. 1977: »Der Pharmamensch«)

Wachsmuth, I., (Regie), »Medikamente für den Müll«, eine *Sendung der ARD* vom 27. 8. 1980

Meskalin
(Peyote, Lophophora Williamsii)

Der Kaktus Peyote oder Peyotl wird heute botanisch meist als *Lophophora Williamsii* klassifiziert. In der älteren Literatur finden sich botanische Bezeichnungen wie *Anhalonium Lewini* oder *A. Williamsii, Mamillaria Williamsii, Echinocactus Lewini.* Einige Zeit glaubte man, daß es zwei Spezies gäbe *(Anhalonium Lewini* und *Williamsii),* doch botanische Forschung zeigte, daß es sich nur um eine Spezies handelt, die einzige der Gattung Lophophora (Mähnenträger).

Das psychoaktive Prinzip des Peyote ist das Alkaloid Meskalin; daneben enthält der Kaktus weitere Alkaloide: Anhalin, Anhalonidin, Carnegin, Pellotin, Hordenin, Lophophorin und andere, die keine psychotropen Wirkungen entfalten.

Geschichte

In seinem Bericht über das von den Spaniern eroberte Mexiko beschrieb Bernardino de Sahagún, ein spanischer Mönch, die bemerkenswerten botanischen Kenntnisse der Ureinwohner und berichtete, sie seien die ersten gewesen, die »eine Wurzel mit dem Namen *peiotl* entdeckten, die in ihrem Haushalt an den Platz von Wein tritt«.

Noch ein zweites Mal ist in der um 1560 verfaßten mexikanischen Geschichte Mexikos des Sahagún die Rede von Peyote. Es heißt dort: »Die, welche es essen, sehen Visionen, die entweder entsetzlich oder lächerlich sind; die Vergiftung dauert zwei oder drei Tage und endet dann.«

Die Missionare in Mexiko, welche in wenigen Jahrzehnten mehr durch die Macht des Schwertes als durch die der Überzeugung die Indianer christianisierten und die einheimischen Religionen zerstörten, wandten sich gegen den magischen Gebrauch des Peyotl. »Bist du ein Wahrsager?

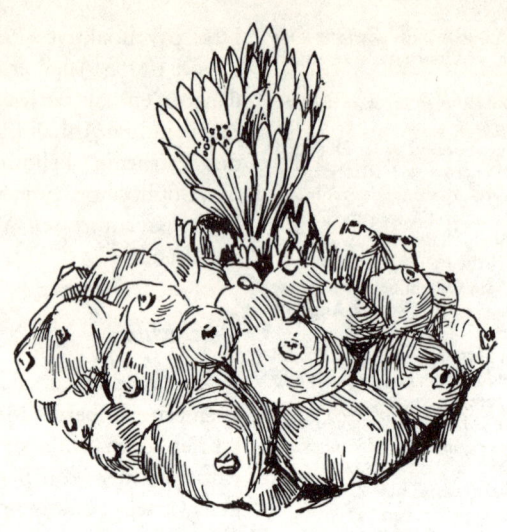

Peyote-Kaktus

Schmückst du die Plätze, wo Idole aufbewahrt werden? Hast du das Blut anderer gesogen? Hast du nächtliche Wanderungen unternommen und Dämonen gerufen, dir zu helfen? Hast du Peyotl getrunken oder ihn anderen zu trinken gegeben, um Geheimnisse zu entdecken, um gestohlene oder verlorene Dinge wiederzufinden?« Diese Fragen stehen in einem Beichtspiegel, den Padre Nicolás de León verfaßte. Sie zeigen, daß Peyote, wie viele Rauschdrogen bei Naturvölkern, vor allem zu divinatorischen Zwecken verwendet wurde.

Man kann diesen Gebrauch eines Halluzinogens auch durchaus ohne einen Rückgriff auf parapsychologische Fähigkeiten erklären.

Dank der drogen-induzierten Trance (→RA IV) wird jeder Zweifel an der Gültigkeit latenter, im normalen Zustand unbewußter Vorstellungen hinfällig. Erziehung zur Selbstkritik und zum Selbstzweifel gehören zu den Prägungen, welche die meisten Menschen im Lauf ihrer Kindheit erhalten. Betrachtet man die psychischen Wirkungen von Halluzinogenen wie Meskalin, →LSD, →Psilocybin, →Banisteriopsis, so erkennt man, daß sie die automatische Unterdrückung aller für die Realitätsorientierung unwichtigen Reize außer Kraft setzen. Zu diesen für die normale Orientierung nicht nötigen Reizen kann aber durchaus ein leiser Verdacht, ein Schluß aus winzigen

Hinweisen (vielleicht auch wirklich ein paranormaler Vorgang) gehören, der im Fall des Orakels, der Suche nach dem sonst nicht Auffindbaren, zur wertvollen Lösung wird. Unter dem Einfluß des Halluzinogens wird dieser Hinweis nun nicht nur gesehen, sondern auch – wegen der erhöhten Suggestibilität – bedingungslos geglaubt. Vor allem in Fällen, in denen eine solche bedingungslose Überzeugung ihrerseits therapeutisch wirksam werden kann, muß sich dieses Verfahren bewähren – etwa wenn ein Medizinmann durch Peyote die Ursache einer Krankheit erfährt und eine magische Kur zu ihrer Behandlung.

Wie solche magischen Verwendungen des Peyote aussahen, kann man dem Bericht Hernando Ruis de Alarcóns (1629) entnehmen: Man trank entweder selbst Peyote oder ließ ihn jemand anderen trinken. Im Rausch erschien dann ein Geist, der sich als der Geist des Peyote zu erkennen gab (Alarcón sagte ›Teufel‹, wie nicht anders zu erwarten) und die gewünschte Auskunft lieferte. Mit Grimm vermerkt der Spanier, daß die Indios diesen Riten oft mehr Glauben schenken als den Missionaren. Weston LaBarre, der neben James Slotkin zu den führenden amerikanischen Autoritäten über die kultische Verwendung von Peyote zählt, hat die Geschichte seiner Verwendung ausführlich beschrieben. In Mexiko weitgehend durch den billigen Agavenwein (Meskal) ersetzt und nur noch bei den Huichol und Tarahumare rituell in Fruchtbarkeitsfesten verwendet, hat ein um den kultischen Genuß von Peyote konzentrierter Ritus in Nordamerika weite Verbreitung gefunden, und zwar unter Indianern, die bis 1870 Peyote nicht kannten, da er in ihren Gebieten gar nicht gedieh und es zwischen den feindlichen Stämmen kaum Handelskontakte gab. Erst durch die teilweise Zerstörung vieler Stammeskulturen wurden die Reste dieser Stämme fremden Einflüssen zugänglicher; der passiv-ekstatische Peyote-Kult gewann immer mehr Anhänger. Während die Huichol Peyote nur während eines Festes nahmen und sich vorher in langen Zeremonien reinigten, ehe die Männer den Kaktus suchten und ihn zeremoniell mit Pfeilen ›erlegten‹, glauben die Prärie-Indianer in der Regel, sich durch das Mana – die geistige Kraft – des Peyote etwas vom Mana des ›Großen Geistes‹ anzueignen. Ursprünglich aus den religiösen Traditionen der Indianer entwickelt, hat der Peyote-Kult auch christliche Elemente aufgenommen, die freilich stark abgewandelt wurden.

Warum hat eine halluzinogene Droge wie Peyote soviel Anziehungskraft für die amerikanischen Prärie-Indianer? Die Antwort liegt wohl darin, daß Halluzinationen unter den Präriestämmen seit eh und je eine sehr wichtige Rolle in den Initiations-Zeremonien dieser Stämme spielten. Mit oft grausamen Mitteln – Fasten, Dursten, Nachtwachen, unsinnige Arbeiten (alle Nadeln einer Tanne ausreißen), Selbstmartern – suchten die jungen Männer eine erlösende und befreiende Vision, die ihnen einen Kriegsnamen und einen Schutzgeist verschaffen sollte. Im Peyotismus ersetzen eine gemeinsame Nachtwache und der Genuß des Halluzinogens dieses Fasten und Leiden. Die Teilnehmer an einem kultischen Treffen müssen sich bei den Kiowa und Komantschen (welche als erste kurz vor der Jahrhundertwende den Kult von den Mescalero-Apachen übernahmen und abwandelten) durch ein Bad reinigen und in ihre besten Kleider hüllen. Eine informelle, aber geordnete Zeremonie mit Trommeln, Gesängen, einem ›Führer‹ und einigen Gehilfen bestimmt den Gottesdienst. Slotkin, der selbst ein aktiver Vertreter der »Native American Church« – der wichtigsten Organisation der Peyotisten – wurde, beschreibt, daß jeder einzelne durch Gebet, Kontemplation und den Genuß von Peyote Erleuchtung durch den ›Großen Geist‹ oder einen seiner vertretenden Geister erreicht, weil er durch den Peyote-Genuß genügend von der

Macht dieses Geistes aufnimmt. Die 1914 konstituierte »Native American Church«, welche heute über 200000 Mitglieder aus rund 50 verschiedenen Stämmen (die wichtigsten: Kiowa, Komantschen, Caddo, Cheyennen, Oto, Pawnee, Seneca, Ute, Seminolen, Creek, Menomini, Schwarzfuß, Iowa, Sioux, Chippewa) umfaßt, hat sich bis heute trotz vielfältiger Widerstände erhalten. Nicht nur die Behörden in den Reservaten wehrten sich gegen den Kult, sondern auch die Missionare und manchmal auch die alteingesessenen Medizinmänner, welche im Peyote, der von den Peyotisten als ›All-Heiler‹ verwendet wird, eine unerwünschte Konkurrenz sahen. Zur Zeit wird der Peyote-Kult der »Native American Church« in zwölf Staaten der Union vertraglich akzeptiert. Fast alle namhaften und für dieses Problem zuständigen amerikanischen Anthropologen (LaBarre, McAllester, Slotkin, Stewart, Tax) haben in einem Gutachten festgestellt, daß es sich um keine narkotische, süchtigmachende Droge handelt, Peyote also nicht unter das Rauschgiftgesetz fällt.

Dennoch ist der Peyote-Genuß in einigen Staaten verboten, doch wird das entsprechende Gesetz vielfach nicht angewendet, so daß die juristische Situation höchst verwickelt ist. Obschon Texas (wo die meisten Kakteen wachsen), Arizona und Neumexiko den Transport und Handel mit Peyote verbieten, sind die einzelnen *peyote buttons* in den Navaho-Reservaten für 5 bis 10 Cent erhältlich. In Kalifornien ist Peyote erst 1964, im Anschluß an den Beginn der Hippie-Bewegung, auch für die »Native American Church« verboten worden – eine gesetzliche Maßnahme, die von besonnenen Anthropologen (LaBarre 1964) herb kritisiert worden ist. Über die gesetzliche Stellung von Meskalin in Deutschland- →RA I: Es ist lt. »Opium-Gesetz« verboten.

Die Anthropologen, welche Peyote-Treffen persönlich kennenlernten, halten den kultischen Gebrauch der Droge für eine echte Religion, nicht für einen Vorwand, sich zu berauschen – ein Vorwurf, den man oft von interessierter Seite (Missionare) gegen die Peyotisten hörte. Der Peyotismus hat auch durchaus sozial günstige Folgen: Er ließ fast überall, wo er sich durchsetzte, den Alkoholkonsum stark zurückgehen. Die Vorliebe der Indianer für ›Feuerwasser‹, die in so vielen populären Romanen beschrieben wird, betraf in der Regel nur demoralisierte Gruppen, deren kulturellen Zusammenhalt die Weißen bereits zerstört hatten. Die Peyote-Anhänger glauben, daß Alkohol und Peyote einander nicht ›vertragen‹ – sehr im Gegensatz zu mexikani-

schen Indianern, welche Peyote-Auszüge in den Agavenwein (Meskal) mischen. Auch bei den Prärie-Indianern schließen sich Alkohol und Peyote allerdings nicht gegenseitig aus. LaBarre berichtet, daß einer seiner besten Informanten nach dem Peyote-Gottesdienst am Samstag am darauffolgenden Mittwoch wegen Volltrunkenheit verhaftet wurde.

Botanische Hinweise und chemische Wirkung

Peyote, *Lophophora Williamsii*, ist ein kleiner, rübenförmiger Kaktus, der höchstens die Größe eines mittleren Kürbis erreicht kann. Sein runder Kopf, der allein über die Erdoberfläche tritt und – abgeschnitten und getrocknet – als ›Peyote-Knopf‹ *(peyote button,* früher: *mescal button)* in den Handel kommt, ist von Furchen durchzogen; die Kämme tragen kleine Tuffs oder Pinsel grauweißer Haare. *Lophophora* ist dornenlos; der Name Peyotl wird etymologisch von *peyutel* abgeleitet, worunter die Azteken weiß schimmernde Stoffe verstanden – darunter auch das (ihnen nur zu gut bekannte) Perikard (häutige Hülle des Herzens). Der Terminus *mescal button,* den auch Aldous Huxley noch verwendet, wird von den zuständigen Wissenschaftlern abgelehnt, da Mescal allgemein der in Mexiko aus Agavensaft gebraute Wein beziehungsweise Schnaps ist (Synonym: *pulque*). Unter *mescal bean* (Meskal-Bohne) verstand man die roten Bohnen von *Sophora secundiflora*, die ebenfalls toxische Alkaloide enthalten (→ Rote Bohnen); sie wurden von manchen Indianern in schamanistischen Ritualen vor dem Peyote verwendet. Die Terminologie wird noch weiter dadurch kompliziert, daß Meskalin, das wirksame Prinzip des Peyote, nach dieser falschen Etymologie *(mescal buttons)* benannt wurde.

Meskalin, mit vollem chemischen Namen Meskalin-3,4,5-Trimethoxyphenyl-Beta-Aminoäthan, ist eine bei 35°C schmelzende Substanz, die in der Regel als kristallisches Hydrochlorid in den Handel gebracht wird. Es verteilt sich im Körper ähnlich wie → LSD: Die höchsten Konzentrationen lassen sich (bei der Ratte) in Leber und Nieren messen, die geringsten in Gehirn und Rückenmark, woraus es bereits nach 30 Minuten weitgehend verschwunden ist.

Psychische Wirkungen

Meskalin ist ein typisches Halluzinogen, dessen Effekte auf die Psyche von denen des → LSD nicht unterschieden werden können. Die körperlichen Nebenwirkungen sind vielleicht etwas ausgeprägter, doch hängt das auch mit der Form zusammen, in der das Meskalin konsumiert wird: Im Gegensatz zu dem geschmacklosen LSD schmeckt es sehr bitter, allein dieser Geschmack kann, wenn man ihn nicht korrigiert, Übelkeit auslösen. Einer der Autoren (W. S.) hat Meskalin insgesamt dreimal genommen, einmal in schwach konzentrierter Lösung in einem Glas Wasser, worauf ihm heftig übel wurde, ehe die halluzinogene Wirkung einsetzte, und zweimal in hochkonzentrierter Lösung, wobei sich die Übelkeit nicht einstellte. Die Indianer, welche vier bis zwölf *peyote buttons* kauen, spüren den bitteren Geschmack natürlich weit deutlicher. »Es ist schwer, Peyote zu essen«, sagen die Menomini (Slotkin). Bei den Mescalero-Apachen, die vielleicht als erste amerikanische Indianer schon um 1870 das Peyote-Essen von mexikanischen Stämmen übernahmen, gilt es als böser Streich eines feindlichen Medizinmannes, wenn die Adepten der Peyote-Zeremonie erbrechen müssen.

Wenn ich einen Blick zum Fenster geworfen habe und danach zur Wand blicke, die im Schatten liegt, dann projiziert sich auf diese Wand ein großer weißer und graublauer Kachelbelag, der in dem dunklen Zimmer wie ein Knall wirkt und dann ebenso plötzlich verschwindet, wie er auftrat. Nur seine extreme Intensität macht dieses im übrigen bekannte und gewöhnliche Phänomen zu einem Wunder.

...

Licht, Licht, überall. Wieviele Ozeane aus Licht zittern unbemerkt über die Welt hin.

...

Erschöpfung durch Licht!

...

Das Unglaubliche ist geschehen, das, was ich seit meiner Kindheit verzweifelt ersehnt habe, das scheinbar Ausgeschlossene, von dem ich gedacht hatte, daß ich für meine Person es niemals sehen würde, das Unerhörte, das Unerreichbare, das Allzuschöne, das Erhabene, mir bisher verboten, hat sich ereignet.

Ich habe Tausende von Göttern gesehen. Ich habe das überwältigend wunderbare Geschenk empfangen. Mir, der ich ohne Glauben bin (ohne den Glauben zu kennen, den ich vielleicht haben könnte), mir sind sie erschienen. Sie waren da, in lebendiger Gegenwart, lebendiger gegenwärtig als irgend etwas, das ich jemals gesehen habe. Und es war unmöglich, und ich wußte es, und doch! Und doch waren sie da, zu Hunderten aufgereiht, immer einer neben dem andern (aber weitere Tausende folgten, kaum wahrnehmbar, und sehr viel mehr als Tausende, eine Unendlichkeit). Da waren sie, diese Gestalten, still, vornehm, in der Luft schwebend kraft einer Levitation, die ganz natürlich erschien, mit sehr leichten Bewegungen, wie von innen her beschwingt, ohne sich von der Stelle zu rühren. Sie, diese göttlichen Personen, und ich, wir allein waren anwesend.

In einem Gefühl wie Dankbarkeit war ich ihnen ergeben.

Aber schließlich, wird man mir sagen, was glaubte ich eigentlich? Ich antworte: Was hatte ich mit Glauben zu schaffen, *wo sie da waren!* Warum hätte ich diskutieren sollen, wo ich ganz erfüllt war? Sie befanden sich nicht in großer Höhe, aber gerade in der Höhe, die nötig ist, um gesehen zu werden und zugleich Distanz zu wahren und von dem Zeugen ihrer Glorie respektiert zu werden, der ihre unvergleichbare Überlegenheit anerkennt. Sie waren ganz natürlich, so natürlich wie die

Sonne am Himmel. Ich rührte mich nicht. Ich brauchte mich nicht zu verneigen. Sie standen hoch genug über mir. Das war wirklich, und es war wie zwischen uns vereinbart, kraft eines präexistierenden Einverständnisses. Ich war voll von ihnen. Ich hatte aufgehört halb leer zu sein. Alles war vollkommen. Es gab nichts mehr zu überlegen, zu erwägen, zu kritisieren. Es gab auch nichts mehr zu vergleichen. Meine Horizontale war jetzt eine Vertikale. Ich existiere in der Höhendimension. Ich hatte nicht umsonst gelebt.

Und was das fremde Aussehen angeht? War es denn nicht gut, daß sie, um sich mir darzustellen, als Fremde in Erscheinung traten (Symbol ihres unendlichen und unüberbrückbaren Abstands)? Die einzigen Fremden, denen ich auf meinen langen Reisen wirklich zu begegnen gewünscht hätte!

Wenn jemand Einzelheiten will, also:

Zuerst erschienen sie in einer einzigen unermeßlichen Reihe, im gleichen Augenblick. Danach gab es eine Vielfalt von Reihen, immer eine über die andre erhoben, durch nichts gehalten, obgleich sie ein gewisses Gewicht zu haben schienen. Von unendlich vielen andern gefolgt:

so daß ich diesmal – ohne mich über den vermeintlichen Größenwahnsinn zu ärgern – die Geschichte verstehen konnte, die von der Erscheinung der Millionen von Göttern vor dem (endlich erleuchteten) Sakyamuni handelt, Göttern, die zu ihm kamen und ihn rings umgaben.

Warum gleich Millionen, hatte ich sonst immer gedacht, und meine Begeisterung kühlte sich durch diese übertriebene Zahl ab, die ich für ein sicheres Anzeichen der indischen Überheblichkeit hielt. Und nun ist es geschehen, daß sie zu mir, der ich heute wirklich nicht daran dachte, auf nichts gefaßt war und nichts zu glauben glaubte, daß sie zu mir gekommen sind, ebenso unzählig.

Henri Michaux (1971)

Meskalin erregt - ähnlich dem LSD - gelegentlich auch unabhängig von seiner Geschmackswirkung das Brechzentrum. Der Kater liegt, wie es Beringer ausdrückt, vor dem Rausch. Nicht zuletzt deshalb ist Meskalin kein Suchtgift (eine Sucht entsteht oft dadurch, daß der Betreffende versucht, durch neue Intoxikation den Kater nach der vorhergehenden zu übertäuben). Das einzige weitere körperliche Symptom ist die Erweiterung der Pupillen; sie verengen sich auch bei Licht nicht mehr, weshalb man es scheut. Die Indianer nehmen Peyote nur nachts.

A. Heffter, der um die Jahrhundertwende Meskalin und die anderen Kakteenalkaloide zuerst isolierte (Pellotin 1894, Meskalin, Anhalonin, Anhalonidin und Lophophorin 1896), hat auch als erster einen Meskalinrausch erlebt. Er nahm 16,6 Gramm eines alkoholischen Auszugs und beobachtete nach zwei Stunden in einem verdunkelten Zimmer »eine Reihe farbenprächtiger Bilder, die teils Teppichmuster und Mosaiken darstellten, teils aus verschlungenen, sich blitzschnell bewegenden farbigen Bändern bestanden. Es schossen farbige Strahlen von großer Helligkeit über das dunkle Gesichtsfeld, ungefähr wie Feuerwerkskörper, aber mit größerer Geschwindigkeit ... An diese Erscheinungen schloß sich eine Reihe schöner Landschaften, die sich vor allem durch wunderbare Farbeffekte auszeichneten ... Rhythmische Geräusche oder Musik hatten auf die Bilder insofern Einfluß, als sie sich dann im Takt bewegten ... Mehrmals sah ich auf dunklem, glänzendem Grund violette, dicke, verzweigte Wurzeln und Fasern, die stark gefüllten Venen glichen. Häufig gestalteten sie sich zu einem Netz hoher gotischer Gewölbe mit wechselnden Farben ...«

Neben diesen optischen Halluzinationen, die beim Schließen der Augen auftreten und – je nach Versuchsperson – sehr verschiedene Formen annehmen können, ist die Leuchtkraft der Farben, die beobachtet werden, stark gesteigert; die Konstanz der Umwelt wird aufgehoben (die Wände scheinen zu atmen, die Möbel verzerren sich und verwandeln sich in Ungeheuer, die tappende Tänze aufführen, der eigene Körper scheint riesig oder zwergenhaft), der Zeitsinn stark beeinträchtigt und die Gefühlslage labilisiert. Grundlose Lachlust kann in panische Angst umschlagen. Kurt Beringer und Aldous Huxley haben beschrieben, wie Meskalin - auch hierin von LSD nicht zu unterscheiden - aus alltäglichen und banalen Wahrnehmungen mystische Offenbarungen macht.

»Du bist so mächtig, und das Majestätische der Dinge ist wegen dir so«, sagte sich Beringer in einem Meskalinrausch. »Welch einen Gefallen tun unsere Augen den Dingen, sie schön zu finden«, steht in einem anderen Protokoll. »Ich blickte weiter auf die Blumen, und in ihrem lebendigen Licht schien ich das qualitative Äquivalent des Atmens zu entdecken - aber eines Atmens ohne das wiederholte Zurückkehren zu einem Ausgangspunkt, ohne ein wiederkehrendes Ebben; nur ein wiederholtes Fluten von Schönheit zu erhöhter Schönheit, von tiefer zu immer tieferer Bedeutung. Wörter wie Gnade und Verklärung kamen mir in den

Sinn ...« So Aldous Huxley, dessen Buch *The Doors of Perception* (*Die Pforten der Wahrnehmung*) um ein Meskalinerlebnis zentriert ist.

Huxleys Studie, die zu den bekanntesten Arbeiten über Halluzinogene gehört und eine wesentliche Rolle in der psychedelischen Bewegung spielte, verdient einige Anmerkungen. Trotz eines gewissen wissenschaftlichen Anstrichs ist sie in vielen Details unrichtig. (Lysergsäure ist kein Halluzinogen, Meskalin nicht »weniger toxisch als jede andere Substanz im Repertorium der Pharmakologen«, J. S. Slotkin ist keineswegs der einzige weiße Anthropologe, der an Peyote-Zeremonien teilnahm, die Adrenochrom-Theorie der Schizophrenie ist nicht aufrechtzuerhalten, der Meskalin-Rausch gleicht eher einer toxischen Psychose als einer experimentellen Schizophrenie.) Eigenartig an Huxleys Aufzeichnungen ist sein Versuch, biologische und spirituelle Aspekte zu integrieren: Potentiell sei jeder Mensch »Geist als Ganzes«; doch soweit er animalisches Lebewesen sei, müsse er danach trachten, zu überleben und diesen Geist durch das Reduktionsventil des Gehirns und Nervensystems hindurchfließen lassen. »Was am anderen Ende herauskommt, ist ein spärliches Rinnsal der Art von Bewußtsein, die uns hilft, auf der Oberfläche gerade unserer Planeten am Leben zu bleiben.« Diese Theorie der Halluzinogenwirkung gleicht der ›Filter‹-Hypothese (→LSD) nur bis zu einem bestimmten Punkt: Während Huxley glaubt, daß der Zwang zum Überleben ein ursprünglich reich und mystisch ausgestattetes Gehirn einengt (bzw. den ›Geist als Ganzes‹ durch dieses ›Reduktionsventil‹ hindurchtreibt), nehmen die heutigen Wissenschaftler an, daß die geistigen Leistungen des Menschen eben durch den Zwang zum Überleben in der Evolution zustande gekommen sind[*]. Eine konsequente evolutionstheoretische Betrachtung muß allerdings die Annahme zweifelhaft machen, daß durch ein Halluzinogen irgendeine spirituelle Fähigkeit gefördert werden kann. Wenn unser Bewußtsein ein Produkt der Evolution ist, dann kann man sich schwerlich vorstellen, daß ein so kompliziertes, im Verlauf einiger Millionen Jahre entstandenes Sy-

---

[*] Eine Ansicht, die nicht nur unserem biologischen Wissen eher entspricht, sondern auch schon von manchen Theologen – etwa Teilhard de Chardin – geteilt wird. Beachtenswert ist allerdings, daß in jüngster Zeit führende Theoretiker verschiedenster Wissenschaftsgebiete sich wieder mehr der von A. Huxley vertretenen Auffassung anschließen, so der Gehirnphysiologe John Eccles (1980), der LSD-Therapeut Stanislav Grof (1978), der Verhaltensforscher W. H. Thorpe (1969) und der Quantenphysiker Burkhard Heim (1981) – s. auch →LSD, Kap. 8, und →RA II, Kap. 9

stem durch chemische Substanzen mit Indol-Grundstruktur zu einem ›besseren‹ Funktionieren gebracht werden kann. (Das gleicht der (Un-)Möglichkeit, einen Computer durch Schüsse aus einer Schrotflinte zu ›besserem‹ Funktionieren anzuregen.) Wenn subjektiv der Eindruck gewonnen wird, daß durch ein Halluzinogen sonst unmögliche psychische Leistungen vollbracht werden (in Huxleys Fall die Erkenntnis der ›Istigkeit‹, des ursprünglich spirituellen Charakters von Sinneswahrnehmungen), so ist dieses Phänomen negativ, nicht positiv bestimmt (so positiv es subjektiv erlebt wird). Das Halluzinogen fügt nichts hinzu, sondern nimmt etwas fort. Die komplexe Struktur unserer Psyche erlaubt nämlich zahlreiche fehlerhafte ›Programmierungen‹, beispielsweise durch ungünstige soziale Einflüsse, familiäre Prägungen und ähnliches. Durch das Halluzinogen werden sämtliche ›Programme‹ abgeschwächt; also auch die unerwünschten. Wie bei → LSD besprochen (S. 230), ist dieser therapeutische Effekt aber fragwürdig, da er allenfalls eine Neuordnung auf einem niedrigeren Niveau erlaubt, falls die gewonnene Einsicht nur passiv genossen und nicht aktiv ausgearbeitet wird (Überwindung der ›falschen‹ Prägungen durch neues Lernen). Ein anderes, seit Huxley

von vielen anderen Autoren zugunsten des Halluzinogen-Genusses vertretenes Argument wird ebenfalls in der Meskalin-Arbeit Huxleys zum erstenmal deutlich: die Gegenüberstellung der Halluzinogene, die eine friedliche Schau der eigenen Visionen bedingen, und des aggressiv machenden Suchtgiftes Alkohol. Hier wird eine Alternative postuliert, die realistischere Autoren eher in ein Nebeneinander abwandeln würden. Wenn man Meskalin und LSD verbreitet, würde der Alkoholkonsum nicht unbedingt abnehmen, sondern einem gefährlichen, aber bekannten Rauschgift würde eine noch ziemlich unerforschte Droge zur Seite gestellt (deren Gefahren man heute allerdings schon besser abschätzen kann als Huxley 1954; → LSD).

Die sicher bedauernswerte Tatsache, daß in allen zivilisierten Ländern (auch in den sozialistischen) mehr für (Alkohol-)Trinken und Rauchen ausgegeben wird* als für Unterricht und Erziehung, kann die Erwartungen, im Meskalin ein wirksames Gegenmittel für Alkohol zu finden, nicht steigern. Psychiatrische Erfahrungen sprechen dafür, daß die von den gebildeten Befürwortern der ›psyche-

---

* In der Bundesrepublik wurden 1987 für Alkoholika und Tabakwaren 60 Milliarden DM ausgegeben, für Unterricht und Erziehung wenig mehr als 30 Milliarden DM.

275

delischen‹ Drogen verheißene Wirkung gegen Alkohol bei den Konsumenten ebensooft versagt, wie sie eintritt. Es bedürfte sicher drakonischer Maßnahmen, um Alkohol durch - beispielsweise - LSD zu ersetzen, obschon die Maßnahme sicher auch ihre guten Seiten hätte (man kann LSD synthetisieren; unzählige Hektar fruchtbaren Ackerbodens, die bisher der Alkohol- und Tabakproduktion dienen, könnten mit Getreide bebaut werden).

Die pauschalen Gesetze gegen Halluzinogene, welche seit 1960 in vielen Ländern erlassen wurden, sind sicher die einfallsloseste, nur der Alkohol-Lobby dienende Antwort auf ein Problem, das Huxley gesehen, aber auch unzulässig vereinfacht hat.

Nach dem Höhepunkt der Kontroverse über Psychedelika bemerkte 1963 David Ricks in der Ausgabe der *Harvard Review* über das Thema ›Drogen und Bewußtsein‹: »Man muß gewiß eine außerordentlich starke passive Komponente in seinem Charakter haben, um viel Sinn darin zu finden, den eigenen Höhepunkt in einer Pille zu suchen. Bei dem Rauschgiftkonsumenten ist, ähnlich wie beim Alkoholiker, dieser Optimismus gegenüber einer anderen Welt des erweiterten Bewußtseins oft mit einem tiefen Pessimismus über die Aussichten einer Befriedigung in der Alltags-

welt kombiniert... Diese Passivität und Verzweiflung zu fördern, statt jungen Leuten zu helfen, Mittel zu entwickeln, um sie zu bekämpfen, richtet sich gegen die grundlegenden Werte der Erziehung... Eine Gesellschaft, die intelligente und informierte Menschen zum Rückzug in die Betäubung zwingt, ist nicht ganz gesund. Viele von uns werden ihnen nicht in ihr illusionäres Utopia folgen mögen; doch die Tatsache, daß sie diesen Rückzug notwendig finden, sollte unseren Seelenfrieden bis in seine tiefsten Wurzeln erschüttern.«

Diesem Kommentar ist wenig hinzuzufügen. Wie LaBarre bemerkt, werden ihn die meisten über Rauschdrogen informierten Wissenschaftler akzeptieren. Verstärkte Verbote, erhöhte Gefängnisstrafen und vermehrtes Personal in den Rauschgiftdezernaten der Polizei sind im Unterschied dazu die einzige Antwort, welche dem Gesetzgeber in vielen Ländern bisher auf diese Probleme eingefallen ist. Man darf sagen, daß diese Antwort nicht viel besser als gar keine ist.

Gefahren

Obschon viele Indianer bereits als Kinder beginnen, Peyote zu essen, sind bisher noch keine schädlichen körperlichen Folgen beschrieben worden. Die sozialen

Folgen sind, im ganzen gesehen, eher erfreulich als unerfreulich, trotz der zahlreichen Versuche, die Peyote-Kulte zu verleumden. Peyotisten sind untereinander freundlicher, im allgemeinen mäßiger und friedfertiger als Nicht-Peyotisten. Mag Slotkin, der das feststellt, auch Partei sein - andere Anthropologen widersprechen ihm nicht. Peyote ist, wie alle Halluzinogene, kein Suchtgift. Der Erfolg - oder zumindest die sozial unauffällige Aktivität der »Native American Church« - war eines der wichtigsten Argumente Timothy Learys und Richard Alperts in ihrem Kampf um die Freigabe der Halluzinogene. Ob sich eine ähnliche Glaubensgemeinschaft auch außerhalb der Stammeskulturen in einer Industriegesellschaft aufbauen läßt, scheint zweifelhaft. Doch entschieden ist die Frage keineswegs, da gesetzliche Verbote (die in Kalifornien sogar die Verwendung von Peyote durch die »Native American Church« und die von LSD in wissenschaftlich kontrollierten Experimenten untersagten) entsprechende Versuche Learys und Alperts unterbunden haben.

Die körperlichen Gefahren durch Überdosierung von Peyote beziehungsweise Meskalin sind wenig erforscht. Die von den Indianern konsumierten Peyote-Dosen schwanken außerordentlich. Da jeder *button* aber gekaut werden muß, was einige Zeit beansprucht, wird die maximale Gabe selten überschritten. Manchen Teilnehmern genügen 4 *buttons;* andere haben bis zu 20, maximal sogar 80 Stück (anderthalb Pfund der rohen Droge) verzehrt. Im Tierexperiment lähmen extrem hohe Dosen einiger Peyote-Alkaloide das Atemzentrum und führen auf diese Weise zum Tod; zuverlässige Berichte über einen Todesfall beim Menschen liegen nicht vor. Die psychischen Gefahren sind dieselben wie beim LSD. Es ist in diesem Zusammenhang sehr interessant, daß auch Indianer in dem geschlossenen, stabilisierenden Rahmen der Stammeskultur und trotz des religiösen Kontextes, in dem Peyote genommen wird, über *bad trips* (akute Angstpsychosen) berichten, die vielfach dazu führen, daß weitere Teilnahme an den Peyote-Treffen abgelehnt wird. Wir zitieren zwei Selbstberichte von Indianern nach einem solchen negativen Halluzinogen-Erlebnis. Sie bestätigen wieder, daß Halluzinogen-Effekte sehr stark von der Persönlichkeit des Menschen abhängen, der die Droge nimmt.

»Ich litt sehr«, berichtet Crashing Thunder, ein Winnebago-Indianer. »Ich legte mich hin, in einer sehr unbequemen Stellung. Nach einer Weile stieg Furcht in mir auf. Ich konnte nicht an diesem Platz bleiben, so ging ich hinaus in die

Prärie, aber auch hier plagte mich diese Furcht. Schließlich ging ich zu einer Hütte in der Nähe jener, in der das Peyote-Treffen stattfand, und dort legte ich mich hin. Ich fürchtete, daß ich mir irgend etwas Törichtes antun könnte, wenn ich so allein bliebe, und ich hoffte, daß irgend jemand kommen und mit mir reden würde. Dann kam jemand und redete, aber ich fühlte mich gar nicht besser. Ich ging in die Hütte, wo das Treffen stattfand ... Es war sehr heiß, und ich fühlte mich, als ob ich sterben würde. Ich war sehr durstig, aber ich fürchtete mich davor, um Wasser zu bitten. Ich dachte, daß ich sicher sterben würde. Ich begann zu wanken. Ich starb, und mein Körper wurde durch ein anderes Leben bewegt. Ich begann, mich zu bewegen und Zeichen zu machen. Es war nicht ich selbst, der das tat, und ich konnte es nicht sehen. Zuletzt stand er (der Körper) auf. Die Adlerfedern und die Kürbisse*, sagte er, seien heilig. Sie hatten da auch ein großes Buch. Was dieses Buch enthielt, sah mein Körper auch. Es war die Bibel ... Nicht ich, sondern mein Körper dort hatte das ganze Reden erledigt.«

Solche Fälle von Depersonalisa-tion sind eine häufige Begleiterscheinung des Halluzinogenkonsums; sie dienen, psychodynamisch gesehen, der Angstabwehr. Halluzinierte, bedrohliche Tiere bestimmen den *bad trip* von Rave, einem weiteren Winnebago-Indianer: »Plötzlich sah ich eine große Schlange. Ich war sehr erschrocken. Dann kam eine andere und kroch über mich. Mein Gott! Woher kommen nur diese Schlangen? Da hinter meinem Rücken schien auch etwas zu sein. So schaute ich mich um und sah eine Schlange, die sich anschickte, mich ganz zu verschlingen. Sie hatte Arme und Beine und einen langen Schwanz. Das Ende dieses Schwanzes war wie ein Speer. O Gott! Ich muß jetzt sicher sterben, dachte ich. Dann schaute ich in eine andere Richtung und sah einen Mann mit Hörnern und langen Nägeln und mit einem Speer in der Hand. Er sprang auf mich los, und ich warf mich auf den Boden. Er verfehlte mich. Dann schaute ich zurück. Diesmal setzte er wieder an, und es schien mir, daß er seinen Speer auf mich richtete. Wieder warf ich mich zu Boden ... Es schien kein Entrinnen zu geben ...«

Diese Berichte zeigen deutlich, daß ungünstige, psychoseähnliche Eindrücke eine ernstliche Gefahr des Halluzinogen-Konsums darstellen. Es gibt keinen religiösen Kontext, der sie - wie Leary

---

* Adlerfedern und Kürbisse sind rituelle Symbole.

fälschlich versichert* - verhindern kann, obschon sie durch bestimmte äußere und innere Faktoren begünstigt oder sehr selten gemacht werden können. Die Lipan, welche als einer der ersten Indianerstämme im Gebiet des Rio Grande, wo sich reiche natürliche Vorkommen von Peyote finden, den Kaktus benützten, haben eine Reihe von Regeln zusammengestellt, die ziemlich genau die Erkenntnisse der modernen Psychologie widerspiegeln: »Wenn ein Teilnehmer nicht furchtsam ist und keine Angst hat, wird er sicher eine gute Zeit haben. Ein Teilnehmer, der Angst hat..., sieht Dinge, die ihn erschrecken. Was er sieht, ist nicht wirklich, sondern spielt ihm nur einen Streich ... Wenn ein Teilnehmer ehrlich und gut ist, ist es leicht für ihn. Aber wenn einer rauh und schlecht gelaunt ist, wird er große Schwierigkeiten haben, von Peyote zu lernen. Er wird ihn erschrecken und es ihm schwer machen... Der Häuptling Peyote ist recht hartnäckig. Er sieht, was vor sich geht ... Er ist nur eine Pflanze, aber er kann sehen und verstehen, besser als ein Mensch. Wenn jemand die falschen Gedanken hat, dann muß er lieber aufpassen, oder aber er wird verrückt ...«

Selbst die Unterscheidung zwischen Angstreaktion vom Soforttyp (*bad trip*) und länger dauernder psychotischer Reaktion ist den Lipan-Informanten LaBarres bekannt (→ LSD, S. 241). Sie empfehlen, beim ersten Peyote-Genuß die Gedanken auf etwas Gutes und Erwünschtes zu konzentrieren, das dann auch in den Visionen auftauchen wird. »Gelegentlich hat ein Mann eine Vision, die ihn erschreckt, und er geht hinaus und läuft weg. Aber am nächsten Tag geht es ihm wieder gut. Was ihn erschreckt hat, wird nicht geschehen, außer er denkt immer wieder daran und es erschreckt ihn dauernd...« Um Peyotisten auch nach einem negativen Erlebnis in der Kultgemeinde festzuhalten, wird der *bad trip* in der Regel durch Sündhaftigkeit oder mangelndes Vertrauen in Peyote erklärt.

Gegenwärtige Situation

Die Bedeutung von Meskalin ist seit der Entdeckung von LSD stark durch dieses ähnlich wirkende, aber ungleich potentere Halluzinogen überschattet worden. Trotz der Kreuztoleranz (→ RA IV), die darauf hinweist, daß LSD und Meskalin auf ähnlichen me-

---

* »The worst that can happen to you after taking an LSD trip is that you will come back no better than you were«, versichern die Leary-Gefolgsleute. (»Das Schlimmste, was dir passieren kann, wenn du LSD nimmst, ist, daß du von der Reise nicht besser zurückkommst, als du vorher gewesen bist.«)

tabolischen Wegen das Gehirn beeinflussen (→LSD), benötigt man für einen LSD-Rausch nur 0,02 bis 0,06 Milligramm, während die durchschnittliche Dosis bei Meskalin 400 bis 600 Milligramm beträgt. LSD ist also 10000mal wirksamer als Meskalin - die Gründe dafür sind eines der vielen ungelösten Rätsel der Psychopharmakologie.

Auch als Rauschdroge hat Meskalin eine erheblich geringere Breitenwirkung gehabt. Seit 1917 gibt es in Colorado, Utah und Nevada Gesetze, welche den Besitz von Peyote unter Strafe stellen; 1920 folgte Kansas, 1923 Arizona, Montana, South Dakota und North Dakota, 1924 Iowa, 1929 New-Mexico, 1935 Idaho und 1937 Texas. In Arizona und New-Mexico wurde das Gesetz aber nie angewandt, in New-Mexico und Montana ist das Gesetz sogar insofern korrigiert worden, als Peyote rituell verwendet werden darf. 1964, im Zuge der Maßnahmen gegen die stark wachsende Hippie-Bewegung, wurde Peyote-Genuß auch in Kalifornien strengstens verboten. Zu den unerfreulichsten Folgen der Kontroverse um die psychedelischen Drogen gehört sicher, daß die pauschale Gesetzgebung neben der Forschung auch die »Native American Church« schwer traf.

1960 wurden bei einem 28jährigen ehemaligen Harvard-Studenten namens Barron Bruchlos bei einer Haussuchung in New York 311 Pfund *peyote buttons* gefunden, die er, völlig legal und mit Stempeln des Ackerbauministeriums versehen, erworben hatte. Obschon ohne rechtliche Grundlage, beschlagnahmte das FBI die Ladung und auch 145 Kapseln mit Peyote-Pulver, die Bruchlos für umgerechnet 2 bis 3 DM pro Stück zu verkaufen pflegte. Bruchlos wurde nie angeklagt, aber die Behörde gab auch das beschlagnahmte Peyote nicht wieder heraus.

In Paris soll Meskalin 1938 kurzzeitig als Rauschdroge verwendet worden sein, doch hat es sich wohl nie so verbreitet, daß irgendwelche juristischen oder polizeilichen Maßnahmen nötig wurden. Im Gefolge von Huxley hat Henri Michaux (1956, 1961) die mystischen Effekte von Meskalin literarisch verwertet; Alan Watts und Allen Ginsberg experimentierten neben anderen Drogen auch mit Meskalin.

Inzwischen wurden weltberühmt die Erlebnisse des amerikanischen Anthropologen Carlos Castaneda mit seinem Medizinmann-Guru Don Juan. Zumindest am Beginn seiner Initiation in das indianische mystische Universum spielten einheimische Rauschdrogen eine zentrale Rolle, vor allem Peyote (Castaneda, 1972, 1973). In seinen späteren Berichten (Castaneda

1975, 1976) zieht er allerdings den drogenfreien Zugang zu jener »anderen Wirklichkeit« vor - wobei nicht ganz klar ist, ob er dem allgemeinen, inzwischen eher drogenskeptischen kulturellen Trend folgt oder tatsächlich eine entsprechende seelische Entwicklung durchlaufen hat.

1976 wurde schließlich noch ein dokumentarischer und Tagebuch-Bericht des französischen Surrealisten Antonin Artaud veröffentlicht, worin er seine Peyote-Erlebnisse bei dem mexikanischen Indianerstamm der Tarahumaras in den dreißiger Jahren beschreibt. Seine Schilderungen des Drogenkults haben eine intensive poetische Ausstrahlung und bekunden sein außerordentliches Vermögen, sich in diese archaischen Riten der Indianer hineinzuversetzen.

Neuerdings dürfen die Anhänger der Peyote-Sekte offenbar ihre Riten einigermaßen ungestört durchführen. Noch Anfang 1979 zog ein Strom amerikanischer Indianer aus Arizona, Colorado, New Mexico, Montana, Kalifornien und Oklahoma in die südtexanische Stadt Mirando City, um dort die traditionellen Frühlings-Zeremonien abzuhalten.

Die Beschaffung der Pflanze scheint jedoch, Zeitungsberichten zufolge, immer schwieriger zu werden. Wie Omer T. Stewart, Anthropologe an der University of Colorado und Peyote-Experte, mitteilte, fürchten die Indianer, daß der Peyote-Kaktus ausstirbt. Einige Anhänger der Sekte wollen sich deshalb in Mexiko um neues Peyote bemühen (Südd. Zeitung vom 20. 2. 1979). W. S.

Literatur:
Eine nahezu erschöpfende Bibliographie mit insgesamt fast 2000 Titeln enthalten die Werke von LaBarre und Slotkin.
Alarcon, da Harnando Ruis, »Tratado de las supersticiones y costumbres gentilicas« (1629), hrsg. in: *Anales de Museo Nacional de Mexico*, Bd. 6, 1898
Artaud, A., *Die Tarahumaras. Revolutionäre Botschaften*, München 1976
Beringer, K., *Der Meskalinrausch. Seine Geschichte und Erscheinungsweise* (1928), Neudruck Berlin 1969
Castaneda, C., *Die andere Realität – die Lehren des Don Juan*, Frankfurt a. M. 1972
Ders., *Eine andere Wirklichkeit – neue Gespräche mit Don Juan*, Frankfurt a. M. 1973
Ders., *Reise nach Ixtlan*, Frankfurt a. M. 1976
Ders., *Der Ring der Kraft – Don Juan in Den Städten*, Frankfurt a. M. 1976
Cohen, S., *The Beyond Within*, New York 1968
Eccles, J. C., und H. Zeier. *Gehirn und Geist*, München 1980
Grof, St., *Topographie des Unbewußten*, Stuttgart 1978
Heffter, A., »Über Cacteenalkaloide«, in: *Berichte der Deutschen Chemischen Gesellschaft* 20, 1896, S. 216; 31, 1898, S. 1193; 34, 1901, S. 3004
Heim, B., *Postmortale Zustände?*, Innsbruck 1980
Huxley, A., *Die Pforten der Wahrnehmung*, München 1954
LaBarre, W., *The Peyote Cult*, Hamden 1964
Leon, N. de, *Camino del Cielo*, Mexico 1611
Michaux, H., *Misérable Miracle*, Paris 1956
Ders., *Turbulenz im Unendlichen*, Frankfurt a. M. 1971, S. 78–81

Ders., *Connaissance par les Couffres,* Paris 1961

Ricks, D., »Mushrooms and Mystics: A Caveat. Drugs and the Mind Issue«, in: *Harvard Review* 1, 1963, S. 51

Sahagún, B. de, *Historia general de las cosas de Nueva España,* Mexiko 1829

Schmidbauer, W., »Zur Psychologie des Orakels«, in: *Psychologische Rundschau* 21, 1970, S. 88

Slotkin, J. S., *The Peyote Religion,* Glencoe 1956

Teirich, H., »Über eine Meskalinschädigung«, in: *Psyche* 7, 1954, S. 637

Thorpe, W. H., *Der Mensch in der Evolution,* München 1969

Methadon → Polamidon
Methaqualone → Schlafmittel
Mini-Trips → LSD

MMDA

(3-Methoxy-4,5, -Methylen-Dioxy-phenil-isopropyl-Amin)

Geschichte

MMDA unterscheidet sich von → MDA lediglich durch das Vorhandensein einer Methoxyl-Gruppe. Es ist eine künstliche Verbindung, die dem ätherischen Öl Myristicin der → Muskatnuß nachgebaut ist.

Der Ähnlichkeit der beiden Substanzen in chemischer Hinsicht entspricht die eng verwandte Wirkung auf das Seelenleben des Menschen.

Wirkung

»Wie MDA gehört auch MMDA einer Kategorie der Rauschdrogen an, die sich von → LSD und → Meskalin, von → Harmalin und → Ibogaïn grundlegend unterscheidet. Im Gegensatz zu der für diese beiden Drogengruppen charakteristischen Erfahrung im Bereich des Überpersonalen und Unbekannten«, schreibt Claudio Naranjo, »führen die gefühlssteigernden Isopropylamine von MDA und MMDA den Betreffenden in personale und vertraute Bereiche, die sich vom Alltag lediglich dadurch unterscheiden, daß sie mit einer weit größeren Intensität erlebt werden.« (S. 88)

Die Gefühlssteigerung kann zwei mögliche Höhepunkte erreichen, einen positiven und einen negativen:

- visionäre (optische) Erlebnisse stellen den »MMDA-Himmel« dar,
- die intensive Steigerung des Gefühlslebens ist die »MMDA-Hölle« (S. 109).

Naranjo, der die Droge und ihre Wirkung im Rahmen von psychotherapeutischen Sitzungen und ganzen Therapie-Sequenzen ausgiebig erforscht hat, weist auf das Charakteristikum der starken Gegenwartsbezogenheit (»Die Droge des ewigen Jetzt«, nennt er sie) und ihre Bedeutung für eine bestimmte Art Behandlung hin, nämlich die Gestalttherapie nach Fritz Perls, die überwiegend das *Hier-und-Jetzt* des Patienten betont. »Das MMDA ermöglicht schnelleren Zugang zur verborgenen *Erfahrung* des Individuums, beziehungsweise der aus ihrer Ablehnung resultierenden Leugnung oder Verzerrung.« (S. 130)

Gefahren

Spezielle Gefahren werden – im Gegensatz zu extremen Reaktionen bei manchen MDA-Räuschen – bei MMDA nicht angeführt.

J. v. Sch.

Literatur:
Naranjo, C., *Die Reise zum Ich*, Frankfurt a. M. 1979, Kap. 3

Morphium *(Morphin)* → Opiate
Muscimol → Fliegenpilz

Muskatnuß

Die aromatischen Samen von *Myristica fragrans* aus der Familie der *Myristicaceae* (sie stecken in aprikosenähnlichen Früchten) sind ein allgemein bekanntes Gewürz, das vor allem auf Java und in Westindien gewonnen wird. Ihre psychotoxischen Eigenschaften sind weniger bekannt, obschon bereits 1789 der englische Arzt William Cullen beschrieben hat, wie einer seiner Patienten aus Versehen eine hohe Dosis Muskatnuß nahm und danach zuerst ein angenehmes Wärmegefühl im Magen verspürte (→ RA IV, → Alkohol), sodann vom Stuhl kippte und einige Stun-

den lang entweder nahezu betäubt war oder halluzinierte, seine Umwelt verkannte und wirre Dinge redete. Nach sechs Stunden klang der Zustand ab; Kopfweh und Müdigkeit verschwanden nach einer Nacht.

Der spätere ›Black Muslim‹-Führer Malcolm X hat durch seine Autobiographie amerikanische Studenten auf Muskat als Rauschdroge aufmerksam gemacht. Er berichtet dort, wie er in einem Gefängnis mehrere Mithäftlinge kennenlernte, die sich ihre *highs* durch in der Küche gestohlenes Muskat verschafften. In einem Glas Wasser aufgeschwemmt, hatte eine Zündholzschachtel voll Muskatpulver »the kick of three or four reefers« – den Effekt von drei oder vier Marihuana-Zigaretten. Auch Jazzmusiker wußten schon früh um die halluzinogenen Effekte des Muskatpulvers; von Charlie ›Bird‹ Parker heißt es in einer Biographie, daß er bei seiner Band Muskatnuß einführte und diese dann täglich etwa acht bis zehn Schächtelchen Muskatpulver konsumierte.

Andrew Weil hat diese literarischen Zeugnisse gesammelt und Personen befragt, die Muskatnuß zu Rauschzwecken konsumierten. Seine besten Informanten waren Studenten; Ärzte wußten kaum je, daß Muskatnuß auch nicht-kulinarischen Zwecken dient.

Weils Studie zeigt deutlich, daß die berauschenden Effekte der Muskatnuß *(nutmeg)* unzuverlässig sind und vielfach von starken vegetativen Nebenwirkungen begleitet werden. Einige Beispiele: Ein Student nahm zwei Teelöffel Muskatpulver in einem Glas Fruchtsaft. Leichte Magenschmerzen folgten, keine Halluzinationen, keine besondere Veränderung des psychischen Zustandes außer einer leichten Euphorie. Nach unruhigem Schlaf folgte am nächsten Morgen ein übler Kater mit starken Kopfschmerzen, Mundtrockenheit und ausgeprägtem Krankheitsgefühl.

Vier Studenten machten einen weiteren Versuch; bei dreien versagte das Mittel völlig; sie spürten nur die unangenehmen Nebeneffekte. Der vierte erlebte eine Art Trance und hatte die lebhafte Illusion, er treibe dahin, wobei seine Glieder vom Körper gelöst schienen.

Offensichtlich hat Muskatnuß zwar als Gewürz, von dem schon wenige Bruchteile eines Gramms ›herausgeschmeckt‹ werden, eine große ›therapeutische Breite‹ (→ RA IV). Wird sie aber als Rauschdroge verwendet, dann liegen erwünschter und unerwünschter (toxischer) Effekt sehr nahe beisammen (wie etwa auch bei den → Nachtschatten-Drogen). Während eine Reihe von Weils Informanten bei einer Unze (rund 28 g) keine Effekte verspürten, wurde ein Student, der drei Unzen nahm und nachher vier Gläser Bier trank, völlig desorientiert und geriet in einen pathologischen Rausch. Als er aus dem Club, in dem er getrunken hatte, wegen seines unmöglichen Verhaltens hinausgeworfen worden war, kam es zu wahnhaften Sinnestäuschungen. Er wollte mit Gewalt zurück und kam schließlich wegen ›Volltrunkenheit‹ (obschon er kaum 50 ccm reinen Alkohol getrunken hatte) in ein Gefängnis. Dort hielt sein paranoides Denken noch einen Tag an: Er hielt die anderen Gefangenen für Nazis.

Auch bei einem anderen Studenten waren schwere Angstanfälle und Herzrasen (Tachykardie) die einzige Folge eines Eßlöffels voll Muskatpulver; er kann seither nichts mehr essen, was mit dieser Nuß gewürzt wurde.

Positiv reagierte laut Weils Protokollen vor allem eine 42jährige Frau, die sich selbst ›exzentrisch‹ nannte. Sie hatte mehrmals Muskatpulver genommen, allerdings immer nur kleinere Dosen (rund 5 g). Danach erlebte sie eine angenehme Müdigkeit und hatte bei geschlossenen Augen Halluzinationen von Wiesen, Pappeln, blauem Himmel, goldenen Schmuckstücken, tanzenden Sternen. Ihre Küche nahm die Dimensionen einer Kathedrale an; sie selbst dünkte sich ungewöhnlich groß, ein Effekt, der nach dem Genuß vieler Halluzinogene beschrieben wird (→Meskalin, →LSD, →Epéna, →Psilocybin).

Es ist noch unklar, worauf diese ausgeprägten Schwankungen im Wirkungsbild der Muskatnuß zurückzuführen sind. Sicher spielt die von Alexander T. Shulgin und seinen Mitarbeitern nachgewiesene Tatsache eine Rolle, daß – je nach der geographischen Herkunft des Gewürzes – der Gehalt an Aromastoffen in *Myristica fragrans* außerordentlich stark schwankt. Die wichtigsten dieser Aromastoffe sind Myristicin, Elemicin und Safrol (Strukturformeln bei Efron 1967). Der wichtigste Stoff ist Myristicin; ebenso wie die der beiden anderen ähnelt seine Struktur bekannten Halluzinogenen, etwa dem Meskalin. Die reinen Aromastoffe sind bisher allerdings psychopharmakologisch kaum untersucht worden. Der einzige experimentell gesicherte Befund ist offensichtlich die Tatsache, daß sie den Abbau der ›biogenen Amine‹ und Neurotransmitter (→RA IV) hemmen.

Mit zwei synthetischen Verbindungen, die aus ätherischen Ölen der Muskatnuß entwickelt wurden, befaßt sich Claudio Naranjo, der sie als Hilfsmittel in der Psychotherapie eingesetzt hat. Aus Safrol läßt sich →MDA herstellen, aus Myristicin →MMDA.

W. Sch.

Literatur:
Cullen, W., *A Treatise on the Materia Medica*, London 1789
Efron, D.H. (Hrsg.), *Ethnopharmacologic Search for Psychoactive Drugs*, Washington 1967
Naranjo, C., *Die Reise zum Ich – Psychotherapie mit heilenden Drogen*, Frankfurt a.M. 1979
Shulgin, A. T., u. a., »Pharmacology of Myristica fragrans«, in: Efron, a.a.O.
Weil, A. T., »Myristica fragrans«, in: Efron, a.a.O.

N

Nachtschatten-Drogen
(Solanazeen-Drogen)

Die botanische Familie der Nachtschattengewächse umfaßt neben Nahrungspflanzen (Kartoffel, Tomate, Paprika, Aubergine) und dem Lieferanten eines der wichtigsten Genußmittel (Tabak) eine ganze Reihe von Rauschdrogen, die allerdings mehr den Historiker dieses Gebietes interessieren als den, der sich mit der gegenwärtigen Situation beschäftigt. Die Solanazeen-Alkaloide spielten in den →Hexensalben eine sehr wichtige Rolle; sie wurden und werden teilweise heute noch in allen fünf Erdteilen als Rauschdroge verwendet.

Afrikanische Neger rauchen die Blätter von *Datura fastuosa*, in Peru kocht man aus den Blättern von *Datura sanguinea* den Tonga genannten Rauschtrank. Die australischen Eingeborenen kauen Pituri, die Blätter einer *Duboisia*-Art *(Duboisia Hopwoodii)*, die Indianer in Mexiko benutzen *Datura praecox* und *quercifolia*, nordamerikanische Indianer *Datura meteloides*. In Indien und im Iran kennt man *Datura metel* und *Hyoscamus muticus*, in Litauen hat man *Scopolia carnicola*-Wurzeln als ›Liebeszauber‹ benutzt.

Die wichtigsten Gattungen der Nachtschattengewächse, die man als Rauschdrogen verwendet:
Stechapfel *(Datura)*
Nachtschatten *(Solanum)*
Tollkirsche *(Atropa)*
Bilsenkraut oder Hühnertod *(Hyoscamus)*
Tollkraut *(Scopolia)*
Alraun *(Mandragora)*
Duboisia gedeiht nicht in Mitteleuropa und hat infolgedessen keinen deutschen Namen.

Die Solanazeen-Drogen lassen sich in eine Gruppe zusammenfassen, weil ihre wichtigsten Alkaloide durchwegs identisch sind (wenn auch bei den einzelnen Drogen wechselnde Zusammensetzung und eventuell noch unbekannte Wirkstoffe das Bild komplizieren).

Chemisches Prinzip

Das wichtigste Solanazeen-Alkaloid ist das *Atropin*, eine bitter schmeckende, in Wasser schwer, in Chloroform leicht lösliche Substanz, die in Prismen kristallisiert. Atropin schmilzt bei einer Temperatur von rund 105° C. Es wird während der Aufbereitung aus der lebenden Pflanze chemisch etwas verändert (1-Hyoscamin wird zu Atropin razemisiert).

Das zweite wichtige Alkaloid der Nachtschattengewächse ist das Skopolamin, welches bis heute in der Medizin als beruhigendes Mittel (mit Morphium kombiniert) angewendet wird. Noch jüngst hat Rudolf Degkwitz in seinem »Leitfaden Psychopharmakologie« darauf hingewiesen, daß kein zweites Mittel besser geeignet ist, erregte Geisteskranke schonend, aber sofort zu beruhigen (1,5 ml Scophedal intramuskulär injiziert), während die immer noch verwendeten Barbiturate (Luminal) erst viel später wirken und den Kranken durch einen oft tagelangen Kater (Nachwirkungen der Vergiftung) sehr stören. Skopolamin allein ist wegen seiner vegetativen Nebenwirkungen, die durch Morphium unterdrückt werden, nicht geeignet.

Chemisch ist Skopolamin als Ester des Skopons und der Tropasäure mit Atropin eng verwandt.

In *Datura meteloides*, einer Stechapfelart, findet sich das mit Atropin sehr eng verwandte Alkaloid Meteloidin.

Wirkung

Atropin hemmt das an bestimmten Nervenenden freigesetzte Azetylcholin, einen ›Neurotransmitter‹, indem es die chemischen Positionen (Rezeptoren) blokkiert, auf die der Überträgerstoff von Nervenimpulsen einwirkt. Diese Wirkung erfaßt vor allem das parasympathische Nervensystem, welches als Gegenspieler des Sympathikus wichtige Lebensvorgänge regelt: Verdauung, Speichelsekretion, Herzschlag, Pupillenkontraktionen. Die Körperbewegungen werden durch Atropin nicht gehemmt.

Besonders leicht ablesen läßt sich die Atropin-Wirkung am Auge: Die Pupille erweitert sich. Daher auch der Name Belladonna (ital. ›schöne Frau‹) für die Tollkirsche *(Atropa belladonna)*. Ins Auge geträufelt, erweitert Tollkirschenextrakt die Pupille und macht – freilich auf Kosten der Sehschärfe – schöne, tiefe Augen. Physiologisch geschieht dabei folgendes: Atropin hemmt die Übertragung der für Pupillen-Kontraktionen verantwortlichen Nervenimpulse, so daß sich die Pupille automatisch erweitert. Zugleich wird die Anpassung der Sehkraft an die Nähe (Akkomodation) ver-

schlechtert, da auch die dafür verantwortlichen Muskeln gelähmt werden. Träufelt man nur ein Milligramm Atropin ins Auge, so bleibt dieser Effekt bis zu einer Woche lang erhalten.

Atropin entfaltet in höheren Dosen (1 bis 2 mg subkutan oder intravenös) eine ausgeprägte Kreislaufwirkung. Da die parasympathisch-bremsenden Einflüsse auf das Herz wegfallen, beginnt es sehr schnell zu schlagen (ca. 150mal pro Minute). Liegt, wie vor allem bei älteren Menschen, eine Koronarsklerose vor oder hat der Betroffene einen Herzinfarkt überstanden, kann das sehr gefährlich sein. Weiterhin wird die Speichelsekretion im Mund gehemmt (trockenes Gefühl im Mund); Spannungszustände im Magen-Darm-Bereich und in der Gallenblase klingen ab.

Skopolamin wirkt auf das vegetative Nervensystem qualitativ genau wie Atropin; quantitativ bestehen erhebliche Unterschiede, da Skopolamin offensichtlich das Zentralnervensystem dämpft, während Atropin es erregt. Da in den meisten Nachtschatten-Drogen beide Alkaloide in wechselnder Mischung enthalten sind, ergibt sich ein variationsreiches Bild, das sich vor allem aus den ganz verschiedenen Wirkungen ablesen läßt, die man der → Mandragora zuschreibt. Dadurch, daß die natürlichen Drogen (also nicht

287

die chemisch reinen, standardisierten Präparate) die wirksamen Alkaloide in stark schwankenden Konzentrationen enthalten, kann sich das Bild noch weiter komplizieren.

Dennoch kann man mit Erich Hesse die Grundzüge der typischen Vergiftung durch Solanazeen als ›anticholinergisches‹ (gegen den Neurotransmitter Azetylcholin gerichtetes) Wirkungsbild zusammenfassen. Es bleibt weitgehend konstant, gleichgültig ob der Berauschte nun drei bis fünf Tollkirschen, den Extrakt von 4 Gramm Belladonnawurzeln, stechapfel- und bilsenkrauthaltigen Tee oder 20 bis 60 Milligramm reines Atropin aufgenommen hat. Zunächst erweitern sich die Pupillen, und die Haut rötet sich. Wegen der quälenden Mundtrockenheit muß der Berauschte dauernd schlucken oder trinken. Sein Herz schlägt sehr schnell, er kann nur verschwommen sehen, ja selbst zeitweilige Blindheit ist möglich. Zu den körperlichen Symptomen treten seelische: Der Berauschte ist - wenn Atropin überwiegt - verwirrt und erregt, er bewegt sich hastig, tanzt oder singt, hat Halluzinationen, in denen oft erotische Elemente hervortreten, unterhält sich lebhaft mit Personen, die nur in seiner Phantasie existieren.

Das Solanazeen-Drogen verborgene sexuelle Wünsche aktivieren können, zeigt ein von Hesse geschilderter Vorfall: Eine 54jährige Frau schluckte irrtümlich zum Einträufeln in das Auge vorgesehene Atropin-Skopolamin-Tropfen. Sie geriet in einen Rausch, in dem sie nicht nur mit ihrer Zimmerwirtin lesbisch zu verkehren suchte, sondern auch unverblümt deren hinzukommenden Bräutigam dazu einlud. Nachher erinnerte sie sich nicht mehr an diese Vorkommnisse.

Obschon als Gift sehr berüchtigt, sind Tollkirschen und andere atropinhaltige Nachtschattengewächse nicht besonders gefährlich. Die ›therapeutische Breite‹ (→ RA IV) von Atropin ist außerordentlich groß; Vergiftungen mit dem 200fachen der wirksamen Dosis sind schon vielfach überlebt worden. Erst wenn die Dosis so hoch ist, daß Atropin auch das Atemzentrum lähmt, droht Lebensgefahr; deshalb ist auch die in manchen → Hexensalben empfohlene Mischung von Solanazeen mit den gleichfalls in hoher Dosis das Atemzentrum lähmenden → Opiaten gefährlich. Während Skopolamin in einer Solanazeen-Droge die Erregungszustände durch Atropin mildert und sie möglicherweise als lebhafte Traumbilder in einem betäubungsähnlichen Schlaf erscheinen läßt (→ Hexensalben), gewährt es keinen Schutz gegen die Atemlähmung durch sehr hohe Atropin-Dosen.

Im Gegensatz zu den zentral erregenden Wirkungen des Atropins führt Skopolamin zu einem halbwachen Zustand, in dem die Willenskraft des Berauschten stark beeinträchtigt scheint. Während Denk- und Sprechfähigkeit erhalten sind, wirkt der Betroffene wie ein Hypnotisierter in tiefer Trance. Er beantwortet Fragen über Sachverhalte, die er sonst geheimhält. Diesen Effekt benützen offenbar manche Rezepte der Volksmedizin, die Solanazeen-Drogen als Liebeszauber empfehlen. In Spanien wiederum mischt man zum gleichen Zweck die Samen des Stechapfels *Datura stramonium* in Likör.

Unter Skopolamin-Einfluß wird der Berauschte erotischen Suggestionen kaum widerstehen können. Aus ähnlichen Gründen ist Skopolamin auch schon als ›Wahrheitsserum‹ verwendet worden, wurde aber später durch Natrium-Pentothal ersetzt. Die Wirkungen der mexikanischen Droge → Ololiuqui wurden früher ebenfalls auf Skopolamin zurückgeführt (Møller 1951), doch hat sich inzwischen herausgestellt, daß Lysergsäure-Derivate in diesem Fall das wirksamere Prinzip darstellen. Doch auch in Mexiko pflegen gewissenlose Don Juans spröde Frauen mit einer Solanazeen-Droge (Toloache, d. i. *Datura tatua L.*) gefügig zu machen. Obschon weder gelähmt

noch bewußtlos, läßt das Opfer alles mit sich geschehen. Später ist die Erinnerung an das Vorgefallene verwischt, wobei allerdings schwer zu bestimmen sein dürfte, was vergessen und was verdrängt wird. Die Hexen jedenfalls erinnerten sich an ihre ›Sabbate‹.

Der Toloache-Rausch

Einen Versuch mit Toloache-Blättern schildert Victor A. Reko. Da nur sehr wenig Zeugnisse über Solanazeen-Räusche vorliegen (→ Hexensalben), zitieren wir ihn hier in Auszügen. Rekos Gewährsmann schreibt:

»Ich bereitete mir einen Tee, indem ich vier mittelgroße Toloache-Blätter mit heißem Wasser übergoß, und nahm davon vor dem Schlafengehen. Das Resultat war zunächst ein bleierner Schlaf und dann, nach dem Erwachen, ein Zustand von Benommenheit und Verwirrtheit, wie etwa in einem Fieber. Ich wollte Wasser trinken und saugte an meiner Taschenuhr, obwohl mir das Unsinnige meiner Handlung völlig klar war ... Die Trockenheit im Hals und Schlund waren höchst lästig, daneben fühlte ich im Gesicht eine brennende Hitze und hatte die Empfindung, als sei meine Haut auf das äußerste gespannt, so daß nur noch ein kleines Mehr genüge, um sie platzen zu lassen ... Höchst unangenehm war das gesteigerte Tastgefühl. (Auch eine typische Halluzinogen-Wirkung! - W. S.) Meine Zunge stieß wie ein Fremdkörper im Mund überall an, und ich hatte förmlich das Bedürfnis, sie herauszunehmen und wegzulegen ... Mit den Fingern durfte ich keinem Gegenstand nahekommen, ohne daß mich Ströme von Hitze und Kälte durchflossen. Wenn das Federbett meine Zehen berührte, die sonderbarerweise immer krampfhaft gespreizt auseinander standen, hatte ich geradezu Brechreiz ... Mit meinem neben meinem Bette liegenden Hund wurde ich ungemein zärtlich und bedauerte ihn außerordentlich, daß er alles nur so von unten sehen konnte. Ich lebte mich in diese Idee ein und glaubte bald, es gehöre gar nicht viel dazu, selbst ein Hund zu werden und sich in so einen schwarzen Kerl zu verwandeln. (Man beachte die gesteigerte Autosuggestibilität, ebenfalls ein typisches Zeichen des Halluzinogen-Effektes. - W. S.) Das Unvermögen, klar und scharf zu sehen, war beim Erwachen ... noch am nächsten Tag vorhanden. Ich empfand es, wie wenn mir Fett oder Seife in die Augen gekommen wäre, aber durchaus nicht wie einen Defekt. An eine Atropin-Wirkung dachte ich nicht im entferntesten ... Am nächsten Tage, als ich nach einem wundervollen, erquicklichen Schlaf erwachte, fühlte ich mich etwas verkatert, aber sonst völlig normal ... Der unangenehme Zustand hielt ... ohne Unterbrechung, wie ein richtiger Katzenjammer, bis gegen Abend an ... Die nächste Nacht verbrachte ich unter ziemlich gutem, nur wiederholt durch Zusammenschrecken und Herzklopfen unterbrochenem Schlaf und unruhigen Träumen von erschreckender Greifbarkeit. Noch nie in meinem Leben, soweit ich mich erinnere, habe ich so ungemein plastisch, so klar und deutlich geträumt. Die Pupillen blieben ... noch mehrere Tage unnormal erweitert.«

Tonga-Trinker in Peru

Berichte von Ethnographen über Indianer, die aus rituellen Gründen (Reise ins Geisterreich) Nachtschatten-Drogen nehmen, bestätigen, daß die Solanazeen in der Regel zwar seltsame und neuartige Empfindungen spenden, aber keine Euphorie. Tschudi hat einen Schamanen beschrieben, der Tonga (Abkochung von *Datura Sanguinea*) trank.

Seine Augen füllten sich mit Tränen, die Haut wurde fahl, kalter Schweiß bedeckte das Gesicht, die Adern an Hals und Stirn traten hervor. Mit blutunterlaufenen Augen begann der Berauschte krampfhaft zu zucken, sein Puls schlug rasend schnell, Schweiß bedeckte den Körper, Gesicht und

Gliedmaßen waren verzerrt. Leises Murmeln wechselte mit gellendem Geschrei, dumpfem Heulen und tiefem Stöhnen. Erst nach Stunden milderten sich diese Symptome; Frauen wuschen den Medizinmann mit kaltem Wasser und betteten ihn bequem. Er schlief ein und erzählte am Abend, erwacht, was er mit den Geistern seiner Ahnen besprochen hatte.

Die unangenehmen Begleitsymptome haben auch dazu geführt, daß die Solanazeen-Drogen eigentlich nur in einem religiösen Rahmen regelmäßig in halluzinogener Dosierung genommen werden. Die Berichte aus Mexiko (Reko), wo angeblich *Datura tatula* (Toloache, s. o.) von manchen Yaqui-Indianern gewohnheitsmäßig geraucht oder gekaut wird*, sind nicht genügend bezeugt. Vor allem bleibt unklar, ob die Solanazee allein oder zusammen mit Alkohol und Hunger einen so unerfreulichen Zustand hervorruft.

Solanazeen im 20. Jahrhundert

Sieht man vom Tabak (→ Genuß-Drogen) einmal ab, so scheinen die Nachtschatten-Gewächse für den modernen Menschen keine Rolle mehr zu spielen. Das Bier mit dem Namen »Pils« enthält heute zur Verstärkung der Alkoholwirkung sicher keine Auszüge

aus Bilsenkrautsamen mehr, wie im Mittelalter.

Allenfalls die unrühmliche Rolle des Strychnin als verbotenem *Doping*-Mittel im Sport (→ Medikamente) ist noch erwähnenswert. In einer Studie über Adolf Hitler verweist David Irving darauf, daß »euphorische Trancezustände«, die vom hochdosierten Strychnin herrührten, eventuell sogar Einfluß auf die Kriegsführung nahmen: Hitler hatte es »seit Stalingrad über so lange Zeit hinweg eingenommen ...« (S. 135)

Amerikanischen Astronauten gibt man ein skopolaminhaltiges Präparat gegen Gleichgewichtsstörungen.

Daß Nachtschatten-Drogen (mit Ausnahme des Tabaks, der keine Rauschdroge, sondern ein Genußgift ist) eine Sucht erzeugen, ist noch nicht bewiesen worden. Die Tatsache, daß sie überall dort nicht mehr von den Eingeborenen benutzt werden, wo Alkohol billig zu haben ist, spricht eher dagegen. Wegen der unangenehmen Neben- und Nachwirkungen ist auch die Wahrscheinlichkeit gering, daß die Solanazeen-Drogen einen Platz in dem mit Rauschmitteln experimentierenden *underground* gewinnen werden. Jedenfalls wird nur selten einmal über den Mißbrauch von ›Asthmazigaretten‹ berichtet, die auch Stechapfel enthalten, wie die ›Fumigatio antiasthmatica STADA‹.

---

* ›Lebende Leichname‹ sollen die Betäubten genannt werden, die taumelnd und desorientiert durch die Dörfer wanken.

Ein Hinweis in einem neuen Buch (Hansen, *Der Hexengarten*) auf die Selbstversuche mit Solanazeen, die Gustav Schenk in den 30er Jahren machte, kann natürlich Neugierige animieren, es auch mal mit dem einen oder anderen *Kräutlein* zu versuchen. Er (oder sie) sollte dann jedenfalls über die möglichen Giftwirkungen genau Bescheid wissen.

Daß es Kundige gibt, die nicht nur mit dem eigenen Leib und Seelenleben experimentieren, zeigte ein Vorfall im Juni 1980. Damals schüttete ein Unbekannter Besuchern verschiedener Lokale ein Präparat in den Kaffee, das sich bei der Analyse als Skopolamin entpuppte. Die Vergifteten (es handelte sich um 17 Opfer in Amsterdam und Rotterdam, zu denen sich bald darauf noch einige in Antwerpen und Düsseldorf gesellten) litten unter optischen und akkustischen Halluzinationen und Zuständen allgemeiner Verwirrtheit. Als Antidot gab man Pilocarpin und Coffein. (Südd. Zeitung vom 24. 6. 1980)

Literatur:
Degkwitz, R., *Leitfaden der Psychopharmalogie*, Stuttgart 1967
Fischer, G., *Heilkräuter und Arzneipflanzen*, Ulm 1966
Fühner, H., »Solanazeen als Berauschungsmittel«, in: *Archiv für experimentelle Pathologie und Pharmakologie* 111, 1925, S. 281
Hansen, H. A., *Der Hexengarten*, München 1980
Hesse, E., *Rausch-, Schlaf-, und Genußgifte*, Stuttgart 1966
Irving, D., *Wie krank war Hitler wirklich?*, München 1980
Møller, K. O., *Rauschgifte und Genußmittel*, Basel 1951
Koelle, G. B., u. a., *Pharmacology of Cholinergic and Adrenergic Transmission*, Oxford 1965
Reko, V., A., *Magische Gifte*, Stuttgart 1938
Schenk, G., *Schatten der Nacht*, Stuttgart 1939

Nanacatl → Psilocybin
Nikotin → Genuß-Drogen
Niopo → Cohoba

O

Ololiuqui
(Bador, Badoh, Morning Glory, Piule, Purpurwinde)

Geschichte

Francisco Hernandez, der Botaniker und Historiograph Philipps II. von Spanien in Mexiko, beschreibt eine Droge, der er den aztekischen Namen Ololiuqui (›Rundes Korn‹) gibt. Wenn die Indianer ihre Götter befragen wollten, so äßen sie die Samen dieser Pflanze, bis sie Visionen sähen. Auch Bernardino de Sahagún erwähnt Ololiuqui; dazu erfährt man aus seiner Chronik Mexikos auch, daß die entsprechende Pflanze bei den Azteken den Namen *Coatl xoxouqui* (›Grüne Schlange‹) trug - eine anschauliche Beschreibung der Windenarten *Rivea corymbosa* oder *Ipomea violacea* (Trichterwinden), die nicht ganz verständlich erscheinen läßt, warum so viele Toxikologen und Anthropologen (Reko, LaBarre) bis in die dreißiger Jahre hinein Samen bestimmter →Stechapfel-Arten (*Datura*) als Ololiuqui identifizierten.

»Die grüne Schlange«, schreibt Sahagún weiter, »bringt ein Korn hervor, das den Namen Ololiuqui trägt. Es berauscht und macht wahnsinnig. Man gibt es den Personen, denen man übelwill, in einem Getränk. Die es trinken, haben Visionen und schauen unerhörte Dinge. Die Zauberer geben es denen zu essen, die sie hassen, um ihnen Übles zu tun.« Als Kaiser Maximilian von Mexiko hingerichtet worden war, wurde seine Gattin, Prinzessin Charlotte von Belgien, wahnsinnig. Es ging das Gerücht, sie sei mit Ololiuqui vergiftet worden (Roger Heim). Psychopharmakologisch gesehen ist ein solches Verbrechen allerdings mehr als unwahrscheinlich, da nur bei disponierten Personen ein Halluzinogen über den *bad trip* hinaus eine psychotische Reaktion auslöst (→RA II, →LSD).

Chemisches Prinzip

1960 erhielt Albert Hofmann, der Entdecker des →LSD und des →Psilocybins, als Original-Ololiuqui braune und schwarze Samen von Hanfkorngröße.

Die beiden Windenarten *Rivea corymbosa* und *Ipomea violacea* konnten unschwer im Treibhaus gezogen werden. Die chemische Analyse ergab, daß die Samen von *Rivea* 0,01 Prozent und die von *Ipomea* 0,05 Prozent eines Alkaloidgemisches enthielten, die – zum großen Staunen Hofmanns – in ihrer Struktur teilweise dem von ihm fast 20 Jahre vorher synthetisierten Halluzinogen Lysergsäure-Diäthylamid oder LSD glichen. Man hatte nicht erwartet, solche Stoffe auch bei höheren Pflanzen zu finden, da man Lysergsäure bisher nur in primitiven Pilzen angetroffen hatte. Die wichtigsten halluzinogenen Stoffe in Ololiuqui sind d-Lysergsäureamid und das spiegelbildlich aufgebaute d-Isolysergsäureamid sowie Lysergol, alle drei chemisch eng untereinander und mit LSD verwandt, aber in ihrer Wirkung erheblich schwächer.

Wie Hofmann in seinen Lebenserinnerungen mitteilt, war die Entdeckung der Verwandtschaft des Ololiuqui mit seiner wichtigsten Schöpfung, dem LSD-25, »ein fast unglaublicher Befund. Für die Winden habe ich seit jeher eine besondere Liebe gehabt. Es waren die ersten Blumen, die ich in meinem Kindergärtchen selbst gezogen habe. Ihre blauen und roten Kelche gehören zu meinen ersten Kindheitserinnerungen«. (1979, S. 182)

Wirkung

Ololiuqui ist ein typisches Halluzinogen, das allerdings das Bewußtsein mehr trübt als etwa →LSD und →Meskalin. Vielleicht läßt sich darauf, mehr aber noch auf die Kombination mit Alkohol seine Verwendung als ›Wahrheitsdroge‹ durch die sogenannten *Piuleros* erklären. Diese verwenden einen Ololiuqui-Auszug in Agavenschnaps (Mescal), womit ein Trance-Zustand erzielt wird, in dem der Betroffene - ähnlich wie im Skopolamin-Rausch (→Nachtschatten-Drogen) - auf eindringliche Fragen willenlos antwortet und möglicherweise Geheimnisse ausplaudert, die er streng hüten möchte. Mexikanische Banditen sollen diese Methode benützt haben, um Gutsbesitzer dazu zu bringen, ihnen das Versteck ihrer Gelder zu verraten; Medizinmänner unter den Indianern suchen mit Hilfe von Ololiuqui verlorene oder gestohlene Gegenstände (→Banisteriopsis).
Die Rein-Alkaloide von Rivea und Ipomea sind 20mal weniger wirksam als LSD; die halluzinoge-

ne Dosis beim Menschen dürfte 0,4 bis 1 Milligramm betragen. Die rohe Droge wird seit dem Verbot von LSD und anderen Halluzinogenen in vielen Ländern von unternehmungslustigen Hippies selbst hergestellt. Die durchschnittliche Dosis schwankt zwischen 50 und 100 Samenkörnern der *Ipomea violacea,* die in der Regel verwendet wird. In den Vereinigten Staaten setzte 1967, als die psychotropen Eigenschaften von *Ipomea (morning glory)* in *underground*-Blättern beschrieben wurde, ein Run auf Samengeschäfte ein, deren Bestände in wenigen Wochen ausverkauft waren. In der Subkultur ist es üblich, die Samen zu feinem Mehl zu zerstoßen, dieses in kaltem Wasser einzuweichen und durch ein Tuch zu filtern. Die Flüssigkeit wird dann getrunken. Wer besonders sorgfältig vorgehen will, nimmt destilliertes Wasser.
Wegen der starken Schwankungen, denen der Gehalt an wirksamen Alkaloiden bei allen pflanzlichen Drogen ausgesetzt ist (je nach Standort, Erntezeit, Düngung usw.), ist die rohe Droge ein sehr unzuverlässiges Rauschmittel. Manchmal tritt, wie bei vielen Halluzinogenen, zu Beginn des Effektes Übelkeit auf.

Gefahren

Reko, dessen Angaben notorisch

294

unzuverlässig sind, berichtet von Dauerschäden durch wiederholten Gebrauch von Ololiuqui. Es ist zu fragen, ob man sie dem Halluzinogen ankreiden darf oder ob nicht vielmehr der Agavenschnaps verantwortlich gemacht werden muß, mit dem Ololiuqui meist zusammen genommen wird. Aber auch andere Autoren weisen auf potentielle Gefahren durch die Purpurwinde hin: Von den sechs bekannten Derivaten der Lysergsäure in Ololiuqui sind nämlich erst fünf völlig identifiziert. Doch auch bei ihnen, noch viel weniger beim sechsten Derivat, kann man das Risiko nicht ausschließen, daß sie - ähnlich wie die Mutterkorn-Alkaloide (→ LSD) - zu Kontraktionen und dem Verschluß kleiner Blutgefäße führen. Die Folge wären, ebenso wie beim Ergotismus, Durchblutungsstörungen bis zum ›Brand‹ (Gangrän) in Fingern und Zehen. Bisher ist dieses Risiko wiederholten Konsums von Windensamen in hohen Dosen noch nicht bestätigt worden, aber man konnte es auch noch nicht ausschließen.

Eine weitere Warnung muß sich gegen die Gepflogenheit richten, die Samen unbesehen aus Samenhandlungen zu beziehen. Sie sind dann nämlich oft mit einem giftigen Insektizid überzogen, das seinerseits für manche Vergiftungserscheinungen nach dem Genuß von Ololiuqui (Erbrechen, Mat-

tigkeit, Durchfall) verantwortlich sein mag. Nach den bisherigen verstreuten Berichten haben manche Ololiuqui-Esser unter den amerikanischen Studenten überhaupt nichts gemerkt, während andere die typischen ›mystischen‹ Erfahrungen eines Halluzinogen-Rausches erlebten.

Die psychischen Risiken sind ähnlich wie die von → LSD. Sidney Cohen berichtet von einem besonders tragischen Fall. Ein junger Mann kaute ausdauernd 300 Ololiuqui-Samen und erlebte acht Stunden lang mit Genuß einen intensiven Rausch mit farbenprächtigen Visionen. Die nächsten 16 Stunden waren von beträchtlichen Zweifeln verdunkelt, ob er es auch schaffen würde, ›zurückzukommen‹. Es gelang, aber drei Wochen später setzte der halluzinogene Rausch wieder ein (*flashback*, → RA II, → LSD). Jetzt wurde der Betroffene langsam nervös und unsicher. Die Angst, verrückt zu werden, begann ihn zu plagen. Eine Woche lang kämpfte er mit wechselndem Erfolg gegen diese Angst und gegen Erlebnisse der Entfremdung, der Losgelöstheit und Irrealität (Depersonalisation). Eines Morgens erwachte er völlig aufgeregt, weil er sich schon wieder aus dem Gleichgewicht geraten fühlte. Er zog sich an, bestieg sein Auto und fuhr mit einer geschätzten Geschwindigkeit von 140 km/h gegen ein Haus.

Da in den subtropischen und tropischen Gebieten der USA Purpurwinden wie Unkraut gedeihen, rechnet man mit erheblichen Problemen, wenngleich die Samen der *morning glory* kein Suchtgift sind. Doch die psychischen und – potentiell – körperlichen Gefahren der Halluzinogene liegen auf einer anderen Ebene (→ LSD). In Mitteleuropa, wo die Purpurwinde kaum gedeiht und ihre Samen wahrscheinlich (wegen des mangelnden Sonneneinfalls) arm an psychotropen Stoffen sind, besteht diese Gefahr nur in abgemilderter Form.

A. Hofmann teilte 1979 mit, daß der Windensamen-Verkauf nach kurzer Zeit wieder abflaute, weil die Drogenkonsumenten keine guten Erfahrungen mit diesem Rauschmittel machten. Die Ololiuqui-Samen, die zerquetscht und mit Wasser, Milch oder einem anderen Getränk eingenommen werden, schmecken sehr schlecht und sind auch nicht magenverträglich. Außerdem hat der wichtigste Wirkstoff, Lysergsäureamid, keine ganz dem LSD-25 vergleichbare Wirkung. Die stimmungshebenden und halluzinogenen Seiten des Effekts sind weniger ausgeprägt, die Gefühle geistiger Leere, der Angst und Depression stärker. Außerdem macht Ololiuqui müde. Aus diesen Gründen, so vermutet Hofmann, hat das Interesse an den Samen der Trichterwinden in der Drogenszene abgenommen. W. S.

Literatur:
Cohen. S., *The Beyond Within*, New York 1968
Hofmann, A., »Die Wirkstoffe der mexikanischen Zauberdroge Ololiuqui«, in *Planta medica 9*, 1961, S. 354,
Ders., *LSD - mein Sorgenkind*, Stuttgart 1979
Hofmann, A., und H. Tscherten, »Isolierung von Lysergsäurealkaloiden aus der mexikanischen Zauberdroge Ololiuqui, in: *Experientia* 16, 1960, S. 414
LaBarre, W., *The Peyote Cult*, Yale 1938
Reko, V. A., *Magische Gifte*, Stuttgart 1938
Sahagún, B. de, *Historia general de las cosas de Nueva España*, Mexiko 1829

Opiate

1. Die Pflanze

Die Opiate sind Wirkstoffe des Schlafmohns *(Papaver somniferum);* ihre wichtigsten Vertreter sind Opium, Morphium, Heroin und Kodein.

Die botanische Familie Mohn ist über die ganze Welt verstreut, in mehr als 600 Spielarten verbreitet, aber nur *Papaver somniferum* produziert die begehrten Alkaloide. Unser roter Klatschmohn ist ihm nahe verwandt, enthält jedoch keine der genannten Substanzen. Wie wenig bekannt diese Tatsache ist, zeigen immer wieder irreführende Berichte in den Massenmedien: »Jahrhunderternte von leuchtend roten Feldern« lautete die Überschrift eines Artikels über Rauschgift im Iran (Südd. Zeitung vom 12. Juni 1979); da ist zwar korrekt die Rede vom *Papaver somniferum* (Schlafmohn), aber dann geht dem Reporter die Phantasie durch und er spricht davon, aus den traditionellen Opiumprovinzen Lourestan, Kurdistan und Aserbeidschan würden »unübersehbare leuchtend rote Felder« gemeldet.

Der Schlafmohn wird bis zu eineinhalb Meter hoch und trägt oben auf dem kahlen Stengel eine weiße, innen meist dunkelviolette Blüte. In den Monaten Juni bis August entsteht daraus eine walnußgroße, eiförmige Kapsel mit einer Strahlenkrone.

Die Kapselwand wird von einem Netz feinster Gefäße und Schläuche durchzogen, die sich prall mit Saft füllen. Sie produzieren die Wirkstoffe des Opiums und seiner Abkömmlinge – allerdings nur während der kurzen Zeit von etwa fünf Tagen. Genaugenommen ist Opium der eingetrocknete Milchsaft der unreifen Kapseln des Schlafmohns.

In der Erntezeit (für das Opium, nicht die schwarzen Mohnsamen) wird die äußere Kapselwand behutsam mit einem mehrklingigen Spezialmesser angeritzt. Die austretende Mohnmilch verfärbt sich rasch braun und trocknet ein. Man schabt sie anderntags ab und sammelt sie in Gefäße oder auf Mohnblätter. Pro Kapsel erhält man etwa 0,05 Gramm Rohopium. Hildebert Wagner hat ausgerechnet, daß man für ein Kilogramm gut 20000 Mohnkapseln auf einem Feld von 400 Quadratmetern abernten muß. Beim derzeitigen Verkaufspreis von 30 DM ent-

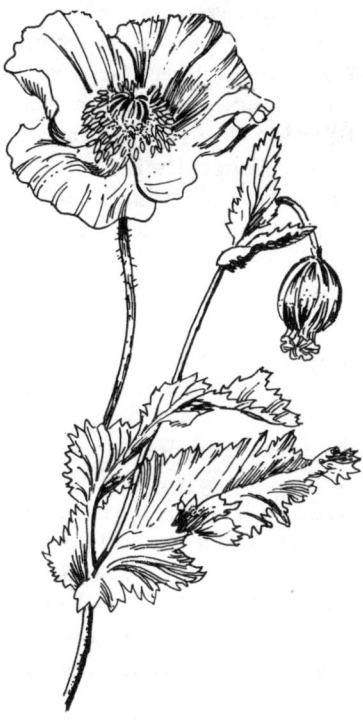

Schlafmohn

spräche das einem Stundenlohn von rund 15 Pfennig – kein Wunder, daß Opium nur in Ländern angebaut wird, die neben einem günstigen Klima auch billige Arbeitskräfte haben. Hauptlieferanten sind auf dem Balkan Bulgarien, Jugoslawien und die Türkei; im Nahen und Mittleren Osten

Persien, Libanon und Afghanistan; im Fernen Osten Indien, Pakistan, Vietnam und China sowie das »Goldene Dreieck« zwischen Burma, Laos und Thailand; in Mittelamerika vor allem Mexiko, in Südamerika Kolumbien.

Rohopium ist eine rötlichbraune Masse von bitterem Geschmack und betäubendem Geruch. Paul Gide hat 1910 beschrieben, wie noch Anfangs des Jahrhunderts das Rohopium in Spezialküchen weiterbereitet wurde. Man zerschnitt die ein bis drei Kilogramm schweren ›Kuchen‹ in kleinere Teile und erhitzte sie in Kupferkesseln. Der Sud wurde gewalkt und zu Fladen geknetet, die man erneut auf 200° C erhitzte. Nach einigen weiteren Behandlungsstufen ließ man den Teig oxydieren, wodurch er sein Aroma gewann, und schließlich vier bis fünf Monate in Steintrögen fermentieren. Das Endprodukt war Rauchopium, in China auch *Chandu* genannt. Heute wird dieser komplizierte Herstellungsprozeß nur noch in abgelegenen Anbaugebieten durchgeführt.

Das weltweite Verbot des Opiums für nichtärztliche Zwecke (die allerdings weit überwiegen) führte dazu, daß jetzt der Opiumkonsument sein *Chandu* selbst zubereiten muß: Er kocht es in destilliertem Wasser und filtriert dann ab. Nach drei solchen Prozeduren wird das Opium sirupähnlich.

Um den Morphingehalt zu erhöhen, fügt man etwas *Dross* (Opiumabfälle) bei.

Für die Medizin ist vor allem das Morphium von Bedeutung. Es wird in modernen Laboratorien aus dem Rohopium extrahiert. Eine beträchtliche Menge der Welternte, deren Umfang niemand genau kennt, wandert in illegalen Kanälen über die ganze Erde, nachdem sie in Unterwelt-Laboratorien zu der konzentrierteren Form des Morphiums oder Heroins veredelt wurde. Bei jeder Station in dem wohlorganisierten Verteilernetz steigt der Preis sprunghaft in die Höhe, so daß der Süchtige in London oder New York nicht selten das Tausendfache des ursprünglichen Herstellerpreises bezahlt.

2. Geschichte der Droge

Überreste in der Fledermaus-Höhle von Albanol bei Granada und in Schweizer Pfahlbauten weisen darauf hin, daß der Mohn in Europa mindestens seit 4000 Jahren bekannt ist. Wagner meint, daß man ihn damals in erster Linie wegen seiner ölreichen (opiatfreien!) Samen kultivierte und nicht wegen der narkotisierenden Wirkung des Saftes.

Inzwischen weiß man jedoch (Scott 1969), daß schon vor 6000 Jahren auf sumerischen Ideogrammen der Mohn als Rauschmittel erwähnt wird. Die Sumerer nannten ihn ›Pflanze der Freuden‹. Auf unbekannten Wegen gelangte die Kenntnis davon nach Ägypten. Es könnte sein, daß die Priester ihn bei ihren verschiedenen Mysterien-Kulten verwendeten; ähnliches wurde jedoch auch über die Verwendung von Haschisch in Delphi und anderen Heiligtümern der Antike behauptet (→ Cannabis, S. 86, und → Dritter Teil, »Halluzinogene in Eleusis?«). Auf jeden Fall machten sich die Ärzte die betäubende Wirkung des Opiums zunutze und verleibten es ihrem Heilmittelschatz ein. Von ihnen erfuhren die griechischen Mediziner, wie man die Droge zubereitet: Theophrast von Eresos (ca. 370–287 v. Chr.) berichtet darüber.

Die Griechen gaben der Mohnmilch auch ihren bei uns üblichen Namen Opium (von *opos*, d. i. ›Saft‹). Das Elixier ging alsbald in ihre Sagenwelt ein; so war die Mohnkapsel das Symbol des Schlafgottes Morpheus und des Todesgottes Thanatos. Die Homerischen Helden kannten ihn vermutlich in Form des Freude und Mut spendenden Zaubertrankes *Nepenthes* (→ RA I).

Mit der Eroberung Griechenlands durch Rom gelangte die Droge weiter nach Westen. Cornelius Nepos demonstrierte ihren Giftcharakter, als er seinen Vater mit ihr umbrachte. Andere Römer begingen Selbstmord damit. Vergil spricht vom »Mohn, der mit dem Schlaf der Lethe getränkt«. Andromachus, der Leibarzt Neros, mischte Opium seiner Patentmedizin Theriak bei, die angeblich gegen alle Krankheiten half. 1500 Jahre später erfand Paracelsus, der größte Arzt des Mittelalters, eine ähnliche Wunderarznei, deren Opiumgehalt nicht wenig zu seinem Ruhm beigetragen haben dürfte. Er nannte sie Laudanum und Arkanum.

Schon vorher jedoch, im sechsten und siebenten Jahrhundert, brachten die Araber das Opium (unter dem Namen *afyun*) auf ihren Kriegszügen nach Persien, Indien und China. Wie das Haschisch (→ Cannabis) war ihnen die Mohndroge durch Mohammed nicht untersagt worden, ganz im Gegensatz zum → Alkohol. Dennoch spielte Opium bei ihnen kaum eine Rolle. Lediglich in Persien gelangte es zu einer gewissen Berühmtheit unter islamischer Herrschaft. Mit großer Sprachkraft besangen es einige Dichter. Abu 'l-Qâsem Yazdi gibt in seinem »Traktat für Opiumraucher« (1898) minuziöse Anweisungen für das Zeremoniell, mit dem in Persien unter Eingeweihten das Opiumrauchen zu einer regelrechten Kunst erhoben wurde: Mindestens eine Stunde, ehe man zu rauchen anfängt, sollen die Vorbereitungen getroffen wer-

299

den. Der Raum soll sauber und aufgeräumt sein; Kohlenbecken, Samowar, Wasser- und Opiumpfeife, Feuerzange, Teetassen, Tabak und Zucker müssen in reinlichem Zustand und möglichst guter Qualität, jedes an seinem vorbestimmten Platz, griffbereit sein. Ebenso das Opium. Es gilt als verpönt, allein zu rauchen, denn »ist der Raucher allein, steht zu befürchten, daß ihm die Dämonen Gesellschaft leisten«. Ebenso soll man nicht unter Fremden oder Nichtrauchern die Droge zu sich nehmen. Ideal ist ein kleiner, in sich geschlossener Freundeskreis. Zu den wichtigsten Regeln gehört: Anwärmen des porzellanenen Pfeifenkopfs vor Gebrauch; Beendigung des Gesprächs, sobald das Opium brutzelt; ein Gefäß unter den Pfeifenkopf stellen, damit fallende Funken die Raucher nicht beunruhigen oder ablenken. Der Rauch soll möglichst tief eingezogen und möglichst lange in der Lunge behalten, der Rest stoßweise durch die Nase entlassen werden. Die Raucher sollen drei ›Pillen‹ (je etwa 1 g Opium) hintereinander rauchen, anschließend heißen Tee trinken, Wasserpfeife rauchen, die Augen halb schließen, sich zurücklehnen und »wachträumen« – und dann sollen sie sich möglichst schweigend verhalten und »höchstens auf zehn Worte ein einziges langsam antworten« (nach Gelpke 1966).

Der Opiumkrieg

In China, wo die Droge ihre größte Bedeutung erlangte und wo sie vor allem zum Narkotikum der breiten Masse wurde, rauchte man sie zunächst nicht, sondern aß sie. Zu ihrer Beliebtheit trug sicher nicht wenig bei, daß diese meditative, nach innen gerichtete Form des Rausches der chinesischen Mentalität jener Zeit sehr entgegenkam. Ein noch triftigerer, viel banalerer Grund dürfte jedoch gewesen sein, daß Opium massiv den Appetit dämpft, was bei den häufigen Hungerkatastrophen im ›Reich der Mitte‹ dem Opium eine besonders traurige Rolle verschaffte. Auch die Chinesen bauten das *Chandu*-Rauchen zu einem ästhetischen Zeremoniell aus, das später in Europa bei Künstlern und Intellektuellen sehr beliebt wurde.

Im Durchschnitt rauchte man 20 bis 40 Pfeifen pro Tag, was einer Dosis von 6 bis 7 Gramm entspricht. Wer 80 bis 100 Pfeifen schaffte, wurde von den Chinesen ehrfurchtsvoll als ›Großer Raucher‹ tituliert.

Scott führt den Übergang vom Opiumessen auf das Opiumrauchen[*] darauf zurück, daß Kaiser Tsung Cheng seinen Untertanen

---

[*] In Deutschland wird Opium höchst selten geraucht, in der Regel nur von Persern und anderen Ausländern, die diese Gewohnheit aus der Heimat mitgebracht haben (Schreiber, S. 8).

1644 das beliebte Tabakrauchen verbot – worauf sie zum *Chandu* griffen. Der Genuß dieser Droge wiederum wurde 1729 verboten. Interessanterweise ging man sehr modern vor, indem man die Händler bestrafte, die Konsumenten jedoch ungeschoren ließ. Obwohl auch in China Mohn angebaut wurde, importierte man – nicht zuletzt wegen der besseren Qualität – große Mengen aus Indien. Vor allem die englischen Kaufleute der »East India Company«, aber auch Portugiesen und Amerikaner bestritten mit ganzen Flotten das lukrative Geschäft. Man schätzt diese Importe auf insgesamt 20 bis 30 Millionen DM. Ein kaiserliches Edikt führte dazu, daß Opium zum Politikum wurde. Nachdem der Sonderbeauftragte Lin Tsê-Hsü die ›barbarischen‹ Handelsherren gezwungen hatte, ihm 1000 Tonnen (!) Opium auszuhändigen, die er anschließend vernichten ließ, schickte die britische Regierung 10000 Soldaten. Im Opiumkrieg von 1839 bis 1842 zwangen sie das Riesenreich mit 370 Millionen Einwohnern in die Knie (→ RA I). Die Droge war allerdings nicht der eigentliche Grund, obwohl man das immer wieder kolportiert hat. Genausowenig stimmt es, daß die Briten versuchten, die Chinesen durch Opium systematisch zu verseuchen und gewissermaßen ›sturmreif‹ zu machen. Der Zwi-

schenfall mit dem Opium war der Regierung in London lediglich ein längst vorhergesehener, willkommener Anlaß, das chinesische Reich, das sich so lange gegen einen Kontakt mit dem Westen gewehrt hatte, mit Gewalt zu öffnen.

In der Volksrepublik China sind Rauschdrogen streng verpönt. Das hindert bislang die Rotchinesen nicht, einer der wichtigsten Opiumlieferanten der Welt zu sein. Wagner schätzt ihre jährliche Produktion auf 6000 bis 8000 Tonnen – bei einer Deviseneinnahme von rund 5 Millionen DM pro Tonne eine beachtliche Quantität. In der offiziellen Statistik führte 1970 Indien mit jährlich 700 Tonnen, gefolgt von der Türkei mit 300 und der Sowjetunion mit 150 Tonnen, die ausschließlich für medizinische Zwecke bestimmt sind; so hat beispielsweise die US-amerikanische Regierung im Mai 1980 bekanntgegeben, daß die Mindestreserve für Opium als Grundlage zur Herstellung schmerzstillender Mittel auf 60000 Kilogramm erhöht wird, um selbst im Fall eines Nuklearangriffs die unzähligen Verletzten bei Militär und Zivilbevölkerung versorgen zu können.

Im 19. Jahrhundert hatte der Opium-Konsum längst die europäischen Länder erobert. Vor allem bei den armen Industrie- und Hafenarbeitern Englands und

Frankreichs war er weit verbreitet. Thomas de Quincey berichtet darüber: »Drei achtbare Apotheker in London ...sagten mir, ...die Zahl der Opiumesser sei ungeheuer groß... Als ich einige Jahre später nach Manchester kam, versicherten mir mehrere Baumwollfabrikanten, die Gewohnheit, Opium zu nehmen, bürgere sich in der Arbeiterschaft ein; Samstag nachmittags stapelten sich auf den Ladentischen der Apotheken kleine Päckchen mit je 1 oder 2 Gran Opium, die man schon zuvor für den Abend hergerichtet habe. Der Grund dafür sei der kümmerliche Lohn, der den Arbeitern nicht erlaubt, sich Bier oder Schnaps zu kaufen.«

Dichter auf gefährlichen Reisen
Nach Brau gab es um 1840 in Paris und den großen Hafenstädten wie Marseille unzählige, meist heimliche Rauchsalons.
Weniger um sich von der Mühsal und körperlichen Plackerei des Alltags zu erholen, sondern um ihre Phantasie zu bereichern (und wohl auch, um ihre neurotischen Probleme zu dämpfen, → RA II), nahmen einige Schriftsteller die Droge: Edgar Allen Poe, sein französischer Übersetzer Charles Baudelaire (*Ein Opiumesser*, 1860), der englische Dichter Samuel Taylor Coleridge (*Kublai Khan*, 1816), vielleicht auch Novalis (*Hymnen an die Nacht*, 1797).

Ein Opiumrausch

...ich wollte mich konzentrieren, und nur der feine Rauch des Opiums konnte meine Gedanken sammeln und mir Ruhe spenden. Ich rauchte, was mir noch an Opium geblieben war, damit diese wunderwirkende Droge mir alle Hindernisse und Schleier von den Augen nehme, all die aufgetürmten fernen und aschgrauen Erinnerungen vertreibe. Und der Zustand, auf den ich wartete, kam in noch stärkerem Maße als erhofft: Langsam nahmen meine Gedanken eine große Schärfe, eine zarte Reinheit an. Ich fiel in einen Zustand, der halb Schlaf war und halb Ohnmacht.
Dann war mir, als ob eine Last von meiner Brust genommen würde. Mir schien, das Gesetz der Schwere gelte für mich nicht mehr, und frei flog ich hinter meinen Gedanken her, die reich und weit und überdeutlich klar waren. Eine tiefe, unaussprechliche Wollust erfüllte mich. Ich war frei von der Last meines Leibes. Mein ganzes Sein fühlte sich der still in sich dahintreibenden Welt der Pflanzen zugehörig, einem beruhigten Dasein und doch voll zauberisch lieblicher Formen und Farben.

Der Zusammenhalt meiner Gedanken löste sich, und sie mischten sich mit diesen Farben und Gestalten. Ich war in Wellen getaucht von sanftester Zärtlichkeit. Ich konnte das Schlagen meines Herzens hören, das Pochen meiner Pulse spüren. Und all dies war voll tiefer Bedeutsamkeit und erfüllte mich zugleich mit einemunendlichen Entzücken.
Ganz und gar wollte ich mich diesem Schlaf des Vergessens hingeben. Wäre es möglich gewesen, dieses völlige Vergessen, hätte es Dauer haben können, wenn meine Augen, sich schließend, über allen Schlaf hinaus lind ins absolute Nichts eintauchten, und ich das Bewußtsein meiner Existenz nicht mehr verspürte; wenn mein ganzes Sein sich in einen Tintenfleck, in ein Wehen von Musik oder in einen bunten Strahl von Licht auflöste, und diese Wellen, diese Formen bis in unendliche Ferne wüchsen, um still dann zu verblassen bis zur Unkenntlichkeit – dann, ja, dann wäre ich am Ziel all meines Wünschens angelangt.
Nach und nach überkam mich Müdigkeit und Starre. Es war eine angenehme Müdigkeit, wie wenn zarte Wellen von meinem Körper ausgingen. Dann meinte ich, mein Leben beginne nach rückwärts abzulaufen. Nacheinander sah ich Erfahrungen, die längst vergangen, Zustände und Ereignisse von einst, verwischte Erinnerungen, vergessene, an meine Kinderzeit. Nicht bloß, daß ich sie nur sah – handelnd und fühlend nahm ich daran teil. Von Augenblick zu Augenblick wurde ich jünger und noch kindlicher. Dann – plötzlich – wurde alles ungenau und dunkel, und mir schien, mein ganzes Sein hinge aneinem dünnen Haken auf dem Grunde eines finsteren und tiefen Brunnens. Dann kam ich von dem Haken los und fiel und fiel, und kein Widerstand verhielt den Sturz – es war ein bodenloser Abgrund im Innersten einer ewigwährenden Nacht.
Dann, nach und nach, tauchten lange Folgen unklarer und verwischter Bilder vor meinen Augen auf. Dann sank ich in völliges Vergessen...

S. Hedayat (1936)

Ein bekannter Opiumkonsument war Honoré de Balzac, der damit seinen gewaltigen Kaffeekonsum auszugleichen suchte.
Alethea Hayter ist in ihrer Studie *Opium and the Romantic Imagination* (1968) sorgfältig der Frage nachgegangen, welchen Einfluß die Mohndroge auf das Schaffen dieser und einiger weiterer Schriftsteller hatte. Sie kommt zu dem Schluß, daß gewisse Metaphern und Situationen bei allen auftauchen (versteinerte Landschaften, menschenfressende Dirnen, Treibsand, eisige Kälte,

überschwemmte oder verwehte Tempel, beobachtende Augen, Ausgestoßene). Aber dann stellt sie fest:

»Keines dieser Bilder ist für die Schreibweise Süchtiger eigentümlich, und keiner der Süchtigen/Autoren verwendet nur diese Bilder und keine anderen; sie bilden jedoch ein erkennbares Muster. Diese...Autoren waren unterschiedlich begabt und unterschiedlich erfahren, und Opium wirkte auf ihre jeweilige Natur und Fähigkeit und brachte Abweichungen in ihrer Schreibweise hervor.«

Am berühmtesten wurden de Quinceys *Bekenntnisse eines englischen Opiumessers* (1822, 1845), in denen er Himmel wie Hölle seiner Sucht schilderte.

Auch in unserem Jahrhundert reizten das Opium und seine gefährlicheren Abkömmlinge immer wieder die Neugierigen. So berichtete Fernande Olivier, die langjährige Gefährtin von Pablo Picasso, daß der Maler in seinen jungen Jahren die Droge in einem kleinen Kreis von Freunden probierte. Während Picasso nicht süchtig wurde, mußte Jean Cocteau schwer kämpfen, die Droge wieder loszuwerden (1930).

Drei Jahrzehnte später nahm William Burroughs das Thema noch einmal auf und gab in *Junkie* die wohl eindringlichste autobiographische Schilderung der Opiatsucht. Er nahm allerdings nicht mehr allein das relativ schwache Opium. »Opiate habe ich in vielfacher Form genommen«, schreibt er in seiner *Eidesstattlichen Erklärung*, »Morphium, Heroin, Dilaudid, Eukodal... Ich habe sie geraucht, gegessen, geschnupft, in Venen, Haut und Muskeln injiziert und in den After eingeführt.«

Berühmtes Beispiel eines Morphinisten ist Hans Fallada (*Der tödliche Rausch*, 1955).

Gesetze gegen das Gift

Bereits 1909 wurde in Hongkong angestrebt, die Opiate wegen der hohen Suchtgefährdung überall auf der Welt unter staatliche Kontrolle zu stellen. Man brauchte sie zwar für Heilzwecke, wollte jedoch den Genuß verhindern, der unzählige Menschen nach kurzem, fragwürdigem Glück ins Elend der Sucht stürzt. Jedoch erst nach dem Ersten Weltkrieg konnten diese Bestrebungen in die Tat umbesetzt werden. Für Deutschland regelt das ›Opium-Gesetz‹ vom 10. Dezember 1929 den Umgang mit diesen Substanzen. Darin heißt es:

»Mit Freiheitsstrafen bis zu drei Jahren wird bestraft, wer (solche) Stoffe und Zubereitungen ohne die...vorgeschriebene Erlaubnis einführt, ausführt, gewinnt, herstellt, verarbeitet, Handel mit ihnen treibt, sie erwirbt, abgibt, veräußert oder sonst in den Verkehr bringt, oder sie an nicht genehmigten Örtlichkeiten gewinnt, herstellt, verarbeitet, aufbewahrt, feilhält oder abgibt.« Mit dem letzten Zusatz wird praktisch auch der – nicht ausdrücklich genannte – Besitz strafbar.

Nach dem Ersten Weltkrieg wurde – besonders in Amerika und im Mittelmeerraum (Ägypten) – Heroin zur regelrechten Volksseuche. Es verdrängte sogar Morphin und Kokain. Um 1925 zahlten viele ägyptische Unternehmer ihren Arbeitern den Wochenlohn in Form von Heroin aus. Heroin-Pillen wurden von den gewissenlosen Händlern mit hochtrabenden Phantasienamen wie ›Zauberpferd‹ oder ›Wilder Tiger‹ angepriesen.

Waren früher jedoch in erster Linie Erwachsene Opfer des Heroins und der anderen Opiate, so sind sie in den letzten Jahren zu einer ungeheuren Gefahr für Jugendliche geworden. Immer mehr gehen von den schwächeren →Cannabis-Präparaten auf ›O-Tinktur‹, »Berliner Tinke«, Morphium und Heroin über. In England rechnete man schon 1970 mit einer Verdoppelung der Zahl der *fixer* alle 18 Monate (Birdwood). 1980 betrug die Schätzung für die USA eine halbe Million Heroinisten. Für die Bundesrepublik rechnete man noch Anfang 1980 mit 40 bis 60000 meist jugendlichen Fixern, zu denen man noch einige Hundert bis Tausend Morphinisten im althergebrachten Sinne (Ärzte, Krankenschwestern, Apothekern usw.) zählte. Diese Zahlen müssen, aufgrund einer sensationellen Feldstudie, wahrscheinlich nahezu verdreifacht werden: Nach einem neuartigen Verfahren untersuchten der Mathematiker Horst Skarabis und der Neurologe Bernd-Michael Becker im Auftrag der Berliner Jugendbehörde sieben Monate lang die Heroin-Szene. Dabei stießen sie auf »ein Potential ganz ungeheurer Art« (Skarabis 1980, S. 55). Statt etwa 3500 Heroinsüchtiger, wie die zuständigen Behörden und die Polizei angenommen hatte, ermittelte das Team »mit großer Sicherheit« zwischen 5850 und 6000 – nahezu doppelt so viele. Der Großteil dieser Fixer stammt, entgegengesetzt der landläufigen Meinung, aus den unteren sozialen Schichten.

Die Hochrechnung von Skarabis und Becker ergibt für die Bundesrepublik und Westberlin etwa 150000 Heroinsüchtige – das Dreifache der bislang offiziell eingeräumten Zahlen (Der Spiegel Nr. 24, 1980).

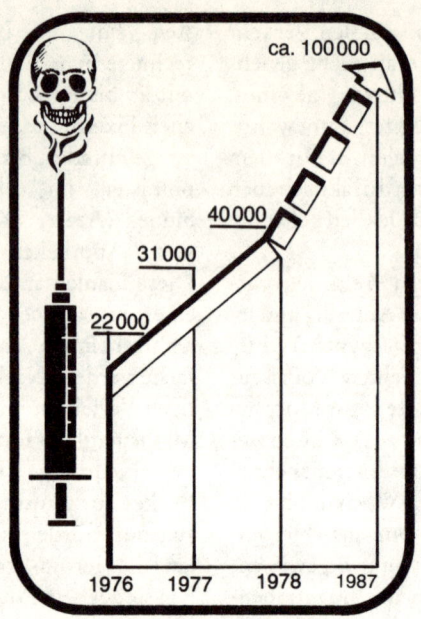

ca. 100 000

40 000

31 000

22 000

1976   1977   1978   1987

Von 1976–1979 hat sich die Zahl der Opiat-Abhängigen in der Bundesrepublik nahezu ver-dreifacht (nach »Der Spiegel«, Nr. 35, 1979), nach anderen Untersuchungen (Ska-rabis 1980) wahrscheinlich sogar versiebenfacht. 1987 schätzte man vorsichtiger: 50000 (Hauptstelle gegen die Suchtgefahren, Hamm) bis 100000 (Spiegel).

Der Morphinismus ist, neben dem Alkoholismus und auch dem → Cannabis-Konsum (→ S. 90 f.), die verbreitetste Sucht in Deutschland. Vor allem Ärzte, Krankenschwestern und Apotheker verfallen ihr, weil Angehörige der Heilberufe relativ einfach an die Droge gelangen können.

Ein weiteres Opiat, das Kodein, wurde schon 1832 aus dem Mohnsaft isoliert. Im Grunde ist es ein Morphin von etwas anderer chemischer Beschaffenheit, genauge-

nommen der Monomethyläther des Morphins. Die Wirkung auf den Organismus ist jedoch wesentlich harmloser.
Kodein narkotisiert in geringen Dosen von 20 bis 50 Milligramm das überreizte Hustenzentrum und wird deshalb in einer Reihe von Hustensäften verwendet. Allerdings stehen diese alle unter Rezeptpflicht: Kodein wirkt ebenfalls suchtbildend. Deshalb hat man es am 9. Januar 1934 gleichfalls unter das ›Opium-Gesetz‹ gestellt.

Die wichtigsten Opiate und ihnen verwandte Gifte

afyun: arabische Bezeichnung für Rauchopium

Arkanum: opiumhaltige Wunderarznei des mittelalterlichen Arztes Paracelsus

»Berliner Tinke«: Jargon für ein Gemisch aus Morphium und Essigsäure, ähnlich →Heroin

brown stuff: (hard stuff): →Opium

Chandu: chinesische Bezeichnung für Rauchopium

Dextrometorphan: →Romilar

Diacetylmorphin: →Heroin

Dolantin: synthetisches Schmerzmittel, das ähnlich wie →Morphin wirkt und ebenfalls süchtig machen kann

Dross: Opiumabfälle, die manchmal zur Anreicherung des →Morphingehalts von →Rauchopium benützt wurden

Frisco speed ball: Mischung aus Heroin, Kokain und LSD

»H«: Jargon für →Heroin

Heroin (= Diacetylmorphin): chemische Verbindung von →Morphin und Essigsäure (von griech. *heros* = der Held)

»Heroin Nr. 1«: →Heroin

»Heroin Nr. 2«: Mischung aus Morphium und Heroin

»Heroin Nr. 3«: *(Hongkong Rocks):* kristallines Heroin mit einem Wirkstoffgehalt von 30 bis 60 Prozent

»Heroin Nr. 4«: *(Türkischer Honig):* besonders konzentriertes Heroin aus der Türkei, mit bis zu 90 Prozent Wirkstoffgehalt

Hongkong Rocks: →»Heroin Nr. 3«

Kodein: Monomethyläther des Morphins, zentraler Bestandteil bestimmter →Hustensäfte (die wegen Suchtgefahr rezeptpflichtig sind)

Laudanum: Mischung aus Wein und Opium, die getrunken wurde (z. B. im 19. Jahrhundert in England, u. a. von Thomas de Quincey, s. S. 300); ebenfalls Bezeichnung für eine opiumhaltige Arznei des Paracelsus (→Arkanum)

Jetrium: synthetisches Schmerzmittel wie →Dolantin

Methadon: dem →Heroin ähnliches synthetisches Opiat (→ auch Polamidon)

»M«: →Morphin

Morphin: das wichtigste von 25 Alkaloiden des Opiums (von griech. *Morpheus*, Gott des Schlafs)

Morphinbase: →Morphin

morphine powder: englischer Ausdruck für →Morphin

Morphium: chemisch reine Form des →Morphins

Nepenthes: in der »Odyssee« erwähnter Zaubertrank, dessen Wirkstoff wahrscheinlich Opium war

»O«: Jargon für →Opium-Tinktur

Opium: getrockneter Milchsaft des Schlafmohn (→ Rohopium), ein Gemisch von 25 Alkaloiden, deren wichtigste → Morphin und → Kodein sind

Opium-Tinktur: wässerige Lösung von Opium, die gespritzt wird

Polamidon: Handelsname von → Methadon

Rauchopium: (Chandu): oxydiertes und fermentiertes → Rohopium

Rohopium: der eingetrocknete Milchsaft der unreifen Kapseln des (weißen) Schlafmohn (papaver somniferum)

Romilar: (Dextrometorphan): Hustenpräparat, das in höherer Dosierung (40 bis 60 Tabletten) ähnlich wie ein Halluzinogen wirkt – wegen seiner Gefährlichkeit nicht mehr im Handel

speed ball: Mischung aus → Heroin und Kokain (auch *Frisco speed ball*)

Theriak: opiumhaltige Patentmedizin, die Andromachus, der Leibarzt Neros, verordnete

Tilidin: synthetisches Morphin, Wirkstoff des → Valoron-N

»Türkischer Honig«: → »Heroin Nr. 4«

Valoron-N: Handelsname des synthetischen Morphins Tilidin (suchtgefährdend)

»Wilder Tiger« und

»Zauberpferd«: Heroinpillen der 20er Jahre

Dem Kodein chemisch nahe verwandt ist Dextromethorphan, eine Substanz, die durch das Hustenpräparat Romilar eine gewisse Berühmtheit erlangt hat. Anfang der sechziger Jahre wurden in München mitten im Sommer plötzlich große Mengen Romilar-Tabletten, vorwiegend zur Nachtzeit, in den Apotheken verlangt. Es stellte sich heraus, daß bei hohen Dosen (40 bis 60 Pillen) ausgesprochen halluzinogene Effekte auftraten. Wie bei Meskalin häufig der Fall, traten auch hierbei vor dem eigentlichen Rausch starker Brechreiz und Angstgefühle auf.

Einer der Autoren (J. v. Sch.) hat während seines Studiums einmal 30 Dragees geschluckt. Er erlebte dabei starke Sinnestäuschungen im optischen und akustischen Bereich. Während eines Kinobesuchs unter Romilar-Einfluß identifizierte er sich zeitweise völlig mit den Vorgängen auf der Leinwand. So wurden grasfressende Schildkröten gezeigt, und er hatte das verblüffende Gefühl, *selbst* – und zwar als Schildkröte – Gras zu fressen. K. Kryspin-Exner (1970) von der psychiatrisch-neurologischen Universitätsklinik Wien berichtet sogar von Romilar-*trips* mit bis zu 100 Pillen, einer nahezu tödlichen Dosis. Das Mittel ist in Deutschland inzwischen aus dem Verkehr gezogen.

3. Chemische und physiologische Wirkungen

Im Rohopium sind 25 verschiedene Wirkstoffe (Alkaloide) enthalten, deren Quantität und Mischungsverhältnis je nach Herkunft schwankt. Der stärkste und zugleich wichtigste Bestandteil ist mit zehn bis zwölf Prozent das Morphin. In seiner reinen Form wird es auch Morphium genannt, nach Morpheus, dem griechischen Gott des Schlafes. Andere Alkaloide sind Narkotin (5–6%), Kodein (0,15–1%), Papaverin (0,1–0,4%) sowie Narcein, Thebain, Laudanosin, Xanthalin, Noscapin.

Das fermentierte Rauchopium enthält mehr Morphin (11,65% statt 6,88) und dafür weniger andere Alkaloide (13,77% statt 15,26). Die narkotisierende, schmerzstillende Wirkung geht nur von Morphin, Kodein und Thebain aus, die zur weiteren Familie der Morphin-Alkaloide gehören; die anderen nennt man Benzylisochinolin-Alkaloide.

Der Opiat-Rausch wird hauptsächlich vom Morphin verursacht. Aus Tier- und Menschenversuchen weiß man allerdings, daß die anderen Substanzen die Morphinwirkung steigern oder schwächen können. So verfünffacht Narcein die Schmerzstillung. Eine Noscapin-Beigabe setzt die lähmende Wirkung auf das Atemzentrum herab, erhöht aber die Giftigkeit des Morphins bis auf das Sechsfache.

Am stärksten greift Opium, also die Kombination aller Alkaloide, in die biochemischen Prozesse des Körpers ein, wenn es gespritzt wird; Rauchen und Essen folgen gleich danach (→RA IV). Wegen der störenden Nebenwirkungen der übrigen Alkaloide wurde die orale Aufnahme früher jedoch vorgezogen. Erst in jüngster Zeit hat sich, vor allem bei Jugendlichen, das Spritzen von ›O-Tinktur‹ (Opium-Lösung) eingebürgert.

Hesse hat dargestellt, wie sich die beiden Haupteigenschaften des Opiums, nämlich Schmerzen zu lindern und Krämpfe auszulösen, auf die sechs Hauptalkaloide verteilen. Die Pfeile zeigen an, daß beide Wirkungen genau gegenläufig stärker werden:

zunehmende Schmerzunempfindlichkeit ↑	Morphin Papaverin Kodein Narkotin Narcein Thebain	↓ zunehmende Krampfwirkung

Beim Rauchen bleiben zwar trotz Hitzeentwicklung sämtliche wichtigen Alkaloide erhalten, aber da das Morphin von Natur aus am stärksten vertreten ist, überwiegt auch seine narkotisierende Wirkung. Der Raucher gerät in einen Dämmerzustand zwischen Schlafen und Wachen. Traumbilder steigen auf, ohne daß das Bewußtsein völlig verlorengeht. Immer wieder wird auf das Vorherrschen erotischer Phantasien hingewiesen. Es ist jedoch keineswegs sicher, ob das nicht einfach Reaktionen auf sexuelle Frustrationen sind (die ja hinter vielen Fällen von Drogenkonsum stehen; → RA II).

In diesem Dämmerzustand verblassen alle körperlichen und seelischen Beschwerden – der Hauptgrund für die psychische Abhängigkeit, die sich bald einstellt. Nach einigen Stunden schläft man ein. Das Aufwachen ist häufig mit einem scheußlichen Katzenjammer verbunden. Zu Übelkeit und Unruhe treten oft Schuldgefühle und andere seelische Reaktionen.

Gewöhnung und Entzug
Bei häufigerem Gebrauch kommt es, wie bei jeder Droge, zu zunehmender psychischer Gewöhnung (Flucht vor der Wirklichkeit des Alltags), der beim Opium allerdings eine körperliche Gewöhnung parallel läuft: Wird das Opium vorenthalten, so treten typische Entzugserscheinungen auf, die denen eines Morphinisten (siehe unten) ähneln, aber schwächer sind.

Die Opium-Menge, die für einen Rausch benötigt wird, schwankt sehr. Bei zehn Gramm *Chandu*, was Wagner als durchschnittliche Tagesration angibt, nimmt der Raucher rund 1 Gramm Morphin auf, wovon allerdings nur 0,2 bis 0,3 Gramm in den Blutkreislauf gelangen; der Rest wird durch die Hitze und andere Zerstörungsprozesse vernichtet. Thomas de Quincey gibt seinen höchsten Tagesverbrauch mit 15 Gramm Opium an (1,5 g Morphin). Andere Quellen berichten von noch höheren Mengen bis zu 40 Gramm. Nach neuen Forschungen (Tremmel 1975) wirken Opiate folgendermaßen im Organismus: Offenbar gibt es im Gehirn bestimmte Chemorezeptoren, welche das eigentlich körperfremde – Gift bevorzugt anlagern. Die Opiatkonzentration durch solche Opiatrezeptoren ließ sich vor allem im Limbischen System nachweisen, das wie ein Gewebesaum den Hirnstamm umgibt (→ RA IV). Hier befindet sich die Amygdalae, ein Hirngebiet, das bei Furcht- und Fluchtreaktionen eine Rolle spielt und in dem Morphium eine Euphorie auszulösen vermag. Insgesamt läßt sich sagen, daß die Opiatrezeptoren in Gebieten des Gehirns vorkommen, die Leitungswege für Schmerzreize enthalten, womit sich die schmerzlindernde Wirkung von Opiaten erklären läßt.

Morphium, das man schwangeren Schafen einspritzt, verringert den Sauerstofftransport zum Foetus, der normales Zellwachstum garantiert; so erklärt man sich, daß heroin- oder opiumsüchtige Mütter leichtgewichtigere und kleinwüchsigere Babies zur Welt bringen.

Sackgasse Valoron
Seitdem man erkannt hat, wie die Opiate in den Körperhaushalt eingreifen, versucht man noch gezielter, Medikamente zu schaffen, die zwar Schmerzen lindern (und darin sind die Opiate noch immer unübertroffen), ohne jedoch die fatalen Nebenwirkungen des Morphiums zu zeigen. Ein Ergebnis dieser Forschungen war das Valoron, das angeblich nicht süchtig machen soll. Allerdings sind die Drogenabhängigen bald darauf gekommen, daß selbst oral zugeführte Valoron-Tropfen, in entsprechender Dosierung, einen angenehmen Effekt haben und Entzugssymptome zu dämpfen vermögen – was bei nicht wenigen Fixern zu einer (zumindest psychischen) Abhängigkeit von Valoron geführt hat.
So konnte bei drei Viertel aller Morphinabhängigen, denen in der toxikologischen Abteilung des

Münchner Klinikums »Rechts der Isar« Urinproben abgenommen wurden, außer Heroin auch Tilidin (die Wirksubstanz des Valoron) nachgewiesen werden. Valoron galt jahrelang als *das* Ausweichmittel für Heroinabhängige, die sich damit – solange Valoron noch nicht der strengen »Betäubungsmittel -Verschreibungs-Verordnung« unterlag, *clean* (nicht abhängig von Opiaten) fühlen konnten. In München wurden 90 Prozent aller Rezeptfälschungen aus eben diesem Grund angefertigt, um Valoron zu erschleichen.

Dieses zählt zwar seiner chemischen Struktur nach nicht zu den Verwandten des Morphin, kommt aber in seiner Wirkung (ähnlich wie die streng rezeptpflichtigen →Polamidon und Dolantin) einem synthetischen Opiat gleich.
Der Hersteller des problematischen Schmerzmittels sprach auf dem Packzettel und in Anzeigen der medizinischen Fachpresse lange davon, daß Abhängigkeit von Valoron »sehr selten« auftrete. Er berief sich dabei auf Tierversuche, die 1970 in den USA an Affen unternommen worden waren, die man morphinabhängig gemacht hatte, die jedoch keine Entzugserscheinungen bei Valoron-Gaben zeigten. Die Erfahrungen, die man bald darauf mit Menschen machte, belegen jedoch wieder

einmal, wie fragwürdig solche in Tierexperimenten gewonnene Aussagen für die Humanmedizin – und natürlich vor allem für die gerade bei Drogenfragen so zentrale Humanpsychologie – sind (→ RA IV): Der Hamburger Drogentherapeut Hans-Wilhelm Beil allein konnte bereits Mitte 1976 auf 600 ihm bekannte Fälle von Valoron-Mißbrauch verweisen. Die Pharma-Firma Goedecke versuchte zwar Anfang 1976 eine Publikation von Beils aufsehenerregender und folgenreicher Entdeckung in der *Münchner Medizinischen Wochenschrift* zu verhindern, weil erhebliche finanzielle Einbußen des gern verschriebenen Präparats zu befürchten waren – aber vergeblich. Dann konnte der Münchner Toxikologe Max Daunderer bei 21 jugendlichen Fixern eindeutig nachweisen, daß Valoron-Entzug »rein klinisch mit dem Heroin-Entzug identisch ist« (*Der Spiegel* Nr. 36, 1976). Inzwischen hat sich die Herstellerfirma aber offensichtlich dem Druck der wissenschaftlichen Beweise gebeugt und teilt jetzt eindeutig mit: »Vor jedem Mißbrauch von Valoron-N durch Drogenabhängige wird dringend gewarnt... löst ein akutes Entzugsyndrom aus« (Rote Liste 1980). Einer Meldung des *drogen report* zufolge soll Valoron allerdings durch Beimischung einer weiteren Substanz (Naloxon, da-

her die neue Bezeichnung Valoron-N) für die Fixer »offenbar völlig unbrauchbar geworden« sein (zit. n. Südd. Zeitung vom 24. 4. 1980).
Ein anderes Produkt dieser Forschungen ist L-Polamidon bzw. Methadon, das jedoch nur oral genommen harmlos ist – sobald man es spritzt, wirkt es ähnlich wie das Heroin, welches ersetzt werden soll (→ Polamidon).

Morphium und Heroin
Wesentlich stärker als Opium wirkt Morphin (Morphium), das Friedrich Wilhelm Sertürner 1806 erstmals isolieren konnte. Reines Morphin löst die gleichen Körperreaktionen aus wie Opium. Es betäubt Schmerzen, ohne das Bewußtsein völlig auszuschalten, und euphorisiert. Auf der gesunden, unverletzten Hautfläche bleibt es wirkungslos. Es durchdringt jedoch die Schleimhäute und setzt die Reizempfindlichkeit des Nervensystems herab. An verletzten Hautstellen dringt es direkt in den Kreislauf. Deshalb ›weichten‹ die Süchtigen vor der Erfindung der Injektionsspritze durch Pravaz im Jahr 1864 die Haut an geeigneten Stellen durch ein blasenziehendes Pflaster auf und applizierten danach dort das Morphin. Am schnellsten wirkt es jedoch, wenn man es unter die Haut oder in einen Muskel spritzt. Bereits nach einer Viertelstunde

erreicht es dann die inneren Organe und vor allem das Gehirn.
Die Injektionsspritzen entwickelten ursprünglich Ärzte, die glaubten, bei ihren Patienten auf diese
Weise eine Sucht verhindern zu
können. Während des Deutsch-
Französischen Krieges von 1870/
71, als man Morphium erstmals in
großem Umfang zur Linderung
der Wundschmerzen einsetzte,
stellte sich diese Annahme als böser Irrtum heraus. Unzählige Soldaten verließen die Feldlazarette
als Morphinsüchtige, die sich selber Injektionen gaben.
Noch schlimmer wurde es, als
man nach neuen Stoffen suchte,
die die schmerzlindernden Eigenschaften des Morphins hatten, ohne – wie man glaubte – süchtig zu
machen. Eine dieser Substanzen
war das Diacetylmorphin, das
durch eine chemische Reaktion
von Morphin und Essigsäure entsteht. Aufgrund der – im positiven
Sinne – ›heroischen‹ Wirkungen,
die man dem Arzneimittel in der
ersten Begeisterung zuschrieb,
nannte man es Heroin. 1898 wurde es in den Elberfelder Farbenfabriken zum erstenmal hergestellt.
Es sollte vor allem Morphinsüchtige von ihrer Abhängigkeit heilen. Wie sich bald zeigte, trieb man
dabei den Teufel mit Belzebub
aus: Heroin ist das schlimmste
Suchtmittel, das man bisher entdeckt hat – und für Händler immer
noch das lohnendste.

4. Psychische Wirkungen

Die anfängliche, doch kurzfristige
Euphorie des Opiatrausches wird
von keiner anderen Droge erreicht.
Wie verführerisch diese Euphorie
ist, nämlich verführerisch zum
nächsten »Schuß«, mag das Gedicht einer 19jährigen Gymnasia-
stin demonstrieren. Jenny G. beschreibt darin wie das Gift sie aus
ihrer verkrampften Haltung erlöst, wie in der Entspannung die
Welt wieder erträglich wird – weil
sie sich auflöst im »Feuer« des
Opiats. Die Personifizierung der
Droge zum »lieben kleinen
Schwesterchen«, das urplötzlich
zur »kostbarsten Königin« em-
porwächst, weist noch auf einen
weiteren wichtigen Grund des
Drogenkonsums hin: die entsetzliche Einsamkeit, der man durch
den Rausch für einige Stunden zu
entfliehen glaubt – obwohl man im
Grunde nur in den Spiegel der eigenen Seele schaut, wie schon
Baudelaire wußte: »Der Mensch
hat träumen wollen, der Traum
wird über den Menschen Herr
sein, doch dieser Traum wird
deutlich der Sohn seines Vaters
sein« (→ auch RA II).

Liebes kleines Schwesterchen
Liebes kleines Schwesterchen,
du Prinzessin auf der Erbse,
kostbarste Königin,

ich liebe dich,
und nur dich –
du machst mich unabhängig,
du machst mich schmerzunemp-
findlich
– was sollen die Menschen mir
noch?

Deine Wärme durchdringt mich
mehr,
hüllt mich ganz ein.
In deinen Fluten fühle ich mich
ganz geschützt
vor Kälte und eisernen Ecken,
eingehüllt in ein Häutchen,
dünn, elastisch und zäh, wie das
des Eies,
gleite ich auf deinen Wellen dem
entgegen,
nach dem ich mich sehne, der
Ruhe,
die nur du geben kannst.

In meinen Adern blüht dein Feuer
auf,
durchglüht meine Eingeweide
ohne sie zu verbrennen,
entspannt meine verklemmte
Seele,
befriedigt die Sehnsüchte meines
Herzens.
Auf deinen Schwingen
gleite ich in die Abgründe
meines Geistes, seines Geistes
hinein,
im Hintergrund Musik...

Jenny G. (1973)

De Quincey* schildert das traumhafte Erleben mit den Ausdrucks-
möglichkeiten des Dichters in glühenden Farben. Er weist darauf
hin, daß Traum und Wirklichkeit
immer mehr ineinander übergehen, bis sie schließlich zu einer
Einheit verschmelzen. Die ›Träume‹ selbst nehmen nach anfänglich
schönen Visionen allmählich immer unheimlichere Formen an.
»Nacht für Nacht schien ich –
nicht metaphorisch, sondern
buchstäblich – in Schlünde und
sonnenlose Abgründe zu versinken, in Tiefen unter Tiefen, aus
denen emporzusteigen es keine
Hoffnung gab. Auch wenn ich erwachte, hatte ich oft nicht das Gefühl, emporgestiegen zu sein.
Doch will ich hierbei nicht verwei-
len, denn von der Düsternis, welche jenen prachtvollen Schauspie-
len folgte und die sich am Ende zu
einem Dunkel selbstmörderischer
Verzweiflung verdichtete, vermögen Worte nicht Kunde zu
geben.«
Die Beziehung zur Umwelt wird
ebenfalls charakteristisch verändert: »Die Empfindungen des
Raumes und der Zeit waren beide
mächtig erregt. Gebäude und
Landschaften erstanden vor mir in
so ungeheuren Größenverhältnis-
sen, wie das natürliche Auge sie

* De Quincey verwendete eine Mischung
von Opium und Wein in unterschiedlichem Verhältnis, die in Anlehnung an
Paracelsus Laudanum genannt wurde.

nicht fassen kann. Der Raum schwoll an und erreichte unaussprechliche Ausdehnung. Dies aber beunruhigte mich nicht so sehr wie die ungeheure Ausdehnung der Zeit. Zuweilen war es mir, als hätte ich in einer einzigen Nacht 70 oder 100 Jahre lang gelebt. Ja, manchmal hatte ich das Gefühl, als seien 1000 Jahre in der Zeit vergangen oder jedenfalls eine Dauer, welche die Grenzen der menschlichen Erfahrung weit übersteigt.«
Und schließlich verweist de Quincey auf die Fähigkeit des Rausches, verschüttete Erlebnisse der Vergangenheit aus dem Gedächtnis zu befreien ($\rightarrow$ RA II). »Die unbedeutendsten Erlebnisse meiner Kindheit oder längst vergessene Szenen aus späteren Jahren tauchten oft wieder zu neuem Leben herauf… Ich glaube ganz sicher, daß so etwas wie Vergessen dem Gedächtnis im Grunde gar nicht möglich ist.«
Eindrücklich hat der Schweizer Psychotherapeut Medard Boss die seelischen Veränderungen beschrieben, welche einer seiner Patienten durch Morphinismus erlitt. Speziell das Zeitempfinden änderte sich erheblich, und zwar auf äußerst unangenehme Weise. Dieser Mann »pflegte zu träumen, er liege schon seit unendlichen Zeiten in einem Kohlebergwerk verschüttet. Es besteht für ihn in diesen Träumen nie die geringste

Möglichkeit der Rettung. Am entsetzlichsten ist aber immer das Wissen, er werde auch nicht sterben können. Denn es geschah überhaupt nichts mehr. ›Die Geschichte‹, sagte der Träumer wörtlich, ›geht weder vorwärts noch rückwärts. Es gibt nur noch das ewig gleichbleibende Schmachten.‹« (1953, S. 228) Boss zitiert dann ein poetisch verdichtetes Rauschprotokoll des Opiumessers de Quincey*, als jener der Droge bereits hoffnungslos verfallen war. Dabei kommt, wie bei dem morphinistischen Patienten, eine ungeheuere und zugleich unheimliche Stimmung des Stillstehens der Zeit zum Ausdruck: »Ich flüchtete in eine Pagode und wurde auf ihrer Kuppel oder in geheimen Kammern jahrhundertelang festgehalten. Ich war der Götze und war der Priester, angebetet wurde ich und als Opfer dargebracht. Vor dem Zorne Brahmas floh ich durch alle Wälder Asiens. Wischnu haßte mich und Schiwa lauerte mir auf. Dann trat ich plötzlich vor Isis und Osiris. Sie klagten mich einer Untat an, die den Ibis und das Krokodil mit Schrecken erfüllt haben. Tausend Jahre lang lag ich bestattet in steinernen Särgen bei Mumie und Sphinx, in enger Grabkammer still

---

* Boss nennt als Autor irrtümlich den (allerdings gleichfalls opiatsüchtigen, siehe S. Hayter 1968, Marcovitz 1964) Samuel Taylor Coleridge.

im Herzen der ewigen Pyramiden. Ich duldete den giftigen Kuß der Krokodile und lag unter unaussprechlichen, schleimigen Massen im schilfgrünen Urschlamm des Nils« (1822, S. 76).

5. Die Opiatsucht

So wichtig Psychologen und Psychotherapeuten die Beschäftigung mit dem Traumleben erachten – für de Quincey waren die nächtlichen Erlebnisse, die er auch ohne direkten Opiumeinfluß hatte, »die unmittelbarste und nächste Ursache« seiner »bittersten Leiden«. Angst vor Persönlichkeitszerstörung, vor Ungeheuern aus dem Unbewußten, vor der Eiseskälte der inneren Regionen, oder auch Angst ohne faßbaren Inhalt, die schlimmste aller Ängste, prägten das vom Opium gezeichnete Leben de Quinceys.

Es wird immer wieder betont, daß Opium – im Gegensatz zu seinen Derivaten Morphium und Heroin – relativ unschädlich sei, keine Zerstörungen des Körpers, vor allem des Gehirns, verursache; de Quincey mit seinem immerhin 75 Jahre währenden Leben ist ein Beispiel dafür. Um so quälender sind die seelischen Begleiterscheinungen der Sucht, die der Engländer trefflich zu schildern weiß. Überhaupt sind autobiographische Berichte Süchtiger die beste Information über dieses körper-

lich-seelische Leiden. Psychiatrische Studien klammern mit ihrer nüchternen Sprache gerade die erschütternde Selbsterfahrung aus, wie sie eindrucksvoll Hans Fallada berichtet hat. Einen anderen schonungslosen Einblick in die Welt der Morphinisten, die nur noch um die Droge selbst zentriert ist, gibt Heinz Liepmanns nach Tatsachen gestalteter Roman *Der Ausweg.* (1966). Ein regelrechter Bestseller wurde der Bericht *Wir Kinder vom Bahnhof Zoo,* in dem die 16jährige Christiane erzählt, wie sie zum Fixen kam, und wie sie – nicht zuletzt durch dieses Sich-von-der-Seele-schreiben – den Absprung schaffte. »Mit 12 nahm sie Valium, mit 13 kam sie an Heroin und wurde süchtig. Sie ging in die Schule und nachmittags auf den Strich. Die Mutter merkte nichts.« Mit solch dürren Worten umriß der *Stern* beim Vorabdruck diese erschütternde Lebensbeichte (Christiane F., 1979).

Ursula Dechêne wiederum, eine Münchner Psychologin und Schriftstellerin, ging jahrelang den Spuren eines jugendlichen Fixers nach, der von der »Nadel« nicht mehr loskam und schließlich während eines Entziehungsversuchs in einer Kommune an Lungenentzündung und Unterernährung starb. *Der lange Tod des Fixers P.* ist eine Art Dokumentarerzählung, die einfühlend und sorgfältig beschreibend die Stationen von

Pierres allmählichem Sterben durch eine tödliche Droge und ein nicht minder tödliches Milieu festhält. In meiner Studie über die Drogenkarriere habe ich einige kürzere Fall-Skizzen aufgenommen, die ebenfalls das Schicksal junger Fixer näher beleuchten (vom Scheidt 1976). Bereits eine vier- oder fünfmalige Wiederholung des *fix* (der Injektion) ruft in der Regel starke Suchtsymptome hervor. Der Körper gewöhnt sich rasch an das Gift, so daß – wie auch bei Morphium – der Süchtige bald Dosen von mehr als einem Gramm benötigt, die einen normalen Menschen umbrächten.

Jüngste Ergebnisse der Opiatforschung lassen inzwischen vermuten, daß es unwahrscheinlich ist, »daß bei den durch chronische Opiateinwirkung induzierten Adaptionsvorgängen des Organismus eine veränderte Bindung der Substanzen an die Opiatrezeptoren eine wesentliche Rolle spielt. Vielmehr scheint sich die Antwort der Nervenzelle auf die Pharmakon - Rezeptor - Interaktion zu verändern« (Herz und Bläsig, S. 205). Diese Beobachtungen wird man in Zukunft auch bei Heilversuchen berücksichtigen müssen.

Ein anderes, außerordentlich wichtiges Phänomen, dem man mehr und mehr Beachtung schenkt, ist der »periodische Suchtanfall (PSA)«. Es handelt sich, nach einer Arbeit von Karl Deissler, um ein Abstinenz-Phänomen beim Entzug, das als Reaktion auf Toleranzsteigerung auftritt. »Keiner der Süchtigen hatte einen PSA-ähnlichen Zustand vor der ersten Erfahrung mit Drogen je erlebt. Der PSA ist also keine Erlebnisform, die zum ersten Drogengebrauch veranlaßt, sondern durch ihn erst entwickelt wird.« (S. 514)

Der PSA ist den Entzugserscheinungen nicht vergleichbar, er entspricht auch nicht dem Bedürfnis nach dem nächsten Schuß. Auch dem *Flashback* (→ LSD) ist er weder gleich noch ähnlich; der PSA kann aber einem *Flashback* folgen, doch ist diese Verbindung von *Flashback* und PSA selten.

Auflösung der Persönlichkeit
Noch weit stärker als beim traumanregenden Opium herrscht beim Morphium die zunehmende Auflösung der Persönlichkeit im Rausch vor. Dieses Nirwana-Gefühl ist beim Heroin-Spritzer nochmals gesteigert. Für den Drogenhungrigen gibt es nichts Sehnlicheres als den erlösenden *flash* (Blitz), wenn das Heroin in den Kreislauf und anschließend ins Gehirn eintritt und schlagartig die wirklich höllischen Entzugsschmerzen löscht. Denn der Heroinist sucht nicht mehr allein die Euphorie, die ›Bewußtseinserweiterung‹, sondern in allererster

Linie die Befreiung vom Heroinmangel. Unbeschwert schön und aufregend sind nur die ersten paar Spritzen. Was dann folgt, ist im Grunde genommen eine endlose Flucht vor der Zeit, in der die Wirkung des letzten *fix* nachläßt, in der die Euphorie lediglich eine kurze Schnaufpause vor den erneuten Schrecknissen der Abstinenzschmerzen darstellt.

Sobald der Morphinspiegel im Blut und Gewebe absinkt, wird der Süchtige reizbar, verstimmt und depressiv. Anfangs kann neuerliche Alkaloidzufuhr diesen Zustand für kurze Zeit korrigieren; nach einigen Wochen fortdauernden Spritzens wird er jedoch zum Dauergefühl. Den psychischen Störungen gesellt sich der körperliche Abbau hinzu: »... fahles Aussehen, Schweißausbrüche bei geringsten Anlässen, Magen-Darm-Störungen, Hautausschläge, Angina-pectoris-Anfälle, Störungen der Sexualsphäre mit Dys- und Amenorrhoe oder Potenzminderung mit Keimdrüsenschäden, ohne daß Erbschäden bei der Nachkommenschaft auftreten« (Hesse).

Zum körperlich-seelischen Abstieg kommt der intellektuelle. Anfangs bleibt zwar die Verstandestätigkeit, trotz durch den Rausch gestörter Wahrnehmungsfähigkeit, in erstaunlichem Ausmaß intakt. Intellektuelle können trotz jahrelangem Miß-

brauch von Opiaten noch bedeutende wissenschaftliche und künstlerische Leistungen vollbringen. Aber die fortlaufende Untergrabung der Konzentrationskraft, Gedächtnisstörungen und schließlich psychotische Zustandsbilder greifen auch in diesem Bereich nach einiger Zeit so massiv ein, daß eine sekundäre ›Verdummung‹ häufig unvermeidlich ist.

Der soziale Abstieg ist das Resultat. Der Süchtige isoliert sich aus seinen früheren Bezugsgruppen, meidet die früheren Kontakte und schließt sich neuen Kreisen an, in denen die Droge benützt oder – was immer wichtiger für ihn ist – gehandelt wird. Sehr fatal wirkt sich hierbei aus, daß die gesetzliche Situation den Opiat-Süchtigen zum Verbrecher stempelt; zunächst zum kleinen Gesetzesbrecher, der gegen das ›Opium-Gesetz‹ verstößt.

Moralische Entrüstung der früheren Freunde und Bekannten, Schuldgefühle aufgrund der rechtlichen Lage beim Süchtigen selbst und schließlich zunehmende materielle und psychische Not zwingen jedoch den Kranken mehr und mehr auf die schiefe Bahn. Sofern er nicht ausgesprochen wohlhabend ist, muß er bald Rezeptblöcke stehlen, Rezepte fälschen, seine Umwelt durch Lügen täuschen oder sich die Droge durch Apothekeneinbrüche besorgen. Außerdem wird er zum idealen Opfer für Erpressungen. All dies wird durch den zwangsläufigen Umgang mit den meist kriminellen Lieferanten nicht gebessert. Sicher ließe sich durch eine vernünftige Gesetzgebung und durch Bereitstellung besserer Therapie-Möglichkeiten diese sekundäre Kriminalisierung und die damit verbundene Verschlechterung der Lage der Opiat-Süchtigen wesentlich verbessern.

Nicht umsonst hat man die Diskriminierung dieses Personenkreises mit der Diskriminierung der Homosexuellen verglichen (Leonhardt 1969).

Schwangere, die morphin- oder heroinsüchtig sind, bringen Kinder zur Welt, die eindeutige Abstinenzsymptome zeigen (»Heroin-Babies«). Die Neugeborenen müssen deshalb das Alkaloid (noch besser: → Polamidon) zunächst in passender Dosierung bekommen, und dann muß es ihnen behutsam entzogen werden. Solche Fälle sind in jüngster Zeit besonders unter den amerikanischen Teenagern beobachtet worden; es wird jedoch nicht lange dauern, bis sie auch in der Bundesrepublik auftreten werden.

Analog zu den Erfahrungen, die man mit → Alkohol, → Haschisch und Coca (→ Kokain) gemacht hat, gibt es in den Heimatländern des Opiums bestimmte Bevölkerungsgruppen, die die Droge in mäßigen Mengen konsumieren, ohne deshalb gleich abhängig zu sein. Sowohl bei den schwer körperlich Arbeitenden wie bei den »Kopf«-Arbeitern dient eine Pfeife Opium nach Feierabend oder während einer Party am Wochenende der Entspannung und Distanzierung von der Arbeitswelt. Nach Berichten aus Thailand, Singapur, Vietnam und ihren Nachbarländern ist diese Art des kontrollierten, gering dosierten Opiumrauchens heute noch ebenso im Gebrauch wie einstmals im kaiserlichen China. Wie bei anderen Drogen und in anderen Ländern entstehen Probleme auch in diesen Ländern erst dann, wenn der Konsum außer Kontrolle gerät, meist infolge sozialer und psychischer Deprivation. Ein warnendes Beispiel hierfür war die Opiumwelle nach dem Bürgerkrieg in Nordamerika (1861–1865), als vier bis fünf Prozent der Bevölkerung Opiummißbrauch betrieben haben soll – das wäre das Zehnfache der Zahl der Heroinsüchtigen in den heutigen USA! (Kline)

6. Möglichkeiten der Heilung

Bei Neugeborenen scheint die Entziehungskur wenig Schwierigkeiten zu bereiten; wie sich die Droge auf Gehirn und Nervensystem auswirkt, läßt sich dabei erst abschätzen, wenn man genügend solcher Kinder zehn, zwanzig Jahre lang beobachtet hat.

Jugendliche haben erfahrungsgemäß um so bessere Heilungschancen, je jünger sie sind und je früher sie behandelt werden.

Von erwachsenen Morphinisten wird die Entziehung als die reine Hölle bezeichnet, und selbst für die Ärzte, die diese Roßkur überwachen, ist es eine nervenaufreibende Angelegenheit, die Patienten auf diese wirklich entsetzliche Art leiden zu sehen. De Ropp (1964) schildert eine solche Prozedur:

»Etwa zwölf Stunden nach der letzten Dosis Morphium oder Heroin beginnt der Süchtige, unruhig zu werden. Ein Schwächegefühl überkommt ihn, er gähnt, erschauert und schwitzt gleichzeitig, während ihm eine wäßrige Flüssigkeit aus den Augen und durch die Nase rinnt, was ihm vorkommt, als ›liefe heißes Wasser in den Mund empor‹. Für ein paar Stunden fällt er, sich ruhelos wälzend, in einen abnormen Schlaf, den die Süchtigen als ›Gierschlaf‹ bezeichnen. Beim Erwachen, 18 bis 24 Stunden nach Einnehmen der letzten Dosis, betritt er die tieferen Regionen seiner ›persönlichen Hölle‹. Das Gähnen kann so heftig werden, daß er sich die Kiefer verrenkt. Aus der Nase fließt dünner Schleim, die Augen tränen stark. Die Pupillen sind sehr erweitert, die Haare auf der Brust sträuben sich, die Haut selbst ist kalt.« Sie wird zu einer extremen Gänsehaut, welche die Süchtigen Nordamerikas treffend als *cold turkey* (wörtlich ›kalter Truthahn‹ – wegen der eigenartigen Oberfläche des Kammes dieser Tiere) bezeichnen; der Jargon-Ausdruck wird auch für die Entziehung selbst gebraucht, wenn sie abrupt und nicht durch allmähliche Reduzierung der Dosis durchgeführt wird.

Der Zustand des Kranken verschlimmert sich zusehends, »denn seine Därme beginnen mit unerhörter Gewalt zu arbeiten. Die Magenwände ziehen sich ruckweise stark zusammen und verursachen explosives Erbrechen, wobei oft auch Blut mit austritt. So gewaltig sind die Kontraktionen der Eingeweide, daß der Leib außen ganz geriffelt und knotig aussieht, als seien unter der Haut Schlangen in einen Kampf verwickelt. Die starken Leibschmerzen steigern sich rapid. Der Darm wird immerfort entleert, so daß es bis zu 60 wäßrigen Stuhlgängen am Tag kommen kann.«

36 Stunden nach seiner letzten Dosis ist der Süchtige völlig am Ende. In verzweifelten Versuchen, die Kälteschauer, die seinen Körper quälen, zu mildern, legt er sich sämtliche Decken über, die er finden kann. Der ganze Körper wird von Zuckungen geschüttelt, und seine Füße machen unfreiwil-

lig tretende Bewegungen, für die die Süchtigen den makabren, aber höchst anschaulichen Ausdruck *kicking the habit* (wörtlich: ›Die Gewohnheit wegtreten‹) geprägt haben.

An Schlaf oder Ruhe ist während der Entziehung nicht zu denken. Schmerzhafte Krämpfe der gesamten Körpermuskulatur werfen den Sterbenskranken unaufhörlich umher. Nicht selten fängt er entsetzlich zu brüllen an. Am Ende dieses Stadiums passiert es nicht selten, daß er sich in seinem eigenen Erbrochenen und seinen eigenen Exkrementen wälzt und völlig vertiert wirkt.

Es darf deshalb nicht verwundern, wenn selbst erfahrene Ärzte (geschweige denn befreundete Helfer bei einem privaten Entwöhnungsversuch) gelegentlich schwach werden, weil sie – nicht zu Unrecht – um das Leben ihres Patienten fürchten. Schon die kleinste Dosis Morphium oder Heroin schaltet die scheußlichen Symptome aus. »Es ist ein dramatisches Erlebnis«, schreibt der amerikanische Drogen-Spezialist Harris Bell, »zu beobachten, wie ein jammervoller, elender Mensch, sobald ihm etwas Morphium intravenös eingespritzt wurde, eine halbe Stunde später rasiert, sauber, lachend und scherzend vor einem steht.«

Behutsamer Abbau der Dosierung
Zu dieser drastischen Schilderung de Ropps ist allerdings anzumerken, daß derart massive Entzugserscheinungen auch davon abhängen, welche Erwartungen der Junkie mitbringt, ob er bewußt markiert (um Mitleid zu erregen oder gleich wieder einen Schuß zu erhalten) oder von den Ärzten und Pflegern Schlechtes erwartet – bzw. gewöhnt ist. Bei Selbsthilfegruppen wie Synanon scheint der Entzug jedenfalls weit harmloser abzulaufen (→RA III, Kap. 3).

Es dauert nur etwa acht Stunden, bis der Rückfall mit sämtlichen unangenehmen Begleiterscheinungen wiederkommt. Bleiben die Helfer diesmal standhaft, so klingen die Symptome nach einer Woche von alleine ab. Der Entzogene allerdings ist völlig entkräftet, nervös und leidet meist an einem unangenehmen Dickdarm-Katarrh.

Heutzutage wendet man diese radikale Kur – zumindest in Deutschland – kaum noch an. Vor allem wenn hohe Dosen gespritzt wurden, baut man die Dosis behutsam ab. Auf jeden Fall muß die Entziehung von einer entsprechenden medizinischen Betreuung begleitet sein, zu der auch kreislaufstützende Medikamente, Tranquilizer und Vitaminpräparate gehören. Sobald er sich etwas erholt hat, braucht der Patient eine passende Diät, seine Verdauung muß medikamentös reguliert und sein Wasserhaushalt saniert werden.

Große Probleme bereiten auch jene Fixer, die noch verhältnismäßig wenig »drücken« und deshalb kaum Entziehungserscheinungen aufweisen, wenn sie eine Zeitlang keine Opiate mehr erhalten. Bei ihnen steht im Vordergrund die psychische Entwöhnung, was entsprechend intensive psychotherapeutische Betreuung voraussetzt, und zwar ebenfalls möglichst nicht ambulant, sondern stationär, am besten in einer eigens hierfür geschaffenen Klinik unter ständiger ärztlicher und psychologischer Aufsicht. Alles andere ist Selbstbetrug und Augenwischerei!

Alle diese Voraussetzungen sind nicht gegeben, wenn der Süchtige versucht, sich allein oder mit Hilfe von Freunden zu entziehen. Diese Angst vor der ›offiziellen‹ Entziehung lohnt sich jedoch nicht – es ist weniger schrecklich, diese Prozedur in einer Klinik und von Fachkräften betreut (die vor allem nicht im entscheidenden Stadium schwach werden) über sich ergehen zu lassen.

Allerdings sind, vor allem bei älteren Süchtigen, die Heilerfolge auch unter günstigen Voraussetzungen zur Zeit noch minimal. Nach Angaben der Berliner Psychotherapeutin Lilian Barth ist »die Erfolgsziffer gleich Null«.

Einer ihrer Patienten selbst sagt: »Unsere Rückfallquote beträgt 99 Prozent.« (*Der Spiegel* 1970) Man hofft, diese entmutigenden Verhältnisse mit neuen Behandlungsmethoden bessern zu können. In Frage kommen drei weitere Möglichkeiten (→ auch RA III):

1. Ambulante Entziehung, bei der mit ständig kleineren Dosierungen und unter ärztlicher Aufsicht die Sucht in einer Klinik im Laufe eines Jahres abgebaut wird. Ob sich dieses englische Verfahren besser bewährt als das andere Extrem, bei dem man – wie in Kalifornien – den Patienten während eines ganzen Jahres in der geschlossenen Abteilung einer Entziehungsanstalt verwahrt, ist abzuwarten. Die Versuchungen, sich ›draußen‹ doch mehr als geplant zu spritzen, sind riesengroß, und es gehört eine gewaltige Willenskraft (woran es wegen der geringen Ich-Stärke den Süchtigen meist mangelt) und aufopfernde Betreuung durch die Umgebung (woran es ebenfalls mangelt) dazu, diesen Versuchungen zu widerstehen. Zur Zeit ist England der einzige Staat, der seinen Süchtigen so liberal zu helfen versucht.

2. Völliger Abstinenz und rigoroser Kontrolle durch die anderen Entwöhnungskandidaten sowie durch die bereits entwöhnten ›Aufpasser‹ müssen sich die Mitglieder der amerikanischen »Synanon«-Bewegung unterwerfen.

Diese wurde, ähnlich den »Alcoholics Anonymous« (»Anonyme Alkoholiker«), in den USA von ehemals Süchtigen gegründet, die sich auch heute noch – mit geringer Hilfe von außenstehenden Ärzten, Psychologen und Geistlichen – aus eigener Kraft betreuen. Dazu kommt eine an der Verhaltenstherapie und dem ›Psychodrama‹ nach Jacob Moreno orientierte Gruppenarbeit, in der vor allem unverarbeitete und gestaute Aggressionen abgebaut werden, die Hauptursache der der Sucht zugrunde liegenden depressiven Zustände.

Solange die Entzogenen sich im Umkreis dieser neuen Bezugspersonen und ihrer strengen, durch Strafen (Haareabschneiden u. ä.) verschärften Kontrolle befinden, sollen die Erfolge ganz beachtlich sein. Man spricht von bis zu 30 Prozent ›Heilungen‹. Allerdings wird bei diesem Verfahren die Droge praktisch nur durch die rigorose Gruppen-Moral ersetzt, der Süchtige jedoch nicht im Sinne einer Psychotherapie von Grund auf geändert und psychisch gestärkt. Deshalb nimmt die erneute Gefährdung – und entsprechend die Rückfallquote – beim Verlassen der »Synanon«-Gruppe wieder stark zu (→RA III).

3. Um auch den zum gegenwärtigen Zeitpunkt unheilbar Süchtigen wenigstens ein wenig helfen zu können, macht man in den USA inzwischen großangelegte Versuche mit dem 1940 in Deutschland hergestellten Medikament Methadon. Es wirkt physiologisch wie Heroin und erspart zunächst einmal die Entziehungsbeschwerden (→Polamidon).

Fragwürdige Ersatzdrogen
Diese Ersatzdroge vermeidet jedoch den euphorischen Dämmerzustand, der viel zum persönlichen und sozialen Abstieg des Heroinisten beiträgt. Die Patienten werden wieder arbeitsfähig und fühlen sich gesünder. Allerdings macht Methadon seinerseits süchtig, und es ist gut möglich, daß die anfälligen Personen dieses Medikament lebenslang einnehmen müssen, ähnlich wie die Zuckerkranken ihr Insulin. Indessen hofft man, durch intensive psychotherapeutische Nachbetreuung die Abhängigkeit von Methadon allmählich beheben zu können. Das sollte eigentlich leichter sein als ein entsprechender Versuch bei einem Heroinsüchtigen, denn Arbeitsfähigkeit und Wohlbefinden erleichtern den psychischen Heilungsprozeß sehr.

In jüngster Zeit haben jedoch Wissenschaftler sehr ernste Bedenken gegen die Methadon-Programme erhoben, die – vor allem in den Großstädten der USA – mit großer Intensität vorangetrieben werden. Speziell der kalifornische Medizinsoziologe Henry H. Lennard und der Direktor des New Yorker Rehabilitationszentrums »Phoenix House«, Mitchell S. Rosenthal, haben sehr polemisch dagegen protestiert, daß man mit dem Methadon wiederum nur eine Chemikalie an den Süchtigen verabreiche, anstatt ihm die nötige menschliche Hilfe zu geben (Lennard et al. 1974).

Auf jeden Fall wird man, auch in der Bundesrepublik in wachsendem Ausmaß, für die Behandlung und vor allem für die rechtzeitige Prophylaxe der Opiatsucht weit mehr Mittel einsetzen müssen, in finanzieller Hinsicht genauso wie in personeller. Vor allem das erschreckende Ansteigen der Zahl heroin- und morphiumsüchtiger Jugendlicher fordert das.

Bereits 1920 waren unter 7464 Süchtigen, die an der New Yorker Betäubungsmittel-Klinik behandelt wurden, neun Prozent Minderjährige unter 20 Jahren (Biener 1969). Mitte 1970 waren es allein in der Stadt New York schon 25 000 Jugendliche, und man fürchtet, daß sich die Zahl binnen kurzem vervierfacht (nicht zuletzt wegen der rigorosen Bekämpfung des weit weniger gefährlichen Marihuana; → Cannabis).

Entsprechend stieg die Zahl der Todesopfer. Hauptursache ist hier die zunehmende Verengung der ›therapeutischen Breite‹, die auch sehr erfahrene *fixer* nicht immer richtig abschätzen können.

Gemeint ist jene Distanz zwischen der Dosis, die den gewünschten psycho-physischen Zustand hervorruft, und der Dosis, die der Körper gerade noch verträgt. Infolge des Gewöhnungs-Effekts braucht der Konsument ja immer höhere Mengen, um die ersehnte Euphorie zu erzielen; andererseits reagieren Herz und Kreislauf wie gewohnt. Schließlich kommt es fast zwangsläufig zum Kollaps, der das Ende bedeuten kann.

Die Zahlen sprechen für sich. So gab es nach Angabe von Milton Helpern von der städtischen Gesundheitsbehörde in New York im Zeitraum von 1950 bis 1969 insgesamt 5310 Herointote, die sich wie folgt verteilten:

Zeitraum	Tote
1950–1954	465
1955–1959	611
1960–1964	1299
1965–1969	2935

Der Anteil der Jugendlichen und Kinder unter diesen Opfern der Droge nahm folgendermaßen zu:

Jahr	unter 15	unter 20
1960	0	15
1964	0	38
1967	0	79
1969	20	224

Etwa 70 Prozent der Verstorbenen hatten eine Überdosis Heroin genommen; der Tod trat durch

Atemlähmung und extremen Abfall des Blutdrucks ein. Infektiöse Leberentzündung (Spritzen-Hepatitis) durch unsaubere Injektionsnadeln, Wundstarrkrampf oder Infektionen der Herzklappen waren in den übrigen 30 Prozent die Todesursachen (Selecta 1970).

7. Die aktuelle Situation

Zu Beginn der 8oer Jahre haben sich die Verhältnisse in der Bundesrepublik denen in den Vereinigten Staaten sehr genähert – wenn auch nicht bei den absoluten Zahlen, so doch, was die relative Häufigkeit der Opiatsuchten angeht. Zu den einigen Hundert bis Tausend »klassischen« Morphinisten (Ärzte, Apotheker, Krankenpflegepersonal, Schwerverletzte des Weltkriegs), die in der Regel den Gesundheitsbehörden bekannt sind und im kriminalistischen Sinne »nicht auffällig« sind, haben sich in den 7oer Jahren schätzungsweise 16000 Heroinsüchtige jüngerer Jahrgänge gesellt (s. Abbildung S. 304). Nach Auskunft des städtischen Drogenbeauftragten Wolfgang Heckmann waren es 1979 in Berlin bereits Hunderte Minderjähriger unter sechzehn Jahren, die »an der Nadel hängen«. Besonders die unerfahrenen und uninformierten labilen Buben und Mädchen sind es, die auf die Lügen der gewissenlo-sen Dealer hereinfallen, daß beispielsweise das Schnupfen von Heroin nicht süchtig mache (obwohl gerade die direkte Aufnahme durch die Nasenschleimhäute die Droge besonders rasch ins Gehirn transportiert und besonders intensive Wirkung erzeugt, → auch RA IV).

Berüchtigt als Umschlagplatz für Rauschgifte aller Art und Treffpunkt drogenabhängiger Jugendlicher ist der Bahnhof Zoo, wo gleich in der Nähe der »Baby-Strich« ist, auf dem sich die süchtigen Mädchen die hohen Summen für ihr Heroin durch Prostitution verdienen.

Die genannten Zahlen berücksichtigen bereits eine geschätzte Dunkelziffer: Man nimmt an, daß zu den im Jahr 1978 registrierten 40000 Heroinisten noch mindestens 110000 unbekannte Drogensüchtige gezählt werden müssen, mit einem Anteil Minderjähriger von 25 Prozent (registriert: 16000 Kinder, Jugendliche und Heranwachsende). Tendenz: stark steigend.

Das gleiche gilt für die Zahl der Todesopfer, die sich in der Bundesrepublik in ihrer Verzweiflung den »Goldenen Schuß« setzten, wie es im makabren Jargon der Drogenszene heißt, wenn ein Süchtiger sich – gewollt oder unbewußt – eine tödliche Überdosis spritzt: 1970: 29 Herointote/ 1975: 194/1987: 442.

Das erschreckendste sind die Hintergründe. Im Falle des 12jährigen Negerjungen Walter Vandermeer, der Mitte Dezember 1969 im Badezimmer der Elendswohnung seiner Mutter in New York aufgefunden wurde, traten sie offen zutage. Seine sämtlichen Freunde, alle zehn oder elf Jahre alt, wußten, daß Vandermeer Heroin nahm. Sein Tod hat sie, nach den Worten eines Untersuchungsbeamten, »nicht sonderlich beunruhigt. Sie wissen, daß dies zum Tod führen muß, aber das hindert sie nicht daran, Rauschgift zu nehmen. Heroin zu spritzen gilt als männlich, den Tod zu riskieren ist männlich.«

Das Kind Vandermeer war bereits mit zehn Jahren ein ausgeprägter Alkoholiker, mit elf rauchte es Marihuana, mit zwölf fand man es leblos neben zwei leeren Heroinpäckchen und einer Injektionsspritze. Wie in einer Zeitraffer-Aufnahme zeigt sein kurzes Süchtigen-Leben eine Entwicklung, die bei anderen viel länger dauert, ehe sie zum gleichen Ergebnis führt.

Auch sein familiärer Hintergrund ist typisch für solche Lebensläufe. Vor allem das Fehlen des Vaters* wirkt verheerend. Es führt zu schweren Identifikations-Schwie-

rigkeiten und läßt die eigene Männlichkeit schließlich nur noch im Gebrauch einer gefährlichen Droge finden.

Untypisch ist nur das ärmliche Milieu. Inzwischen ist die Sucht nach Heroin und den anderen Opiaten nämlich längst auch in die Mittelklasse und in die begüterteren Kreise vorgedrungen, ist sie längst neben einer ›Sucht der Armen‹ zu einer ›Flucht der Reichen‹ geworden, mit allen dazwischenliegenden sozialen Schattierungen. Denn die psychischen Probleme, die hinter der materiell so unterschiedlichen Fassade verborgen sind, gleichen sich überall (→ RA II).

Ein Einzelfall, der aus dem üblichen Rahmen herausfällt, aber eine Art Symbol für die grauenhafte Wirklichkeit der Drogenszene sein könnte, ist die Lebensgeschichte des erst acht Jahre alten Jimmy im Schwarzen-Ghetto von Washington. Eine Reporterin der angesehenen *Washington Post* interviewte das Kind:

Als Fünfjähriger bekam er zum ersten Mal eine Heroinspritze, und zwar vom Liebhaber seiner Mutter, einem Dealer. Damit Jimmy der Reporterin seine Geschichte überhaupt erzählen konnte, mußte der »große Freund« ihm erst einmal eine Spritze Heroin geben. Wie sein »Stiefvater«, den er sehr bewundert, möchte der Junge später ein-

---

* Näheres zu diesem Problem findet sich in allgemeiner Form bei Alexander Mitscherlich, »Auf dem Weg zur vaterlosen Gesellschaft«, München 1963.

mal ebenfalls Dealer werden und ein »angenehmes Leben« haben. Obgleich dieser schreckliche Report von Janet Cooke sich als Fälschung herausstellte und zu einem publizistischen Skandal wurde (die Reporterin mußte den ihr zugesprochenen *Pulitzer-Preis* zurückgeben), sind die einzelnen Details des Falles dennoch ein realistisches Abbild der Fixer-Szene in den USA.

8. Von der »Connection« zum »Ameisenhandel«

Für den Rauschgifthandel ist Heroin das lohnendste Objekt geworden. Zehn Kilogramm Rohopium, die im Vorderen Orient etwa 70 DM kosteten, wurden in geheimen Laboratorien zu einem Kilogramm Morphium im Wert von 3000 bis 3500 DM verarbeitet. Wenn diese Menge – inzwischen zu Heroin umgewandelt – das Abnehmerland erreichte, kostete das Kilogramm bereits 80000 bis 100000 DM. Diese Angaben machte Jean Nepote von der Interpol-Zentrale in Genf Anfang 1970 auf einer Tagung in Rüschlikon. Wagner schätzte damals den Gesamtumsatz an Heroin allein in den USA auf jährlich 350 Millionen Dollar – das waren etwa 1,2 Milliarden DM. Inzwischen (1980) spricht man bereits von einer Milliarde Dollar und die gesamte Heroin-Szene hat sich ge-

waltig verändert. Bisher versorgten große, weltweit verzweigte und straff organisierte Händler-Ringe nach Art der Mafia (»French Connection« u. a., siehe unten) den illegalen Markt mit Opiaten und natürlich auch mit allen anderen profitträchtigen Rauschgiften vom → Kokain und → LSD bis zu den → Weckaminen, in geringerem Umfang mit dem finanziell vergleichsweise uninteressanten → Cannabis (Ausnahme: Haschischöl).

Heute pumpen unzählige Kleinlieferanten (»Ameisenhandel«) die Szene voll Heroin, teilweise zu ausgesprochen niedrigen Dumping-Preisen. Superintendent Dick Williamson von der Hongkonger Drogenpolizei drückt es so aus: Bisher war der typische internationale Schmuggler »um die zwanzig Jahre alt und wenig ausgebildet. Er sah verloren aus in seinem neuen Anzug, er wollte einen Vetter in Amsterdam oder London besuchen.« Aber neuerdings kann buchstäblich »jedermann« die Päckchen mit den jedem Dealer und Fixer wohlbekannten Warenzeichen transportieren: »Ein dickbäuchiger Geschäftsmann mit seidigglänzenden, schicken Klamotten, ein Bankier in mittleren Jahren im blauen Anzug und Gucci-Schuhen, ein europäischer Student auf Abenteuerurlaub in Jeans, mit Rucksack und mit langen Haaren. Es kann ebenso eine junge Mutter sein mit einem sechs Monate alten Baby, der obligatorischen Nuckelflasche und einem Vorrat an Pampers, es kann ein Messebesucher sein oder ein Pilger nach Mekka, oder ein Pilger zum Vatikan. Alles schon dagewesen.« (Der Spiegel Nr. 35, 1979)

Vor allem viele Türken nützen die Chance, aus ihrem Heimatland eine kleine Portion Heroin in die Bundesrepublik zu schmuggeln, wo der »Türkische Honig« (mit einer enorm hohen Konzentration von bis zu 90 Prozent Heroin) dann direkt an die Süchtigen abgegeben wird; das Risiko an der Grenze ertappt zu werden, ist gering.

Die kristalline Version »Hongkong Rocks« (mit 30 bis 60 Prozent Wirkstoffgehalt), die 1978 noch für etwa tausend Mark pro Gramm angeboten wurde, verschleuderte man 1979, nach Angaben der Polizei, für 200 oder gar nur 100 Mark: Der fortlaufend dezentralisierte Markt wies ein hohes Überangebot auf. Allerdings wird selbst bei diesen Niedrigpreisen die Gewinnspanne noch auf bis zu 2000 Prozent geschätzt!

Der »klassische« Drogenhandel basierte – ähnlich wie der Alkoholschmuggel in der Prohibitionszeit der USA – lange Zeit nur auf gut organisierten Gangsterbanden, »Connections« genannt (und es gibt Anzeichen, die darauf hindeuten, daß sie in Zukunft weiter eine wichtige Rolle auf dem Rauschgiftmarkt spielen werden):

1. Türkisches Opium, aus illegalen und illegal zweckentfremdeten Beständen, wurde in Marseille von korsischen und sardischen Spezialisten zu Heroin veredelt und dann in die USA und über ganz Westeuropa verteilt. 1972 wurde diese »French Connection« von der Polizei, vor allem von amerikanischen Experten, gesprengt und gleichzeitig der Anbau von Schlafmohn in der Türkei – auf politischem Wege (massiver Druck der USA, Hilfsprogramme der UN) – besser kontrolliert.

2. Mit dem Ende des Vietnam-Krieges, als Zehntausende von süchtigen Soldaten in die USA zurückkehrten, folgten ihnen auf dem Fuß die in Familien-Geheimbünden (Triaden) organisierten chinesischen Händler. Sie ließen sich vor allem in Amsterdams unüberschaubarem Chinesenviertel nieder und bauten die »Dutch Connection« auf. Sie belieferten bald auch bis zu 80 Prozent der deutschen Fixer-Szene mit »Hongkong Rocks« und sorgten mit dafür, daß die Bundesrepublik Anfang der 80er Jahre in Europa zum Heroinland Nummer 1 herabstieg, mit etwa 600 Drogentoten im Jahr 1979 und einer »relativen Mortalitätsrate« (= Sterberate) durch Heroin, die in Berlin höher liegt als in New York.

3. 1975/76 ergriffen die holländischen Behörden rigorose Maßnahmen, wiesen 1800 illegale chinesische Einwanderer aus und faßten 150 der großen Händler. Diese Mangelsituation nützten türkische Dealer. Ihre »Turkish Connection« führt – vor allem in vielen Kleinmengen – afghanisches und pakistanisches Heroin nach Europa ein, teilweise auch auf dem Luftweg über Moskau (wo man sie kaum zu behelligen scheint).

4. Parallel dazu entstand in Amerika die »Mexican Connection«, die gewissermaßen der Erbe der – zerstörten – französischen und türkischen »Verbindung« wurde. Massive Bekämpfung durch Armee-Einheiten und teilweise sogar mit Hilfe von Flugzeugen (die die Felder mit Pflanzenvernichtungsmitteln besprühen) konnten bislang wenig dazu beitragen, die »Mexican Connection« auszutrocknen. Nicht einmal der »Operación Condor« gelang das, während der 10000 mexikanische Soldaten eingesetzt waren und über 700 Verdächtige verhaftet wurden.

5. Eine weitere Schmugglerbande konnte 1979 geortet werden, als man den Besitzer einer Pfeifenfabrik und mehrerer Restaurants festnahm und als Anführer eine 52jährige Frau, die mit einem Türken verheiratet war, ausfindig machte. Diese »Scandinavian Connection« schmuggelte vor allem pakistanisches und afghanisches Rauschgift nach Dänemark.

6. Die weitläufige internationale Verflechtung der Heroinlieferanten demonstriert endlich die »Singapur-Gruppe«, die nach zwei-

Jahr	Heroin (kg)	Morphinbase (kg)	Rohopium (kg)
1970	0,494	0,596	34,771
1975	30,958	8,782	4,445
1976	167,150	10,564	15,085
1977	61,134	4,314	19,970
1978	187,304	2,652	4,502
1979	207,331	1,104	17,249
1980	insgesamt 267 kg		
1985	insgesamt 208 kg		
1986	insgesamt 157 kg		
1987	insgesamt 317 kg		

Opiat-Sicherstellungen von 1970 bis Ende 1987 (nach: Bundeskriminalamt). Schätzungen nehmen an, daß die tatsächlich gehandelten Mengen u. U. zehnmal so hoch sind, wegen der großen Dunkelziffer.

jährigen Ermittlungen Ende 1979 in Hamburg vor Gericht gestellt werden konnte. Die Bande wurde von einem chinesischen Restaurant in der Hansestadt gesteuert, hatte 34 Mittäter und »Niederlassungen« in Kuala Lumpur (Malaysia), Kopenhagen, Bangkok und Amsterdam; nachweislich vertrieb sie mehrere hundert Kilogramm Heroin auf dem ganzen Erdball. Welchen Wert dieser illegalen Ware zugemessen werden kann, läßt sich aus folgendem Beispiel ersehen:

7. Im Februar 1979 stellte die italienische Polizei bei einer Razzia am Stadtrand von Mailand zwei Kilogramm reines Heroin im Wiederverkaufswert von umgerechnet fast 30 Millionen Mark sicher. Vier Personen wurden wegen illegalen Drogen- und Waffenbesitzes festgenommen. Die Tatsache, daß die Behörden vermuten, das Heroin sei mit erpreßten Lösegeldern finanziert worden, ist ein Hinweis auf die Verflechtung der Drogenszene mit anderen kriminellen Aktivitäten der Unterwelt.

8. Eine besonders gefährliche Kombination von »Connection« und »Ameisen-Handel« scheint sich in den 8oer Jahren zu entwickeln, sehr begünstigt durch das ständige Pendeln von Gastarbeitern aus dem Balkan in die Bundesrepublik und zurück. Es wurden Vertriebswege beobachtet, bei denen Anbau des Opium, Ver-

arbeitung und Veredelung zu Heroin, Transport und Schmuggel vom Nahen Osten nach Deutschland sowie der Verkauf in der Hand ein und derselben Familienklans liegen. So wurden im Mai 1980 in Rüsselsheim, nahe Frankfurt am Main, in der Wohnung eines 18jährigen kurdischen Türken, zwei Koffer mit 46 Säckchen Heroin »hervorragender Qualität« beschlagnahmt, insgesamt 28 Kilogramm im Schwarzmarktwert von 20 Millionen Mark. Es stellte sich heraus, daß dieser Handelsstrang von einer kurdischen Sippe aufgebaut wurde, die vom Anbau in einer türkischen Provinz bis zum Kleinvertrieb im Rhein-Main-Gebiet alle Stationen kontrolliert (Südd. Zeitung vom 19. 5. 1980).

Wie leicht es ist, solche illegalen Handelswege aufzubauen, beweist ein Bericht in der Zeitschrift *Kriminalistik* (Nr. 5, 1980), der schildert, wie ein hoher türkischer Polizeioffizier als Mitglied einer maßgeblichen Verteilerorganisation für Heroin entlarvt wurde (S. 197).

Literatur:
Baudelaire, Ch., »Un mangeur d'Opium«, in: *La Revue contemporaine*, 15. und 31. Jan. 1860; dt. in: Baudelaire, Ch., *Die künstlichen Paradiese*, Hamburg 1964
Biener, K., »Jugend und Rauschgift«, in: *Fortschritte der Medizin* 87, 1969, S. 1449 bis 1452

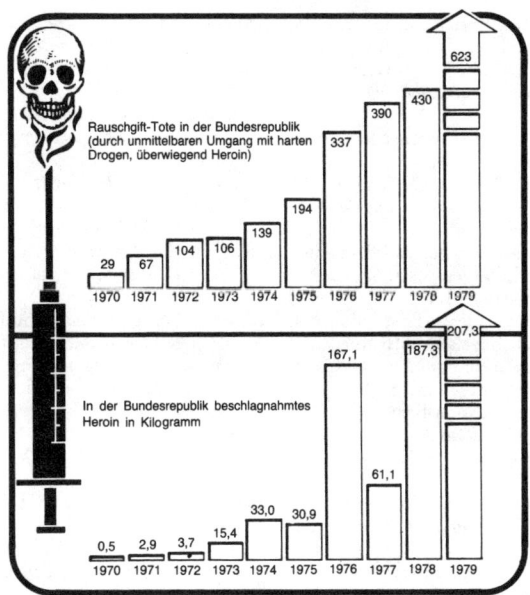

Rauschgift-Tote in der Bundesrepublik (durch unmittelbaren Umgang mit harten Drogen, überwiegend Heroin)

1970	1971	1972	1973	1974	1975	1976	1977	1978	1979
29	67	104	106	139	194	337	390	430	623

In der Bundesrepublik beschlagnahmtes Heroin in Kilogramm

1970	1971	1972	1973	1974	1975	1976	1977	1978	1979
0,5	2,9	3,7	15,4	33,0	30,9	167,1	187,3	207,3	61,1

Von 1970–1979 hat sich die Zahl der Heroin-Toten fast verzwanzigfacht und die Menge beschlagnahmter Opiate von nahezu Null auf etwa 300 Kilogramm gesteigert (nach »Der Spiegel«, Nr. 35, 1979). Ein Jahrzehnt später, 1987, waren es 442 Tote und 317 kg.

Birdwood, G., »Eine Pille gegen die Krankheiten der Gesellschaft«, in: Deutsches Ärzteblatt 1970, S. 3220–3224

Boss, M., Der Traum und seine Auslegung, Bern/Stuttgart 1953

Brau, J. L., Vom Haschisch zum LSD, Frankfurt a. M. 1969

Burroughs, W. S., Junkie, Wiesbaden 1963

Christiane F., Wir Kinder vom Bahnhof Zoo, Hamburg 1979

Bux, K., »Polizeiliche Prävention bei der Bekämpfung von Rauschgiftkriminalität«, in: Kriminalistik Nr. 5, 1980, S. 194-202

Cocteau, J., Opium, Paris 1930; dt.: Opium. Ein Tagebuch, München 1968

Coleridge, S. T., Kublai Khan, London 1816

Dechêne, U., Der lange Tod des Fixers P., München 1974

Deissler, K., »Der periodische Suchtanfall«, in: Schweizerische Ärztezeitung Nr. 13, 1977, S. 514-517

Fallada, H., »Der tödliche Rausch. Bericht

über das Glück, ein Morphinist zu sein«, in: Neue Illustrierte vom 19. Nov. 1955

Gelpke, R., Vom Rausch im Orient und Okzident, Stuttgart 1966

Gide, P., zitiert bei Brau, J. L., a.a.O.

Hayter, A., Opium and the Romantic Imagination, London 1968

Hedayat, S., »Ein Opiumrausch«, in: ders., Die blinde Eule, Teheran 1936 (zit. n. Gelpke, R., Vom Rausch im Orient und Okzident, Stuttgart 1966, S. 45)

Herz, A., und Bläsig, J., »Die Opiatsucht: Neue Forschungsperspektiven«, in: Der Nervenarzt 50, 1979, S. 205-211

Hesse, E., Rausch-, Schlaf- und Genußgifte, 3. Aufl., Stuttgart 1966

Holt, E., The Opium Wars in China, London 1964

Kline, N. (zit. n. Selecta Nr. 8, 1972: »Konsumieren wir zuviel Arzneien?«)

Kryspin-Exner, K., »Polytoxikomanie bei Jugendlichen«, in: Pharmakopsychiatrie/Neuro-Psychopharmakologie 3, 1970, S. 116 bis 122

331

Lennard, H. L., Epstein, L. J., und M.S. Rosenthal, M. S., »Die Methadon-Illusion«, in: Scheidt, J. vom (Hrsg.), *Die Behandlung Drogenabhängiger*, München 1974

Leonhardt, R. W., *Wer wirft den ersten Stein?*, München 1969

Liepmann, H., *Der Ausweg*, Reinbek 1966

Lippert, H., *Einführung in die Pharmakopsychologie*, Bern 1959

Manhart, R. M., »Sucht, eine Krankheit mit suizidaler Potenz«, in: *Selecta* Nr. 21, 1980, S. 2190–2201

Marcovitz, E., »Bemoaning the lost Dream: Coleridge's ›Kublai Khan‹ and Addiction«, in: *International Journal of Psycho-Analysis* 45, 1964, S. 411–425

Nepote, J., Diskussionsbeitrag während des Symposions *Rauschmittel und Süchtigkeit*, Rüschlikon/Zürich, 15./16. Jan. 1970

Novalis, *Hymnen an die Nacht*, 1797

Olivier, F., *Neun Jahre mit Picasso*, München 1959

Quincey, Th. de, *Confessions of an English Opium-Eater*, London 1822, 1845; deutsch: *Bekenntnisse eines englischen Opiumessers*, München 1965

Römpp, H., *Chemische Zaubertränke*, Stuttgart 1939

Ropp, R. S. de, *Bewußtsein und Rausch*, München 1964

Scheidt, J. vom, *Der falsche Weg zum Selbst – Studien zur Drogenkarriere*, München 1976

Schreiber, M., *Rauschgift* (unveröffentlichtes Manuskript eines Vortrags 1979)

Scott, J. M, *The White Poppy*, London 1969

Skarabis, H., (zit. n. *Der Spiegel* Nr. 24, 1980: »Die erste Spritze in der großen Pause«)

Stille, W., Göggel, K. H. und B., Kunkel, »Hippie-Hepatitis«, in: *Medizinische Klinik* 65, 1970, S. 993–995

Tremmel, R., »Wirkmechanismus der Droge«, *Süddeutsche Zeitung* vom 24. Oktober 1975

Wagner, H., *Rauschgift-Drogen*, Berlin 1970

»Todesfälle alarmieren«, in: *Selecta* Nr. 35, 1970

»Hoher Preis. Rauschgift – harte Welle«, in: *Der Spiegel* Nr. 33, 1970

Opium → Opiate

O-Tinktur → Opiate

P

Parieá → Cohoba

PCC → PCP

PCP

(Phencyclidin, Angel Dust, Engelstaub)

Geschichte

Phencyclidin, kurz PCP genannt, wurde in den 50er Jahren von der US-Firma Parke, Davis & Company als Schmerzmittel entwickelt. Bereits während der klinischen Tests häuften sich allerdings Berichte über unerwünschte Nebenwirkungen sehr merkwürdiger Art. Schon nach kleinen Dosen PCP wußten damit behandelte Patienten plötzlich nicht mehr, wo »ihr Kopf geblieben« war – und irrten dann, frisch operiert, verzweifelt durch das Krankenhaus, um ihn zu suchen. Andere hielten Krankenschwestern und Ärzte »für Vampire mit drei Meter Flügelspannweite«.

Deshalb zog Parke-Davis das Medikament, das sichtlich wie ein LSD-ähnliches Halluzinogen wirkte, 1965 vom Markt zurück. Es darf seither offiziell nur von Tierärzten benützt werden, vor allem als Beruhigungsmittel (Sernyl, »Sernylan«) für Schlachtvieh. Bald darauf, im Juni 1967, tauchte es plötzlich in der Drogenszene des *underground* auf. Die *Blumenkinder* in San Francisco nahmen PCP während eines Rock-Konzerts ein, und kurz darauf mußten sich 30 der Hippies vollkommen ausgeflippt in psychiatrische Hilfe begeben.

Damals dachte man noch, es handle sich um einen Einzelfall, um ein Experiment mit einer der vielen Substanzen, die damals von den jungen Leuten ausprobiert wurden. Doch 1974, bei einem Rock-Festival in Oakland, war PCP, nun unter dem vielversprechenden Straßennamen, *Engelstaub (Angel Dust)*, wieder in der Szene. Danach breitete es sich schneller aus als je eine Rauschdroge zuvor. Inzwischen wird PCP, »die giftigste aller Substanzen, die je auf der Straße angeboten wurde«, unter den verschiedensten Bezeichnungen in den gesamten USA (schwarz) gehandelt.

Randy Weber, Drogenberater in Chicago, sagt: »PCP ist die am leichtesten erhältliche Droge neben Marihuana und Alkohol.« Dafür gibt es einige triftige Gründe:

- Die Droge ist wesentlich billiger als Heroin oder LSD (ein Gramm PCP, das für zwei Räusche reicht, kostet etwa 20 Dollar, also ein Drittel weniger als zwei Heroin-Schüsse oder zwei LSD-Trips),
- sie wirkt so schnell wie Heroin und rascher als LSD,
- sie wirkt wesentlich intensiver als Marihuana, Haschisch oder gar Alkohol,
- sie wirkt länger als Heroin (bis zu 48 Stunden),
- und sie kommt vor allem einer offensichtlich weitverbreiteten Sehnsucht nach Horrorerfahrungen und Selbstzerstörung entgegen.

Der Vergleich mit dem Heroin wird in der Literatur gerne benützt, obgleich die Wirkungen (s. unten) den Vergleich mit → LSD oder → Meskalin eigentlich näherlegen. Wahrscheinlich tut man dies, weil die Wirkung doch wesentlich gefährlicher ist als die eines – gelegentlichen – LSD-Trips. PCP läßt sich aus überall erhältlichen Grundsubstanzen leicht selbst herstellen; auch dies ist sicher ein Vorteil gegenüber dem schwer zu synthetisierenden LSD – jedenfalls aus der Sicht der Händler und Konsumenten. Aus Grundsubstanzen für rund 125 Dollar (Benzol, Kaliumzyanid, Piperidin) kann jeder Chemielaborant PCP im

Schwarzhandelswert von 100000 Dollar herstellen.

Die Dealer locken ihre Kunden mit Phantasienamen wie *Raketentreibstoff, Muskelprotz* und *Bienenfleiß.* Auch *Tödliche Klapperschlange* wurde es genannt, und das nicht von ungefähr. Der am häufigsten benützte Name *Angel Dust* wird nicht auf besonders angenehme Effekte der Droge zurückgeführt (gerade die werden nämlich selten beobachtet), sondern auf die kalifornische Rocker-Clique der »Hell's Angels«, die PCP angeblich zu Beginn der 70er Jahre im *underground* einführten. Seitdem haben, nach Schätzungen des »National Institute on Drug Abuse (NIDA)« in Washington, mindestens fünfeinhalb Millionen Amerikaner bereits PCP probiert[*], vor allem Jugendliche und Heranwachsende zwischen 12 und 25 Jahren. Das Mittel rückt damit in die Nähe der → Lösungsmittel, wenn es auch völlig anders wirkt.

Nach Angaben des offiziellen Bulletins der NIDA forderte PCP schon 1978 »wenigstens 200 Todesopfer und mehr als 10000 Einlieferungen in Notfallstationen« (*Drug Abuse Clinical Notes,* Oktober 1979, S. 1).

---

[*] Allein in Los Angeles wurden von 1975–1977 an die 5,1 Millionen Portionen PCP beschlagnahmt – in den ersten beiden Monaten von 1978 waren es dann schon 3,8 Millionen!

In der Bundesrepublik wurde die Substanz bisher selten beobachtet, vor allem bei Händlern (zum Selbstgebrauch oder zum Testen an »Stammkunden«?) und bei in der BRD stationierten US-Soldaten (die ja auch die Methaqualone als erstes auf der deutschen Szene einführten, → Schlafmittel).

Erich Straß, Drogenfahnder beim Bundeskriminalamt, nimmt an, daß PCP auch in Zukunft keine Rolle bei deutschen Konsumenten spielen wird. Sie zögen pflanzliche Gifte wie Heroin oder Haschisch vor und nicht synthetische Produkte; selbst LSD sei nur eine Art Modeerscheinung gewesen, wie der Rückgang der Sicherstellungen auf ein Zehntel zeigt.

Die Frage ist nur, ob das so bleibt. Sollte der Heroin-Markt durch die Drogenfahnder einmal nachhaltig trockengelegt werden, wäre es für die Dealer sehr verführerisch, das leicht und billig zu produzierende PCP einzuführen. Wie der → Appetithemmer *X-112* beweist, paßt die Szene sich nur zu bereitwillig Ersatzstoffen an – und »noch wilderen« leichter als milderen.

Einnahmeformen und chemische Zusammensetzung

Eingenommen werden kann PCP auf jede nur erdenkliche Art. Als Pulver (*Crystal*) wird es wie Kokain oder Heroin geschnupft. In

Pillen geformt (*tic-tac*) wird es geschluckt. Mit PCP-Spray kann man Marihuana oder simple Petersilie besprühen und es rauchen (*Hog, Sherman's*). Rektal läßt es sich in Zäpfchenform einführen. Und schließlich kann man es, aufgelöst, spritzen, was den Rausch am schnellsten herbeiführt.

Der Nachweis, ob jemand PCP genommen hat, ist übrigens relativ einfach, im Gegensatz zu Cannabis. Auch in Deutschland sind Tests bekannt und verfügbar, ein enzymatischer und zwei chemische (von Clarmann).

Daß es so extrem wirkt, ähnlich und doch wieder deutlich anders als vergleichbare Halluzinogene, mag an seiner chemischen Zusammensetzung liegen – wenngleich vielleicht eine neue, tiefverwurzelte, negativistische Einstellung einer ganz neuen Konsumentengeneration die Wirkung zusätzlich »einfärbt« (s. unten). Den Beschreibungen zufolge gleicht das Wirkungsbild am ehesten noch dem → Kokain, mit seiner Mischung aus halluzinogenen und Amphetamin-Effekten, aber es ist eben doch auch wieder »ganz anders«.

Phencyclidin gehört zur Gruppe der Arylcyclohexylamine, die sich chemisch, pharmakologisch und in den erzeugten Verhaltensweisen deutlich von anderen psychoaktiven Substanzen unterscheiden, beispielsweise von den Indol-

Strukturen (→ RA IV). Es kann wie ein → Weckamin wirken, wie ein dämpfendes Medikament (→ Schlafmittel) oder wie ein Halluzinogen (→ Cannabis, → LSD, → Meskalin, → Psilocybin). Das hängt ab von der konsumierten Menge, der Art der Einnahme und der Konstitution des Konsumenten.

Das NIDA spricht in seinem Bulletin (s. oben) »von einer ganzen Reihe von Chemikalien, die dem PCP ähnlich sind und von denen viele ähnliche psychoaktive Effekte hervorrufen«. Diese verwandten Substanzen sind jedoch bislang nicht in nennenswerten Mengen mißbraucht worden.

Dem PCP vergleichbar ist Ketamin, das in der Menschen- und Tiermedizin als Betäubungsmittel Eingang gefunden hat und inzwischen auch als Rauschmittel mißbraucht wird. Ketamin ist allerdings schwächer, und der von ihm erzeugte Rausch hält nicht so lange an (Siegel 1978).

Neurochemische Wirkung

Wie bei allen Drogen, ist der erste Rausch auch bei PCP oft angenehm. Auffällig sind Allmachtsphantasien, ähnlich wie bei den → Lösungsmitteln.

Da PCP aus der offiziellen Humanmedizin seit 1965 verschwunden war, gibt es bislang wenig vergleichbare klinische Daten über seine Wirkung auf das Nervensystem. Man nimmt an, daß es bestimmte Neurotransmitter im Gehirn beeinflußt, also die chemischen Botenstoffe, die für den Nachrichtenfluß im Nervensystem sorgen (→ RA IV).

Normalerweise dauert ein PCP-Rausch 45 Minuten bis zwei Stunden. Es wurden jedoch auch 48-Stunden-Trips beobachtet, und es gab schon PCP-Konsumenten, die – geheilt – davon berichteten, daß sie erst zwei Jahre nach Absetzen des Gifts wieder richtig sehen und hören konnten. Daraus schließt man, daß sich winzige PCP-Spuren im Gehirn und im Fettgewebe ablagern und von dort aus weiter mikroskopische Mengen an den Organismus abgeben. Inzwischen können sich die Neurophysiologen und Biochemiker die Wirkungen des PCP ein wenig besser erklären. Sie fanden heraus, das die Droge im zentralen Nevensystem ein regelrechtes neuronisches Gewitter auslöst. Nach einer im britischen Wissenschaftsmagazin *Nature* veröffentlichten Untersuchung

- wirkt PCP direkt auf die Nervenzellen im Hippokampus, jener Gehirnregion, die die Gefühle und das Triebleben beeinflußt und für die Speicherung neuer Informationen mitverantwortlich ist, und
- es hindert das Gehirn daran, zwischen Informationen der

Sinnesorgane und seelischen Informationen (Gefühle, Gedanken) klar zu unterscheiden, so daß Außenwelt und Innenwelt sich zu einem unauflöslichen Chaos von Realität und Phantasie vermischen.

Psychische Wirkungen

In dem Roman *Der dunkle Schirm* von Philip K. Dick leidet der Held Jerry unter einer entsetzlichen Wanzenplage. Wie sich bald herausstellt, ist er drogenabhängig, und zwar von einer Substanz mit dem bezeichnenden Namen *Langsamer Tod*. Die *Wanzen* in der Erzählung stehen natürlich auch symbolisch für die winzigen Geräte der Abhörspezialisten in einem Zukunftsstaat nach Art von Orwells *1984*. Aber es sind auch halluzinierte Wanzen (oder Blattläuse), die durch die Drogeneinwirkung zustande kommen. Das Seltsame ist nur, daß ein Freund von Jerry ebenfalls beginnt, diese Wanzen wahrzunehmen... Was Dick uns in dieser Science-fiction vorführt, mit einer → Zukunfts-Droge, die es zur Zeit noch gar nicht gibt, ist im Grunde gar nicht so utopisch. Es wird hier erwähnt, weil *Langsamer Tod* erstaunlich gut die Wirkungen des Phencyclidins beschreibt, insbesondere den unglaublich brutalen Grundtenor dieser Räusche.

Der Student Charlie Innes kratzte

sich unter dem Einfluß der Droge die eigenen Augen aus den Höhlen und streckte sie den Polizeibeamten entgegen, die ihn wegen eines Sittlichkeitsdeliktes festgenommen hatten. Andere Phencyclidin-Süchtige sprangen von Hausdächern, hackten sich mit einer Axt die Beine ab und verbluteten, ertränkten sich in Straßenpfützen oder legten sich in aller Seelenruhe auf die Bahnschienen, um sich überfahren zu lassen.

Ein Süchtiger beschrieb die Wirkung so: »Es ist, als sei man von seinem Körper losgelöst.«

Andere Konsumenten von *Engelstaub* berichten über Verfolgungsängste und intensive Halluzinationen, meist schrecklicher Art. Während des Trips erschienen andere Menschen ihnen häufig wie fratzenschneidende Ungeheuer, Autos verwandelten sich in Drachen, Bäume in bedrohliche Riesen – »eine Wahnwelt wie von Hieronymus Bosch« (Der Spiegel Nr. 27, 1980).

Erklären läßt sich diese dämonisch eingefärbte Wirkung durch die Kombination der halluzinogenen Effekte mit den schmerzbetäubenden nach Art der → Opiate; das erklärt zumindest die Selbstverstümmelungen, aber auch die Horror-Visionen, die sich ja auch bei Opiat-Mißbrauch allmählich einstellen. Das beweisen Thomas de Quinceys klassische Schilderungen seiner Opiumsucht oder

andere Beispiele in Alethea Hayters Studie »Opium and the Romantic Imagination«.

Dauerkonsumenten werden auf ihren bis zu zwei volle Tage dauernden Trips von Depressionen und Ängsten förmlich geschüttelt. Sie hören seltsame Stimmen oder wirre Musik. Manche halten sich während der intensivsten Phase für den leibhaftigen Teufel. Die seelische Selbstfolter entlädt sich unter diesen anhaltenden Spannungszuständen häufig in hemmungsloser Selbstaggression, die bis zur Selbstverstümmelung reichen kann: Wegen der analgetischen Wirkung des PCP werden (zunächst) keine Schmerzen empfunden.

Offenbar tritt rasch eine Gewöhnung ein. Wer nach einer Woche ständigen Drogenkonsums noch eine Wirkung des *Engelstaubs* spüren möchte, muß die tägliche Menge kräftig erhöhen. Die Folgen sind verheerend:

»Wie Roboter, deren Steuerelektronik verrückt spielt, staksen sie rast- und ziellos durch die Gegend, ihre Augäpfel quellen hervor, das Sprechvermögen reduziert sich auf ein unverständliches Grunzen.«

Da die Rauschwirkung rasch süchtig macht, wird bald die nächste Ration eingenommen. Bei der – für normale Menschen – höchst unangenehmen Wirkung erscheint dies unverständlich. Aber genau hier scheint ein wichtiger Schlüssel zum Verständnis nicht nur von PCP, sondern des Drogenkonsums überhaupt zu liegen. Jeder Rausch enthält eine starke Komponente von Todessehnsucht und Selbstzerstörung (→ RA II).

Wenn sich die Welt in Illusionen, Traumbilder und Halluzinationen auflöst, dann stirbt man ein wenig. Die Drogensucht wird immer wieder beschrieben als eine Gratwanderung zwischen Leben und Tod, als »Selbstmord auf Raten«.

Legt man diese Selbstzerstörungskomponente als Maßstab an die Wirkung der verschiedensten Drogen, so kann man gewissermaßen verschiedene Klassen oder Generationen unterscheiden:

- Da ist zunächst der → Alkohol, und zwar in der milderen Form (Wein, Bier), verhältnismäßig nahe ihm verwandt Marihuana (→ Cannabis) und Rauchopium (→ Opiate) sowie die Coca-Blätter (→ Kocain) und der Rauschpfeffer (→ Kawa-Kawa), → Kath und einige weitere pflanzliche Drogen. Sie werden ohne spezielle Behandlung (Coca, Kath) oder nur wenig verändert (Wein, Opium) genossen. Entsprechend mild sind die Effekte.
- Als nächstes findet man die Konzentrate: Wein wird destilliert zu Weinbrand, aus den Blättern

und Blüten der weiblichen Hanfpflanzen gewinnt man das Haschischharz.

- In einem weiteren Veredlungsprozeß entsteht aus Opium Morphium, aus den Coca-Blättern wird Kokain extrahiert, aus dem Haschischharz das Haschischöl.
- In der vierten Generation findet man dann halbsynthetische Produkte wie (aus Morphinbase) das Heroin oder vollsynthetische wie (aus → ET) das LSD. Mit jeder Generation wird die Wirkung entsprechend intensiver, bei oft nur noch mikroskopischen Mengen – → LSD.
- PCP könnte man als eine fünfte Generation bezeichnen. Es handelt sich um eine vollsynthetische Droge, die sich vor allem dadurch auszeichnet, daß vergleichsweise geringe Mengen extrem negativistische Räusche hervorrufen.

Daß eine solche Horror-Droge sich – zumindest in den USA – so rasch und bei so vielen ausbreiten konnte, spricht dafür, daß es von einer ganz neuen Menschen-Generation konsumiert wird, einer Generation, der es in erster Linie auf den *thrill*, den Nervenkitzel und das viel direktere Spiel mit dem Tod, ankommt. Es könnte eine Generation sein, die mehr als andere zuvor fühlt, daß sie nichts mehr zu verlieren hat:

»Wenn du es nimmst und trotzdem überlebst, bist du ein echter Kerl«, lautet ein Motto der PCP-Szene. Das hat man noch bei keiner anderen Droge so deutlich gesagt. Wer sich nicht vorstellen kann, wie die Rauschwelt des *Engelstaubs* aussieht, der kann sich vergleichbare Schreckensvisionen in immer mehr Filmen zu Gemüte führen. »Der Exorzist« gab einen ersten Vorgeschmack (→ Hexensalben), neuerdings führt der Science-fiction-Film »Alien« mit den schauerlichen Dekors und Monstren des Schweizer Malers H. R. Giger in diese Mentalität ein, desgleichen der – auf makabre Art sehr viel erdnähere – »Cruising« aus dem sadomasochistischen Homosexuellen-Milieu.

Ein Blick in bundesdeutsche Zeitungskioske zeigt, daß PCP-Trips dort längst – sicher ohne direkten Zusammenhang mit der Droge und ihren Wirkungen – vermarktet werden: in unzähligen Horror-Heften.

Das andere Extrem im Spektrum der Drogenwirkungen sind die ruhigstellenden Tabletten, die Tranquilizer und Neuroleptika (→ Medikamente, → Schlafmittel), die als »biochemische Zwangsjakken« wirken. Beide, die wirklich »höllische« Droge PCP (zu der sich mit hoher Wahrscheinlichkeit noch andere ähnliche Substanzen gesellen werden) und die jedes intensivere Gefühl betäubenden Medikamente, haben große

Chancen, zu → Zukunftsdrogen zu werden.

Das Marktforschungsinstitut »Research and Forecast« befragte 1980 erwachsene US-Bürger nach ihrer Reaktion auf die steigende Kriminalitätsrate. Es stellte sich heraus, daß diese den Alltag der Amerikaner bereits nachhaltig verändert. So zieht sich schon jeder zweite der Befragten unauffällig an, um Räuber nicht auf sich aufmerksam zu machen; viele Städter wagen es nicht mehr, Fremden auf der Straße Auskunft zu geben. 40 Prozent haben ständig »große Angst, ermordet, vergewaltigt oder ausgeraubt« zu werden. In den Städten fürchtet sogar jeder zweite, einem Verbrechen zum Opfer zu fallen. Ein Viertel der Amerikaner vermeidet, abends auszugehen oder Freunde zu besuchen (zit. n. Der Spiegel Nr. 40, 1980, S. 281).

Diesen Hintergrund muß man sehen, um zu verstehen, daß eine Droge wie PCP die Konsumenten reizt, auf eine selbstzerstörerische Reise zu gehen, gewissermaßen auf eine »Flucht nach vorn«, während die anderen in wachsendem Maße zu den Tranquilizern greifen.

Steigende Arbeitslosenzahlen, speziell unter den Jugendlichen, und das immer brisanter werdende Problem der Gastarbeiter und ihrer – häufig nur schlecht ausgebildeten – Kinder und Jugendlichen bereitet auch bei uns in Deutschland steigende Kriminalitätsraten vor. Und in deren Gefolge könnte dann PCP eines nicht zu fernen Tages schlagartig den Weg auch zu uns finden. Oder ein dem *Engelstaub* verwandtes Gift. Akustisch hervorragend aufbereitet haben dieses nicht allzuferne Zukunftsgemälde die Pink Floyd auf ihrem Album *The Wall*, von dem sicher nicht durch Zufall binnen kürzester Zeit zehn Millionen Exemplare verkauft wurden.

Gefahren

PCP hält offensichtlich, was man → LSD immer nachgesagt hat, was für das Mutterkorn-Derivat aber kaum zutrifft, nämlich daß es den Berauschten:

- zu Verbrechen animiere,
- sich selbst zerstören lasse bis zum Suizid,
- in eine (toxische) Psychose treibe.

Es wird bereits von Mordfällen unter dem Eindruck sadistischer PCP-Trips berichtet; so erschlug der 17jährige Barry Evans eine alte Frau mit einem Knüppel, legte sich neben die Tote – und konnte sich am nächsten Morgen an nichts mehr erinnern.

100 nachgewiesene Todesfälle, durch selbstmörderische Aktionen im PCP-Rausch waren die traurige Bilanz von 1977, ein Jahr später wurden 200 Phencyclidin-

Opfer bekannt, 1979 immerhin noch 120.[*]

Noch wesentlich bedenklicher sind allerdings jene Süchtigen, bei denen sich eine »Phencyclidin-Psychose« entwickelt. Die Ärzte waren gezwungen, diesen neuen Terminus einzuführen, weil sich die Fälle mit typischen Charakteristiken häuften.

Verdacht auf »Phencyclidin-Psychose« ist dann gegeben, wenn ein Berauschter keine verkleinerten Pupillen zeigt, dafür aber an Ataxie (fehlender Bewegungskoordination) und Nystagmus (Augenzittern) leidet: Dies schließt Stimulantien des Zentralnervensystems (→ Weckamine) und → LSD als Verursacher aus. Übertriebene Reflexe und starke Anspannung unterscheiden die PCP-Vergiftung wiederum von einer Vergiftung durch → Schlafmittel oder → Opiate.

Wie bei allen Drogen treten solche massiven Erscheinungen seltener nach dem Erstgenuß ein, sondern bei regelmäßigem Mißbrauch. PCP-Süchtige wirken, nach einem jähen Stimmungshoch, konfus und hölzern-steif. »Sie tapern herum wie Zombies oder Astronauten auf dem Mond« (Koper). 1977 wurden 4000 PCP-Konsumenten, die eine Überdosis eingenommen hatten, in Kliniken ein-

---

[*] Die genaue Zahl der Selbsttötungen und Morde unter PCP-Einfluß läßt sich nicht einmal schätzen.

geliefert, 1978 waren es bereits 10000.

PCP ruft ein Zustandsbild hervor, das dem eines akuten schizophrenen Schubs ähnlich ist. Typische Kennzeichen sind nach einer Aufstellung der »Drug Abuse Clinical Notes« des NIDA (Okt. 1979, S. 3):

• das Fehlen früherer psychiatrischer Auffälligkeiten,
• gewalttätiges, aggressives Verhalten,
• Verfolgungswahn (Paranoia), Illusionen,
• akustische Halluzinationen,
• Fehlen einer Reaktion auf Neuroleptika,
• Anhalten der Verstörung über zwei bis vier Wochen und länger,
• das Erscheinungsbild kann zu einer Fehldiagnose als Schizophrenie führen.

P. V. Luisida und B. Brown haben berichtet, daß ein Viertel ihrer Patienten, die sie ursprünglich wegen PCP-Psychose behandelten, innerhalb eines Jahres mit psychotischen Störungen zurückkamen, *obgleich sie kein PCP mehr genommen hatten!* Es wird vermutet, daß manche Menschen extrem empfindlich auf die Wirkungen des PCP reagieren, entweder aufgrund ihrer speziellen Neurochemie, wegen Schwächen in ihrer Persönlichkeitsstruktur – oder auch wegen beidem zusammen.

Zu diesen seelischen Störungen können sich noch eine Reihe körperlicher Beschwerden gesellen: Magenkrämpfe, Durchfall, blutiges Erbrechen. Diese Reaktionen schreibt Sidney Cohen einem Nebenprodukt des PCP zu, dem 1-Piperidin-Cyclohexan-Carbobitril (PCC).

Therapie

Wie der Arzt mit einem PCP-Patienten am sinnvollsten umgeht, ist detailliert beschrieben in dem erwähnten Bulletin des NIDA. Man erhält es bei folgender Adresse: »National Institute on Drug Abuse«, Division of Community Assistance; 5600 Fishers Lane; Rockville, Maryland, 20857.

Vor allem geht es darum, die (Drogen-)Vorgeschichte des Patienten abzuklären (s. oben). Ein ruhiger, abgedunkelter Raum ist notwendig, um jede Stimulation durch zusätzliche Reize zu vermeiden. Da PCP-Patienten leicht gewalttätig gegen sich selbst und/oder andere werden, empfiehlt sich entsprechende Vorsicht und eventuell Sicherung. Auf jeden Fall muß der Berauschte ständig überwacht werden, dazu seine physiologischen Grundfunktionen (Herzschlag, Atmung) notfalls durch Monitoren.

Man sollte vermeiden, was sich bei Leuten auf LSD- oder Amphetamin-Trip sehr bewährt hat: den PCP-Berauschten von seinem Trip »herunterzureden«. Dies kann seine Angst oder Erregtheit sehr verstärken.

Gewaltanwendung sollte, selbst bei offen aggressiven Patienten, ebenfalls vermieden werden – gleichzeitig sollten aber Hilfskräfte zur Verfügung stehen, um Gewaltausbrüche notfalls kontrollieren zu können.

Phenothiazine (z. B. das Chlorpromazin »Megaphen«), die sich bei der Dämpfung von Halluzinogenräuschen bewährt haben, sind kontraindiziert: Diese Präparate verstärken die anticholinerge Wirkung des Phencyclidin und vermindern den Blutdruck, was zu entsprechenden Kreislaufkrisen führen kann.

Sollte es nötig werden, einen Erregungszustand zu dämpfen, so hat sich während des akuten PCP-Rausches Haloperidol bewährt (5 mg »Haldol« intramuskulär, notfalls stündlich spritzen).

Wird Diazepam (»Valium«) gegeben, so sollte man niedrig dosieren, weil diese Präparate die Ausscheidung von PCP beeinflussen und damit die Vergiftungsdauer verlängern könnten.

Zur Behandlung der toxischen Psychose selbst wird wie bei einem schizophrenen Zustandsbild verfahren, unter Berücksichtigung der bereits erwähnten Sonderstellung des PCP-Rausches.

Man sollte damit rechnen, daß noch einige Wochen nach Abschluß der Behandlung des akuten Zustands eine »Post-PCP-Depression« auftreten kann. Man sollte deshalb mit dem Patienten in Kontakt bleiben, weil die Depression sehr intensiv verlaufen kann und entsprechende Selbsttötungsgefahr besteht. Die Post-PCP-Depression kann sich auch nach Monaten noch zeigen; desgleichen wurden Wahrnehmungsstörungen bis zu zwei Jahre nach dem letzten Phencyclidin-Rausch beobachtet. Es liegt nahe, einen Vergleich zum *Flash-back* (Nachhall-Psychose) zu ziehen, wie er bei → LSD und – seltener – auch schon bei Haschisch (→ Cannabis) beobachtet wurde. Es scheint sich jedoch um ein eigenständiges Phänomen zu handeln, das noch wenig untersucht ist. J. v. Sch.

Literatur

Allen, R., und S. Young, »Phencyclidine-induced psychosis«, in: *American Journal of Psychiatry* 135, 1978, S. 1081-1083

Balster, R., und R. Pross, »Phencyclidine: a Bibliography of biomedical and behavioral Research«, in: *Journal of Psychedelic Drugs* 10, 1978, S. 1-15

Benkert, O., und H. Hippius, *Psychiatrische Pharmakotherapie*, Berlin/Heidelberg/New York 1974

Bolter, A., Heminger, A., Martin G., und M. Fry, »Outpatient clinical Experience in a Community Drug Abuse Program with Phencyclidine Abuse, in: *Clinical Toxicology* 9 (4), 1976, S. 594-600

Burns, S., und S. Lerner, »Causes of Phencyclidine-related Deaths, in: *Clinical Toxicology*, 12 (4), 1978, S. 463-481

Clarmann, M. von, *Persönliche Mitteilung* am 9. 10. 1980

Cohen, S., »Angel Dust«, in: *Journal of the American Medical Association* 238 (6), 1977, S. 515-516

Dick, Ph., *Der dunkle Schirm*, Bergisch Gladbach 1980

Dorand, R. D., »Phencyclidine Ingestion: Therapy Review«, in: *Southern Medical Journal*, 1977, S. 117-119

Eastman, J. W., und S. N. Cohen, »Hypertensive Crisis and Death associated with Phencyclidine Poisoning«, in: *Journal of the American Medical Association* 231, 1975, S. 1270-1271

Fauman, M., und B., »The Psychiatric Aspects of Chronic Phencyclidine Use: a Study of Chronic PCP Users«, in: Petersen, R. und R. Stillman (s. unten)

Giger, H. R., *Gigers Alien*, Basel 1979

Hayter, A., *Opium and the Romantic Imagination*, London 1968

Koper, P. (zit. n. *Der Spiegel* Nr. 15, 1978: »Tödliche Klapperschlange«)

Luby, E. D., Cohen, B. D., Rosenbaum G., u. a., »Study of a new Schizophrenomimetic Drug, Sernyl«, in: *Archives of Neurology and Psychiatry* 81, 1959, S. 363-369

Luisada, P., »The Phencyclidine Psychosis: Phenomenology and Treatment«, in: Petersen, R. und R. Stillman (s. unten)

Petersen, R., und R. Stillman (Hrsg.), *Phencyclidine (PCP) Abuse: An Appraisal*, National Institute on Drug Abuse Monograph 21. DHEW Publication Nr. (ADM) 78-728, Washington, D. C. 1978, U. S. Government Printing Office

Pink Floyd, *The Wall*, New York Nov. 1979 (CBS Nr. 3 C 164 63410/II)

Quincey, Th. de, *Bekenntnisse eines englischen Opiumessers* (1822), dt. Neudruck München 1965

Siegel, R. K., »Phencyclidine and Ketamine Intoxication: a Study of four Populations of Recreational Users«, in: Petersen, R. und R. Stillman (s. oben)

Straß, E. (zit. n. *Der Spiegel* Nr. 27, 1980, S. 179-180)

Weber, R. (zit. n. *Der Spiegel* Nr. 27, 1980, S. 179-180)

Yesavage, J., und A. Freman, »Acute Phencyclidine Intoxication: Psychopathology and Prognosis«, in: *Journal of Clinical Psychiatry* 39, 1978, 664-666

pep pills → Weckamine

Pervitin → Weckamine

Peyotl *(Peyote)* → Meskalin

Phencyclidin → PCP

Piptadenia peregrina
→ Cohoba

Piule → Ololiuqui

Polamidon
(L-Polamidon, Methadon)

Deutsche Bezeichnung für Methadon, das in den USA vielfach zur Behandlung von Heroinsucht verwendet wird, weil es länger wirkt, durch den Mund genommen werden kann und die Entzugserscheinungen anderer Opiate wirksam bekämpft.

Nach Ansicht von P. S. Schönhöfer und H.-E. Hasse ist eine Polamidon-Dauertherapie nur dann sinnvoll, wenn eine drogenfreie Resozialisierung gescheitert ist. Dabei werden täglich 40 bis 80 Milligramm L-Polamidon gegeben. Nach amerikanischen Statistiken – unter anderem einer Fünf-Jahres-Katamnese von F. R. Gearing – stieg in einer Gruppe von 1230 untersuchten Süchtigen in einem Methadon-Programm die Zahl der sozial produktiven Mitglieder während des Fünfjahreszeitraums von 36 Prozent auf 72 Prozent, die Zahl der Arbeitslosen nahm von 64 Prozent auf 28 Prozent ab. Von den Süchtigen, die in der Behandlung geblieben und vorher arbeitslos gewesen waren, arbeiteten nach fünf Jahren 75 Prozent.

Weiterhin ist Polamidon empfohlen worden, um die Entzugserscheinungen zu mildern, vor allem, wenn heroinsüchtige Schwangere entzogen werden sollen (der Fötus ist dann ebenfalls heroinabhängig). In diesen Fällen erhält ein heroinsüchtiges Neugeborenes zunächst zehn Tage Morphium und dann – in ausschleichender, d. h. stetig verringerter Dosis – Polamidon.

Im Gegensatz zu den USA, wo schon seit einigen Jahren solche groß angelegte Methadon-Programme abgewickelt werden, zögert man in Europa damit noch – obgleich die steigende Zahl der Drogenabhängigen nach neuen Ansätzen in der Therapie verlangt. In der Bundesrepublik (Schätzung für 1988: ca. 100000 Heroin-Fixer und mehr als 600 Herointote) konnte man sich bislang weder für die amerikanische Methode mit Methadon entscheiden noch sich mit dem englischen Modell anfreunden, bei dem Süchtige sich ihr Opiat bei der Apotheke abholen können (was eine gewisse Bremse bei der Kriminalisierung der Drogen-Szene zu sein scheint). Ärzte, die Methadon (Polamidon) auf eigene Faust an Fixer verschreiben, können leicht mit dem Opium-Gesetz in Konflikt kommen.

Wie der Fall eines 46jährigen Arztes und Psychotherapeuten in München zeigte, der sich Ende 1979 vor Gericht verantworten mußte, ist eine solche ambulante Therapie (→auch RA III) bei Opiatsüchtigen mittels Polamidon höchst fragwürdig. Wahrscheinlich hätte man den Arzt, dessen Heilversuche stadtbekannt waren, sogar weiter gewähren lassen – schon allein deshalb, weil sonst kaum Therapie für Fixer in nennenswertem Umfang geboten wurde–, wenn nicht ein 23jähriger Patient während des Entzugs mit durch diesen Arzt verschriebenem Polamidon gestorben wäre, so daß der Staatsanwalt Anklage erheben mußte (Tochtermann, 1978).

Jedenfalls ist das – 1940 in Deutschland erstmals hergestellte – synthetische Opiat sicher nicht das Wundermittel, als das es zunächst, wie stets in solchen Fällen, gepriesen wurde. Der Hersteller, Hoechst, weist zum Beispiel darauf hin, daß »das Präparat die Placentaschranke (durchdringt) und in die Muttermilch über(geht)« (Rote Liste 1980), was die Gefahr mit sich bringt, daß eine Schwangere, oder stillende Mutter, die ihre Heroinsucht mit Polamidon abzubauen sucht, eventuell ihr Kind mit dem Präparat schädigt. Die Ersatzdroge vermeidet den euphorischen Dämmerzustand, der viel zum persönlichen und sozialen Abstieg des Heroinisten beiträgt. Aber da Methadon seinerseits süchtig macht, ist es gut möglich, daß die dafür anfälligen Personen das Medikament lebenslang einnehmen müssen, ähnlich wie der Zuckerkranke sein Insulin. Allerdings hofft man, durch intensive psychotherapeutische Nachbetreuung die Abhängigkeit von der Ersatzdroge allmählich doch abbauen zu können.

In jüngster Zeit haben Wissenschaftler sehr ernste Bedenken gegen die Methadon-Programme erhoben, die – vor allem in den Großstädten der USA – mit großer Intensität vorangetrieben werden. Speziell der kalifornische Medizinsoziologe Henry H. Lennard und der Direktor des New Yorker Rehabilitationszentrums »Phoenix House«, Mitchell S. Rosenthal, haben sehr polemisch dagegen protestiert, daß man mit dem Methadon wiederum nur eine Chemikalie an den Süchtigen verabreiche, anstatt ihm die nötige menschliche Hilfe zu geben (Lennard et al. 1974).

Im Herbst 1980 fand an der Rabanus-Maurus-Akademie in Frankfurt eine Tagung über die Möglichkeiten der Methadon- bzw. Polamidon-Therapie statt. Es zeigte sich, daß eine endgültige Entscheidung pro oder contra noch nicht gefallen ist. Nach Angaben von Wolfram Keup, dem Leiter der Karl-Bonhoeffer-Klinik in Berlin, gebe es in den USA inzwischen 80 000 regelrechte Methadon-Abhängige, also ausgesprochene Opfer von Therapieversuchen mit dem Heroinersatz. Es habe sich außerdem gezeigt, daß Methadon der Polytoxikomanie den Weg bahne: 40 bis 80 Prozent der Methadon-Versorgten nähmen zusätzlich Barbiturate, →Weckamine – und auch noch Heroin (!).

Außerdem änderte sich fast nichts an der Kriminalität in der Szene, wie man sich von den großzügigen Methadon-Programmen als gesellschaftspolitische Wirkung erhofft hatte; Ladendiebstahl, Kreditbetrug, Autoeinbrüche und Raubüberfälle nahmen um kaum zehn Prozent ab. Hingegen entwickelte sich im Grenzgebiet zwischen den Niederlanden (wo Methadon freigiebig verabreicht wird) und der Bundesrepublik bereits ein reger Schwarzmarkt für Methadon.

Noch eine negative Komponente hob Keup hervor: Der Polamidon-Patient ist, da die Droge nur etwa 16 Stunden wirkt, für eine Therapie entweder zu zittrig oder (nach dem täglichen »Schluck«) zu »satt«. Außerdem werde der Arzt zu einer Art Dealer im weißen Kittel, was die Beziehung Therapeut/Patient vergifte und den Therapeuten zudem in die Rolle eines Schnüfflers und Kontrolleurs der Heroin-Freiheit herabwürdige. Mehr erhoffe er, Keup, sich von einem anderen Medikament, für dessen Freigabe er sich einsetzt: *Naltrexon*, das als Heroinblocker wirkt, ohne die Gratifikationen des Heroins zu vermitteln: Euphorie und *Flash*. (Mit einer solchen Droge hat sich übrigens auch Johannes Mario Simmel in seinem Roman »Wir heißen euch hoffen« befaßt, wenngleich auf sehr phantastisch ausgeschmückte Art.)

Der amerikanische Drogentherapeut Deissler bringt die Methadon-Diskussion auf diesen Nenner: »Methadon befriedigt nur eine Sucht – die Sucht des Politikers, seinen Wählern etwas Konkretes, politisch leicht Verkäufliches zur Eindämmung der Drogenwelle zu bieten.«   W. S. / J. v. Sch.

Literatur:
Deissler (zit. n. *Der Spiegel* Nr. 24, 1980: »Die erste Spritze in der großen Pause«, S. 62)
Gearing, F. R., »Methadone Maintenance Treatments Five Years Later – Where are they now?«, in: *American Journal of Public Health* 64, 1974, S. 44
Heckmann, W., »Wenn der Dealer einen weißen Kittel trägt«, in: *Psychologie heute*, März 1979, S. 40-44
Keup, W. (zit. n. *Südd. Zeitung* vom 4. 10. 1980: Bauschmid, E., »Wie hältst Du's mit dem Methadon?«
Ders., »Methadon-(Polamidon-)Verschreibung bei Heroin-Abhängigkeit«, in: *Suchtgefahren* 26, Juni 1980, S. 78-80
Lennard, H. L., Epstein, L. J., und M. S. Rosenthal, »Die Methadon-Illusion«, in: Scheidt, J. vom (Hrsg.), *Die Behandlung Drogenabhängiger*, München 1974
Manhart, R. M., »Sucht, eine Krankheit mit suizidaler Potenz«, in: *Selecta* Nr. 21, 1980, S. 2190-2201
Schneider, M., »Methadon-Behandlung – psychologische Bemerkungen zu einer resignierenden Therapie«, in: *Münchener Medizinische Wochenschrift* 115, 1973, S. 1655-1660
Schönhöfer, P. S., und H. E. Hasse, »Zur Diskussion der Methadon-Programme in der Bundesrepublik«, in: *Deutsche Medizinische Wochenschrift* 98, 1973, S. 2038
Simmel, *Wir heißen euch hoffen*, München 1980
Tochtermann, E., »Entziehungskur mit ungeeigneten Mitteln?«, in: *Südd. Zeitung* vom 27. 9. 1978

Psilocybin

Nanacatl, Teo-Nanacatl, Quahtlana-nacatl; Varietäten von Psilocybe

Geschichte

Mexikanische Chroniken, in der Regel aus dem 16. und 17. Jahrhundert, enthalten eine Reihe von Hinweisen auf rituelle und profane Verwendung von Pilzen als Rauschdroge.

»Die Chichimeken«, bemerkt Bernardino de Sahagún, »hatten große Kenntnisse von Pflanzen und Wurzeln und kannten ihre Eigenschaften und Kräfte. Sie selbst entdeckten und benutzten als erste die Wurzel, die sie *peiotl* nennen (→ Meskalin) und die sie sammelten und aßen, um sie zu verwenden wie Wein, und dasselbe taten sie mit Nanacatl, giftigen Pilzen, die einen trunken machen wie Wein.« Später erwähnt Sahagún noch einmal Teo-Nanacatl (*Gottes Fleisch*), eine Sorte kleiner Pilze, die unter Wiesengras wachsen, einen hohen, dünnen Stiel haben und gerne gegessen werden, weil sie trunken machen. Genauer noch beschreibt Fray Toribio de Benavente (Motolina) in seiner *Historia de los Indios de la Nueva España* (1569) den Genuß und die Wirkungen der Pilze während religiöser Zeremonien: »Als erstes aß man während des Festes kleine schwarze Pilze, Nanacatl genannt, die einen trunken machen, Visionen und selbst Wollust hervorrufen. Sie aßen sie, ehe der Tag anbrach... mit Honig, und sobald sie sich durch ihren Einfluß genug erhitzt* fühlten, begannen sie zu tanzen. Andere sangen, wieder andere weinten, weil sie berauscht waren, anderen versagte die Stimme. Diese setzten sich in einen Raum, wo sie in sich wie versunken blieben. Die einen hatten das Gefühl, sie stürben, und weinten in ihren Halluzinationen, andere sahen sich von einem wilden Tier aufgefressen, wieder andere bildeten sich ein, sie nähmen einen Feind im Kampfgetümmel gefangen. Dieser glaubte, er sei reich, jener, er hätte eine große Anzahl von Sklaven. Es gab welche, die glaubten, man habe sie beim Ehebruch ertappt und werde ihnen nun den Kopf wegen dieser Missetat zerschmettern oder sie hätten sich irgendwelcher Diebstähle schuldig gemacht, wofür man sie jetzt töten werde..., und noch tausend andere Visionen. Nachdem der Rausch vorbei war, unterhielten sie sich untereinander über ihre Halluzinationen.«

Resoluter als Motolina beschreibt Padre Jacinto de la Serna den »Götzendienst mit den kleinen, gelben Pilzen«, die von Priestern und alten Leuten gesammelt wurden, die eine ganze Nacht neben ihnen im Gebet verharrten und im Morgengrauen, wenn ein leichter Wind zu wehen begann, die Pilze aßen, »denen sie göttliche Eigenschaften zuschrieben, mit denselben Eigenschaften wie → Ololiuqui oder Peyote, da sie, gegessen oder getrunken, die vergiften, welche sie nahmen, sie ihrer Sinne berauben und tausend Irrtümer glauben lassen.«

Besonders interessant an Motolinas Beschreibung ist die Tatsache, daß schon in dem urtümlichen, mexikanischen Kontext die Effekte der halluzinogenen Pilze nicht durchweg lustvoll erlebt wurden. Es gab angstbetonte Begegnungen mit dem Pilz-Gott, in denen die Berauschten von wilden Tieren bedroht, von Feinden verfolgt, in eine Todesangst nach der anderen verfielen.

Ein weiterer Historiograph, Tezozomoc, ein bekehrter Indio, beschreibt in seiner *Crónica Mexicana*, wie bei der Krönung des später von den Spaniern ermordeten

---

* Vermehrter Blutandrang im Gesicht ist eine der ersten Wirkungen nach dem Genuß von Psilocybin, der wirksamen Substanz in Teo-Nanacatl.

Montezuma die Mexikaner fremden Besuchern wilde Pilze *(hongos montesinos)* gaben, worauf die Gäste trunken wurden und wilde Tänze begannen. Diego Duran *(Historia de los Indios)* geht noch weiter ins Detail: Nachdem die üblichen Menschenopfer dargebracht worden waren, aßen alle Teilnehmer an der Krönungszeremonie rohe Pilze *(hongos crudos),* die sie betrunkener machten als viel Wein. In ihrer Ekstase töteten sich viele mit eigener Hand, andere erlebten durch die Macht der halluzinogenen Pilze Visionen und Offenbarungen über die Zukunft.

Der aztekische Pilzkult ist inzwischen in dem überwiegenden Teil Mexikos erloschen. Früher muß er sogar in anderen Gegenden Amerikas verbreitet gewesen sein. Sein Alter läßt sich nur schätzen; jedenfalls haben ihn die Azteken von erheblich älteren indianischen Kulturen übernommen: Wie S. d. Borhéguy nachgewiesen hat, spielten schon im 13. vorchristlichen Jahrhundert steinerne Bilder in Form von Pilzen eine Rolle in guatemaltekischen Kulten. Danach wäre der Pilzkult weit über 2000 Jahre alt.

Das Verdienst für die erste wissenschaftliche Beschreibung von Teo-Nanacatl gebührt dem amerikanischen Botaniker Richard E. Schultes, der 1939 narkotische *Basidiomyceten* in Mexiko entdeck-

te. Doch während Schultes' Entdeckung nur einem engen Kreis von Fachleuten bekannt wurde, erregte die sehr gründliche Erforschung noch bestehender mexikanischer Pilzkulte durch das Ehepaar Valentina Pavlovna und Gordon Richard Wasson mehr Aufsehen. Sie gaben auch den Anstoß dazu, daß die wirksamen Stoffe in Teo-Nanacatl entdeckt wurden. Seit 1953 unternahmen Wasson und seine Frau jedes Jahr während der Regenzeit (in der die Pilze wachsen, das Reisen aber höchst beschwerlich ist) Expeditionen nach Südmexiko. In Dörfern, wo die meisten Indios kein Spanisch sprechen, suchten sie das Vertrauen der Eingeborenen zu erwerben und die Pilze innerhalb der religiösen Zeremonien zu konsumieren. »Unsere Haltung war die demütiger Bittsteller, welche gekommen sind, um die Geheimnisse der heiligen Pilze zu erfahren, um ihrem eigenen Volk zu nützen«, erläutert Wasson den Geist dieser Forschungen.

Bei den Indianern gelten die Pilze als heilig, obschon der alte Name Teo-Nanacatl erloschen ist. Sie werden nicht verkauft, sondern privat überbracht, sorgfältig eingewickelt und stets hinter verschlossenen Türen gegessen. Man spricht nicht öffentlich über sie und ›befragt‹ den Pilz nur, wenn wirklich ernsthafte Gründe vorliegen – etwa eine Krankheit, für die man ein Heilmittel zu erfahren sucht, oder wenn man Nachrichten über den Zustand eines weit verreisten Verwandten erhalten will. Der Pilz, bemerkt Wasson, überbringt »wie die Post Botschaften des Abwesenden, teilt mit, ob er lebt und gesund ist, ob krank oder im Gefängnis, ob er verheiratet ist oder Kinder hat.« Bei den Mixe ißt der Fragende die Pilze allein, ein Freund bleibt bei ihm, der seine Worte in der prophetischen Trance (→ RA I) bezeugen kann. In anderen Religionen fällt diese Rolle einem besonders befähigten Mann oder einer Frau zu, dem *curandero* oder der *curandera* (Heiler bzw. Heilerin), die innerhalb einer komplexen schamanistischen Zeremonie die Pilze essen und die Fragen beantworten, sobald sie in Trance geraten. Es gibt echte *curanderos* und Betrüger, welche die Trance nur heucheln. Eine der beiden echten Heilerinnen, welche die Wassons entdeckten, die Mazatekin Maria Sabina in Huantla de Jiminez, ist geradezu berühmt geworden. René de Solier hat sie in einem Buch geschildert.

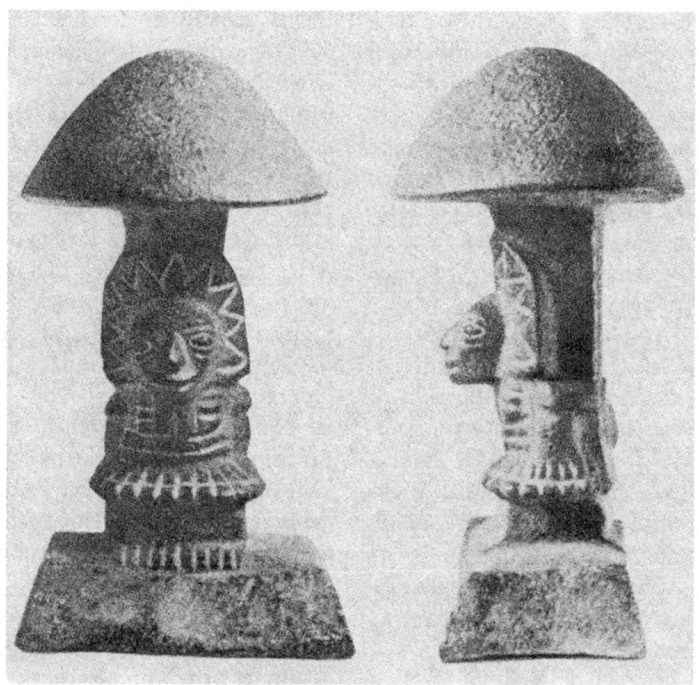

Mexikanischer Pilzstein, 3–6. Jh. n. Chr. Höhe ca. 30 cm (Rietberg-Museum Zürich).

Alvaro Estrada hat 1975/76, kurz vor ihrem Tod, Gespräche mit der Heilerin auf Tonband aufgenommen und daraus einen eindrucksvollen Lebensbericht gestaltet; im Anhang findet man die »schamanischen Gesänge der Maria Sabina«; Albert Hofmann hat ein informatives Vorwort beigesteuert. Der solchermaßen Begabte wird von Gott berufen. Er ergreift diese Tätigkeit, wenn die Pilze, die er ißt, sie ihm anbefehlen.

Botanische Hinweise und chemische Wirkung

Die heiligen Pilze Mexikos gehören vorwiegend zu der Gattung *Psilocybe* und sind mit wenigen Ausnahmen vor den Studien Wassons, den auf späteren Reisen der französische Mykologe Roger Heim begleitete, wissenschaftlich nicht bekannt gewesen. Nach ihrem Vorkommen teilen Wasson und Heim sie in folgende Gruppen:

A. Sierra Mazateca: *1. Ps. Mexicana Heim; 2. Ps. semperviva Heim, 3. Ps. caerulescens Murrill var. Mazatecorum Heim; 4. Ps. yungensis Singer & Smith; 5. Ps. acutissima Heim; 6. Stropharia cubensis Earle; 7. Conocybe silinginoides Heim.*
B. Abhänge des Popocatepetl, Tal von Mexiko: *8. Ps. Aztecorum Heim.*
C. Tenango del Valle: *9. Ps. Wassonii Heim.*

D. San Agostin Loxicha in der Sierra costera: *10. Ps. Zapotecorum Heim.*
E. Mixería in der Region von San Juan Mazatlán: *11. Ps. Hoogshageni Heim; 12. Ps. cordispora Heim; 13. Ps. micaeensis Heim.*
F. Yaitépec bei Chatino (Sierra costéra): *14. Ps. caerulescens Murril var. nigripes Heim.*

Heim und seinem Mitarbeiter Roger Cailleux gelang, nach Paris zurückgekehrt, die Zucht verschiedener Psilocybe-Exemplare, zunächst in sterilen Nährböden, später in Treibhäusern auf Kompost. Mit diesem Rohmaterial konnte ein Team von Sandoz-Chemikern unter Leitung von Albert Hofmann, der bereits → LSD entdeckt und die Wirkstoffe von → Ololiuqui analysiert hatte, auch das wirksame Halluzinogen in den mexikanischen Psilocybe-Arten finden. Es handelt sich um zwei chemisch eng verwandte Stoffe, Psilocybin und Psilocin, die sich voneinander nur dadurch unterscheiden, daß Psilocybin eine Phosphorgruppe enthält, die Psilocin fehlt. Im Effekt besteht kein Unterschied zwischen Psilocybin und Psilocin. Wenig später gelang es Hofmann, Psilocybin (O-Phosphoryl-4-hydroxy-N-dimethyl-tryptamin) synthetisch herzustellen. Es wurde von Sandoz unter dem Warenzeichen Indocyn verkauft. Psilocybin bezie-

hungsweise Psilocin sind eng mit-
→ Bufotin und → DMT ver-
wandt (die Strukturformel findet
sich in RA IV).

Psychische Wirkung

In Dosen von acht bis zwölf Milligramm wirkt Psilocybin wie ein
typisches Halluzinogen (ausführliche Beschreibung → LSD);
doch hält der Effekt erheblich weniger lange an (maximal vier bis
sechs Stunden) als der von → LSD
oder → Meskalin. Deshalb ist Psilocybin auch sehr viel in der Psychotherapie eingesetzt worden, da
seine kürzere Wirkungsdauer den
Rausch leichter kontrollierbar
macht. Für seinen Wert innerhalb
der Psychotherapie gilt grundsätzlich dasselbe wie für → LSD
und → Meskalin, ebenso für seine
Bedeutung als Hilfsmittel zu reli-
giös-mystischer Erfahrung.
Wie bei allen Halluzinogenen,
wird der Rausch durch die Erwartungen geprägt, die der Berauschte in ihn setzt, und durch die Umwelt, in der er stattfindet (→ RA
II). Als Beispiel dafür zitieren wir
die Berichte der beiden Männer,
die sich besonders um die Entdek-
kung des Psilocybins verdient gemacht haben. Gordon R. Wasson
nahm den Pilz in der verräucher-
ten Hütte einer *curandera*, die mit
Hilfe des Halluzinogens durch
Raum und Zeit reiste und Fragen
an die Geister beantwortete:

»Die heiligen Pilze Mexikos ergreifen den Esser mit unwiderstehlicher Gewalt. Sie führen zu
einer vorübergehenden ....Pseu-
do-Schizophrenie, während der
der Körper bleischwer auf der *pe-
tate*, der Matte, liegt, während
man Notizen macht und Erfahrungen mit dem Nachbarn aus-
tauscht, während die Seele zu den
Enden der Welt, und tatsächlich
zu anderen Existenzebenen da-
vonfliegt... Ich selbst hatte Halluzinationen. Was ich sah, sah ich
klarer als alles, was ich je zuvor
gesehen hatte. Zuletzt schaute ich
mit dem Auge der Seele, nicht
mehr durch die groben Linsen
meiner natürlichen Augen...Alle
meine Visionen besaßen eine Qualität der Ursprünglichkeit: Sah ich
das Chorgestühl einer ... Kathedrale, so war es nicht schwarz von
Alter und Weihrauch, sondern so
frisch, als wäre es gerade eben ge-
schnitzt aus der Hand des Meisters
gekommen. Die Paläste, Gärten,
Meeresküsten und Berge, die ich
sah, trugen jenen Ausdruck der
Neuheit, der frischen Schönheit,
der uns alle gelegentlich wie ein
Blitz überfällt... Es ist ein seltsames Gefühl: Mit der Geschwindigkeit des Gedankens wird man
an jeden Ort versetzt, an den man
sich wünscht, und man ist dort,
ein vom Körper gelöstes Auge,
frei im Raum, sehend, ohne gesehen zu werden, unsichtbar, kör-
perlos.«

Wasson erlebte also einen Abglanz der schamanistischen Seelenreise, während Hofmann, der 32 mittelgroße, getrocknete Exemplare von *Psilocybe mexicana* (sie wogen zusammen nur 2,4 g) aß, sich dem Eindruck eines aztekischen Ritus nicht entziehen konnte: »Eine halbe Stunde nach der Einnahme der Pilze begann sich die Außenwelt fremdartig zu verwandeln. Alles nahm einen mexikanischen Charakter an. Weil ich mir voll bewußt war, daß ich aus dem Wissen um die mexikanische Herkunft dieser Pilze mir nun mexikanische Szenerien einbilden könnte, versuchte ich bewußt, meine Umwelt so zu sehen, wie ich sie normalerweise kannte. Alle Anstrengungen des Willens, die Dinge in ihren altvertrauten Formen zu sehen, blieben jedoch erfolglos. Mit offenen oder bei geschlossenen Augen sah ich nur indianische Motive und Farben. Als der den Versuch überwachende Arzt sich über mich beugte, um den Blutdruck zu kontrollieren, verwandelte er sich in einen aztekischen Opferpriester, und ich wäre nicht erstaunt gewesen, wenn er ein Messer aus Obsidian gezückt hätte. Trotz dem Ernst der Lage erheiterte es mich, wie das alemannische Gesicht meines Kollegen einen rein indianischen Ausdruck angenommen hatte.«

Jahre später hat Hofmann mit seiner Frau und Gordon Wasson die *curandera* Maria Sabina persönlich kennengelernt und an einer Pilzzeremonie teilgenommen. Hofmann selbst trank dabei den Preßsaft von fünf Paar frischen Blättern → Ska Maria Pastora (weil er bei jener Zeremonie mit einer anderen Heilerin unpäßlich gewesen war und nicht teilnehmen konnte), während Maria Sabina die aus der Schweiz mitgebrachten Psilocybin-Pillen einnahm, die Hofmann ihr mitgebracht hatte. Da die Pillen offenbar langsamer wirkten (vielleicht auch etwas anders?), meinte Maria Sabina zunächst, den Pillen »fehle der Geist des Pilzes«.

Hofmann verteilte noch mehr Pillen, der Zeremonie entsprechend paarweise wie sonst bei den Pilzen üblich. »Nach etwa zehn Minuten begann dann auch der Geist der Pille seine Wirkungen zu entfalten, die bis zum Morgengrauen anhielten.« (Hofmann 1979, S. 165)

Der Schweizer Gelehrte erfuhr allerdings auch schlechte Nachrichten: Verärgerte Dorfbewohner, vielleicht auch neidische Kollegen, hatten es Maria Sabina verübelt, daß sie das Geheimnis des Teo-Nanacatl-Kults an Fremde, noch dazu Weiße, verraten hatte – und jenes Haus in Brand gesteckt, das sie zuvor bewohnte und in dem Gordon Wasson seine erste historische Pilz-Sitzung erlebt hatte.

Gefahren

Körperliche Gefahren durch Psilocybin sind bisher nicht bekanntgeworden; die psychischen Risiken gleichen denen von → LSD. Daß *bad trips* vorkommen, erweisen schon die historischen Berichte über Teo-Nanacatl.　　W. S.

Literatur:

Benavente, T. de (gen. Motolina), *Historia de los Indios de la Nueva España,* Madrid 1569

Estrada, A., *Maria Sabina – Botin der heiligen Pilze,* München 1980

Heim, R., und G. Wasson, *Les champignons hallucinogènes du Mexique,* Paris 1958

Hofmann, A., »Psychotomimetika. Chemische, pharmakologische und medizinische Aspekte«, in: *Svensk Kemist Tidskrift* 72, 1960, S. 121

Ders., *LSD – mein Sorgenkind,* Stuttgart 1979

Sahagún, B. de, *Historia general de las cosas de Nueva España* (Hrsg. C. M. Bustamente), Mexico 1829/30

Schultes, R. E., »Teonanacatl: The Narcotic Mushroom of the Aztecs«, in: *American Anthropologist* 27, 1940, S. 53

Wasson, G., *The Hallucinogenic Mushrooms of Mexico: an Adventure of Ethnomycological Research* (Transactions of the New York Academy of Sciences), Februar 1959

Wasson, G. R., und V. P., *Mushrooms, Russia and History* (Pantheon), New York 1957

Tezozomoc und Duran wurden zitiert nach: Kingsborough, L. (Hrsg. Kind) *Antiquities of Mexico,* London 1831

Purin-Drogen → Genuß-Drogen

purple hearts → Weckamine

Purpurwinde → Ololiuqui

Q R

Qat → Kath
Quatlanacatl → Psilocybin
Rauschpfeffer → Kawa-Kawa
Ritalin → Weckamine
Romilar → Opiate

Rote Bohnen

(Meskal-Bohnen, Colorines, Frijolillo, Coral bean)

Geschichte

In Nordmexiko und bei den Indianern der südlichen Ebenen wurden vor der Jahrhundertwende die Samen von *Sophora secundiflora* rituell verwendet. Sie sollten bei Medizinmännern und während der Initiationszeremonien die Fähigkeit zu religiösen Visionen fördern. Heute hat den Kult der *mescal beans* durchweg der Peyote-Kult ersetzt (→ Meskalin). Peyote wurde noch längere Zeit mit den *mescal beans* verwechselt und übernahm teilweise den Namen *(mescal buttons* wurden früher die abgeschnittenen Köpfe des Peyote-Kaktus *Lophophora Williamsii* genannt, → Meskalin).

In Mexiko gelten die Colorines als Liebesmittel; die Prostituierten sollen früher Ketten Roter Bohnen um den Hals getragen haben. Solche Ketten sind auch bei manchen Prärie-Indianern innerhalb der Peyote-Zeremonien üblich. Die Bohnen selbst werden nur noch gelegentlich am Abschluß verwendet – man kocht sie in einem großen Topf, jeder trinkt eine Tasse, erbricht und wird auf diese Weise ›gereinigt‹ (Pawnee). Daß bei den Roten Bohnen psychotrope und toxische Effekte eng beieinanderliegen, zeigt auch eine Legende der Chiricahua-Apachen, in der Koyote, der *Trickster* (Spaßmacher), den Indianern Rote Bohnen zu essen gibt und ihnen dann, während sie betäubt daliegen, die Haare so zustutzt, wie die Apachen sie bis heute tragen.

Chemie und Wirkung

Sophora secundiflora enthält in Blättern und Samen das Alkaloid Sophorin ($C_{11}H_{12}ON_2$), das chemisch mit Cytisin, dem Alkaloid des Goldregens, identisch ist. Cytisin ist eine hochtoxische Substanz, deren Effekte jenen von Nikotin gleichen: In geringen Dosen erregt es die Nervenzellen des Vegetativums und das Mark der Nebennieren; in höheren Dosen lähmt es diese Ganglien (durch Dauer-Depolarisierung). Da sich erregende und lähmende Effekte überschneiden, je nachdem, wie sich die Dosis im Körper verteilt und welche Ganglien (sympathische oder parasympathische) betroffen werden, ist Cytisin therapeutisch ebenso unbrauchbar wie Nikotin. Höhere Dosen führen durch Atemlähmung zum Tode; die kritische Grenze dürfte etwa bei 50 Milligramm liegen. Indianer aus der Nähe von San Antonio berichteten, sie hätten die Bohnen früher als Rauschmittel verwendet, wobei eine halbe Bohne eine toxische Psychose mit Delirium auslöste, während eine ganze bereits einen Mann töten konnte. Manche ältere Autoren behaupten, die Roten Bohnen seien ein wirksames Aphrodisiakum. Dazu müßte die Dosis sehr genau gewählt werden, da sonst der Betroffene nicht nur zur Liebe, sondern auch zum Leben untauglich werden kann. Durch die Wirkung auf die Ganglien des vegetativen Nervensystems läßt sich immerhin erklären, warum die Roten Bohnen in kleinen Dosen einen leichten Rausch hervorrufen, der in der Regel von heiterer Stimmung begleitet wird, wobei jede – auch die leichteste – Berührung der Haut als Kitzeln empfunden wird (Überregbarkeit peripherer Nervenzellen). Der Beeinflußte bekommt leicht Lachkrämpfe; in einer erotischen Atmosphäre wird er womöglich besonders erregbar, daher der Ruf der Roten Bohnen als Liebeszauber. Man darf diesen Effekt allerdings nicht (wie es Jean

Louis Brau tut) den Bohnen aus der Gattung *Erythrina* zuschreiben, die denen von *Sophora* gleichen und auch für Halsketten verwendet werden, aber nicht narkotisch wirken.

Reko hat einen ›okkulten Nachtklub‹ beschrieben, der 1903 in Oklahoma von sich reden machte: Man pflegte dort Nacktkultur und sexuelle Freiheit; als Abschluß einer Bewirtung wurden Rote Bohnen serviert, die mit Zucker und Vanille zubereitet waren. Leider schweigt Reko über die Dosierung; wenn es mehrere Bohnen pro Person waren, kann es sich kaum um die Spezies von *Sophora* gehandelt haben, die in San Antonio verwendet wurde.

In Mexiko werden *Sophora*-Bohnen auch dem Agavenbier *(pulque)* beziehungsweise dem Agavenschnaps *(mescal)* beigemischt. Sie verstärken den narkotisierenden Effekt beträchtlich. In Chinas Hafenstädten dienten die Bohnen, mit alkoholischen Getränken vermischt, dazu, vertrauensselige Matrosen zu betäuben, um sie mühelos ausplündern zu können.

Cytisin, das *Sophora*-Alkaloid, ist auch das wirksame Prinzip von *Genista canariensis*, einer ursprünglich nur in der Alten Welt beheimateten Ginsterart. Ihre halluzinogene Wirkung wurde aber erst von den experimentierfreudigen Medizinmännern Nordmexikos entdeckt, die auch in einigen anderen nach Amerika importierten Pflanzen *(Salvia divinorum,* den die Mazatec-Indianer rituell benutzen, sowie den Buntnessel-Arten *Coleus pumila und Coleus Blumei)* halluzinogene Eigenschaften entdeckten, auf welche man in Europa nie gekommen war. Die hohe soziale Bewertung von Visionen bei den Indianern spielt hier sicher eine wichtige Rolle (→ Meskalin). W. S.

Literatur:
Brau, J. L., *L'histoire de la drogue*, Paris 1968
Efron, D. H. (Hrsg.), *Ethnopharmacologic Search for Psychoactive Drugs*, Washington 1967
Havard, V., »Drink Plants of the North American Indians«, in: *Torrey Botanical Club Bulletin* 23, 1896, S. 33
LaBarre, W., *The Peyote Cult*, Hamden 1964
Møller, K. O., *Rauschgifte und Genußmittel*, Basel 1951
Reko, V. A., *Magische Gifte*, Stuttgart 1938
Safford, W. E., »Narcotic Plants and Stimulants of the Ancient Americans«. *Annuals of the Smithsonian Institute* 1916, S. 387

S

Salbei → Ska Maria Pastora

Schlafmittel
als Rauschdrogen

Geschichte

Viele Rauschdrogen wurden zunächst als Schlafmittel verwandt. → Opium, → Haschisch und die → Nachtschatten-Drogen sind die bekanntesten von ihnen. Auch Alkohol, vor allem Bier, gilt vielfach als wirksames Schlafmittel. Da Euphorie, hemmende Wirkung auf die Großhirnrinde und Schlaf eng zusammenhängen, verwundert es nicht, wenn umgekehrt Schlafmittel als Rauschdrogen mißbraucht worden sind, sehr oft in Kombination mit anderen psychoaktiven Stoffen (z. B. → Weckaminen). Das älteste synthetische Schlafmittel ist das Chloralhydrat, 1832 von Justus von Liebig entdeckt, aber erst 1869 von Liebreich in die Behandlung von Schlafstörungen eingeführt. Zu legendärem Ruhm gelangte das erste Schlafmittel auf Barbitursäurebasis, Veronal (kristallisierte Diäthylbarbitursäure). Joseph von Mering, sein Entdecker, schlief auf einer Erholungsreise nach Italien ein und erwachte erst, als der Schaffner »Verona« rief. In diesem Augenblick nahm der Handelsname für ein Präparat Gestalt an, das lange Zeit in Romanen und Filmen eine wichtige Rolle spielte. Veronal wurde 1903 synthetisiert; eine lange Reihe verbesserter Barbiturate und anderer Schlafmittel schloß sich an.

Chemische Wirkung

Da zwar sämtliche bisher bekannten Schlafmittel mißbraucht worden sind, aber lange Zeit Barbiturat-Mißbrauch die bei weitem häufigste Form darstellte, werden hier nur die Schlafmittel auf Barbitursäurebasis ausführlicher besprochen[*]. Für die übrigen mag eine Liste genügen, die auch die chemischen Ausgangsstoffe und Handelsnamen wiedergibt:
1. Alkohole (Amylenhydrat, Chloralose): sehr selten verwendet.

---

[*] Man kann annehmen, daß im Verlauf der 8oer Jahre die Tranquilizer – Valium, Librium, Nobrium usw. – den Barbituraten den Rang abgelaufen haben, werden diese Beruhigungsmittel doch inzwischen auch als Schlafhilfen verschrieben. Dies weist nachhaltig auf die Tatsache hin, daß Schlafstörungen in der überwiegenden Zahl der Fälle eine Folge psychosozialer Unstimmigkeiten und Konflikte sind. Einer Untersuchung des »drogen report« zufolge sollen speziell die bromierten Harnstoffe seit ihrer Unterstellung unter die Verschreibungspflicht als Suchtstoffe fast bedeutungslos geworden sein.

2. Aldehyde (Chloralhydrat): veraltet, war aber früher ein typisches Suchtgift, das zu schweren Nervenschäden führte.

3. Bromierte Harnstoffe, Carbamide (Adalin, Bromural, Sedormid): Sedormid wird heute wegen seiner Nebenwirkungen (Blutschäden) nicht mehr verwendet.

4. Urethan (Äthylurethan): selten verwendet.

5. Sulfone (Sulfonal, Trional).

6. Piperidine (Doriden, Noludar, Persedon): Sie wirken qualitativ wie Barbiturate. Mit ihnen verwandt ist Thalidomid (Contergan), das zu Nervenentzündungen und den berüchtigten Mißbildungen von Kindern geführt hat, deren Mütter zu Beginn der Schwangerschaft das Präparat genommen hatten. Noludar, das im Gegensatz zu den meisten anderen Schlafmitteln längere Zeit nicht rezeptpflichtig war, mußte wegen zunehmenden Mißbrauchs (vor allem in Kombination mit Alkohol) unter Rezeptpflicht gestellt werden.

7. Chinazolinone (Biosedon, Revonal).

8. Benzodiazepine (Mogadan): Der Benzodiazepin-Gruppe gehören auch die höchst erfolgreichen Tranquilizer (Beruhigungsmittel, ›Glückspillen‹) Librium und Valium an, die – ebenso wie die Tranquilizer auf Meprobamat-Basis (Miltaun, Cyrpon, Aneural) – zu Gewöhnung und Sucht füh-

ren können. Die eindringliche Schilderung einer Valium-Sucht findet man in dem autobiographischen Roman *Ich tanze so schnell ich kann* von Barbara Gordon (1980). Verschiedentlich wurden schon »Valium-Trips« beobachtet, d. h. Drogenkonsumenten machten sich die paradoxe Erscheinung zunutze, daß eine Überdosis dieses Beruhigungsmittels rauschähnliche Zustände hervorrufen kann, die recht gefährliche psychopathologische Folgen haben.

9. Methaqualone (s. Schluß dieses Stichwort-Artikels)

10. Barbiturate: Die zahlreichen Substanzen auf Barbitursäure-Basis gehören gewiß zu den erfolgreichsten Medikamenten, die es gibt. 1948 wurden in den Vereinigten Staaten rund 300 Tonnen Barbiturate verbraucht. Es gibt mehr als 1000 verschiedene Derivate, die pharmakologisch geprüft wurden. Durch verschiedene Seitenketten, die man an drei Stellen des Barbitursäure-Moleküls ›anhängt‹ (substituiert), hat man langwirkende, kurz- und ultrakurzwirkende Barbiturate herstellen können, wobei in der Regel die langwirkenden Barbiturate älter sind als die kurzwirkenden. Ein langwirkendes Barbiturat, wie etwa das erste seiner Art, das Veronal, führt notwendig zu einem *hang over*. Da am Morgen nach dem künstlich erzwungenen

Schlaf noch 80 bis 90 Prozent der Wirkstoffe im Organismus sind, fühlt sich der Betroffene schlapp und müde. Er sucht sich mit Kaffee auf die Beine zu bringen oder greift gar zu einem aufputschenden Mittel (→Weckamine). Da er dann am Abend schlecht einschlafen kann und wieder zu dem Schlafmittel greift, kann bald ein Teufelskreis in Gang kommen, der zu einer kombinierten Weck-Schlafmittel-Sucht führt. Um den *hang over*, den länger als erwünschten Effekt, zu bekämpfen, hat man Barbiturate entwickelt, die viel schneller abgebaut werden (Zusammenstellung unten).

Nach wiederholter Zufuhr werden die meisten Barbiturate schneller abgebaut als beim ersten Mal. Sie haben die für ihren Abbau nötigen körpereigenen Stoffe zu vermehrter Aktivität angeregt (Enzyminduktion). Wir stellen hier die wichtigeren Barbiturate nach ihrer Wirkungsdauer zusammen:

1. *Ultralang:* Barbital (Veronal, Medinal), dessen Konzentration im Organismus nur um ungefähr 15 bis 20 Prozent pro Tag fällt (daher auch die Gefahr einer Kumulation, →RA IV). Mittlere Dosis: 0,25 bis 0,50 Gramm.
2. *Lang:* Phenobarbital (Luminal, Phenaemal) und Methylphenobarbital (Prominal). Mittlere Dosis: 0,1 bis 0,2 Gramm.

3. *Mittellang:* (Durchschlafmittel): Heptabarbital (Medomin), Cyclobarbital (Phanodorm) und Aprobarbital (Numal), die alle in Dosen zwischen 0,1 und 0,2 Gramm wirken, sowie Butallylonal (Pernocton), von dem 0,2 bis 0,3 Gramm gegeben werden.
4. *Kurzwirkend:* Hexobarbital (Evipan), von dem 0,25 bis 0,5 Gramm gegeben werden. Es wird binnen weniger Stunden ausgeschieden, ist also ein Einschlaf-, kein Durchschlafmittel. Etwas länger hält der Effekt von Pentobarbital (Nembutal, Neodorm) an, das bereits in einer Dosis von 0,1 Gramm zur Wirkung kommt.

Wirkung der Barbiturate

Die Unterschiede zwischen den einzelnen Derivaten sind rein quantitativ. Jedes Barbiturat wirkt zuerst beruhigend, führt bei höheren Gaben zum Schlaf und bei sehr hohen zu einer Narkose. Der durch Barbiturate ausgelöste Schlaf gleicht dem natürlichen objektiv und subjektiv; wie dieser Effekt physiologisch zustande kommt, ist trotz intensiver Forschungen noch unbekannt.

Gewöhnung und Sucht

Schlafstörungen können sehr verschiedene Ursachen haben; ausgesprochen körperliche sind aber sehr selten. Die *Enzephalitis le-*

thargica Economo, eine Gehirnhautentzündung, die zu hartnäkkiger Schläfrigkeit führt, tritt heute fast nirgends mehr auf. Bei alten Leuten kann mangelnde Gehirndurchblutung nächtliche Unruhe auslösen. Sie begehen aber einen großen Fehler, sich selbst – ohne ärztliche Konsultation – ein Schlafmittel zu verordnen, da viele Hypnotica den Blutdruck senken und die innere Unruhe bis zu Verwirrtheit und Desorientierung steigern können. Gehirntumore und eine Gehirnerschütterung sowie heftige körperliche Schmerzen sind weitere Ursachen von Schlaflosigkeit aus dem körperlichen Bereich.

Eine zweite Gruppe von Ursachen der Schlaflosigkeit sind ungünstige Umweltbedingungen: unbequeme Betten, Lärm, spätes Essen mit viel Kaffee- oder Tabak-Konsum, Wohnen an einer Hauptverkehrsstraße. In dieser Gruppe von Ursachen macht sich aber bereits die Komponente der psychischen Verarbeitung bemerkbar. Viele Menschen werden auch an der verkehrsreichsten Kreuzung schlafen, während andere schon das Geräusch einer Wasserspülung hochschreckt oder ein tropfender Wasserhahn zur Verzweiflung treibt. Die Selektion bestimmter Reize während des Schlafs ist oft beobachtet worden. Der Maschinist eines Schiffes schläft im Maschinenlärm und erwacht, wenn die Maschine stillsteht; der Arzt im Bett überhört den Verkehrslärm, erwacht aber, wenn das Telefon läutet; die Mutter schläft, wenn draußen geschrien wird, erwacht aber, sobald sich ihr Kind meldet.

Sicherlich die häufigsten Ursachen von Schlaflosigkeit sind seelische Konflikte, welche die psychische Spannung so erhöhen, daß die Entspannung, welche den Schlaf herbeiführen kann, nicht mehr gelingt. Wenn die Rauschgiftkommission der Weltgesundheitsorganisation 1962 den zunehmenden Schlafmittelmißbrauch eine ernstliche Gefahr nannte, so ist das hauptsächlich darauf zurückzuführen, daß die Schlafmittelkonsumenten, psychologisch gesehen, oft neurotische Störungen haben, die ihrerseits wiederum die Gefahr von Mißbrauch und Sucht erhöhen. Viele Menschen, die überzeugt sind, ohne Schlafmittel nicht einschlafen zu können, steigern im Lauf der Zeit die verwendeten Dosen nicht und wechseln auf Anraten ihres Arztes gelegentlich das Medikament, um sich nicht daran zu gewöhnen. Andere aber lernen, über die schlafanstoßende Wirkung ihres Hypnotikums hinaus, andere Effekte schätzen. Sie merken, daß es ihre psychischen Spannungen mildert, Konflikte durch eine angenehme Dösigkeit übertönt und sie sogar aufmuntert und anregt.

359

Dieser paradoxe Effekt von Barbituraten und anderen Schlafmitteln ist gar nicht selten beobachtet worden. Die Tatsache, daß ein einschläferndes Mittel bestimmte Menschen anregt und euphorisch macht, ist nicht so widersinnig, wie man meinen möchte. Barbiturate wirken bei manchen Tieren erregend, Narkotika haben in niedriger Dosis ebenfalls solche Effekte (Erregungsstadium, → Lösungsmittel). Es gibt also zwei Gründe, warum Barbiturate mißbraucht werden. Entweder wird die konfliktdämmende Dösigkeit und Beruhigung unabhängig vom Einschlafen gesucht, oder das Schlafmittel wirkt nicht mehr beruhigend, sondern stimulierend-euphorisierend. Möglicherweise ist diese Wirkungsumkehr in (ererbten?) Besonderheiten des Stoffwechsels der betreffenden Menschen begründet.

Gefahren durch Barbiturate

Man muß hier die akute Vergiftung durch Schlafmittel von der chronischen durch dauernden Mißbrauch unterscheiden. Akute Barbiturat-Vergiftungen kommen oft vor, da sie immer noch die häufigste Form des Selbstmordversuchs darstellen. Die Symptome entsprechen der einer Barbiturat-Narkose, die über das Toleranzstadium hinausgeht: Bewußtlosigkeit, Atemhemmung

und – wenn die Dosis genügend groß war und Hilfe nicht rechtzeitig eintrifft – Tod durch Kreislaufversagen. Durch energische Therapie und Intensivpflege (künstliche Beatmung mit Sauerstoff, Schockbekämpfung, künstliche Niere, um im Blut kreisendes Barbiturat auszuschalten) kann heute die früher in der Regel tödliche Barbituratvergiftung sehr oft erfolgreich behandelt werden; die Sterblichkeit ist in den letzten 20 Jahren auf ein Zehntel gesunken. Innerhalb des chronischen Mißbrauchs von Barbituraten muß man zwischen der reinen Gewöhnung an das Schlafmittel bei Menschen, die jede Nacht hohe Dosen brauchen, um einzuschlafen, und der echten Sucht unterscheiden. Die Gewöhnung ist relativ harmlos. In der Regel genügt vernünftige Aufklärung, verbunden mit Umstellung auf andere Mittel oder dem Erlernen psychischer Methoden, Schlaf zu finden (z. B. Autogenes Training), um die schlechte Gewohnheit abzustellen. Bei der Barbituratsucht ist das erheblich schwieriger. Die Betroffenen nehmen Barbiturate, oft in enormen Dosen, auch tagsüber und bekämpfen die Zeichen der zentralen Hemmung (Sprachstörungen, unsicherer Gang) mit Weckmitteln (→ Weckamine). Sie müssen eine regelrechte Entziehungskur durchmachen, wobei sehr wichtig ist, daß das Barbiturat langsam vermindert wird. Unterbricht man nämlich seine Zufuhr abrupt, können heftige epileptische Krämpfe und Kollapszustände auftreten. Zeichen der Barbituratsucht sind Gangstörungen (gestörte Koordination der Muskeln), Händezittern, Lidflattern, übermäßiges Schwitzen. Psychisch wird der Süchtige reizbar und möglicherweise jähzornig; Interesse und Antriebe sind eingeengt. Selten kommt es zu einem *Delirium tremens,* das sich nicht von dem nach → Alkohol-Mißbrauch unterscheiden läßt. W. S.

Eine neue Gefahr: die Methaqualone

Sinngemäß gilt das, was über die Gefahren der Barbiturate gesagt worden ist, auch für eine andere Gruppe von Schlafmitteln, die Methaqualone (das wohl bekannteste und bei Drogenkonsumenten beliebteste trägt den Markennamen »Mandrax«). Ursprünglich hatte man große Hoffnungen in diese neuen Präparate gesetzt, vor allem glaubte man, die Suchtgefahr und die Nervenschädigungen bei Dauergebrauch gemeistert zu haben. Dies hat sich jedoch als Irrtum erwiesen: Nicht wenige Jugendliche haben entdeckt, daß eine bestimmte Überdosis dieses Schlafmittels paradoxerweise eine Art Euphorie zu erzeugen ver-

mag, die dann immer wieder gesucht wird, bis sich eine ausgesprochene Abhängigkeit entwickelt hat.

In seiner Studie »Methaqualon-Mißbrauch – ein ernstes Problem« beschrieb Günther Stille, Professor am »Institut für Arzneimittel« des Bundesgesundheitsamtes, bereits 1976 Wirkung und Gefahren dieser Gruppe von über 50 Präparaten.

Die schlaffördernde Wirkung von Methaqualon wurde zufällig bei der Suche nach einem Medikament gegen Malaria entdeckt. Schon früh kamen ernste Warnungen, und zwar aus Japan, wo ein Forscher namens Kato über 176 Fälle von Methaqualon-Abhängigkeit berichtete; das waren 42 Prozent aller Drogenabhängigen in den erfaßten Kliniken. In den USA wurden von September 1972 bis Januar 1973 durch das »Drug Abuse Warning Network« schon 1440 Fälle bekannt. Als Gründe für den Mißbrauch wurden an erster Stelle »Suche nach euphorischer Stimmungshebung« und »Überwindung von Traurigkeit« genannt. Der Mißbrauch von Methaqualon in der Bundesrepublik ging deutlich von dort stationierten amerikanischen Soldaten aus, die diese Gewohnheit aus ihrer Heimat mitbrachten.

Sehr beliebt ist es bei den Junkies, Methaqualon-Tabletten zusammen mit Wein oder anderen alkoholischen Getränken einzunehmen (»Mandrax mit Steinhäger«) – gerade diese Kombination zweier Nervengifte ist jedoch Ursache einer Reihe fataler körperlicher Störungen, vom Kopfschmerz über geschwollene Zunge bis hin zu vorübergehendem »losing my mind« (»Verlust des Verstandes«), dazu noch Neuritiden und andere Nervenschäden als Folge längeren Mißbrauchs, ganz abgesehen von den psychischen und sozialen Begleiterscheinungen einer regelrechten Abhängigkeit. Stille faßt seine Beobachtungen so zusammen:

»Mit Methaqualon, Bestandteil vieler gebräuchlicher Schlafmittel, gibt es ein neues Problem beim Arzneimittelmißbrauch. Neben der schlafinduzierenden Wirkung werden (solche) Wirkungen auf die Befindlichkeit zugeschrieben, die am ehesten noch denen von Marihuana vergleichbar sind. Der Mißbrauch kann zu Toleranzbildung führen, und nicht selten kommt es auch zu akuten und chronischen Vergiftungen, bei den in der Drogenszene verwandten hohen Dosierungen. Die Ärzte sollten sich bereits bei der Verschreibung dieser Gefahren bewußt sein.« (Stille 1976, S. 959; dort findet man auch eine Liste mit 52 Methaqualon-haltigen Spezialitäten).

Die Probleme werden immer größer

Als ich (J. v. Sch.) im Februar 1980 an das »Institut für Arzneimittel« des Bundesgesundheitsamtes in Berlin schrieb, um neue Zahlen über den Medikamentenmißbrauch bzw. die pharmazeutische Produktion von Schlafmitteln, Tranquilizern und Schmerzmitteln zu erhalten, teilte mir der zuständige Experte nur lakonisch mit:

»Es tut mir leid, daß ich Ihnen auf Anfrage keine befriedigende Antwort geben kann. Daten über Gebrauch und Mißbrauch von Schlafmitteln, Schmerzmitteln usw. existieren bei uns nicht. Sie könnten diese praktisch nur über die Hersteller und die Industrieverbände erhalten. Im allgemeinen werden die Zahlen aber wohl gehütet.«

Dieser Sachverhalt ist angesichts der gleich noch zu skizzierenden Situation zu Beginn der 8oer Jahre mehr als bedenklich. Ich muß mich bei dieser Schilderung auf die erschreckendsten Daten beschränken und dabei auf die Zuverlässigkeit der Meldungen aus seriösen Massenmedien vertrauen:

- Autofahrer, die Schlaftabletten oder Tranquilizer (Beruhigungsmittel) einnehmen, sind vier- bis fünfmal so häufig in Verkehrsunfälle verwickelt wie Personen, die keine Medikamente einnehmen. Prof. Ian Oswald von der Universität Edinburgh, der dies während einer Konferenz des Weltverbandes der Psychiater mitteilte, nimmt an, daß diese gesteigerte Neigung zu Unfällen daher rührt, daß dieser Personenkreis ohnehin »seelisch unstabil« sei (nach Frankf. Allg. Zeitung vom 15. 11. 1979).

• Bestimmte Schlafmittel aus der Gruppe der Benzodiazepine (s. oben), zum Beispiel Mogadan, setzen einen Teufelskreis in Gang. Wie Forscher der Pennsylvania State University entdeckten, wirken diese Präparate zunächst wunschgemäß schlaffördernd. Aber sobald der Patient sie absetzt, tritt verstärkte Schlaflosigkeit ein, die zwei bis drei Tage anhält. Diese offensichtlich durch Einfluß der Substanz auf das Gehirn erzeugte »wiederkehrende Schlaflosigkeit« kann dann zu einer Abhängigkeit von dem Medikament führen; bei Valium und Librium, die derselben Stoffgruppe angehören, soll diese merkwürdige Erscheinung allerdings nicht beobachtet worden sein (nach Der Spiegel Nr. 39, 1978). Von beiden Präparaten weiß man jedoch inzwischen um eine andere Gefahr:

• Zwei englische Ärzte (Model und Berry) warnten Ende 1974 in der Fachzeitschrift The Lancet (S. 869), daß Librium bereits bei der üblichen Dosierung (zwei Kapseln à 10 Milligramm täglich) den Steuerungsmechanismus der Atmung im Gehirn stark beeinträchtigt. Noch nicht veröffentlichte Arbeiten derselben Forscher deuten darauf hin, daß auch Valium und Nobrium, die zur gleichen Gruppe von Medikamenten gehören, dieselben Nebeneffekte nach sich ziehen.

• Die Teilnehmer eines interdisziplinären Symposions in Rüdesheim haben im April 1980 schwere Vorwürfe gegen die Politik der deutschen pharmazeutischen Industrie erhoben, wichtige Informationen über Wirkungen und – speziell schädliche – Nebenwirkungen ihrer Produkte bewußt zu verschleiern. Bei dieser Tagung »Medizin im Jahre 2000«, die die nordwürttembergische Bezirksärztekammer veranstaltete, wurden insbesondere die Hersteller des Beruhigungsmittels Valium, die Hoffmann La Roche AG, angegriffen, weil sie wichtige Erkenntnisse über diesen Tranquilizer zurückhalte, der auf der Rangliste der Verschreibungen in der BRD immerhin den zwölften Platz einnimmt. Obgleich es auf dem

Packzettel und in der Werbung heiße, die Verträglichkeit sei »gut« und es trete keine Schädigung der Leber ein, empfiehlt die Firma in den USA bei längerer Anwendung von Valium periodische Untersuchungen der Leberfunktion und des Blutbildes. Aufgrund amerikanischer Studien sei ebenfalls »ein erhöhtes Risiko fötaler Mißbildungen nach Valiumgebrauch während der Schwangerschaft zumindest nicht auszuschließen«, sagte Eberhard Greiser von der Abteilung für Medizinische Statistik und Epidemiologie des Diabetes-Forschungsinstituts der Universität Düsseldorf (zit. n. Südd. Zeitung vom 10. 4. 1980).

● Der Pharmakologe Norbert Kemper hat, zusammen mit zwei Kollegen, in der Göttinger Psychiatrischen Universitätsklinik eine aufsehenerregende Studie über suchtförmige Entwicklungen bei Einnahme von Tranquilizern erstellt. Dieser Arbeit zufolge kommen derartige Entgleisungen viel häufiger vor, als man bislang vermutete. Ins Schußfeld der Kritik gerieten insbesondere Beruhigungstabletten vom Typ der Benzodiazepine, die als besonders gut verträglich galten: Valium, Tavor, Adumbran, Praxiten, Lexotanil, Tranxilium und ein halbes Dutzend weiterer Psychopharmaka.

»Ihr Suchtpotential«, so die drei Forscher, werde von den Experten teils »negiert, teils als geringfügig eingeschätzt« (Kemper 1980). In der gesamten Bundesrepublik wurden von 1960 bis 1977 nur 98 Benzodiazepin-Abhängigkeiten bekannt, also nicht einmal sechs pro Jahr. Allein in den drei Jahren von 1978 bis 1980 mußten jedoch nur in der Göttinger Universitätsklinik 173 Patienten stationär betreut werden, die nach den vielgerühmten – und viel verkauften – *happy pills* süchtig geworden waren!

● Schließlich sei noch auf eine alarmierende Beobachtung in den USA hingewiesen. Demnach starben dort 1978 bereits doppelt so viele Menschen an den Folgen von Schlafmittelmißbrauch wie an Heroin. Die Gesundheitsbehörden in Washington haben ein »Projekt Schlaf« ins Leben berufen, dessen Ziel es ist, den Verbrauch an Schlafmitteln innerhalb von drei Jahren auf ein Zehntel des derzeitigen Standes herabzudrücken. (→ auch Medikamente)

J. v. Sch.

Literatur:
Battegay, R. R., »Sucht nach Abusus von Doriden«, in: *Praxis* 1957, S. 991
Bresser, P. H., u. a., »Das klinische Bild der chronischen Intoxikation mit Schlaf-, Beruhigungs- und Schmerzmitteln«, in: *Medizinische Welt* 17, 1962, S. 971
Degkwitz, R., *Leitfaden der Psychopharmakologie*, Stuttgart 1967

Engelmeier, M. P., »Schlafstörungen und ihre Behandlung«, in: *Deutsche medizinische Wochenschrift* 90, 1965, S. 1182

Geert-Jorgensen, E., »Schlafmittel als Rauschgifte«, in: Møller, K. O., *Rauschgifte und Genußmittel*, Basel 1951, S. 269 ff.

Gordon, B., *Ich tanze so schnell ich kann*, München 1980

Hesse, E., *Rausch-, Schlaf- und Genußgifte*, Stuttgart 1966

Kemper, N., (zit. n. *Deutsche Medizinische Wochenschrift* und *Der Spiegel* Nr. 50, 8. 12. 1980, S. 208: »Sucht nach Seelentrost«)

Kuschinsky, G., und H. Lüllmann, *Pharmakologie*, Stuttgart 1966

Stille, G., »Methaqualon-Mißbrauch – ein ernstes Problem«, in: *Deutsches Ärzteblatt – ärztliche Mitteilungen* 73, 1976, S. 959–962

Schlankheitsmittel → Appetithemmer

Schnüffelstoffe → Lösungsmittel

Sernyl → PCP, → RA IV

Ska Maria Pastora

Geschichte

Im Herbst 1962 unternahmen der Drogenforscher Gordon Wasson (→ Epéna, → Fliegenpilz, → Psilocybin, → RA I) sowie Albert Hofmann, der Entdecker des → LSD, und seine Frau eine Expedition nach Mexiko. Sie suchten dabei nach einer dritten Zauberdroge, die die Eingeborenen angeblich neben den bereits bekannten Teo-Nanacatl-Pilzen (→ Psilocybin) und den Samen der Winde Ololiuqui bei religiös-medizinischen Praktiken anwenden.

Es sollte sich um den Preßsaft einer Pflanze handeln, die auf Mazatekisch (der Sprache in den südlichen Bergen) *Ska Maria Pastora* (»Blätter der Hirtin Maria [Mutter Gottes]«) genannt wird, auf Mexikanisch *hojas de la Pastora* bzw. *hojas de Maria Pastora* heißt.

In seinen Lebenserinnerungen beschreibt Hofmann die schwierige Suche nach diesem Gewächs. Es entpuppte sich als ein Vertreter der Gattung *Salvia*, eine Verwandte des bekannten Wiesensalbeis. »Die Pflanze hat blaue, mit einem weißen Helm gekrönte Blüten, die in einer 20 bis 30 cm langen Rispe angeordnet sind, deren Stiel blau ausläuft.« (S. 158)

Eine alte *curandera* brachte den Forschern ein ganzes Büschel blühender Exemplare, weigerte sich aber, mit den *Hojas* auch die entsprechende Zeremonie nach Art des Pilz-Rituals durchzuführen. Erst kurz vor der Abreise fand sich dann eine andere Heilkundige, Consuela Garcia, zu dem Ritual bereit, allerdings nur unter größter Geheimhaltung: »Niemand vom Dorf sollte uns sehen oder erfahren, daß wir dort empfangen wurden. Offenbar galt es als strafwürdiger Verrat[*] an heiligem

---

[*] Aus eben diesem Grund hat man wahrscheinlich der Curandera Maria Sabina, die Wasson, und später Hofmann, an einer Pilz-Zeremonie teilnehmen ließ, das Haus angezündet (Hofmann, S. 162).

Brauchtum, Fremde, Weiße, daran teilnehmen zu lassen« (S. 159). Die Curandera legte für sich selbst und Wasson je sechs Paar Blätter bereit, für Hofmanns Frau drei Paar (er selbst konnte wegen einer Magenverstimmung nicht teilnehmen). Die Hojas wurden dann zerquetscht, durch ein feines Sieb in einen Becher ausgepreßt und die gefüllten Becher mit dem Blättersaft schließlich mit viel Zeremoniell über brennendem Kopal-Harz geräuchert.

Wirkung

Die Wirkung des sehr bitter schmeckenden Tranks wurde dann im Dunkel der Hütte und der Nacht abgewartet. Nach etwa 20 Minuten sah Frau Hofmann »merkwürdige hellumrandete Gebilde«; auch Wasson spürte die Wirkung der Droge. Die Europäer mußten der Curandera versichern, daß sie an die Kraft der heiligen Zeremonie glaubten; dann fuhr sie mit ihren Gebeten fort und begann mit der eigentlichen heilerischen Konsultation, die für Wasson aus der Frage nach dem Befinden seiner Tochter im fernen New York bestand, die sich kurz vor einer Entbindung befand. »Er erhielt die beruhigende Auskunft, Mutter und Kind befänden sich wohl.«
Alles in allem wurde die Vermutung bestätigt, daß es sich bei den Ska Maria Pastora um halluzinogenhaltige Pflanzen handelt, die von den Indios in der gleichen Art und zum selben Zweck wie die psilocybinhaltigen Pilze angewendet werden. Der Rauschzustand, den Wasson und Hofmanns Frau erlebten, hatte eindeutig halluzinogenen Charakter, war aber »wenig tief und nur von kurzer Dauer« (S. 161).

Die botanische Bestimmung der Pflanzenproben am botanischen Institut der Harvard-Universität in Cambridge/USA durch Carl Epling und Carlos D. Jative ergab, daß es sich in der Tat um eine bis dahin nicht beschriebene Art der Gattung Salvia (Salbei) handelt, die von diesen Forschern Salvia divinorum genannt wurde.

»Die chemische Untersuchung des Preßsaftes des Zaubersalbeis im Laboratorium blieb ohne Erfolg. Das psychisch wirksame Prinzip dieser Droge scheint eine wenig haltbare Substanz zu sein, denn bei der Prüfung des aus Mexiko mitgebrachten, mit Alkohol konservierten Preßsaftes im Selbstversuch erwies er sich als nicht mehr wirksam.«
Das Problem der Zauberpflanze Ska Maria Pastora harrt also, was die chemische Natur der Wirkstoffe angeht, »immer noch der Lösung« (S. 168).   J. v. Sch.

Literatur:
Hofmann, A., *LSD – mein Sorgenkind*, Stuttgart 1979, Kap. 10

Skopolamin
→Nachtschatten-Drogen
Solanazeen
→Nachtschatten-Drogen
Sophora secundiflora
→Rote Bohnen
speed (Slang-Ausdruck für)
→STP, →auch Weckamine
Stechapfel
→Nachtschatten-Drogen
Steppenraute
→Banisteriopsis caapi

STP
(2,5,Dimetoxy-4-methylamphet-
amin)

STP, das manchmal auch *DOM*
oder *speed* genannt wird, ist eine
synthetische Rauschdroge, die
Grundstrukturen von Amphetamin (→Weckamine) und
→Meskalin verbindet. STP wurde 1967 in Kalifornien von einem
underground-Chemiker produziert und als Super-LSD verkauft.

Wirkung

STP ist ein starkes Gift, das über
die halluzinogenen Effekte
(→LSD, →Meskalin) hinaus
das Bewußtsein im Sinne einer toxischen Psychose mit Verwir-
rungszuständen und Des-
orientiertheit verändern kann. Es
wirkt noch länger als LSD; der
Effekt hält bis zu 72 Stunden an.
Akute Angstreaktionen und längere Psychosen sind nach STP erheblich häufiger als nach jedem
anderen Halluzinogen; deshalb
hat sich die Droge auch nicht einmal illegal durchsetzen können.
Besonders alarmierend war nach
den ersten Erfahrungen der Ärzte
mit STP-Berauschten, daß neuro-
leptische Medikamente (in der Regel Chlorpromazin = Megaphen,
Largactil), die einen LSD-Rausch
– vor allem einen *bad trip* – in der
Regel sofort beenden, den STP-
Rausch eher verschlimmern. Sie
können zu Atemlähmung,
Krämpfen oder extrapyramidalen
Symptomen führen. Nebenwirkungen von STP sind Oberbauch-
schmerzen, Magenbeschwerden,
Übelkeit, Gangstörungen, Mus-
kelkrämpfe. Über die genauen
Dosen ist nichts bekannt, da STP
am Menschen nicht wissenschaftlich untersucht wurde. W. S.

Literatur:
Snyder, S. H., Faillance, L. A., und L.
Hollister, »2,5,Dimethoxy-4-methyl-
amphetamin (STP). A New Halluzino-
genic Drug«, in: *Science* 158, 1967, S.
669–670

Strychnin
→Nachtschatten-Drogen
Sunshine Explosion →LSD

T/U/V

Tabak → Genuß-Drogen
Tee → Genuß-Drogen
Telepathin → Banisteriopsis caapi
Teo-Nanacatl → Psilocybin
Thein → Genuß-Drogen (Tee)
Tollkirsche → Nachtschatten-Drogen

Toloache → Nachtschatten-Drogen
Tonga → Nachtschatten-Drogen
Tranquilizer → Schlafmittel
Valoron → Opiate (S. 309)
Valium → Schlafmittel

W

Wahrheits-Seren

Das älteste Wahrheits-Serum ist vielleicht der → Alkohol. »In vino veritas« hieß es schon bei den Römern: Im Wein ist Wahrheit. Dieselben Eigenschaften, die die Rauschdrogen so besonders geeignet als → Aphrodisiakum und als → Zauber-Droge machen, verhalfen einigen von ihnen auch zu der Rolle eines Wahrheits-Serums: Wenn Ich- und Realitäts-Kontrolle nachlassen – oder zeitweilig sogar verlorengehen –, dann wird unter Umständen Fremden der Zugang zu persönlichen Geheimnissen frei, die für gewöhnlich streng gehütet sind. Der Einsatz solcher Gifte war – neben dem »hochnotpeinlichen Verhör«, also der Folter – in vielen Kulturen bekannt. Mexikanische *piuleros*, eine Art Stammesältester

mit besonderen Funktionen ähnlich dem *curandero* (Heiler), benützen eine Kombination von Agavenschnaps, der mit einem Auszug von → Ololiuqui versetzt ist, wenn sie ein Verbrechen aufklären wollen. Ololiuqui trübt das Bewußtsein mehr als → LSD und → Meskalin. Der so in einen Trance-Zustand versetzte Verdächtige wird ausgesprochen willenlos und antwortet auf die eindringlich gestellten Fragen. Mexikanische Banditen sollen diese Methode angewandt haben, um Gutsbesitzer zum Verrat ihrer Geldverstecke zu bewegen. Besonders eignen sich jene → Nachtschatten-Drogen als Wahrheits-Seren, die Skopolamin enthalten. Dieses ruft einen halbwachen Zustand hervor, bei dem Willenskraft und Realitätsbewußtsein des Opfers stark beein-

trächtigt sind. Während Sprech-
und Denkfähigkeit erhalten bleiben, wirkt der Berauschte wie
hypnotisiert, in tiefer Trance. In
unserem Jahrhundert hat man
dann vor allem Natrium-Pentothal zum »Zungenlösen« benützt.
Die genannten Eigenschaften von
Halluzinogenen haben in jüngster
Zeit dazu geführt, daß Geheimdienste verschiedener Länder sie
überprüften, zum Teil mit spekta-
kulären – und negativen – Erfolgen.
Besonders die entsprechenden
Praktiken des amerikanischen
CIA wurden publik, als 1976 ein
Gericht den Angehörigen des
Chemikers Frank Olson eine Ent-
schädigung von 1,25 Millionen
Dollar zusprach und der damalige
Präsident, Gerald Ford, den Hinterbliebenen eine offizielle Entschuldigung aussprach.
Olson hatte 1953 eine LSD-Sprit-
ze erhalten, als er bei einer Ver-
suchsreihe über die Wirkung von
Rauschgiften mitmachte. Zehn
Tage später sprang er aus dem Fenster eines Wolkenkratzers in New
York. Weitere Fälle, in denen →
LSD zu derartigen Versuchen
mißbraucht wurde, teilweise ohne
Wissen der Beteiligten, wurden
1975 im Zuge der Untersuchungen der Rockefeller-Kommission
über die illegalen Tätigkeiten der
amerikanischen Geheimdienste
bekannt (Südd. Zeitung vom
15. 5. 1976).

Wahrheits-Serum für Politiker?

Den ziemlich fragwürdigen Vorschlag, ambitionierte Politiker einer umfassenden psychologischen
Test-Batterie und den Wirkungen
eines entsprechenden Wahrheits-
Serums auszusetzen, wenn sie sich
für ein höheres Amt im Staat be-
werben, machte 1980 der amerikanische Science-fiction-Autor Joe
W. Haldeman. Fragwürdig ist der
Vorschlag unter anderem deshalb,
weil es wahrscheinlich nie eine
Substanz geben wird, die wie ein
passender Schlüssel die geheim-
sten Kammern des Bewußtseins
(oder gar des Unbewußten) auf-
schließen wird, ohne – durch die
typisch halluzinogenen Nebeneffekte – die so erhaltene Wahrheit
zu verzerren. Schließlich spielt ja
nicht nur, völlig isoliert, die individuelle Lebensgeschichte eines
Menschen eine Rolle und bestimmt, was ihm geheimhaltungs-
würdig erscheint, sondern auch
die Umgebung. Der Übertragung, im psychoanalytischen Sinne, von positiven wie negativen
Gefühlen auf die ausfragende Person kommt – wie in einer Psychotherapie – eine ganz zentrale Stellung zu.
Die Wahrheit (und auch sie ist ja
immer subjektiv) sagt jemand in
einer solchen therapeutischen Situation nur, wenn er das entsprechende Vertrauen hat. Solches
Vertrauen aber muß über einen

längeren Zeitraum hin entstehen und stetig wachsen, dabei immer wieder überprüft werden können: »Schon sehr früh... wurde klar, daß das Element des Vertrauens die wichtigste Einzelvariable einer erfolgreichen LSD-Therapie war« (Grof, S. 42).

Genau dies soll aber ein Wahrheits-Serum im Grunde genommen ersparen helfen: langsam wachsendes Vertrauen. Die Droge, welche es auch immer sei, soll gewissermaßen eine psycho-soziale (und wohl auch kulturelle) Beziehung zwischen Menschen durch eine biochemische Reaktion ersetzen. So wie der Mensch »gebaut« ist, kann das niemals durch eine Droge allein vollbracht werden.

Aber der Ausnahmezustand, den Skopolamin oder LSD herbeiführen, die künstliche Schwächung der Persönlichkeit, die man ihrer Abwehrmechanismen beraubt – sie können rücksichtslosen Ausfragern den Weg ein ganzes Stück weit bahnen. Der Unterschied zu einer regelrechten physischen Folter – die man ja durch solche Drogen auf »modernere« und weniger brutale Weise ersetzen möchte – ist nur graduell.

J. v. Sch.

Literatur:
Grof, St., *Topographie des Unbewußten*, Stuttgart 1978
Haldeman, J. W., »Ein Rezept für Utopia«, in: *Munich Round Up* Nr. 151, München 1980

Weckamine

(Amphetamin = Benzedrin und verwandte Stoffe, *pep pills, purple hearts,* ›Ferientabletten‹. Handelsnamen: u. a. Pervitin, Preludin, Elastonon, Eventin, Captagon)

Geschichte

Amphetamin (= Benzedrin, Elastonon) wurde zuerst 1887 von dem Chemiker Edeleanu synthetisiert, der sich aber nicht für die pharmakologischen und psychoaktiven Eigenschaften des Stoffs interessierte. Die genaue chemische Bezeichnung lautet d-1-1-Phenyl-2-aminopropan, die des chemisch eng verwandten Methylamphetamins (= Isophen, Pervitin) 1-Phenyl-2-methyl-aminopropan.

1910 entdeckten die beiden englischen Physiologen Barger und Dale, daß Amphetamin dem Hormon Adrenalin chemisch ähnelt, das in den Nebennieren gebildet wird, ein Gegenspieler des Insulins ist und auf fast alle Organe des Körpers wirkt. Adrenalin erhöht den Blutdruck, läßt das Herz schneller schlagen, hemmt die Darmbewegungen und erweitert die Bronchien. Wenn wir heftig erschrecken, spüren wir anschließend eine ganze Reihe solcher Adrenalinwirkungen. Die ersten Versuche, Amphetamin als Adrenalin-›Ersatz‹ zu verwenden, schlugen fehl. Seine ›periphere‹ Wirkung, das heißt der Effekt auf die Körperorgane, war gering. Die ›zentrale‹ Wirkung auf das Gehirn wurde erst erheblich später zufällig entdeckt. Man hatte Amphetamin Tieren gegeben, die narkotisiert wurden, und festgestellt, daß die Narkose dann besonders kurze Zeit dauerte. Amphetamin mußte also eine ›weckende‹, das heißt das Gehirn erregende Aktivität auslösen, welche dem Adrenalin fehlt. Erste therapeutische Versuche unternahm man deshalb bei der *Enzephalitis lethargica,* einer speziellen Form der Gehirnentzündung, die zu dauernder Schlafsucht führt. Hier half Amphetamin den Kranken, ihr übermäßiges Schlafbedürfnis besser zu beherrschen.

In den dreißiger Jahren setzte eine Reihe psychologischer Studien ein, in denen die seelische Leistungsfähigkeit unter Amphetamin-Einfluß geprüft wurde. Es zeigte sich, daß die Spitzenleistungen nicht deutlich erhöht werden, Amphetamin aber Ermüdung und Schläfrigkeit sehr wirksam bekämpft und darum höhere Dauerleistungen gestattet. Die ersten Signale eines Mißbrauchs sah man 1937, als Studenten der Universität Minnesota, die von dem Weckamin gehört hatten, erprobte Mittel gegen Studienmüdigkeit wie Kaffee und Tee im Stich ließen und

sich die begehrten *pep pills* verschafften (amerikan. *pep up* = aufmöbeln, in Schwung bringen). Damals hörte man auch die ersten Warnungen. Amphetamin und verwandte Stoffe wirken wie die Peitsche auf ein müdes Pferd. Sie führen dazu, daß körperliche Reserven bis zum Zusammenbruch ausgeschöpft werden: Der Konsument unterdrückt gewaltsam die schützende, sein seelisches und körperliches Gleichgewicht erhalten helfende Müdigkeit. Amphetamine können zur Sucht führen. Sie sind auch eines der bekanntesten Mittel zum Doping beim Sport, die vor allem von Radfahrern und Langstreckenläufern verwendet werden, um jedes Gefühl der Müdigkeit zu unterdrücken und die körperlichen Reserven voll auszuschöpfen. Benzedrin hatte im Zweiten Weltkrieg so etwas wie eine strategische Bedeutung. Es wurde auf beiden Seiten viel verwendet, um Piloten im Einsatz auf langen Strecken wachzuhalten und das verhängnisvolle Einschlafen am Steuer des Flugzeugs zu verhindern.

Die einzelnen Amphetamine

Ist einmal ein pharmakologisch aktives Molekül entdeckt, dann experimentiert man mit geringfügigen Abwandlungen seiner chemischen Struktur, um den Effekt zu verbessern oder neue Effekte zu erzielen. Zwischen Amphetamin (Benzedrin) und Methamphetamin (Pervitin) bestehen keine Wirkungsdifferenzen. Beim Propylhexedrin (Eventin) ist der sogenannte Phenylrest des Amphetamins durch einen Zyklohexyl-Rest ersetzt; der Effekt gleicht aber ebenfalls dem des Amphetamins. Verknüpft man das Amphetamin-Molekül mit einem anderen anregenden Mittel, dem Theophyllin, so erhält man Captagon, das ähnlich wie Amphetamin wirkt und mit derselben Vorsicht benutzt werden muß (Suchtgefahr!).

Ergänzt man das einfache Methamphetamin-Gerüst zu einem zweiten Ring, so erhält man das Phenmetrazin (Preludin), das früher als ›Appetitzügler‹ bei Schlankheitskuren verwendet wurde, aber ebenfalls eine Euphorie auslöst und deshalb bei anfälligen Menschen zu einer Sucht führen kann. Diese Gefahr scheint bei einem weiteren Appetithemmer, dem Chlorphentermin (Avicol), geringer zu sein, während Methylphenidat (Ritalin) in seinem Wirkungsbild wieder mehr dem Amphetamin gleicht und deshalb ähnlich vorsichtig verwendet werden muß. Da nur Weckamine mit amphetamin-ähnlichen Wirkungen als Rauschdroge benutzt worden sind, werden wir im folgenden vor allem das Wirkungsbild dieses Stoffes schildern.

Den echten Halluzinogenen näher steht eine neue Gruppe von Amphetamin-Derivaten, die in jüngster Zeit synthetisiert und experimentell angewendet wurden: →MDA und →MMDA, welche vor allem der chilenische Therapeut Claudio Naranjo untersucht hat.

Ein weiteres Stimulans ist Ephedrin. Es wirkt nicht so intensiv erregend auf das Zentralnervensystem wie die Amphetamine, kann aber auch zu einer primär seelischen Abhängigkeit führen und ist deshalb verschreibungspflichtig. Ephedrin ist in vielen Arzneimitteln enthalten, beispielsweise in Präparaten zur Behandlung von Asthma, Kreislaufstörungen, Grippe, Husten und Schnupfen. Es ist also verhältnismäßig einfach zu erreichen.

Gewonnen wird die Substanz aus dem Meerträubchen, *Ephedra vulgaris.* Sie gilt als die älteste überlieferte Anregungsdroge und war schon vor über 5 000 Jahren in China als Anti-Asthmatikum geschätzt. Heute weiß man warum: Das Ephedrin mildert oder beseitigt Krämpfe der Bronchialmuskulatur und Entzündungen der Atemwege. Synthetisch gewonnenes Ephedrin ist unter dem Namen *Ephetonin* im Handel; beide Varianten sind suchtbildend.

Amphetamin kann man betrachten als eine Art »Super-Ephedrin«.

Psychische Wirkung

Im Gegensatz zu Adrenalin wirkt Amphetamin vorwiegend auf das Gehirn und erst in zweiter Linie auf die Körperorgane. Das Schlafbedürfnis fällt fort, das Gefühl der Müdigkeit wird unterdrückt (weshalb müde Menschen die Amphetaminwirkung viel deutlicher spüren als ausgeruhte). Die Denktätigkeit wird beschleunigt bis zur Gedankenflucht, die Initiative erhöht. Unter Amphetamin-Einfluß redet man lieber und ist von der Gültigkeit, ja Originalität des Gesagten überzeugter als sonst. Routinearbeit macht mehr Spaß, Widerwärtigkeiten prallen eher ab, der soziale Kontakt funktioniert besser.

Ein Selbstbericht des deutschen Psychiaters Kurt Schneider zeigt deutlich, daß diesem erhöhten Selbstgefühl und der erlebten Förderung geistiger Leistungen keine entsprechende Mehrleistung gegenübersteht, die einer kritischen Betrachtung standhält. »Unter der Pervitin-Wirkung schrieb ich viel und ausführlich, aber ich mußte am nächsten Tag das meiste wieder streichen. Der Gedankenverlauf zeigte eine wesentliche Verkürzung und war nicht mehr streng logisch. An zwei Abenden verfiel ich in unbegründete Hypothesenbildungen, die am nächsten Tag keiner Kritik standhielten. Die Initiative war vermehrt, gleichzeitig mit einem optimistischen Grundton in den Gefühlen. Ein Brief, den ich einem guten Freund schrieb, wurde mit den Worten beantwortet: ›Ich habe mich über deinen kindlichen Optimismus gefreut.‹«

Nur ein sehr kritischer Geist wird die subjektive Steigerung der Leistungsfähigkeit durch die Weckamine auf seine verminderte Selbstkritik und nicht auf eine tatsächliche Steigerung seiner geistigen Fähigkeiten zurückführen. Das haben vor allem Studenten vor einem Examen oft schmerzlich erfahren müssen. Zwar gelingt es unter Umständen wegen der unterdrückten Schläfrigkeit, mehr Stunden als sonst zu lernen. Doch der Erfolg ist oft nur subjektiv. Dank der Euphorie glaubt der Student, mehr zu beherrschen, als er tatsächlich kann. In der Prüfung wird er unter Amphetamin-Einfluß glauben, flüssig und geistreich zu sprechen und alle Fragen richtig beantwortet zu haben, während der Prüfer einen viel weniger günstigen Eindruck hat, ja den Kandidaten wegen seiner oberflächlichen Einfälle ungünstig beurteilt.

Im übrigen ist jeder Lernprozeß unter dem Einfluß bestimmter Drogen möglicherweise einem – neben anderen – von den kanadischen Psychologen Thomas Storm und William K. Caird untersuchten Phänomen unterworfen. Was gelernt wird, während ein bestimmtes Psychopharmakon auf das Nervensystem einwirkt, kann möglicherweise nur dann erinnert werden, wenn eben dasselbe Pharmakon wieder im Nervensystem vorhanden ist. Ein Student, der mit Hilfe eines Psychopharmakons – etwa eines Weckamins – büffelt, vor der Prüfung aber ein anderes Mittel – etwa einen beruhigenden Tranquilizer – nimmt, wird möglicherweise nichts von dem, was er gelernt hat, im Examen parat haben und unweigerlich durchfallen. Welche der heute verwendeten Psychopharmaka solche Folgen haben, ist allerdings noch nicht genau erforscht. Doch ist die Tatsache des drogenabhängigen Lernens und Vergessens so zweifelsfrei erwiesen, daß man bei jeder psychoaktiven Substanz diesen Verdacht hegen sollte. (Ähnliche Vorgänge können auch erklären, warum es so schwierig ist, einen Rauschzustand nüchtern zu schildern.)

Dosierung

Amphetamin und seine Derivate wirken in Gaben von wenigen Tausendstel Gramm. Pervitin kommt in der Regel in Dosen von drei Milligramm in den Handel; eine solche Tablette genügt, um bei den meisten Menschen Schläfrigkeit zu vertreiben und die zentral erregende Wirkung deutlich

zu machen. Höhere Dosen über 20 Milligramm können bei Menschen, die (anders als z. B. der Amphetamin-Süchtige) nicht an den Effekt gewöhnt sind, zu sehr unangenehmen körperlichen Begleiterscheinungen führen, welche die stimulierende Wirkung überschatten: Herzklopfen, Mundtrockenheit, Kopfweh, Übelkeit mit Erbrechen, innere Unrast und quälende Schlaflosigkeit.

Noch höhere Dosen, die gelegentlich in Selbstmordabsicht genommen werden, führen zu völliger Unrast und zerfahrenem Denken; der Kreislauf kann versagen (Kollaps) oder tiefe Bewußtlosigkeit (Koma) einsetzen. Krämpfe hat man seltener gefunden. Unbehandelt führt eine solche Intoxikation (100 bis 200 mg) in der Regel zum Tode; die heutige Medizin kennt allerdings wirksame Gegenmittel (Barbiturate, Neuroleptika, Ergotamin).

Mißbrauch und Sucht

Bei den Amphetaminen ist die Grenze zwischen Mißbrauch und Sucht nicht leicht zu ziehen, da die körperliche Abhängigkeit schwächer ist als bei den →Opiaten. Eine noch kontrollierte Verwendung von Amphetamin, um die eigene Leistung zu steigern, kann unter ungünstigen Umständen zur Sucht werden, obwohl der Betreffende vorher jahrelang die Dosis konstant halten konnte und auch zwischendurch immer wieder auf das Rauschmittel verzichtete.

Ein Beispiel, das Per F. Hansen zitiert: Ein Student nahm im Verlauf von drei Jahren dreimal je zwei Monate lang täglich 5 bis 10 Milligramm Benzedrin, weil er entweder körperlich hart arbeiten mußte, ohne genügend Schlaf zu finden, oder sich auf ein Examen vorbereitete. Das nächste Jahr sollte er sich wieder auf ein Examen vorbereiten, doch war er diesmal müde und von einer Halsentzündung geschwächt. Jetzt begann er plötzlich die Dosis zu steigern und erreichte rasch 60 Milligramm pro Tag. Er konnte nun nicht mehr auf das Mittel verzichten; er war süchtig geworden. Nach zwei Jahren wurde er durch eine Entziehungskur zumindest vorläufig geheilt.

Eine ausgezeichnete autobiographische Schilderung der Amphetamin-Sucht mit all ihren Begleiterscheinungen und Konsequenzen gibt Birgitta Sternberg in *Süchtig* (1970).

Für die Weckamine gilt dasselbe wie für die meisten Rauschdrogen: Süchtig wird nur, wer dazu disponiert ist. Disponiert ist in der Regel ein Mensch, dem der Effekt des betreffenden Mittels eine psychische Krücke verschafft, die ihm anfänglich dazu verhilft, mit seinen persönlichen Spannungen

besser fertig zu werden (im Fall der Amphetamine etwa: neurotische Hemmungen, Bequemlichkeit o. ä.; → RA II). Ein amerikanischer Psychiater hat bei 300 psychisch stabilen Menschen, die während einer Abmagerungskur Amphetamin nahmen, keinen einzigen Fall von Sucht beobachtet, während Versuche an neurotischen Patienten zeigten, daß nahezu alle schon nach wenigen Wochen nicht mehr auf das betreffende Weckamin verzichten wollten. Amphetamine sind insofern typische Suchtmittel, als die Dosis ziemlich rasch und sehr stark gesteigert werden kann – bis zu Mengen, die für nicht Gewöhnte tödlich sind (200 bis 300 mg Pervitin). Die pharmakologische Gewöhnung ist also stark, aber ungleichmäßig. Der Süchtige muß zwar immer höhere Mengen nehmen, um die gewünschte Euphorie zu erzielen, gleichzeitig kann er aber nurmehr sehr schlecht schlafen. Amphetaminsüchtige haben oft monatelang jede Nacht nur wenige Stunden geschlafen. Auf die Dauer kann das Nervensystem dem permanenten Streß nicht mehr standhalten. Vielfach kommt der Weckamin-Süchtige in einem Zustand in das Nervenkrankenhaus, der sich kaum von einer akuten Geisteskrankheit (in der Regel einer paranoischen Schizophrenie) unterscheidet. Er leidet unter Wahrnehmungen, fühlt sich von Unbekannten bedroht und verfolgt, hört Stimmen und ist völlig verwirrt.

In weniger schweren Fällen wird die Stimmung dauernd mißmutig und gespannt. Die ursprüngliche Euphorie ist fast völlig verschwunden; selbst große Dosen führen nur dazu, daß der Süchtige sich ›erträglich‹ fühlt. Am Morgen ist der Zustand am schlechtesten (und zu diesem Zeitpunkt werden in den Apotheken die meisten gefälschten Weckamin-Rezepte vorgelegt). Alle Bewegungen scheinen ungeheure Energie zu erfordern – eine Gegenregulation des Körpers auf die dauernde, stimulierende Wirkung des Rauschgiftes. Ein süchtiger Arzt brauchte in diesem Zustand einen halben Tag, um einige Glühbirnen einzuschrauben (Hansen).

Amphetamin galt lange Zeit als »relativ harmlos«, als »weiche Droge«. In einem Grundsatzurteil hat das Basler Appellationsgericht im Mai 1978 einen italienischen Dealer zu drei Jahren Gefängnis und fünfzehn Jahren Verweisung aus der Schweiz verurteilt. Grundlage war ein Gutachten der Basler Psychiatrischen Universitätsklinik gewesen, das auf die enorme Gefährlichkeit von *speed* hinwies, sodaß ein vorangegangenes erstinstanzliches Urteil wieder aufgehoben werden konnte, in dem es geheißen hatte, die Auswirkungen von Amphetamin

seien »weit weniger erschreckend« als jene des Heroin. Das Appellationsgericht verwies nachdrücklich auf die beabsichtigte Signalwirkung, die es von diesem vergleichsweise strengen Urteil erwarte, denn nur wenn in der Öffentlichkeit nach und nach bekannt werde, daß es sich bei Amphetamin um eine »harte« Droge handle (vor allem wegen der großen Gewöhnungsgefahr und der rasch eintretenden Abhängigkeit von den aufputschenden Effekten), würden auch andere Gerichte den Händlern schwerere Strafen zuerkennen (Tages-Anzeiger, Zürich, vom 26. 5. 1978).

Die rechtliche Situation ist gerade bei den Amphetaminen sehr undurchsichtig, weil bestimmte Präparate sich erst nach einer gewissen Zeit als gefährlich erweisen. Ein deutliches Beispiel war Anfang der 70er Jahre der Streit um AN-1 und Rosimon-Neu. Beide galten zunächst als harmloses Schmerzmittel bzw. Beruhigungsmittel, die unwissende Ärzte gerne wegen der vom Hersteller behaupteten Ungefährlichkeit an vom Schulstreß geplagte, in der Regel aufgrund psychischer Ursachen chronisch erschöpfte Kinder verschrieben. Erst als die Fälle sich häuften, daß schon zehn- bis zwölfjährige Schüler ausgesprochene Zeichen von Amphetaminabhängigkeit aufwiesen, wurden AN-1 und Rosimon-Neu Mitte

1972 unter Rezeptpflicht gestellt; während sie vorher frei verkäuflich waren.

Polytoxikomanie

Weckamine spielen vielfach eine Rolle in der sogenannten Polytoxikomanie (→ RA II), dem gleichzeitigen Konsum verschiedener Rauschdrogen. Amphetamin wird etwa von Alkoholikern oder auch Morphiumsüchtigen verwendet, die sich am Morgen aufputschen wollen (es kann offensichtlich auch die Abstinenzerscheinungen unterdrücken und ist in dieser Beziehung wirksamer als selbst Kokain).

Eine Polytoxikomanie kann auch durch Benzedrin eingeleitet werden. Beispiel: Ein Depressiver bekommt vom Arzt Benzedrin (heute ein Kunstfehler!), wodurch er noch schlechter schläft als bisher. Deshalb nimmt er abends ein Schlafmittel in einer so hohen Dosis, daß er am nächsten Morgen träge erwacht und mehr Benzedrin braucht. Der Kranke gerät in einen Teufelskreis von künstlicher Aufregung und ebenso künstlicher Dämpfung, der den natürlichen Wach-Schlaf-Rhythmus total durcheinanderbringt.

Besonders verheerend scheint eine Kombination von Alkohol und Weckaminen zu wirken. Sie führt offensichtlich häufig zu einem ›pathologischen Rausch‹ (→ Alkohol S. 38), wird aber trotzdem in Nachtlokalen manchmal angeboten.

Große Mengen von Weckaminen werden auf dem Schwarzmarkt gehandelt, da viele Rauschgifthändler entdeckt haben, daß die Amphetamine alle Forderungen an ein Suchtgift erfüllen. Die *pep pills, purple* hearts[*] und wie die populären Bezeichnungen für Weckamin-Tabletten noch lauten mögen, haben vielfach eine unheilvolle Rolle in der Bandenkriminalität Jugendlicher gespielt und spielen sie noch immer. Die Kombination von Weckaminen mit Alkohol kann vielfach sinnlose Aggressivität provozieren: Hansen berichtet, daß ein Benzedrinsüchtiger, der Alkohol getrunken hatte, mit einer Axt auf seine Eltern losging.

Entwöhnung

Die körperlichen Abstinenzerscheinungen nach Entzug von Amphetaminen sind viel schwächer als die nach einer Opiatsucht. Die Zeichen einer akuten Geisteskrankheit, die vielfach zur Aufnahme in die Klinik und zur Entwöhnung führten, klingen fast immer nach wenigen Tagen, höchstens Wochen ab. Typisch ist später ein enormes Schlafbedürfnis.

---

[*] ›Purpurherzen‹, so genannt wegen Farbe und Form.

Oft schläft der Kranke tagelang und später während einiger Monate jede Nacht 12 bis 14 Stunden. Der Schlaf normalisiert sich nur sehr langsam; auch tagsüber ermüdet der Kranke rasch und leidet an Niedergeschlagenheit. Gerade bei solchen Zuständen ist die Gefahr groß, daß er wieder in der stimulierenden Wirkung des Suchtmittels Zuflucht sucht, wenn er nicht dauernd überwacht wird. Zu wünschen ist fast immer die psychotherapeutische Behandlung des Grundleidens, jener neurotischen Persönlichkeitsstruktur, die sich durch das Suchtgift zugleich verriet und selbst auszubessern suchte.

Wie schwierig es für den Amphetaminabhängigen ist, aus seiner Sucht auszusteigen, das beschreibt Leon E. A. Berman (1964). Eine von ihm behandelte Patientin konnte während einer mehrjährigen Psychoanalyse die ihrer Abhängigkeit zugrundeliegenden Konflikte mehr und mehr aufarbeiten und entsprechend die Dosis ihres Präparates reduzieren. Schließlich nahm sie zwar kein Amphetamin mehr ein (das ihr

früher als pharmakologische Energiequelle gedient hatte, die ihr ermöglichte, in den Konkurrenzsituationen der Arbeitswelt und des Privatlebens als »menschlicher Dynamo« zu funktionieren), trug aber stets eine einzige der Pillen in ihrer Geldbörse bei sich. Erst als es der Frau gelang, auch dieses Symbol ihrer einstigen Sucht aufzugeben, war sie geheilt.

W. S.

Literatur:
Alwall, N., »Frequenz und Dauer der subjektiven Wirkungen von Benzedrin und Pervitin bei hochgradiger Ermüdung«, in: *Acta Medica Scandinavia* 114, 1943, S. 6
Berman, L. E. A., »Die Rolle vom Amphetamin in einem Fall von Hysterie«, in: Scheidt, J. vom (Hrsg.), *Die Behandlung Drogenabhängiger*, München 1974
Bett, W. R., u. a., *Amphetamin in der klinischen Medizin*, Berlin 1956
Bonhoff, G., und H. Lewrenz, *Über Weckamine*, Berlin 1954
Kuschinsky, G., und H. Lüllmann, *Pharmakologie*, Stuttgart 1966
Møller, K. O., *Rauschgifte und Genußmittel*, Basel 1951, Kap. 10
Naranjo, C., *Die Reise zum Ich – Psychotherapie mit heilenden Drogen*, Frankfurt a.M. 1979
Sternberg, B., *Süchtig*, Hamburg 1970
Weis, B., u. a., »Enhancement of Human Performance by Coffeine and the Amphetamines«, in: *Pharmacological Revue* 14, 1962, S. 1

X/Y/Z

X-112 → Appetithemmer

Yagé (Yayé, Yagein) →
Banisteriopsis caapi

Zauber-Drogen

Traum und Wirklichkeit fließen ineinander

Kräuter, Tränklein, Salben und Pillen, die auf geheimnisvolle Weise die Welt und die Persönlichkeit verändern, spielen nicht nur in Liebesangelegenheiten eine Rolle (→ Aphrodisiaka). Alle natürlich vorkommenden Halluzinogene, z. B. der → Fliegenpilz und die Samen der Winde → Ololiuqui, die Coca-Blätter (→ Kokain) und Marihuana (→ Cannabis) und viele andere mehr spielten eine zentrale Rolle bei den Ritualen der Naturvölker, werden auch heute noch in den letzten Reservaten als Hilfe für den Schamanen verwendet, wenn er »zu den Ahnengeistern im Jenseits« klettert.

Die Eigenschaft der psychoaktiven Substanzen (am detailliertesten beschrieben bei → LSD), die Wahrnehmung zu verändern und neue »innere« Räume und Dimensionen zugänglich zu machen, hat die Menschen früherer Epochen – oder die Angehörigen heute noch existierender urtümlicher Kulturen – vielleicht überhaupt erst auf die Idee gebracht, daß es so etwas wie Zauberei gibt. Das »einfache Gemüt«, also der Mensch mit einem noch wenig intellektuell-rational arbeitenden Bewußtsein (z. B. das kleine Kind) vermag Vorgänge im Inneren seines Bewußtseins und »draußen« in der materiellen Wirklichkeit nicht immer klar voneinander zu unterscheiden: Traum und Tag gehen, manchmal fließend, ineinander über.

Halluzinogene verstärken diese Tendenz; sind sie stark genug, wie das → Meskalin und das → Psilocybin, können sie auch den kritischen Denker vorübergehend dazu bringen, die Welt auch einmal anders zu sehen, ihre magischen Qualitäten zu entdecken.

Mit den Flug- oder → Hexensalben haben auch nüchterne moderne Forscher die Reise zum Blocksberg nachvollziehen können; Stanislav Grof zitiert Dutzende von Berichten seiner Versuchspersonen und Patienten, die die erstaunlichsten Erlebnisse in anderen Räumen und Zeiten hatten, ganz wie die Schamanen. Diese Medizinmänner galten nicht selten als mächtige Zauberer – eben weil sie nicht nur ihre eigenen subjektiven Erlebnisse erzählten, sondern dem staunenden Publikum zu denselben oder ähnlichen Erfahrungen verhelfen konnten. Die Mysterien von Eleusis ließen sich – so vermutet Albert Hofmann – mit Hilfe von (vielleicht?) LSD-ähnlichen Substanzen aus von Mutterkorn-Schmarotzern befallenen Getreidekörnern an Tausende vermitteln.

Wilhelm Hauff läßt in seinem Märchen vom *Kalif Storch* den Kalifen Chasid aus Bagdad und seinen Großwesir ein rätselhaftes Pulver schnupfen, das Zauberwort »Mutabor!« rufen – und zu Störchen werden. Die Rückverwandlung mißlingt zunächst, weil die beiden das Schlüsselwort vergessen – ein Hinweis darauf, daß der leichtfertige Umgang mit Substanzen dieser Potenz leicht zum Steckenbleiben in einer Persönlichkeitsveränderung (»Psychose«) führen kann. Davon wußte Hauff wahrscheinlich nichts, aber die dichterische Intuition mag ihm zu solchen Erkenntnissen verholfen haben.

Es gibt übrigens tatsächlich so ein zauberisches Schnupfpulver: das Halluzinogen → Epená der südamerikanischen Indios.

Das Muscimol des → Fliegenpilzes vermag dem Berauschten den nachhaltigen (subjektiven) Eindruck zu vermitteln, er sei riesengroß – oder winzig klein. Lewis Carroll hat in *Alice im Wunderland* – ähnlich intuitiv wie Hauff – die Wirkung solcher Zauberpilze beschrieben.

Gottesurteile

Eine Zauberdroge ganz besonderer Art ist ein Tee aus dem Pulver, das in vielen Gegenden der Welt aus der Rinde des Baumes *Erythrophloeum guineense* bzw. *judicale* gewonnen wird. Man verabreichte sie bei Gottesurteilen Menschen, die eines schweren Verbrechens beschuldigt waren und – je nach Reaktion auf die massive Vergiftung – ihre Unschuld beweisen konnten. Fiel die Wirkung »positiv« aus (im Rahmen der jeweiligen Kultur und ihrer Werte), hatte die Gottheit gesprochen.

Bei einer Dosis von etwa 30 Gramm, die üblicherweise vom Medizinmann zubereitet wurde, »veranlaßt das Gift Sehstörungen. Alle Gegenstände erscheinen verzerrt oder vergrößert, die Beine fangen an zu zittern, dann folgen Schwindel wie bei schwerer Trunkenheit und Erstickungsgefühl. Wer zu Boden fällt, ist als schuldig gerichtet. Tritt Erbrechen ein, so wird das als Beweis der Unschuld angesehen und die Angelegenheit ist damit entschieden« (Lewin, S. 6).

Ausgesprochen psychotrope Pflanzen, bei denen es während des Gottesurteils durch die Halluzinogenwirkung zu regelrechten Visionen kam, benützten die südamerikanischen Indios bei ihren Gottesurteilen: die Zauberpilze des Teo-Nanacatl (→ Psilocybin), die Samen der Zauberwinde → Ololiuqui, die Blätter der → Ska Maria Pastora, auch Zaubersalbei genannt. Die derart gewonnene Wahrheit ist natürlich eine sehr subjektive – das gilt auch für jene Rauschdrogen, die man in natürlicher oder synthetischer Form als → Wahrheits-Seren verwendet.

Zauberische Fähigkeiten des Schamanen oder Medizinmannes zeigen sich natürlich auch, wenn er als Arzt auftritt. Die Heilerin Maria Sabina, die Gordon Wasson und Albert Hofmann in die Geheimnisse der mexikanischen Zauberpilze einweihte (→ Psilocybin), hat eindrucksvolle Beispiele dieser Kombination von medizinischer Begabung, Lebenserfahrung und Verstärkung durch ein Halluzinogen geliefert (Hofmann, Kap. 9; Estrada).

Es mag sogar sein, daß Halluzinogene echte hellseherische Fähigkeiten und andere paranormale Kräfte (Telepathie) anzuregen oder zu verstärken mögen (Meek 1980, Resch 1978, vom Scheidt 1972). Das letzte Wort ist da noch nicht gesprochen. Besonders eindrucksvoll ist die Vision, in der Maria Sabina, unter Psilocybin-Einfluß, die später tatsächlich stattfindende Ermordung ihres Sohnes Aurelio voraussah (Estrada, S. 116).   J. v. Sch.

Literatur:

Estrada, A., *Maria Sabina, Botin der heiligen Pilze*, München 1980
Grof, St., *Topographie des Unbewußten – LSD im Dienst der tiefenpsychologischen Forschung*, Stuttgart 1978
Hofmann, A., *LSD – mein Sorgenkind*, Stuttgart 1979
Lewin, L., *Gottesurteile durch Gifte und andere Verfahren, Beiträge zur Giftkunde*, Heft 2, Berlin 1929
Meek, G. W. (Hrsg.), *Heiler und der Heil-Prozeß*, München 1980
Resch, A. (Hrsg.), Paranormale Heilung, in: *Imago mundi* Bd. 6, Innsbruck 1978
Scheidt, J. vom, »Drogenrausch und parapsychische Phänomene«, in: *Zeitschrift für Parapsychologie und Grenzgebiete der Psychologie* 14, 1972, S. 244-251

Zigaretten → Genuß-Drogen

Zukunfts-Drogen

1. Zukunft der Drogen

Was die Rauschdrogen und den Umgang mit ihnen angeht, lassen sich folgende grundsätzlichen Möglichkeiten ausdenken:

a) Es geht so weiter wie bisher, und immer mehr Menschen nehmen Drogen irgendeiner Art so selbstverständlich wie heute in den meisten Ländern der Welt die klassische Droge → Alkohol. Bis zum Jahr 2010 könnte es dann in der Tat so weit kommen, daß jeder zweite Bundesbürger (oder gar Erdenbewohner) in irgendeiner Form drogengewöhnt oder drogenabhängig ist (→ Vorwort). Ein jährlicher Zuwachs von derzeit fünf Prozent zeigt, daß die Vorzeichen nachhaltig in diese Richtung weisen.

Das könnte uns ein »dionysisches« Zeitalter bescheren, ein sinnentrunkenes, wie Friedrich Nietzsche es sich ausgemalt hat. Der Philosoph dachte dabei freilich mehr an die Freuden des Weines und anderer vergleichsweise harmloser Rauschmittel. Es könnten auch ganz andere Drogen die Oberhand gewinnen, zum Beispiel das → PCP, das ausgesprochen dämonische Kräfte zu entfesseln scheint.

Oder die ganze Menschheit erliegt der »verordneten Anpassung« (Stössel) der Psychopharmaka und verfällt in eine Art Dämmerschlaf, wird zu lebenden Automaten, die den Befehlen »von oben« einer asketisch-nüchternen Machtelite widerspruchslos gehorchen. Utopische Staatsgebilde dieser Art haben Science-fiction-Autoren bereits beschrieben:

- Herbert W. Franke, ein deutscher Physiker und Kybernetiker, in *Die Glasfalle*,
- Ben Bova, ein amerikanischer Journalist, in *Das Drogenparadies* (verfilmt von George Lukas unter dem Titel *THX 1138*),
- der Engländer Aldous Huxley mit seinem Klassiker *Schöne neue Welt*,
- die schwedische Lehrerin Karin Boye in *Kallocain*.

In allen vier Büchern geht es um die Rebellion des Individuums gegen die Dumpfheit der Drogeneinflüsse. Es muß nachdenklich stimmen, daß alle vier Autoren die doch aus sehr unterschiedlichen Kulturkreisen stammen, ihre Helden scheitern lassen. Die Drogen, bzw. die »nüchternen« Machteliten, die sie verordnen, siegen.

b) Die Kräfte der Vernunft und der Einsicht – oder auch weit fragwürdigere Kräfte wie die der Verdrängung eigener Wünsche nach Rausch und Vergessenheit und entsprechend fanatische Bekämpfung der Drogen und der Räusche (»Krieg dem Rauschgift« – s. RA I, S. 456) – bekommen die Oberhand und läuten ein »Zeitalter der Askese« ein, ein »apollinisches« Zeitalter.

Das muß dann aber keineswegs das Paradies auf Erden sein. George Orwell hat in *1984* totalitäre Staatswesen beschrieben, die ohne Drogen regieren und die dennoch – mit der geisttötenden Kraft ihrer sinnleeren Ideologien, die aber letztendlich wie eine Droge wirken – ganze Völker unterdrücken. Ein Rauschgift nach Art des Morphiums wird dann zur Erlösung für das gequälte Individuum, dem der Machthaber seine Rebellion mit Foltern und Gehirnwäsche heimzahlt:

»Eine Nadel drang in Winstons Arm. Fast im gleichen Augenblick durchflutete eine wonnige wohltuende Wärme seinen ganzen

Körper. Der Schmerz war beinahe halbwegs vergessen. Er öffnete die Augen und blickte dankbar zu O'Brien empor...« (S. 232) Orwells Buch ist eine schreckliche Mahnung für alle, die meinen, daß sich mit Hilfe von Rauschdrogen die Zukunft zum Himmel auf Erden gestalten würde, gewissermaßen von allein, nur durch die Räusche und die daraus – vielleicht – gewonnenen Einsichten – s. Timothy Learys *Politik der Ekstase.* Die »nüchternen Realisten« warten wahrscheinlich nur darauf, daß genügend Menschen sich derart schwächen, um sie dann – mit oder ohne Drogenhilfe – zu knechten. Was Bova, Franke und Huxley in ihren erwähnten Romanen beschreiben, das nimmt seinen Ausgang da, wo mehr und mehr Menschen sich Drogen oder einfach auch nur dumpf machenden Tranquilizern (→ Schlafmittel) oder »Schmerzen« dämpfenden → Medikamenten auf Dauer ausliefern.

c) Am wahrscheinlichsten kommt mir (J. v. Sch.) eine Mischform vor, wobei noch die Frage ist, wieweit rauschfreundliche einerseits und rauschverzichtende, rauschablehnende oder gar rauschfeindliche Fraktionen andrerseits miteinander auskommen könnten in der zukünftigen Menschheit.

Die »Nüchternen« sehen es nicht gerne, wenn andere ihren hedonistischen Bedürfnissen nachgeben und sich in die Wolken der Haschisch- und Opiumpfeifen zurückziehen. Herrscher vergangener Jahrhunderte haben sogar gegen den Konsum weit harmloserer → Genuß-Drogen drakonische Strafen verhängt, beispielsweise Kaffeetrinker in jene Säcke eingenäht, in denen ihr Lieblingsgetränk transportiert worden war, und im Meer ertränkt. Wer gut funktionierende Arbeiterheere braucht, um eine Leistungs- und Konsumgesellschaft am Laufen zu halten, kann Berauschte nicht gebrauchen, schon gar nicht in größerer Anzahl: Sie stören das System.

d) Außerdem läßt sich noch vorstellen, daß Drogenkonsum, insbesondere der von Halluzinogenen (→ Cannabis, → LSD, → Meskalin, → Psilocybin) eine Art freiwilliges Durchgangs- bzw. Reifungsstadium wird, nach Art der Pubertät oder – wie sich heute immer deutlicher abzeichnet – nach Art des *Single*-Seins (vom Scheidt 1979).

Albert Hofmann hat in seinen Memoiren (Kap. 15) solche Visionen entworfen, in denen er das von ihm entwickelte LSD-25 als sakramentale Droge sieht, wie sie in ähnlicher Weise einmal bei den Mysterien von Eleusis eine zentrale Rolle gespielt haben könnte (→ Dritter Teil, »Halluzinogene in Eleusis?«). Er greift dabei auf Gedankengänge zurück, die Aldous Huxley in seinem letzten Werk, dem Zukunftsroman *Island*, geäußert hat.

Drogengebrauch könnte sich in diesem letztgenannten Zukunftsmodell aber auch als eine Art unfreiwilliger Entwicklungsstörung des modernen Menschen herausbilden, die weite Kreise der Bevölkerung durchmachen (müssen?), so wie man als Kind Masern und Keuchhusten durchmacht, um im späteren Leben dagegen immun zu sein. Epidemiologische Beobachtungen sprechen sehr deutlich für einen solchen Verlauf. Wobei man sich allerdings darüber im klaren sein muß, daß viele der heute gebrauchten Drogen lebensgefährliche Eigenschaften haben und zumindest die seelische und soziale Gesundheit nachhaltig gefährden, wenn sie nicht sogar Leib und Leben beeinträchtigen (→ Kokain, → Opiate, → PCP).

Im Juli 1980 erschien im *Journal Zukunft* ein Aufsatz von Peter Schwartz mit dem Titel: »Die Ölkrise und 40 weitere Probleme, die die Welt erschüttern werden«. Als elftes Problem erwähnt der Autor den »Alkoholismus bei Heranwachsenden«. Dieser wird, schon wegen der damit einhergehenden Kriminalität, in der Tat noch zu gewichtigen Schwierigkeiten führen. Aber interessanterweise behandelt Schwartz überhaupt nicht die Gefahr der vielen anderen Rauschdrogen: Haschisch, Kokain, Opiate, PCP...

Wenn schon in einem solchen, ansonsten gut recherchierten Aufsatz das Drogenproblem nur auf den Alkoholismus reduziert wird – wie sollen dann zum Beispiel Politiker und andere Zukunftsplaner dieses wuchernde »Krebsgeschwür« der Drogen in seinen richtigen Proportionen wahrnehmen?

Die Drogengesellschaft der Zukunft wird, dies nur nebenbei, keineswegs nur von Bösewichten versorgt werden, die ihre »heiße« Ware in Kellerlabors herstellen und in dubiosen Kneipen vertreiben. Der Kampf gegen die Dealer, wie ihn William Friedkins Film *The French Connection* in aller Erbarmungslosigkeit und letztendlich Sinnlosigkeit darstellt, ist inzwischen zu einem Kampf gegen einen Teil eines Berufsstands geworden, der bisher über allen Zweifel erhaben schien und dem nur linksradikale Theoretiker vorwarfen, er versorge die Bevölkerung mit »offiziellen Drogen«: die Apotheker.

In Deutschland mehren sich Fälle, daß Apotheken die Rauschgiftkonsumenten mit rezeptpflichtigen Mitteln versorgen, mit → Opiaten oder opiatähnlichen Substanzen (Medinox, Valoron, Vesparax, X-112), mit Amphetaminen, mit → Schlafmitteln (vor allem Mandrax). Einer Pharmazeutin aus Frankfurt-Preungesheim wies man nach, daß sie an einen ihrer »Kunden« 330 000 Mandrax-Tabletten abgab – für ein Rezept der »Universität Ankara«, das in Deutschland laut Arzneimittelgesetz gar nicht eingelöst werden darf.

Einen anderen Apotheker ertappten die Fahnder im Frankfurter Bordellmilieu dabei, wie er auf offener Straße 1200 Mandrax-Tabletten feilbot, nachdem er zuvor schon mehr als 10 000 dieser Pillen ohne Rezept in seiner Apotheke veräußert hatte.

Die Motive sind, wie bei jedem Dealer, »reine Gewinnsucht« (so der Geschäftsführer der Landesapothekenkammer Hessen, Udo Dietrich).

Die Drogengesellschaft wird also von zwei Seiten her aufgebaut:

● Zum einen von den »bösen« Kriminellen und den Gewinnsüchtigen (Kriminelle im »weißen Kragen«), die einfach mal das eine oder andere lohnende Geschäft »mitnehmen«;

● zum anderen von der unheiligen Allianz der ganz normalen und »braven« Ärzte und Apotheker, die Tag für Tag, Patient für Patient ihre Zehntausende von Präparate verschreiben, und die damit die Menschen daran gewöhnen, daß man mit Tabletten Krankheiten wirklich heilen könnte – was ein Irrtum ist, wie sich immer deutlicher zeigt (→ Medikamente).

Eine verwandte Thematik wird ausführlicher behandelt im Stichwort → Polamidon. Wer meint, Heroinsüchtige durch ein anderes Präparat »heilen« zu können, trägt ebenfalls dazu bei, daß die zukünftige Gesellschaft eine Drogen-Gesellschaft wird. Das Scheitern der Methadon-Programme zeigt indes, daß die Rechnung nicht aufgeht.

Ähnliches tut sich auf dem Sektor der Krebsforschung und -behandlung. Die Untersuchungen konzentrieren sich primär auf neue Medikamente wie Interferon und vernachlässigen völlig, daß bei jeder körperlichen Krankheit die Seele stets mitbeteiligt ist und:

● ernstzunehmende Wissenschaftler wie Ronald Grossarth-Maricek auf diese psychischen und sozialen (Mit-)Ursachen bei der Krebsentstehung nachhaltig hinweisen,

● die erschütternde Autobiographie des an Krebs gestorbenen Schweizer Lehrers Fritz Zorn *(Mars)* diese Thesen eindringlich untermauert.

Dennoch huldigt der größte Teil der Krebs-Forscher nach wie vor dem Glauben, Krebs lasse sich mit »Stahl und Strahl« (durch Operationen und Bestrahlungen) und durch Medikamente grundsätzlich behandeln. Es ist derselbe gefährliche Aberglaube wie der jener

Leute, die die Methadon-Programme befürworten.

Vielleicht kommt einer dieser »Abergläubischen« eines Tages tatsächlich auf die Idee, Krebskranken nicht nur mittels LSD zu einem besseren Sterben zu verhelfen (Grof und Halifax), sondern Rauschdrogen direkt zur Krebsbehandlung einzusetzen? Es könnte ihm dann allerdings so gehen wie Harry Wintergreen in der Science-fiction-Geschichte von Norman Spinrad (s. Kasten S. 392)

2. Die Schrift an der Wand

Ein beeindruckender Vertreter der asketischen oder »apollinischen« Fraktion war Sigmund Freud. Von seiner Kokain-Episode einmal abgesehen (→ Dritter Teil), bei der diese Droge für ihn aber nicht wegen der Räusche genommen wurde, sondern wegen ihrer stimulierenden Effekte – lehnte der Schöpfer der Psychoanalyse jede Art von künstlicher Bewußtseinsveränderung ab. Selbst die unerträglichen Qualen seiner langjährigen Kieferkrankheit, mit einer schmerzhaften Operation nach der anderen, ertrug er heroisch ohne die einfachsten Schmerzmittel. Erst in den letzten Lebenstagen, als die Krebswucherung nicht mehr auszuhalten war, bat er seinen Arzt um das erlösende Morphium. Vorher lehnte er alle diese Hilfs-

mittel vehement ab, weil ihm die Klarheit seines Verstandes und seines Bewußtseins über alles ging. Ähnlich darf man bewerten, was die Rockgruppe Pink Floyd in einem Stück ihres Albums *The Wall* aussagt. Dort singt Roger Waters mit Vehemenz:
»I don't need no arms around me – *I don't need no drugs to calm me –* I have seen the writing on the wall...«[*]
Mit der »Schrift an der Wand« ist das »Mene, Mene, Tekel, Upharsin« gemeint, das Gott dem lasterhaften, unmenschlichen babylonischen König Belsazar vor seinem Untergang in Flammenschrift an die Wand seines Palastes brannte. Es mag erstaunen, daß ausgerechnet Pink Floyd eine solche Warnung vor den Drogen ausspricht. Aber im Gegensatz zu der weitverbreiteten Meinung, daß die Gruppe kräftig Halluzinogene nehme, um ihre psychedelische Musik zu schaffen, verzichtet sie ausdrücklich darauf; lediglich der ehemalige Gitarrist Syd Barrett warf einen LSD-Trip nach dem anderen, bis er unfähig wurde, sinnvoll zu spielen und die Gruppe verlassen mußte (Sahner und Veszelits).

Vielleicht sind es Einflüsse dieser

[*] »Ich brauche niemand, der mich umarmt – *Ich brauche keine Drogen, die mich beruhigen* – Ich habe die Schrift an der Wand gesehen...« (»Another Brick in the wall«, Teil 3)

Art – die geniale Nüchternheit eines Sigmund Freud und die aufrüttelnden Botschaften der jungen Generation selbst, verkörpert durch die Pink Floyd –, die uns eine Drogen-Zukunft doch noch ersparen? Auch negative Trends entwickeln sich ja keineswegs ins Unendliche. Gesellschaftliche Phänomene, auch Epidemien in der Art des Drogenmißbrauchs, scheinen den Gesetzen der Kybernetik zu unterliegen und sich in Form von – wenngleich sehr komplexen – Regelkreisen zu entwickeln (Vester 1980). Solche *Feedback*-Systeme regulieren sich irgendwann, wenn bestimmte Grenzwerte überschritten werden, von selbst wieder auf ein erträgliches Niveau ein.

Es könnte allerdings sein, daß ein solches System auch zusammenbricht und sich selbst zerstört. Die Rauschdrogen und ihr Gebrauch sind ein gravierendes Beispiel für einen solchen sozialen Regelkreis, der der Kontrolle zu entgleiten droht und uns eine sehr düstere Zukunft bescheren könnte.

Welche Chancen haben Menschen, die ungeliebt auf die Welt kommen, *keine* Drogen irgendwelcher Art zu nehmen, um sich ihr von Depressionen, Sinnlosigkeitsgefühlen und Langeweile überschattetes Dasein zu erleichtern? Der Bremer Soziologe Gerhard Amendt hat in einer Studie festgestellt, daß nach – vorsichtigen – Schätzungen der Experten jedes dritte Kind, das derzeit in den Industriestaaten westlicher wie östlicher Prägung auf die Welt kommt, unerwünscht ist, daß es wahrscheinlich noch weit mehr sind, wenn nicht sogar die Mehrheit aller jetzt und in Zukunft Geborenen. Der *Homo futurus* (vom Scheidt 1988), der da heranwächst, wird nicht so leicht von Rauschdrogen abzuhalten oder wieder abzubringen sein, auch wenn die »Schrift an der Wand« noch so eindringlich warnt.

3. Sechs Drogen-Felder

Nach den Trends, die sich heute bereits abzeichnen, lassen sich für die Zukunft sechs »Drogen-Felder« erkennen, in denen Rauschmittel der einen oder anderen Art eine Rolle spielen werden. Es sind höchst unterschiedliche Bereiche, in denen keineswegs immer dieselben Substanzen eine Rolle spielen werden:

a) Hedonismus

Da ist zunächst der Drogenkonsum, der dem Hedonismus dient, also einfach der Befriedigung der »Lust am Rausch« und der – in Grenzen ja durchaus sinnvollen und legitimen – Sehnsucht nach Regression ($\rightarrow$ RA II). In jeder Kultur der Vergangenheit ($\rightarrow$ RA I) haben Rauschmittel eine solche hedonistische Funktion gehabt – warum sollte es in der Zukunft anders sein? Bedenklich muß nur stimmen, daß der rituelle Kontext heute nahezu völlig verlorengegangen ist, in dem Haschisch und Opium geraucht, Coca-Blätter gekaut und Rauschpfeffer-Sud getrunken wurde. Lediglich der → Alkohol wird noch in geselligen Runden genossen und in der Kirche, beim Abendmahl, in einem religiösen Kontext eingenommen.

Der Versuch, → LSD als eine neue Droge in sakralem und sozialem Rahmen in großem Stil künstlich einzuführen (Leary), darf als gescheitert betrachtet werden. Desgleichen lassen sich die Kiffer- und Kokser-Parties (→ Cannabis, → Kokain) unserer Tage nicht mit dem geselligen Beisammensein kultivierter Dichter vergleichen, wie sie sich im »Club des Haschischins« im Paris des vergangenen Jahrhunderts zusammenfanden, in Gesellschaft eines Charles Baudelaire und Theophile Gautier.

Aber das schließt nicht aus, daß es demnächst eine Droge geben könnte, und andere soziale Randbedingungen, in denen etwas Derartiges neu entsteht, vielleicht ein »sanftes« LSD, das kürzer wirkt und nicht so tiefe Seelengründe aufrührt, das mehr die sozialen Interessen und die Interaktion in kleinen Gruppen fördert?

Eine der vier Drogen, die Claudio Naranjo erforscht hat, könnte diese Eigenschaften aufweisen: → Harmalin, → Ibogain, → MDA oder → MMDA.

Aber es könnte auch demnächst ein pfiffiger Chemiker eine der anderen traditionellen Rauschdrogen (z. B. Coca oder Cannabis) mit ein paar neuen Seitenketten versehen (→RA II) oder ein ganz neues Präparat brauen, das ganz spezielle Eigenschaften hat. Unschädlich wird es bei Dauerkonsum ebensowenig sein wie irgendeine andere der in diesem Buch behandelten Drogen. Das liegt einfach im Wesen der Droge begründet: Jedes Rauschmittel ist harmlos bei seltenem Genuß. Und äußerst schädlich bei Mißbrauch. Zum hedonistischen Drogen-Feld gehören natürlich auch noch die → Aphrodisiaka, bei denen man vielleicht auch noch Neues entdecken wird – oder Altes wieder zugänglich macht. Vielleicht kommt, im Zuge der Frauenemanzipation, eine Renaissance der → Hexensalben? Es hat schon weit merkwürdigere Wiederholungen der Geschichte gegeben...

b) Flucht

Als Flucht-Drogen bieten sich, neben den klassischen Mitteln wie → Alkohol und → Cannabis und den neuzeitlichen »härteren« → Kokain und Heroin inzwischen noch weit gefährlichere Killer-Drogen an, von denen das → PCP nur die erste einer ganzen Gruppe sein dürfte. Die »Flucht in den Rausch« wird hier leicht zur »Flucht ins Jenseits«, zum endgültigen Rückzug aus der Welt.

c) Sterbehilfe
Eine merkwürdige Brücke zwischen den Flucht-Drogen und den gleich noch zu behandelnden Therapie-Drogen stellen jene Präparate dar, die man (vor allem Krebs-)-Kranken im letzten und schmerzhaftesten Stadium ihres Leidens gibt. Stanislav Grof und seine Mitarbeiterin Joan Halifax haben das grundlegende Werk über die Möglichkeiten verfaßt, die → LSD hierbei bietet: *Die Begegnung mit dem Tod.* In verschiedenen Projekten, die derzeit laufen, wird untersucht, wieweit Heroin endlich auch einmal eine gute Rolle spielen könnte. Es war ja von den Farbenfabriken Bayer ursprünglich als Hustenmittel angeboten worden, ehe sich seine Suchteigenschaften herausstellten; in der Londoner »Sterbeklinik« und, unter Aufsicht des »National Cancer Institute«, an amerikanischen Krebs-Kliniken untersucht man, ob man Sterbenden hiermit Erleichterung verschafft. Es ist gut vorstellbar, daß man auf diesem Gebiet in Zukunft neue, brauchbare Rauschmittel entwickeln wird, die Schmerzen lindern, ohne das Bewußtsein zu trüben,

seidem man dem »bewußten Sterben« und der Vorbereitung auf den Tod wieder mehr Aufmerksamkeit zu widmen beginnt (Resch).

d) Therapie
Die verschiedensten Drogen und Rauschmittel wurden bereits zur Unterstützung von Psychotherapien eingesetzt, → Weckamine ebenso wie (bei der Narkoanalyse) → Schlafmittel. Vor allem aber das LSD hat hier bedeutende neue Wege erschlossen, speziell in den Forschungen von Stanislav Grof. Claudio Naranjos Studien über die Wirkung von → Harmalin, → Ibogaïn, → MDA und → MMDA verdienen gleichfalls Aufmerksamkeit. Naranjo sagt über die Zukunft von Rauschdrogen in der Therapie:
»Die Drogen, mit denen ich mich... befasse, sind nur einige von vielen, die... entdeckt oder wiederentdeckt wurden, was darauf schließen läßt, daß wir überhaupt erst am Anfang unserer Möglichkeiten stehen, was den gezielten Einsatz spezifischer, vom Gewohnten abweichender Bewußtseinszustände betrifft.« (S. 19)

e) Militär und Polizei
Das Wesentliche zu diesem Drogen-Feld wird an anderer Stelle, im Stichwort → Wahrheits-Seren, behandelt. In Zukunft wer-

den nicht nur Nervengifte in der chemischen Kriegsführung, neben den atomaren Waffen, eine wichtige Rolle spielen, sondern sicher auch Substanzen nach Art der Rauschmittel.

Man wird weiter forschen, um Drogen zu entdecken, die ganz gezielt bestimmte Bewußtseinszustände wie Angst und Verwirrung (beim Gegner) oder Todesmut (bei den eigenen Soldaten) hervorrufen. Durch gezielte Stimulation der dafür zuständigen Gehirnareale könnte dies in gewissem Umfang sogar möglich sein (wenngleich sich Gefühle, Affekte und Triebimpulse sicher nicht so einfach biochemisch und neurologisch darstellen – und entsprechend beeinflussen – lassen, wie manche Wissenschaftler meinen).

→ Alkohol und → Cannabis sind auch hier klassische Vorläufer, wobei an die Berichte über die Assassinen-Sekte erinnert sei, die ja bekanntlich ihren Angehörigen Haschisch gab, um ihre Bereitschaft zu Attentaten zu steigern. Stanislav Grof war nach der Publikation eines kleinen Aufsatzes jedenfalls sehr erstaunt, als er »binnen einiger Wochen buchstäblich Hunderte von Bitten um Nachdruckgenehmigungen von militärischen Zentren aus der ganzen Welt« erhielt. In diesem Artikel hatte Grof davon berichtet, daß das Antidepressivum Niamid die

Resistenz gegen die Wirkung von LSD enorm steigert. Aus dem Interesse der Militärs erkannte er, »daß die Anwendung von LSD für andere Zwecke als den der Intensivierung und Beschleunigung der psychotherapeutischen Behandlung ernsthaft in Betracht gezogen wurde« (S. 239).

f) Bewußtseins-Erweiterung
Der Terminus »Bewußtseins-Erweiterung« soll hier stellvertretend für eine ganze Reihe von Phänomenen stehen, denen man seit einigen Jahren – nach allzu langer Vernachlässigung – wieder vermehrt Aufmerksamkeit schenkt (Targ und Puthoff; Tart). Gemeint sind jene Bewußtseinszustände, in denen der Berauschte Zugang zu »anderen Wirklichkeiten« (Castaneda) erhält. Religion, Mystik (→ LSD, → RA I) und Transpersonale Psychologie (→ RA II) sind die Bereiche, die – auch – dadurch erschlossen werden können, daß bestimmte Substanzen, in erster Linie die Halluzinogene, normalerweise verschlossene Zonen des Unbewußten öffnen und die Sinnesorgane bestimmter Filter »berauben«. Einige Science-fiction-Autoren haben sich mit diesen Möglichkeiten ausgiebig befaßt. (s. auch unten »Andere Wirklichkeiten«). Unter den verschiedenen Stichworten (→ Cannabis, → LSD, → Meskalin, → Psilocybin)

wird bereits referiert, wie das in früheren Epochen und – heute noch – bei einigen Naturvölkern aussieht, wenn zum Beispiel der sibirische Schamane, unter → Fliegenpilz-Einfluß, ins »Reich der Ahnen und Geister« klettert. Die mexikanische Heilerin Maria Sabina, die Gordon Wasson und Albert Hofmann in den indianischen Pilz-Kult einführte (→ Psilocybin) erzählt, daß sie einmal unter dem Einfluß des Halluzinogens eine Vision hatte, in der sie die – bald darauf tatsächlich erfolgende – Ermordung ihres Sohnes Aurelio prophetisch vorwegschaute (Estrada, S. 116 f.). Neue Entwicklungen der Drogen-Chemie könnten hier auch interessante parapsychologische bzw. transpersonale Entdeckungen ermöglichen – obwohl Grof (1980) wahrscheinlich, im Zusammenhang mit LSD, hierzu schon das Wesentliche erforscht und mitgeteilt haben könnte (→ LSD, letztes Kapitel).

4. Drogen der Zukunft

In seinen beiden Romanen *Schöne neue Welt* und *Island* schreibt Aldous Huxley eine zentrale Rolle einer Rauschdroge zu. Er nennt sie »Soma«, nach dem Göttertrank, den die Inder in ihren antiken Schriften erwähnen (→ Fliegenpilz) bzw. *moksha*. Dient das Soma in *Schöne neue Welt* primär

dazu, die Menschen der Zukunft in einem Zustand problemvergessener Infantilität festzuhalten (ähnlich wie die dort ebenfalls erwähnten »Fühl-Kinos«), so schreibt Huxley der *moksha-Medizin* in *Island* eine ganz andere Funktion zu, die diametral entgegengesetzt ist: Sie soll helfen, das Bewußtsein zu erweitern und den Abschied vom Erdenleben leichter zu ertragen. Deutlich spiegeln sich darin des Autors eigene Erfahrungen mit → Meskalin und, gegen Ende seines Lebens, mit LSD und Psilocybin wider (Hofmann, S. 194), alles gesehen vor dem Hintergrund der buddhistischen Weltanschauung: moksha heißt »Erlösung«, »Befreiung«. 1961 hielt Huxley auf dem internationalen Kongreß für Angewandte Psychologie in Kopenhagen einen Vortrag über »Visionary Experience« (»Visionäre Erfahrungen«), wo er diese Form des Erlebens der verbalen und intellektuellen Erfassung der Wirklichkeit als notwendige Ergänzung gegenüberstellte. In Form von 100 Mikrogramm LSD, intramuskulär gespritzt, erhielt Huxley am Ende seines eigenen Lebens die *moksha*-Medizin dann selbst; sie erlöste ihn von einem schmerzhaften Krebsleiden der Atemwege. Aber LSD wurde schon 1938 entwickelt, ist nahezu schon eine Droge der Vergangenheit, noch dazu, wo sie als (illegales) Rausch-mittel eine immer geringere Rolle spielt. Schon eher eine Zukunfts-Droge ist Engelstaub oder → PCP. Namen, die Abkürzungen komplizierter chemischer Verbin-dungen sind, werden wahrschein-lich auch charakteristisch für die kommenden Drogen und Dro-gen-Generationen sein, Namen (und Drogen) wie DOM bzw. → STP, → MDA, → MMDA. Sel-tener einmal Bezeichnungen wie Synhexyl (für synthetisches Cannabinol) oder → Ibogaïn.

Es könnte aber auch sein, daß Neuzüchtungen wie Sinsemilla (→ Cannabis) auf einen Drogen-markt kommen, der Haschisch bzw. Marihuana legalisiert und – wer weiß – irgendwann auch alle möglichen anderen Rauschmittel bzw. -gifte freigeben wird. Weil ohnehin jeder, der möchte, »sei-ne« Drogen bekommt.

Es ist vorstellbar, daß dann eine Entwicklung beginnt, die einen neuen illegalen Markt »füttert«, weil der legale für die Konsumen-ten, die das Verbotene und den *thrill* suchen, zu »langweilig« wird. Kokain und Heroin könn-ten dann »harmlos« sein, vergli-chen mit dem, was kommen wird und mit → PCP vielleicht schon seinen Anfang genommen hat.

Dazu kommt noch etwas: Mohn-und Hanffelder lassen sich (z. B. mit Weltraumsatelliten aus der Luft) verhältnismäßig einfach er-

kennen und in großem Stil zerstö-ren, der Opium- und der Canna-bis-Handel läßt sich entsprechend beeinflussen. Wie aber will man jene Tausende von Minilabors kontrollieren und zerstören, in denen Chemielaboranten aus ein-fachen Grundsubstanzen Drogen wie PCP, die → Designer-Drogen oder was immer in der Zukunft ent-wickelt werden wird, herstellen?

Eher harmlose Zukunfts-Drogen könnten die »Intelligenz-Verstär-ker« Diapid (eigentlich ein Nasen-Spray), Nootropyl und Noet sein. Nootropyl steigert angeblich die Konzentrations- und Lernfähig-keit (und wirkt nebenbei auch aphrodisiakisch), nicht zuletzt, indem es die neuronale Kommu-nikation zwischen Stammhirn und Neuhirn beeinflußt.

Über Noet sagte sein Erfinder Alexander Shulgin, nachdem die amerikanische Gesundheitsbe-hörde das Mittel zunächst nicht freigab: »Das Mittel ist ein ›Ge-wohnheitsunterdrücker‹. Es ent-spannt und macht gleichzeitig auf-nahmefähig. Ähnlich wie beim LSD scheint man alles, was man unter seinem Einfluß erlebt, zum ersten Mal – aber ohne den mit LSD gekoppelten halluzinogenen Effekt – zu erleben.«

So kann man die Welt auch nach einer gut verlaufenen Therapie-Sitzung oder nach einem erfolgrei-chen Selbsterfahrungs-Wochen-ende erleben. Aber wenn sich irgendein Zustand mit einer Droge hervorrufen läßt, wird sich wahrscheinlich immer ein cleverer Fachmann finden, der diese Droge entwickelt, die man schluckt, um den gewünschten Zustand zu erreichen.

Nun wirklich ins Reich der Zukunft und der Utopie gehören einige Drogen, die Science-fiction-Autoren sich ausgedacht haben, die aber – wie so manche SF-Vision – doch eines Tages Wirklichkeit werden könnte: Oder hätte jemand, dem ein phantasiebegabter Autor 1937 das LSD und die von ihm hervorgerufenen Effekte beschrieb, damit gerechnet, daß ein Jahr später Albert Hofmann in Basel eben diese Substanz erfinden, besser: schaffen würde? In seiner Novelle *Die Lotusesser* beschreibt Stanley G. Weinbaum eine Rasse pflanzenähnlicher Intelligenzen auf dem Nachbarplaneten Venus, die eine irdische Expedition mit der unfaßlichen Tatsache konfrontieren, daß sie – wie Heroinsüchtige – passiv ihr drohendes Ende durch eine andere, kämpferische Gattung von Lebewesen mit weit weniger Intelligenz und Menschenähnlichkeit hinnehmen. Hier geht es nicht so sehr um die Wirkungen einer bestimmten Rauschdroge, sondern um die Mentalität, die durch Drogenkonsum gezüchtet wird: eine Art pflanzliches Bewußtsein. Eine utopische Rauschdroge

spielt eine bedeutende Rolle in Frank Herberts Romanzyklus um den fernen Wüstenplaneten Arakis. Einem der dort lebenden geistigen Führer ermöglicht die *Melange* genannte Substanz prophetische Einblicke in zukünftige Ereignisse.

Norman Spinrad hat in zwei Erzählungen Halluzinogene in den Mittelpunkt utopischer Ereignisse gestellt: *Die letzte Grenze* (s. S. 392) beschreibt, wie der Held unter Drogeneinfluß – im Dauer-Rausch – ins Innere seines eigenen Körpers vordringt, um seine Krebserkrankung zu bekämpfen. *Kein Weg nach Hause* zeigt das Dilemma des Gläubigen, der daran zu zweifeln beginnt, ob das im LSD-Rausch erlebte Sakrament wirklich »echt« ist, im Sinne von: zu Gott führend.

Am Schluß heißt es:

»Und die brennende Glut einer schrecklichen mystischen Einsicht füllte McGavins Seele mit Entsetzen, eine grelle Beleuchtung seiner existentiellen Beziehung zur Kirche und zu Gott: Sie konnten nicht beide recht haben, aber sie konnten beide unrecht haben. Außer Gott und Satan existierte nur die Leere.«

In dem Roman *Der dunkle Schirm* von Philip K. Dick spielt eine andere Droge eine wichtige Rolle. Sinnigerweise wird sie *Langsamer Tod* genannt.

Und Reinmar Cunis behandelt in

Zeitsturm die Verwirrungen von Gegenwart, Vergangenheit und Zukunft im Bewußtsein eines Menschen, der zuviel Halluzinogene genommen hat. Alle erwähnten Erzählungen sind speziell deshalb interessant, weil sie versuchen, das Milieu, in dem Drogen eine Rolle in der Zukunft spielen könnten, so auszumalen, daß der Mensch unserer Tage es sich ein wenig besser vorstellen kann. Und das kann kein Schade sein, wenn man beispielsweise heute die Konsequenzen der Legalisierung von → Cannabis oder die Bedrohung durch Medikamentenmißbrauch klarer sehen möchte.

Harry Wintergreen ist einer der reichsten und raffiniertesten Männer der Welt. Als er eines Tages krebskrank wird, setzt er sein ganzes Vermögen und seine überragende Intelligenz ein, um sich zu retten. Er nimmt schließlich eine Mischung aus Halluzinogenen, Weckaminen und anderen Drogen und versinkt in einen Rauschzustand wie noch nie ein Mensch vor ihm:

Er streckte eine imaginäre Hand aus und stellte damit ein nur in Gedanken vorhandenes Radio ein, so daß es jetzt nicht mehr die bedeutungslosen Störgeräusche aus dem äußeren Nebenuniversum empfing, sondern für das bisher noch ungenutzte Kurzwellenband seines eigenen Körpers empfänglich wurde – für das innere Hauptuniversum, in das sein Verstand sich aus dem allgemeinen Chaos flüchten wollte.

Er veränderte die Einstellung, paßte sie an, versuchte es immer wieder, ließ nicht locker, kämpfte, drang weiter vor und spürte, daß sein Verstand nur noch von einer atomdünnen Trennschicht aufgehalten wurde. Er versuchte diese Sperre zu durchdringen und stürmte gegen die analoge durchsichtige Membran an, die seinen Verstand von seinem inneren Universum trennte. Diese Membran dehnte und bewegte sich, sie gab nach innen nach, wurde dünner... und zerriß dann. Wintergreens analoger Körper trat durch die Öffnung und blieb auf der anderen Seite stehen.

Harrison Wintergreen befand sich in seinem eigenen Körper.

Dies war eine Welt des Wunderbaren und des Abstoßenden, des Majestätischen und des Lächerlichen. Wintergreen, der sich in Gedanken vorstellte, sein analoger Körper befinde sich in seinem wirklichen Körper, sah sich inmitten eines weitläufigen Netzwerkes pulsierender Arterien, das einem gigantischen Autobahnnetz glich. Die Analogie kristallisierte sich klarer heraus. Es handelte sich wirklich um eine breite Schnellstraße mit einem Dutzend Fahrspuren, und Wintergreen fuhr auf ihr. Aufgeschwollene Säcke warfen verschiedene Dinge in den regen Verkehr: Hormone, Abfallprodukte, Nährstoffe. Weiße Blutkörperchen rasten wie verrückte Taxis an ihm vorbei. Rote Blutkörperchen fuhren langsam wie gesetzte Familienväter. Der Verkehr wurde gelegentlich schwächer und staute sich dann wieder wie in der Hauptverkehrszeit nach Feierabend. Wintergreen fuhr weiter, beobachtete sorgfältig und suchte und suchte.

Er bog nach links ab, überquerte drei Fahrspuren und fuhr nach rechts auf einen Lymphknoten zu. Und dann sah er es – eine Ansammlung weißer Blutkörperchen, als seien dort zwölf Autos zusammengestoßen, und ein grinsender Motorradfahrer, der auf ihn zuraste. Schwarz das Motorrad. Schwarz der Lederanzug des Fahrers. Schwarz, tiefschwarz das Gesicht des Fahrers – bis auf die blutrot glühenden Augen. Und auf Brust und Rücken der mattschwarzen Lederjacke in großen scharlachroten Buchstaben eine Aufschrift: *Carcinoma Angels.*

Wintergreen gab mit einem triumphierenden Lächeln auf den Lippen Vollgas und steuerte sein analoges Auto die hypothetische Schnellstraße entlang genau auf den imaginären Motorradfahrer zu, der natürlich eine Krebszelle war...

Es gelingt Wintergreen, die Krebszellen zu besiegen. Aber – er bleibt in seiner imaginären Körperinnenwelt gefangen...

(Norman Spinrad, 1970)

5. Andere Wirklichkeiten

Es ist ein sehr sinnvoller Zufall, daß ausgerechnet die Zukunfts-Drogen den – alphabetischen – Abschluß des Stichwort-Teils dieses Handbuchs der Rauschdrogen darstellen. Und daß der Alkohol, eine der ältesten Rauschdrogen der Welt, seinen Anfang markiert. Die Zukunftswelten der Science fiction und die Rauschwelten der Halluzinogene haben viel miteinander gemeinsam. Es ist wohl auch kein Zufall, daß beide Gewohnheiten – der Science-fiction-Konsum wie der Drogenkonsum – sich nahezu parallel entwickelt haben. Genau wie es kaum ohne Zusammenhang sein dürfte, daß psychedelische Effekte gerade in SF-Filmen eine wichtige Rolle spielen. Wenn die Helden in Stanley Kubricks *2001 – Odyssee im Weltraum* oder in *Star Trek* in ihren Raumschiffen durchs Universum rasen, werden dem Betrachter psychedelische Effekte in Licht und Ton geboten, die ein LSD-Trip nur schwer überbietet.

Beide – die Science-fiction wie die Räusche – helfen dem Konsumenten, in neue Dimensionen, in buchstäblich neue Welten-Räume und Zeiten vorzustoßen. Natürlich stets nur in der Phantasie.

Das eigentlich Interessante an diesem Doppel-Phänomen ist dabei, daß eine tatsächliche geistige Weiterentwicklung, wie sie von beiden Richtungen behauptet wird, selten stattfindet. Denn eine solche Entwicklung verlangt, daß der Mensch lebt und sich an der Wirklichkeit reibt – nicht, daß er nur im Lehnstuhl zu Hause oder im Kinosessel »andere Wirklichkeiten« vorgegaukelt bekommt, daß er in die Welten des Rausches oder der Zukunft »verreist« – um doch nur am immer wieder selben (geistigen) Ort anzukommen.

»Wenn einer ein Schwachkopf ist, bevor er auf die Reise geht, ist er auch ein Schwachkopf, wenn er wieder zurückkommt.« So endet bezeichnenderweise Dario Fos Drogen-Komödie *Mama hat den besten Shit*.

Die Drogen sowie die Science-fiction sind darüber hinaus beide suchtbildend. Wahrscheinlich, weil diese Erfahrungen »über den Kopf« im Reich der Phantasie zwar eine tiefe Sehnsucht nach dem »Ganz-Anderen« wecken und wachhalten – diese Sehnsucht aber nie zu stillen vermögen:

Das kann nur das gelebte Leben, nicht das geschaute.

Franz Werfel hat in seinem *Stern der Ungeborenen* dieses Dilemma ganz klar beschrieben. Sein Zukunftsroman (in dem Drogen keine Rolle spielen) zeigt, wohin es führt, wenn Menschen (der Zukunft) nur noch als reines schauendes Bewußtsein existieren. Es führt zu einem *Milliarden-Jahre-Traum*, wie der englische SF-Autor Brian W. Aldiss seine Geschichte der Science-fiction-Literatur nennt.

Aber Science-fiction ist eben wirklich nur ein Traum, genau wie Räusche nur eine Art »offener« Traum sind (→ RA II). Die eigentliche Sehnsucht ist es ja, die »Mauer« zu durchbrechen, die das Leben, mit dem man nicht zufrieden ist von dem »wirklichen Leben« trennt, das man sich erhofft. Auf der Platte *The Wall* von Pink Floyd explodiert diese Mauer am Ende – sinnigerweise als Strafe für den Helden, der im Grunde furchtbare Angst vor dem hat, was hinter der Mauer, in der Welt der Freiheit, auf ihn wartet.

Die andere Seite, der Drogenräusche wie der Science-fiction, sollte freilich auch nicht vergessen werden – nämlich daß beide, wie der Schlaftraum, durchaus auch heilende Kräfte mobilisieren können. Vorausgesetzt, man geht richtig mit ihnen um. J. v. Sch.

Literatur:

Aldiss, B., *Der Millionen-Jahre-Traum*, Bergisch-Gladbach 1980

Amendt, G., (zit. n. *Der Spiegel* Nr. 38, 1980: »Ungeliebtes Leben«)

Bova, B., *THX 1138 – Das Drogenparadies*, München 1979

Boye, K., *Kallocain* (1940), dt. München 1978

Castaneda, C., *Eine andere Realität – Die Lehren des Don Juan*, Frankfurt a. M. 1972

Cunis, R., *Zeitsturm*, München 1979

Dick, Ph. K., *Der dunkle Schirm*, Bergisch Gladbach 1980

Dietrich, U., (zit. n. *Der Spiegel* Nr. 42, 1980: »Rauschgift: Rauhe Mengen«)

Estrada, A., *Maria Sabina – Botin der heiligen Pilze*, München 1980

Foster, A. D., *Das schwarze Loch*, München-Wien 1980

Franke, H. W., *Die Glasfalle*, München 1962

Friedkin, W. (Regie), *Der Exorzist* (ca. 1974)

Ders., *The French Connection* (ca. 1975)

Ders., *Cruising* (1979)

Grof, St., *Topographie des Unbewußten – LSD im Dienst der tiefenpsychologischen Forschung*, Stuttgart 1978

Ders., und J. Halifax, *Begegnung mit dem Tod*, Stuttgart 1980

Grossarth-Maticek, *Krankheit als Biographie – ein medizinsoziologisches Modell der Krebsentstehung und -therapie*, Köln 1979

Herbert, F., *Der Wüstenplanet* (1965) dt. München 1978

Hofmann, A., *LSD – mein Sorgenkind*, Stuttgart 1979

Huxley, A., *Brave New World* (1932) dt. *Schöne neue Welt*, Frankfurt a. M. 1953

Ders., *Die Pforten der Wahrnehmung* (1954), *Himmel und Hölle* (1956), dt. Neuausgabe München 1970

Ders., *Island*, London 1962

Leary, Th., *Politik der Ekstase*, Hamburg 1970

Lucas, G. (Regie), *THX 1138* (gesendet im III. Fernseh-Programm Nord am 5. 2. 1980)

Naranjo, C., *Die Reise zum Ich – Psychotherapie mit heilenden Drogen*, Frankfurt a. M. 1979

Pink Floyd, *The Wall*, New York 1979 (CBS Nr. 3 C 164-634/II)

Orwell, G., *Neunzehnhundertvierundachtzig* (1949), dt. Neuausgabe Frankfurt a. M. 1976

Resch, A. (Hrsg.), *Fortleben nach dem Tode*, Innsbruck 1980

Sahner, P., und Th. Veszelits, *Pink Floyd – Elektronischer Rock in Vollendung*, München 1980

Scheidt, J. vom, »Drogenrausch und parapsychische Phänomene«, in: *Zeitschrift für Parapsychologie...* 14, 1972, Nr. 4, S. 244-251

Ders., *Singles – Alleinsein als Chance des Lebens*, München 1979

Ders., *Homo futurus*, Sendereihe des Bayerischen Rundfunks, II. Programm, im Oktober/November 1980, speziell Folge 4: »Der Mensch nach Maß« (6.11.1980), als Buch: *Im Zeichen einer neuen Zeit*, Freiburg i. Br. 1988.

Schmidbauer, W., »Zur Psychologie des Orakels«, in: *Zeitschrift für Parapsychologie...* 14, 1974, Nr. 4, S. 222-234

Shulgin, A., (zit. n. Elsner, C., »Was ist Intelligenz?«, in: *warum!* Nr. 6, Hamburg Juni 1980, S. 39)

Spinrad, N., »Die letzte Grenze«, in: Scheidt, J. vom (Hrsg.), *Das Monster im Park* (1970), 4. Taschenbuch-Auflage München 1980

Ders., »Kein Weg nach Hause«, in: Jeschke, W. (Hrsg.) *Science Fiction Story Reader* Nr. 3, München 1975

Stössel, J., *Psychopharmaka – die verordnete Anpassung*, München 1973

Targ, R., und H. Puthoff, *Jeder hat den 6. Sinn*, Köln 1977

Tart, Ch. A. (Hrsg.), *Transpersonale Psychologie*, Freiburg i. Br. 1978

Vester, F., *Neuland des Denkens*, Stuttgart 1980

Weinbaum, St., »Die Lotusesser«, in: Günther, G. (Hrsg.), *Überwindung von Raum und Zeit*, Düsseldorf 1952

Werfel, F., *Stern der Ungeborenen* (1946), Neuausgabe Frankfurt a. M. 1980

Zorn, F., *Mars*, München 1976

ZWEITER TEIL

Aspekte der Rauschdrogen
– vier Rahmenartikel

I. Kulturgeschichte und Soziologie

1. Vom Anbeginn bis 1900

Frühgeschichte

Rauschdrogen haben eine lange Vergangenheit, aber eine kurze Geschichte. Gerade in jüngster Zeit ist die Bedeutung bewußtseinsverändernder Stoffe in den archaischen Kulturen der sogenannten Primitiven neu erkannt worden. So wichtige Drogen wie → Meskalin und → Psilocybin verdanken wir Ethnologen, welche die rituelle Verwendung des Peyote-Kaktus oder der magischen Pilze Mexikos beobachteten und die betreffenden Pflanzen chemisch und pharmakologisch untersuchen ließen.

Man tut deshalb gut daran, dem Wort Primitiver oder dem Begriff primitive Kultur den abschätzenden Nebensinn zu nehmen und in diesen archaischen Gesellschaften jenen natürlichen Reichtum, jenes fundierte, wenngleich mythisch formulierte Wissen um Pflanzen, Tiere und die Psyche des Menschen anzuerkennen, das die modernen Ethnologen uns eindringlich schildern.

Schon früh hat die Forscher das ausgedehnte Wissen um Pflanzen und Tiere überrascht, das selbst die urtümlichsten Menschengruppen besitzen und weitergeben, ehe der Fortschritt der Zivilisation es zunichte macht. Aspirintabletten, hinter denen die ganze materielle Überlegenheit der europäischen Technik steht, laufen den pflanzlichen Heilmitteln ebenso den Rang ab, wie billiger Schnaps die traditionellen, meist weniger schädlichen Rauschdrogen ersetzt. Eine Generation genügt, um die in Jahrtausenden gesammelte Erfahrung einer Kultur zu zerstören. Wie Andreas Lommel beobachtet hat, können australische Eingeborene, die ihre Jugend bei einem weißen Farmer verbrachten, nicht mehr im Busch überleben. Sie wissen nicht mehr, welche Wurzeln und Knollen eßbar sind und wie man Jagdtiere ohne die weittragenden Waffen des weißen Mannes beschleicht und tötet. Man kann sich vorstellen, daß auf diesem Weg der Akkulturation auch ein großer Teil des archaischen Wissens um psychoaktive Pflanzen verlorengegangen ist.

Die einfachsten Entdeckungen sind stets am meisten bewundernswert. Ihre Erfinder werden uns immer unbekannt bleiben. Menschen auf altsteinzeitlichem Niveau – sie entsprechen also (wenn wir die Unsicherheit, die solchen Vergleichen anhaftet, außer acht lassen dürfen) unseren Ahnen vor rund 12 000 Jahren – kennen bereits Pfeilgifte und Rauschdrogen. Wie diese Drogen entdeckt wurden, entzieht sich nicht nur unserem Wissen, sondern spottet auch unserer Phantasie. Die Buschmänner bereiten ein Gift, mit dem sie ihre Pfeile salben, aus einer ganz bestimmten Art von Insektenpuppen. Es wirkt langsam, aber sicher. Das angeschossene Tier wird zunächst sich selbst überlassen, damit es nicht zu weit fortläuft, und am nächsten Tag – die archaischen Jäger sind unfehlbare Spurenleser – aufgesucht.

Die südamerikanischen Indianer, deren Pfeilgift Curare eine nicht zu unterschätzende medizinische Bedeutung gewann (es unterbindet etwa die entsetzlichen Krämpfe nach einer Tetanus-Infektion), kennen komplizierte chemische Methoden, um die gewünschte Konzentration herzustellen. Der durch Zerstampfen der Lianenrinde mit Wasser gewonnene Auszug wird stundenlang über kleinem Feuer eingedickt und dann, wenn er seine höchste Dichte erreicht hat, manchmal noch mit Schlangengift versetzt. Wie haben die Indianer diese Methode entdeckt? Wie lernten sie, aus tausend verschiedenen Pflanzen jene herauszufinden, die als Pfeilgift dienen konnte, jene, die eßbar war, jene andere, die berauschte?

Anfang oder Abstieg der Religion?

Wir müssen bedenken, daß während mindestens 99 Prozent der menschlichen Evolution unsere Vorfahren als primitive Jäger und Sammler lebten. In dieser Zeit ist die gegenwärtige körperliche und seelische Ausrüstung des Menschen entstanden – seine Intelligenz ebenso wie seine Neigung, in Gruppen zu leben, sein Mangel an instinktiven Verhaltensweisen wie seine Suche nach transzendenter Erfahrung. In dieser Zeit hat der Mensch, eng mit der Natur verbunden, praktisch ohne persönliches Eigentum gelebt, denn für den nomadisierenden Jäger und Sammler ist Besitz nur eines: eine Bürde. Sein Überleben hing davon ab, seine Umwelt genau kennenzulernen und dieses Wissen von Generation zu Generation weiterzugeben. Kenntnis eßbarer Pflanzen gehörte zu den wichtigsten Bestandteilen dieses Wissens. Auf der Suche nach dieser Kenntnis werden unsere Vorfahren auch die Rauschdrogen kennengelernt haben.

Viktor Reko hat berichtet, daß Rinder, die eine bestimmte Pflanze (mexikanischer Name: Chachaquila; botanisch: *Oxytropus Lamberti Pursh*) fressen, in einen Erregungszustand geraten und ihr verfallen. Sie müssen regelrecht entwöhnt werden, da sie sonst über alle Hindernisse hinweg in wilder Jagd zu der Stelle laufen, wo die Pflanze wächst. In der Regel aber kennen Tiere keinen Rausch und streben ihn nicht an. Der Grund dafür liegt darin, daß Drogen auf Tiere ganz anders wirken als auf den Menschen. Während das tierische Verhalten in der Regel instinktiv, also vom Stammhirn her, kontrolliert wird, dienen beim Menschen erlernte Kontrollmechanismen, die man in der Hirnrinde lokalisieren muß, diesem Zweck.

Da diese Kontrollmechanismen immer in sozialen Prozessen erworben werden, gewinnt die Rauschdroge in der Regel ebenfalls eine soziale Bedeutung, und zwar in positiver wie in negativer Hinsicht: positiv im Falle des Schamanen, des religiösen Visionärs, der aus seinem Alltags-Ich heraustritt, um neue spirituelle Erfahrungen zu suchen, negativ im Fall des demoralisierten Süchtigen, der soziale Spielregeln verletzt, weil die Droge sein ganzes Wollen ausfüllt, so daß für andere Absichten kein Platz mehr ist.

Man kann sich zwei grundlegende Bewertungen der Rauschdrogen in der archaischen Gesellschaft vorstellen: Die eine betont ihre transzendentalen Möglichkeiten; die andere geht von einem durchaus neuzeitlichen Mißtrauen gegenüber der Einwirkung des Stofflichen auf das Geistige aus.

Beide Standpunkte sind von Forschern vertreten worden. Man hat in den Rauschdrogen sowohl Ausgangspunkt als auch Verfall der archaischen Religion angenommen. Wir wollen sehen, ob man den Gegensatz zwischen den Standpunkten nicht versöhnen kann.

Das Tier kennt keinen Gott; es kann nicht aus seiner tatsächlichen Erfahrung heraustreten, eine Zukunft vorwegnehmen und eine Vergangenheit mythisch rekonstruieren, wie es in allen Religionen geschieht. Die Intelligenz, die der Mensch – als Nicht-Raubtier, das zum Großwildjäger wurde – im Lauf seiner Evolution erwarb, hat ihn auch aus der unmittelbaren Verklammerung mit seiner Umwelt herausgelöst und ihm die Reflexion ermöglicht. Es ist denkbar, daß die Gottesidee dieser erwachenden Intelligenz folgte. Gordon R. Wasson, der die psychotropen Pilze Mexikos erforschte (→ Psilocybin), glaubt aber, »daß unsere primitivsten Vorfahren bei der Suche nach Nahrung auf unsere psychotropen Pilze stießen – oder auch auf andere Pflanzen mit derselben Eigenschaft –, sie aßen und auf diese Weise das Wunder der Ehrfurcht im Angesicht Gottes kennenlernten«.

Während sonst nur besonders visionär begabte Menschen Zugang zu mystischen Erlebnissen hatten und sich diesen oft mühsam durch

Fasten, Isolierung* und Atemübungen bahnen mußten, stand das visionäre Reich Gottes, das die Rauschdrogen vermittelten, jedem offen, der ihr Geheimnis kannte oder dem durch den Priester das Halluzinogen gegeben wurde.

Auf der anderen Seite haben Religionshistoriker in der Auslösung mystischer Erlebnisse durch Rauschdrogen einen verwerflichen Abstieg und eine Profanierung gesehen. In seinem großen Werk über die Vision stellt Ernst Benz kategorisch fest: »Der faktische Unterschied zwischen der echten visionären Erfahrung und der ... neurochemischen Zwangsreaktion ist so abgrundtief, daß eine Identifikation für den Sachkenner von vornherein nicht in Frage kommt.«** Auch der Religionswissenschaftler Mircea Eliade hat die durch Rauschdrogen induzierte schamanistische Ekstase als Degenerationsform, nicht – wie Wasson – als primären Anstoß zur Suche nach dem Reich Gottes gedeutet.

Die Frage, ob die Rauschdrogen am Anfang der menschlichen Religion standen oder erst später in sie eindrangen, ist nicht nur kaum endgültig zu entscheiden, sondern auch anthropologisch falsch gestellt. Keine Droge vermag einem Menschen etwas zu geben, was nicht bereits latent in ihm vorhanden ist. Andrerseits kann sie ihm sehr viel nehmen, wie etwa aus dem Dreischritt der typischen narkotischen Wirkung hervorgeht:

- Erregung durch Enthemmung tieferer Gehirnzentren,
- Bewußtlosigkeit,
- Lähmung des Atem- und Kreislaufzentrums; Tod.

Selbst fanatische Anhänger der halluzinogenen, ›psychedelischen‹ Drogen haben nie behauptet, daß die Rauschdroge auch nur einen einzigen Gedanken ›macht‹ – sie ermöglicht ihn nur, sie führt den Berauschten zu ihm, indem sie Filter und Hemmungen des seelischen Normalzustandes beseitigt, der auf das Überleben des Individuums eingestellt ist.

Während Wasson möglicherweise die Bedeutung der Rauschdrogen überschätzt, kann man den Vertretern der Gegenposition den Vorwurf nicht ersparen, daß sie Vorurteile aus einer technischen Zivilisation, die

---

* Wie jüngst amerikanische Experimente nachwiesen, kann die Beraubung von Sinneseindrücken *(sensory deprivation)* zu Visionen führen, die sich vielfach kaum von den Erlebnissen unter Einfluß eines Halluzinogens (→LSD) unterscheiden lassen. Die Erfahrungen des Einsiedlers, der sich in eine Höhle zurückzieht, des künftigen Schamanen, der in die Wälder geht, des Yogis, der durch Konzentrationsübungen den sensorischen Zustrom ausschaltet, lassen sich hier auf einen gemeinsamen Nenner bringen.

** Wobei zu fragen wäre, ob Benz ein Sachkenner der Rauschdrogen ist. Er verwechselt Opium mit Haschisch und behauptet unzutreffend, daß Meskalin »langfristige Dauerschäden« hervorrufe, die viel schlimmer seien als die durch Opium (!).

dazu neigt, den Unterschied zwischen Bewußtsein und Materie besonders zu betonen, auf die primitive Kultur übertragen, in der Pflanzen, Tiere und selbst Steine belebt sind und ein magisch durchtöntes Weltbild bestimmen. Andrerseits irrt auch Leary, wenn er behauptet, daß die Menschen schon immer die Chemie benutzt haben, um spirituelles Erleben zu steigern. Es war nicht die Chemie, sondern die Mythologie – die heiligen Pilze oder der von einem Geist bewohnte Peyote. Daß es heute die Chemie ist, gibt den ›künstlichen Paradiesen‹ der modernen Intellektuellen ihre ganze Fragwürdigkeit und erschwert es ihnen so sehr, die im Rausch versöhnten Gegensätze zwischen Geist und Materie auch in ihrem alltäglichen Leben zu versöhnen.

Trance, Rausch und Erlösung
Das menschliche Bewußtsein ist eng mit der Sprache verknüpft, einem Besitz, der den Menschen radikal vom Tier unterscheidet und dessen Entstehung er wohl dem Zwang verdankt, gemeinsam Großwildjagden organisieren zu müssen (wobei Gruppen, die sich besser verständigen, auch eher überleben). Schon sehr früh muß sich dieses Bewußtsein aber als höchst zwiespältige Errungenschaft erwiesen haben. Es begünstigte zwar die Eroberung der Umwelt und die Produktion von Werkzeugen, ließ aber auch quälenden Ängsten Raum, die mit unerbittlicher Folgerichtigkeit aus der Tatsache entspringen, daß der Mensch eine Vergangenheit hat und sich vor der Zukunft fürchten kann.
Lange Zeit war deshalb allen archaischen Religionen eine Tendenz eigen, die man als Suche nach seelischen Ausnahmezuständen, nach einer Ablösung des Bewußtseins von der Realität interpretieren kann. Dadurch wird ein Zustand erreicht, den man Trance oder Ekstase genannt hat. Beides sind keine scharf definierten Begriffe. Trance kommt von lateinisch *transitus*, dem ›Übergang‹ in eine andere Erlebnisform. Ekstase ist griechischer Herkunft; sie bezeichnet das Außer-sich-Sein. Psychologisch kann man beide als Zustände einer weitgehenden Ablösung von der Realitätsorientierung und einer stark erhöhten Auto- und Fremdsuggestibilität kennzeichnen, wobei allerdings die positiven Seiten der Trance nicht ganz in den Griff zu bekommen sind (enorm erhöhte Muskelstärke, prophetische Sicht, mystische Erlebnisse und Visionen).[*]
Trance und Ekstase können auf sehr verschiedenen Wegen erreicht

---

[*] In einer Arbeit »Zur Psychologie des Orakels« hat W. Schmidbauer die Trance näher untersucht *(Psychologische Rundschau* 21, 1970, S. 88).

werden. Rhythmische Musik und Tanz dürften die älteste Möglichkeit sein, die heute noch beim Trance-Tanz der Buschmänner kollektiv, bei schamanistischen Riten individuell verwendet wird. Ein anderer, oft beschrittener Weg ist jener, den die Rauschdrogen ebnen: von den prophetischen Reisen ins Geisterreich, die Medizinmänner nach dem Genuß heiliger Pilze (→ Psilocybin, → Nachtschattendrogen) oder anderer Halluzinogene (→ Banisteriopsis, → Cohoba, → Epéna) antreten, bis zur Ekstase der Mänaden (›Rasenden‹) des griechischen Gottes Dionysos, den ›Flügen‹ der Hexen zum Tanz um den Bock beim Hexensabbat (dieser Bock ist kein anderer als der ›Bock‹ Dionysos, zu dessen Ehren die Tragödien – ›Bocksgesänge‹ – in Athen aufgeführt wurden) oder den Liebesmählern der frühen Christen, in denen man sich am Blut Christi – dem Wein – berauschte und wartete, bis der Heilige Geist über einen oder mehrere der Anwesenden kam. So ermahnt der Apostel Paulus in einem Brief die Gemeinde zu Ephesus: »Und saufet euch nicht voll Wein, daraus ein unordentlich Wesen folgt, sondern werdet voll Geistes!« (Eph. 5, 18).

Später allerdings hat sich das Christentum von diesen heidnischen (aus den Dionysos-Mysterien übernommenen) Elementen gereinigt. In Trance, Ekstase und wohl auch in jenem Zustand, den die frühen Christen meinten, wenn sie sagten: »der Geist kam über ihn«, wird die in so vielen Religionen verheißene Erlösung augenblicklich verwirklicht und greifbar – ein Vorgeschmack der Erlösung im Jenseits. In allen ekstatischen Religionen identifiziert sich der Gläubige mit dem schöpferischen Prinzip des Kultes. Solche Religionen gibt es durchaus in modernen Staaten, vor allem in Südamerika (Voodoo, Macumba, Candomblé, ›Spiritismus‹ brasilianischer Prägung). Hier eine Schilderung aus dem Jahr 1964:

»Unvergeßlich ist mir ein zahnloser, ausgemergelter Neger, der plötzlich vom Herannahen des Gottes, dem er diente, wie von einem Blitz getroffen wurde. Er stieß einen heulenden Ton aus ... seine Haltung wurde königlich, sein Gesicht glänzte von Schweiß ... aus seinem Mund fuhren Laute, deren er im normalen Leben niemals fähig gewesen wäre. Die übrigen Teilnehmer leisteten sofort Hilfsdienste, nahmen ihm die Jacke ab, zogen ihm die Schuhe aus ... Seine Existenz war ausgelöscht – ein anderer lebte in ihm. Der Sinn des Candomblé ist nicht, sich dem Gotte hinzugeben, sondern Gott zu werden. Der Candomblézeiro wird für eine Weile selbst zu einem übernatürlichen, mit unendlicher Kraft ausgestatteten Wesen. In diesem Zustand gewinnt er nicht nur eine Ahnung, er genießt eine konkrete Erfahrung der Übernatur und somit der eigenen Unsterblichkeit. In der Ekstase wird der Glaube abgelöst durch Gewißheit.«[*]

Die Profanisierung der Drogen
Die gesamte gegenwärtige Problematik der Rauschdrogen, von der des gesellschaftlich erlaubten Alkohols bis zu jener um die verbotenen Drogen, Haschisch, LSD oder Heroin, stammt aus ihrer profanen Verwendung. Der Verlust der Ehrfurcht ging mit dem Mißbrauch Hand in Hand, wobei natürlich auch die psychischen Wirkungen der einzelnen Drogen eine sehr wichtige Rolle spielen. So scheint Opium nur sehr selten zu anderen als hedonistischen Zwecken verwendet worden zu sein, während von Peyote und den mexikanischen Pilzen (→Meskalin, →Psilocybin) bis in die jüngste Zeit kein Mißbrauch und keine rein hedonistische Verwendung bekannt wurde. (Diese Probleme sind in den Stichworten behandelt worden.)
Sicher bedeutete der Übergang von der Kultur der Jäger und Sammler, die in kleinen, nomadisierenden Gruppen lebten (weil größere Ansammlungen von Menschen die Nahrungsmittel in einem bestimmten Areal zu rasch erschöpften), zu den großen Dörfern und Stadtkulturen der neolithischen Ackerbauern auch einen wesentlichen Umbruch in der Geschichte der Rauschdrogen. Damals mag ihre weltliche Bedeutung stark zugenommen haben, während ihre religiöse Valenz abnahm. Feldstudien haben gezeigt, daß Jäger und Sammler nur höchstens drei Stunden am Tag arbeiten und sehr selten hungern (das gilt für Tropen und Subtropen, nicht für arktische Jäger wie die Eskimos). Das Leben des Ackerbauern ist bei weitem nicht so mühelos. Zugleich machen aber die Überschüsse an Nahrung, die er anhäufen kann, Arbeitsteilung und komplexere soziale Organisationen mit Handwerkern, Priestern und Soldaten möglich.
Es stimmt zu diesem Bild, daß die meisten euphorisierenden und betäubenden Rauschdrogen erst zusammen mit dem Beginn des Ackerbaus in Gebrauch kommen, während Halluzinogene, die dem Schamanen eine Reise ins Geisterreich ermöglichen, schon früher verwendet wurden, ebenso wie die Pfeilgifte urtümlicher Jäger und Sammler. Der Mohn (→Opiate) ist in Kleinasien wahrscheinlich nicht später kultiviert worden als andere Ackerfrüchte; die alten Ägypter kannten

---

[*] R. Raffalt, »Reise im Widerspruch«, in: *Gehört – Gelesen* 11, 1964, S. 1347; vgl. auch Schmidbauer, W., »Psychohygienische und (gruppen)psychotherapeutische Aspekte primitiver Riten«, in: *Jahrbuch für Psychologie, Psychotherapie und medizinische Anthropologie* 17, 1969, S. 238.

seine narkotisch-euphorisierende Wirkung gut. Opium dürfte auch der wirksame Stoff in dem *Nepenthes* Homers sein, das Helena in den Wein Telemachs mischt, der um seinen Vater Odysseus trauert (Odyssee IV, 220–233):

> »Kostet einer des Weins, mit dieser Würze gemischet;
> dann benetzet den Tag ihm keine Träne die Wangen,
> wär ihm auch sein Vater und seine Mutter gestorben...«

Helena hat den *Nepenthes* von der Ägypterin Polydamna erhalten. Der Mohn selbst ist noch viel älter. Schon sumerische Keilschriftzeichen aus dem dritten Jahrtausend v. Ch. weisen darauf hin, daß er im Zweistromland kultiviert wurde. Opium und Haschisch (→ Cannabis) wurden in ihrer Bedeutung als Tröster des (durch den Ackerbau dem freien, sorglosen, aber arbeitsamen Leben des Jägers und Sammlers entfremdeten) Menschen bald vom Alkohol übertroffen, dessen Siegeszug in aller Welt beispiellos ist. Dionysos eroberte den gesamten Orient mit seinem Thyrsosstab, Mänaden und Satyrn, mit Weinlaub und Epheu bekränzt, in seinem Gefolge.

Es ist bezeichnend, daß die Mythen berichten, wie Dionysos Widerstände niederzukämpfen hatte und es – dank seiner Kraft, die Menschen in Ekstase zu setzen – auch tat. Der König von Theben, der sich ihm widersetzte, wurde von den Mänaden (unter ihnen seine leibliche Mutter) in Stücke gerissen. Noch interessanter aber ist, daß das bestorganisierte Gemeinwesen Griechenlands, Sparta, sich dem Dionysos-Kult offensichtlich widersetzte. Der Mythos, der solche Vorgänge immer in den Streit von Personen (Heroen) konzentriert, beschreibt, wie der spartanische König Lykurgos, nur mit einem Ochsenspeer bewaffnet, die trunkene Armee des Dionysos aufrieb.

Nicht mehr dem Mythos, sondern der Geschichte gehört das Schicksal der dionysischen Mysterien in einem anderen Gemeinwesen an, das ebenfalls zu den politisch und militärisch am besten organisierten der Welt gehörte: dem alten Rom. Wie ein inschriftlich erhaltener Senatsbeschluß aus dem Jahr 186 v. Chr. besagt, wurden um diese Zeit die Bacchanalien – die ekstatischen Kultfeste des Dionysos – in ganz Italien bei Todesstrafe verboten. In seiner Geschichte Roms hat Titus Livius die Umstände dieses Verbotes geschildert (Buch 39, 8 ff.). Obschon die Zeugen nichts weniger als glaubhaft waren (eine Prostituierte, welche vom Senat später eine lebenslange Pension erhielt, spielte eine Schlüsselrolle), wurden die Anhänger des orgiastischen Kultes überall verfolgt, viele von ihnen hingerichtet, ihre Heiligtümer zerstört. Anlaß (oder wahrscheinlicher: Vorwand) dazu waren sexuelle Orgien im Rahmen der Bacchanalien, angeblich aber auch Morde und Erbschleicherei. Das römische Beispiel ist höchst lehrreich, denn es zeigt, wie sich ein organisiertes, verwaltungstechnisch hochstehendes Gemeinwesen nicht mit ekstatischen Kulten verträgt, sobald diese beginnen, den Rahmen örtlich und zeitlich gebundener Mysterien (wie in Eleusis) zu sprengen. Die Identität der Rauschdroge ist dabei weniger wichtig als der ekstatische Geist, das Herausfallen aus der Realitätsorientierung und damit auch aus den gesellschaftlichen Bindungen. Das gilt für die römischen Bacchanalien ebenso wie für die Hexenkulte des Mittelalters (→ Hexensalben), und es gilt ungebrochen für die ›psychedelische‹ Religion, welche in Amerika soviel Aufsehen erregte (→ LSD). Alkoholische Getränke sind inzwischen in den meisten Gesellschaften integriert worden. Sie gehören, scheint es, zu den Tröstern nicht nur des hart arbeitenden Bauern, sondern auch zu denen des Industriearbeiters und des Managers. Unter Jägern und Sammlern waren sie unbekannt. Eine Vermischung weltlicher und ekstatischer Funktionen der Rauschdroge findet sich in der rätselhaften, historisch nur höchst unvollkommen rekonstruierten Bewegung der Assassinen (Haschischesser), die Josef von Hammer und Silvestre de Sacy zu rekonstruieren suchten (→ Cannabis). In dieser mohammedanischen Sekte wurde die Bindung der einzelnen Mitglieder an das Credo des Ordens dadurch verstärkt, daß sie in einem paradiesischen Garten Haschisch aßen (das Rauchen ist erst viel später aufgekommen) und in Visionen vermeinten, im Reiche Allahs zu sein. Nachher wurde dem Berauschten versichert, seine Visionen würden Wirklichkeit, wenn er sich im Dienst des Ordens bewähre. Diese Bewährung ging bis zum selbstmörderischen Attentat, und obschon die christlichen Ritterorden (Templer und Johanniter) organisatorisch viel von den Assassinen lernten, hat sich in der französischen Sprache das Wort *assassin* unauflöslich mit ›Mörder‹ verknüpft. Der Orden bestand übrigens nur recht kurze Zeit (von 1090 bis 1257, da ihn die erobernden Mongolen auslöschten). Er war ein interessantes Beispiel für die Möglichkeit, Rauschgiftekstasen in eine funktionierende, aggressive soziale Organisation einzubauen. Die Geschichte ist sehr arm an Beispielen, daß so etwas möglich ist, und vielleicht ist auch der indische Soma-Kult (→ Fliegenpilz) erloschen, weil ihn die Herrschaft der eingewanderten Arier in Indien gefährdete und seine Organisation unterminierte, obschon man sich das bei einem so hochritualisierten Rauschgiftgenuß kaum vorstellen kann. Allerdings haben nur die rituellen Hymnen historische Aussagekraft gewonnen; ob man auch im Volk Soma aß, wissen wir nicht.

Ambivalenz und Askese

Es ist paradox genug, daß dieselbe Rauschdroge den sozialen Zusammenhang festigen und ihn zerstören kann; sie kann unentbehrliches Öl im Getriebe einer Sozietät sein (Spötter behaupten, der Wodka sei es immer noch für Sowjetrußland), aber auch Sand, der es heißlaufen läßt und zerstört. Sie kann Widersprüche in einer Gesellschaft kraß betonen, aber sie auch zudecken, sie vergolden und verharmlosen. Die erste Funktion wird dem Haschisch heute von manchen Vertretern der außerparlamentarischen Opposition zugeschrieben, die zweite hat dieselbe Droge über ein Jahrtausend lang im Orient erfüllt.

Meskalin setzte neben LSD die »grüne Revolution« der Hippies in Gang, welche in den Vereinigten Staaten viele Bürger besorgt machte (obschon ihr Ausmaß und ihre Bedeutung viel geringer waren als die Publizität der fotogenen Hippies). Es ist andererseits innerhalb der »Native American Church« (→ Peyote) eine Macht, die den sozialen Zusammenhalt und das Gemeinschaftsgefühl erhöht. Innerhalb dieses Panoramas der Widersprüche, welche jede pauschale und endgültige Aussage über den psychischen und sozialen Effekt einer bestimmten Rauschdroge unmöglich erscheinen lassen, ist auch ein historisches Kuriosum erwähnenswert: der Opiumkrieg, in dem ein zivilisierter Staat mit Maschinenwaffen eine alte Kultur zwang, tatenlos ihrer Selbstzerstörung zuzusehen. Von 1830 bis 1842 focht ein britisches Heer mit großem Erfolg auf chinesischem Boden – kein Kunststück gegen eine Armee, die mit Luntenflinten bewaffnet war und deren Oberbefehlshaber (wie der an der Front von Ning-Po) in einem Wettbewerb unter 30 Gelehrten ausgewählt wurde, die ein Siegespoem in Reimen abfassen mußten. Von 1850 bis 1878 stieg die Zahl der Opiumsüchtigen in China von zwei auf zwanzig Millionen; damals erhob sich in Europa keine Stimme, die gegen eine kaltblütige militärische Aggression protestierte, die keinem anderen Zweck diente, als die Belieferung von Millionen von Menschen mit Rauschgift aufrechtzuerhalten.

Als Entschuldigung mag dienen, daß man sich bis zur Jahrhundertwende in Europa durchaus nicht über die Gefahren der Rauschdrogen klar war. Erst 1909 wurde in der Konferenz von Schanghai das erstemal klar ausgesprochen, daß die Opiatsucht eine soziale und wirtschaftliche Geißel sei. Die unkritische Verwendung des Morphiums im amerikanischen Sezessionskrieg (1861–65) und im Deutsch-Französischen Krieg von 1870/71 hatte zuerst dazu geführt, daß man das Problem der Sucht erkannte. Noch in »Meyers Konversationslexikon« von 1897 wird Sucht als veraltete medizinische Bezeichnung für Seuche definiert – nichts weiter. Man muß sich auch erinnern, daß Rezeptpflicht und Rauschgiftgesetze, die heute dem Süchtigen das Leben schwermachen, sehr junge Einrichtungen sind. Jeder, der sich einem Apotheker verständlich machte und nicht gerade als Giftmischer galt, konnte alles, was er wollte, aus der Apotheke holen – solange er zahlte. Erst in unserem Jahrhundert hat sich das geändert. Max Weber hat auf die enge Verflechtung der protestantischen – vor allem der puritanischen – Ethik mit dem Kapitalismus und der Industrialisierung hingewiesen. Diese puritanische Ethik, welche die Gesetzgebung vieler Industriestaaten unterschwellig mitbestimmt, hat auch das Verhältnis zum Rausch und zu den Rauschdrogen seit dem 19. Jahrhundert zunehmend geprägt. Diese Ablehnung des Rausches drang dabei von den höheren sozialen Schichten allmählich zu den tieferen, was sich aus der Geschichte des Alkohols – der einzigen Rauschdroge von nennenswerter Breitenwirkung in Europa – ablesen läßt. Überall dort, wo sich die Arbeiter organisierten und durch die Gewerkschaften Macht gewannen, ging der Alkoholismus unter ihnen zurück. Erik Jacobsen hat beschrieben, wie im 18. und 19. Jahrhundert immer die unterdrückten Gesellschaftsschichten Alkohol gewissermaßen als tägliches Brot konsumierten: die irischen Landpächter, die kujonierten Soldaten und Matrosen Großbritanniens, die Industriearbeiter, deren Lohn in der dunkelsten Zeit des Frühkapitalismus vielfach zum Teil direkt an die Wirte ausbezahlt wurde. Als die sozialistische Bewegung stärker wurde, konnte man in vielen Gewerkschaftshäusern lesen:

»Arbeiter, vermeide den Schnaps, stütze nicht das Junkertum.«

In den 20er Jahren unseres Jahrhunderts, als Bildungsarbeit bei den Gewerkschaften immer wichtiger wurde, war Alkohol geradezu verpönt. In den Betrieben hieß es auf gewerkschaftlichen Plakaten: »Der denkende Arbeiter trinkt nicht, und der trinkende Arbeiter denkt nicht.«
Zum Janusgesicht der Rauschdrogen scheint zu gehören, daß sie – wie gerade im 19. Jahrhundert klar deutlich wird – denen, die in ihnen den einzig möglichen Ausweg aus einem bedrückenden und erniedrigenden Dasein sehen, ebensogut dienen können wie denen, welche alle Reize kennen und, abgestumpft, nach unbekannten Sensationen Ausschau halten. Vom chinesischen Kuli oder vom ägyptischen Landarbeiter, die Opium oder Haschisch rauchen, um ihren Hunger und ihre Müdigkeit zu vergessen, ist ein weiter Weg zu den luxuriösen Pariser Salons, in denen Baudelaire bei den Treffen des »Club des Haschischins«, zusam-

men mit Théophile Gautier, Moreau de Tours (dem Psychiater) und F. Boissard, dieselbe Droge nimmt. Und wie weit sind sie alle von dem Schamanen in der archaischen Gesellschaft entfernt, der an einer halluzinogenen Liane »in die Geisterwelt klettert«!   W. S.

2. Die Rauschdrogen im 20. Jahrhundert

Noch in einem 1855 in Nürnberg gedruckten Buch (*Die narkotischen Genußmittel und der Mensch*) des Dr. Ernst Freiherr von Bibra wird den Rauschdrogen gegenüber eine sehr gelassene Haltung entgegengebracht. In diesem Pionier- und Standardwerk der Drogenliteratur heißt es:

»Der Einzelne, welcher zuviel Haschisch genommen hat und nun wütend in den Straßen umherläuft und jeden anfällt, der ihm entgegentritt, verschwindet gegen die Menge derjenigen, welche nach der Mahlzeit durch eine mäßige Dose einige heitere und glückliche Stunden zubringen, und die Anzahl derer, welche durch Coca die schwersten Anstrengungen zu überwinden im Stande sind, ja vielleicht dem Hungertod entrissen wurden, überwiegt bei weitem die wenigen Coqueros, welche durch unmäßigen Gebrauch ihre Gesundheit untergraben haben. Auf gleiche Weise kann nur eine übel angebrachte Heuchelei den sorgenbrechenden Becher des alten Vater Noah verdammen, weil einzelne Trunkenbolde nicht Ziel und Maß zu halten wissen ...«

Der charakteristische Wendepunkt in der Sozialgeschichte einer Rauschdroge tritt stets dann ein, wenn am Ende einer Epoche die ursprüngliche Integration der Droge in die jeweilige Kultur zerfällt. Die peruanischen Indios liefern dafür ein historisch gut belegtes Beispiel: Einstmals wurden Coca-Blätter (→ Kokain) im Rahmen eines religiösen Zeremoniells oder zur Stimulation der Wahrnehmung beziehungsweise zur Entspannung innerhalb eines fest umrissenen gesellschaftlichen Bezugsrahmens gekaut. Die Spanier zerstörten mit der Inka-Kultur beide Möglichkeiten, nämlich die Droge ritualisiert oder zumindest sozial eingebettet zu gebrauchen. Darüber hinaus verursachten sie durch ihre Gewaltherrschaft so viel Elend, daß der Verzweiflungs-Cocaismus, eine krankhafte Entartungsform, als übles Relikt einer beeindruckenden Hochkultur übrigblieb. Für andere Kulturen läßt sich eine ähnliche Entwicklung zum Negativen hin ebenfalls nachweisen (→ Alkohol, → Cannabis, → Hexensalben, → Ololiuqui, → Opiate).

Nachdem abzusehen ist, daß es den rauschdrogenfeindlichen Kräften in den USA über kurz oder lang auch gelingen wird, der »Native American Church« den Peyotl-Kaktus endlich zu verbieten (→Meskalin), wird man wohl demnächst nur noch bei einigen primitiven Urwaldstämmen in Südamerika und Afrika Beweise dafür finden, daß es möglich ist, eine Rauschdroge und den Drogenrausch überhaupt in einer Kultur zu integrieren.

Diesem oft in Jahrtausenden gewachsenen rituellen Drogengebrauch stehen seit dem 19. Jahrhundert Versuche von Intellektuellen und Künstlern gegenüber, der einen oder anderen Droge von neuem einen höheren Status als den des reinen hedonistischen Genusses oder der Flucht aus dem bedrückenden Alltag zu geben (→LSD). Für den Haschisch läßt sich der »Club der Haschischins« anführen, der Mitte des vergangenen Jahrhunderts um Théophile Gautier und Charles Baudelaire entstand (→Cannabis). Um das Opium zentriert war jener Bohème-Zirkel in Paris, dem Anfang unseres Jahrhunderts auch Pablo Picasso eine Zeitlang angehörte (→Opiate). Kokain wurde von verschiedenen Gruppen des intellektuellen Deutschlands gebraucht, die sich nach dem Ersten Weltkrieg bildeten; einer von ihnen gehörte der spätere DDR-Kulturminister Johannes R. Becher an.

Von letzterem schreibt Immanuel Birnbaum: »... verschwand er oft in der Toilette des Cafés und kam dann mit ein paar deutlich sichtbaren Einstichen in den Unterarm zurück. Er bekämpfte damals seine desperaten Stimmungen offensichtlich mit Morphiumspritzen.«

Die Schriften von Ernst Jünger und Gottfried Benn spiegeln derartige Integrationsbemühungen deutlich wider. Berühmt geworden ist Benns Kokain-Gedicht »o Nacht!« (→Kokain) und jene Passage aus *Provoziertes Leben* (1955):

»Es handelt sich um das mythische Kollektiv als Lebensgrund, als unreflektiertes Existenzgefühl, seine in uns verbliebenen Reste und die sie realisierenden Prozesse. Gegenüber dem aus innerem Besitz sich verwirklichenden Stammesleben der Primitiven, gegenüber dem bildergesättigten Glauben der Asiaten kann es keinem Zweifel unterliegen, daß das, was die denaturierten europäischen Gehirne in ihren Berufsausübungen, Interessenverbänden, Sippenzusammenrottungen, Sommerausflügen und sogenannten Festen an Lebensinhalt realisieren, das Platteste an Konvention und Verbrauchtheit vorstellt, das die geschichtliche Überlieferung kennt... Vor allem fehlt jede systematische Erziehungsarbeit in der Richtung bewußter Vitalsteigerung, weil es ja eben der Epoche überhaupt an wahren Grundsätzen fehlt. Sonst käme sie darauf, durch den Ausbau visionärer Zustände, etwa durch Meskalin oder Haschisch, der Rasse einen Zustrom von Erkenntnissen oder Geist zu vermitteln, der eine neue schöpferische Periode aus sich entbinden könnte.«

Deutlich wird aus diesem Text sichtbar, daß hier die Rauschdrogen als Patentrezept gegen eine kulturelle und soziale Misere gedacht sind – eine Misere allerdings, die sich für den Kulturpessimisten Benn vielleicht anders ausnimmt, als sie in Wirklichkeit ist. Nicht zuletzt werden dahinter auch entsprechende persönliche Probleme stehen, die für gesellschaftliche Zwänge überempfindlich machen (→RA II); Biographisches belegt das nicht nur im Falle Benn.

Aldous Huxley gab mit Soma, einer fiktiven synthetischen Droge, dem Rausch eine zentrale Stellung in der utopischen Gesellschaft seiner *Brave new World* (1932), später mit der *moksha*-Medizin noch einmal in seinem letzten Roman »Island« (1962).

Man sollte den Einfluß von Jünger, Benn und Huxley (→Meskalin), später auch den von Timothy Leary (→LSD) und den anderen neuen Drogen-Apologeten nicht überschätzen. Für eine Minderheit von Drogenkonsumenten, die mehr oder weniger von ihren Räuschen abhängig sind, haben diese Autoren jedoch die – wenn auch sehr angreifbaren – Argumente geliefert, mit denen sie ihre Drogen-Ideologie untermauern können.

Der Kölner Soziologe Erwin K. Scheuch (1970) meint dazu: »Gegenwärtig befindet sich ein Teil der Kunst und ein sehr viel größerer Teil eines sehr einkommensträchtigen Kunstgewerbes wieder einmal in einem romantischen Aufstand gegen die weitgehende Rationalisierung der Umwelt. Und wie in früheren romantischen Abschnitten der Geschichte des Kunstgewerbes und des Literatentums wird diese Abwendung, verständlich als Unfähigkeit gegenüber den Forderungen des Tages, nun zur Tugend erklärt... Neu ist nur, daß sich diese Phantastereien als ›eigentliche Rationalität‹ ausgeben...«

So polemisch und einseitig rationalistisch kann man den Sachverhalt wohl nicht darstellen. Berechtigt ist jedoch auf jeden Fall die Kritik an einer romantischen Verherrlichung des Drogenkonsums. Die heutige Realität sieht nämlich wirklich anders aus, als psychedelische Poster, farbenprächtige *trip*-Schilderungen und die einschlägige *pop*-Musik glauben machen wollen. Anstelle der Priester, die früher die halluzinogenen Substanzen als Sakrament vermittelten (ähnlich wie im christlichen Abendmahl), sind gut organisierte internationale Gangsterbanden und – als Endglied der Kette – die kleinen *dealer* und *pusher* getreten. Die

Rauschdrogen selbst sind zu ›Giften‹ herabgesunken und verdienen diese Bezeichnung aufgrund ihrer verheerenden Wirkungen in den meisten Fällen auch.

Hans Joachim Bochnik sagt deshalb mit Recht: »Wir haben bis 1970 in unserer Klinik keinen Heroinsüchtigen aufgenommen, seit Anfang dieses Jahres waren es schon 20 junge Menschen. Es zeichnet sich die groteske Situation ab, daß die Träger der Haschisch-Welle – unsere antiautoritär-antikapitalistischen Jugendlichen – jetzt die Tür öffnen für eine der übelsten Formen des Kapitalismus: den internationalen Rauschgifthandel ...«

1988 schätzt man die Zahl der Heroinsüchtigen in der Bundesrepublik (inklusive Dunkelziffer) bereits auf 100 000 und zählt bereits mehr als 400 Herointote jährlich.

Die einstmals ungefährlichen Drogen sind nicht zuletzt deshalb zu richtiggehenden Giften geworden, weil die chemische Industrie aus relativ schwachen Pflanzenprodukten (Coca-Blätter, Opium, Wein, Marihuana) bösartige Konzentrate herstellte (Kokain, Morphium/ Heroin, Schnaps, Haschisch-Öl).

Die Hilflosigkeit der modernen Gesellschaft angesichts der Drogen wird am deutlichsten sichtbar, wo Kriminelle oder Fast-schon-Kriminelle die tiefsten Sehnsüchte von Menschen befriedigen müssen, denen andere Wege zum persönlichen Glück meist von ebendieser modernen Gesellschaft verschlossen oder zumindest nicht zugänglich gemacht werden. Durch entsprechende Gesetze bestraft man überdies die Drogen-Abhängigen noch für ihre unglückselige Situation – und sei es auch nur durch die massiven Schuldgefühle und Verfolgungsängste, die solche Gesetze hervorrufen.

Gesetze sind keine Therapie
Die Prohibition (→ Alkohol) in den USA der zwanziger Jahre hat unübersehbar klargemacht, daß man den Drogen mit Verboten nicht beikommen kann. Im Gegenteil: Nachweislich wurde nie so viel (heimlich) Alkohol getrunken als zu jener Zeit in Nordamerika. Oder in den 70er Jahren im »trockengelegten« Indien.

Wie schon weiter vorne gezeigt wurde, kümmerte sich der Staat in den vergangenen Jahrhunderten herzlich wenig darum, mit welchen Drogen seine Untertanen sich berauschten oder gar zugrunde richteten. Um die Jahrhundertwende machten sich die zuständigen Stellen erstmals klar, welchen Sozialschaden das wachsende Heer der Süchtigen neben der individuellen Schädigung und Gefährdung anrichtet.

Hatte man im Falle ›Alkohol‹ in den Vereinigten Staaten die unsinnige puritanische Gesetzgebung nach 13 Jahren (1933) wieder abgebaut und auf den Jugendschutz beschränkt, so ging man gegen Cannabis genau entgegengesetzt vor: 1925 unterwarf man es während der zweiten ›Opium-Konferenz‹ des damaligen Völkerbundes der internationalen Kontrolle. Es ist bezeichnend, daß erst Ende der sechziger Jahre eine regelrechte wissenschaftliche Erforschung der → Cannabis-Produkte mit modernen Methoden einsetzte, also mehr als 40 Jahre nach dem Verbot.

Den Grundstein für die Drogenbekämpfung legte man mit dem ›Opium-Abkommen‹ vom 19. Februar 1925. Seither wurde eine endlose Reihe von Zusatzabkommen getroffen, die man auf internationaler Ebene absprach und dann im nationalen Bereich mehr oder minder vollständig zu Gesetzen machte.

Grundsätzlich dürfen alle Drogen, die dem Opiumgesetz unterstehen, nicht frei hergestellt, gehandelt und benützt werden. Wenn überhaupt, darf sie nur ein Arzt als Medikament (Morphium) oder als Zusatz zu einem Medikament (kodeinhaltige Hustensäfte, kokainhaltige Betäubungsmittel) verschreiben. Der Apotheker darf sie nur gegen dieses ärztliche Rezept aushändigen. Beide müssen über die Weitergabe solcher Drogen genauestens Buch führen (Kokain-Buch, ›Gift-Buch‹) und die Drogen selbst streng verschließen.

Als Mitte der sechziger Jahre → LSD immer häufiger von Nichtbefugten benützt wurde und es nicht länger ein reines Medikament war (LSD-Therapie), nahm man es ebenfalls unter Verschluß. Die USA machten den Anfang, im März 1967 zog die Regierung der Bundesrepublik nach und stellte die bis dahin freie Droge ausdrücklich unter das ›Opiumgesetz‹.

Anfang 1970 legte der Münchner Rechtsanwalt Hermann Messmer beim Bundesverfassungsgericht für einen Mandanten Beschwerde gegen das Haschischverbot ein. Grundlage seiner Verfassungsbeschwerde war der sogenannte Gleichheitsgrundsatz: Messmers Mandant war wegen Erwerb von Haschisch zum – wie er angab – ausschließlichen Eigengebrauch vom Amtsgericht München zu drei Monaten Gefängnis mit Bewährung verurteilt worden. Das Landgericht hatte die Berufung ebenso verworfen wie das Bayerische Oberste Landesgericht die Revision. Messmer führte beim Bundesgericht ins Feld, daß einige Gutachter Alkohol als gefährlicher als Haschisch bezeichneten – allerdings mit dem Zusatz »... nach den bisherigen Erfahrungen«.

Genau auf diese Einschränkung bezog sich das Bundesgericht bei der

Ablehnung der Verfassungsbeschwerde. Die Richter kamen zu dem Ergebnis: »Der Gesetzgeber behandelt nicht wesentlich Gleiches ungleich, wenn er sich beschränkt, das Aufkommen neuer Betäubungsmittel aus fremden Kulturkreisen zu verhindern, solange nicht eindeutig feststeht, daß die damit verbundenen gesundheitlichen und sozialen Gefahren nicht größer als die des Mißbrauchs von Alkohol sind.« Auch ohne daß die (noch längst nicht abgeschlossenen) wissenschaftlichen Untersuchungen bereits eindeutige Ergebnisse über die Gefahren von Haschisch beziehungsweise Marihuana lieferten, hat man auf Drängen des Bundesgesundheitsministeriums das ›Opiumgesetz‹ enorm verschärft: Anstelle der bisherigen Höchststrafe von drei Jahren Gefängnis und/oder einer Geldstrafe trat eine Höchststrafe von bis zu zehn Jahren Gefängnis und/oder eine Geldstrafe. Die Straferhöhung gilt jedoch in erster Linie dem Handel – die bloßen Konsumenten sollen ungeschoren bleiben.

Die im Oktober 1979 von der Bundesregierung vorgelegte Neufassung des Betäubungsmittel-Gesetzes sieht noch einmal erhebliche Strafverschärfungen für Drogenhändler und Straferleichterungen für Drogenabhängige vor. Wer sich freiwillig einer Therapie unterzieht, soll zwar die Chance der Straffreiheit (bzw. Bewährung) erhalten, wer vom Elend der Süchtigen profitiert, soll jedoch künftig mit einer Höchststrafe von fünfzehn statt bisher zehn Jahren rechnen müssen.

Es bestand unter den Politikern zunächst keine Einigkeit über das neue Drogengesetz, außer in dem einen Punkt, daß es unbedingt das alte Gesetz mit seinen Mängeln ablösen müsse. Als problematisch galt der vom Innen- wie vom Gesundheitsministerium angestrebte Grundsatz »Therapie statt Strafe« – demgegenüber hielt das Justizministerium an seiner Auffassung fest, daß der Strafanspruch des Staates* gegen drogenabhängige Dealer, die ja bestehende Gesetze verletzen, in jedem Falle aufrechterhalten bleiben müsse.

Inzwischen hat man, nach Zeitungsmeldungen, eine Einigung erzielt. Demnach sollen wegen Rauschgiftdelikten Verurteilte ihre Strafe nicht verbüßen müssen, falls sie sich erfolgreich einer Therapie unterziehen. Der Justizminister H.-J. Vogel stimmte 1980 sogar dem Vorschlag der Gesundheitsministerin Antje Huber zu, daß bereits der Staatsanwalt auf Verfolgung von Straftaten im Zusammenhang mit Rauschmitteln verzichten soll, falls der Süchtige in eine Therapie einwilligt; diese

---

* Manche Gerichte sind bereits dazu übergegangen, Dealer, deren »Kunden« an der erworbenen Droge starben, wegen fahrlässiger Tötung anzuklagen (*Kriminalistik* Nr. 5, 1980, S. 230).

Erleichterungen sollen allerdings nur dann gelten, wenn das zu erwartende Strafmaß nicht mehr als zwei Jahre Haft beträgt.

Nicht durchgesetzt werden konnte die ursprüngliche Forderung der Gesundheitsministerin, daß nicht nur von der Strafvollstreckung, sondern bereits von einem Urteilsspruch (der ja zum lebenslangen Makel werden kann) abgesehen werden sollte, falls der Abhängige eine Entziehungskur und anschließende Psycho- bzw. Soziotherapie mitmacht. Nach der erzielten Übereinstimmung – die erst noch Gesetz werden muß – braucht der verurteilte Abhängige allerdings seine Strafe nicht zu verbüßen. Vom Justizressort ebenfalls abgelehnt wurde ein früherer Vorschlag von Antje Huber, daß beim Scheitern einer Therapie eine Wiederholung dieses Rehabilitations-Versuchs möglich sei: Jetzt muß nach dem Mißlingen eines ersten Versuchs die verhängte Strafe verbüßt werden.

Wieweit solche Gesetzesvorschläge in der Praxis überhaupt realisierbar sind, wird sich erst noch erweisen müssen; der Mangel an Therapiemöglichkeiten ist jedenfalls 1988 noch enorm groß.

Problematisch ist diese ganze Diskussion vor dem Hintergrund der Realität: 1978 starben 2616 Bundesbürger an den Folgen ihres Alkoholismus, während »nur« 430 Fixer dem Heroin zum Opfer fielen – Heroin ist streng verboten, während der Staat durch Alkoholsteuern Unsummen einnimmt, 1987 über sechs Milliarden Mark, also rund ein Sechstel der vertrunkenen 40 Milliarden Mark!

Die statistischen Grundlagen für die Veränderung sprechen für sich. So nahmen die Beschlagnahmungen an Heroin in der Bundesrepublik von 1,8 Milligramm (1968) auf 320 Kilogramm (1987) zu – das entspricht einer Verhunderttausendfachung! (s. unten)

	1968	1987
Heroin	1,8 mg	320 kg
Cannabis	380 kg	2900 kg
Kokain	?	296 kg

Nach Angaben von Jean Nepote, Generalsekretär der Interpol in Colombe, werden nur etwa zehn Prozent der Schmuggelware beschlagnahmt. Die übrigen neun Zehntel gelangen unbehelligt an den Verbraucher. Neben den großen illegalen Transporten, die mit modernsten Beförderungsmitteln (Schnellboote, Flugzeuge) durchgeführt werden, schlagen inzwischen auch die vielen kleinen Mengen Cannabis und Opiate zu Buch, die im Zeitalter des Massentourismus aus den Anbaugebieten im Nahen Osten und Nordafrika zum persönlichen Gebrauch oder für Bekannte und Freunde mitgebracht werden (→ Opiate: *Von der »Connection« zum »Ameisenhandel«*).

Die Folgen von Polizeieinsätzen lassen sich nicht immer genau absehen, und gelegentlich sind sie verheerender als der Zustand, den sie bekämpfen wollen. So gelang es zwar den Rauschgiftbehörden der USA, im Verlauf der ›Operation Intercept‹ Ende 1969 kleinere Mengen Marihuana an der mexikanisch-nordamerikanischen Grenze sicherzustellen. Der große Fischzug mißlang jedoch, weil die Schmuggler längst Wind von der Aktion bekommen hatten und statt des Touristenstroms durch die Grenzstädtchen den Wasserweg entlang der pazifischen Küste bevorzugten. Die unmittelbare Wirkung dieser Aktion war jedoch, daß zunächst einmal der weitgehend unorganisierte Marihuana-Markt an der Ostküste zusammenbrach. Infolgedessen griffen viele Konsumenten, vor allem Jugendliche, auf den – allerdings seit Jahrzehnten wohlorganisierten – Heroin-Markt zurück. Entsprechend schnellte die Zahl der Süchtigen und Toten durch dieses Rauschgift in die Höhe. Ein sicher von keinem gewolltes Resultat, bei dem man den vergleichsweise harmlosen ›Teufel Marihuana‹ mit dem nun wirklich bösartigen ›Beelzebub Heroin‹ austrieb. Wie meist in solchen Fällen müssen also die ohnehin schwer benachteiligten Drogenabhängigen zusätzlich leiden. Dem Drogen-Desaster jedoch ist mit Polizeimaßnahmen und Gesetzen kaum beizukommen.

In Persien, das noch in den 60er Jahren den Handel von Opium und Haschisch großzügig tolerierte, schaltete man – wohl nicht zuletzt aufgrund massiver Intervention der USA – aufs andere Extrem um. Im September 1970 nahm man im nördlich von Teheran gelegenen Hippie-Zentrum Schemiran 145 Haschischraucher fest und stellte sie unter Anklage. Nach dem neuen persischen Rauschgiftgesetz droht jedem, der mehr als zehn Gramm Heroin oder zwei Kilogramm Opium bei sich hat, die Todesstrafe durch Erschießen; auf den Besitz von zehn Gramm Haschisch steht ein Jahr Freiheitsentzug.

Seit der islamischen Revolution und der Vertreibung des Schah durch den Ayatolla Khomeini 1979 hat sich die Situation wieder einmal völlig verändert. Der persische Staat befindet sich offenbar in einem solch desolaten Zustand, daß die kaum kontrollierten Bauern ihre Felder mit Schlafmohn und Hanf fast zu verdoppeln wagten und den internationalen Markt entsprechend hemmungslos mit Opium/Heroin und Haschisch beliefern. Unterstützt werden sie dabei nicht zuletzt durch die islamische Einstellung: Der Koran verbietet den Alkohol und erlaubt die beiden anderen Suchtdrogen, was sich in einem Buch des Ayatolla so liest: »Unrein sind Wein und alle anderen berauschenden Getränke, nicht aber Opium und Haschisch.« (Khomeini 1979)

Der Drogensüchtige als Projektionsfigur

Nicht minder ungeniert produzieren die Bauern im vom Bürgerkrieg geschüttelten Libanon ihre Drogen. Haschisch wird als »Vogelfutter« deklariert. Er ist zum wichtigsten Exportartikel des verarmten Landes geworden (obwohl er in keiner offiziellen Handelsbilanz auftaucht); die Ernte für 1979 an *Rotem Libanesen* wurde auf 700 bis 800 Tonnen geschätzt. Die Landwirte arbeiten im Schutz von Privatarmeen und werden von den syrischen Truppen, die im Land stationiert sind, genausowenig belästigt wie von den im Süden wachenden Israelis. Der gigantische Rauschgifthandel dient, einem Bericht des *Stern* über einen großen Prozeß in Emden zufolge, sogar dazu, Waffen und Munition für die christliche Falange-Partei des Libanon zu finanzieren.

Es ist hier nicht der Raum, um auf die soziologischen Hintergründe solcher Maßnahmen gegen – oder für – den Drogenkonsum einzugehen. Jedenfalls haben wir in der Bundesrepublik unsere ganz eigene Art, mit dem Problem umzugehen: Im bayerischen Dörfchen Tandern wollte die Münchner Drogenberatungsstelle 1971 eine kleine Modellklinik zur Behandlung süchtiger Jugendlicher einrichten. Nach einer hitzigen Versammlung sprachen sich die Dorfbewohner gegen dieses Experiment aus. Die ablehnende Haltung der Tanderner war nicht zuletzt dadurch zustande gekommen, daß man sie nicht rechtzeitig und umfassend über den medizinischen Charakter dieses Unternehmens aufklärte. Zugleich wurde aber sichtbar, daß der Süchtige zur modernen Projektionsfigur für die allzeit bereitliegenden Vorurteile gegen Minderheiten geworden ist, die man bekanntlich sonst besonders gegen Homosexuelle, Zigeuner, uneheliche Kinder und Geisteskranke richtete. Rasch wittert man bei langhaarigen, bizarr gekleideten Drogensüchtigen Bösartiges, Gewollt-Kriminelles, Abartiges, wo doch in einer solchen Drogenklinik nach amerikanischem Muster (»Free Clinic«) seelisch – und meist auch bereits körperlich – Kranke Hilfe suchen. Offensichtlich sind die Rauschdrogen, unabhängig von ihrer psychophysischen Wirkung, zu einem sozialen Reizfaktor ersten Ranges geworden. Das haben während des Wahlkampfes zu den bayerischen Landtagswahlen 1970 auch die Rechtsradikalen erkannt. Mit längst totgeglaubter Infamie – man kann es wirklich nicht anders nennen – stellte die NPD auf einem ihrer Plakate langhaarige Jugendliche in einer

Weise dar, die eindeutig an negative Emotionen der Bevölkerung in bezug auf die Rauschdrogen appellierte.

Allerdings ist die Vorstellung, daß Drogenkonsumenten ›Verbrecher‹ sind, die mit dem NPD-Plakat ganz eindeutig suggeriert werden sollte (gezückter Dolch und Fahrradkette als typische Straßenkampfsymbole), nicht nur in rechtsradikalen Kreisen verbreitet. Das zeigt deutlich das Ergebnis einer Umfrage der amerikanischen Ärztezeitschrift *Modern Medicine* unter 27 000 US-Ärzten. Während die Mediziner gegenüber den Problemen der Abtreibung und der Homosexualität ausgesprochen liberal reagierten, verhielten sie sich in puncto Marihuana nicht nur ablehnend (84% waren gegen eine Freigabe), sondern begründeten diese Ablehnung ausgesprochen emotional. Donald W. Hastings (1970), der die Studie auswertete, kam zu dem Schluß, daß die Drogen wie für die meisten Bürger auch für Ärzte alles verkörpern, was mit langen Haaren und Hippies zusammenhängt: nämlich Unsauberkeit, Unmoral, Nonkonformismus und dergleichen.

Mit solchen »unsauberen« Geschöpfen muß sich aber eine Gesellschaft schwertun, die so sehr auf Sauberkeit bedacht ist, daß sie sogar das Klopapier parfümiert!

Daß Drogenkonsumenten – und vor allem die Süchtigen, gegen die solche Emotionen gerichtet sind – eigentlich eher als Kranke denn als Kriminelle zu betrachten sind, hat sich offensichtlich auch unter Ärzten noch nicht herumgesprochen. Die soziale ›Funktion‹ der Rauschdrogen wird wohl nirgends deutlicher als an diesem Beispiel.

Hierzu paßt so gar nicht die Tatsache, daß – einem Bericht der Standesorganisation »American Medical Association« zufolge (Stern Nr. 44, 1979) – jährlich zehn Prozent aller amerikanischen Ärzte wegen Alkoholismus vorzeitig aus dem Berufsleben scheiden müssen. Wie die *Deutsche Medizinische Wochenschrift* schon 1976 schrieb, gelten mindestens 17 000 amerikanische Ärzte – etwa sechs Prozent der Gesamtzahl – als alkohol- oder drogensüchtig!

Der große Wandel

Drogenkonsumenten und erst recht Süchtige sind selten primär kriminell oder offenkundig verwahrlost. Die Gründe, weshalb sie überhaupt an die Drogen geraten, sind vielfältig und wohl meist neurotischer, das heißt unbewußter Natur (→RA II). Der Wunsch, sich durch das Medikament ›Droge‹ Erleichterung von depressiven Zuständen und dem Gefühl der Langeweile, Einsamkeit und Sinnlosigkeit zu schaffen, dürfte bei den Ursachen überwiegen.

Wiederum kann man diese Menschen auch nicht als regelrecht krank bezeichnen, wenn sie nicht bereits stark von Opiaten, Amphetaminen, Kokain und dergleichen abhängig sind (→ RA IV).

Wohl eher entwicklungsbedingt ist – vor allem beim Haschischkonsum – die jugendliche Neugier, der Wunsch nach dem Experiment mit der eigenen Persönlichkeit und natürlich das Motiv ›Protest‹, hinter dem sich – wenn auch in sehr zugespitzter Form – der ewig neue Generationskonflikt verbirgt, jener Konflikt, der bereits um 2000 v. Chr. in einem Keilschrifttext aus Ur in Chaldäa dem Schreiber große Sorgen machte: »Unsere Jugend ist heruntergekommen und zuchtlos. Die jungen Leute hören nicht mehr auf ihre Eltern. Das Ende ist nahe.«

Ähnliches plagte auch den Sokrates (470–379 v. Chr): »Die Jugend von heute liebt den Luxus, hat schlechte Manieren und verachtet die Autorität. Sie widersprechen ihren Eltern, legen die Beine übereinander und tyrannisieren die Lehrer.«

Will man das enorme Ansteigen des Drogenkonsums vor allem bei den Jugendlichen verstehen, so muß man den großen Denkwandel näher ansehen, der sich in unserer Gesellschaft im Hinblick auf die Rauschdrogen in diesem Jahrhundert vollzogen hat. → Meskalin und → LSD mögen dafür als Beispiele stehen.

Ursprünglich galt das Herzstück des Peyotl-Kaktus mit seinem Wirkstoff Meskalin als heilige Droge bei den Indianern Mittel- und Nordamerikas. In den zwanziger Jahren unseres Jahrhunderts begann Kurt Beringer die Effekte der Substanz in der klinischen Sterilität seines Heidelberger Laboratoriums zu studieren (1927). Auf diesem Umweg wurden auch einige Intellektuelle mit ihr bekannt.

LSD wiederum hat, in der verwandten Form des Mutterkorn-Schmarotzers, früher immer wieder Menschen in unerklärlichen Wahnsinn gestürzt oder sogar getötet (›Antonius-Feuer‹). Am 16. April 1943 entdeckte der Basler Chemiker Albert Hofmann bei einem unfreiwilligen Selbstversuch zufällig die Rauschwirkung des synthetischen LSD, das bis etwa 1969 von einer Reihe von Psychotherapeuten als Hilfsmittel bei der Behandlung psychisch Kranker eingesetzt wurde (Leuner 1964, Caldwell 1968, Grof 1978).

Dann gerieten über Nacht sowohl Meskalin wie LSD, am Rande auch das → Psilocybin, in die Hände einiger vielseitig interessierter und begabter Intellektueller wie Aldous Huxley und Timothy Leary, die in ihnen geeignete ›Schlüssel‹ sahen, mit denen man verschüttete Innenbereiche der Persönlichkeit (das vielzitierte ›Innere Universum‹) wieder zugänglich machen kann (→ RA II). Wie ein Buschfeuer verbreitete sich diese faszinierende Möglichkeit unter den Studenten, die zunächst noch unmittelbaren Kontakt zu den Initiatoren Huxley und Leary hatten und durchaus an ernsthafter Selbsterforschung und ›Bewußtseinserweiterung‹, wie sie es nannten, interessiert waren. Als jedoch diese Drogen die Neugier für das viel leichter erhältliche und viel einfacher zu konsumierende Marihuana (→Cannabis) weckten und vor allem Schüler bis herunter zu den Zehn- und Neunjährigen den angenehmen Schauer des Drogenrausches entdeckten, war das Drogenproblem in seiner derzeitigen Form perfekt. Meskalin, LSD und Psilocybin wurden in diesen Kreisen nur noch als eine Art Leckerbissen betrachtet, den man ›einwarf‹, wenn man besonders stark angeben wollte oder sich nicht sicher war, ob man nicht etwas Wichtiges verpaßte. Denn in den Zeitungen, Fernsehberichten und Erzählungen der Freunde nahm sich ein Marihuana- oder Haschisch-*trip* meist viel toller aus, als man ihn selbst erlebte.

Für die Kinder, Jugendlichen und Heranwachsenden, die den Rausch aus unbewußten, neurotischen Motiven suchten, kam es praktisch zwangsläufig zur psychischen Abhängigkeit von Cannabis[*], und für einen bestimmten Prozentsatz, der nach Angaben verschiedener Untersucher zwischen einem und 75 Prozent schwankt, war wiederum erst der gefährliche Heroin- oder Morphiumrausch befriedigend genug.

Von ›Selbsterforschung‹ und ›Bewußtseinserweiterung‹ ist beim heutigen Stand der Dinge nicht mehr viel übriggeblieben. Die Rauschdrogen als Bürgerschreck oder als Möglichkeit, sich mit den ebenfalls häufig Haschisch rauchenden und angeblich LSD-*trips* preisenden Idolen der Beat-Bands (»Lucy in the Sky with Diamonds« von den Beatles) zu identifizieren, sind die einzigen sozial relevanten Wirkungen geworden. Noch im Februar 1970 konnte Rudolf Gelpke auf einem Symposion in Rüschlikon sagen, er und einige Freunde hätten Anfang der sechziger Jahre den Plan gehabt, die Rauschdrogen nach und nach systematisch »an bestimmten Stellen in der westlichen Kultur einzuführen«. Die Mafia hätte das jedoch, »Hand in Hand mit der Polizei«, verhindert, um nicht ihr Drogenmonopol stören zu lassen...

Es fällt schwer, sich über derartige Pläne ein gerechtes Urteil zu bilden. Wer Gelpkes Buch *Vom Rausch im Orient und Okzident* (1966) oder Learys LSD-Bibel *Politik der Ekstase* (1970) aufmerksam liest, kann sich vielen ihrer Argumente nicht verschließen. So schreibt Gelpke, nachdem er sehr zielsicher und mit der gesteigerten Sensibilität des Drogen-

---

[*] Man schätzt, daß rund zehn Prozent chronische Cannabisraucher werden (Bochnik 1970).

konsumenten[**] die Schwächen der westlichen Gesellschaft und ihren negativen Einfluß auf die Kulturen des Ostens herauspräpariert hat: »Umgekehrt werden aber die orientalischen, asiatischen und überhaupt außerordentlichen Existenzformen und geistig-seelischen Leitbilder, mit denen der Westen nun mehr und mehr konfrontiert wird, diesen genauso erschüttern, verwirren und von innen heraus in Frage stellen. Dieser Prozeß ist bereits im Gange. Der langsam, aber stetig anwachsende Einstrom asiatischen ... Lebensgefühls, das Aufeinanderprallen angelsächsischen Puritanismus und afrikanischer Ekstatik in den USA; die immer leidenschaftlicher werdende Kontroverse um die indianischen ›magischen Drogen‹ und deren Verhältnis zu Mystik und Transzendenz einerseits, zu Psychologie und Geisteskrankheiten andrerseits: Das alles sind ja nur Symptome dieser der äußeren *Verwestlichung* der Welt nun folgenden *Veröstlichung* des Westens...«

Allerdings verbirgt sich hinter solchen Argumenten bei aller Berechtigung der Kritik immer auch eine gefährliche Portion Irrationalismus und auch Weltflucht.

Leary sprach von der ›Molekularen Revolution‹ durch LSD und Psilocybin und von einer daraus resultierenden ›Neurologischen Politik‹. Was sich jedoch in manchen modernen Science-fiction-Romanen als interessante Variante zukünftigen Lebens liest, stimmt bei solch apodiktischen – und häufig ausgesprochen pseudowissenschaftlichen – Forderungen höchst skeptisch. Man wird, auch bei Gelpke, das Gefühl nicht los, daß da höchst private Schwierigkeiten auf die Gesellschaft projiziert werden (was ohne Zweifel zu wichtigen Einsichten führen kann), daß aber vor allem ein Lösungsmittel, nämlich der Drogenkonsum, empfohlen wird, das noch viel stärker rein privater Natur ist und auch nie etwas anderes sein kann. Denn was einem 60jährigen Psychologie-Dozenten (Leary wurde 1921 geboren) unter Umständen persönlich weiterhilft, ist für einen 15- oder 9jährigen Schüler mit höchster Wahrscheinlichkeit untauglich (→ R A II)

Gewiß warnte Gelpke auf dem Symposion in Rüschlikon davor, daß »Astronauten, die nach innen fliegen, ebenfalls verunglücken können« – aber was hilft das dem Jugendlichen, der zum chronischen Haschischraucher geworden ist und allmählich sozial absteigt, oder dem LSD-Konsumenten, der von einem *horror trip* nicht mehr ›herunterkommt‹, oder dem verzweifelten Heroinisten, der das *Fixen* nicht mehr sein lassen kann?

[**] Gelpke auf dem Drogen-Symposium in Rüschlikon (15. und 16. 1. 1970): »Ich habe ungefähr 150 LSD-*trips* gemacht und unzählige Male Haschisch geraucht.«

Ganz abgesehen davon wird die Gesellschaft – indirekt also der Steuer-zahler – in erheblichem Maße durch die therapeutischen Hilfsmaßnah-men belastet. Herbert Berger ermittelte mit einigen Kollegen die Kosten der Drogenwelle für die Stadt New York:
»Die Summe, die wir errechneten – fünf Milliarden Dollar –, erschien uns so gewaltig, daß wir sie mit verschiedenen anderen Methoden überprüften. Alle lieferten sie dieselbe Antwort: Narkotika-Sucht kostet jeden New Yorker pro Jahr 625 Dollar. Darin sind enthalten: die Kosten für das Aufspüren der Süchtigen und der Händler, für ihren Prozeß und den Gefängnisaufenthalt; Wohlfahrtskosten für Süchtige und ihre Angehörigen; und – das ist die größte Summe – der Wert der gestohlenen Güter.«
Man mag einwenden, daß eine andere Gesetzgebung einen Gutteil dieser Kosten sparen helfen würde – Berger hat jedoch ein noch besseres Argument: »Doch weder die Zahl der registrierten Süchtigen noch die materiellen Kosten der Sucht erzählen die ganze Geschichte. Der wirk-lich unermeßliche Preis wird von den bedrohten Leben, den verschwen-deten Talenten, den zerstörten Familien und dem Elend bezahlt.«
Auch das sollte man sich vor Augen halten, wenn man wie Gelpke oder Leary argumentiert. Es sind inzwischen wesentlich mehr »Astronau-ten« geworden, die »auf dem Flug nach innen verunglücken«, als diese Drogen-Apologeten vor einigen Jahren ahnen konnten.
Der Schlagzeuger der englischen Pop-Gruppe »The Who«, Keith Moon, starb im September 1979 an einer Überdosis (nicht näher bezeichneter) Drogen, gerade 31 Jahre alt. Die Rock-Sängerin Janis Joplin, ihr Kollege Jimi Hendrix, zwei Jahrzehnte zuvor der Saxopho-nist Charlie Parker – sie alle waren Vorbilder einer ganzen Generation, trotzdem (oder auch: weil?) sie am Rauschgift zugrunde gingen. Wenn der Beatle Paul McCartney in Tokio auf dem Flughafen wegen illegalen Besitzes von 200 Gramm Marihuana verhaftet wird, so hat dies keines-wegs eine abschreckende Wirkung, sondern unzählige seiner Anhänger (-innen) werden darauf aufmerksam gemacht, daß es da etwas Besonde-res zu probieren gibt – in der Hoffnung, daß diese Experimente einem dem angebeteten Idol näherbringen. Eine Schülerin, die man nach der Verhaftung des Ex-Beatles interviewte, sagte nur: »Was Paul gut findet (das Marihuana), kann so schlecht nicht sein«. Drogenexperten in Tokio räumen deshalb ein, daß die Festnahme McCartneys zwar die Strenge der japanischen Anti-Rauschgift-Gesetze vor Augen geführt habe – aber daß sie auch das Nachlassen des Widerstandes gegen Rauschmittel wohl »eher gefördert als gehemmt« habe.

Ist die Gegen-Kultur gekommen?

Immer wieder wurde von Leuten wie Timothy Leary der Versuch gemacht, eine ›Gegen-Kultur‹, eine ›Anti-Gesellschaft‹ aufzubauen. Dieser *underground* hat eigene Zeitschriften (»IT«, »Black Dwarf«, »Scanlan's«, »mama« u. a.), eigene Musik (Beat, Pop; indische u. a. fernöstliche Kompositionen), eigene Kunst (psychedelische Malerei, manche Bereiche der Pop-art, Op-art u. ä.) und eigene Literatur mit oft erstaunlichen Ergebnissen hervorgebracht (s. unten). Zieht man jedoch, soweit heute schon möglich, ein Fazit aus diesen zwei Jahrzehnten ›Gegen-Kultur‹, so muß man feststellen, daß sich all das Neue, was da geschaffen wurde, nahezu ausschließlich um die Rauschdrogen zentriert, um ihren Genuß, den Schwarzhandel, die Verfolgung durch die Polizei, das ›Mißverständnis‹ des Establishments und ähnliches.

Läßt man die Rauschdrogen weg, so bleibt wenig übrig, allenfalls eine Wiederentdeckung der innersten seelischen Bereiche. Ob das Gros der Drogenkonsumenten damit etwas anfangen kann oder will, sei dahingestellt. Die umfangreichen Erfahrungen aus 90 Jahren Psychotherapie zeigen, daß dazu mehr nötig ist als eine Reihe von *trips*. Diese sind ohnehin nur schwer zu verarbeiten, ihre Inhalte sind nur mühsam in die nichtberauschte Persönlichkeit zu integrieren – wenn man überhaupt die Notwendigkeit einer solchen Integration akzeptiert und sich dieser schwierigen, zeitraubenden und höchst schmerzhaften Arbeit unterzieht.

Man sollte nicht unterschlagen, wie es manche Drogen-Gegner tun, daß Erscheinungen wie das ›Living Theatre‹ dem Theaterleben, oder die neue Lebensform der ›Kommunen‹ der Gesellschaft überhaupt neue Anregungen vermittelt haben, die auf die Dauer durchaus fruchtbare Auswirkungen haben könnten. Es sind auch keineswegs alle Kommunen gescheitert, wie man allenthalben hört, sondern einige haben es geschafft, stabile Gemeinschaften aufzubauen – allerdings ausschließlich durch Verfolgung gemeinsamer Ziele, durch gemeinsame Arbeit und vor allem mit sehr reduziertem oder auch völlig ohne Drogenkonsum (s. Morris und Hess 1980, Holenweger und Mäder 1979).

Burton H. Wolfe hat die Hippie-Bewegung der sechziger Jahre und ihren Drogenmythos eingehend untersucht (1968). Er kommt zu dem Schluß: »Die Hippie-Bewegung mag eine Flucht aus der Realität in eine Welt drogeninduzierter Illusionen gewesen sein. Oder es mag eine Revolution gegen Krieg, Gewalttätigkeit, rassische Vorurteile, Materialismus und Puritanismus gewesen sein. Sie ist in Hunderten von Artikeln und Dutzenden von Fernsehprogrammen so analysiert worden. Aber sie ist mehr als das.

Der Hippie ist ein amerikanisches Individuum, das glaubt, daß der *American Way of Life* falsch ist...«
Die Frage, was man mit diesen meist jungen Hippies, den aus der Gesellschaft ›Herausgefallenen‹ *(drop-outs)* anfangen soll, bezeichnet er als falsch gestellt.
»Die Frage ist nicht, was wir mit den Hippies anfangen sollen, sondern wie wir den Außenseitern, Drogenabhängigen, Weggelaufenen und psychisch Kranken (unter ihnen) helfen können.«

Psychedelische Malerei, Literatur, Musik...
Rauschdrogen haben schon im 19. Jahrhundert die Dichter zu farbenprächtigen Ausflügen in die Innenwelt angeregt (→Cannabis, →Opiate); Alethea Hayter hat dies 1968 ausführlich beschrieben in ihrer Studie über »Opium und die romantische Phantasie«. Auch die Malerei und die Musik mögen damals schon im einen oder anderen Fall vom Haschisch oder vom Opium profitiert haben (obgleich die Einflüsse solcher Drogen auf die Gestaltungskunst stets überschätzt worden sind). Ein noch älteres dichterisches Werk, das Drogeneinfluß zeigt, ist die Novelle vom »Gläsernen Lizentiaten« des Cervantes; nach einer Untersuchung von Eduard von Jan wird der Held der Geschichte deshalb wahnsinnig (er meint, er sei aus Glas, und gibt unter dem Schutz seiner toxischen Psychose sensationelle gesellschaftskritische Äußerungen von sich), weil eine liebestolle Dame ihm ein →Aphrodisiakum verabreicht, vielleicht →Ololiuqui oder Peyotl, eventuell auch →Rote Bohnen (Jan, S. 99).
Es blieb dem 20. Jahrhundert vorbehalten, mit dem »Psychedelismus« eine eigene Richtung entwickelt zu haben, in der speziell die Halluzinogene, allen voran →LSD und →Meskalin, aber auch →Cannabis, zu mächtigen Anregern des Unbewußten wurden. Nirgends ist dies deutlicher zu erkennen als in der psychedelischen Malerei. Nirgends ist aber auch deutlicher zu sehen, wie gefährlich die Gratwanderung zwischen Kunst und Kitsch ist, etwa bei Mati Klarweins berühmt gewordenem *A Grain of Sand.* Beispiele die Fülle findet man in Robert E. L. Masters und Jean Houstons *Psychedelische Kunst* (deutsch 1969). Erwähnenswert ist auch der Film, den der Münchner Galerist und Arzt Richard Hartmann (1974) für das Bayerische Fernsehen drehte (→LSD), während bekannte Maler wie Arnulf Rainer unter LSD-Einfluß ihre Bilder gestalteten. Inzwischen ist diese »psychedelische Kunst«, wenn man gewisse Anregungen für die phantastische Malerei (etwa Ernst Fuchs, Arik Brauer und andere Maler der Wiener Schule des Phantastischen

Realismus sowie des modernen Surrealismus allgemein) einmal außer
acht läßt, eigentlich nur noch in den Echos zu erkennen, die sie in der
Gebrauchsgrafik hinterlassen hat, vor allem auf den Hüllen von Schall-
platten des Jazz und Rock und auf den Umschlägen von Science-fiction-
Büchern, sowie in den Dekorationen von Science-fiction-Filmen wie
»Krieg der Welten«, »Unheimliche Begegnung der Dritten Art« und
»Star Trek«. Wie ein böser Horror-Trip mit →STP oder →PCP durch
eine satanische Gegenwelt nehmen sich die Bilder des Schweizer Malers
H. R. Giger aus, der auch die Dekors zu dem utopischen Thriller
»Alien« entworfen hat (Giger 1979), allerdings ohne Drogeneinfluß.
Ähnlich ist es im Bereich der Musik gegangen. In den Synthesizer-
Kompositionen von Eberhard Schoener und Klaus Schultze (»Kyborg«)
und in den Weltraumklängen der Platten von Gruppen wie »Tangerine
Dream« und »Eloy« lassen sich die Halluzinogene noch ahnen, obgleich
oft nicht feststellbar ist, was da vom LSD oder Haschisch stammt – und
was aus der Science-fiction, die in der drogenfreundlichen Subkultur
eine immer größere Rolle spielt, gewissermaßen als »literarische Droge«
(s. auch das Kapitel »Psychedelische Musik« in »Durch Musik zum
Selbst« von Peter Michael Hamel, 1976).
Die wichtigste Domäne der drogeninduzierten Phantasien ist jedoch wie
eh und je die Literatur, wobei die Song-Texte vieler moderner Gruppen
(Pink Floyd, Jethro Tull etc.) als eine Art Verbindungsglied zwischen
Musik und Literatur angesehen werden können. Der Essay *Zwischen
Mitternacht und Morgen* von William S. Burroughs ermöglicht dem
Leser, am autobiographischen Beispiel eines langjährigen Junkies und
Literaten noch einmal all die Stationen eines von den Drogen und ihrer
Faszination bestimmten Lebens zu verfolgen. Antonin Artauds *Die
Tarahumaras* reflektiert die Erfahrungen des Dichters mit Meskalin/
Peyotl, das er bei einem mexikanischen Indianerstamm kennenlernte.
Sieht man von den Schriften des anderen französischen Dichters Henri
Micheaux (1956, 1961) und von Aldous Huxleys immer wieder genann-
ten Büchern *Die Pforten der Wahrnehmung* und *Zwischen Himmel und
Hölle* einmal ab, die ebenfalls Erfahrungen mit Meskalin wiedergeben,
so hat die Drogen-Szene eigentlich keine bedeutende Literatur zum
Vorschein gebracht. Und weder Artaud noch Micheaux und Huxley
kann man, genau genommen, der *scene* zurechnen: sie haben bestenfalls
»hineingeschnuppert« und sich durch den einen oder anderen *trip*
anregen lassen, um das zu gestalten, was bereits in ihnen versteckt lag
und wahrscheinlich im Laufe des späteren Lebens ohnehin zutage
gekommen wäre.

428

Am deutlichsten zeigt vielleicht das Theaterstück *Magic Afternoon* von Wolfgang Bauer (1972), was Einsichtige immer schon gewußt haben, zum Beispiel Baudelaire: daß die Drogen nur anregen können, was im Drogenbenützer ohnehin enthalten ist. *Magic Afternoon* ist eben nur insofern ein »psychedelisches Drama«, als es in einer Szene zeigt, wie gekifft wird und wie sich dadurch Menschen verändern; das ist aber im Grunde nichts anderes, als wenn Brendan Behan zeigt, wie der Alkohol seine irischen Protagonisten verändert. Eine neue »literarische Dimension« wird dadurch nicht sichtbar, wie manche Drogen-Literaten gerne glauben machen wollen.

Bleibt noch jene Drogen-Literatur, die sich den Phänomenen speziell des Halluzinogen-Rausches wissenschaftlich beobachtend nähert: die Bücher Carlos Castanedas (1974, 1975, 1976), Stanislav Grofs *Topographie des Unbewußten* (1978), Claudio Naranjos *Die Reise zum Ich* (1979) und der autobiographische Bericht des LSD-Entdeckers Albert Hofmann, *LSD – mein Sorgenkind* (1979). Die Rauschbeschreibungen dieser Autoren bzw. ihrer Versuchspersonen zeigen nachhaltig, daß es letztendlich vor allem inzwischen so etwas wie eine »psychedelische Wissenschaft« gibt, die die Drogenwirkungen zum Gegenstand hat und dabei immer wieder zu ausgesprochen poetischen Ergebnissen kommt, ganz im Sinne S. Freuds, der 1895 noch etwas verschämt sich entschuldigte, daß seine Fallstudien leicht »in Novellen ausarten«.

Ansonsten sieht es eher so aus, als sei die den Drogenräuschen der inneren Welt adäquate literarische Form weit mehr die Science-fiction (vom Scheidt 1970, Bialecki 1971), die sich mit ihren Weltraum-Phantasien angeblich dem Äußeren Universum, seinen Schrecken und Schönheiten, zuwendet, und – in ihren besten Erzeugnissen (z. B. den Romanen von Ursula K. leGuin 1974, 1976, 1978) – tatsächlich kaum zu unterscheiden ist von den Drogen-Trips anderer Autoren. Dieser Eindruck wird bestätigt, wenn man das umfangreiche und sehr informative *Lexikon der Science-fiction-Literatur* (Alpers et. al. 1980) durchblättert, die Essays studiert und die Titel vieler SF-Produkte Revue passieren läßt. In Wahrheit gestalten die SF-Autoren allerdings etwas ganz anderes als Zukunftsfernen und Weltraumtiefen: nämlich die Ängste und Hoffnungen der Gegenwart, die häufig tief im Unbewußten verdrängt liegen und entweder auf dem Wege des schreibenden Phantasierens (Science-fiction) oder – unmittelbarer, aber auch weit gefährlicher – des Drogenrausches freigesetzt werden.

Im Stichwort → Zukunfts-Drogen sind diese Zusammenhänge noch näher ausgeführt.

Ein – mit zehn Millionen verkauften Exemplaren binnen eines Jahres auch kommerziell gelungenes – Beispiel psychedelischer Anregungen bietet das Album »The Wall« von Pink Floyd. Die Gruppe benützte wahrscheinlich, von ihrem früheren Gitarristen Syd Barrett einmal abgesehen, keine Drogen, hat aber fraglos halluzinogene Effekte zu ihrem Markenzeichen gemacht. Das Durchbrechen der »Mauer« in vielerlei Form, das Leitmotiv von »The Wall«, ist in hohem Maße verwandt dem Bedürfnis des LSD-Trippers, in andere Dimensionen seines Bewußtseins vorzustoßen. In einem der Lieder sprechen Pink Floyd allerdings ausdrücklich aus, daß sie »keine Drogen zur Beruhigung« brauchen.

Sensationsmaterial für die Massenmedien
Einstweilen hat sich der großangelegte Versuch der Jugendlichen, sich nach dem Vorbild einiger älterer Idole vom unbefriedigenden Lebensstil der Eltern zu lösen, in erster Linie zu einem großen Geschäft entwickelt, von dem ein gutes Dutzend Industrien profitiert: Modezentren, Schallplattenfirmen, Werbeagenturen, Posterläden, Hersteller von Stereogeräten und nicht zuletzt Verlage, die Bücher über Rauschdrogen in unterschiedlichster Qualität auf einen informationshungrigen Markt werfen. Das größte Geschäft mit dem Rausch und den Drogen dürften jedoch – vielleicht sogar gleich nach den Schwarzhändlern – die Massenmedien machen. Man ist fast versucht, zu sagen, die Drogenwelle habe die Sexwelle verdrängt. (In beiden Fällen dürfte übrigens der gleiche Grund vorliegen: ein Vakuum an wirklich brauchbarem Wissen plus Sensationsgier.)
Ohne Zweifel hat der Drogenkonsum erst in jenem Stadium den Charakter einer Epidemie angenommen, als Tageszeitungen, Illustrierte und die anderen Massenmedien sich des Themas annahmen und es – in oft ausgesprochen verlogener Form – weidlich ausschlachteten. Noch ausgeprägter als bei der ebenso künstlich angeheizten Sexwelle hat man dabei eine Entwicklung in Gang gebracht, die für die Betroffenen kaum jemals persönlichkeitsfördernd ist, sondern im Gegenteil höchst schädlich sein kann oder es bereits geworden ist.
Ein Musterbeispiel dieser zweifelhaften Publizität lieferte das Nachrichtenmagazin *Der Spiegel.* Am 10. November 1969 wurde »Die Hasch-Welle« noch genüßlich-intellektuell verharmlost; das *pop*ige Titelbild zeigte einen wirrhaarigen Hippie, der mit tiefgründigen Augen kräftig an einem *joint* zieht. Das Fazit des Berichts vereinigte alle ›Weltprobleme‹ gekonnt auf einen Nenner: »Das Jahr 1969 brachte einen Sieg

Apollos: Das amerikanische Raumschiff, das nach ihm benannt war, trug zwei Männer auf den Mond. Aber noch im gleichen Jahr, so scheint es, ist Dionysos zum Gegenangriff angetreten.« Es war doch mehr eine Selbstaggression als ein Gegenangriff, denn neun Monate später, am 10. August 1970, hieß es bereits ernüchtert »Rauschgift – harte Welle«. Da zog man das Fazit mit dem abschreckenden Beispiel eines Haschischrauchers, der »aus Langeweile« zum Spritzen von Jetrium* übergegangen war:

»Zu spät kam dem 17jährigen die Erkenntnis: ›Es hat Spaß gemacht, aber der Preis war zu hoch.‹«

Die Illustrierte *Der Stern* alarmierte im Herbst 1969 ihre Leser mit der (zumindest damals völlig unsinnigen) Behauptung, jeder zweite Oberschüler über 15 habe schon Haschisch probiert, und jeder dritte rauche es regelmäßig einmal im Monat. Etwa ein halbes Jahr später kolportierte in derselben Illustrierten die Kolumnistin ›Sybille‹ die (Falsch-)Meldung, Herbert von Karajan wolle sein nächstes Konzert unter Einfluß von Haschisch oder LSD einstudieren. Der (höchst unsachlichen) Abschreckung folgte also die (ebenso unsachliche) Verharmlosung in Form von High-Society-Klatsch. Dieses ›Wechselbad‹ ist typisch für die Art, in der über ein wirklich beunruhigendes Problem, das immerhin einen recht hohen Prozentsatz der jungen Generation betrifft, völlig unreflektiert diskutiert und pseudo-informiert wird.

Der hervorragend gemachte Farbfilm »Easy Rider« betreibt im Grunde die gleiche Augenwischerei, während er vorgibt, den ›Alltag‹ zweier Drogenkonsumenten zu porträtieren, samt *dealing, trip* und jähem Tod. Die Berichterstattung über die Ermordung des Weltstars Sharon Tate und einiger anderer Prominenter durch die Hippie-Kolonie des selbsternannten Welterlösers Charles Manson, hinter der man eine ungeheuerliche Rauschgiftsensation vermutete und zunächst auch einmal lautstark propagierte (obwohl sich gerade dieser Vorwurf als relativ unbedeutend herausstellte), trug ebenfalls kräftig dazu bei, den Drogenrummel noch anzuheizen.

Wenn es schließlich heißt, LSD sei zum Statussymbol Hollywoods geworden (*Cosmopolitan* Nr. 11, 1963) oder alle Beat-Musiker würden so schöne und aufregende Musik schaffen, weil sie permanent *stoned* sind (unter Drogeneinfluß stehen) – verwundert es da noch, daß die häufig sehr unkritischen Jugendlichen, denen es nur noch um den *kick*, den kleinen Wochenend-*trip* geht, zu den Drogen greifen? Von

---

* Jetrium ist ein Medikament auf der Basis eines synthetischen Opiates.

›Bewußtseinserweiterung‹ oder gar kritischer Selbsterforschung bleibt dann überhaupt nichts mehr übrig.

Ein letztes Beispiel: Marihuana hatten die Beatles schon entdeckt, als sie noch in Hamburg auf der Reeperbahn spielten und kein Mensch sie außerhalb ihres Auftrittslokals kannte. 1967 waren sie weltberühmt, verdienten Millionen und probierten das gerade modisch werdende LSD. »Es war, als ob ich nie zuvor richtig geschmeckt, gesprochen, gesehen, gedacht oder gehört hätte«, berichtete später der Gitarrist George Harrison. »Zum ersten Male in meinem Leben vergaß ich mein Ich« (Davis 1968).

Wie die langen Haare, die bizarre Kleidung und das Gehabe der Beatles, der Rolling Stones und der anderen Beat-Bands wurde von ihren Millionen junger Anhänger auch der solchermaßen gepriesene, in den Liedern entsprechend dargestellte Drogenkonsum nachgeahmt. Mit einem bedeutenden Unterschied: Als zum Beispiel die Beatles sich von den Drogen ›lossagten‹, hatte dies nicht einen Bruchteil jener Publicity, die die Drogenwelle aufschaukeln half!

Verherrlichung und auch andrerseits die Verteufelung (die oft ebenso stark wirken kann) der Rauschdrogen durch die Massenmedien tragen einen Großteil der Schuld an den vielen ›Umsteigern‹ auf die harten Drogen – nicht zuletzt, weil die meist unsachliche Berichterstattung über schöne *trips* und *horror trips* die Konsumenten der milderen Cannabis-Produkte naturgemäß enttäuschen mußte. Nicht umsonst heißt es unter den Leuten, die *in* sind: »Heroin hält, was Haschisch verspricht.« Daß Heroin auch neue, oft tödliche Gefahren bringt – davon ist nicht oder nur am Rande die Rede.

Aber diese zwiespältige Einstellung zum Rausch und seinen Erzeugern ist auf der anderen Seite auch verständlich. Denn so traurig die Folgen des Drogenmißbrauchs in vielen einzelnen Fällen und für die Gesellschaft als Ganzes auch sein mögen: die bizarre Folklore und die aufregenden Geschichten, die sich um die *scene* rankten, sind doch auch interessanter Gesprächs- und Lesestoff. Bereits der Slang der Junkies (s. Kasten) spiegelt diese Mischung aus Faszination und makabrer Lust am Scheitern, aus Depression und Aggression wider.

Ende der 80er Jahre hat man sich an die Drogenmisere gewöhnt. In den Massenmedien sind sie kein spezielles Thema mehr. Das Problem freilich ist größer denn je: eine Verdrängung mit gigantischen Dimensionen.

Der Slang der Drogen-Szene
(Die gängigsten Ausdrücke für die wichtigsten Drogen findet man
bei → Cannabis, S. 80, → LSD, S. 220, und → Opiate, S. 305)
acid: wörtl. »Säure«, amerik. Bezeichnung für LSD (Lysergsäure);
davon abgeleitet
acid head: wörtl. »Säurekopf«, amerik. Bezeichnung für jemanden, der
LSD nimmt
Ameisenhandel: Schmuggel in kleinen Mengen, z. B. durch Touristen
und Gastarbeiter
»An der Nadel hängen«: süchtig sein, speziell von Opiaten, die
gespritzt werden
»Augen auf Null stellen:« sterben (infolge Drogenmißbrauchs, speziell
durch Heroin)
ausflippen: starken Rauschzustand erleben (speziell durch Halluzinogene wie → LSD oder → Haschisch)
clean: wörtl. »sauber«, amerik. Bezeichnung für den Zustand eines
Fixers nach gelungenem körperlichem Entzug, d. h. wenn sein Körper
kein Gift mehr enthält und keine Gegengifte (die die Entzugsschmerzen
hervorrufen) mehr produziert
cold turkey: starke Gänsehaut, die beim plötzlichen Entzug von
→ Opiaten entsteht, von daher diese amerik. Bezeichnung für
Entzugserscheinungen überhaupt
come down: körperliches und seelisches Mißbehagen beim Nachlassen
akuter Drogenwirkung; kommt vor allem bei Weckaminen vor, aber
auch bei LSD
Connection: wörtl. »Verbindung«, amerik. Bezeichnung für die
Rauschgifthändlerbanden und die von ihnen benützten Wege, z. B. »French
Connection«, »Pizza Connection« (→ Opiate, S. 325f.)
dealer: Drogenhändler
»den Drachen jagen«: Bezeichnung für die in Asien übliche Art,
Opium in Pfeifen zu rauchen oder Heroin auf Stanniol zu erhitzen und
durch ein Röhrchen zu inhalieren
Drogist: einer, der Drogen nimmt, vor allem Opiate
»dröhnen«: Heroin spritzen, genauer: das starke Gefühl beim Einsetzen der Giftwirkung spüren (auch: »der Stoff dröhnt mächtig« – d. h. es
handelt sich um eine stark wirkende Droge, meist Heroin)
drücken: s. fixen
fixen: Opiate spritzen; davon **anfixen** im Sinne von: jemanden mit
Opiaten bekannt machen
flash: wörtl. »Blitz«, amerik. Bezeichnung für die schlagartig einsetzende Rauschwirkung, wenn – beispielsweise – Heroin direkt in die
Vene gespritzt wird
flashback: wörtl. »rückwirkender Blitz«, amerik. Bezeichnung für eine
merkwürdige Erscheinung nach manchem LSD-Rausch, wenn – sogar
Monate – später auch ohne neuerliche Halluzinogen-Zufuhr ein
Rauschzustand eintritt, mit psychoseähnlichen Wahnvorstellungen
(wurde auch schon bei Haschischkonsum beobachtet)

»goldener Schuß«: makabre Bezeichnung für die letzte Heroinspritze, die sich ein Süchtiger setzt, freiwillig oder unbewußt (oder infolge falsch kalkulierter Dosis, weil das illegal erstandene Gift zu hochprozentig war)

gun: wörtl. »Kanone«, amerik. Slang für (Opiat)-Spritze

head shop: eigentlich »acid head shop« (→ acid head), amerik. Slang für einen Laden, der sich auf den Verkauf von Zubehör für den Drogenkonsum (Haschischpfeifen etc.) spezialisiert hat

high: Bezeichnung für den Zustand des Berauschtseins, vor allem durch ein Halluzinogen der Cannabis-Gruppe

Hit: eine Portion Heroin (aus einem Gramm Heroin erhält man bis zu 20 Hits)

joint: mit Haschisch oder Marihuana präparierte Zigarette

junk: wörtl. »Dreck, Abfall«, amerik. Bezeichnung für harte Drogen, davon abgeleitet:

Junkie: Drogensüchtiger

horror: akuter Angst- und Spannungszustand durch Halluzinogeneinfluß, in Verbindung mit depressiver Verstimmung

kick: intensive, positiv erlebte Rauschwirkung, insbesondere der oft schlagartig einsetzende Beginn (wahrscheinlich abgeleitet vom »Kickstart« beim Motorradfahren)

»kicking the habit«: wörtlich »die Gewohnheit wegtreten«, amerik. Slang für die Körperbewegungen, die ein Süchtiger beim Entzug infolge der starken Schmerzen vollführt, Bezeichnung für den Vorgang des Entzugs überhaupt

kiffen: Cannabis rauchen (von arab. **kif** – Cannabis)

koksen: Kokain schnupfen

linken: jemanden betrügen, speziell einen anderen Drogenkonsumenten

needle park: wörtl. »Nadel-Park«, amerik. Slang für einen Treffpunkt von Drogenhändlern und -konsumenten

pusher: wörtl. »Stoßer«, amerik. Slang für Händler harter Drogen

scene: die »Szene«, in der sich das Leben der Drogenabhängigen abspielt

schießen: sich eine harte Droge spritzen (Opiate, Kokain, Amphetamin)

schnüffeln: Lösungsmittel inhalieren und sich dadurch berauschen

shit: wörtl. »Scheiße«, amerik. Slang für Haschisch

sniefen: Slang der Drogen-Szene für das Schnupfen von sehr reinem Heroin

speed: wörtl. »Geschwindigkeit«, amerik. Bezeichnung für → Amphetamine

stoned: wörtl. »wie ein Stein sein«, amerik. Slang für den langsamen, sich »schwer« anfühlenden Zustand bei einem starken Haschischrausch

trip: wörtl. »Reise«, amerik. Ausdruck für einen Drogenrausch mittels Halluzinogen (→ LSD, → Cannabis), bei dem man eine »Reise in die Innenwelt« antritt

Drogen und Politik
Manche Gruppen der außerparlamentarischen Opposition (APO) benützten noch 1969 die Rauschdrogen als politisches Argument. Sie empfahlen sogar in einigen Fällen ihren Konsum den Jugendlichen, »damit sie sich rascher von zu Hause emanzipieren können« (Kirchgässer 1970). Stark linksorientierte Gruppen setzten Rauschdrogen als Bürgerschreck ein. Folgerichtig verwendete man sie als Waffe gegen die etablierte ältere Generation. Womit kann man autoritäre Eltern, kann man das reaktionäre Establishment leichter verunsichern als durch die Propagierung von Drogen als Mittel zur Zerstörung der Gesellschaftsordnung?

Es ist hier nicht der Platz, um zu überlegen, welche sozialpolitischen Konsequenzen sich für ein hochorganisiertes gesellschaftliches System wie die Bundesrepublik ergäben, wenn vielleicht fünf Prozent der nachwachsenden Generation durch exzessiven Drogenkonsum ausfallen würden. Man kann jedoch mit gutem Gewissen annehmen, daß es eine echte Katastrophe wäre, denn die Gesellschaft kommt nicht einmal mit ihren drei Prozent Alkoholikern, ihren zwei Prozent Geisteskranken, ihren anderen körperlich oder psycho-sozial Geschädigten sowie ihren Arbeitsunfähigen und Alten zurecht.

Die intelligenteren APO-Anhänger haben inzwischen – wie auch die Angehörigen der amerikanischen »Black Panthers« – erkannt, daß die Drogen ihren Zielen nur schädlich sind (»Hasch macht dumm!«). Wer aus der sozialen Wirklichkeit in den Rausch ausweicht oder flieht, kann politisch nicht mehr aktiv sein, kann nicht mehr konstruktiv auf die Veränderung und Verbesserung dieser Wirklichkeit hinarbeiten, vor allem aber nicht mehr die Enttäuschungen und Rückschläge verkraften, die mit jeder Weltverbesserung verbunden sind.

Den Spieß umzudrehen und die Rauschdrogen als »Produkt des Kapitalismus« hinzustellen, wie es der Frankfurter Mediziner und Marxist Hartmut Mörschel (1970) tat, ist nicht nur reichlich fruchtlos, sondern geht auch an den Tatsachen vorbei:

● Die sozialistischen Staaten haben ebenfalls ein Drogenproblem, wenn sie es auch besser zu unterdrücken wissen (vom Scheidt 1973; Pritzel 1978; Mück 1979)

● der vermutlich größte Produzent und Lieferant illegalen Rohopiums ist das kommunistische China, das sich als das sozialistischste und antikapitalistischste Land der Welt gebärdet.

Welche Rolle die Politik bei den Rauschdrogen spielt, ließe sich an Dutzenden von Beispielen aufzeigen. So dürfte das Coca-Kauen nicht zuletzt deshalb für einige südamerikanische Regierungen so wenig störend sein, weil sich Drogenkonsumenten wahrscheinlich leichter regieren lassen als Nüchterne. Innenpolitisch spielte die Drogen-Gesetzgebung in den USA ganz bestimmt eine wichtige Rolle bei der Bekämpfung der militanten Negerorganisationen und der linksgerichteten Studenten, die sehr lautstark gegen den Krieg in Vietnam und andere Mißstände protestierten – mit entsprechenden Paragraphen lassen sich bei einer Bevölkerungsgruppe, die für ihren Drogenkonsum bekannt ist, leicht Handhaben für Hausdurchsuchungen und dergleichen finden.

Die Münchner Rock-Gruppe »Sparifankal« hat – in original bayrischem Dialekt – eine solche Haussuchung textlich und musikalisch sehr polemisch-böse beschrieben (Sparifankal 1978).

Außenpolitisch wissen die USA die internationalen Rauschmittelabkommen geschickt zu nützen, um Druck auf die Regierungen von unterentwickelten Ländern auszuüben. Das Beispiel Persien wurde bereits erwähnt; ein anderes gutes Exempel liefert Mexiko, auf das von Zeit zu Zeit gewaltiger Druck ausgeübt wird, damit es die Mohn- und Hanffelder auf seinem Territorium verbrennt. Der Türkei schließlich sollte, auf Betreiben von rund 100 Abgeordneten des US-Repräsentantenhauses, keine Entwicklungshilfe mehr gewährt werden, solange sie den Anbau von Mohn zur Opium-Gewinnung nicht einstellt. Das gleiche wurde allen anderen Herkunftsländern von Rauschdrogen angedroht (Süddeutsche Zeitung vom 11. 7. 1970).

Die Motive mögen noch so edel scheinen – auch rein machtpolitische Motive spielen dabei mit, wobei die Drogen jeweils als willkommener Anlaß dienen.

Aber auch die Sowjetunion reitet auf der Drogen-Welle mit. Als es 1969 zu den blutigen Grenzzwischenfällen mit China kam, behauptete die Parteizeitung *Prawda*, »rund 500 diensteifrige und durch Heroin angefeuerte Rotgardisten« seien in einen chinesischen Grenzposten eingerückt (Süddeutsche Zeitung vom 21. 8. 1969).

Offensichtlich lassen sich die Rauschdrogen zu allem benützen – zumindest in der Propaganda.

Die eminente kulturpolitische Rolle einer Droge für ein ganzes Volk haben Joachim Gantzer und Mitarbeiter untersucht in ihrer Studie *Der Coca-Gebrauch bei den Andenindianern in Peru* (1975). (Näheres → Kokain)

Der Libanon fördert ganz offen einen gigantischen Rauschgifthandel, um Waffen und Munition mit Haschisch bezahlen zu können (s. oben

S.418). In Kolumbien bestechen Rauschgiftschmuggler Richter und Polizisten, finanzieren Parteien und einzelne Politiker. Nach Schätzungen der amerikanischen Drogenbekämpfungsbehörde DEA überstieg der Wert des Schmuggelguts – mit 1,2 Milliarden Dollar – allein 1976 den des traditionellen Exportguts einer weit harmloseren Genuß-Droge: Kaffee (*Der Spiegel*, Nr. 28, 1978). Und inzwischen heißt es, daß das südamerikanische Land Rauschgift (Marihuana, Kokain) im Wert von (1978) 30 Milliarden Mark in alle Welt exportiert – das entspräche dem 7,5fachen des gesamten kolumbianischen Staatshaushalts! (*Stern* Nr. 13, 1979).

Das Schmuggelgut wird auf der sich neu etablierenden »Columbian Connection« per Schiff oder sogar per Flugzeug in die USA und nach Europa geliefert. Im Juni 1979 ging eine viermotorige DC 4 auf einer kaum befestigten Landstraße bei Baton Rouge/Louisiana nieder; an Bord entdeckte die alarmierte Polizei nicht nur sieben Tonnen feinstes Marihuana, sondern auch noch eine Million Aufputschtabletten (Amphetamine).

Kein Wunder, daß bei solch modernen Schmuggelmethoden auch die Gegenwehr immer aufwendiger (und damit auch teurer) wird: Die amerikanischen Behörden setzen sogar schon Aufklärungssatelliten der NASA ein, die von südamerikanischen Agenten der DEA avisierte Schmuggelschiffe bis zu den Küstengewässern verfolgen, wo sie von der Küstenwache in Empfang genommen werden.

Zweierlei Maß für Gesundheit

Mit welcher Berechtigung – und vor allem mit welcher Begründung – will man die halluzinogenen Substanzen beim heutigen Stand der Wissenschaft (→ Cannabis, → LSD) in einer Gesellschaft verbieten, die jährlich für so eindeutig gefährliche Mittel wie → Alkohol und → Zigaretten 70 Milliarden DM* ausgibt (1987)? Für beides darf in einem ungeheuren Umfang mit den suggestivsten Argumenten geworben werden,

● ungeachtet jener 1,8, vielleicht sogar schon 2 Millionen Alkoholsüchtigen, die es in der Bundesrepublik gibt, und der Tatsache, daß bei jedem vierten Verkehrsunfall mit tödlichem Ausgang ›Alkohol am Steuer‹ beteiligt ist,

---

* Nach Angaben der »Deutschen Hauptstelle für Suchtgefahren« betrugen allein die Steuereinnahmen 1968 in der BRD für Alkoholika 3,3 Milliarden, für Tabakwaren 6 Milliarden DM. 1973 erbrachten die Alkoholsteuern bereits 4,9 Milliarden DM, die Tabaksteuern 8,8 Milliarden und 1987 waren es schon rund 6 Milliarden Alkoholsteuern bzw. 14 Milliarden Tabaksteuern!

● ungeachtet jener sprunghaften Zunahme des Lungenkrebses und der Kreislaufschäden, die inzwischen nahezu einhellig dem Zigaretten-Konsum zugeschrieben werden (→ Genußdrogen).

Ein nicht weniger merkwürdiger Tatbestand ist, daß man nichts gegen den riesenhaften, weiter kräftig anschwellenden Tabletten-Mißbrauch unternimmt. Zum Beispiel werden unbedenklich weiter Barbiturate und neuerdings Methaqualone (→ Schlafmittel) verschrieben (1984 mehr als 30 Millionen Packungen), obwohl schwere medizinische Bedenken gegen einen Dauergebrauch bestehen. Nicht weniger hemmungslos werden Amphetamine konsumiert (1984 2 Millionen Packungen), obwohl auch hier große Einwände bestehen (→ Weckamine).

Am beunruhigendsten sieht es mit den Tranquilizern aus (1968 50 Millionen Packungen). Allein von dem Präparat Valium wurden 1967 mehr als 250 Millionen Tabletten verbraucht, womit es an die vierte Stelle des Medikamenten-Konsums in der Bundesrepublik nach drei Schmerzmitteln rückte. Hans Hippius (1970) gibt an, daß in der Bundesrepublik inzwischen jährlich Tranquilizer im Wert von 45,2 Millionen DM umgesetzt werden. Der prozentuale Anteil der Tranquilizer am Gesamtumsatz der Psychopharmaka nimmt ständig zu, ja diese Tabletten haben manchmal den Alkohol schon verdrängt.

Als ich (J. v. Sch.) das »Institut für Arzneimittel« des Bundesgesundheitsamtes anschrieb, um neueres Zahlenmaterial zu erhalten, lautete die Antwort des zuständigen Referenten lakonisch:

»Es tut mir leid, daß ich Ihnen auf Ihre Anfrage keine befriedigende Antwort geben kann. Daten über Gebrauch und Mißbrauch von Schlafmitteln, Schmerzmitteln usw. existieren bei uns nicht. Sie könnten diese praktisch nur über die Hersteller und die Industrieverbände erhalten. Im allgemeinen werden die Zahlen aber wohl gehütet« (→ auch Schlafmittel, → Medikamente).

Die Werbung ist dementsprechend ausgesprochen aggressiv-manipulierend. In einer für Ärzte bestimmten Information für den Tranquilizer Librium heißt es, analog zur Waschmittelpropaganda: »Das Potential eines Jahrhundert-Moleküls – jetzt optimal nutzbar.« Man erreiche mit dem Medikament »keine Scheinlösung für Probleme, sondern eine Lösung für Scheinprobleme«. Diese Argumentation untermauert genau jene Haltung mancher Ärzte, daß neurotische Probleme gar keine richtigen Probleme seien – als habe Sigmund Freud niemals die seelischen Ursprünge dieser Schwierigkeiten und eine Möglichkeit ihrer Heilung durch Psychotherapie (ohne Medikamente, aber mit großem Zeitaufwand) entdeckt.

Daß man den Patienten mit der Verschreibung solcher Psychopharmaka in keiner Weise hilft, zeigt der umfangreiche Mißbrauch, den sie damit treiben (müssen). Neue Forschungen haben zudem den seit geraumer Zeit schwelenden Verdacht verstärkt, daß anhaltende Verwendung von Psychopharmaka das Herz angreift (Kaltenbach 1970).

Wenn in jeder elterlichen Hausapotheke für die momentane »Lösung« seelischer Probleme ein gutes Dutzend solcher Mittel bereitstehen (Alkohol und Zigaretten mit inbegriffen), so darf es niemanden wundern, wenn die Kinder bedenkenlos zur »Lösung« ihrer nicht weniger echten und schmerzhaften Probleme zu den ihnen vertraut gewordenen Mitteln, nämlich den Rauschdrogen, greifen.

Eine Fragebogenstudie des Züricher Hygieneforschers K. Bättig bei 307 Studenten hat allerdings ergeben, daß Rauschdrogen weit hinter den üblichen Mitteln zurückstehen. Von den Befragten konsumierten:

- 81,4 % Alkoholika,
- 43,6 % Schmerztabletten,
- 16,6 % Tranquilizer,
- 12,4 % Weckamine,
- 4,9 % Schlafmittel,
- 18,6 % Cannabis (Haschisch, Marihuana).

Auch was die Häufigkeit des Konsums angeht, stand Alkohol bei weitem an der Spitze, gefolgt von Schlafmitteln, Tranquilizern, Weckaminen und schließlich Cannabis (in dieser Reihenfolge).

Zur elterlichen Hausapotheke hat sich inzwischen auch eine für die Kinder gesellt. Aufputschmittel nach Art der → Amphetamine verschreibt der Hausarzt noch immer dem Schüler, der morgens nicht so recht wach wird – oft ohne es zu wollen. Denn der Hausarzt hat oft keine Ahnung – oder nimmt nicht zur Kenntnis –, daß beispielsweise der Tranquilizer AN-1 den Amphetaminen verwandt ist und – genau wie das Schmerzmittel Rosimon-neu – in der Drogen-Szene gerne zum an*turnen* mißbraucht wird. (Sowohl AN-1 wie Rosimon-neu waren lange sogar frei verkäuflich; erst 1972 wurden sie – gegen den massiven Widerstand der Hersteller – unter Rezeptpflicht gestellt, weil sich herausstellte, daß diese Präparate im Körper wahrscheinlich in ein echtes Amphetamin umgewandelt werden und dann ähnlich wirken.)

Das Zusammenwirken von pharmazeutischer Industrie (die immer neue Medikamente auf den Markt bringt, dessen unerbittlichen Gesetzen sie folgen zu müssen glaubt), Ärzten (die diese Präparate guten Glaubens an ihre angebliche Wirkung und angebliche Harmlosigkeit tonnenweise verschreiben) und Apothekern (die diese Mittel ebenso guten Glaubens verkaufen) wirkt sich verhängnisvoll aus. Das sei hier nicht am Beispiel von solch offensichtlichen Katastrophen demonstriert wie »Contergan« (dem Schlafmittel, das sich in unzähligen Tierversuchen als harmlos erwies und das dann zu Tausenden von mißgebildeten Kindern führte) und »DES/Stilböstrol« (das noch die Enkelinnen der Mütter mit Krebs bestraft, die es ahnungslos zwei Generationen vorher eingenommen hatten)*. Weit schlimmer erscheinen uns jene Medikamente, mit denen Kinder bereits daran gewöhnt werden, daß mit ihnen Erschöpfung und Streß-Reaktionen, die beide ausgesprochen natürliche und gesunde Reaktionen des Körpers auf Überbelastung darstellen (Vester 1976), angeblich »behandelt« werden können. So heißt es in einer Werbebroschüre, welche in Apotheken zu erhalten ist, und auf großen reißerisch aufgemachten Werbeplakaten in den Schaufenstern der Apotheken von »teentonic«, dem »einzigen Jugendtonicum mit HPL-Substanz« und der »biologischen Gehirnnahrung«:

»Konzentrationsmangel – Schulstreß – schlechte Noten: Jetzt können Sie Ihrem Kind helfen, seine Leistungsfähigkeit in der Schule entscheidend verbessern...«

Wie geschieht das? Die Broschüre erklärt, daß Schulstreß zu Denkblokkaden, Erinnerungslücken, Unsicherheit und Nervosität führe, »auch bei normal oder überdurchschnittlich begabten Kindern«. Und dann folgt die ungeheuerliche, weil extrem einseitige, Behauptung: »Motorische Unruhe, Konzentrationsschwächen, sogar hirnorganische Störungen sind auf eine Überforderung des jungen Gehirns, insbesondere seiner Zellstruktur, zurückzuführen.« Die entsprechenden Mängel und Ausfallerscheinungen, speziell ein Mangel an Phospholipiden, werden natürlich von »teentonic« ausgeglichen. Das mag durchaus der Fall sein. Aber in der raffiniert aufgebauten Argumentation, die sehr anschaulich die physiologischen Folgen von Streß auf das Gehirn beschreibt und zu der rein medikamentösen »Lösung« hinführt, steht nicht ein einziges Wort davon, daß Streß, und ganz besonders der Schul-Streß, in erster Linie ein Resultat seelischer und sozialer Überlastung der Kinder ist. Wen wundert es, daß diese selben Kinder – die schon in jungen Jahren lernen, komplizierte körperlich-seelisch-soziale Zusammenhänge zu einseitig auf Körperliches reduziert zu sehen – wahrscheinlich bald darauf ihre nervöse Unruhe und Unzufriedenheit mit Nikotin und Alkohol »behandeln« und noch ein wenig später denselben

---

* Näheres zu »Contergan« und »Stilböstrol« findet sich in H. Ruesch, Nackte Herrscherin (S. 363 bzw. S. 383), München 1978.

440

Störungen mit noch massiveren Mitteln wie Haschisch und Heroin zuleiberücken (buchstäblich: zuleibe, weil ja für das Seelenleben und das soziale Leben nichts getan wird)!

Was bislang mehr vermutet wurde, als daß man es genau wußte, hat eine Untersuchung der Universität Münster bestätigt: Demnach nehmen drei Viertel aller Jungen und Mädchen im Alter von 14 bis 19 Jahren Medikamente ein, die nicht der Arzt verordnet hat, sondern die die Eltern verabreichten oder die von den Jugendlichen eigenmächtig der – offenbar wohlgefüllten – Hausapotheke entnommen wurden. Für diese Entwicklung werden in erster Linie die Eltern verantwortlich gemacht. Die Kinder bekommen mit, wie die Eltern die Probleme des Alltags durch das Schlucken von Tabletten zu bewältigen suchen: »Greifen die Erwachsenen bei jedem Unwohlsein oder seelischen Verstimmung zur Tablette, so gewinnen die Kinder den Eindruck, dies sei normal und ahmen es nach. Die Jugendlichen werden dadurch nicht nur zur Lebens-untüchtigkeit angeleitet sondern auch an die Drogenszene herange-führt« (Selecta Nr. 21, 1980, S. 2180).

Allerdings machen verschreibungsfreudige Ärzte diese Tendenz zur medikamentösen Konfliktverdrängung leicht. Und Apotheker sind gelegentlich sogar bereit, auch ohne Rezept suchterzeugende, und deshalb verschreibungspflichtige, Tabletten zu verkaufen. Ein Apothe-ker aus dem bayrischen Erding wurde 1980 zu einer Freiheitsstrafe von neun Monaten (mit drei Jahren Bewährung sowie 25 000 Mark Geld-buße) verurteilt, weil er – genau wie seine mitverurteilte Ehefrau und eine Angestellte – an einige Kunden → Appetithemmer sowie Auf-putschmittel und Valium abgab. Eine Frau, die als Zeugin auftrat, gab an, ohne Probleme auf diese Weise ihren täglichen Tablettenkonsum von zuletzt 30 bis 50 Stück gedeckt zu haben. »Die kleine oder die große Packung?«, war nach ihrer Aussage die einzige Frage, die man ihr ab und zu stellte. Das Gericht stellte erschwerend in Rechnung, daß die psy-chisch sehr gestörte, willensschwache Kundin durch den Apotheker in ihrem Suchtverhalten nicht noch leichtfertig hätte unterstützt werden dürfen – er habe sich damit praktisch der Beihilfe zur Körperverletzung schuldig gemacht (Quast 1980).

Eine Karikatur in der »Weltwoche« stellt dieses reibungslose Zusam-menspiel von pharmazeutischer Industrie, Ärzten, Apotheker und den nicht minder bereitwillig mitspielenden Patienten-Kunden drastisch in einer Szene dar. Sie zeigt zwei Frauen im Wartezimmer eines Arztes, von denen die eine gerade feststellt: »Ich bin zur Kontrolle hier. Ich nehme zur Zeit überhaupt nichts ein, und das ist mir unheimlich«.

Drogenfahnder haben sogar Apotheker erwischt, die rezeptpflichtige Präparate in großem Stil abgaben. Einen nahm man mitten im Frankfurter Bordellmilieu fest, als er auf offener Straße 1200 Tabletten Mandrax feilbot (Loos)!

Rituale des Drogenmißbrauchs?
Dieselbe Gesellschaft, die per Gesetz und polizeilicher Verfolgung den Händlern und Konsumenten der Rauschgifte den Kampf angesagt hat, duldet, ja fördert (weil Arbeitsplätze auf dem Spiel sind) das Angebot solcher bedenklicher Medikamente – gegen die rein medizinisch und pharmakologisch derzeit natürlich kaum etwas einzuwenden ist, weil sie ja in vielen Tierversuchen* auf ihre Unbedenklichkeit für den Menschen getestet worden sind.

Dieselbe Gesellschaft duldet es auch, daß kosmetische Produkte ungeniert mit dem exotischen Hauch von Rauschgiften werben: Die Französische Firma Yves Saint Laurent hat 1979 eine ganze Gruppe solcher Parfüms, Seifen und Badezusätze mit dem Namen »Opium« angepriesen! In den USA haben sich verschiedene Bürgerinitiativen gegen diese Produktwerbung gewendet, darunter die Organisation chinesischstämmiger Einwanderer, die sich diskriminiert fühlt, weil durch »Opium« eine Gedankenverbindung zu »chinesischen Lasterhöhlen« hergestellt werden könnte.

Dieselbe Gesellschaft, hier exemplifiziert durch die der USA, nimmt es auch mit wenig Aufregung hin (von gelegentlichen Lippenbekenntnissen abgesehen), daß jeder Trinker die Volkswirtschaft pro Jahr 4910 Dollar und jeder Raucher 4590 Dollar kostet, daß Raucher und Trinker die amerikanische Gesellschaft allein 1976 knapp 60 Milliarden Dollar an verlorener Arbeitszeit, ausgefallener Produktion und notwendiger ärztlicher Versorgung gekostet haben (Luce und Schweizer 1978). Und ein deutsches Exempel: Zwölf Prozent aller Arbeitnehmer in der Hamburger Metallindustrie trinken nach Angaben der Unternehmer am Arbeitsplatz und zu Hause so viel Alkohol, daß ihre Leistungsfähigkeit sichtbar beeinträchtigt ist. Die Gewerkschaft hat dagegen natürlich protestiert, auch gegen den angeblich auf diese Weise verursachten Schaden von rund 15 Millionen Arbeitsstunden oder 100 Millionen Mark (Siemens 1977). Entsprechende Klagen anderer Berufszweige bis hin zur Beamtenschaft bestätigen solche Vorwürfe freilich. Aber es sind im Grunde Vorwürfe, die niemand recht ernst nimmt, denn was würde passieren,

---

* Zur Problematik der Tierversuche → RA IV, S. 623 f.

wenn über Nacht Alkoholika und Tabakwaren verschwinden würden und die Menschen ihre nervösen Anspannungen und Frustrationen nicht mehr mit Hilfe dieser Pseudo-Medikamente bewältigen bzw. verdrängen könnten? (→ auch Genuß-Drogen)

Die erwachsenen Raucher und Trinker sind die Vorbilder für die jüngeren Jahrgänge, für Schüler und Lehrlinge. Die beiden anderen Volks*drogen* Fernsehen* und Autofahren, die verwandte Funktionen haben dürfte, was Verdrängung von Frustrationen und Überbrückung langweiliger Zeiten angeht, seien hier nur noch am Rande erwähnt (zur »Droge im Wohnzimmer« s. die Untersuchung von M. Winn, 1979).

Es gibt viele Ungereimtheiten, die einem erst bewußt werden, wenn man sich intensiv mit den kulturellen und gesellschaftlichen Hintergründen des Drogenproblems, mit seiner Kulturgeschichte und Soziologie beschäftigt. So fordert in den USA jährlich

- das Heroin 4000 Tote (Bundesrepublik 1987: 442)
- der Alkohol 40000 Tote (Bundesrepublik 1987: ca. 3000)
- das Nikotin 350000 Tote (Bundesrepublik 1987: 153000)

Aber mit dem Rauschgift Heroin lassen sich bessere Schlagzeilen machen. In den USA starben 1978 an der Folge von mißbrauchten Schlafmitteln, die es legal (wenngleich oft nur auf Rezept) in jeder Apotheke zu kaufen gibt, doppelt so viele Menschen als an Heroinmißbrauch – aber Heroin gilt als das gefährlichere Präparat. Für unzählige Medikamente, von oft höchst zweifelhaftem Wert, sowie für Alkoholika und Zigaretten darf unverhohlen geworben werden – aber wer in Büchern oder Zeitschriften »Drogen verherrlicht«, der muß, aufgrund eines geplanten neuen Gesetzentwurfs (Paragraph 28) demnächst vielleicht mit Freiheitsstrafe bis zu drei Jahren oder Geldstrafe rechnen. Autofahren ist eine gefährliche Angelegenheit, bei der in der Bundesrepublik jedes Jahr 15000 Menschen ums Leben kommen (davon jeder vierte durch »Alkohol am Steuer«) und Hunderttausende verletzt werden, zum Teil schwer. Aber diese Opfer der »Droge Autofahren« (und für viele, gerade jüngere Autofahrer ist es in der Tat eine Art Rauschdroge, bei der sie ein fragwürdiges Gefühl von »Freiheit und Abenteuer« im Geschwindigkeitsrausch austoben) werden hingenommen.

---

* Zwei bis drei, manchmal sogar vier Stunden täglich verbringen viele deutsche Kinder vor dem Fernseher, der bereits als »elektronischer Babysitter« bezeichnet wurde – das entspricht ziemlich genau der Zeit, die ein kräftiger Alkohol- oder Haschischrausch anhält! Amerikanischen Untersuchungen zufolge (vom Scheidt 1973, S. 204 f.) gibt es in den USA inzwischen unzählige Kinder, die in den einprägsamen ersten achtzehn Lebensjahren nur 16000 Stunden in die Schule gehen, aber 20000 Stunden vor dem Fernseher sitzen!

»Etwa zwei bis drei Stangen, also zirka 400 bis 600 Stück Zigaretten, drei Liter Weißwein und acht Flaschen Rotwein in 7-cl-Flaschen abgefüllt, neun Gläschen gebrannten Wassers, vierzehn gestreßte Tage, drei schlaflose Nächte, ein Migräneanfall und siebzehn Kopfwehtabletten« waren für die Autoren, die Schauspieler und den Regisseur einer Fernsehsendung nötig, die sich ausgerechnet mit dem Thema ›Gesundheit‹ befaßte – Kommentar überflüssig, desgleichen weiterer Hinweis, welche Vorbilder da gerade einer Jugend geliefert werden, die man vor den Rauschdrogen bewahren möchte… (Tages-Anzeiger, Zürich, vom 12. 4. 1980).

Wenn es »dem Staat«, wenn es »der Gesellschaft« wirklich ernst wäre mit der Bekämpfung des Drogenmißbrauchs – würden dann die oben genannten Beispiele überhaupt heute noch möglich sein, wo man nach neuesten Hochrechnungen befürchten muß, daß infolge der beobachtbaren Trends im Jahr 2010, also in drei Jahrzehnten, die Zahl der Süchtigen die der Nichtsüchtigen bereits übersteigen wird?

Man setzt zwar inzwischen sogar Weltraumsatelliten zur Beobachtung von Schmuggelschiffen ein (Stern Nr. 40, 1978) – aber zur Bekämpfung des Terrorismus (der in einem Jahrzehnt weniger Todesopfer forderte als der Rauschgifthandel in einem einzigen Jahr – so ein Drogenfahnder (Der Spiegel Nr. 35, 1979, S. 88), wendet man zehnmal soviel Geld und Personal auf wie zur Bekämpfung des Drogenhandels! (Vielleicht weil das Leben prominenter, den Staat repräsentierender Politiker und Wirtschaftsführer schützenswerter ist als das namenloser Kinder, Jugendlicher, Heranwachsender?)

»Wenn Sie Ihre Stereoanlage bei uns kaufen, sparen Sie genügend Geld, um sich vor Freude sinnlos zu betrinken…« ist die Mentalität dieses Werbespruchs vielleicht repräsentativ für die Mentalität, die wir inzwischen in puncto »Freude« entwickelt haben? Dann darf es nicht mehr verwundern, daß immer mehr Angehörige gerade der heranwachsenden Generation in den Drogen ihr Heil suchen. Mangels besserer Vorbilder. Es gab bereits einmal ein sehr prominentes Vorbild, einen Politiker, der zum Schluß seines Lebens »zeitweilig 28 verschiedene Mittel« zu sich nahm. Sein Leibarzt mußte, um seine Leistungsfähigkeit künstlich hochzuhalten, »im Laufe der Zeit zu immer stärkeren Mitteln in zusehends kürzeren Abständen greifen, dann aber wiederum Gegenmittel mit sedativer Wirkung verabreichen, um die aufgeputschten Nerven zu beruhigen«, so daß er »einem permanenten Zerreißprozeß ausgesetzt war« (J. Fest 1973, S. 921). Die Rede ist von Adolf Hitler, dem sogar »zuletzt zunehmende Kokainsucht« (Irving 1980) nachgesagt wird.

Fests Fazit:

»Er war ein Mensch, der immer erneut der künstlichen Aufladungen bedurfte: In gewisser Weise ersetzten ihm die Drogen und Medikamente (seines Leibarztes Morell) das alte Stimulans der Massenovation...« (S. 922). In der rückwirkenden Betrachtung scheint sich hier auf makabre Weise zu bestätigen, was jemand einmal über ganze Völker sagte: daß sie nämlich die Führer hätten, die sie verdienen. Vielleicht präsentiert uns in diesen Tagen, in den 80er Jahren, das wachsende Heer der Abhängigen vom Alkohol und anderen Rauschgiften eine Art Quittung für Verhaltensweisen, die in den 20er, 30er und 40er Jahren Millionen Deutscher ganz normal erschienen? Zumindest für die deutschen Verhältnisse wäre das eine Spekulation, über die sich einmal, in differenzierterer Weise, nachzudenken lohnte.

In diesen weiteren Zusammenhang paßt ganz gut, was der ungarische, heute in den USA lebende Psychiater Thomas S. Szasz in seinem polemischen Buch *Das Ritual der Drogen* 1980 verkündet: daß nämlich die Drogenkonsumenten (speziell solche der Halluzinogene) sich ganz zwanglos einfügten in die lange Reihe der »Sündenböcke« (Homosexuelle, Zigeuner usw.), auf welche große Teile der Gesellschaft nunmehr ihre eigenen Laster (Mißbrauch von Alkoholika, Tabletten aller Art und → Genuß-Drogen) projizieren, getreu dem biblischen Vorwurf vom »Balken im eigenen Auge«, den man nicht wahrnimmt, weil einem der »Splitter im Auge des Nächsten« so sehr auffällt.

Ob dies letztendlich der Grund war, weshalb man die Zahl der mit öffentlichen Mitteln geförderten Drogenberatungsstellen in der Bundesrepublik von ursprünglich 118 Anfang der 70er Jahre, in einer gewissermaßen euphorischen, hoffnungsfrohen Phase, soweit reduzierte, daß sie Mitte 1976 nur noch 59 waren? (Wöbcke 1977)

Auf der Suche nach einer anderen Lebensform

Wenn in einer Gesellschaft biochemische Hilfsmittel in einem solchen Umfang benützt (und vor allem auch benötigt) werden, wie eben gezeigt wurde, dann muß man sich überlegen, woran das liegt und was dagegen zu tun ist. Die Ursachen werden noch eingehend erläutert (→ RA II). Es sind neben individuellen psychischen (meist neurotischen) Problemen auch eine Fülle sozialer Konflikte, die der einzelne in sich selbst und in der Auseinandersetzung mit seiner Umwelt austragen muß. Wenn die Betrachtungsweise nicht einseitig psychologisch oder soziologisch werden soll, muß man *beide* Aspekte, die natürlich aufs engste miteinander verzahnt sind, berücksichtigen.

Man muß jedoch auch die Mißstände von beiden Richtungen her zu beseitigen suchen. Was für die psychischen Konflikte getan werden kann, die gerade beim Drogen-Konsum und noch deutlicher beim Drogen-Mißbrauch offenkundig werden, wird ebenfalls noch ausführlich gesondert behandelt (→ RA II). Was läßt sich jedoch im sozialen Bereich unternehmen?

Die Antwort ist simpel und kompliziert zugleich. Auf einen Nenner gebracht lautet sie: Die Versäumnisse der Gesellschaft korrigieren.

Etwas paradox wirkt es, daß die sozialen Mißstände deshalb zu so verheerenden Folgen – wie sie Drogen-Mißbrauch nach sich ziehen kann – führen, weil diese Mißstände es dem einzelnen unmöglich machen, seine Persönlichkeit zu entfalten, seine Identität zu entdecken, seine Innenwelt aufzuschließen.

So gibt es an deutschen Schulen nicht eine einzige Stunde Unterricht in Psychologie, in der man sich gezielt mit dem Unbewußten, den Träumen, mit neurotischen Konflikten und dergleichen auseinandersetzt. Es gibt nahezu keine Schulpsychologen, die den Schülern in aktuellen Konfliktsituationen helfen könnten. Außerdem steht es mit den psychologischen Kenntnissen – und vor allem der Selbstkenntnis – mancher Pädagogen auch nicht gerade zum besten (s. auch vom Scheidt 1976, Kap. 4).

Wie die Erfahrungen in den USA zeigen, bewirkt Unterricht über Psychologie oder – gezielter – über Drogen und ihre Folgen auch nichts. Ebensowenig wie Sexualkundeunterricht etwas vom Wesen der Sexualität, geschweige denn sinnerfüllter Erotik, zu vermitteln vermag, kann es Belehrungen in der an unseren Schulen üblichen Art gelingen, durch Psychologie-Unterricht etwas vom Wesen der menschlichen Seele oder der zwischenmenschlichen Beziehungen, der Gefühle und Stimmungen zu vermitteln. Dazu müßte erst ein neuer Typ von Schulen geschaffen werden, wie ihn Hartmut von Hentig (1971, 1978), Frederic Vester (1975) und Ivan Illich (1972) fordern und teilweise schon verwirklichen, wie ihn – in weiterem Sinne – Ruth C. Cohn (1975) mit ihrer *Themenzentrierten Interaktion (TZI)* (1975, 1977) und Paulo Freire mit seiner *Erziehung als Praxis der Freiheit* (1973, 1977, 1978) anstreben.

Man braucht sich deshalb nicht zu wundern, wenn die Eltern – die ja aus diesen selben Gründen ebensowenig über ihre Innenwelt erfahren konnten – nicht in der Lage sind, mit ihren Kindern über solche Probleme zu sprechen. In vielen Fällen bricht ja die Kommunikation bereits im engsten Familienkreis völlig zusammen (→ auch Dritter Teil, »Gespräche mit jugendlichen Drogenkonsumenten«).

Der gleiche Mangel an Information und Auseinandersetzung besteht – trotz Sozialkunde-Unterricht – weitgehend im Bereich der sozialen Erfahrung. M. Kooyman (1970) beschreibt die Situation der Jugendlichen, die zu den Drogen greifen, folgendermaßen:»Jugendliche können sich nicht mehr für die traditionellen Werte begeistern, die Ideale der Älteren sprechen sie nicht mehr an. Da materieller Wohlstand allgemein geworden ist, ist der Kampf ums Dasein überflüssig geworden. Durch eine nachsichtige Erziehung erlebt die Jugend weniger Enttäuschungen. Die geistige Armut und die Unterdrückung, die in unserer Gesellschaft herrschen, werden nun als frustrierend erlebt. Der Familienverband ist gelockert, Ehescheidungen – und die Angst vor ihnen – nehmen zu. Durch die schnellen Veränderungen auf allen Gebieten wird der Abstand zwischen Eltern und Kindern dermaßen groß, daß eine Identifizierung des Kindes mit seinen Eltern nur noch selten möglich ist. Durch die gewandelte soziopsychische Situation ist die Jugend heute körperlich und geistig schneller erwachsen als früher. Unter anderem durch bessere Ernährung nimmt das Wachstum der Kinder zu. Die Menstruation beginnt heute schon im Grundschulalter. Durch all diese Faktoren wird die gesteigerte Vitalität der Heranwachsenden erklärlich. Mit diesen Tatsachen setzt sich unsere Gesellschaft noch kaum auseinander...«

Die Untersuchungen von J. M. Schwarz und Mitarbeitern (1971) bei Oberschülern in Schleswig-Holstein, K. Wanke (1971) in Hessen, M. Jasinsky (1971) in Hamburg, H. E. Hasse et al. in Bonn (1971, 1972), Marx in Gütersloh (1972), Schmitt et al. (1972) in Baden-Württemberg sowie R. Wormser (1973) in München bestätigen allesamt, daß die jungen Leute aus den gleichen oder sehr ähnlichen Motiven zu Drogen greifen. Neuere, unveröffentlichte Arbeiten lassen allerdings den Schluß zu, daß speziell der Neugierkonsum (vor allem von Haschisch) zurückgeht. Es sind nicht mehr so viele bereit, mit der eigenen Psyche zu experimentieren. Dafür weist einiges darauf hin, daß die klassische westliche Rauschdroge, der → Alkohol, den Platz der »Modedrogen« einzunehmen beginnt, mit → Heroin und → Kokain dichtauf.

Auf ähnliche Sachverhalte weisen die Soziologen Klaus Gerdes und Christian von Wolffersdorff-Ehlert in ihrer empirischen Studie *Drogenscene: Suche nach Gegenwart* hin (1974). Die Ergebnisse ihrer »teilnehmenden Beobachtung der jugendlichen Subkultur« fassen sie, äußerst pessimistisch, so zusammen: »Die Chancen dafür, daß unsere Gesellschaft sich in absehbarer Zukunft dem beschriebenen Konflikt (des Drogenproblems) stellen wird, können realistischerweise wohl nur sehr niedrig eingeschätzt werden: Kaum beginnt das Problem des unglücklichen Lebens im Wohlstand öffentlich bewußt zu werden, wird es (mittels organisierter »Zukunftsplanung«) schon wieder in den alten Teufelskreis eingefangen: Das unglückliche Leben, das aus der Verschiebung des Glücks in die Zukunft resultiert, soll durch *noch mehr* Zukunftsplanung kuriert werden... Die Maschinerie für diese neue Zukunftsverschiebung läuft gerade erst an; es erscheint aussichtslos, sie stoppen zu wollen...« (S. 370). Und ein Jugendlicher, den sie zitieren, bestätigt dies nur mit seiner Aussage:

»...es ist nur 'ne Frage, wohin die nächste Generation ausflippt und wohin die übernächste...« (S. 371).

Eine erste Hilfe, die die Gesellschaft anbieten könnte (indem sie entsprechende finanzielle und personelle Mittel zur Verfügung stellt), wären ausreichende – und vor allem ausreichend besetzte – Erziehungs-Beratungsstellen. Man geht sicher nicht fehl in der Annahme, daß die »Drogenberatungsstellen«, die man in den 70er Jahren in den größeren Städten zögernd zu etablieren begann, im Grunde kaum anderes sind als »Zweigstellen« der bereits existierenden Erziehungs-Beratungsstellen – bei denen bekanntlich Wartezeiten bis zu einem halben Jahr und länger bestehen.

Wie einer der beiden Autoren (J. v. Sch.) aus eigener Erfahrung weiß, ist jede Drogen-Beratung im Grunde eine Beratung über die üblichen persönlichen Konflikte der meist Jugendlichen, die durch die Rauschdrogen lediglich enorm verschärft worden sind (→ RA II). Wie unter einem Vergrößerungsglas treten sie weit deutlicher sichtbar in Erscheinung – und sind dementsprechend schwieriger zu bearbeiten.

Es sieht ganz so aus, als hätten die Drogen-Konsumenten mit den Rauschdrogen nun endlich *das* Druckmittel entdeckt, mit dem sie eine Änderung der untragbaren Situation erzwingen können. Bisher konnten die Jüngeren sich ja überhaupt nicht gegen ihre miserable Situation, gegen den krassen Mangel an Kindergärten, Schulen, Lehrkräften und dergleichen wehren. Nun haben sie offensichtlich den »Archimedischen Punkt« erreicht, von dem aus sie das Universum der Erwachsenen aus dem bislang so unerschütterlichen Gleichgewicht bringen können.

Wer Rauschdrogen nimmt, signalisiert überdeutlich: Ich habe schon seit geraumer Zeit Probleme gehabt – aber nun *müßt* ihr mir endlich helfen. Man könnte die Drogen-Welle als Versuch einer kollektiven Selbstheilung mit ungeeigneten Mitteln betrachten. Wenn die Verantwortlichen jetzt immer noch nicht begreifen, daß die riesigen Steuermittel der Überflußgesellschaft sinnvoller als bisher eingesetzt werden müssen, dann kann es gut sein, daß sich eine ganze Generation mit den Drogen auf eine »Reise« begibt, die ganz anders verläuft, als alle Beteiligten sich gedacht hatten.

3. Wege nach Utopia

Im Stichwort → Zukunftsdrogen werden eingehend die Entwicklungs-linien untersucht, die sich für eine Gesellschaftsform mit oder ohne Integration der Rauschdrogen ergeben könnten. Während es dort mehr um den Bereich des Utopischen geht, soll in den folgenden Kapiteln dieses RA I analysiert werden, wie es um die Wurzeln dieser Entwick-lungslinien in der Gegenwart bestellt ist.

Bewußtseinserweiterung – oder Bewußtseinsverminderung?

Als Aldous Huxley, Timothy Leary und Rudolf Gelpke (um nur drei prominente Vertreter der Halluzinogen-Szene zu nennen) die Rausch-drogen als »Pforten der Wahrnehmung« für eine »Politik der Ekstase« priesen, ging es ihnen um eine sehr noble Sache: um Bewußtseinserwei-terung (→ LSD, S. 238). Und zwar um eine Weitung des Horizonts nicht für wenige, für eine auserlesene Elite (wie in Hermann Hesses »Glasper-lenspiel«), sondern um Auslotung neuer Tiefen der Persönlichkeit für möglichst viele Menschen. Aber genau wie im politischen Bereich der Aufstand gegen die etablierten Generationen scheiterte, der seine Höhe-punkte in den Pariser Mai-Unruhen von 1968 und in den Vietnam-Demonstrationen 1969 in den USA fand, und genau wie Bewußtseinser-weiterung im sozio-politischen Bereich zu scheitern schien, so ver-schwand das Interesse an psychedelischer Selbsterfahrung und drogen-induzierter Persönlichkeitsentwicklung, und die gelegentlich mögliche »Helle« der LSD-Trips wurde abgelöst von der zunehmenden Dumpf-heit der Heroin-Schüsse. Peter Mosler (1977) hat in »Was wir wollten, was wir wurden« den chronologischen Ablauf der Studentenrevolte auf dem politischen Sektor beschrieben (bei dem psychologische Aspekte und halluzinogene Drogen wie LSD und Haschisch bunte Farbtupfer waren, nicht viel mehr). Eine vergleichbare Dokumentation der Dro-gen-Revolte (bei der soziale und politische Aspekte, wenn überhaupt, nur als verbale Kraftakte auftauchten, wie in Learys Buchtitel »Politik der Ekstase«) steht noch aus; wichtige Reminiszenzen findet man bei Alan Watts (1979) und über eine Reihe anderer Publikationen verstreut (z. B. Burroughs 1980).
Das Pendant zum mordenden und bankraubenden Terroristen ist der

selbstmordende und apothekenknackende Heroinist. Und es nimmt nicht mehr wunder, wenn man erfährt, daß einige der bekanntesten Terroristen (zum Beispiel der sich in Stammheim selbst tötende Andreas Baader) sogar selbst der Drogen-Szene angehörten, ehe sie von der Selbst-Aggression durch Rauschdrogen zur Aggression gegen andere umstiegen. Oder – wenn man so will – vom *thrill* der Nervengifte zum *thrill* der Menschenjagd auf andere und der ständigen Flucht vor der Polizei.

Ein weiteres verwandtes Phänomen, ebenfalls in den 70er Jahren zu voller Blüte gereift, sind die Jugendreligionen (Haack 1979), die auf verblüffende Weise Elemente des Drogenkults und des Terrorismus miteinander vereinen können: das Ausflippen in andere Bewußtseinszustände, das Unterwerfen unter autoritäre Persönlichkeiten, das Aussteigen aus dem gewohnten gesellschaftlichen Rahmen, die Sehnsucht nach Bewußtseinsänderung und -erweiterung...

Alle drei Tendenzen zeigen jedoch, daß die – meist jüngeren – Menschen, die sich ihnen, mehr oder minder freiwillig, anschließen, nicht das finden, was sie suchen. Auch dem wohlwollenden Beobachter stellen sie sich meistens als »eingeengt« in ihrer Wahrnehmung und ihrem Bewußtseinszustand dar, und nicht als »erweitert«, ihrer eigenen subjektiven Erfahrung zum Trotz. Es sei hier nur an den Massenselbstmord von fast tausend Anhängern des Sektenführers Jim Jones im November 1978 in Guayana erinnert (Kilduff und Javers 1979).

Offensichtlich gilt von allen drei »Drogen« – Politik, Rauschmitteln, Religion – dasselbe, was der kluge Paracelsus schon im Mittelalter wußte: Die Menge macht's, ob etwas zum Heilmittel wird oder zum Gift. Wer jedoch, pessimistisch gestimmt, nur die Einengung und das Scheitern revolutionärer Bemühungen im politischen, psychedelischen und religiösen Bereich wahrnimmt, sieht die Lage der Dinge wohl zu einseitig. Der Realist kann auch gegenläufige Tendenzen beobachten, denen es gelingen könnte, ein besseres soziales und – nicht zuletzt – moralisches Klima zu schaffen: Hoffnung statt Hoffnungslosigkeit.

Seit 1968 die »Aktion Roter Punkt« in Hannover stattfand, wo Autofahrer die gegen erhöhte Fahrgeldpreise streikenden Straßenbahnpassagiere kostenlos mitnahmen, und das Wort »Bürgerinitiative« überhaupt erst geprägt wurde, sind in der Bundesrepublik Tausende von Bürgerinitiativen[*] entstanden, mit mehreren Millionen von politisch und sozial

---

[*] Nähere Auskünfte vermittelt die Stiftung *Die Mitarbeit*, Am Vogelsang 18, 5628 Heiligenhaus/Düsseldorf.

aktiven Mitarbeitern und Sympathisanten (vom Scheidt 1978, Adressen-
liste s. Lohrengel 1980). Neben vielen Gruppen, die gegen Atomkraftwerke und Umweltzerstörung aktiv werden, engagieren sich gut die
Hälfte dieser Gruppen im psychosozialen Bereich, z. B. als Laientherapeuten in Nervenkliniken oder als Helfer Behinderter und ausländischer
Kinder. Eine ganze Reihe dieser Initiativen wurzelt nicht zuletzt in dem
Gedanken der Selbsthilfe, wie sie die Eltern von Drogenabhängigen
(→RA III) motiviert, die sich zu Selbsthilfegruppen zusammenge-
schlossen haben und sehr praktisch das Drogenproblem bekämpfen,
etwa in der Form privater Beratungsstellen.

Einrichtungen der Behörden wie das »Drug Abuse Warning Network«
(Netzwerk zur Warnung vor Drogenmißbrauch) der USA oder Adres-
senlisten wie »Drogenberatung wo?« (s. Kasten S. 551) des Bundesmini-
sters für Jugend, Familie und Gesundheit der Bundesrepublik sind
wichtig, genau wie die internationalen Bemühungen der Vereinten
Nationen mit ihrem »United Nations Fund for Drug Abuse Control«.
Aber von engagierten Privatleuten getragene Initiativen haben sich noch
für jedes Problem, speziell im psycho-sozialen Bereich, als die sinn-
vollere und dauerhaftere Lösung erwiesen, vor allem, wenn sie von
öffentlicher Seite tatkräftig unterstützt werden, nicht zuletzt finanziell.
Eine solche Initiative auf dem Drogensektor scheint die »Drogenhilfe
80«* zu werden, die sich im Dezember 1979 erstmals der Öffentlichkeit
vorstellte. Unter der Schirmherrschaft der Bundestagsvizepräsidentin
Annemarie Renger will sich diese Vereinigung, nach dem Vorbild der
»Deutschen Krebshilfe« und der »Aktion Sorgenkind«, vor allem für
Langzeittherapien und Nachsorgeeinrichtungen einsetzen, von denen
es in der Bundesrepublik noch viel zu wenig gibt.

Aber um das Drogenproblem in seiner Gesamtheit verstehen und vor
allem besser bewältigen zu können, muß man die komplexen Zusammenhänge besser erkennen, die – auf vielfältige Weise – Drogenkonsum
und -mißbrauch verursachen. Neben einer Reihe individueller psychischer (→RA II) und bereits erwähnter soziologischer bzw. kulturhi-
storischer Gründe seien hier noch einige Gedanken angeführt, die zu
einem solchen umfassenderen Verständnis beitragen könnten.
Wolfgang Schmidbauer hat in seinem »Homo consumens – der Kult des
Überflusses« (1972) eine solche Analyse bereits versucht; für ihn ist der

---

* Wichtigstes Argument der »Drogenhilfe 80« ist: Eine erfolgreiche Therapie koste zwar im
Bundesdurchschnitt 30 000 Mark je Jahr und Abhängigen – wenn man dem jedoch den
volkswirtschaftlichen Schaden entgegenhalte, den die Drogenabhängigen verursachen, so
sei die Therapie langfristig billiger (Südd. Zeitung vom 13. 12. 1979).

Drogenmißbrauch nur ein Sonderfall des Mißbrauchs, den der Mensch heute mit sich selbst und seiner Welt treibt.

Wer Drogenabhängige und ihre Angehörigen berät (→RA III, sowie Dritter Teil, »Gespräche...«), der stößt immer wieder an die Grenzen seiner Kunst, sobald es darum geht, dem ganz auf seine Drogen und Räusche fixierten jungen Menschen (oder auch den resignierten älteren Abhängigen) andere Zielvorstellungen und Werte zu vermitteln, die mit dem kurzen Glück des Rausches wetteifern, ja es sogar überbieten könnten. Wer mit offenen Augen durch unsere Welt geht, der weiß, wieviel Heuchelei hinter den gängigen Werten steckt. Und junge Menschen sind besonders kritisch gegenüber Konsumstreben und Wachstumsdenken, das einige von ihnen einmal drastisch so karikiert haben: »Ohne Wachstum ist das Leben sinnlos – sagt die Krebszelle« (Spruchband an der Hauswand einer Wohngemeinschaft im Münchner Zentrum).

Rausch- und andere Gifte

Wenn vom »Rauschgift« die Rede ist, empört sich jedermann. Und zu Recht. Rauschgifte zerstören die körperliche und seelische Gesundheit, wenn sie über längere Zeiträume mißbraucht werden.

Bei genauerem Hinsehen, und die tägliche Zeitungslektüre genügt da schon, entpuppt sich das Phänomen *Rausch*gift freilich als winziger Ausschnitt des sorglosen Umgangs der Menschen mit Giften überhaupt. Das beginnt beim Mißbrauch von →Medikamenten, die auch allesamt Gifte in der einen oder anderen Konzentration enthalten. »Kein zweites Volk der Welt hat seinen Medikamentenverbrauch so grotesk eskaliert wie die Deutschen. Seit dem Jahr 1950 stieg der Pro-Kopf-Konsum auf das Zwanzigfache«, hieß es 1980 in einer Serie des *Spiegel* (Halter), und der Umweltforscher und Biologe Jakob von Uexküll schätzt, daß in den industrialisierten Ländern bereits 50 Prozent aller Krankheiten mittlerweile »iatrogene Leiden« sind, also Krankheiten, die durch Maßnahmen der Ärzte, nicht zuletzt durch Medikamente, hervorgerufen werden.

Aber wir vergiften uns noch auf viele andere Arten. *Seveso ist überall* nannten Egmont R. Koch und Fritz Vahrenholt ihren Bericht über die »chemischen Zeitbomben«, die überall in der Welt ticken. Einige davon seien hier aus dem laufenden Angebot der Presse noch hinzugefügt:

● Im Herbst 1980 wurde endlich publik, was Experten schon lange vermutet hatten – daß im Kalbfleisch Reste der Östrogene (Krebsverdacht!) enthalten sind, mit denen die Tiere zu – höchst ungesundem – Schnellwachstum angeregt werden. Italien und Frankreich verboten daraufhin eine Zeitlang den Verkauf von Kalbfleisch.

- Im August 1980 gingen in den Weinbergen von Kitzingen drei Millionen Bienen an den dort – verbotenerweise – gespritzten Insektiziden ein.

- Ebenfalls im August 1980 warnte der westfälische Gesundheitsminister vor dem Verzehr von Garten- und Feldfrüchten, die in der Umgebung der Stadt Lengerich gewachsen sind – dort ist der Boden noch immer durch das Schwermetall Thallium verseucht, das einem nahegelegenen Zementwerk entstammt.

- In Stolberg bei Aachen wurde durch die Behörden ein chemischer Betrieb geschlossen, auf dessen Gelände sich 10 000 Fässer mit grundwassergefährdenden Destillationsschlämmen angesammelt hatten.

- In der Umgebung von Hagen stellte man im Getreide unzulässig hohe Konzentrationen des hochgiftigen Schwermetalls Cadmium fest, das den Klärschlämmen zur Düngung der Felder entstammt. (München hatte kurz zuvor ebenfalls seinen »Cadmium-Skandal«.)

- Der *Öko-Almanach* (Michelsen u. a. 1980) weist auf den weltweit drohenden Wassermangel hin, der nicht nur in der afrikanischen Sahel-Zone Millionen gefährdet, sondern gerade durch Umweltvergiftung auch die Wasserversorgung der Bundesrepublik. Bekanntestes Beispiel: der Rhein, von dem es heißt, er »erholt sich langsam« (Südd. Zeitung vom 11. 10. 1980). Mittelmeer und Ostsee hingegen sind bereits »umgekippt« in totale Vergiftung.

- »Die Luftverschmutzung in Schweizer Städten durch Stickstoffdioxyd aus Autoabgasen und Ölfeuerungsanlagen hat die kritische Gefahrenzone überschritten und ist ›nicht mehr unbedenklich‹«, teilte im September 1980 das Schweizerische Bundesamt für Umweltschutz offiziell mit (*Tagesanzeiger*, Zürich, vom 10. 9. 1980).

- Bodenuntersuchungen haben ergeben, daß eine Zone von etwa 150 Meter Breite rechts und links vielbefahrener Straßen, speziell der Autobahnen, so mit Blei aus den Abgasen verseucht ist, daß dort eigentlich keine Früchte und kein Gemüse mehr angebaut werden dürfte, ja nicht einmal mehr Gras zur Tierfütterung. In der Bundesrepublik ist davon ein Areal betroffen, das insgesamt ungefähr so groß ist wie das ganze Land Luxemburg.

- Selbst Kosmetika sind nicht immer ganz harmlos. Auf einem Fachkongreß in Venedig wurden beispielsweise zwei Stoffe, die in Haarfärbemitteln enthalten sind, als ausgesprochen gefährlich eingestuft: Parafenildiamin und Paratoluidendiamin (*Südd. Zeitung* vom 27. 10. 1980).

- Sogar auf den Packungen eines Geschirrspülmittels (Dish-Lav) heißt es: »Warnung ... beachten. Giftklasse 5 S.«

Mit dem gefährlichsten Gift aller Zeiten konfrontiert uns allerdings die Atomindustrie. Plutonium (sinnigerweise benannt nach dem Höllenhund Pluto der griechischen Mythologie) fällt sogar an, wenn es gelingen sollte, sichere Anlagen zur Wiederaufbereitung zu bauen. Ein Prozent verbleibt, muß »in jedem Fall endgelagert werden«, wie der Atomphysiker Klaus M. Meyer-Abich betont, und wird in der Endlagerung noch 310 000 Jahre radioaktiv strahlen. Ein anderer Wissenschaftler hat Plutonium wegen dieser Eigenschaft deshalb einmal als jenes Element bezeichnet, das weder Gottvater noch Mutter Natur sich zu schaffen trauten – erst der Mensch wagte es. Siehe Tschernobyl!

Ob es sich um den befürchteten »Atomstaat«[*] (Jungk 1977), um »Die Macht der Computer« (Weizenbaum 1977), um die bereits rasant vonstatten gehende »Plünderung unseres Planeten« (Gruhl 1975) oder um das internationale Wettrüsten[**] mit einem drohenden, jederzeit möglichen atomaren »Dritten Weltkrieg« (Hackett 1978) handelt – die positiven Zukunftsperspektiven nehmen sich, damit verglichen, ausgesprochen kläglich aus. Und vor allem: Sie sind wesentlich schwerer zu vermitteln, geschweige denn gerade für einen ichschwachen ungeduldigen, zutiefst verängstigten frustrationsintoleranten (→ RA II) Drogenabhängigen zu verwirklichen!

Es ist gar keine Frage: Wir leben in einer apokalyptischen Phase der Menschheitsentwicklung. Und die tiefen Ängste, von denen nicht nur Drogenabhängige immer wieder überflutet werden, sind keineswegs nur neurotischer oder gar psychotischer Art – sie haben ihre realen Wurzeln in unserer modernen Welt.

Wie soll man einem Hascher oder Fixer, einem Kokser, Schnüffler, Säufer beibringen, daß er seine »Innenwelt-Verschmutzung« (vom Scheidt 1973) bereinigen müsse – wenn er jeden Tag in den Massenmedien neue Umweltkatastrophen geschildert sieht, die ihm demonstrieren, wie sorglos andere mit ihrer – und seiner! – Wirklichkeit umgehen.

Ein 18jähriger Valium-Süchtiger hielt mir (J. v. Sch.) einmal nur höhnisch entgegen: »Kümmern Sie sich doch lieber darum, daß das Mittelmeer wieder sauber wird, damit man dort im Sommer baden kann, ohne vergiftet zu werden.«

Und ein 35jähriger kokainvergifteter Süchtiger sagte mir: »Wissen Sie,

---

[*] Ludwig Bölkow (1980) rechnet mit einem Bedarf von 20000 Kernkraftwerken für die gesamte Welt, die entsprechend vor terroristischen Anschlägen usw. geschützt werden müßten!

[**] Eine Billion Dollar wollte das Pentagon von 1980–1985 allein für die Rüstung der USA ausgeben (Südd. Zeitung vom 21.5.1980).

daß man mit den ganz gewöhnlichen Giften, die ein einzelner Mensch mit sich herumschleppt, drei Kannibalen vergiften könnte?« Ich weiß nicht, ob diese makabre Feststellung so genau stimmt, aber ich weiß, daß wir täglich mit gespritztem Obst und mit hormongefüttertem Fleisch traktiert werden – und daß heute in der dritten Generation Frauen an Krebs erkranken, weil ihre Großmütter ahnungslos Diethylstilbestrol (DES) zu sich nahmen, ein Hormon, von dem 75 Prozent aller amerikanischen Rinder zur schnelleren Gewichtszunahme heute noch täglich 20 Milligramm erhalten (die über Schlachtfleisch den Weg in den menschlichen Körper nehmen, s. G. Kersting 1980).

Die Frage von Klaus Traube, »Wachstum oder Askese« (1979), die auch andere immer drängender stellen (Amery 1972, 1976; Michelsen 1980; Altner et al. 1979; Degenhardt 1979; Schumacher 1977; Vester 1978), läßt sich immer eindeutiger nur noch mit einem Votum für eine – sinnvolle – »Askese« beantworten; um das zu erkennen, muß man kein »Grüner« sein. Ehe nicht ein beachtlicher Teil der Bevölkerung sich gegen die zunehmende Verschmutzung und Zerstörung der Außenwelt und die Bedrohung des Lebens durch Waffen wendet, ehe sich nicht ein neues System ethischer Werte herausbildet und, was noch wichtiger ist, in allen Bereichen des Lebens praktiziert wird, kann niemand annehmen, daß irgendein Süchtiger, schon gar nicht einer der jüngeren Generation, auf seinen Joint oder seine Spritze verzichtet.

Vor mehr als einem halben Jahrhundert veröffentlichte der Biologe Richard Hesse ein kaum beachtetes Büchlein von 36 Seiten Umfang; er beschrieb darin, wie der tierische Körper seine Wachstumsvorgänge steuert – Hesse hätte sich wahrscheinlich in seinen kühnsten Träumen damals nicht ausmalen können, daß der Titel seiner Schrift »Über Grenzen des Wachstums« (1927) einmal nahezu identisch auf einem Bericht des *Club of Rome* prangen würde, der die Konsequenzen ungesteuerten Wucherns menschlicher Bedürfnisse in unseren Tagen beklagt: »Die Grenzen des Wachstums« (1972).

Nicht einmal die Mitglieder des *Club of Rome* haben sich aber in ihrem aufrüttelnden Bericht mit den *psychosozialen* Verwüstungen in der Menschheit auseinandergesetzt, deren auffälligste die Drogensucht in ihren vielfältigen Erscheinungsformen geworden ist. Wenn die Hochrechnungen stimmen, und in den kommenden 30 Jahren, also bis zum Jahr 2010, tatsächlich mehr Mitglieder unserer Gesellschaft Süchtige als Nichtsüchtige sein werden, dann könnte unsere Wachstumsideologie allerdings schon dadurch Schiffbruch erleiden, weil es nicht mehr genügend arbeitsfähige Menschen geben wird, die sich für eine solche

Ideologie einspannen lassen. Ein Süchtiger braucht im Idealfall einen anderen hilfsbereiten Menschen, der sich – bei einer Therapie – um ihn kümmert. Absurderweise wird sich also im Jahr 2010 die eine Hälfte der Bevölkerung, die nicht süchtig ist, um die andere Hälfte kümmern müssen. Wenn man es dann überhaupt noch auf Therapie anlegt.

Absurder Nebengedanke: Die Drogen werden genau dann, wenn alles so wie derzeit weiterläuft, die gesamte Kultur bestimmen, wenn die »Droge« der Wachstumsfetischisten zu Ende geht: Die mit sinnvollem Aufwand ausbeutbaren Weltvorräte an Erdöl werden in 30 Jahren nahezu erschöpft sein.

Die erwähnten Gedanken über innere Zusammenhänge von Drogen- problem und Wachstumsdenken mögen sich, in ihrer letzten Konse- quenz, noch sehr utopisch negativ ausnehmen. Die Gegenkräfte, die sich in solchen Notzeiten zu regen beginnen, sind dabei allzusehr vernachlässigt. Wenn sich Eltern drogenabhängiger Jugendlicher und Kinder zusammentun und in Selbsterfahrungs- bzw. Selbsthilfegruppen offen miteinander ihre eigene »Wohlstandsverwahrlosung« (z. B. in Form von Arbeitsneurosen und Konsumdenken) diskutieren und nach und nach sogar zu bewältigen lernen, müssen sie nicht immer nur voller Abscheu die »Wohlstandsverwahrlosung« ihrer Nachkommen bekla- gen. Diese Eltern (→ RA III) beschreiten dann ähnliche Wege wie die vielen Bürger, die sich in Initiativgruppen für die brennenden Probleme der Gegenwart praktisch engagieren.

Das Energieproblem in neuer Sicht
David Riesman und seine Mitarbeiter haben schon vor drei Jahrzehnten die Probleme und Ursachen der »Einsamen Masse« (1958) beschrieben. Der amerikanische Soziologe unterschied dabei zwei menschliche Grundtypen: den *außengeleiteten* und den *innengeleiteten* Menschen: 1. Der *Außengeleitete* orientiert sich vorwiegend an dem, was »die anderen« denken und sagen und richtet sich in hohem Maße nach den – oft sehr starren und weltfremden Spielregeln der Gesellschaft.
2. Der *Innengeleitete* scheint auf den ersten Blick mehr Freiheit der Entscheidung zu haben. Aber auch er richtet sich im Grunde nach – allerdings sehr verinnerlichten – Normen (häufig religiöser Herkunft), die ebenfalls stets in Gefahr stehen, starr und wirklichkeitsfremd zu werden.
Die Humanistische Psychologie und die mit ihr sympathisierenden anderer Disziplinen der Humanwissenschaften haben – wohl nicht zufällig im Gefolge von politischer Studentenrevolte und Psychedelis-

mus – neue Konzepte und ein neues Menschenbild (Bühler und Klein 1976, Cohn 1975, Maslow 1979, Rogers 1977, vom Scheidt 1980) entworfen, das einen dritten Typus zum Gegenstand hat:

3. Der *selbstgeleitete* Mensch, der sich nach seinen eigenen Bedürfnissen richtet, weil er erkannt hat, daß das Bibelwort »Liebe deinen Nächsten wie dich selbst« diese psychologische Erkenntnis beinhaltet: daß man sich anderen Menschen nur dann offen zuwenden kann, daß menschliche Beziehungen nur sinnvoll werden, wenn man sich selbst einigermaßen kennt und zu akzeptieren gelernt hat. Als Grundwert dieser neuen Richtung könnte man »Selbstverwirklichung« betrachten.

Es ist hier nicht der Platz, um auf die Konsequenzen dieser Entwicklung – und auch auf ihre möglichen Gefahren eines extremen Narzißmus (Lasch 1980) – näher einzugehen. Wichtig erscheint im Zusammenhang mit dem Drogenproblem, speziell mit dem Halluzinogen-Konsum der psychedelischen Avantgarde der 70er Jahre, die Beobachtung, daß diese »Astronauten nach innen« ja genau dies ursprünglich gesucht haben: Selbstverwirklichung, Selbsterfahrung, Selbsterforschung, Selbsttherapie. Nur haben sie eben nicht erkannt, daß die einzige Droge, die bei der Selbsterfahrung sinnvoll eingesetzt werden kann, die »Droge Mensch« ist, sei es als einzelner Gesprächspartner oder Therapeut, sei es in Form einer Gruppe (Schmidbauer 1977) (→ RA II, III).

Wie sich in unseren Tagen zeigt, scheuen junge Menschen und inzwischen – siehe den Bhagwan-Ashram in Poona (Satyananda 1979) – auch solche der mittleren Jahrgänge nicht den weiten Weg nach Indien, um dort ihr Heil, mit oder ohne Drogen, in der Selbstentdeckung und Selbstverwirklichung zu finden (Mels 1976) – es ist also keineswegs so, wie oft behauptet wird, daß diese Leute sich nicht gerne für etwas einsetzen würden. Aber das Ziel muß eben sinnvoll erscheinen. Es wird höchste Zeit, daß solche Ziele auch in unserer eigenen Umgebung wieder sichtbar gemacht werden, zuvorderst das gerade vom jungen Menschen angestrebte Ziel »Selbstverwirklichung«.

Unter diesem Aspekt sei noch einmal die Frage der Wachstums-Ideologie angesprochen. Man kann drei Formen von *Energie* unterscheiden, jetzt nicht nur im physikalischen Sinn (Vester 1980), sondern allgemeiner. Atomkraftwerke, so versprechen ihre Befürworter, könnten die Menschheit mit beliebig viel Energie versorgen. Aber würde das dadurch mögliche wirtschaftliche und technologische Wachstum (von den zu befürchtenden Umweltschäden ganz abgesehen) nicht nur die Ausrichtung der Menschen auf einen öden Materialismus nur noch weiter verstärken?

Auch die Rauschdrogen spenden eine Art Energie, auf einer mehr biochemischen und psychischen Ebene; deshalb hat man LSD, die potenteste dieser Substanzen, ja auch als »Wasserstoffbombe im Gehirn« bezeichnet. Kein schlechter Vergleich. Denn wie sich zeigt, zerstören alle Drogen, lange genug mißbraucht, die Psyche dessen, der sich ihrer bedient (therapeutische Hilfsfunktionen einmal beiseite gelassen – s. Grof, 1978, und Naranjo 1980).

Jetzt, und in den kommenden Generationen, geht es darum, eine dritte Energiequelle weiter zu erschließen, mit der der Mensch bislang eigentlich nicht schlecht gefahren ist: die psychische und soziale Energie, welche das menschliche Bewußtsein benützt – und produziert – und welche menschliche Gemeinschaften am Leben erhält und fördert. Jemand hat einmal gesagt, das menschliche Bewußtsein sei der größte Energie-Transformator im Universum. Angesichts der Verschwendung physikalischer Energie und des Mißbrauchs biochemischer Energie (in den Rauschdrogen) muß der Beweis dafür jetzt noch angetreten werden.

Die »Anti-Drogen-Koalition« (ADK)

Die Art und Weise, wie sich die Politiker hierzulande und auf der ganzen Welt um eine grundlegende Bewältigung des Drogenproblems drücken, kann nur als unglaublich bezeichnet werden. Durch ihre Enthaltsamkeit ermuntern die etablierten und seriösen Parteien fragwürdige Splittergruppen, ihr »Süppchen zu kochen«. Ein abschreckendes Beispiel, wie dies dann aussehen kann, bietet die »Anti-Drogen-Koalition«[*].

Diese Gruppe trat 1979 an die bundesdeutsche Öffentlichkeit. Geschickt aufgemachte Broschüren und Aufkleber mit reißerischen Slogans (»Krieg dem Rauschgift«) signalisieren, daß sich hier endlich jemand um dieses dringende Problem zu kümmern scheint. Aber was wird in diesen Broschüren mitgeteilt?

Das gesamte Material soll offensichtlich dazu dienen, eine primitive Weltverschwörungsthese zu untermauern. Sieht man genauer hin, so könnte diese Idee dem berauschten Hirn eines Kiffers entsprungen sein: Ausgehend von der Tatsache, daß das britische Weltreich im 19. Jahrhundert China in den »Opiumkrieg« verwickelte und dort aus Gewinnsucht wirklich die Opiumsucht regelrecht systematisch züchtete (→ S. 298), wird spekuliert, daß auch der weltweite Rauschgifthandel unserer

---

[*] Nachdrücklich gewarnt wird vor der ADK durch die »Deutsche Gesellschaft für Suchtforschung und Suchttherapie e. V.« die 1978 u. a. von dem renommierten Berliner Drogentherapeuten Dietrich Kleiner, Facharzt für Kinder- und Jugendpsychiatrie, gegründet wurde.

Tage von einem einzigen Kartell getragen werde – das sich angeblich nahtlos an den Opiumkrieg anschließt! Drahtzieher sollen britische Regierungs- und Geheimdienstkreise sein.

Wer sich ein wenig auskennt, wird dem sofort entgegenhalten, daß es sicher solche Kartelle gibt, daß aber die kolumbianischen und bolivianischen Militärzirkel (die dort den heimischen Drogenhandel kontrollieren) wenig mit der nordamerikanischen Mafia gemeinsam haben und diese wiederum allenfalls lose Kontakte zu den europäischen »Connections« hat (→ Opiate). Überhaupt nicht in dieses Verschwörungskonzept paßt die Tatsache, daß der »Ameisenhandel« wahrscheinlich den straff organisierten Handel zu überflügeln beginnt.

Eine entsprechende parlamentarische Anfrage zu solchen Behauptungen der ADK beantwortete Staatssekretär Wolters am 1. August 1980 im Bundestag so:

»Die Programmatik der ›Anti-Drogen-Koalition‹ gründet sich auf Spekulationen über die Finanzierung des internationalen Rauschgifthandels, für die es nach den der Bundesregierung vorliegenden Informationen keine tragfähigen Beweise gibt.«

Regelrechter Geschichtsfälschung macht sich die ADK schuldig, wenn sie den Politikern der USA unterstellt, sie hätten, gewissermaßen im Auftrag der Drogenhändler, in den 20er Jahren die Prohibition eingeführt: »Die Idee hinter der Prohibition war, das organisierte Verbrechen als einen Apparat aufzubauen, der in den Vereinigten Staaten und anderen Ländern auf der Welt tief verwurzelt sein würde.« (Steinberg, S. 17) Daran ist kein Wort war: Die Prohibition wurde durch die Temperenzler-Bewegung mit ihren Millionen abstinenter Mitglieder erzwungen (→ Alkohol).

Genauso verlogen sind die Argumente, mit denen man führende Wisschaftler und Schriftsteller diffamiert. Der Sozialpsychologe Kurt Lewin und das Londoner »Tavistock Institute for Human Relations« werden beschuldigt, die ganze Welt durch Methoden der psychologischen Kriegsführung manipulieren zu wollen und in diesem Zusammenhang vorsätzlich Rauschdrogen vorgesehen zu haben. Aldous Huxley und George Orwell werden in denselben Topf geworfen – und ihr angeblicher Mentor Herbert George Wells (Zusammen mit Bertrand Russell) im Hintergrund als einer der maßgeblichen Drahtzieher »entlarvt«. Diese Vorwürfe sind so lächerlich, daß man sie vergessen könnte – wenn mit derartigen Behauptungen nicht gerade jüngeren Menschen ein Geschichtsbild vorgegaukelt würde, das man mit Leichtigkeit neben die Wahnvorstellungen der Nationalsozialisten von der »jüdischen

Weltverschwörung« stellen kann, die ja auch für viele Jugendliche und junge Erwachsene zu Glaubensinhalten wurden.

Wer sich über Kurt Lewin und das Tavistock Institute zuverlässig informieren möchte, dem sei ein Aufsatz von Ronald Lippitt empfohlen (s. *Literatur*). Was Huxley und Orwell angeht und mehr noch ihren geistigen Ahnherrn Wells, so sind sie der ADK offenbar deshalb suspekt, weil sie fortschrittskritisch sind und sich für alternative, weniger materialistische Lebensformen einsetzten. Gerade der Gebrauch der Droge Soma, den Huxley in *Schöne neue Welt* beschreibt, sollte die Gefährlichkeit von Drogen für Gesellschaft und Individuum anprangern – die ADK mißbraucht ein Titelbild dieses Romans, um mit einer entsprechenden Unterschrift (Mletzko, S. 20) zu suggerieren, Huxley habe für den Drogenmißbrauch geworben. Wer sich nicht die Mühe macht, das Buch zu lesen, fällt auf solche Andeutungen leicht herein. Orwell hatte mit Drogen überhaupt nichts im Sinn, als er »1984« schrieb (→ Zukunfts-Drogen) – aber er ist für die Hintermänner der ADK offenbar gefährlich, weil er ein extrem materialistisches Staatssystem beschreibt.

Huxley wird natürlich vor allem wegen seiner Meskalin-Selbstversuche und seiner darüber veröffentlichten Studien angegriffen: *Die Pforten der Wahrnehmung* und *Himmel und Hölle*. Dabei wird völlig übersehen, daß Huxley hier wichtige neue Denkanstöße geliefert hat, die die materialistischen Grundlagen unserer westlichen Zivilisation in Frage stellen und mit der Weltsicht des Ostens, vor allem des Buddhismus vergleichen (→ Meskalin).

Auch andere Drogenforscher werden von der ADK heftig angegriffen, ja regelrecht auf üble Weise diffamiert, aber ohne daß man irgendwelche qualifizierten Argumente gegen deren Arbeiten anbieten würde. Die Untersuchungen von Hanscarl Leuner und Stanislav Grof (→ LSD) werden nur vehement abgelehnt, ohne daß man ihre wichtigen neuen Einsichten über das menschliche Unbewußte und seine Dynamik zur Kenntnis nimmt. Selbst Albert Hofmann wird – ohne jede handfeste Begründung – unterstellt, daß er gewissermaßen das LSD erfunden habe, um die Moral der Welt zu untergraben (Mletzko).

Daß LSD der Psychotherapie wahrscheinlich keine neue therapeutische Methode geliefert hat, aber sicher ein wichtiges Hilfsinstrument zum Verständnis des Seelenlebens, wird völlig unterschlagen, nach dem Motto: Wer sich mit Rauschdrogen befaßt, ist allein deshalb schon „kriminell", zumindest aber in höchsten Maße unmoralisch. Diese Einstellung, die in jedem Artikel der ADK durchschimmert, ist nicht nur in höchstem Maße unwissenschaftlich und undemokratisch – sie läßt außerdem völlig außer acht, wie unterschiedlich die Wirkungen von → Alkohol, → Cannabis, → LSD, → Meskalin und den → Opiaten sind. Alkohol und → Medikamente werden in ihrer Problematik gar nicht erst miteinbezogen, obgleich sie sicher volkswirtschaftlich und epidemiologisch die weit gefährlicheren Substanzen sind, zur Zeit jedenfalls.

Ausgesprochen lächerlich ist die Behauptung der ADK, die Rockmusik sei »erfunden« worden, um den Rauschgiftgenuß zu propagieren. Wahrscheinlich würden noch weit mehr Jugendliche Haschisch rauchen, wenn sie nicht das harmlosere Ventil dieser »ihrer« Musik hätten. Die ADK möchte die Jugend am liebsten zu Mozart und anderen Klassikern zurückführen. Sie läßt völlig außer acht, daß diese Genies einmal die Wertezertrümmerer ihrer Zeit waren – Mozart würde *heute* wahrscheinlich statt der *Zauberflöte* Rock-Jazz wie *The Wall* (von Pink Floyd) komponieren und Beethoven Musik nach Art von Don Cherry oder Penderecki.

Interessant wird die Drogen-Bekämpfung der ADK, wenn man erfährt, wer dahinter steht: Die Ehefrau des amerikanischen Gründers Lyndon LaRouche (der den Unsinn von der Drogen-Verschwörung „recherchieren" und in *Dope Inc.* veröffentlichen ließ) ist die erste Vorsitzende der »Europäischen Arbeiterpartei«, Helga Zepp-LaRouche. Diese EAP ist die einzige Partei, die ausdrücklich den Ausbau der Atomenergie und des technisch-naturwissenschaftlichen Fortschritts zu ihrer zentralen Doktrin gemacht hat. Der Verlag, der die Broschüren der ADK herausbringt, publiziert auch die Fachzeitschrift *Fusion*, die nichts weiter tut, als den Ausbau der Atomenergie zu propagieren, was die EAP als Teil der internationalen Atomkraft-Lobby ausweist. Wie geht das zusammen mit »Krieg dem Rauschgift«?

Die ADK leugnet jeden Zusammenhang des zunehmenden Drogenmißbrauchs mit sozialen und seelischen Mißständen. Aber ihre Propagandisten scheinen sich noch nie gefragt zu haben, wie es denn kommt, daß sich der Drogenmißbrauch, angefangen beim Alkoholismus, ausgerechnet parallel zur Steigerung der verfügbaren Energien und des (materiellen) naturwissenschaftlich-technischen Fortschritts aufgeschaukelt hat? Noch mehr Energie kann doch da bloß heißen: noch mehr Drogenmißbrauch; weil in einer immer materialistischeren, vom Wohlstand verwöhnten Gesellschaft immer mehr Menschen mit Drogenräuschen das innere Vakuum an geistigen Werten und Zielen ausfüllen müssen. Die »Anti-Drogen-Koalition« bzw. die »Europäische Arbeiterpartei«

stellen sich mit ihrer Argumentation eindeutig auf jene Seite, die immer weiter und immer mehr den zerstörerischen Modus des »Habens« und »Haben-Wollens« propagiert, während die einsichtigen Menschen allmählich begreifen, daß viel wichtiger ein Leben nach dem Modus des »Seins« für die Zukunft bestimmend sein muß (Fromm 1976). Vielleicht erhielt die EAP deshalb bei der Bundestagswahl 1980 in der gesamten BRD nur 7781 Stimmen, während ihre ideologischen Gegenspieler in puncto »Fragwürdigkeit der Wachstums-Ideologie« und des Ausbaus der Atomenergie, die „Grünen", fast achtmal so gut abschnitten: mit 563 939 Stimmen!

Einer Schätzung der Weltgesundheitsorganisation zufolge (Sartorius) leiden rund 100 Millionen Menschen an Depressionen – ganz bestimmt nicht deshalb, weil es zuwenig (Atom-)Energie auf der Welt gibt. Depressionen, eine zentrale Wurzel für Drogenmißbrauch, sind in keinster Weise an einen bestimmten Lebensstandard oder gar Wohlstand gebunden. Sie lassen sich vielmehr häufig als Zeichen einer seelischen, sozialen und vor allem geistigen Entwurzelung verstehen.

Wenn die ADK solche Zusammenhänge verschweigt – aus Mangel an Wissen oder wider besseres Wissen –, macht sie sich zumindest der Fahrlässigkeit schuldig, einer Fahrlässigkeit und eines Vergehens (s. die erwähnten Fehlinformationen), über das Albert Camus einmal sagte: »Man kann jungen Menschen keine Gewißheiten geben. Man kann ihnen nur versprechen, daß man sie nie belügen wird.« Die wichtigsten Auskünfte über die – vermutlich rechtsextreme – Europäische Arbeiterpartei gibt einen Artikel in *Der Spiegel* Nr. 39, 1980.

Der stramm »rechte« Kurs der ADK zeigt sich in einer ihrer Broschüren, wenn dort verkündet wird: »Militärisch könnte das Drogenproblem innerhalb eines Monats ohne große Intervention gelöst werden.« (Steinberg, S. 18) Das ist schon heute schlichter Unsinn, weil der »Ameisenhandel« sich so nicht kontrollieren läßt, und ist es morgen noch mehr, wenn Drogen wie → PCP den Markt beherrschen werden, die jeder Chemielaborant im Kellerlabor billig herstellen kann (→ auch Zukunfts-Drogen).

Und die seelischen und sozialen Nöte der Wohlstands- wie der unterentwickelten und hungernden Gesellschaften lassen sich mit Waffengewalt sicher auch nicht lösen.

(Zur Unsinnigkeit einer marktschreierischen Anti-Drogen-Propaganda – »Krieg dem Rauschgift!« –, die erfahrungsgemäß sogar ins Gegenteil umschlägt, → RA III, S. 571 – 575)

Kinder-Spiegel

Um richtig beurteilen zu können, wie die Lage der Kinder und Jugendlichen ist, die durch Drogen gefährdet oder bereits drogenabhängig sind, sollte man einige wichtige statistische Daten kennen:

- In der Bundesrepublik werden pro Jahr eineinhalb Millionen Kinder ins Krankenhaus eingeliefert; bei 80 Prozent von ihnen kommt es zu Verhaltensstörungen vom Bettnässen bis zum Bronchialasthma; die durchschnittliche Aufenthaltsdauer beträgt 21 Tage, verkürzt sich jedoch auf zwölf Tage, wenn die Eltern das Kind täglich besuchen (was offenbar selten geschieht).
- Jährlich kommen 125 000 deutsche Kinder mit Gesundheitsschäden zur Welt, von denen viele vermeidbar wären.
- In der BRD leben 100 000 Kinder, die jünger als 6 Jahre sind, in Heimen und erleiden entsprechende Hospitalismus-Schäden.
- In der BRD fehlen über 100 000 Kinderspielplätze.
- Die Zahl der sexuell mißbrauchten Kinder wurde im Bundesgebiet 1975 auf 100 000 geschätzt, wovon 94 Prozent zwischen 6 und 14 Jahre alt waren und die Täter zu 99 Prozent Männer waren, vorwiegend aus dem Familien-, Freundes- und Verwandtenkreis des Kindes.
- Die Arbeitszeit eines 10- bis 11jährigen Schülers beträgt rund 47 Stunden pro Woche.
- Ein amerikanischer Vater kümmert sich am Tag durchschnittlich 38 Sekunden um seine Kinder (und ein deutscher Vater?).
- Der Deutsche Kinderschutzbund hat ca. 8000 Mitglieder, die Tierschutzvereine über eine halbe Million...

(nach Angaben von „Pro Familia")

Durch Finsternis zu neuen Werten

Der Fixer Pierre, dessen »langen Tod« Ursula Dechêne in ihrer Dokumentarerzählung (1974) beschrieb, beschäftigt sich ständig mit dem Tod. Das »Tibetanische Totenbuch« (Dawa-Samdup 1970) ist seine Lieblingslektüre und gehört zu den wichtigsten Büchern der Drogen-Szene; Timothy Leary und seine vom LSD faszinierten Kollegen Metzner und Alpert haben die Wirkungen dieses potenten Halluzinogens mit jenen uralten Erfahrungen verglichen, die die tibetischen Lamas im »Totenbuch« aufzeichneten (Leary et al. 1971). Es könnte mehr als nur ein Zufall sein, daß sich in einer Epoche, die das Sterben, den Tod und die Vorstellungen über ein mögliches Weiterleben nach dem Tod und über ein »Jenseits« völlig verdrängt hatte, die neue Wissenschaft der Thanatologie etabliert (Kübler-Ross 1973, Moody 1977, Osis und Haraldsson

1978, Wiesenhütter 1974) – und daß parallel dazu Tausende von jungen Menschen in aller Welt sich mit tödlichen Rauschdrogen – nahezu systematisch – dem Tod nähern. Sie beschwören in ihren Räuschen Jenseitsvorstellungen herauf und machen sich die »Andere Seite« (Kubin 1909) gegenwärtig, die Innenansicht unserer Wirklichkeit, wie sie nur in Räuschen, Träumen und Visionen (Benz 1969) zugänglich ist – und in den Erlebnissen Sterbender, die kurz vor dem eigentlichen Tod gerettet wurden.

Guido Huber hat 1955 in einem wenig beachteten, längst vergriffenen Büchlein beschrieben, wie er als Chemiestudent infolge einer ungewöhnlich hohen Dosis Äther bei der Betäubung während einer Operation einen jenseitigen »mystischen Raum« erlebte. Seine Erlebnisse decken sich auf verblüffende Weise mit den Schilderungen eines Thomas de Quincey im Opiumrausch und eines Charles Baudelaire im Haschischrausch – oder mit den Berichten von Stanislav Grofs Patienten, die mittels LSD sich an frühere Inkarnationen zu erinnern glaubten (Grof 1978, Kap. 5).

In einer Kultur, die im Materialismus zu ersticken droht und mehr dem Todestrieb, der »Nekrophilie« (Fromm 1974), huldigt als den Lebenstrieben, nimmt sich die zunehmende Selbstzerstörung ganzer Bataillone von Drogenabhängigen wie der stumme Protest einer wachsenden Minderheit aus, die sich den traditionellen Werten der modernen Zivilisation nicht mehr verpflichtet fühlt, aber aus eigener Kraft keine lebenswerten neuen Zielvorstellungen und verbindlichen Normen zu entwickeln vermag.

Ich (J. v. Sch.) habe bei Beratungen Drogenabhängiger und ihrer Eltern oft die verhängnisvollen Spuren aufdecken müssen, die die Zeit des Wiederaufbaus nach dem Zweiten Weltkrieg hinterlassen hat: »Das Haus, das wir gebaut haben, mußten unsere Kinder bezahlen – wir haben ihnen wertvolle Zeit gestohlen, um eine Existenz aufzubauen, die uns heute mehr und mehr fragwürdig erscheint…«, so formulierte es einmal die Mutter einer Haschischraucherin.

Zumindest in Deutschland ist der grassierende Drogenkonsum sicher auch in erheblichem Maße eine Folge jener Jahre nach dem Zusammenbruch des Dritten Reiches, als man die Chance verpaßte, neue geistige und soziale Werte zu entdecken und zu vermitteln, und sich statt dessen in die Jagd nach materiellen Werten stürzte.

Es nimmt sich wie ein merkwürdiger Zufall aus, daß sogar in den Naturwissenschaften Begriffe eine Rolle zu spielen beginnen, die der Welt der Junkies zu entstammen scheinen. Die Astronomen sind heute fasziniert von den »Schwarzen Löchern«[*] (Asimov 1979) – und wohl jeder Drogensüchtige kennt und benützt den Ausdruck »Ich sitze gerade in einem schwarzen Loch«, um einen Zustand tiefster Verzweiflung, völliger Sinnlosigkeit und »innerer Leere« zu benennen (→ RA II).

Die Naturwissenschaften, ja auch die Medizin und selbst die Psychoanalyse als immer noch prominenteste Richtung der Tiefenpsychologie vermeiden entweder die Frage nach dem »Sinn des Lebens«, die ja unmittelbar mit der Todes-, Sterbe- und Jenseitsproblematik verknüpft ist, oder streiten überhaupt den Sinn dieser Fragen ab (Eissler 1969, 1980). Der Fixer, der Alkoholiker, der ausflippende LSD-Reisende demonstriert hingegen auf drastische Weise, daß es dieses Fragen gibt, und vor allem: daß neue und sinnhaltige Antworten dringend notwendig sind. Und nicht nur die Drogensüchtigen stellen diese bohrenden Fragen, sondern eigentlich auch alle anderen »Süchtigen«, die Claudia Fischer und Thomas Roberts (1980 Kap. 5) in ihrem Buch »Süchtig – die gefährliche Illusion« den Drogenabhängigen mit Recht zur Seite stellen: die Spielsucht, die Freßsucht, die Fernsehsucht, die Konsumsucht, die Arbeitssucht... Inzwischen beginnen sogar Physiker sich mit der Frage neuer, anderer Bewußtseins- und Existenzformen zu befassen (Heim 1975), und 1978 hat sich ein ganzer Kongreß mit Wissenschaftlern der verschiedensten Disziplinen dem Thema »Fortleben nach dem Tod« zugewandt (Resch 1980).

Neue, zögernde Antworten im sozialen und politischen Bereich, wie die Bürgerinitiativ-Bewegung, wurden schon erwähnt. Für den psychosozialen Bereich wichtige neue Zielvorstellungen entwickelt seit einigen Jahren die *Humanistische Psychologie* (Bühler und Allen 1973; Maslow 1973; Sargant 1973; vom Scheidt 1980) und die aus ihr weiterentwickelte *Transpersonale Psychologie* (Tart 1969, 1978). Die dort angestrebte Vorstellung vom selbstgeleiteten Menschen (s. oben) könnte sich als Chance angesichts einer Entwicklung erweisen, von der die Drogenwelle unserer Tage wahrscheinlich nur die grellste Ansicht zeigt, eine Entwicklung, die Friedrich Nietzsche vor fast einem Jahrhundert prophetisch einmal so benannte:

»Die Wüste wächst; weh dem, der Wüsten birgt!«   J. v. Sch.

---

[*] »Schwarze Löcher« sind Sterne am Ende ihrer Lebensbahn, in denen die Materie noch dichter gepackt ist als in den »Weißen Zwergen« und Neutronensternen; ein Teelöffel dieser kollabierten Materie würde auf der Erde eine Milliarde Tonnen wiegen. Diese ungeheure Konzentration bewirkt Gravitation von einer Stärke, daß nicht nur das ausgestrahlte Licht zurückgehalten wird (daher die Bezeichnung »schwarz«), sondern sogar Materie aus der Umgebung dieses »Lochs« angesaugt wird und verschwindet – niemand weiß, wohin.

Nachtrag 1988

Es wäre verführerisch gewesen, diesen soziologisch-kulturgeschichtlichen Rahmenartikel mit einer Fülle neuer Fakten aus den vergangenen sieben Jahren »auf den neuesten Stand« zu bringen (soweit sie erhältlich und sinnvoll waren, wurden sie von uns ergänzt). Aber was besagt all diese Zunahme der Tonnen geschmuggelten Heroins, Kokains und Cannabis und der -zig Millionen illegal gehandelten Amphetamin-Tabletten und Designer-Drogen im Vergleich zu den früher in Kilogramm bezifferten Mengen denn anderes, als daß

- viele neue Konsumenten zu dem ohnehin großen Heer der früheren Abhängigen gestoßen sind,
- Sucht als Phänomen also weiter enorm zugenommen hat – denn die Bevölkerungszahl ist zumindest in Mitteleuropa und Nordamerika, den wichtigsten Verbreitungsgebieten, nicht gewachsen.

Falls es zum Beispiel wirklich stimmt, daß in den USA bereits 22 Millionen Menschen mehr oder minder regelmäßig Kokain oder → Crack konsumieren, würde dies heißen, daß das bereits zehn Prozent der Bevölkerung sind, Säuglinge und Greise mitgerechnet – die Alkohol-, Marihuana- und Heroin-Konsumenten noch nicht mitgezählt, die größtenteils einer ganz anderen Gruppe angehören!

Eine weitere Zahl sei immerhin noch genannt: Die Drogenbehörde der UNO schätzt, daß der Umsatz der weltweiten Heroin-Mafia und des kolumbianischen Kokain-Syndikats mit ihren sämtlichen Nebenorganisationen inzwischen den Jahresumsatz der größten Firma der Welt (General Motors: 100 Milliarden Dollar) längst weit überflügelt hat.

Ein sehr gut und detailliert recherchierter Bericht des »Spiegel« über die organisierte Drogen-Kriminalität hat im Frühjahr 1988 (Nr. 12) schon im Titel den Sachverhalt ganz nüchtern charakterisiert, indem es einen Drogenfahnder zitierte:

»Das ist die Zuwachsbranche schlechthin.«

Was gerne übersehen wird: Das Hauptgeschäft machen noch immer die offiziellen »Drogen-Händler« – nämlich mit Alkohol, Tabak und wenig hilfreichen, nur die Symptome bekämpfenden Tabletten jedweder Art (Details s. oben). Damit werden allein in der Bundesrepublik, und zwar ganz legal und völlig selbstverständlich, Umsätze von mindestens 100 Milliarden Mark gemacht. Nach den Ursachen – sowohl des legalen wie des illegalen Drogen-Mißbrauchs – fragt man noch weniger.

Solange aber das erste (die »legalen Drogen«) nicht nachdrücklicher in Frage gestellt wird und das zweite (Sinnlosigkeit und Perspektivelosig-

466

immer größerer Bevölkerungsteile) nicht eindringlicher verändert wird, solange wird die »Zuwachsbranche« munter weiterwachsen.

J. v. Sch.

Literatur:
Alpers, H.-J., Fuchs, W., Hahn, R. M., und W. Jeschke (Hrsg.), *Lexikon der Science-fiction-Literatur*, Bd. 1 und 2, München 1980
Altner, G., Amery, C., u. a., *Zeit zum Umdenken!*, Reinbek 1979
Amery, C., *Das Ende der Vorsehung*, Reinbek 1974
Ders., *Natur als Politik*, Reinbek 1976
Artaud, A., *Die Tarahumaras*, München 1977
Asimov, I., *Die schwarzen Löcher*, Köln 1979
Bauer, W., *Magic Afternoon*, München 1972
Benn, G., »Provoziertes Leben«, in: *Gesammelte Werke* Bd. 1, Wiesbaden 1959
Benz, E., *Die Vision*, Stuttgart 1969
Berelson, B., und G. A. Steiner, »Sensory Deprivation«, in: *Menschliches Handeln*, Weinheim 1969, S. 63
Berger, H., Einführung zu: Lingeman, R. R., *Drugs from A to Z:* A Dictionary, New York 1969
Beringer, K., *Der Meskalinrausch. Seine Geschichte und Erscheinungsweise*, Berlin 1927
Bialecki, J., u. a., *Drogenglossar – Ausdrücke und Begriffe der Berliner Drogenscene*, Berlin 1971 (Privatdruck)
Bibra, E. von, *Die narkotischen Genußmittel und der Mensch* (o.O.) 1855
Birnbaum, I., »Dichter und Anarchist am Schachtisch«, in: *Südd. Zeitung* 1978 (ohne näheres Datum)
Bochnik, H. J., »Der Schatten wird länger« (Interview) in: *Der Spiegel* Nr. 33, 1970
Bölkow, L., »Energie-Systeme der Zukunft«, in: *Grüne Briefe*, 8. Folge, März 1980
Brau, J. L., *L'histoire de la Drogue*, Paris 1968
Bühler, Ch., und M. Allen, *Einführung in die Humanistische Psychologie*, Stuttgart 1974
Bundesminister für Jugend, Familie und Gesundheit (Hrsg.), *Drogenberatung wo?*, 4. Aufl., Bonn Herbst 1978
Burroughs, W. S., *Zwischen Mitternacht und Morgen*, Basel 1980
Bux, K., »Polizeiliche Prävention bei der Bekämpfung der Rauschgiftkriminalität« in: *Kriminalistik* Nr. 5, 1980, S. 194–202
Caldwell, W. V., *LSD Psychotherapy*, New York 1968
Castaneda, C., *Die Lehren des Don Juan*, Frankfurt a. M. 1974
Ders., *Eine andere Wirklichkeit*, Frankfurt a. M. 1975
Ders., *Reise nach Ixtlan*, Frankfurt a. M. 1976
Ders., *Der zweite Ring der Kraft*, Frankfurt a. M. 1978
Chein, J., u. a., *Narcotics, Delinquency and Social Policy, The Road to H*, London 1964
Cohen, S., *The Beyond Within*, New York 1968
Cohn, R. C., *Von der Psychoanalyse zur Themenzentrierten Interaktion*, Stuttgart 1975
Dies. (Interview durch J. vom Scheidt), *Schule mit mehr Menschlichkeit*, Bayr. Rundfunk, 26. 5. 1977
Coon, C., und R. Harris, *The Release Report on Drug Offenders and the Law*, London 1969
Davis, H., *Alles was du brauchst ist Liebe. Die Story der Beatles*, München 1968
Dawa-Samdup, Lama K., *Das Tibetanische Totenbuch*, Zürich 1970
Dechêne, U., *Der lange Tod des Fixers P.*, München 1974
Degenhardt, D., *Christentum und Ökologie*, Starnberg 1979
Dilling, H., Dorenberg, B., und A. Heigl, *Einrichtungen im Stadt- und Landkreis München auf dem Gebiet der Psychiatrie usw.*, 3. Auflage, München September 1979
Dodds, E. R., *The Greek and the Irrational*, Berkeley 1964

Eissler, K. R., *The Psychiatrist and the Dying Patient*, New York 1955
Ders., »Zur Notlage unserer Zeit«, in: Scheidt, J. vom (Hrsg.), *Psychoanalyse – Selbstdarstellung einer Wissenschaft*, München 1975
Ders., *Todestrieb, Ambivalenz, Narzißmus*, München 1980
Eliade, M., *Schamanismus und archaische Ekstasetechnik*, Stuttgart-Zürich 1957
Fest, J. C., *Hitler*, Frankfurt a. M. 1973
Fischer, C., und Th. Roberts, *Süchtig – die gefährliche Illusion*, München 1980
Freire, P., *Pädagogik der Unterdrückten*, Reinbek 1973
Ders., *Erziehung als Praxis der Freiheit*, Reinbek 1977
Ders. (Interview durch J. vom Scheidt), *Bildung für die Unterdrückten*, Bayr. Rundfunk, 15. 9. 1978
Freud, S., »Studien über Hysterie« (1895), in: *Ges. Werke Bd. I*, Frankfurt a. M. 1966
Fromm, E., *Die Anatomie der menschlichen Destruktivität*, Stuttgart 1974
Ders., *Haben oder Sein – Die seelischen Grundlagen einer neuen Gesellschaft*, Stuttgart 1976
Gantzer, J., Kasischke, H., und R. Losno, Der Cocagebrauch bei den Andenindianern in Peru, Hannover 1975. (Druck im Rahmen des Sonderprogramms der Stiftung Studienkreis für Internationale Begegnung und Auslandsstudien [ASA]).
Gelpke, R., *Vom Rausch im Orient und Okzident*, Stuttgart 1966
Ders., Vortrag auf dem Symposion *Rauschmittel und Süchtigkeit* (siehe dort)
Gerdes, K., und Chr. von Wolffersdorff-Ehlert, *Drogenscene: Suche nach Gegenwart*, Stuttgart 1974
Giger, H. R., *Giger's Alien*, Basel 1979
Goode, E., *Marihuana*, New York 1969
Grof, St., *Topographie des Unbewußten*, Stuttgart 1978
Gruhl, H., *Ein Planet wird geplündert*, Frankfurt a. M. 1978
Haack, F.-W., *Jugendreligionen*, München 1979
Hackett, J., *Der Dritte Weltkrieg*, München 1978
Halter, H., »Die Ohnmacht der modernen Medizin«, I. Teil, in: *Der Spiegel* Nr. 34, 1980
(Hamburg. Akademie für Staatsmedizin), *Alkoholismus und Suchtprobleme in der UdSSR, in Polen, in der CSSR und in Mitteldeutschland*, Hamburg 1966
Hamel, P. M., *Durch Musik zum Selbst*, 2. Aufl. Bern/München 1976
Hammer-Purgstall, J. V., *Geschichte des Assassinen-Ordens*, Stuttgart 1818
Hardy, E. R., und J. G. Cull, *Drug Language and Lore*, Springfield/Illinois 1975
Hartmann, R. P., *Malerei aus dem Unbewußten – Künstler experimentieren unter LSD*, Köln 1974
Hasse, H. E., Lungershausen, E., und Weber, H. P., »Drogengebrauch bei Studenten«, in: *Fortschritte der Medizin* 90, 1972, S. 108–111.
Hasse, H. E., Schiefgen, W., und P. S. Schönhofer. »Notfallsituationen bei jugendlichen Drogenkonsumenten«, in: *Deutsche Medizinische Wochenschrift* 96, 1971, S. 449–453
Hastings, D. W., referiert in: *Praxis-Kurier* Nr. 16, 1970 (»Ärzte brechen mit Vorurteilen«)
Hayter, A., *Opium and the Romantic Imagination*, London 1968
Heim, B., »Der kosmische Erlebnisraum des Menschen«, in: Resch, A. (Hrsg.), *Imago Mundi*, Bd. 5, Innsbruck 1975
Hentig, H. von, *Cuernavaca oder: Alternativen zur Schule?*, Stuttgart 1971
Ders. (Interview durch J. vom Scheidt), *Psychologie und Pädagogik*, Bayr. Rundfunk 27. 1. 1978
Hesse, R., *Über Grenzen des Wachstums*, Jena 1927
Hippius, H., referiert in: *Praxis-Kurier* Nr. 5, 1968 (»Für 10 Pfennige Mißbrauch«)
Hofmann, A., *LSD – Mein Sorgenkind*, Stuttgart 1979
Holenweger, T., und W. Mäder (Hrsg.), *Inseln der Zukunft? Selbstverwaltung in der Schweiz*, Zürich 1979
Huber, G., *Akaca – der mystische Raum*, Zürich 1955
Huxley, A., *Brave New World*, London 1932; deutsch: Schöne neue Welt, Frankfurt am Main 1953

Ders., *Die Pforten der Wahrnehmung*, München 1954
Ders., *Himmel und Hölle*, München 1957
Ders., *Island*, London 1962
Illich, I., *Schulen helfen nicht*, Reinbek 1972
Irving, D., *Wie krank war Hitler wirklich?* München 1980
Jacobsen, E., »Alkohol als soziales Problem«, in: Møller, K. a.a.O., S. 23
Jasinsky, M., »Drogenkonsum Hamburger Schüler«, refer. in: *Berichte und Dokumente aus der Freien und Hansestadt Hamburg*, Nr. 272 vom 30. Aug. 1971
Jünger, E., *Annäherungen*, Stuttgart 1970
Jungk, R., *Der Atomstaat*, München 1977
Kaltenbach, M., referiert in: *Praxis-Kurier* Nr. 47, 1970 (»Psychopharmaka möglicherweise kardiotoxisch«)
Kersting, G., »Schädigung in der 3. Generation«, in: *Südd. Zeitung* vom 10. 4. 1980
Khomeini (Ayatollah) »Principes politiques, philosophiques, sociaux & religieux de l'Ayatollah Khomeiny«, Paris 1979 (zit. n. *Stern*, Nr. 44, 1979)
Kilduff, M., und R. Javers, *Der Selbstmordkult*, München 1979
Kirchgässer, P., Diskussionsbemerkung auf dem Symposion *Rauschmittel und Süchtigkeit* (siehe dort)
Koch, E. R. und F. Vahrenholdt, *Seveso ist überall*, Frankfurt a. M 1980
Kooymann, M., »Medizinische Aspekte«, in: Neumann, N. (Hrsg.), *Hasch und andere Trips*, Hamburg 1970
Kubin, A., *Die andere Seite* (1909), München 1962
Kübler-Ross, E., *Interviews mit Sterbenden*, 6. Aufl., Berlin 1973
LaBarre, W., *The Peyote Cult*, Hamden 1964
Lash, Chr., *Das Zeitalter des Narzißmus*, München 1980
Leary, T., *High Priest*, New York 1968
Ders., *Politik der Ekstase*, Hamburg 1970
Leary, Th., Metzner, R., und R. Alpert, *Psychedelische Erfahrungen – Handbuch nach Weisungen des Tibetanischen Totenbuchs*, Weilheim 1971
Lee, R., und I. DeVore (Hrsg.), *Man the Hunter*, Chicago 1968
LeGuin, U. K., *Die Geißel des Himmels*, München 1974
Dies., *Planet der Habenichtse*, München 1976
Dies., *Rocannons Welt*, München 1978
Leuner, H., *Die experimentelle Psychose*, Berlin 1962
Lewin, L., *Phantastica*, Berlin 1927
Lidz, T., und A. Rothenberg, »Psychodelismus: Die Wiedergeburt des Dionysos«, in: *Psyche* 24, 1970, S. 359
Lippitt, R., »Kurt Lewin und die Anfänge der Gruppendynamik«, in: Heigl-Evers, A., und U. Streeck (Hrsg.), *Lewin und die Folgen*, München 1979
Lohrengel, F., *Initiativgruppen in der Bundesrepublik, in Österreich und der Schweiz*, München 1980
Loos (zit. n. *Der Spiegel* Nr. 42, 1980: »Rauschgift: Rauhe Mengen«)
Luce, B. R., und St. D. Schweizer, zit. n. »Lasterhafter Aderlaß für die Wirtschaft«, in: *Südd. Zeitung* vom 31. 3. 1978
Manhart, R. W., »Sucht – eine Krankheit mit suizidaler Potenz«, in: *Selecta* Nr. 21, 1980, S. 2190–2201
Marx, E., »Stationäre Soziotherapie Drogenabhängiger«, in: *Der Kassenarzt*, Heft 9, Sep. 1972
Maslow, A. A., *Psychologie des Seins*, München 1973
Masters, R. E. L., und J. Houston, *The Varieties of Psychedelic Experience*, New York 1966
Masters, R. E. L., und J. Houston, *Psychedelische Kunst*, München 1969
Meadows, D., *Die Grenzen des Wachstums – Bericht des Club of Rome zur Lage der Menschheit*, Stuttgart 1972
Mellenthin, K., »Polizeiliche Möglichkeiten der Prävention«, Vortrag, geh. auf der wissenschaftlich-praktischen *Fachkonferenz der Deutschen Hauptstelle gegen die Sucht-*

gefahr, Fellbach, 29. 10.–1. 11. 1979

Mels, B. und G., *Deutsche Jugendliche unterwegs von Istanbul nach Kathmandu – unter Berücksichtigung der Drogengefährdung*, Abschlußarbeit der Evangel. Fachhochschule Rheinland-Westfalen-Lippe, Düsseldorf-Kaiserswerth 1976

Meyer-Abich, K. M., »170000 Jahre – kein großer Unterschied«, Leserbrief in: *Südd. Zeitung* vom 20. 8. 1980

Michelsen, G., Kalberlah, F., und das Freiburger Öko-Institut (Hrsg.), *Der Fischer Öko-Almanach*, Frankfurt a. M. 1980

Mletzko, M., »Rauschgiftpropaganda in Medien und Politik«, in: *Krieg dem Rauschgift*, Wiesbaden März 1980 (Campaigner Publications)

Mörschel, H., Vortrag auf dem Symposion *Rauschmittel und Süchtigkeit* (siehe dort)

Møller, K. O., *Rauschgifte und Genußmittel*, Basel 1951

Moody, R., *Leben nach dem Tod*, Reinbek 1977

Moore, R., *The French Connection – the World's Most Crucial Narcotics Investigation*, London 1969

Morris, D. und K. Hess, *Nachbarschaftshilfe*, Frankfurt a. M. 1980

Mosler, P., *Was wir wollten, was wir wurden – Studentenrevolte zehn Jahre danach*, Reinbek 1977

Mück, H., »Alkoholismus in der DDR«, in: *Deutsches Ärzteblatt* 76, 1979, S. 509-512

Naranjo, C., *Die Reise zum Ich*, Frankfurt a. M. 1979

Nepote, J., Vortrag auf dem Symposion *Rauschmittel und Süchtigkeit* (siehe dort)

O'Callaghan, S., *The Drug Traffic*, London 1967

Osis, K. und E. Haraldsson, *Der Tod – ein neuer Anfang*, Freiburg 1978

Peschel, E. Rh. (Hrsg.), *Intoxication and Literature*, New Haven/Connecticut 1974 (Yale French Studies Nr. 50)

Pritzel, K., »Suchtmittel und Suchtmittelmißbrauch in der DDR«, in: *Berliner Ärzteblatt*, 1978, Heft 9

Quast, S., »Nach dem Rezept fragte der Apotheker nicht«, in: *Südd. Zeitung* vom 22. 5. 1980

Rauschmittel und Süchtigkeit, ein internationales Symposion unter Leitung von Arthur Koestler, veranstaltet von der Gottlieb-Duttweiler-Stiftung in Rüschlikon/Zürich, 15. und 16. Januar 1970

Resch, A. (Hrsg.), *Fortleben nach dem Tode*, Imago Mundi Bd. 7, Innsbruck 1980

Riesman, D., *Die einsame Masse*, Hamburg 1958

Rogers, C. R., *Encounter Gruppen*, München 1974

Ruesch, H., *Nackte Herrscherin – Entkleidung der medizinischen Wissenschaft*, München 1978

Sacy, S. de, *Memoires sur la Dynastie des Assassins et sur l'Origine de leur Nom* (Académie des Inscriptions et Belles-Lettres), Paris, 7. Juli 1809

Sargant, S. St., »The Humanistic Approach to Personality«, in: Wolman, B. (Hrsg.), *Handbook of General Psychology*, Englewood Cliffs, New Jersey 1973

Satyananda (Swami), *Ganz entspannt im Hier und Jetzt*, Reinbek 1979

Scheidt, J. vom, »Drogen im Ostblock«, in: *Westermanns Monatsmagazin* Nr. 12 (Dez.) 1973, S. 110–113

Ders., *Der falsche Weg zum Selbst – Studien zur Drogenkarriere* (1976), 1984²

Ders., »Bürger erfahren sich selbst – zur psychosozialen Seite der Bürgerinitiativen«, in: *Westermanns Monatshefte*, Juni 1978

Ders., »Die psychedelische Literatur«, in: Ders. (Hrsg.), *Das Monster im Park*, München 1970

Ders., *Innenwelt-Verschmutzung* (1973), Neuauflage Frankfurt 1988

Ders., »Humanistische Psychologie«, in: Schiefele, H., und A. Krapp (Hrsg.), *Handlexikon Pädagogische Psychologie*, München 1981 (in Vorbereitung)

Scheuch, E. K., *Haschisch und LSD als Modedrogen*, Osnabrück 1970

Schmidbauer, W., »Halluzinogene in Eleusis?«, in: *Antaios* 10, 1968, S. 18, sowie in diesem *Handbuch*, Dritter Teil

470

Ders., »Schamanismus und Psychotherapie«, in: *Psychologische Rundschau* 20, 1969, S. 29
Ders., *Homo consumens*, Stuttgart 1972
Ders., *Selbsterfahrung in der Gruppe*, München 1977
Schmitt, L., Stöckel, F., und L. Kaiser, »Drogengebrauch unter Jugendlichen in Baden-Württemberg«, in: *Deutsches Ärzteblatt* 69, 1972, S. 354–357
Schumacher, E. F., *Die Rückkehr zum menschlichen Maß*, Hamburg 1977
Schwarz, J., Bergius, M., Anhegger, O., und K. Birnbaum, »Ergebnisse einer repräsentativen Umfrage über den Gebrauch von Rauschmitteln bei Oberschülern in Schleswig-Holstein«, in: *Das öffentliche Gesundheitswesen* 33, 1971, S. 228–237
Siemers, M., zit. n. »Getrübter Blick auf die Arbeitsleistung«, in: *Südd. Zeitung* vom 2. 3. 1977
Sparifankal, »Blues fo da permanentn Razzia«, in: *Bayern Rock*, München (ca. 1977)
Steinberg, J., »Die großen Namen im Rauschgiftgeschäft«, in: *Krieg dem Rauschgift*, Wiesbaden März 1980 (Campaigner Publications)
Stumm, R., »Die Unzufriedenen suchen ihre Sprache«, in: *Südd. Zeitung* vom 23. 8. 1980 (Wochenendbeilage)
Szasz, Th., *Das Ritual der Drogen*, Frankfurt a. M. 1980
Tart, Ch. T. (Hrsg.), *Altered States of Consciousness*, New York 1969
Ders., *Transpersonale Psychologie*, Freiburg 1978
Traube, K., *Wachstum oder Askese?* Reinbek 1979
Uexküll, J. von (zit. n. Halter, s. oben)
Vega, G. de la, »Die Heroin-Sucht: Ein Abwehrmechanismus«, in: *Dynamische Psychiatrie*, Sonderheft 1, Berlin 1971
Vester, Fr., *Denken, Lernen, Vergessen*, Stuttgart 1975
Ders., *Phänomen Streß*, Stuttgart 1976
Ders., *Unsere Erde – ein vernetztes System*, Stuttgart 1978
Ders., *Neuland des Denkens*, Stuttgart 1980
Wanke, K., *Neue Aspekte zum Suchtproblem, Multifaktorielle Analysen klinischer Erfahrungen mit jungen Drogenkonsumenten* (Habilitationsschrift), Frankfurt am Main, 1971
Wasson, G. R., »The Hallucinogenic Mushrooms of Mexiko«, in: *Transactions of the New York Academy of Sciences*, New York 1968
Watts, A., *Zeit zu leben – Erinnerungen eines »heiligen Barbaren«*, Bern und München 1979
Weizenbaum, J., *Die Macht der Computer und die Ohnmacht der Vernunft*, Frankfurt a. M. 1977
Wetz, R., *Jugendliche und Rauschmittel. Bericht über eine explorative Studie im Stadtgebiet Köln*, Köln 1971
Wiesenhütter, E., *Grundfragen unserer Existenz*, München 1974
Winn, M., *Die Droge im Wohnzimmer*, Reinbek 1979
Wöbcke, M., *Rauschmittelmißbrauch – Prävention und Therapie*, München 1977
Wolfe, B. H., *The Hippies*, New York 1968
Wormser, R., *Drogenkonsum und soziales Verhalten bei Schülern*, München 1973

471

II. Psychologie

Wer die physiologischen Mechanismen der Suchtentstehung kennt (→RA IV), wird sich nicht wundern, daß ein schwerverletzter Soldat nach einer Reihe von Morphiumspritzen im Lazarett morphiumsüchtig wird. Ursache und Kausalkette, die zur Drogenabhängigkeit führen, sind in diesem Fall gut bekannt.

Wenn wir hören, daß jemand täglich Schnaps trinken muß, liegen die Verhältnisse bereits nicht mehr so offen. Wir verstehen, daß der Betreffende süchtig geworden ist, sobald er – bei entsprechender Veranlagung – die Drogen seinem Körper genügend oft zugeführt hat, denn auch das Trinken kann zu einer körperlichen Drogenabhängigkeit führen. Warum jedoch hat diese Person überhaupt erst mit dem ›Schnapsen‹ angefangen? Niemand hat sie dazu gezwungen (obwohl auch das gelegentlich vorkommt). Hier machen wir erstmals Bekanntschaft mit dem psychologischen Hintergrund des Drogengebrauchs.

Dieser seelische Aspekt gilt heute generell als der wichtigste Faktor bei der Entstehung jenes Teufelskreises, den man früher als ›Sucht‹ bezeichnete – der jedoch heute ›Drogenabhängigkeit‹ genannt wird, nachdem man bei der Weltgesundheitsorganisation (WHO) zu dem Ergebnis kam, daß der gemeinsame Nenner aller ›Suchten‹ die psychische Abhängigkeit ist. Körperliche Abhängigkeit, in Form von Entziehungssymptomen und ähnlichem (→ RA IV), tritt erst in zweiter Linie in Erscheinung und auch nicht bei allen Rauschdrogen.

Wie sieht es jedoch bei einem dritten Abhängigkeitstyp aus, bei dem die körperlichen Merkmale völlig in den Hintergrund treten? Warum raucht ein 13jähriger Junge Haschisch? Warum greift ein 17jähriges Mädchen zu Kokain?

1. Der Drogenrausch

Ehe wir diese Fragen näher untersuchen, soll ein Drogenrausch vorgestellt werden, mit einem angenehmen und einem unangenehmen Teil. Nach dem Genuß einer Überdosis Haschisch hatte der amerikanische Journalist Bayard Taylor folgende Erlebnisse:

»…Augenblicklich fiel das Gefühl der Begrenztheit, die Beschränkung der Sinne auf unser eigenes Fleisch und Blut von mir ab. Die Mauern meines Leibes barsten nach außen und stürzten zusammen; und ohne daran zu denken, welche Gestalt ich nun angenommen hatte – ja, ohne überhaupt noch die Idee der Form schlechthin fassen zu können –, fühlte ich, daß ich über einen riesengroßen Raum hin existierte. Das Blut, das mein Herz weiterpumpte, durcheilte ungezählte Meilen, bevor es in meine Extremitäten gelangte, die Luft, die ich in meine Lungen einsog, weitete sich zu Meeren von klarem Äther aus, und die Rundung meines Schädels spannte sich weiter als das Himmelsgewölbe. In der Höhle, die mein Gehirn barg, gähnten unauslotbare Tiefen von unbeschreiblichem Blau; da zogen Wolken entlang, die der himmlische Wind zusammentrieb, da glühte die Sonnenscheibe. Es war – obwohl ich in diesem Augenblick überhaupt nicht daran dachte –, als ob mir das Geheimnis der Allgegenwart Gottes offenbart würde...«

Und nun das düstere Gegenstück, der *horror trip*:

»...Ich hatte das Haschischparadies durchmessen und wurde unmittelbar darauf in seine gräßlichste Hölle gestürzt... Das aufgewühlte Blut stürmte wie ein tosendes Meer durch meinen Körper. Es schoß mir in die Augen, bis ich nicht mehr sehen konnte; es schlug dumpf in meinen Ohren und bebte so stark in meinem Herzen, daß ich befürchtete, die Rippen würden unter seinen Schlägen nachgeben. Ich riß mein Hemd auf, legte meine Hand auf die Brust und versuchte, den Puls zu zählen; doch es gab zwei Herzen, von denen das eine tausend Schläge in der Minute tat und das andere nur langsam und träge klopfte. Ich wähnte, daß meine Kehle bis oben hin mit Blut gefüllt sei und mir das Blut in Strömen aus den Ohren schösse. Ich fühlte, wie es mir warm über Hals und Nacken rann. In tiefer Verzweiflung und dem Wahnsinn nahe, floh ich aus dem Zimmer...«

Es gibt natürlich auch mildere Räusche, nach einigen Gläsern Wein oder nach einer schwachen Haschisch-Zigarette oder stärkere infolge von → LSD, → PCP oder → Meskalin. Grundsätzlich können Taylors Erlebnisberichte jedoch als Modell für ›den‹ Rauschzustand dienen. Früher glaubte man, im Rausch würde nur ›Euphorie‹ gesucht. Dieses griechische Wort bezeichnet einen Zustand des ›Gehobenseins‹, des gesteigerten Glücks- und Lebensgefühls, wie er bei krankhaften Zuständen (Manie), bei der mystischen Versenkung oder eben bei Einnahme von Anregungs- bzw. Rauschmitteln (deshalb auch ›Euphorika‹ genannt) eintritt. Inzwischen ist man von dieser einseitigen Bezeichnung abgekommen und versteht unter einem Rausch jenen Zustand, bei dem der berauschte Mensch einen Ausbruch aus dem Normalen, einen Kontrast zum Alltag, eine Diskontinuität des Erlebens erfährt. Folgerichtig spricht man – bei starken Räuschen – deshalb auch von ›Ekstase‹, was ja wörtlich bedeutet: »Aus sich selbst heraustreten.«

Was sich im Rausch verändert

Der Mensch kommt weitgehend frei von angeborenen Verhaltensweisen (Reflexe, Instinkte) auf die Welt. In einem langwierigen Prozeß, der in den hochzivilisierten Ländern oft mehr als 20 Jahre dauert, müssen grundlegende Reaktionsmuster, die Koordination der Sinneswahrnehmung und das Denken gelernt werden. Ebenfalls mühsam erworben werden müssen das Gefühl für den Zeitablauf, Formkonstanz, Dingkonstanz, das Verständnis für soziale Vorgänge, Sitten und Gebräuche und dergleichen mehr. In der Schule schließlich findet der Erwerb jenes riesigen Wissensgutes statt, das im Laufe von Jahrtausenden die Menschheit mühsam der Natur abgerungen hat (Erikson 1968, Muller 1969, Spitz 1967, Werner 1959).

In diese hochkomplizierten Abläufe greifen nun die Rauschdrogen mehr oder minder massiv ein.

Grundsätzlich kann man sagen, daß alle Rauschdrogen den Bezug zur Umwelt und damit die Reaktionen auf sie stören. Darauf beruhen sowohl ihre positive (›Bewußtseinserweiterung‹) wie ihre negative Wirkung (›Persönlichkeitszerfall‹). Subjektiv gesehen äußert sich das so, daß die Außenwelt zunehmend unwirklicher, der Kontakt zu ihr labiler wird, während die Innenwelt (Phantasie, Erinnerungen) stärker in Erscheinung tritt. Das läßt sich schon beim leichten Alkoholschwips beobachten.

Gleichzeitig tritt das rationale, abstrakte Denken in den Hintergrund, während gefühlsmäßige psychische Vorgänge überwiegen. Der Gedankenablauf wird lockerer, das Zeitgefühl verlangsamt oder beschleunigt. Ein kräftiger Haschischrausch vermag bereits die Leuchtkraft von Farben zu erhöhen; → LSD, → Psilocybin und andere stärkere Halluzinogene vermögen Farbänderungen hervorzurufen. Mit zunehmender Intensität des Rausches geht die Formkonstanz der Umwelt verloren. Schließlich schieben sich – meist abwechselnd mit realen Wahrnehmungen – traumhafte Abläufe in den Vordergrund.

Bei den kräftigsten Drogen kommt es zu echten Halluzinationen, das heißt zu Wahrnehmungen, die der Außenwelt zugehörig erscheinen, obwohl sie in Wirklichkeit von innen kommen (s. S. 100).

Kindheitserinnerungen werden wach und können oft zu ganz erstaunlichen Wiederbegegnungen mit sich selbst führen; eine Erfahrung, die man sich bei der Psychotherapie zunutze machen kann (Caldwell,

Frederking, Leuner, Newland, vom Scheidt 1976, Grof 1978, Naranjo).
Von außen betrachtet, machen alle diese Vorgänge den Eindruck eines
Zerfalls der im Laufe des Lebens mühsam erworbenen seelischen Strukturen zugunsten primitiverer, am Anfang der psychischen Entwicklung
liegender Wahrnehmungs- und Verhaltensweisen. Man faßt sie zusammen unter dem Begriff der ›Regression‹.

Die Regression

Unter Regression versteht man ganz allgemein ein Zurücksinken in
seelische Zustände, die der frühen Kindheit angehören, aber auch im
erwachsenen Menschen, meist unbewußt, weiterexistieren. Sie können
unter entsprechenden Umständen jederzeit wieder wirksam werden.
Müdigkeit, Krankheit, Neurosen, Psychosen können Regressionen
genauso auslösen wie Rauschdrogen. Solange keine ausgesprochene
Drogenabhängigkeit vorliegt, besteht der Unterschied zu den übrigen
Regressionsauslösern beim Rausch in der Freiwilligkeit, mit der die
Regression herbeigeführt wird. Allerdings ist auch diese ›Freiwilligkeit‹
oft fragwürdig – sie kann durch unbewußte, meist neurotische Faktoren
gesteuert sein.
(Näheres zu Regression siehe Alexander, Balint 1960 und 1970, Freud
1900, Frijling-Schreuder, Richter, Loch, Winnicott).
Was im Sprachgebrauch der Psychoanalytiker zunächst einen eher
negativen Beigeschmack hat, nimmt bei den Drogen-Freunden eine
ausgesprochen positive Färbung an. Statt von Regression sprechen sie
von ›Bewußtseinserweiterung‹, von der Gewinnung neuer Erkenntnisse
jenseits des Alltagswissens. Besonders seit Timothy Leary und seine
Nachfolger (→ RA I) die Halluzinogene als Schlüssel zur Innenwelt
gepriesen haben und die enge Verwandtschaft von Drogenrausch und
mystisch-religiösen Erfahrungen herausstellten (Huxley 1954, Gelpke,
Steckel, Jünger 1970), hat dieser positive Aspekt der Regression eine
wichtige Bedeutung erlangt (→ LSD). Die Rauschfreunde können sich
dabei – und sie tun dies auch reichlich – auf die Schriften des Schweizer
Psychiaters Carl Gustav Jung berufen. Im Gegensatz zu Sigmund
Freud, der die Regression mehr als Rückschritt in der seelischen Entwicklung betrachtete, betont Jung ihren schöpferischen Aspekt (1928,
1944, 1952, 1954). Lesenswert sind auch die einschlägigen Bücher des
Jung-Schülers Erich Neumann (1949, 1954, 1956).
Es kann hier nicht diskutiert werden, wie weit mystische Erlebnisse
(durch Versenkung, Gebet, Askese, Meditation) und Rauscherlebnisse
vergleichbar sind. Der Orientalist und Drogenforscher Rudolf Gelpke

zumindest schreibt: »Ich selbst habe mehrere Male, und mit Hilfe verschiedener Drogen, einen Bewußtseinszustand erreicht, von dem ich überzeugt bin, daß er demjenigen, den die Mystiker ›Entwerden‹ und ›Vereinigung‹ nennen, zumindest außerordentlich nahekommt.«

Es kann auch nicht näher eingegangen werden auf die Möglichkeiten, die sich der psychologischen Forschung durch das Drogenexperiment bieten. Wer sich dafür interessiert, mag nachlesen bei Kurt Beringer, Hanscarl Leuner, Stanislav Grof und Claudio Naranjo. Interessante Sammlungen von Selbstversuchen finden sich bei Edward Reavis und Ralph Metzner. Dichterische Berichte geben Charles Baudelaire, William Burroughs, Jean Cocteau, Aldous Huxley, Timothy Leary (1968, 1970) und Thomas de Quincey. Über erstaunliche Möglichkeiten des Meskalins berichtet der Anthropologe Francis Huxley, ein Neffe von Aldous Huxley, in seinem Buch *The Invisibles* über den haitischen Voodoo-Kult. Er schreibt, daß er im Rausch erstmals begriffen habe, was das fremdartige Ritual der Voodoo-Priesterin bedeutet. Ähnliches berichtet der Anthropologe Carlos Castaneda aus Südkalifornien.

In jüngster Zeit wurden verschiedene Versuche gemacht, die Sehnsucht nach Regression zu interpretieren. So spricht der englische Psychoanalytiker Michael Balint (1969) von einem Aufsuchen von Erlebnissen aus der allerfrühesten Kindheit (›primäre Liebe‹). Aus mehr philosophischer Sicht sieht der Schweizer Psychiater Medard Boss den starken Wunsch des westlichen Menschen, die Subjekt-Objekt-Spaltung zu überwinden (1953, 1957, 1959).

Die Diskussion des Regressionsvorgangs dürfte stark angeregt werden durch die enorme Verbreitung der Rauschdrogen unter den Jugendlichen. Denn nur wenn man diese psychischen Abläufe versteht, kann man die unbewußten Wurzeln der Rausch-Sehnsucht und der ›Sucht‹ als ihrer Extremform verstehen. Simplifizierend kann man sagen, daß das Gleichgewicht von Innenwelt und Außenwelt heute mehr denn je gestört ist. Vor allem die Eigenschaft der Halluzinogene, unbewußtes Material bewußt machen zu können, hat bei vielen Menschen die Neugier nach der eigenen Innenwelt geweckt, die in einer vorwiegend materiell orientierten Welt offensichtlich nicht richtig befriedigt wird. Die Suche nach Selbsterkenntnis wird so durch die Rauschdrogen zum existentiellen Experiment.

Das Gedicht »Die Hand« von Klaus Lea beschreibt eine solche Entdeckung früher Kindheitserfahrungen während eines LSD-Trips.

Die Hand

die erste Hand die ich sah
aus dem eintönigen Blau
herausgeschlagenes fremdes Wesen
in mein Gesicht

aus dem traurigen Blau
lichtgrün, wasser-orange
feinsinniges Muster

Hand
unschuldig noch doch blutsverletzt
vom Greifen das ist
war oder kommen wird

durchscheinend noch
doch blutsverkrustet
im ersten Erscheinen
beim ersten Erzittern

Hand gegen den Himmel
trostlos Blau
Himmel musterlos!

aber vielgestaltig musterhaft
Hand
gestreckt
in Vielfalt ächzend
geballt

Handmusik Handwink Handhammer

Handgriff ins große Nichts
gegen den Himmel groß
blutige Hand
Hand

(Klaus Lea 1970)

Primärvorgang

Der Schwächung des Ich im Rausch entspricht eine Minderung derKritikfähigkeit. Subjektiv mag der Berauschte überzeugt sein, er sei noch immer Herr seiner Sinne – für den außenstehenden Beobachter ergibt sich meist der Eindruck zunehmenden Verlustes des Realitätskontakts. Das rührt nicht zuletzt daher, daß mit wachsender Regression die Innenwelt (häufig mit halluzinatorischen Veränderungen) die Außenwelt überlagert. Dabei werden psychische Prozesse wirksam, wenn nicht vorherrschend, die Sigmund Freud als ›Primärvorgang‹ bezeichnet hat (1900). Es handelt sich um den Einfluß des Es, wie er in Träumen oder auch im schizophrenen Wahn zutage tritt.

Das Andersartige beim Rausch dürfte in erster Linie sein, daß bei diesem das Ich noch relativ stark ist und immer wieder die Es-Inhalte mit ihrer stark triebhaften Färbung unter Kontrolle bringt; wohingegen das Ich im Traum und in der Psychose wesentlich schwächer (oder vielleicht auch nur ›anders‹) ist.

Das betonte Interesse des drogenbenützenden ›underground‹ an (vor allem östlichen) Religionen, Parapsychologie (Telepathie, Hellsehen), Hypnose, Okkultem (Schwarze Messen, Schwarze und Weiße Magie, Astrologie) spricht dafür, daß die Drogen eine sehr tiefe Schicht des Unbewußten freilegen, die C. G. Jung als das ›Kollektive Unbewußte‹ mit den ›Archetypen‹ benannt hat (1954). Auch die Vorliebe für utopische Literatur (Science-fiction, Näheres hierzu s. vom Scheidt 1970, 1972 b, 1976 c) und märchenhafte Motive in der psychedelischen Kunst und der Beatmusik deutet in diese Richtung (vom Scheidt* 1970 a).

Spätestens an diesem Punkt erhebt sich jedoch eine sehr wichtige Frage: nämlich wieweit dieses Bewußtsein unbewußter (und oft sehr ›tief‹ liegender) Inhalte der Psyche nicht gefährlich für den Drogenbenützer ist. So spricht Jung von der ›psychischen Inflation‹, bei der das Unbewußte übermächtig wird und das Individuum mit seinen Inhalten überschwemmt, bis dieses – im Extremfall – psychotisch wird oder gar sich selbst vernichtet.

Weiterhin warnte Jung davor, daß – neben diesen individuellen Gefahren – »die Annhäherung ans Unbewußte zunehmend in soziale Isolie-

---

* An anderer Stelle (»Das Monster im Park«, Nachwort) habe ich die Auffassung vertreten, daß Drogenerlebnisse und utopische Literatur gemeinsame Wurzeln haben könnten, daß die Science-fiction die »psychedelische Literatur« sei. Eine gewisse Bestätigung hierfür gibt Paolo Mantegazza, der nicht allein kräftige Kokainräusche erlebte und sich dafür begeisterte (→ Kokain), sondern auch utopische Literatur schrieb, so den Roman »Das Jahr 3000« (deutsch Jena 1897).

rung (führt). Allmählich ergibt sich eine enorme Steigerung der Autono-
mie der unbewußten Figuren bis zu Aggression und wirklicher
Angst...« (1944).
Jung bezog sich zwar nicht ausdrücklich auf Rauschdrogen bei seiner
Warnung; es handelt sich jedoch um analoge Probleme.

2. Das psychoanalytische Persönlichkeits-Modell als Schlüssel zum Verständnis von Rausch und Sucht

Es, Ich und Über-Ich

Die Dynamik des Rausches läßt sich, vor allem wegen der beteiligten
unbewußten Prozesse, gut mit dem von Sigmund Freud entwickelten
Persönlichkeitsmodell der Psychoanalyse verständlich machen.
Freud unterscheidet zwischen drei seelischen Instanzen: Es, Ich und
Über-Ich (siehe Freud 1920, 1923, 1924, 1933). Unter dem ›Es‹ wird die
angeborene biologische Substanz (in triebhafter Form als Sexualität,
Aggressivität) verstanden, die der Mensch im Laufe seiner Entwicklung
mühsam zu beherrschen lernt. Es ist in etwa gleichzusetzen mit dem
›Unbewußten‹ (das allerdings noch Teile des Ich und des Über-Ich
enthält).
Als Instrument der Triebbeherrschung dient das ›Ich‹. Seine Funktionen
sind – soweit sie bewußt ablaufen – die Wahrnehmung, die Steuerung der
Muskeln, das Denken. Als ein gewisses Maß der Ich-Stärke kann man die
Intelligenzhöhe betrachten – nicht umsonst wird deshalb ein Mindest-
maß an Intelligenz als Voraussetzung für Drogen-Experimente angesehen.
Dazu kommt noch, als relativ späte Entwicklung, das ›Über-Ich‹,
gewissermaßen die Summe der kulturellen Vorstellungen, die unser
Handeln bestimmen (Gesetze, Moral, Ethik). Man kann es ungefähr mit
dem ›Gewissen‹ der Theologen vergleichen.
Alle diese drei psychischen Instanzen werden in charakteristischer
Weise durch die Rauschdrogen beeinflußt. Vermutlich dämpfen sie in
einem gewissen Ausmaß den Einfluß des Über-Ich* und setzen andrerseits die Es-haften sexuellen und aggressiven Triebkräfte frei, was die
triebhaften Ausbrüche bei manchen Rauschformen (etwa beim Alkoholrausch) erklärt.
Bei den stärkeren Drogen scheint es zusätzlich noch zu einer extremen

---

* Horrortrips kann man allerdings als plötzlich aufkommende, extrem starke Über-Ich-
  Impulse erklären.

Aufspaltung des Ich zu kommen. Der holländische Analytiker R. leCoultre bezeichnet die Ich-Spaltung bereits als eine zentrale Erscheinung jeder Neurose. Von da aus läßt sich gut die Anschauung verstehen, die die Drogenabhängigkeit im Rahmen der Psychopathologie zwischen Neurose und Psychose ansiedelt.

Es, Ich und Über-Ich stehen im Verlauf der seelischen Entwicklung jeweils in ganz bestimmten Kräfteverhältnissen zueinander. In der frühen Kindheit überwiegt das Es (die Innenwelt); allmählich formen sich im Umgang mit der Außenwelt, unter Anleitung der Eltern, das Ich und das Über-Ich. Damit gehen typische Phasen der Triebbeherrschung einher. Ausgehend von der oralen Phase (in der die Mundzone dominiert), durchläuft das Kind die anale, die phallische und schließlich die genitale Phase.

Die Psychoanalytiker sehen etwa im Haschischrauchen (wie in jedem Rauchen) eine Regression auf die orale Phase, ordnen dem Spritzen von Heroin eine starke anal-sadistische Komponente (Selbst-Aggression) zu. Viele Begleitumstände des Drogengebrauchs – und noch mehr des Drogenmißbrauchs – lassen sich nur unter Berücksichtigung dieser unbewußten Dynamik erklären.

Neuere Forschungen (Kohut 1973, 1975 a; Jacobson 1973) legen mehr Wert auf Konflikte innerhalb der Gesamtpersönlichkeit, dem »Selbst«. Im Gegensatz zu den eher abstrakten Begriffen »Es«, »Ich« und »Über-Ich« meint »Selbst« die psychosomatische Einheit des realen Menschen. Wie Kohut und Jacobson gezeigt haben, durchläuft das Selbst eine komplizierte Entwicklung, bei der es vor allem um die Integration der narzißtischen Libido geht. (Im Gegesatz zur Objektlibido, die anderen Menschen und Dingen zugewandt wird, ist die n. L. auf die eigene Person gerichtet.)

Drogenkonsum wird im Rahmen dieser Selbst-Psychologie verstanden als (zum Scheitern verurteilter) Versuch des Users, einen »Defekt in der Struktur des Selbst« (Kohut 1975, S. 144 f.) auszugleichen.

In der Drogenkarriere Süchtiger lassen sich solche »narzißtischen Schädigungen« deutlich nachweisen (vom Scheidt 1976 a, Kap. 2 und 3).

Allgemein kann man Drogenkonsum und vor allem den Mißbrauch zu den »narzißtischen Persönlichkeitsstörungen« zählen.

Kohut führt näher aus:

»Ich glaube nicht, daß bei den Süchten jenes Stadium psychischer Reife vorliegt, das für den Prozeß der Übertragung notwendig ist. Übertragungen treten bei einem psychischen Apparat auf, der (mit mehr oder weniger Erfolg) fähig war, sich selbst gegen gewisse infantile Strebungen abzuschirmen. Das wesentliche an der Psyche des Süchtigen ist jedoch nicht der (schlecht gelöste) Konflikt zwischen reifen Strukturen, sondern das Vorhandensein struktureller Defekte...

Das Drogenerlebnis ist (ähnlich den sexuellen Erfahrungen der meisten Perversen) dazu bestimmt, den strukturellen Defekt auszufüllen. Der aus der Kindheit stammende Prototyp dieser Erfahrungen ist folgender: Während eines Entwicklungsstadiums, in dem das Kind eine narzißtisch erlebte andere Person (ein Selbst-Objekt) zur Aufrechterhaltung seines Selbst (seines Selbstwertgefühls) braucht, fehlt dieses Selbst-Objekt. (Dieses Fehlen kann in der Abwesenheit des Selbst-Objekts bestehen oder, was häufiger ist, in der Unfähigkeit des Selbst-Objekts, empathisch auf das Kind zu reagieren.) Das Kind ist also mit dem Verlust der psychischen Struktur konfrontiert (das Selbst-Objekt *ist* zu dieser Zeit die psychische Struktur des Kindes). Um das Selbst-Objekt zu ersetzen – die Empathie des Selbst-Objekts, den Trost des Selbst-Objekts, das Verständnis des Selbst-Objekts –, greift das Kind zur Selbst-Stimulation. Zu diesem Zweck benützt es orale, anale und phallische Masturbation; es benutzt Schmerz, den es sich selbst zufügt (was besser ist, als gar nichts zu fühlen); und es benutzt Phantasien. Mit all diesen Aktivitäten versucht es, das abwesende Selbst-Objekt zu ersetzen und natürlich auch den Mangel an psychischer Struktur zu beheben. (Eine psychische Struktur wurde nicht gebildet, weil der graduelle Verlust des Selbst-Objekts das Mittel ist, durch welches die Struktur aufgebaut wird. Da das Kind das Selbst-Objekt traumatisch verloren hat, wurde keine Struktur gebildet.) Ich glaube, daß die Drogenerfahrung den kindlichen Versuch wiederholt, das Selbst-Objekt (die psychische Struktur) zu ersetzen und dem Gefühl, tot zu sein, entgegenzuwirken, das in Ermangelung des empathischen Milieus auftritt, welches durch das Selbst-Objekt hergestellt worden sein sollte. Phantasien, die vom Kind entwickelt werden (später: durch halluzinogene Drogen geschaffene Phantasien), sind die Mittel, durch die unter diesen Umständen das Selbst-Objekt ersetzt und das Gefühl des Tot-seins bekämpft wird.« (1975 b)

Sexualität, Aggression (Aktivität) und Narzißmus
Besonders interessant zu beobachten ist, wie sich die zentralen menschlichen Antriebe unter dem Einfluß von Rauschdrogen ändern.
Nimmt man für den Beginn des extra-uterinen Lebens eine Art ›Symbiose‹, eine biologisch-psychische Einheit von Mutter und Kind an (Balint spricht davon, daß das Kind in der Mutterliebe »schwimmt wie der Fisch im Wasser«, womit die Selbstverständlichkeit der Mutterliebe

für das Kind betont wird; 1960), so wird die folgende Entwicklung dadurch bestimmt, daß das Kind lernt, allmählich zwischen sich selbst und der Mutter zu unterscheiden und bald auch Liebeskontakte zu anderen Personen herzustellen. Sind diese Kontakte anfänglich noch sehr schwach und werden bei jedem äußeren Anlaß aufgegeben, so kann das Kind etwa ab dem neunten Lebensmonat stabilere ›Objektbeziehungen‹ aufbauen (Spitz 1967). Während der anal-sadistischen Phase kommt es zu sehr ambivalenten (zwiespältigen) Beziehungen, bei denen Haß und Liebe gleichzeitig auf dieselben Objekte (Personen) gerichtet werden. Über ödipale Phase, Latenzzeit und Vorpubertät kommt es dann zur Pubertät, in der die erwachsene (genitale) Sexualität heranreift (Anna Freud 1968).

Man kann annehmen, daß unter dem Einfluß von Rauschdrogen eine (sehr komplizierte) Rückentwicklung stattfindet, bei der nacheinander oder nebeneinander die verschiedenen frühen Formen der sexuellen Beziehung auftreten können. Im Extremfall könnte der Zustand der ›primären Liebe‹ (Balint 1969) hergestellt sein, in dem der Berauschte halluzinierend die Beziehung zur ganz frühen Mutter wiedererlebt. Da es sich dabei um prä-verbale Erlebnisse handelt, werden sie kaum als das erkannt, was sie sind; statt dessen erlebt der Berauschte chaotische Farbmuster, ›Sphärenmusik‹ und archetypische Visionen. Dazu sind allerdings → LSD, → Psilocybin und ähnlich extreme Drogen nötig. Guter *trip* und *horror trip* ließen sich demnach als Wiederbelebung guter beziehungsweise schlechter Erlebnisse aus der frühesten Kindheit interpretieren. Melanie Klein verwendet dafür die anschaulichen Ausdrücke ›gute Brust‹ und ›böse Brust‹ (der Mutter).

Für die Stichhaltigkeit dieser psychoanalytischen Vorstellungen sprechen unter anderen die Erfahrungen aus der Drogen-Therapie (Newland, Grof). Gleichermaßen kompliziert, wenn nicht noch komplizierter, verläuft die Entwicklung der Aggressionsbeherrschung. Auch dabei führt die Rauschregression zum Zerfall erwachsener Strukturen und zur Wiederbelebung früherer Verhaltensweisen, vor allem zu zunehmender Steuerungslosigkeit.

Ein Sonderfall scheint bei Haschisch/Marihuana vorzuliegen, von dem immer wieder behauptet wird, es dämpfe die Aggressivität (Angst 1970). Abgesehen davon, daß auch gegenteilige Berichte vorliegen, spricht vieles für die Vermutung, daß die Aggressivität hierbei keineswegs verschwindet, sondern vielmehr ›nach innen‹ gelebt wird. Ganz im Sinne der oben erwähnten Ich-Spaltung spricht die Psychoanalyse dabei von einer Abspaltung der aggressiven Anteile der Persönlichkeit. Im

Grunde tritt der gleiche Vorgang ein wie bei einer Depression, die ja ebenfalls als Selbst-Aggression verstanden wird.

In analoger Weise werden noch andere psychische Funktionen abgebaut, vor allem der soziale Kontakt. Der Rückzug auf die eigene Person schließt dabei nicht aus, daß der Berauschte gleichzeitig subjektiv das Gefühl hat, er verfüge über eine besonders gute Kommunikation mit seinen Mitmenschen.

In ihrer Fallstudie *Droge und Sexualität* beschreibt Hanne-Lore von Canitz die Therapie einer Patientin, deren Sexualität unter Drogeneinfluß enorm stimuliert wurde.

Über die narzißtischen Aspekte wurde weiter oben schon einiges gesagt. Heinz Kohut betrachtet diesen Bereich des Trieblebens als ein seelisches Kraftfeld eigener Prägung, das sich nicht etwa auf die Sexualität reduzieren läßt, wie S. Freud ursprünglich annahm. Für mich (J. v. Sch.) spiegeln alle drei Triebkräfte die Seinsweisen des Menschen in der Wirklichkeit wider:

- Durch Arbeit (Aktivität) muß er die materielle Außenwelt gestalten und dadurch seinen Lebensunterhalt sichern (sublimierte Aggression).
- Im Zusammenleben mit einem Partner (Erotik) und verschiedenen Bezugsgruppen der Privat- und Arbeitssphäre erfährt er Kontakt, Beziehung und Bindung (sublimierte Sexualität).
- In sich birgt er die immaterielle Innenwelt, die er kennen und gestalten muß (sublimierter Narzißmus).

In Wahrheit durchdringen sich die drei Triebbereiche, müssen beispielsweise auch in Partnerschaften und Gruppen Aggressionen ausgetragen und narzißtische Gratifikationen erfahren werden. Letztendlich kommt es auf die dynamische (lebendige) Balance zwischen diesen Bereichen an. Da unsere Zivilisation die Bewältigung (und Beherrschung) der materiellen Außenwelt, also den aggressiven Aspekt, extrem überbetont, kommen die zwischenmenschlichen Beziehungen und vor allem der Selbstbezug viel zu kurz. Jeder Rausch, jeder Drogenmißbrauch, kann verstanden werden als Versuch, medikamentös den Bezug zu sich selbst, als narzißtische Ganzheits-Erfahrung, herzustellen (den man, normalerweise, zumindest in der frühen Kindheit einmal positiv erlebt hat: in der Geborgenheit bei Mutter und Vater).

Nach einiger Zeit nimmt aber diese narzißtische Komponente der Drogenerfahrung überhand und sowohl der Bezug zur Arbeitswelt (»Arbeit ist Scheiße, Leistung ist sinnlos...«) als die Beziehungen zu den Mitmenschen beginnen zu leiden. Entsprechend findet eine Inflation innerer Erfahrungen statt, schwindet der Kontakt zur Außenwelt und geht entsprechend die Fähigkeit, diese schöpferisch zu gestalten, verloren.

Jede Therapie (→ RA III) muß deshalb zum Ziel haben, diese gestörte Balance wieder herzustellen. Sinnvollerweise geschieht das, indem man

1. zunächst die narzißtischen Bedürfnisse akzeptiert (sie sind ja berechtigt: der User »hat sich selbst« nicht, ist auf der Suche nach sich selbst, nach Lebenssinn und deshalb verständlicherweise extrem selbstbezogen), aber dann

2. allmählich die Kontakt- und Bindungsfähigkeit übt (zunächst in der Beziehung zum Therapeuten) und

3. die Freude an – sinnvoller – Arbeit und Leistung wiederentdeckt.

Letzteres wird natürlich enorm erschwert durch unsere Art zu leben und zu arbeiten, die ja weitgehend sinnleer geworden ist – und es deshalb nicht nur dem Drogenabhängigen, sondern weiten Teilen der Bevölkerung überhaupt schwermacht, Sinn im Leben zu finden (s. auch die Schlußkapitel von → RA I).

Wolfgang Schmidbauer hat wichtige Züge der Narzißmus-Problematik, die insbesondere die Suchtgenese erhellen und die er als »die Destruktivität von Idealen« bezeichnet, in seinem Buch *Alles oder nichts* behandelt: »Wenn das Größen-Selbst die kritischen Funktionen des Ichs umgehen kann, wie es bei Süchtigen oft der Fall ist, dann dienen die wahnhaft-großartigen Versprechungen und Beschwörungen, aus der gegenwärtigen Abhängigkeit und dem durch das Suchtmittel wie durch die Untätigkeit in der Realität verursachten Elend herauszukommen, tatsächlich nur noch einer immer tieferen Abhängigkeit. Die Ansprüche an eine Wirklichkeit, die ohne die betäubende Wirkung des Suchtmittels noch erträglich sein könnte, werden so gesteigert, daß die Ausflucht in die Drogenabhängigkeit unausweichlich ist.« (1980, S. 143)

Größen-Selbst, »idealisierte Eltern-Imago«
Typische Rauscherlebnisse, in denen Allmachtsphantasien in den Vordergrund treten (s. auch b. Taylors *trip*-Schilderung weiter oben), lassen darauf schließen, daß der Drogenrausch das Zutagetreten einer bestimmten psychischen Struktur fördert, deren entsprechende bildhafte Darstellung (im Rausch, aber auch im Traum und in künstlerischen Darstellungen) Kohut »Größen-Selbst« nennt. Der Psychoanalytiker schreibt über dieses grandiose und narzißtisch-exhibitionistische Bild des Selbst:

»Die Bezeichnungen ›grandios‹ und ›exhibitionistisch‹ beziehen sich auf ein breites Spektrum von Erscheinungen, das sich von der egozentrischen Einstellung des Kindes mit seiner ungehemmten Lust an der Bewunderung und von den groben Wahnvorstellungen des Paranoikers und den grob-sexuellen Handlungen des erwachsenen Perversen bis zu den Aspekten der subtilsten, hochgradig zielgehemmten und nichterotischen Befriedigung Erwachsener über sich selbst, ihre Wirkung und ihre Leistungen erstreckt« (1973, S. 43).

Um etwas ähnliches handelt es sich bei der »idealisierten Eltern-Imago«, angesichts derer der Patient sich u. U. nicht grandios und überheblich, sondern unbedeutend und minderwertig vorkommt.

Wichtig für die Therapie ist es, derartige Erlebnisse auf ein normales Maß zurückzuführen (was Verzicht auf die Räusche voraussetzt) und den »Defekt in der Struktur des Selbst« zu heilen (Näheres bei Kohut 1973). Während Kohut und andere Analytiker diese inneren Figuren als Repräsentanten der individuellen Psyche verstehen, eröffnen sich unter dem Gesichtspunkt der »Transpersonalen Psychologie« andere Verständnismöglichkeiten spiritueller Art (s. unten, Kap. 9).

Wer sich auch ohne Drogeneinfluß eine Vorstellung von den Aspekten und Inhalten des Größen-Selbst und der mächtigen Eltern-Imagos verschaffen möchte, der betrachte sich die erfolgreichen Science-fiction-Filme und -Bücher der letzten Jahre (*Star Trek, Krieg der Sterne, Das Schwarze Loch*) sowie die hervorragend ausgestatteten Bildbände dieses Genres: *Galaktische Fremdwesen* (Frank), *Unter fremden Sonnen* (Holdstock und Edwards) und *Planeten-Story* (Burns und Harrison). Besonders die bösartigen Ausprägungen, von oft ausgesprochen dämonischer Ausstrahlung, begegnen einem in dem Film *Alien* sowie in dem gleichnamigen Bildband des Schweizer Phantastischen Realisten H. R. Giger, oder in den Sex-Phantasien von *Great Balls of Fire* (Harrison 1979). Ein Sonderfall sind jene Metallmonster und Raumschiffe der Science-fiction, deren alptraumhafte Ausstattung mit den unglaublichsten Mordinstrumenten und deren gigantische Dimensionen und Geschwindigkeiten wie geronnene Verkörperungen des Größen-Selbst im Zeitalter von Naturwissenschaft und Technik aussehen, dargestellt etwa in den Bildbänden *Mechanismo* (Harrison) und *Raumschiffe von Foss* (Foss 1980).

Weitere Studien von Psychoanalytikern

Sigmund Freud wurde schon früh mit dem Problem der Sucht konfrontiert, nicht zuletzt durch das → Kokain*. 1898 schrieb er in seinem Aufsatz »Die Sexualität in der Ätiologie der Neurosen«:
»Genauere Untersuchung weist in der Regel nach, daß... Narkotika zum Ersatze – direkt oder auf Umwegen – des mangelnden Sexualgenusses bestimmt sind, und wo sich normales Sexualleben nicht mehr herstellen läßt, da darf man den Rückfall des Entwöhnten mit Sicherheit erwarten.« Vor allem Freuds Schüler haben dann aufgrund langjähriger Psychoanalysen Süchtiger (oder auch durch entsprechende Details aus Analysen anderer Patienten) eine Reihe von unbewußten Motiven für die Sehnsucht nach dem Rausch, nach dem Anders-als-normal-sein-Wollen aufgedeckt. Vor allem Edward Glover veröffentlichte eine Reihe von Arbeiten zu diesem Thema (1928, 1931/32, 1932). Im einzelnen werden von den verschiedenen Forschern folgende Merkmale genannt:
- gesteigerte Oralität (Daniels, Fenichel, Freud 1905 und 1917, Rado 1926, Robbins),
- enge Beziehung zur latenten Homosexualität (Abraham 1908, Ferenci 1911, Freud 1905, Hartmann, Tausk),
- erhöhter Narzißmus (A. Kielholz, Simmel 1930 und 1949),
- verdrängte Aggressivität (Abraham 1916, Simmel 1930, Glover 1932, Klein)
- Einfluß des frühödipalen Kernkonflikts (Glover 1932, Klein).

In Anlehnung an Überlegungen von Garcia de la Vega versteht der Berliner Psychoanalytiker Jürgen Götte die Drogensucht als eine eigene Form eines psychischen Abwehrmechanismus.

Der Londoner Analytiker Herbert Rosenfeld schreibt (1960): »In meiner... Arbeit mit Rauschgiftsüchtigen fand ich, daß Rauschgiftsucht mit manisch-depressiven Zuständen nahe verwandt, aber nicht identisch ist. Der Rauschgiftsüchtige bedient sich der manisch-depressiven Mechanismen, die durch Rauschgift verstärkt und dementsprechend verändert werden. Das Ich des Rauschgiftsüchtigen ist schwach und hat nicht die Kraft, den Schmerz der Depression zu ertragen, deshalb benützt es gern manische Mechanismen. Aber der manische Zustand wird nur mit Hilfe des Rauschgifts erreicht; denn eine gewisse Ich-Stärke ist zur Bildung der Manie erforderlich. Man muß aber die symbolische Bedeutung des Rauschgifts in Betracht ziehen, die sowohl zu den das

---

* S. hierzu auch den Beitrag »Sigmund Freuds Kokain-Experimente...« im Dritten Teil dieses Handbuchs.

Rauschgift umgebenden, unbewußten Phantasien und dessen Einverleibung Beziehungen hat, als auch zu der pharmakotoxischen Wirkung, welche die Allmacht der (unbewußten) Impulse und der (psychischen) Mechanismen verstärkt.«

Den Ursprung der manischen Abwehrmechanismen sieht Rosenfeld in der frühesten Kindheit, in den ersten Lebensmonaten. Sie treten auf in einer Phase, die Melanie Klein als ›paranoid-schizoide Position‹ bezeichnet. Später verändert diese sich zur ›depressiven Position‹. Deshalb rechnet Rosenfeld die Vorgänge während des Rausches sowohl den paranoiden als auch den depressiven Angstzuständen als verwandt zu. Es ist deshalb kein Zufall, daß diese Arbeit »Über Rauschgiftsucht« auch in Rosenfelds Buch *Psychotic States* (1965) enthalten ist. Wer sich für die tieferen Hintergründe des Drogenmißbrauchs interessiert, dem sei dieses Buch empfohlen (deutsch 1979).

Gleichermaßen aufschlußreich sind die Arbeiten von Melanie Klein selbst (1962) sowie die bereits erwähnten von Michael Balint (1960, 1969). Sie behandeln eingehend die frühkindlichen Schädigungen, die das Fundament für die späteren Suchtformen legen.

Vor allem von den Schülern Melanie Kleins wird immer wieder die Rolle der ungesteuerten Aggressivität bei den Drogenmißbrauchern betont. Diese sadistischen Impulse werden verdrängt und verursachen dadurch depressive Züge. Der Teufelskreis der Sucht läßt sich dann dadurch erklären, daß die Melancholie (Gefühl der inneren Leere, Langeweile, Sinnlosigkeit) durch den Rausch in eine künstliche Manie umgewandelt wird. Dadurch wird jedoch der Kontakt mit der äußeren Realität weiter herabgesetzt – die Folge ist eine noch schlechtere Aggressionsverarbeitung, die zu erneuter Depression führt, und so weiter.

Ähnlich muß der ›verschleierte Selbstmord‹ gesehen werden, der sich hinter mancher, wenn nicht jeder schweren Drogenabhängigkeit mit ihrer unvermeidlichen Selbstzerstörung verbirgt:

»Der depressive Kranke lebt die Wut auf sein eigenes Ich aus. Beim Kind sehen wir auch noch die körperlichen Auswirkungen davon, es zerstört sein Spielzeug, einen Teil von sich selbst; der Erwachsene aber zerstört sein Leben entweder völlig oder er begeht einen andauernden Mord an seinem psychischen Selbst, indem er sich die Lebensfreude zerstört« (Kuiper).

Die Sehnsucht nach dem Irrationalen, die Beschäftigung mit schwarzer und weißer Magie, mit Parapsychologie (vom Scheidt 1972 b), Märchen, Science-fiction (vom Scheidt 1970, 1976 c) und psychedelischer Kunst und Musik deuten darauf hin, daß mit fortdauerndem Drogenkonsum der ›Primärvorgang‹ überhandnimmt. Nicht zuletzt wird das durch die Veränderungen des Traumlebens dokumentiert, so etwa bei den Halluzinogenen durch eine Zunahme des ›paradoxen Schlafs‹.

Ebenfalls bedenklich ist, daß sich gelegentlich die von der Rauschdroge hervorgerufene Regression gewissermaßen selbständig macht. Es kommt zu Entrückungszuständen, die den Betroffenen in völlig nüchternem Zustand, oft noch nach Wochen, regelrecht überfallen *(flashback)*.

An psychoanalytischen Arbeiten zum besseren Verständnis der Drogenproblematik und ihres tiefenpsychologischen Hintergrunds seien noch genannt:

- Michael Balint, *Therapeutische Aspekte der Regression;*
- Otto F. Kernberg, *Borderline-Störungen und pathologischer Narzißmus;*
- Bertram D. Lewin, *Das Hochgefühl – zur Psychoanalyse der gehobenen, hypomanischen und manischen Stimmung;*
- Theodore Lidz und A. Rothenberg, *»Psychedelismus: Die Wiedergeburt des Dionysos«* (eine ausführliche kritische Würdigung hierzu gibt Wolfgang Schmidbauer in *»Halluzinogene in Eleusis?«*, im Dritten Teil dieses Handbuchs);
- H. U. Ziolko *»Halluzinationen und Neurose«*.

Eine ausgezeichnete, ausführliche Darstellung des »Suchtproblems in neuerer psychoanalytischer Sicht« gibt Ernst Lürßen (s. auch den folgenden Kasten: »Psychoanalytische Fragen…«)

Ernst Haas untersucht in seiner fundierten Arbeit *Selbstheilung durch Drogen?* spezielle Fragen jugendlicher User. Als von größter Bedeutung zum Verständnis des Drogenmißbrauchs haben sich inzwischen die Studien des heute in Chicago wirkenden Wiener Psychoanalytikers Heinz Kohut erwiesen, die er vor allem in seinem 1973 erschienenen Buch *Narzißmus* darlegt (s. auch oben).

Drei interessante Fälle aus dem Halluzinogenbereich beschreibt der englische Analytiker A. Limentani.

Aus dem Kreis der »Analytischen Psychologie« um C. G. Jung sei noch Erich Neumann erwähnt. In seinem Buch *Die Große Mutter* behandelt er u. a. die archetypischen Aspekte des Rausches und der Sucht. Er ergänzt damit die mehr medizinisch-psychologische Betrachtungsweise der Freudschen Richtung um mythologisch-kulturgeschichtliche Gesichtspunkte.

Schwerpunkte der Drogen-Problematik aus psychoanalytischer Sicht

1. Welche psychodynamische Funktion hat das Suchtmittel bzw. der Rausch?
   Welche Art von Objekt (Selbst-Objekt) stellt das Mittel (der Zustand) dar?
2. Wo liegen die Fixierungsstellen in der Libidoentwicklung beim Süchtigen?
   Auf welche Phase bzw. Stufe der Libido-Entwicklung regrediert er?
   Wie sieht die narzißtische Entwicklung aus, wie die aggressive?
3. Wie sieht die psychische Struktur des Süchtigen aus, vor allen Dingen in Hinblick auf die Ich-Organisation und deren Abwehr-Funktion?
   Wie resultiert daraus die besondere Frustrationstoleranz (S. Rado: Mangelnder Reizschutz; kein genügend kohärentes Selbst – H. Kohut)
   Wie sehen die Objektbeziehungen aus?
   (Wie sehen die Selbst-Objekte und die Beziehungen dazu aus?)
4. Welche Beschaffenheit hat das prämorbide Über-Ich?
   Wie sind seine regressiven Veränderungen?
   Wie sehen die intersystemischen und die intra-systemischen Konflikte (unter besonderer Berücksichtigung der Selbst-Repräsentanz) aus, und damit verbunden das Selbstgefühl und die Stimmungslage?
5. Welche unbewußten Phantasien werden mobilisiert?
6. Aus welcher familiären bzw. frühkindlichen Erfahrung/Konstellation ergibt sich die Sucht?
7. Wie sieht jeweils der Verlauf der Regression aus?

(Zusammengestellt nach E. Lürßen, 1978)

Andere therapeutische Ansätze
Die Psychoanalyse ist Therapie und Persönlichkeits-Modell zugleich. Letzteres hat sich für das Verständnis von Rausch und Sucht gut bewährt (s. oben). Hingegen hat sich gezeigt, daß die klassische Psychoanalyse, wie S. Freud sie ursprünglich entwickelte, für Drogenabhängige selten sinnvoll ist: Die Zweierbeziehung Patient – Therapeut setzt mehr Ich-Stärke und seelisch-soziale Struktur voraus, als User in der Regel besitzen. Andere Methoden haben sich hier besser bewährt, vor allem Therapie-Gruppen. Auch bestimmte Verfahren, die aus der Psychoanalyse abgeleitet und weiterentwickelt wurden, führen erfahrungsgemäß

weiter. Zu nennen sind hier die Erlebnistherapien, die unmittelbarer mit den Gefühlen und gestörten Beziehungen zu Menschen arbeiten sowie die narzißtischen Bedürfnisse besser befriedigen und aufarbeiten helfen: Gestalttherapie, Transaktionale Analyse, Bio-Energetik, Yoga (→ RA III).

3. Drogenabhängigkeit (Toxikomanie, Sucht)

Krankhafte Sehnsucht nach dem Rausch

Die geschilderten psychischen Veränderungen (s. oben, 1. Kap.), die während des Rausches auftreten können, stellen in der Regel keine Gefahr für den Berauschten dar. Aus der Sicht des Nüchternen haben sie zwar anomalen Charakter, sie sind jedoch nicht als psychopathologisch zu betrachten, weil spätestens nach dem Verschwinden der Droge aus dem Körper der normale Zustand wieder eintritt (Ausnahme: die *flash backs*, bei denen oft Wochen nach dem Rausch unvermutet ein rauschähnlicher Zustand den Betreffenden überfallen kann). Man kann sich bis zu diesem Punkt ohne weiteres der Argumentation von Drogen-Apologeten wie Rudolf Gelpe anschließen, die einem gelegentlichen, entsprechend vorbereiteten Rausch eine sehr heilsame Wirkung zuschreiben. Krankhafte Anzeichen sind jedoch gegeben, sobald der Drogenbenützer sich nicht mehr aus Gründen der Neugier oder um Selbsterkenntnis zu erlangen, oder um schlicht irgendeinen Genuß zu steigern (Musik, Sexualität), berauscht, sondern weil er die Euphorie der Nüchternheit eines tristen Daseins vorzieht. Die Ursachen sind vielfältiger Natur. Symptomatisch könnte dafür die Aussage des Pop-Idols John Lennon stehen, daß die Beatles 1965 vor der Verleihung des Ordens *Member of the British Empire* durch die Königin so nervös waren, daß sie vorher in der Toilette des Buckingham-Palastes schnell zur Beruhigung eine Haschisch-Zigarette rauchten (Südd. Ztg. vom 12. Mai 1970). Dieses »nervös« kann tiefenpsychologisch als Angst interpretiert werden. Und es besteht kein Zweifel daran, daß Haschisch und Marihuana für viele Leute die Funktion eines angstmildernden Medikaments ausüben. So sagt der Londoner Arzt A. Limentani: »Der geschickteste Psychoanalytiker kann sich nicht mit der angstmildernden Kraft des Marihuana messen.«

Es geht also dem chronischen Drogenbenützer allmählich gar nicht mehr allein um den Rausch, sondern um Lebenshilfe. Dazu mag, vor allem bei den Halluzinogenen, jener eigenartige Effekt beitragen, der wie eine Steigerung der Möglichkeiten der Selbsterkenntnis aussieht. Vor allem bei Vertrautheit mit den einschlägigen psychoanalytischen Theorien werden die auftauchenden Kindheitserinnerungen gerne im Sinne einer zunehmenden Persönlichkeitsreifung verstanden – obwohl die ständige Wiederholung dieser Erlebnisse erfahrungsgemäß das Gegenteil bewirkt. Vor allem die Aufdeckung schmerzhafter Eindrück und Konflikte (›Traumen‹) kann zu einer überwertigen Beschäftigung mit der Innenwelt des Rausches führen, bei der die realen Probleme der Außenwelt zunehmend an Bedeutung verlieren. Gleichzeitig steigt die Neigung, Konflikte nur noch phantasierend zu bewältigen.

So wird nur noch der erste Teil der antiken Maxime befolgt: »Erkenne dich selbst...« Der zweite, ebenso wichtige: »...und handle danach«, fällt unter den Tisch.

Die Folge sind Arbeitsstörungen, deren man sich durch Verweigerung der Arbeit zunächst einmal entledigt. Zwangsläufig sinkt der Lebensstandard bis zu weitgehender Bedürfnislosigkeit; durch eine entsprechende Ideologie wird dieser Vorgang mit einem sozialpolitischen Anstrich versehen. (Damit sind nicht die Bestrebungen jener politischen Richtung gemeint, die dem übertriebenen Leistungsprinzip der modernen Massengesellschaft den Kampf angesagt hat.)

Das Herausfallen aus dem gesellschaftlichen Verband *(dropping out)* führt neben der Einschränkung der unmittelbaren Erwerbsmöglichkeiten bei Schülern, Lehrlingen und Studenten, die mitten in der Ausbildung stehen, dazu, daß sie ihre Talente und Möglichkeiten nicht mehr voll ausschöpfen können; sei es, weil sie die Ausbildung abbrechen, sei es, weil die zunehmende Interesselosigkeit an den Dingen der Außenwelt zu einer Entwertung jeglichen Sachwissens führt.

Anstelle der Aktivität tritt Passivität, die schließlich in Apathie mündet. Jeder neue Rausch, eigentlich als Ausweg gedacht, verstärkt diese Tendenz. Depressive Zustände, oft verschleiert als Müdigkeit, tragen ebenfalls dazu bei, daß erneut die »Flucht in den Rausch« angetreten wird. Die zunächst durchaus akzeptable, weil fruchtbare Abkehr von der Außenwelt wird übertrieben; diese verliert dadurch ihren Realitätscharakter und wird – mangels Gestaltungsmöglichkeiten – zunehmend bedrohlich. Die entstehenden Angstzustände führen zu neuem Drogengebrauch – ein Kreislauf ohne Ende.

Der deutsch-amerikanische Psychologe Kurt Lewin hat eingehend untersucht, wie sich Erfolgs- und Mißerfolgserlebnisse auf die Lebensstrategie auswirken. In Zusammenhang mit dem exzessiven Genuß von Rauschmitteln ist dabei Lewins Begriff des Anspruchsniveaus wichtig. Wer ständig unterhalb des ihm möglichen Niveaus lebt (und dieser

Zustand tritt bei jedem Drogenabhängigen nach einiger Zeit ein), verliert allmählich den Sinn für Proportionen und für die eigenen Möglichkeiten; er wird zunehmend frustriert und kann sich schließlich nur noch selbst einreden, daß er ja freiwillig auf all die Chancen verzichtet – die er in Wahrheit aus psychischer (wenn nicht gar schon aus physischer) Schwäche nicht mehr wahrnehmen kann.

Ähnliches gilt für ein überhöhtes Anspruchsniveau, das gerade im Gefolge von rauschinduzierten Größenwahn-Ideen leicht entsteht. Durch das Bauen von Luftschlössern leidet zunehmend der Kontakt zur Realität, so daß bald auch relativ geringe Anforderungen als nicht mehr bewältigbar erscheinen.

Zusätzliche Gefahren des chronischen Mißbrauchs

Alle positiven Aspekte des Rausches verwandeln sich in negative, sobald der gelegentliche *trip* zur Dauereinrichtung, zum Bedürfnis wird. (Das trifft auch für das als harmlos hingestellte Haschisch zu.)

Die Weltgesundheitsorganisation definierte 1957 die Drogenabhängigkeit *(drug addiction)* so: »Es handelt sich um ein Stadium periodischer oder chronischer Berauschung durch die wiederholte Einnahme einer (natürlichen oder synthetischen) Droge. Zu den typischen Kennzeichen gehören:

- ein überwältigender Wunsch oder das Bedürfnis, den Drogengebrauch fortzusetzen und sich die Droge unter allen Umständen zu verschaffen;
- eine Tendenz, die Dosis zu erhöhen;
- eine psychische und allgemein eine physische Abhängigkeit von den Wirkungen der Droge;
- eine zerstörerische Wirkung auf den einzelnen und die Gesellschaft.«

Entsprechend schwächer war die Formulierung für Drogengewöhnung *(drug habituation)*.

Ihre Charakteristika sind:

- der Wunsch (aber nicht das unbedingte Bedürfnis), die Droge weiterhin zu gebrauchen, um auch in Zukunft das Gefühl des Wohlbefindes zu genießen, das sie spendet;
- geringe oder keine Tendenz, die Dosis zu erhöhen;
- ein gewisser Grad psychischer Abhängigkeit vom Effekt der Droge, aber keine physische Abhängigkeit und daher auch keine Entzugserscheinungen;
- zerstörerische Wirkung in erster Linie, wenn überhaupt, auf den einzelnen.

1965 hat die WHO ihre ursprüngliche Sucht-Deffinition abgeändert (Eddy u. a.). Man unterscheidet nun statt *addiction* und *habituation* verschiedene Formen der Drogen-*Abhängigkeit (dependence):*

- Abhängigkeit vom Opiat-Typ,
- Abhängigkeit vom Cannabis-Typ,
- Abhängigkeit vom Amphetamin-Typ,
- Abhängigkeit vom Alkohol-Typ usw.

Wie die rasante Zunahme des Drogenmißbrauchs unter den Jugendlichen bei näherem Hinsehen zeigt, lassen sich solche klaren Abgrenzungen in verschiedene, fest umrissene Typen nur noch selten durchführen. Der moderne Drogenkonsument ist in der Regel polytoxikoman, d. h., er nimmt sowohl Amphetamine (Captagon, Pervitin) wie Cannabis (Haschisch, Marihuana, synthetisches THC), reine Halluzinogene (LSD, Meskalin, Psilocybin) und in einer Reihe von Fällen auch Opiate (Opium-Tinktur, Morphium, Jetrium, Palvium, Heroin, Polamidon = Methadon); dazu natürlich Alkoholika der verschiedensten Arten; dazu Tranquilizer, Schlaftabletten, Schmerztabletten, Abmagerungstabletten (häufig amphetaminhaltig). Sogar das Nikotin scheint eine gewisse Rolle als »Rauschdroge« zu spielen, auf jeden Fall sind Zigaretten ein wichtiger Schrittmacher für den Drogenkonsum – sie scheinen die psychische Abhängigkeitsstruktur gewissermaßen vorzubereiten. Das bedeutet jedoch, daß man bald auch mit der neuen WHO-Definition nichts mehr ausrichten wird. Man wird endlich die bisher übliche medizinisch-pharmakologische Betrachtungsweise durch psychologisch-soziologische Aspekte ergänzen müssen. Die Arbeiten von Limentani, Rosenfeld und den Lowenfelds bieten dazu Ansatzpunkte. Die klassischen Beispiele für Drogenabhängigkeit sind Alkohol und Heroin. Drogengewöhnung wird immer wieder für Haschisch angegeben; allerdings darf man dabei nicht vergessen, daß der Haschischraucher, sobald er unter ein bestimmtes Niveau absinkt, der Gesellschaft zur Last fällt und darüber hinaus durch ein mögliches Umsteigen auf Heroin noch zusätzlich gefährdet ist.

Im einzelnen treten folgende negative Wirkungen auf:

1. Die zunächst fruchtbare Introspektion (Meditation, Kontemplation) wird übertrieben. Aus der bewußten Erforschung der Innenwelt wird eine Abkehr von der Außenwelt. Das psychische Gleichgewicht wird gestört. Mag den Drogenbenützer anfänglich das legitime Motiv geleitet haben, ein Gegengewicht zum extremen Materialismus zu finden, so erliegt er jetzt dem anderen Extrem der reinen, artifiziellen Innenschau.

2. Je geringer die Abstände von einem *trip* zum nächsten sind, um so

mehr läßt die Kritikfähigkeit (Realitätsprüfung) nach, weil der Kontrast zwischen dem Alltäglichen und dem Außergewöhnlichen (der ja erst die spezielle Rauscherfahrung ermöglicht) abnimmt.

3. Die passive* Haltung, als Gegenstück zur Aktivität des westlichen Menschen, gerät aus ihren gesunden Proportionen und verliert somit ihren Wert. Das Endstadium ist Apathie. Die Aktivität (vor allem der anderen, der Nicht-*junkies*) wird ideologisch abgewertet. Die äußere Realität wird zunehmend illusionär-halluzinatorisch bewältigt, wobei eine breite Skala von Tagträumereien über paranoide Wahnideen bis hin zu echten Halluzinationen besteht. Lediglich extreme Einflüsse der Außenwelt (Hunger, Durst, Schmerzen) vermögen noch Reaktionen hervorzurufen.

4. Die Zunahme der Kindheitserinnerungen und vermutlich sogar frühestkindlicher, präverbaler Grunderlebnisse fördert eine Ausrichtung auf die Vergangenheit und stört die Gegenwartswahrnehmung und -bewältigung ebenso wie die Planung der Zukunft (die zunehmend als sinnleer erscheint).

5. Die Sensibilität wird gesteigert – damit wird jedoch auch ein gesundes ›dickes Fell‹ (Ich-Stärke) gegenüber Enttäuschungen abgebaut. Wendungen nach innen und Rückzug aus der zunehmend feindlich empfundenen Umwelt sind die Folge.

6. Angstzustände, wie sie jeder Mensch bewältigen muß, werden überwertig. Vor allem unbewußte, meist stark verdrängte Ängste (Kastrationsangst, frühkindliche Trennungsängste usw.) werden übermächtig. da die normale Form der Angstbewältigung (schöpferische Gestaltung der Außenwelt: Arbeit, Sexualität) gestört ist, wird die Flucht in den Rausch vorgezogen (wobei manche Drogen zudem noch wie gewisse Psychopharmaka angstdämpfend wirken). Der chronisch Berauschte wird jedoch wiederum vermehrt seinen Ängsten ausgesetzt – ein Teufelskreis, der sich in Extremfällen bis zu Verfolgungswahn und anderen psychotischen Reaktionen steigern kann.

7. Vor allem bei Jugendlichen, die ja heute das Gros der Konsumenten zu stellen scheinen, kann man annehmen, daß die psychische Reifung wenn nicht rückläufig, so doch verlangsamt oder gehemmt wird. Zumindest für das Leben in einer technisch orientierten Zivilisation ist der chronische Haschisch-Raucher nicht mehr geeignet, von den Wirkungen der anderen, ›härteren‹ Drogen ganz zu schweigen.

---

* Die ›Passivität‹ bei der Meditation ohne Drogen ist ein durchaus aktiver Vorgang – allerdings handelt es sich um eine verinnerlichte Aktivität, die nach außen hin den Anschein völliger Ruhe erweckt.

8. Die letzte – und wohl die größte – Gefahr des Mißbrauchs auch ›harmloser‹ Drogen ist, daß von ihnen auf Heroin u. ä. ›umgestiegen‹ wird. Der Frankfurter Psychiater Hans Joachim Bochnik schätzt die Zahl der Umsteiger auf 20-75 Prozent (Der Spiegel 1970). Eine nicht geringe Rolle dürfte dabei ein unersättliches Bedürfnis nach immer tieferen Räuschen spielen, die bei bestimmten frühkindlichen Schädigungen (orale Frustration oder Verwöhnung) typisch zu sein scheint. Da es kaum jemand geben dürfte, der in der Kindheit keine Mangelerfahrungen hatte, ist jeder bereits durch die Regression des Haschisch-Rausches potentiell gefährdet. Hiermit eng verbunden ist die Tatsache, daß vor allem von Jugendlichen oft haarsträubende Mixturen verschiedenster Drogen neben- oder nacheinander genommen werden (Polytoxikomanie). Dazu kommt noch das leichtsinnige Herumexperimentieren mit selbstgebastelten Drogen, wie sie Schüler und Studenten im häuslichen Kellerlabor brauen und dann im Freundeskreis ›testen‹.

Neue Formen der Drogenabhängigkeit
Die leichtsinnige Einstellung zu allen Drogen hat zusammen mit der – trotz Zunahme der Beschlagnahmungen – leichten Beschaffbarkeit der Rauschmittel zu völlig neuen Formen der Sucht geführt. Das Kriegslazarett mit den morphiumsüchtigen Schwerverletzten oder das Slumviertel mit den asozialen Alkoholikern hat seine Rolle fast schon an die Schulen abgegeben.

Wenn ein Journalist, der in esoterischen Zirkeln gelegentlich sein Haschischpfeifchen anzündet, über diese Droge schreibt, wird er gewiß ein anderes Bild zeichnen als der Jugendpsychiater, der heute immer mehr suchtkranke Teenager zu sehen bekommt, die *unter anderem* auch Haschisch konsumieren. Der Literat wird dazu neigen, Gefahren zu bagatellisieren, die nur für ihn persönlich keine sind (wie er mehr hofft, als wirklich sicher weiß).

Die Wiener Psychiater R. Mader und W. Sluga meinten zwar 1970, daß 50 Suchtkranke pro Jahr für eine Millionenstadt nicht sehr viel sind; sie nahmen jedoch an, daß die Dunkelziffer der bereits Drogenkranken rund zehnmal höher sei (inzwischen weiß man, daß die 80er Jahre u. U. sogar eine Verhundertfachung wahrscheinlich machen, wie das Beispiel Berlins zeigt: → RA I). Gewandelt hat sich nach ihren Beobachtungen an der Psychiatrisch-neurologischen Universitätsklinik der österreichischen Hauptstadt das typische Erscheinungsbild der Suchtkranken. Vor allem die früher so auffällige Gruppe der Hippies/Gammler gerät immer mehr in den Hintergrund. Die heutigen jungen Drogenkonsumenten sind nicht mobil; sie reisen nicht, pflegen aber Kontakte zu den Gammlern. Meist stammen sie aus den unteren sozialen Schichten, sind labile, leicht verführbare Verwahrloste, die zu den Drogen kommen durch

● Das Vorbild der Gammler (oder älterer Mitschüler).
● die Versuchung, mit Rauschgifthandel Geld zu verdienen,
● die Massenmedien.

Vielfach gewinnen sie die Mittel zum Drogenkauf durch Diebstähle. Dadurch kommt es zu einem vorher gänzlich unbekannten Kontakt mit kriminellen Elementen. Im Jahre 1966 noch gehörten alle in Wien erfaßten Fälle jugendlichen Drogenmißbrauchs dem Mittelstand an; schon 1970 kamen vier Fünftel aus einem einfacheren Milieu, wobei der Anteil besonders ungünstiger Familienverhältnisse sehr hoch war. Damit stieg auch der Anteil der (*nicht* wegen Verstößen gegen das Rauschgiftgesetz) Vorbestraften.

Der Psychiater sieht, nach Mader und Sluga, kaum je den ›stabilen‹ Drogenkonsumenten, der gelegentlich LSD probiert und einige Male mit Freunden zwanglos Haschisch raucht. Der Übergang zum regelrecht süchtigen Jugendlichen ist jedoch fließend. Engpässe in der Haschisch-Versorgung werden nämlich bereits in diesen ›stabilen‹ Gruppen gelegentlich durch kodeinhaltige Hustenmittel plus Alkohol oder durch die Kombination von koffeinhaltigen Analgetika mit Coca-Cola überbrückt – typische Vorstufen der Polytoxikomanie.

Bei den Fällen aus Wien fällt noch auf, daß die Jugendlichen immer häufiger Intelligenzmängel zeigen. Das mag damit zusammenhängen, daß diese Personen eher in die Kliniken kommen, auch weil sie leichter festgenommen werden. Aber offensichtlich spielt auch ein Element mit, das besonders unerfreulich ist: Die Intelligenzschwachen sind einerseits besonders leicht verführbar, andrerseits kennen sie keine Grenzen und unterscheiden – im Gegensatz zu ihren intelligenten Verführern – nicht zwischen gefährlichen und relativ harmlosen Drogen. Außerdem lassen sie sich notfalls leicht als willige Werkzeuge im organisierten Rauschgifthandel einsetzen.

Der Gebrauch entsprechend stärkerer Drogen führt inzwischen auch zu eindeutig psychopathologischen Symptomen. In Wien wurden bereits 1969 beobachtet:

1. Hysterieähnliche Erregungszustände (15 Fälle), die in der Regel nach Alkohol/Hustenmittel-Kombinationen auftraten. Dabei zerfallen körperliche Bewegungsabläufe und Sprache: Die Betreffenden bewegen sich viel und rasch, reden aber sehr langsam;

2. Bewußtseinsveränderungen (Delirium, Koma), die vor allem zustande kommen, wenn experimentierfreudige Jugendliche Hustensäfte, hochprozentigen Alkohol, Anti-Parkinson-Mittel, Barbiturate und andere Mixturen ungeklärter Zusammensetzung intravenös injizieren. Man liefert sie oft wegen Selbstmordverdacht ein, während die Befragung später klärt, daß es sich um einen ›Irrtum‹ (etwa in der Dosis) oder einfach um einen ›Selbstversuch‹ handelte;

3. psychotische Zustände mit Gedächtnisstörungen, Verfolgungsideen und Halluzinationen, die vor allem durch den Mißbrauch zentral stimulierender Substanzen (→ Weckamine) provoziert werden;

4. Verwirrtheitszustände, die durch die Kombination von Haschisch und Alkohol zustande kommen.

Obwohl diese Schäden in der Regel rasch vorübergehen, ist die Prognose für die Dauer meist ungünstig. Kaum entlassen, kehren die Jugendlichen nur allzuleicht in die Subkultur zurück und vergessen bei ihren ›wohlmeinenden‹ Freunden die Ratschläge, die man ihnen in der Klinik gab. Manche der Patienten sind geradezu ›Stammkunden‹, was u. a. von Bochnik bestätigt wird.

Welche bedenkliche – und vor allem schnelle – Entwicklung sich vollzogen hat, wird noch erhellt durch die Tatsache, daß Annemarie Dührssen in ihrem Werk *Psychogene Erkrankungen bei Kindern und Jugendlichen* noch 1965 Stichworte wie ›Rauschdrogen‹ oder ›Drogenabhängigkeit‹ beziehungsweise ›Sucht‹ nicht einmal im Index erwähnt – einfach deshalb, weil dieser Themenkreis bis vor wenigen Jahren in der Jugendpsychiatrie überhaupt noch keine Rolle spielte.

Anna Freud, in England tätig, erwähnt in ihrem Buch über *Wege und Irrwege in der Kinderentwicklung* zwar eine Seite lang die »Süchtigkeit in der Kindheit« – von haschischrauchenden und heroinspritzenden Teenagern sagt sie jedoch nichts. Allerdings beschreibt sie sehr detailliert die seelischen Prozesse, die außer bei den Neurosen – mit denen sie sich in erster Linie beschäftigt – in entsprechend modifizierter Form auch beim Drogenrausch und bei der Drogenabhängigkeit auftreten.

Nur erwähnt werden kann hier ein anderes wichtiges Buch von Anna Freud: *Das Ich und die Abwehrmechanismen.* Aller Wahrscheinlichkeit nach beruht die Wirkung der Rauschdrogen – vor allem ihr bewußtseinserweiternder Effekt – darauf, daß eben diese psychischen Abwehrmechanismen gewaltsam außer Kraft gesetzt werden. Einige Intellektuelle haben aus diesem Vorgang die Annahme abgeleitet, daß die Rauschdrogen (in erster Linie die Halluzinogene) so etwas wie eine ›Psychoanalyse in Pillenform‹ ermöglichen (*instant Yoga, instant Zen* sind andere

Slangausdrücke dafür). Gerade für den Jugendlichen haben diese Abwehrmechanismen jedoch auch eine eminent wichtige Schutzfunktion. Wird er ihrer durch den Rausch beraubt, so kann es leicht zu einer übertriebenen Konfrontation mit dem eigenen Unbewußten kommen, der gerade Kinder und Jugendliche kaum gewachsen sind.

Das stetige Vordringen des Kokains in Künstler- und Managerkreise zeigt – genau wie die Selbstverständlichkeit, mit der in (nicht nur amerikanischen) »besseren Kreisen« inzwischen neben dem Cocktail der *joint* mit Haschisch oder Marihuana gereicht wird –, daß der Drogenkonsum unaufhörlich weiter vordringt, daß die Übergänge immer fließender werden, sowohl was die Gewohnheiten verschiedener Gesellschaftsschichten wie der Altersstufen angeht (Details → RA I und → Zukunfts-Drogen).

4. Die Persönlichkeitsstruktur von Drogenabhängigen: Zerrüttete Familien und verzögerte Pubertät

Spätestens hier muß die Frage gestellt werden: Für wen sind die Rauschdrogen eigentlich gefährlich? – wobei vor allem die vorgeblich ›harmlosen‹ gemeint sind (bei Heroin und dergl. erübrigt sich diese Frage von vornherein).

Grundsätzlich muß man sagen, daß sie untauglich sind für Menschen, die sich noch in der Pubertät befinden. Einen gewissen Entwicklungsabschluß sollte selbst der gelegentliche ›Haschisch-Experimentator‹ haben. Lebenserfahrung, Begabungen und Milieu sollten einigermaßen ausgewogen sein, damit die Rauscherlebnisse nach dem *trip* sinnvoll in die bereits vorhandene psychosoziale Struktur eingebaut werden können.

Einer der wichtigsten Faktoren ist die Intelligenzhöhe. Dieser steuernde Faktor muß ein gewisses Maß erreicht haben, sonst gelingt die Rausch-Integration nur mangelhaft oder überhaupt nicht.

Gefährdet sind neurotische Menschen, ganz zu schweigen von solchen mit latenter psychotischer Veranlagung. Für einen Zwangsneurotiker etwa dürfte es eine höchst unliebsame, wenn nicht erschütternde Erkenntnis sein, was für starke Affekte aus dem Es-Bereich sein Ich zu überschwemmen vermögen, wenn die psychischen Abwehrmechanismen (Anna Freud 1936) von der Droge außer Kraft gesetzt werden. Und bei einem Prä-Psychotiker kann der erste Rausch einen schizophrenen Schub beziehungsweise eine entsetzliche Depression auslösen. Nachdem die wenigsten Menschen sich selbst so gut kennen, daß sie derartige

Reaktionen von vorneherein ausschließen können, ist jede Berauschung ein gefährliches Spiel.

Solange nur eine gewisse Avantgarde von Künstlern, Intellektuellen und psychologisch interessierten Studenten den Drogenrausch als gelegentliches geistiges Abenteuer suchte, war die Sucht-Gefährdung nicht so groß. Die rasch wachsende Zahl der Jugendlichen, die mit einer Haschisch-Zigarette anfangen, befinden sich da in einer weit mißlicheren Lage. Abgesehen davon, daß ihre seelische Reifung noch nicht abgeschlossen ist, fehlt es ihnen an Lebenserfahrung und Selbständigkeit. Sie sind in der Regel finanziell von den Eltern abhängig, was schon zu einer Reihe äußerer Konflikte führt. Meist ist auch die innere Ablösung von den Eltern nicht vollzogen.

Bei Pubertierenden bringen die Drogen durch die Störung des Außenwelt-Innenwelt-Verhältnisses die ohnehin labile Psyche zusätzlich durcheinander: In einem Alter, wo der Jugendliche lernen muß, sich in der Außenwelt zu behaupten, wird sein Interesse in hohem Maße auf innere Vorgänge gerichtet, auf die er – noch dazu aufgrund seiner einseitigen Erziehung – kaum vorbereitet ist. Pop-Idole werden zu Vorbildern einer ›Gegenkultur‹, in der es scheinbar genügt, guten Willens zu sein und alles Überlieferte als *Establishment* abzulehnen; das bedeutet aber, daß damit auch – bei aller Unzulänglichkeit – wichtige Lebenshilfen weggestoßen werden.

Schon allein die Tatsache, daß viele Jugendliche wahllos ihre Drogen nehmen, daß sie weder den ›Stoff‹ noch die Anzahl der *trips* zu kontrollieren vermögen, stimmt bedenklich. Paul Kielholz, Psychiater in Basel, hat darüber hinaus in einer großangelegten Studie festgestellt, daß viele Drogenbenützer neurotisch vorbelastet sind. Von 550 Haschischrauchern, die in der Basler Psychiatrischen Universitätsklinik untersucht wurden, waren 120 Jugendliche zwischen 14 und 22 Jahren.

- 52% davon stammten aus zerrütteten Familien.
- 72% lebten in schweren Konfliktsituationen und in Opposition zu ihren Eltern,
- 56% litten an verzögerter oder verlängerter Pubertät,
- nur 26% waren unauffällig.

Kielholz vertritt deshalb die Ansicht: »Chronischer Haschischmißbrauch führt zu Interesseverlust, Versinken in Gleichgültigkeit gegenüber allen Pflichten und Willensschwäche mit starken Verwahrlosungstendenz und sozialem Abstieg.«

Diese negativen Folgen des chronischen Haschisch-Abusus werden auch von anderen Untersuchungen (Buchhard, Bochnik, Bschor) für den bundesdeutschen Raum vermerkt, so wie sie für Griechenland (Stringaris 1939) und den gesamten Orient, Südamerika, Indien und Nordafrika bereits früher festgestellt wurden.

Von 100 Drogenabhängigen, die George E. Valiant von der Bostoner Universität untersuchte, hatte die Hälfte mit 16 schon den Vater verloren, und jeder fünfte hatte keine Mutter mehr – diese Zahlen sind dreimal so hoch wie der nordamerikanische Durchschnitt.

In einem Bericht aus der Frankfurter Drogenberatungsstelle von Klaus Wanke, Lilo Süllwold und Bärbel Ziegler heißt es:

»Repräsentative Erhebungen und Strukturuntersuchungen nach korrelationsstatistischen Gesichtspunkten fehlen noch und werfen zudem methodische Schwierigkeiten auf. So schwanken etwa die Angaben über den Anteil nicht arbeitender Drogenkonsumenten zwischen zehn Prozent (Martin 1970) und 76 Prozent (Kielholz und Ladewig 1970) der jeweiligen Untersuchungsgruppe. Es ist nicht bekannt, in welchem Verhältnis die – sicherlich kleinere – Gruppe süchtiger Entwicklungen im eigentlichen Sinne zu der Vielzahl junger Menschen steht, die heute Rauschmittelerfahrungen besitzen. Da aber gerade die letzte Gruppe schwerwiegende Probleme vor allem im Hinblick auf Persönlichkeitsreifung und soziale Entwicklung aufweist...«

Die Autoren kommen zu dem Ergebnis, daß ein Großteil der Jugendlichen, Heranwachsenden und jungen Erwachsenen, der aus verschiedenen Gründen (Neugier, Mode, Protest, Verführung) mit Rauschdrogen in Verbindung gekommen ist, nicht von den Drogen abhängig wird. Für jenen Teil, der gewohnheitsmäßig weiter danach greift, geben sie folgende Motivationen:

1. latente Psychosen, Verstimmungszustände (Rauschmittelmißbrauch als Versuch der Selbsttherapie);

2. neurotische Veranlagung: In ihrer Persönlichkeit problematische Menschen stellen durch die Drogen ein Pseudo-Gleichgewicht her (scheinbarer Ausgleich innerer Spannungen, Stabilisierung von Affekten);

3. Konfliktreaktionen, wobei Pseudolösungen häuslicher, schulischer und sexueller Probleme im Vordergrund stehen (Vermeidungsverhalten bei realen äußeren Konflikten);

4. eine charakterologisch möglicherweise uneinheitliche Gruppe: z. B. hysterisch veranlagte Persönlichkeiten, indifferente, schwunglos lahme, initiativarme Jugendliche, denen normale Erlebnismöglichkeiten fehlen (die Droge soll bei ihnen die Erlebnisintensität steigern);

5. junge Menschen, die durch ein Zusammentreffen von normal ent-
wicklungsbedingter Labilität und Rauschmittelkontakt in eine seelische
Fehlentwicklung geraten, die in einem späteren Lebensalter vermutlich
nicht eintreten würde. Sie sind ursprünglich weder abnorm noch übermäßig neurotisch, bei psychologischen Tests liegen sie nicht in abnormen Extrembereichen. Eine umfangreiche Feldstudie aus Berlin bestätigt diese Befunde (Bschor).

Diese Arbeiten aus den Anfängen der 70er Jahre werden in neueren
Untersuchungen bestätigt oder nur leicht modifiziert (Bron 1980; Hippius 1980; Keup 1980; Kielholz u. a. 1976; Kleiner 1979; Krieger 1979.
Schenk 1975, 1976, 1979). Lediglich das rapide Anwachsen der Heroinsucht (Skarabis und Becker 1980) und die Zunahme der Süchtigen aller
Arten überhaupt – jährlich schätzungsweise fünf Prozent mehr! (Ziegler
1980) – setzen neue alarmierende Akzente.

Hans Joachim Bochnik zieht einen Vergleich mit dem Elendsalkoholis-
mus (→ Alkohol) der frühindustriellen Gesellschaft. Heute fehle zwar
die Armut als äußerer Anstoß. Er sieht jedoch eine Parallele zur gegenwärtigen Drogenwelle, vor allem in bezug auf Haschisch, »in der
ursächlichen Bedeutung von Bindungs- und Haltverlusten. Wir haben
jetzt eine Situation, die durch den allgemeinen Autoritätsabbau und
Autoritätsprotest der Jugend gekennzeichnet ist. Auf die innere Unsicherheit und Richtungslosigkeit, mit der der Autoritätsschwund erkauft
worden ist, trifft nun die Möglichkeit, durch Haschisch eine neue,
freilich illusionäre und kurzlebige Form der Geselligkeit zu entwickeln,
die Geborgenheit vorspiegelt«.

Eine große Rolle dürfte bei der Motivation der jugendlichen Drogen-
mißbraucher auch die ›Identitätskrise‹ spielen, die der amerikanische
Psychoanalytiker Erik H. Erikson untersucht hat (1958, 1968, 1970).
Isidor Chein vom »Research Center for Human Relations« der New
York University veranschaulicht dieses Problem der Süchtigen mit den
Worten eines von ihnen: »*Du* bist ein Lehrer. *Du* bist ein Polizist. *Du*
bist ein Vater, eine Frau, ein Bürger, ein Wähler, ein Hausbesitzer, eine
Hausfrau. *Ich*, ich bin ein *junkie*. Ein *junkie* ist eine Person, kein Ding.«
Auf diese Weise schafft sich der Süchtige eine Identität und ein Netz
sozialer Beziehungen im *underground*, die für ihn eine große persönliche Bedeutung haben. Statistiken zeigen, daß der Drogenabhängige von
seiner frühesten Kindheit an in der Regel ein Ausgestoßener, ein Sonder-
ling, Angehöriger einer Minderheit oder schließlich ein Krimineller ist –
lange bevor er zu den Drogen greift (Valiant).

Josef Schenk, von 1972–1976 Leiter des Drogenforschungsprojektes am

Psychologischen Institut der Universität Würzburg, hat in drei Studien das Verhältnis von Droge und Gesellschaft (1975), den Drogenkonsum und die Drogenabhängigkeit Jugendlicher (1976) und die Persönlichkeit von Usern (1979) untersucht. Besonders in der dritten Arbeit, bei der die Ergebnisse von Befragungen mit psychologischen Test-Batterien aufgeschlüsselt sind, vermitteln wichtige Erkenntnisse bzw. bestätigen andere Analysen. Sein Fazit:

»Mehr noch als die Person scheinen die Umstände über Veränderungen des Konsums zu entscheiden. Sie gilt es in Zukunft stärker zu beachten.« (1979, S. 170)

Dies läuft im Grunde auf einen Zirkelschluß hinaus – denn die Umstände formen ja, von Geburt an, die – genetisch verankerte – Persönlichkeit. Aber das »Gefühl der Sinnlosigkeit und Langeweile« ist ja nicht nur ein Resultat innerer Zustände aus Kindheits- und Jugendtagen, sondern in hohem Maße die Reaktion auf eine als sinnlos und langweilig erlebte Umwelt. Dementsprechend kann – und muß – man bei dieser Umwelt den Hebel der Verbesserung ansetzen. Weil man nicht eine ganze Generation therapieren kann.

Die Drogenkarriere

Ausführliche Studien über den Verlauf des Schicksals von Drogenabhängigen haben Wolfram Keup sowie Helmut Waldmann und Mitarbeiter vorgelegt. Anstelle dieser eher statischen Klassifizierungen habe ich (J. v. Sch.) ein dynamisches Modell der Drogenkarriere vorgeschlagen. Verlaufsanalysen zeigen, daß erste Störungen, die den späteren Drogenkonsum gewissermaßen »vorprogrammieren«, bereits in der frühen Kindheit des zukünftigen Users auftreten. Im einzelnen unterscheide ich zwischen einer *Vorbereitenden Phase,* der *Einstiegs-Phase* und der *Verzweiflungs-Phase,* wobei zwischen den einzelnen Stadien in der Regel fließende Übergänge zu beobachten sind. Typische Schädigungen (vor allem Verlust des Kontakts zu einer einfühlsamen Bezugsperson, die sich vorher intensiv um das Kind kümmerte, später analoge Verlusterlebnisse) engen Wahrnehmung, Gedächtnis, Aktions- und Reaktionsfähigkeit immer mehr ein. Gleichzeitig wird, lange ehe der erste Drogenrausch erlebt wird, das Gleichgewicht von Außenwelt und Innenwelt zunehmend nach innen verschoben. Die ersten Räusche setzen dann eine eigene Dynamik in Gang, welche vor allem durch eine fortlaufende Entwertung der Außenwelt und ihrer Objekte, eine vorübergehende Überbewertung von (zur Selbst-Spiegelung dienenden) Pseudo-Objekten und vor allem eine Überschätzung sowie Überbeset-

zung der Innenwelt mit aggressiven und libidinösen Phantasien gekennzeichnet ist. In der Verzweiflung der Schlußphase spielt es dann kaum
mehr eine Rolle, ob es direkt zu Suizid-Handlungen kommt oder ob ein
allmählicher »Selbstmord auf Raten« durch harte Drogen, etwa Heroin,
stattfindet.

Nicht jeder, der einmal Haschisch raucht, Kokain schnupft oder Wein
trinkt, durchläuft zwangsläufig diese Karriere bis zum bitteren Ende.
Aber es leuchtet ein, daß das Ausmaß der vorweggehenden Schädigungen in Kindheit und Jugend sowie Milieueinflüsse (Ghetto-Situation,
schwere Krankheit, ständige Schmerzen) die Sehn-Sucht nach Rauschzuständen in denen Intensität und Häufigkeit bestimmen werden.
Als einzelne Schritte der Drogenkarriere kann man unterscheiden:

1. Vorbereitende Phase
   1.1 Schädigung in der frühen Kindheit
   1.2 Narzißtische Schädigung
   1.3 Schädigung in der Pubertät
   1.4 Prägendes Intervall
2. Einstiegs-Phase
   2.1 Verführung zum Rauscherleben
   2.2 Positive Rauscherfahrungen
   2.3 Vermeintliche Stärkung des Selbst-Bewußtseins
   2.4 Affektive Koppelung von Rausch und rauschvermittelnder
       Person
   2.5 Lösung der äußeren und Verstärkung der inneren Bindungen (an
       Selbst-Objekte)
3. Verzweiflungs-Phase
   3.1 Mißlingen einer (reifen) menschlichen Beziehung
   3.2 Totaler Rückzug von den äußeren und verstärkte Hinwendung
       zu den inneren Objekten
   3.3 Weitere Aufwertung der Räusche (Fetischierung)
   3.4 Totale Entwertung der Außenwelt und ihrer Objekte
   3.5 Kontakt mit dem Selbst nur noch über den Rauschzustand
   3.6 Selbst-Vernichtung

Man sieht, daß schon lange vor der Drogenabhängigkeit das Seelenleben
des späteren Users mehr und mehr gestört wird. Je früher also eine
Wendung in positiver Richtung eintritt (zum Beispiel durch eine Psy-
chotherapie in der Kindheit oder Jugend), um so nachhaltiger kann das
Abrutschen in eine Sucht gebremst und schließlich verhindert werden.
Heutzutage, wo bereits jedes dritte oder vierte Kind im schulpflichtigen

Alter als massiv psycho-sozial gestört gilt, ist der Zugang zur Drogen-karriere breiter denn je. (Näheres in: vom Scheidt 1976 a.) 14000 Menschen bringen sich in der Bundesrepublik jedes Jahr um, etwa zehnmal soviel versuchen es und werden rechtzeitig gerettet (Pohl-meier). Dies ist ein Indiz für die weite Verbreitung der depressiven Störungen in der Bevölkerung (→ auch RA III). Als besonders tragisch erscheint, daß die Zahl der Suizidversuche bei jungen Menschen zwi-schen 15 und 25 Jahren ständig ansteigt – also bei genau jener Alters-gruppe, die auch den Hauptanteil der Drogensüchtigen (speziell der Heroinisten) stellt.

Eine zentrale Ursache, die viele eines Tages in eine Drogenkarriere treibt, hat Gerhard Amendt, Soziologe in Bremen, 1980 in einer Studie aufgezeigt: Nach vorsichtigen Schätzungen ist mindestens jedes dritte Kind, das derzeit in den Industriestaaten westlicher oder östlicher Prägung auf die Welt kommt, unerwünscht – wahrscheinlich sind es, nach Amendt, noch weit mehr, eventuell sogar die Mehrheit.

Die Benachteiligung der Unerwünschten beginnt bereits im Mutterleib; unerwünschte oder erzwungene Schwangerschaft führt bei den Müt-tern, meist unbewußt, zu Verhaltensweisen, die mit großer Sicherheit die Säuglingssterblichkeit erhöhen und Mißbildungen oder Verhaltens-störungen der Kinder bereits in den ersten Lebensjahren fördern. Später geraten solchen Kinder weil sie aufgrund ihrer mitgebrachten Belastung, mehr Schwierigkeiten als andere machen, zunehmend in einen Teufels-kreis. Weil ihnen die intensive Zuwendung der Mutter (des Vaters meist noch weit mehr) fehlt, verkümmern Kontakt- und Lernfähigkeit, sie versagen in der Schule, werden zu Duckmäusern. Alle diese Momente verstärken die Bereitschaft, mit Drogenwirkungen einem als feindselig und sinnleer erscheinenden Leben zu entfliehen, bis hin zum »Selbst-mord auf Raten« durch Heroin oder Alkohol.

Dieses komplexe Gefüge von Ursachen und Wirkungen hat hervorra-gend die Rockgruppe Pink Floyd auf ihrem Album: »The Wall« beschworen, mit Texten und packender Musik. Dieses Album ist auch psychologisch sehr differenziert und einfühlsam gestaltet – man kann sich schlechterdings keine treffendere Beschreibung des Unterbaus einer Drogenkarriere vorstellen (obgleich auf diese nicht direkt angespielt wird – es geht um die generelle Misere der Welt, in der Drogenkonsum eine Rolle unter anderen spielt):

● da ist die überbesorgte Mutter, die das Kind am liebsten im Babysta-dium festhalten möchte (»Ooooh Babe, don't leave me now«, klagt sie);

- da ist der »abwesende Vater« (»Daddy's flown across the ocean, leaving just a memory...«);
- da ist eine zerstrittene politische Welt, in der es jederzeit zu einer atomaren Eruption in einem Dritten Weltkrieg kommen kann (»Mother, do you think, they'll drop the bomb...«);
- da sind endlich die vielen Arten von »Mauern«, die Menschen gegeneinander aufrichten und die dem Album seinen Namen gegeben haben.

Aber die Pink Floyd wissen, daß das plötzliche Niederreißen der Mauern (z. B. durch Drogenräusche, könnte man anmerken) auch keine Lösung ist. In einem »Prozeß« von kafkaesken Formen wird der Ich-Sänger zur schlimmsten Strafe verurteilt, die seine tiefsten Ängste mobilisiert: Die (schützenden wie abwehrenden) »Mauern« werden niedergerissen (»Tear down the Wall!«). Daß dieses Album den Nerv der Zeit trifft, zeigt sein ungeheurer Erfolg: Binnen einem Jahr wurden mehr als zehn Millionen Exemplare gekauft!

Langzeit-Effekte der Rauschdrogen
Aber auch mit dem allmählichen Abbau von »Mauern« ist noch nicht alles getan, auch nicht mit dem Beenden einer Drogensucht, die die Persönlichkeit des Users nicht minder einmauerte wie unnahbare Eltern oder eine schulische Erziehung mit toten Inhalten und Idealen (»We don't need no education... Teacher, leave us kids alone...«, Pink Floyd).

Noch mehr als ein Jahrzehnt nach der letzten Einnahme einer Rauschdroge rühren sich in Träumen oder Phantasien die ehemals aufgewühlten unbewußten Schichten. Einer meiner Klienten träumte 17 Jahre nach seiner ersten Marihuana-Zigarette und 13 nach seiner letzten genau davon: daß ihm jemand einen Joint reicht. Ausführlich analysiert sind diese Langzeit-Effekte in dem Beitrag »Sigmund Freuds Kokain-Experimente...« (→ Dritter Teil). Man muß also unterscheiden zwischen drei Drogenwirkungen:
- akuter Rauschzustand,
- Drogenkonsum (gelegentlich) und Drogenabhängigkeit (kontinuierlich),
- unterschwelliges Weiterwirken des aktivierten Unbewußten noch viele Jahre selbst nach geglückter Heilung, auch wenn keine Drogen mehr genommen werden.

Auch dieses dritte Stadium muß eigentlich noch zur Drogenkarriere gerechnet werden!

5. Drogen in der Schule

Identitätsschwierigkeiten sind sicher auch das Grundmotiv des steigenden Drogenkonsums bei Schülern. In einem gewissen Sinne dient dabei als Schrittmacher der Alkohol- und Zigarettenkonsum der Erwachsenen (1987 wurden in der Bundesrepublik rund 70 Milliarden Mark verraucht und vertrunken!) sowie der enorme Verbrauch an Beruhigungs- und Aufputschmitteln. Selbst in der Schule finden letztere vor allem vor Prüfungen in zunehmendem Maße wie selbstverständlich Verwendung. Abgesehen von Großkatastrophen à la Contergan oder DDT, die man heute bei keinem dieser Mittel mit Sicherheit ausschließen kann, führt dieser sorglose Tablettenverbrauch zu einer großen Gefahr: Die Jugendlichen lernen mehr und mehr, sich auf diese Mittel zu verlassen, und geraten dadurch in den Teufelskreis von → Barbituraten (gegen Schlaflosigkeit) und → Weckaminen (zum Wachwerden), wobei der natürliche Wach-Schlaf-Rhythmus zunehmend durch die Tabletten reguliert wird. Abgesehen davon, daß Barbiturate das Gehirn schädigen und wie die Weckamine süchtig machen, wird dabei völlig außer acht gelassen, daß die zugrunde liegenden Störungen in den meisten Fällen psychischer Natur sind und eigentlich psychotherapeutisch behandelt werden müssen. Zu dieser Unsitte der Pillensteuerung tragen nicht wenig manche Ärzte bei, die diese Mittel am laufenden Band verschreiben, weil die psychologische Betrachtungsweise ihnen noch fremd ist oder sie einfach zu wenig Zeit für ihre Patienten haben, um mit ihnen über deren Schwierigkeiten zu sprechen. Vor allem bei den Schülern wird hier in hohem Maße gesündigt. Oft setzt automatisch ein Lernprozeß ein, demzufolge alle Lebensschwierigkeiten auf pharmakologischem Wege beseitigt werden können.
Der Schritt vom Anregungsmittel vor Prüfungen zur Amphetaminspritze oder von der Schlaftablette zur Haschischpfeife erfolgt auf der vorgeprägten Straße ganz zwanglos – nur ist es häufig eine Einbahnstraße.
Der übliche Jargon trägt noch dazu bei, die Drogen zu verharmlosen: Ob normale Zigaretten oder *hash joint*, beide Male wird von »Rauchen« gesprochen. Die anderen Ausdrücke mit ihrem blumigen, meist liebevollen Grundton zielen in die gleiche Richtung. So wie früher heimlich auf den Toiletten Zigaretten geraucht wurden, raucht man jetzt draußen vor der Schultüre den *joint*. Es ist die Selbstverständlichkeit, mit der diese Verschiebung des Schwergewichts abläuft, die so gefährlich ist. Und es sind nicht nur die Unintelligenten, die den Schuldirektoren

Sorgen bereiten. Oft sind es die Schüler mit den besten Noten, die plötzlich schlampig werden, nicht mehr lernen, Schule schwänzen und schließlich überhaupt nicht mehr im Klassenzimmer auftauchen. Die ›Große Verweigerung‹ hat natürlich ihre Berechtigung in vielen Mißständen. Daß sie gerade die Schulen trifft, nimmt nicht wunder, denn hier liegt pädagogisch und gesellschaftspolitisch noch vieles im argen. Um so wichtiger ist eine Aufklärung von Schülern, Eltern und Erziehern, die das Übel an diesen Wurzeln packt und vor allem die Möglichkeit einer Besserung sichtbar macht. Vorab muß jedoch eine Entschärfung des Generationenkonflikts erfolgen. Hierzu sei kurz das Ergebnis einer amerikanischen Studie erwähnt. J. Thomas Ungerleider und Haskell L. Bowen fanden, daß jene Schulen die größten Schwierigkeiten mit Rauschdrogen hatten, die angaben, überhaupt kein Drogenproblem zu kennen. Wohingegen an den Schulen, die eine regelrechte Aufklärung mit sachlicher Information trieben, relativ wenig Drogenmißbrauch beobachtet wurde. Bewährt hat sich auch die Einrichtung einer neutralen Vertrauensperson (*Ombudsman* nach schwedischem Vorbild), bei der sich die Schüler informieren oder aussprechen können, ohne polizeiliche Nachforschungen befürchten zu müssen.

Wichtige relevante Untersuchungsdaten aus dem deutschen Sprachraum findet man bei V. Hobi, M. Jasinsky, J. Schenk (1976), L. Schmitt, J. Schwarz u. a., R. Wetz und R. Wormser.

6. Sozialpsychologie des Drogenkonsums und -mißbrauchs

Mindestens seit Aristoteles erlebt sich der Mensch bewußt als soziales Wesen (Zoon politikon). Kultur ist ohne Zusammenarbeit vieler in Arbeitsgruppen nicht denkbar, und auch die Freizeit spielt sich in weitem Rahmen in Gruppen ab. Die früheste Gruppe ist die Familie, die auch im späteren Leben das Modell für Verhalten in Gruppen abgibt, wenn auch meist, ohne daß der einzelne es noch bewußt wahrnimmt.

Störungen des Kontakts zu Gruppen

Alle Anzeichen sprechen dafür, daß der exzessive Genuß von Rauschdrogen, auch von Haschisch, die Beziehung des Konsumenten zu den Gruppen stört, an denen er teilnimmt. Die Verschiebung des Interesses auf die Innenwelt führt mit der Vernachlässigung der Außenwelt (und dem daraus resultierenden Abbau des Kontakts zu Objekten der Außenwelt) zu einer zunehmenden sozialen Isolierung. Die Wertvorstellungen dieser Bezugsgruppen werden nicht mehr akzeptiert und schließlich abgelehnt (»Scheiß-Establishment!«), während die Beziehung zu anderen Bezugsgruppen (*underground*, Kommunen) neu entsteht. Soweit sich bisher überblicken läßt, haben diese neuen Gruppen jedoch eine ganz andere, ursprünglichere Form, der vielleicht am ehesten jene Familienform gleicht, in der das Kind im Vorschulalter lebt.

Tiefenpsychologisch läßt sich dieser Vorgang so interpretieren, daß diese Gruppen die Rolle einer ›Mutter‹* spielen, bei der der einzelne Geborgenheit, Schutz und Bewältigung seiner Ängste sucht (Haschisch und die anderen Rauschdrogen werden von Psychoanalytikern entsprechend als – wenn auch ›vergiftete‹ – Muttermilch interpretiert).

Die Teilnahme an gemeinsamen Ritualen (»den *joint* kreisen lassen«), gleiche Interessen (fernöstliche Religionen und Philosophien, Parapsychologie), gemeinsame Sprache mit eigenen Slang-Ausdrücken, eigene Zeitungen, Läden, Lokale stellen das Bindeglied dar. Ob man freilich bereits von einer eigenen ›Sub-Kultur‹ sprechen kann, ist noch völlig ungeklärt; dafür sind die Strukturen und Ziele dieser sehr heterogenen Gruppen noch viel zu verschwommen (→ RA I).

Was auffällt, ist das nahezu völlige Zurücktreten des Leistungsprinzips. Der Hamburger Sozialpsychologe Peter R. Hofstätter stellt dieses als einen der wichtigsten Faktoren jeder menschlichen Gruppe dar. Es sei nur der Zeitfaktor erwähnt, der Zusammenarbeit in einem modernen Sinn erst ermöglicht:

»Scharf rhythmisierte Arbeitslieder sind in den Stammesgesellschaften so häufig anzutreffen, daß auch die Zusatzannahme berechtigt erscheint, der Mensch habe sehr bald die zur Nutzung des Gruppenvorteils erforderliche zeitliche Koordination der Individualanstrengungen entdeckt. Der Punkt ist darum bedeutungsvoll, weil die Gruppe bereits auf diesem sehr einfachen Niveau einer Ordnungsstruktur bedarf, um wirksam zu werden« (Hofstätter).

In einer modernen Industriegesellschaft sind die Arbeitsbedingungen entsprechend verschärft. Damit geht eine wachsende Dehumanisierung der Arbeit einher, die mit Recht kritisiert wird. Der toxische Effekt der Rauschdrogen und in der Folge eine entsprechende Veränderung des Realitätsbezuges der Konsumenten führen jedoch dazu, daß die Grundforderungen der Arbeitsgruppe bald überhaupt nicht mehr erfüllt werden können. Zeitgefühl (Pünktlichkeit), Ordnungsbezüge und schließ-

---

* Allerdings nicht selten einer tyrannischen ›Mutter‹: Wer unter Haschern nicht haschen will, zieht sich die Ablehnung der Gruppe zu und wird meist mitleidlos ausgestoßen.

lich überhaupt die Einsicht in die Notwendigkeit der Arbeit werden abgelehnt einfach deshalb, weil sie so gestört sind, daß der Drogenabhängige ihnen nicht mehr nachkommen kann.
Jedes Gruppenleben, das mehr als nur Geselligkeit und Zeitvertreib ermöglicht, verschwindet deshalb. Diese Effekte nehmen mit der ›Härte‹ der Droge zu. Am schlimmsten wirken sie sich beim Heroin*fixer* aus, der am liebsten allein mit seinem Rausch ist und jeglichen Kontakt mit anderen aufgrund seiner Übersensibilität möglichst meidet.
Einen gewissen Widerspruch hierzu bilden die Aussagen von Haschischrauchern, daß die Droge gerade das Zusammengehörigkeitsgefühl und die soziale Kommunikation stärke. »All you need ist love«, der Titel eines Beatles-Songs, drückt das sehr klar aus. Nimmt man dazu noch die pazifistischen Bestrebungen der Hippies (*green rebellion, flower power* → RA I) und die ohne Zweifel verstärkte Einsicht in die Schwächen der gegenwärtigen gesellschaftlichen Zustände, die der Rausch bewerkstelligen kann, so entsteht das Idealbild einer menschlichen Gemeinschaft.
Die Wirklichkeit sieht anders aus: Wer eine Gruppe chronischer Haschischraucher auf einem gemeinsamen *trip* beobachtet, merkt von Gemeinsamkeit wenig. Die Gespräche sind im Grunde Monologe, die an bestimmten Punkten lose zusammenhängen. Die meiste Zeit ist der Berauschte in seiner eigenen Traumwelt versunken. Das Gefühl der ›totalen Kommunikation‹ mit manchmal telepathieähnlichem Einschlag – das wirklich sehr beeindruckend erlebt wird –, entpuppt sich als weitgehend subjektiv.
Ein letzter nüchterner Einwand ist schließlich, daß die Drogenkonsumenten im Grunde noch keine ihrer Rauscherkenntnisse, so wahr und nützlich sie auch sind, in die Realität umgesetzt haben. Eine Ausnahme bilden einige Beat-Bands und die *underground*-Zeitschriften sowie verschiedene politisch aktive Gruppen. Diese erreichen durch ihre Esoterik jedoch gerade nicht das angestrebte Ziel, nämlich eine Umfunktionierung der tatsächlich menschenfeindlichen Leistungsgesellschaft zu einer humaneren Umwelt.

Ein Experiment scheitert
Eines der interessantesten Gruppenexperimente unserer Tage waren die zwei Jahre der Berliner ›Kommune 2‹. Zum Unterschied von anderen Kommunen spielten Rauschdrogen, wie ihr Selbstbericht (Bookhagen u. a.) klarmacht, wenigstens in der Anfangszeit keine Rolle. Erstaunlicherweise heißt es nach dem Scheitern des Experiments:

»Die Situation war bestimmt durch starre, eingefrorene Beziehungen, gegenseitiges Ausweichen und Stagnation auf allen Gebieten. Zu ihrer Überwindung hätte es wahrscheinlich helfen können, andere (nicht sprachlich-intellektuelle) Formen der Kommunikation zu entwickeln. Erst später haben wir erfahren, daß man solche Verhärtungen anders angehen, sich anders aufeinander zubewegen kann. Wir denken etwa an gemeinsames Spielen, Musikhören und Selbermachen oder *gemeinsam bewußtseinserweiternde Drogen einzunehmen* (Hervorhebung J. v. Sch.)... Auf der anderen Seite sind Gruppen, die regelmäßig Halluzinogene und Opiate nehmen, in der Gefahr, den Bezug zur gesellschaftlichen Realität allmählich zu verlieren, vor allem wenn sie nicht gezwungen sind, regelmäßig zu arbeiten.« Und:
»Nach unseren Beobachtungen... müssen wir deshalb daran zweifeln, daß diese Form kollektiver Regression therapeutische Wirkung hat, wenn die Gemeinsamkeit auf die Dauer nur in dieser Lebensform besteht. Auf das Märchen, daß Haschischrauchen und *trips*-nehmen politisiere, brauchen wir hier nicht einzugehen. Wer vorher unpolitisch ist, wird durch diese Bewußtseinserweiterung nicht politisch. Daß Brutalität und Ausbeutung bei den sogenannten Haschrebellen nicht abgeschafft sind, zeigen die oft fehlende Solidarität (wenn einer nicht vom *trip* runterkommt oder im Knast sitzt) und das Schmarotzertum der *dealer*!« Kein Wunder, daß Gruppen mit ernsthaften politischen Zielen (Teile der ›Außerparlamentarischen Opposition‹ – APO –, die militanten ›Black Panthers‹ in den USA) jeglichen Drogengebrauch strikt ablehnen.

Die Grundursache, die zum Drogenkonsum führt, ist letzten Endes ebenfalls sozialpsychologischer Natur. Die bereits erwähnten Studien von Kielholz, Bschor und Wanke zeigen mit erschütternder Klarheit, daß die Familien, aus denen die Konsumenten kommen, erheblich gestört sind.

Alexander Mitscherlich, Psychoanalytiker und Sozialpsychologe in Frankfurt, betont, daß das Bedürfnis nach Daseinserleichterung mit Hilfe von Rauschdrogen universal sei, daß sich jedoch die Auslösung von der physischen Not (Hungerdämpfung durch Opium) zur psychischen Not verschoben hat. Das ›Unbehagen an der Wohlstandsgesellschaft‹ ist der modernste Ausdruck dafür:
»Die jungen Leute lernen diese Leistungsgesellschaft kennen unter gleichzeitiger permanenter Bewußtseinsbelastung: daß ein Krieg in Vietnam stattfindet, in Griechenland gefoltert wird, daß es eine Atombombe gibt und vor allem, daß das ganze Leben permanent überschattet

ist von diesen atomaren Zerstörungsmächten. Die erste Generation in der Menschheit, die unter einer permanenten Lebensgefahr lebt, aber nicht nur Lebensgefahr, sondern einer Gefahr der Zerstörung des Lebens auf der Erde überhaupt. Das ist wiederum ein Einfluß, den wir bewußt gar nicht aushalten können. Wir verdrängen dieses Wissen immerzu aber unbewußt wirkt es. Die Reaktionen, die diese (drogenkonsumierende) Jugend zeigt, sind unbewußte Reaktionen auf unbewußte Belastungen.« Die Folge ist dementsprechend auch ein Generationskonflikt, wie er in dieser Schärfe und Konsequenz bisher wohl noch nicht existiert hat. Die Oppositionshaltung der *kiffenden* Jugendlichen ruft andrerseits eine entsprechende Ablehnung auf seiten der Erwachsenen hervor, die darin gipfelt, daß viele die *junkies* als Gesamtgruppe ablehnen, daß man sie, typischer Fall einer ›Minderheiten-Diskriminierung‹, zu Sündenböcken stempelt, auf die man die eigenen unbewußten Aggressionen projizieren kann. Zum nicht geringen Teil dürften die unbewußten Schuldgefühle der Eltern hierbei eine Rolle spielen, die ja letzten Endes einen Gutteil Verantwortung für das Rauschbedürfnis ihrer Kinder tragen, weil sie die frühkindlichen Entwicklungsstörungen mitverursachen.

Mag sein, daß sich zum vielzitierten ›Sexualneid‹ der Älteren auch noch eine Art ›Drogenneid‹ gesellt – denn die Sehnsucht nach Rausch, nach Ekstase ist allen Menschen irgendwie gemeinsam. Der Erwachsene, der mitten im Produktionsräderwerk steht, kann dieser Sehnsucht nur nicht nachgeben.

Für das Vorhandensein solcher unbewußter Motivationen auf seiten der Erwachsenen spricht nicht zuletzt, daß sie sich dem klassischen Alkoholiker oder Morphinisten gegenüber weitaus toleranter verhalten als gegenüber den eigenen rauchsuchenden Kindern.

Dropping-out führt zu Niveauverlust

Das Aussteigen aus der traditionellen Gesellschaft bringt für den Drogenkonsumenten zwangsläufig einen sozialen Niveauverlust mit sich; entsprechender Lebensstandard außerhalb des Establishments ist unmöglich. Die wenigsten *drop-outs* dürften in der Lage sein, diesen Prozeß rechtzeitig zu stoppen, schon gar nicht, wenn sie der Zeitlosigkeit des Rausches wirklich verfallen. Gedanken an Altersversorgung, Krankheiten, körperlichen Abbau und dergleichen werden von jedem gesunden jungen Menschen aus natürlichen Gründen nicht erwogen. Der Drogenkonsument kann jedoch, anders als sein nüchterner Altersgenosse, kaum mehr den Anschluß an die entsprechenden Gruppen finden. Der Wohlfahrtsstaat läßt ihn, zur Zeit jedenfalls noch, nicht völlig untergehen – aber die Gesamtheit muß die Kosten in Form von Steuern dafür tragen. (Es muß hier allerdings auch wiederholt werden, daß der chronische Drogenmißbraucher krank ist und deshalb ein Anrecht auf diese Hilfe hat, wie der Geisteskranke und der Alkoholiker auch.) Die soziale Abhängigkeit von den Drogenhändlern sowie die zwangsläufige Bekanntschaft mit den gesellschaftlichen Randzonen führen nicht nur zu sozialer Isolation, sondern bei willensschwächeren Menschen auch zur Kriminalisierung (Apothekeneinbrüche, Rezeptfälschungen, kleinere Diebstähle zur Beschaffung von Geld für Drogen, Erpressung). Auch in der Abkapselung seiner Rauschwelt bleibt der Drogenkonsument ein Zoon politikon, nur eben jetzt unter negativen Vorzeichen.

Eine der eindringlichsten Schilderungen dieses Milieus gibt ein autobiographischer Bericht von William Burroughs. In romanhafter Form, aber ebenfalls aufgrund tatsächlicher Begebenheiten, beschreiben Nelson Algren und Heinz Liepmann die Drogenszene. Aus der Sicht des Kriminalbeamten, der Händler ausfindig machen muß, ist sehr aufschlußreich ein Bericht von Gerhard Kürbis und Günter Müller vom Berliner Rauschgiftdezernat.

Inzwischen haben sich viele neue Formen eines mehr gemäßigten »Aussteigens« aus der ungeliebten Gesellschaft gebildet. Viele Wohngemeinschaften, speziell die Landkommunen, haben stabile Formen des Zusammenlebens entwickelt und sich von Drogen gelöst; weit über eine Million Bürger gehören allein in der Bundesrepublik politisch und sozial aktiven »Bürgerinitiativen« an oder sympathisieren mit ihnen (vom Scheidt 1976, Lohrengel 1980) und können dort lernen, ihre Lebensumstände aktiver zu gestalten. Ohne diese Möglichkeiten wäre es mit dem Drogenkonsum Ende der 80er und Anfang der 90er Jahre wahrscheinlich noch schlimmer bestellt! –

Ein letzter sozialpsychologischer Aspekt muß noch erwähnt werden, der bei der wissenschaftlichen Erforschung der Drogenphänomene eine bedeutende Rolle spielt: die Umgebung (*setting*), in der die Experimente und Feldstudien durchgeführt werden. Es leuchtet ein, daß Untersuchungen an Gefängnisinsassen anders ausfallen als solche von Studenten in deren gewohnter Umgebung oder an zwangseingewiesenen Patienten einer Nervenheilanstalt. Der soziale Effekt beeinflußt in hohem Maße die psychischen Reaktionen. Die nüchterne Atmosphäre einer Klinik mit fremden Ärzten wird eher einen *horror trip* hervorrufen als die

›Gruppenreise‹ in einer Kommune – obwohl bei entsprechender Persönlichkeitsstruktur auch genausogut das Gegenteil eintreten kann.

Der Drang zu den Jugend-Sekten
An anderer Stelle (→ RA III, Kap. 2, sowie Kap. 3) ist ausführlich beschrieben, warum gerade junge Menschen sich in Gruppen zusammenschließen. Aber auch bei Erwachsenen läßt sich ein solcher Trend zu therapeutischen und Selbsterfahrungsgruppen beobachten, den man grundsätzlich nur gutheißen kann – ist doch die dort gesuchte und erfahrbare Bewußtseins- und Horizonterweiterung nicht nur prinzipiell heilsam, sondern ganz sicher ungefährlich, verglichen mit den Drogenräuschen (die ja gerade Jugendliche gerne als Ersatz für eine intensive Selbsterfahrung über längere Zeiträume hinweg benützen).

Speziell die Jugendsekten, die in den 60er Jahren, durchaus parallel zum Ansteigen des Drogenkonsums, auch in Europa Fuß faßten, erfüllen offenbar wichtige Grundbedürfnisse des Menschen, deren der junge Mensch noch nicht – wie viele Ältere – entsagt hat (Evans; Haack). Problematisch sind alle diese Sekten:

• weil sie mehr Freiheit und Bewußtseinserweiterung nur vorübergehend bieten und allenfalls die Ablösung vom Elternhaus erleichtern, nicht selten sogar die Lösung von vorangegangenem Drogenkonsum ermöglichen,

• weil sie jedoch infolge altertümlicher rigider Sozialstruktur (Ausrichtung auf einen Guru) dann letztendlich noch mehr Unfreiheit aufzwingen, als vorher erlebt wurde.

Lesenswert ist der Bericht von Swami Satyananda (= J. E. Elten) über seinen Aufenthalt im Ashram des Bhagwan Shree Rajneesh im indischen Poona, einer Lebensgemeinschaft auf internationaler Ebene, die sich mit dem Aurobindo-Ashram in Pondicherry/Auroville vergleichen läßt, aber stärker westliche Methoden der Gruppen- und Körpertherapie einbezieht.

Ob es sich bei all diesen Angeboten um mehr als einen flüchtigen Ersatz für Drogenräusche und verwandte Phänomene handelt, wird sich erst erweisen müssen. Der Gradmesser für eine Beurteilung wird vor allem die Selbständigkeit und größere soziale Reife (Bindungsfähigkeit zu Individuen und Gruppen) sein sowie größere Offenheit gegenüber dem spirituellen Bereich (→ dieser RA, Kap. 9), also all das, was Räusche nur vorübergehend erschließen können, letztendlich aber eher versiegeln.

7. Therapie mit Hilfe von Drogen

Dieses Thema wird ausführlich dargestellt im Stichwort → LSD, so daß sich hier detaillierte Ausführungen erübrigen.

Verwiesen sei auch auf → RA III »Therapie«, handelt es sich doch gerade bei Dauerkonsum von Drogen um eine Form der Selbstmedikation (Haas 1976), bei der letztlich erst in der Therapie des Drogenmißbrauchs das ursprünglich angestrebte Ziel erreicht wird. Schon mancher machte auf dem Umweg über die Räusche die Erfahrung, daß er/sie eigentlich einer Psychotherapie bedarf, um Selbstverwirklichung zu erlangen.

Grundsätzlich ist zur Drogentherapie zu sagen, daß all das dabei Angestrebte auch ohne Drogen erreichbar ist. LSD-Trips und Räusche mit anderen potenten Halluzinogenen (→ Cannabis, → Harmalin, → Ibogain, → MDA, → Meskalin, → MMDA, → Psilocybin) machen ohne Frage innere Zustände, ja ganze innere Universen zugänglich (Grof, Naranjo), aber die schockartige Konfrontation mit dem Unbewußten, mit der »inneren Wirklichkeit«, mit der »anderen Seite« des Lebens verlangt dann anschließend viele Jahre intensiver Auseinandersetzung mit dem im Rausch Erlebten. Sonst bleibt nicht mehr übrig als eine Art Kino-Erinnerung.

Wesentlich langsamer, mehr einer »metaphysischen Osmose« vergleichbar, sind die inneren Erfahrungen, die beispielsweise Gestalttherapie und katathymes Bilderleben zugänglich machen (s. oben, Kap. 2, sowie das folgende Kap. 8)

8. Bewußtseinserweiterung ohne Drogen

Spätestens in der Endphase einer Therapie Drogenabhängiger erhebt sich die Frage: Wie lassen sich Erfahrungen, die Rauschzustände fraglos zugänglich machen (→ LSD, wo dies ausführlich dargestellt wird), auch ohne Drogen erreichen?

Räusche, insbesondere Halluzinogenräusche, ermöglichen den Abbau von psychischen und vielleicht sogar physiologischen Grenzen, denen unser Bewußtsein normalerweise unterworfen ist (→ Meskalin). Man kann dies als Bewußtseinserweiterung bezeichnen, ähnlich der in der mystischen Entrückung (der Vergleich dieser verschiedenen Methoden findet sich bei → LSD).

Erfahrungsgemäß wird Bewußtseinserweiterung immer dann möglich, wenn (in der Regel: neurotische) Ängste abgebaut werden und vor allem die Wahrnehmungs- und Denkabläufe verlangsamt werden. Es ist kein Geheimnis, daß wir in einer Kultur leben, die genau das Gegenteil bewirkt und fördert, ja sogar – wenn auch oft unausgesprochen – fordert: Beschleunigung.

Wer zu einem Psychotherapeuten geht, um dort eine Stunde lang sein Leben in Ruhe anzuschauen, »entschleunigt« sich. Dasselbe tut der Mönch, der in der Zurückgezogenheit seiner Klosterzelle meditiert. Auch wer Drogen nimmt, und sei es nur ein entsprechendes Quantum Alkohol, der entschleunigt sich. Viele Drogen dämpfen zudem Angstzustände. Es ist vielen Menschen heute nicht mehr möglich, sich eine Stunde allein in Ruhe irgendwo hinzusetzen und die Augen zu schließen – eine Vorstufe jeder Besinnung und Meditation. Warum? Weil sie Angst haben, mit sich allein zu sein. Sie kennen sich nicht und fürchten sich vor dem Unbekannten, vor dem ungeordneten, weil unbewußten, Chaos im Inneren. Der Psychotherapeut ist eine Stütze bei dieser Innenschau. Der meditierende Mönch ist geistig schon weiter entwickelt und kann diese Innenschau unter Umständen bereits »ohne Stütze« eines spirituellen Lehrers vollziehen.

Es seien hier einige Methoden genannt, die Selbsterfahrung und damit Bewußtseinserweiterung möglich machen, weil sie helfen, das Seelenleben zu entschleunigen; das trägt dann dazu bei, daß nicht mehr der Neuhirn-Computer (der »Kopf«) dominiert, sondern wieder ganzheitliche Formen des Selbst- und Welterlebens zugänglich werden*, zum Beispiel:

- Wahrnehmen, Aufschreiben und meditierendes Betrachten (eventuell auch Malen) eigener Träume (vom Scheidt 1973, 1974 b; zum besseren Verständnis des Träumens: Boss 1953);
- Tagebuchschreiben (Simons), überhaupt »Schreiben als Selbsterfahrung und Meditation« (vom Scheidt 1983), entsprechend
- bewußtes (lautes und langsames!) Lesen von eigenen oder fremden Texten, die einem etwas bedeuten; besonders verwandt der Atmosphäre von Halluzinogenräuschen sind viele Produkte der Sciencefiction, gerade ihrer trivialen Produkte wie die Perry-Rhodan-Heftserie, von der inzwischen mehr als 1000 Folgen erschienen sind (s. zur SF auch Aldiss; Alpers u. a.; vom Scheidt 1980 c);
- intensive künstlerische Arbeit wie Malen, Musizieren (Hamel), Töpfern, insbesondere Mandala-Malen (Argüelles; Jung, Tucci);

---

* Im angelsächsischen Bereich nennt man diese Verfahren etwas mißverständlich *turning on without drugs* (Hyde; de Ropp) – mißverständlich deshalb, weil gerade die extreme Loslösung von der Welt, die den Rausch kennzeichnet, unterbleibt.

- Yoga (van Lysebeth; vom Scheidt 1971 a, 1976 b) und Meditation (Naranjo und Ornstein);
- T'ai Chi (»chinesisches Schattenboxen« – Anders 1977), Taekwan-Do, Aikido, Kung Fu und andere spirituell-körperliche Übungssysteme;
- Theaterspielen, insbesondere als Rollenspiel, Soziodrama, Psychodrama (Erdman 1975);
- Katathymes Bilderleben (Grünholz; Leuner 1974) und autogenes Training (Schultz)
- Heilfasten (Buchinger; Lützner).

Bei den meisten dieser Verfahren ist es wichtig, eine Anleitung durch einen entsprechend erfahrenen Menschen oder eine Gruppe zu bekommen. Diese gemeinsame Arbeit ist, ähnlich wie bei der Psychotherapie, das tragende Fundament jeder Selbsterfahrung und Bewußtseinserweiterung. Wer nur für sich allein »meditiert«, verstrickt sich leicht noch tiefer in die Abwehrmechanismen und Unfreiheiten, denen er doch eigentlich entrinnen möchte.

9. Thanatologie und Transpersonale Psychologie

Es besteht kaum Zweifel daran, daß die Rauschdrogen vielen Menschen einen Bereich der Innenwelt (wieder) eröffnen, den frühere Generationen als »Religion« offenbar sehr lebendig unmittelbar erlebt haben. Diese direkte Schau war, nicht zuletzt durch die zunehmende »Verkopfung« unserer Welterfahrung, weitgehend verlorengegangen.

Wenn jemand im LSD-Trip in Kontakt mit Gottheiten, früheren Leben oder Geistern Verstorbener kommt (Grof, Kap. 2), so wird dies, vor allem von den eher biologisch-materialistisch eingestellten Psychiatern, gerne als »Halluzination« abqualifiziert und wegdiskutiert. Es hat sich jedoch in den 70er Jahren eine eigene Richtung, die »Transpersonale Psychologie«, etabliert, die solche Erfahrungen ernst nimmt (Lilly; Tart 1969, 1975).

Es zeigt sich, daß in vielen Wissenschaften ein »Paradigmenwechsel« (Kuhn) stattfindet, daß sich ein neues Weltbild zu formen beginnt, in dem solche »anderen« Erfahrungen plötzlich nicht mehr unsinnig und unpassend (!) sind, sondern sich mit den Erkenntnissen der modernen Forschung durchaus vertragen. Im einzelnen handelt es sich um folgende Bereiche, die an dieser Stelle natürlich nur gestreift werden können:

- In der Quanten- und Astrophysik haben die Arbeiten von Burkhard Heim (s. Literatur) weitere Weltdimensionen erschlossen, in denen sogar das Überdauern des persönlichen Bewußtseins nach dem Tod denkbar und rational erklärbar wird und sich der »kosmische Erlebnisraum des Menschen« (Heim 1975) öffnet, von dem Mystiker vergangener Epochen und LSD-Berauschte unserer Tage (Leary) geschwärmt haben – und dafür belächelt wurden. Auch Jean Charon und Fritjof Capra haben die Physik, ähnlich wie Heim, auf neue Fundamente zu stellen versucht (s. auch den Aufsatz *Das neue Weltbild der Physik* von Rüdiger Lutze).

- In der Gehirnphysiologie weisen bahnbrechende Arbeiten von John Eccles *(Gehirn und Geist)* in dieselbe Richtung, desgleichen Hiroshi Motoyamas Arbeit über *Chakra-Physiologie* und Gopi Krishnas Bücher über die – selbst erfahrene – Erweckung der Kundalini-Kraft in den Chakras[*].

- Mehr und mehr Psychologen und Psychotherapeuten entdecken, wie wichtig es ist, altes – intuitives – Wissen der Menschheit wiederzuentdecken. Dazu gehören Querverbindungen zur modernen Physik einerseits (Jeff Love, ein amerikanischer Gestalttherapeut, interpretiert in *Die Quantengötter* die jüdische Mystik der Kabbala neu), zur Esoterik und Religion der verschiedensten Kulturen andrerseits. Es ist kein Zufall, daß einer der Begründer der »Transpersonalen Psychologie«, Charles Tart, über die Erfahrungen mit Rauschdrogen und verwandte Bewußtseinszustände (1969) dazu kam, sich mit esoterischen bzw. transpersonalen Denksystemen zu befassen (Tart 1975).

- Einen weiteren Zugang, ebenfalls von den Rauschdrogen her, hat Carlos Castaneda erschlossen, und zwar auf dem Gebiet der Kulturanthropologie.

- Endlich ist noch die Parapsychologie zu nennen. Im Stichwort → Psilocybin wird beschrieben, wie die mexikanischen Pilzdrogen offensichtlich prophetische Fähigkeiten hervorrufen, oder vielleicht auch nur verstärken (Estrada, S. 116). Diese Gedanken waren vor kurzem noch eher spekulativ und abenteuerlich. Seit jedoch Burkhard Heim und andere Naturwissenschaftler neue Weltmodelle entwickelt haben, die solche paranormalen Phänomene erklären, werden auch

---

[*] Chakras (sanskrit: »Blumenräder«) sind zunächst geistige Zentren des menschlichen Bewußtseins, denen sich jedoch physiologische Entsprechungen zuordnen lassen, zum Beispiel dem »Dritten Auge« (mit dem wir nach »innen« schauen), jenes Wahrnehmungsinstrument unseres Gehirns, das die Erinnerungen und die Phantasie unserer »inneren Bühne« zugänglich macht. (Näheres bei vom Scheidt 1980 b)

manche bisher angezweifelte Leistungen und Erfahrungen glaubwürdig, die mit Rauschdrogen erzielt wurden (Grof, Kap. 2; vom Scheidt 1972 b).

Die wohl aufregendsten Befunde stammen aus dem Bereich der neuen Wissenschaft *Thanatologie* und betreffen die Erfahrungen von Menschen, die klinisch tot waren, aber ins Leben zurückgeholt wurden. Was sie aus dem Grenzbereich zwischen Leben und Tod (Moody; Osis und Haraldson; Grof und Halifax) oder von geistigen Kontakten mit Verstorbenen (Mattiesen) berichten, kann man nicht mehr einfach als Spinnereien abtun, seit angesehene Gelehrte ein handfestes theoretisches Fundament für derartige Möglichkeiten bereitgestellt haben (Heim 1980; Resch). Die alten Überlieferungen, etwa des *Tibetischen Buch der Toten* (Dargyay), finden hier eine verblüffende Bestätigung. Die Drogenforschung hat desgleichen Hinweise geliefert, daß die uralten indischen Lehren von *Karma und Wiedergeburt* (Humphreys) keine Erfindungen sind, sondern zumindest auf »inneren Wahrheiten« beruhen: Patienten von Stanislav Grof, die von dieser Philosophie keine Ahnung hatten, erlebten im LSD-Rausch frühere Inkarnationen, die zum Teil sogar nachgeprüft und bestätigt werden konnten (Grof 1978, S. 196; desgl. Bonin). Von anderer Seite, etwa der Hypnoseforschung, wurde solches schon lange behauptet (Challoner; Stevenson).

»Ich glaube, daß für mein persönliches Leben als ein bewußtes Selbst das Gehirn notwendig ist, aber es ist nicht ausreichend«, schreibt der britische Nobelpreisträger und Gehirnforscher Sir John C. Eccles (1980, S. 188); er nimmt an, daß das (menschliche) Bewußtsein etwas dem materiellen Substrat des Gehirn Übergeordnetes ist, das sowohl vor Zeugung und Geburt, also vor der Entstehung eines materiell-biologischen Lebensträgers, des Körpers, existiert und auch dessen Zerstörung und Zerfall, den Tod, überdauert. Sinngemäß argumentiert der Quantenphysiker Burkhard Heim, der in seiner aufsehenerregenden Studie *Postmortale Zustände?* nicht nur einen rational-logischen Beweis für das Weiterexistieren des Bewußtseins bzw. der Seele nach dem Tod liefert (1980 b), sondern diese Argumente zudem noch in einem revolutionierenden neuen physikalischen Weltbild solide verankert (1980 a).

Heim benützt eine Metapher von Eccles, in der das (materielose) Bewußtsein eines Menschen mit einem Organisten verglichen wird, der mit Hilfe der »Orgel« des Gehirns die »Symphonie« seines Lebensmusters spielt:

»Die Symphonie ist einmalig, doch kann der Organist sie variiert erneut spielen ... Wesentlich erscheint hier nur, daß die Symphonien als

Metaphern für das Leben zwar einmalig und vergänglich sind, nicht dagegen der Organist, der sich an diesen Symphonien immer weiter entfaltet... Die Lebenssymphonien sollten rechtzeitig möglichst harmonisch klingen; denn jenseits des Grabes begreift man Geist erst, wenn er bedeutend gelebt wurde.« (1980 b, S. 119)

So gewinnt auf der Basis modernster physikalischer Gedankengänge die uralte Vorstellung der indischen Weisen vom sich immer wieder aufs neue inkarnierenden Bewußtsein eine verblüffende Bestätigung.

Warum werden diese Phänomene und Gedanken hier überhaupt erwähnt? Zum einen, weil der Konsum von Drogen den Menschen, der in Rauschzustände gerät, fraglos mit neuen Weltstrukturen und Dimensionen konfrontiert, die der Menschheit, in manchmal anderer Form, längst bekannt waren und die nur ein extrem materialistisch eingestelltes Denken nicht mehr verstand und schließlich ablehnte. Das Unbehagen an diesem einseitigen Denken hat ja viele Menschen überhaupt erst zum Konsum zumindest der Halluzinogene angeregt.

Zum anderen ist der Drogenrausch nicht nur dem Traumleben verwandt, sondern auch dem Sterben. Viele der Sterbeerfahrungen, von denen Moody oder Osis und Haraldson berichten, wurden auch auf Trip erlebt, zum Beispiel die Begegnung mit »Lichtwesen« oder das filmartige Ablaufen des Lebenspanoramas. Rausch und Sterben sind sich sehr ähnlich – und die gefährlichen Suchten wie der Heroinismus und der Alkoholismus sind ja in vielen Fällen sogar gleichbedeutend mit einem langsamen Dahinsterben.

Auch von daher ist es also sinnvoll, den Zusammenhang dieser Phänomene einmal zu betrachten.   J. v. Sch.

Literatur:
Abraham, K., »The Psychological Relation between Sexuality and Alcoholism«, in: *International Journal of Psycho-Analysis* 7, 1908
Ders., »The first Pregenital Stage of the Libido«, in: *Selected Papers*, London 1927
Aldiss, B., *Der Millionen-Jahr-Traum*, Bergisch-Gladbach 1980
Algren, N., *Der Mann mit dem goldenen Arm*, Hamburg 1955
Alpers, H.-J., Fuchs, W., Hahn, R. M., und W. Jeschke (Hrsg.), *Lexikon der Sciencefiction-Literatur*, Bd. 1 und 2, München 1980
Amendt, G. (zit. n. *Der Spiegel* Nr. 38, 1980: »Ungeliebtes Leben«)
Anders, F., *Das chinesische Schattenboxen: T'ai Chi*, München 1977
Angst, J., »Halluzinogen-Abusus«, in: *Schweizerische medizinische Wochenschrift* 16, 1970
Argüelles, J. und M. (Hrsg.), *Das große Mandala-Buch*, Freiburg i. Br. 1974
Balint, M., *Angstlust und Regression*, Stuttgart 1960
Ders., *Die Urformen der Liebe und die Technik der Psychoanalyse*, Frankfurt a. M. 1969
Ders., *Therapeutische Aspekte der Regression. Die Theorie der Grundstörung*, Stuttgart 1970

Beringer, K., *Der Meskalinrausch. Seine Erscheinungsform und Geschichte* (1927), Neu-aufl. Berlin 1970
Bochnik, H. J., »Der Schatten wird länger« (Interview) in: *Der Spiegel* Nr. 33, 1970
Bonin, W. F., »Reinkarnationserlebnisse in der transpersonalen Psychologie und unter Einfluß von Drogen«, in: Resch, A. (s. unten)
Bookhagen, C., u. a., *Kommune 2*, Berlin 1969
Boss, M. *Der Traum und seine Auslegung*, Bern und Stuttgart 1953
Ders., *Psychoanalyse und Daseinsanalytik*, Bern und Stuttgart 1957
Ders., *Indienfahrt eines Psychiaters*, Freiburg 1959
Bron, B., »Ambulante Behandlung und Notfalltherapie bei jugendlichen Drogenabhängi-gen«, in: *Medizinische Welt* 31, 1980, S. 678-683
Buchinger, O., *Das Heilfasten*, Stuttgart [18] 1979
Burns, J. und H. Harrison, *Planeten-Story*, Rastatt 1980
Burroughs, W., *Junkie*, Wiesbaden 1963
Caldwell, W. V., *LSD Psychotherapy*, New York 1968
Canitz, H.-L. von, *Droge und Sexualität*, München 1973
Capra, F., *Der kosmische Reigen*, Bern/München/Wien 1977
Castaneda, C., *The Teachings of Don Juan*, New York 1969
Challoner, H. K., *Das Rad der Wiedergeburt: ein Bericht über frühere Inkarnationen*, München 1976
Charon, J. F., *Der Geist der Materie*, Wien/Hamburg 1979
Chein, J., referiert bei: Gillies, O., »Drug Addiction – Facts and Folklore«, in: *Science Journal* Nr. 12, 1969
Cocteau, J., *Opium*, Paris 1930; deutsch: *Opium. Ein Tagebuch*, München 1968
Coon, C., und Rufus Harris, *The Release Report on Drug Offenders and the Law*, London 1969
LeCoultre, R., »Die Ichspaltung als zentrale Neuroseerscheinung«, in: *Psyche* 24, 1970, S. 405-422
Daniels, G., »Turning Points in the Analysis of a Case of Alcoholism«, in: *Psycho-analytic Quarterly*, 1933
Dargyay, E. K. und G. L. (Hrsg.), *Das tibetische Buch der Toten*, Bern/München/Wien 1977
Dührssen, A., *Psychogene Erkrankungen bei Kindern und Jugendlichen*, 5. Aufl., Göttin-gen 1965
Eccles, J., und H. Zeier, *Gehirn und Geist*, München 1980
Eddy, N. B., Halbach, H., Isbell, H., und M. H. Seevers, »Drug Dependence: its Significance and Characteristics«, in: *Bulletin of the World Health Organization* 32, 1965, S. 721-733
Erdmann, Z.-M., *Psychodrama*, Düsseldorf 1975
Erikson, E. H., *Der junge Mann Luther*, München 1958
Ders., *Kindheit und Gesellschaft*, 3. Aufl., Stuttgart 1968
Ders., *Jugend und Krise*, Stuttgart 1970
Estrada, A., *Maria Sabina – Botin der heiligen Pilze*, München 1980
Evans, Chr., *Kulte des Irrationalen*, Reinbek 1976
Fenichel, O., »Outline of clinical Psycho-Analysis«, in: *Psycho-Analytic Quarterly*, 1933
Ferenczi, S., »Alkohol und Neurose«, in: *Jahrbuch für psychoanalytische und psychothera-peutische Forschungen*, 1911
Foss, Chr., *Raumschiffe von Foss*, Rastatt 1980
Frank, A. (Hrsg.), *Galaktische Fremdwesen*, Rastatt 1980
Frederking, W., »Über die Verwendung von Rauschdrogen (Meskalin und Lysergsäure-diäthylamid) in der Psychotherapie«, in: *Psyche* 12, 1953, S. 342-364
Freud, A., *Das Ich und die Abwehrmechanismen*, Wien 1936, München 1964
Dies., *Wege und Irrwege in der Kinderentwicklung*, Stuttgart 1968
Freud, S., *Drei Abhandlungen zur Sexualtheorie* (1905), 3. Aufl., Frankfurt a. M. 1969
Ders., »Trauer und Melancholie« (1927), in: *Gesammelte Werke* Bd. 13, 5. Aufl., Frank-furt a. M. 1967

Ders., »Jenseits des Lustprinzips« (1920), in: Gesammelte Werke Bd. 10, 4. Aufl., Frankfurt a. M. 1967
Ders., »Das Ich und das Es« (1923), in: ebenda
Ders., »Der Untergang des Ödipuskomplexes« (1924), in: ebenda
Ders., »Die Zerlegung der psychischen Persönlichkeit« (1933), in: Gesammelte Werke Bd. 15, 4. Aufl., Frankfurt a. M. 1967
Frijling Schreuder, E. C. M., »Die Verwendung der Regression im Dienste der Anpassung«, in: Psyche 21, 1967
Gelpke, R., Vom Rausch in Orient und Okzident, Stuttgart 1966
Giger, H. R., Giger's Alien, Basel 1979
Glover, E., »The Etiology of Alcoholism«, in: Proceedings of the Royal Society of Medicine 21, 1928, S. 1352
Ders., »The Prevention of Drug Addiction«, in: British Journal of Inebriety 29, 1931/32, S. 13-18
Ders., »Common Problems in Psychoanalysis und Anthropology. Drug Ritual and Addiction«, in: British Journal of Medical Psychology 12, 1932, S. 109
Ders., »On the Etiology of Drug Addiction«, in: International Journal of Psycho-Analsis 13, 1932, S. 298
Ders., »On Drug Addiction«, in: International Journal of Psycho-Analysis 31, 1932
Götte, J., »Sucht als Abwehr: eine Fallstudie«, in: Scheidt, J. vom (Hrsg.), Die Behandlung Drogenabhängiger, München 1974
Grof, St., Topographie des Unbewußten – LSD im Dienste der tiefenpsychologischen Forschung, Stuttgart 1978
Ders. und Halifax, J., Die Begegnung mit dem Tod, Stuttgart 1980
Grünholz, G., »Vom LSD zur Selbsthypnose in katathymer Erfahrung, Kunst und Therapie«, in: Zeitschrift für Psychotherapie und medizinische Psychologie 21, 1971, S. 74-86
Haack, F., Jugendreligionen, München 1979
Haas, E., Selbstheilung durch Drogen? Zur Psychoanalyse der Drogenabhängigkeit von Jugendlichen, Frankfurt a. M. 1974
Hamel, P. M., Durch Musik zum Selbst, Bern/München ²1976
Harrison, H. (Hrsg.), Great Balls of Fire, London 1978
Ders. (Hrsg.), Mechanismo, Rastatt 1979
Hartmann, H., »Kokainismus und Homosexualität«, in: Zentralblatt für Neurologie und Psychiatrie 95, 1925, S. 415
Heim, B. »Der kosmische Erlebnisraum des Menschen«, in: Resch, A. (Hrsg.), Mystik, Imago mundi Bd. 5, Innsbruck 1975
Ders., »Vorschlag eines Weges zur einheitlichen Beschreibung der Elementarteilchen«, in: Zeitschrift für Naturforschung, Bd. 32 a, 1977, S. 233-243
Ders., »Der Elementarprozeß des Lebens«, in: Resch, A., (Hrsg.) Imago mundi Bd. 6, Innsbruck 1978
Ders., Elementarstrukturen der Materie, Bd. I, Innsbruck 1980 a
Ders., Postmortale Zustände? Die televariante Area integraler Weltstrukturen, Innsbruck 1980 b
Ders. (Interview durch J. vom Scheidt), Das Leben nach dem Tod, Bayer. Rundfunk, 17. 3. 1981
Hippius, H., »Zur Situation der Behandlung von Drogenabhängigen«, in: Krieg dem Rauschgift, August 1980, S. 16-20
Hobi, V., Das Drogenproblem bei Jugendlichen, Bern/Stuttgart/Wien 1973
Hofstätter, P. R., Einführung in die Sozialpsychologie, 3. Aufl., Stuttgart 1963
Holdstock, R. und M. Edwards (Hrsg.), Unter fremden Sonnen, Rastatt 1980
Humphrey, Chr., Karma und Wiedergeburt, Bern/München 1974
Huxley, A., Die Pforten der Wahrnehmung, München 1954
Huxley, F., The Invisibles, London 1966
Hyde, A., Drugs and the Mind, London 1968

Jacobson, E. *Das Selbst und die Welt der Objekte*, Frankfurt a. M. 1973
Jasinsky, M., »Drogenkonsum Hamburger Schüler«, refer. in: *Berichte und Dokumente aus der Freien und Hansestadt Hamburg*, Nr. 272 vom 30. Aug. 1971
Jung, C. G., *Die Beziehungen zwischen dem Ich und dem Unbewußten* (1928), 7. Aufl., Zürich 1966
Ders., *Psychologie und Alchemie* (1944), 2. Aufl., Zürich 1952
Ders., *Symbole der Wandlung*, Zürich 1952
Ders., *Von den Wurzeln des Bewußtseins. Studien über den Archetypus*, Zürich 1954
Ders., *Mandala – Bilder aus dem Unbewußten*, Olten 1977
Kernberg, O. F., *Borderline-Störungen und pathologischer Narzißmus*, Frankfurt a. M. 1978
Keup, W., »Die Psychopathologie jugendlicher Drogenabhängiger – Ansätze zur Therapie«, in: *Drogen- und Rauschmittelabhängigkeit*, Hamm 1972
Ders., (zit. n. Bauschmid, E., »Eine Zeitbombe, die in der Kindheit gelegt wird«, in: *Südd. Zeitung* vom 12. 7. 1980)
Kielholz, A., »Trunksucht und Psychoanalyse«, in: *Schweizer Archiv für Neurologie und Psychiatrie* 16, 1925, S. 28
Kielholz, P. und D. Ladewig: »Aktuelle Probleme der Drogenabhängigkeit in der Schweiz«, in: *Pharmakopsychiatrie/Neuropsychopharmakologie* 3, 1970, S. 83-89
Kielholz, P. u. a., »Therapie, Katamnese und Prognose der Drogenabhängigkeit«, in: *Deutsche Medizinische Wochenschrift* 101, 1976, S. 521-526
Klein, M., *Das Seelenleben des Kleinkindes*, Stuttgart 1962
Kleiner, D., »Therapie gestern und heute – Erfahrungen für die Zukunft«, in: *Soziale Arbeit* 28, Sept. 1979
Kohut, H., *Narzißmus. Eine Theorie der psychoanalytischen Behandlung narzißtischer Persönlichkeitsstörungen*, Frankfurt a. M. 1973
Ders., »Überlegungen zum Narzißmus und zur narzißtischen Wut«, in: *Psyche* 27, 1973, S. 513-554
Ders., »Die psychoanalytische Behandlung narzißtischer Persönlichkeitsstörungen«, in: Scheidt, J. vom (Hrsg.), *Die Behandlung Drogenabhängiger*, München 1974
Ders., *Die Zukunft der Psychoanalyse*, Frankfurt a. M. 1975
Ders., *Persönl. Mitteilung* vom 3. 2. 1975
Ders., *Die Heilung des Selbst*, Frankfurt a. M. 1979
Krieger, F., »Meine Erfahrungen mit Drogenabhängigen«, in: *Bewährungshilfe* 26, Nr. 4, 1979
Krishna, G., *Kundalini – Entwicklung der geistigen Kraft im Menschen*, Weilheim 1968
Kürbis, G., und G. Müller, »Unter Rauschgifthändlern und -verbrauchern«, in: *Der Kriminalist* Nr. 2, 1970
Kuhn, Th. S., *Die Struktur wissenschaftlicher Revolutionen*, Frankfurt a. M. 1973
Kuiper, P. C., »Die Sucht«, in: *Die seelischen Krankheiten des Menschen*, Stuttgart 1968, S. 247-256
Kutter, P., »Sucht«, in: Loch, W. (Hrsg.), *Die Krankheitslehre der Psychoanalyse*, Stuttgart 1967, S. 199-200
Lea, K., »Über Tun und Lassen«, in: Scheidt, J. vom (Hrsg.), *Die Behandlung Drogenabhängiger*, München 1974
Leary, T., *High Priest*, New York 1968
Ders., *The Politics of Ecstasy*, London 1970; deutsch: *Politik der Ekstase*, Hamburg 1970
Leuner, H., *Die experimentelle Psychose*, Berlin 1964
Ders., *Das katathyme Bilderleben*, Berlin 1974
Lewin, B. D., *Das Hochgefühl*, Frankfurt a. M. 1979
Lidz, T., und A. Rothenberg, »Psychedelismus: Die Wiedergeburt des Dionysos«, in: *Psyche* 24, 1970, S. 359-374
Liepmann, H., *Der Ausweg*, Reinbek 1966
Lilly, J. C., *Das Zentrum des Zyklons*, Frankfurt a. M. 1976
Limentani, A., »On Drug Dependence: Clinical Appraisals of the Predicaments of

Habituation and Addiction to Drugs«, in: *International Journal of Psycho-Analysis* 49, 1968, S. 578-590

Lippert, H., *Einführung in die Psychopharmakologie*, Bern 1959

Loch, W., »Regression«, in: *Psyche* 17, 1963, S. 516-545

Lohrengel, F., *Initiativgruppen in der Bundesrepublik...*, München 1980

Love, J., *Die Quantengötter*, Düsseldorf 1979

Lowenfeld, H. und Y., »Die permissive Gesellschaft und das Über-Ich«, in: Scheidt, J. vom (Hrsg.), *Drogenabhängigkeit*, München 1972

Lürßen, E., »Das Suchtproblem in neuerer psychoanalytischer Sicht, in: Eicke, D. (Hrsg.), *Freud und die Folgen*, Teil 1, Zürich 1974 (Kindlers Psychologie des 20. Jahrhunderts, Bd. 3)

Lützner, H., *Wie neugeboren durch Fasten*, München 1976

Lutz, R., »Das neue Weltbild der Physik«, in: *Journal Zukunft*, Juli 1980

Lysebeth, A. von, *Pranayama – die große Kraft des Atems*, Weilheim 1972

Mader, R., und W. Sluga, »Neue Formen der Sucht bei Jugendlichen«, in: *Wiener Medizinische Wochenschrift* 120, 1970, S. 330

Mantegaza, P., *Das Jahr 3000*, Jena 1897

Masters, R. E. L., und J. Houston, *The Varieties of Psychedelich Experience*, New York 1966

Mathiesen, J., *Drogen* (Drogeninformation 1 des Stadtjugendamtes München), München 1970

Matthiesen, E., *Das persönliche Überleben des Todes*, Bd. 1-3 (1936-39), unveränderter Neudruck Berlin 1968

Metzner, R. (Hrsg.), *The Ecstatic Adventure*, New York 1968

Mitscherlich, A. und M., *Die Unfähigkeit zu trauern*, München 1967

Mitscherlich, A. (Hrsg.), *Bis hierher und nicht weiter: Ist die menschliche Aggression unbefriedbar?*, München 1969

Ders., »Haschisch-Welle« (Interview), in: *Politik und Zeitgeschehen*, Zweites Deutsches Fernsehen, 7. Dezember 1969

Möller, M. L. *Selbsthilfegruppen*, Reinbek 1978

Moody, R. A., *Leben nach dem Tod*, Reinbek 1977

Motoyama, H., und R. Brown, *Chakra-Physiologie*, Freiburg i. Br. 1980

Muller, P., *Entwicklung des Kindes*, München 1969

Naranjo, C., *Die Reise zum Ich*, Frankfurt a. M. 1979

Ders., und R. E. Ornstein, *Psychologie der Meditation*, Frankfurt a. M. 1976

Neumann, E., *Ursprungsgeschichte des Bewußtseins*, Zürich 1949

Ders., *Kunst und schöpferisches Unbewußtes*, Zürich 1954

Ders., *Die Große Mutter*, Zürich 1956

Neumann, N. (Hrsg.), *Hasch und andere Trips*, Hamburg 1970

Newland, C. A., *Abenteuer im Unbewußten*, München 1964

Osis, K., und E. Haraldson, *Der Tod – ein neuer Anfang*, Freiburg i. Br. 1978

Pink Floyd, *The Wall*, New York 1979

Pöldinger, W., und W. Sutter, referiert nach: *Selecta* Nr. 37, 1970, S. 3268

Pohlmeier, H. (zit. n. *Südd. Zeitung* vom 6. 10. 1980: »14000 Selbstmorde pro Jahr«)

Quincey, T. de, *Bekenntnisse eines englischen Opiumessers* (1822), München 1965

Rado, Sandor, »The Psychic Effects of Intoxicants«, in: *International Journal of Psycho-Analysis* 7, 1926, S. 396

Ders., »Die psychischen Wirkungen der Rauschgifte« (1926), Neudruck in: *Psyche* 29, 1975, S. 360-376

Reavis, E., *Rauschgiftesser erzählen*, Frankfurt a. M. 1967

Resch, A. (Hrsg.), *Fortleben nach dem Tode*, Innsbruck 1980

Richter, H. E., »Über Formen der Regression«, in: *Psyche* 11, 1957, S. 275-285

Robbins, B., »Significance of Nutritional Disturbances in the Development of Alcoholism«, in: *Psycho-analytic Review* 22, 1935, S. 53

Rommelspacher, F., »Beobachtungen an Suchtkranken«, in: *Psyche* 7, 1953, S. 185-196

Ropp, R. S. de, *The Master Game*, New York 1969
Rosenfeld, H. A., *Psychotic States*, New York 1965
Ders., »Über Rauschgiftsucht«, in: *Psyche* 14, 1960, S. 481-495 (identisch mit Kap. 7 von *Psychotic States*)
Ders., »Über Rauschgiftsucht«, in: ders., *Zur Psychoanalyse psychotischer Zustände*, Frankfurt a. M. 1980
Satyanada, Swami (= J. E. Elten), *Ganz entspannt im Hier und Jetzt – Tagebuch über mein Leben mit Bhagwan in Poona*, Reinbek 1979
Scheidt, J. vom, *Der falsche Weg zum Selbst – Studien zur Drogenkarriere*, München 1976 (a)
Ders., *Yoga für Europäer*, München 1976 (b)
Ders., »Liebe und Sexualität in der Science-fiction«, in: Weigand, J. (Hrsg.), *Die triviale Phantasie*, Bonn/Bad Godesberg 1976 (c)
Ders., »Die psychedelische Literatur«, in: Scheidt, J. vom (Hrsg.), *Das Monster im Park*, München 1970
Ders., »Neue Wege aus dem Rauschgift«, in: *Westermanns Monatshefte* Januar 1971, S. 69-73
Ders., »Rauschdrogen und Yoga«, in: Mangoldt, U. von (Hrsg.), *Yoga heute – Hilfe für den Westen*, Weilheim 1971
Ders. (Hrsg.), *Drogenabhängigkeit*, München 1972
Ders., »Descensus ad inferos. Tiefenpsychologische Aspekte der Science-fiction«, in: Barmeyer, E., *Science-fiction. Theorie und Geschichte*, München 1972
Ders., »Drogenrausch und parapsychische Phänomene«, in: *Zeitschrift für Parapsychologie und Grenzgebiete der Psychologie* 14, 1972, S. 244-251
Ders., »Sigmund Freud und das Kokain«, in: *Psyche* 27, 1973, S. 385-430. In erweiterter Form als Taschenbuch: *Freud und das Kokain*, München 1973
Ders. (Hrsg.), *Die Behandlung Drogenabhängiger*, München 1974
Ders. (Hrsg.), *Der unbekannte Freud*, München 1974
Ders., »Bürger erfahren sich selbst«, in: *Westermanns Monatshefte* Juni 1978
Ders., »Schreiben als Selbsterfahrung und Meditation«, München 1983
Ders., *Hilfen für das Unbewußte – esoterische Wege der Selbsterfahrung*, München 1980 (b)
Ders., *Homo futurus*, eine Sendereihe des Bayerischen Rundfunks, Okt./Nov. 1980 (c)
Schenk, J., »Zur Persönlichkeitsstruktur des Haschischkonsumenten«, in: *Wehrpsychologische Untersuchungen* 9, 1974, Heft 1
Ders., *Droge und Gesellschaft*, Berlin 1975
Ders., *Drogenkonsum und Drogenabhängigkeit bei Jugendlichen*, Ulm 1976
Ders., *Die Persönlichkeit des Drogenkonsumenten*, Göttingen 1979
Schmidbauer, W., *Selbsterfahrung in der Gruppe*, München 1977
Ders., *Alles oder nichts – über die Destruktivität von Idealen*, Reinbek 1980
Schrappe, O., »Toxikomanie«, Nachdruck aus: *Kindlers Psychologie des 20. Jahrhunderts*, Zürich ca. 1978
Schultz, J. H., *Das autogene Training*, Stuttgart 1966
Schumacher, W., »Bemerkungen zur Theorie des Narzißmus«, in: *Psyche* 24, 1970, S. 1-22
Schwarz, J. u. a., »Rauschmittelgebrauch bei Oberschülern in Schleswig-Holstein«, in: *Monatsschrift für Kinderheilkunde* 119, 1971
Simmel, E., »Zum Problem von Zwang und Sucht«, in: *Berichte über den V. Allgemeinen Ärztlichen Kongreß für Psychotherapie*, 1930
Ders., »Alcoholism and Addiction«, in: *The Yearbook of Psychoanalysis* Bd. 5, 1949
Simons, G. F., *Keeping your Personal Journal*, New York 1978
Skarabis, H., und B.-M. Becker (zit. n. *Der Spiegel* Nr. 24, 1980: »Die erste Spritze in der großen Pause«, S. 57)
Spitz, R., *Vom Säugling zum Kleinkind*, Stuttgart 1967
Steckel, R., *Bewußtseinserweiternde Drogen*, Berlin 1969
Stevenson, I., *Reinkarnation*, Freiburg i. Br. 1976
Stille, W., u. a., »Hippie-Hepatitis«, in: *Medizinische Klinik* 65, 1970, S. 993-995

Tart, Ch. T. (Hrsg.), *Altered States of Consciousness*, New York 1969
Ders. (Hrsg.), *Transpersonale Psychologie* (1975), dt. Olten 1978
Tausk, V., »Zur Psychologie des alkoholischen Beschäftigungsdelirs«, in: *Internationale Zeitschrift für Psychoanalyse* 3, 1915
Taylor, B. (zit. n. Reavis, s. oben)
Tucci, G., *Geheimnis des Mandala*, Weilheim 1972
Uchtenhagen, A., *Prognose und Verlauf der Toxikomanien* (unveröffentl. Manuskript), Zürich 1974
Ungerleider, J. T., und H. L. Bowen, »Drug Abuse and the Schools«, *American Journal of Psychiatry* 125, 1969, S. 1691-1697
Valiant, G. E., referiert bei Gillies, O., »Drug Addiction – Fact and Folklore«, in: *Science Journal* Nr. 12, 1969
Waldmann, H., Schönhöfer, P. S., und H. E. Hasse, »Vier Stadien in der Entwicklung der Drogenabhängigkeit bei Jugendlichen«, *Deutsche Medizinische Wochenschrift* 98, 1973, S. 327-331
Wanke, K., u. a., »Jugend und Rauschmittel. Prävention, Therapie und Rehabilitation«, in: *Rehabilitation* 23, 1970, S. 1-5
Werner, H., *Einführung in die Entwicklungspsychologie*, München 1959
Winnicott, D. W., »Zustände von Entrückung und Regression«, in: *Psyche* 10, 1956, S. 205-215
Ziegler, M. (zit. n. *Südd. Zeitung* vom 23. 9. 1980: »Mutmaßungen über ein Massenphänomen«)
Ziolko, H. U., »Halluzinationen und Neurose«, in: *Psyche* 24, 1970, S. 40-56

III. Therapie und Rehabilitation

1. Grundsätzliche Überlegungen

Der versierte Drogenforscher Louis Lewin hat bereits 1929, in seiner Studie über »Banisteria Caapi«, darauf aufmerksam gemacht, »daß in jedem Erdstrich nicht nur ein Rauschmittel, sondern sogar ein bestimmtes, eigenartiges, Verwendung finde.« (S. 3) Solange diese Beobachtung ihre Richtigkeit hatte, solange Coca von den Inkas, Kawa-kawa von den Südseeinsulanern und Rauchopium von den Chinesen im Rahmen von Ritualen und kulturellen bzw. religiösen Zeremonien genossen wurde, gab es keine Drogenprobleme. Erst seit eben dieser sozio-kulturelle Rahmen weggefallen ist, seit sich die Gier des isolierten Süchtigen immer leichter ungehindert durchsetzen kann, gebremst praktisch nur von finanziellen Einschränkungen, müssen wir uns überhaupt Gedanken machen über Fragen der Sucht und speziell der Therapie (→ auch den Anfang von RA I).

Um es vorwegzunehmen: Die Therapie der Drogenabhängigkeit ist das düsterste Kapitel des Drogenproblems. Alle Fachleute sind sich einig, daß eine Entgiftung des Abhängigen allein, ohne fremde Hilfe, bei → Opiaten, → Weckaminen und oft sogar → Alkohol nahezu aussichtslos ist. Bei den übrigen Drogen kommt es letzten Endes darauf an, ob und wie einsichtig der Betroffene ist, damit er den Absprung aus seiner Sucht findet (→ Kokain hat einen besonderen Status, weil es zunächst nicht körperlich abhängig macht, aber in hohem Maße psychisch).

Die weite Verbreitung der Polytoxikomanie, also des Mißbrauchs mehrerer Substanzen nebeneinander oder hintereinander im Wechsel, verstärkt die Probleme. Desgleichen erschwert Erfolge die geringe Zahl der Klinikbetten, Behandlungsstunden und betreuenden Sozialarbeiter. Es gibt noch keinen speziellen Beruf eines »Drogentherapeuten«, obgleich dieses Fachleute schon lange vorschlagen (Kleiner 1979).

Es gibt auch erst wenige Kliniken in Deutschland oder den Nachbarländern, welche für die Behandlung und soziale Wiedereingliederung besonders jugendlicher Süchtiger genügend ausgerüstet sind. Die Kosten für die Einrichtung einer solchen »Modell-Klinik« sind gewaltig: Mehr als zehn Millionen Mark kostete beispielsweise die Klinik im bayerischen Parsberg, die 1980 eröffnet wurde.

In den üblichen Kliniken, speziell den riesigen, ineffizienten Landesner-venheilanstalten, sorgt statt für nur zehn Patienten – ein als ideal betrachtetes Verhältnis – jeder Therapeut für nahezu hundert Patienten. Entsprechend veraltet wie die äußere ist auch die innere Struktur dieser Anstalten, sind die Therapievorstellungen obsolet (Heinrich).

In diese heillose Situation hinein eskaliert der Drogenkonsum, der Jahr für Jahr schätzungsweise fünf Prozent mehr therapiebedürftige Junkies produziert (Ziegler).

An der 80-Betten-Klinik des Berliner Psychiaters Hanns Hippius (heute Direktor der Münchener Universitätsnervenklinik) zählte man

- 1967: keine Drogenpatienten,
- 1968: vier,
- 1969: 35.

Der Anstieg war dann so explosionsartig, daß man heute allein für West-Berlin mit 6000 Heroinabhängigen rechnet, denen in der ganzen Stadt insgesamt vielleicht 300 Therapieplätze gegenüberstehen.

Besondere Probleme wirft die »menschenwürdige Versorgung Sucht-kranker mit therapieresistenten Endzuständen« (Binder) hervor, also der Umgang mit den unheilbaren Drogenpatienten.

Der bislang herrschende Pessimismus, was die Therapieerfolge angeht, scheint derzeit einem leichten Optimismus zu weichen. So berichten Paul Kielholz und seine Kollegen von der Psychiatrischen Universitäts-klinik Basel über gute Erfolge einer kombinierten »Pharmako-, Milieu-und Gruppentherapie«. Nach rund fünf Jahren ergab die Katamnese, daß von 101 ehemaligen Patienten:

- 63 sich sozial stabilisiert hatten (Arbeitsbewährung, Normalisierung sexueller Probleme, Unterhalten von Freundschaften),
- 36 abstinent geblieben waren,
- 27 periodisch wieder Drogen oder Medikamente nahmen,
- 32 zwischenzeitlich wieder behandlungsbedürftig waren,
- 5 einen »progredienten Verlauf« in Richtung Invalidität aufwiesen.

10 weitere ehemalige Patienten waren gestorben, 14 konnten für die Untersuchung nicht mehr erreicht werden. In einer ähnlichen Untersu-chung im deutschen Raum (Dittrich u. a.) ergab sich für 80 ehemalige (stationär behandelte) Drogenpatienten durchschnittlich drei Jahre nach ihrer Entlassung, daß

- 17 Patienten (23 %) drogenfrei bzw. geheilt sind,
- 21 Patienten (29 %) als erfolgreich behandelt gelten dürfen, wenn man noch jene 4 hinzunimmt, die mindestens eineinhalb Jahre nach dem letzten Rückfall drogenfrei blieben.

Abschließend schreiben die Therapeuten: »Nach unseren Ergebnissen liegen die quantitativ größten Erfolge sowohl in der Reintegration der Patienten in die Ausbildung oder den Beruf (54 Personen = 74%) und in der weitgehenden Rückkehr in normale soziale Beziehungen (31 Personen = 42%). Genau ein Drittel sämtlicher behandelten Patienten... ist sowohl in den Beruf integriert und verfügt gleichzeitig über befriedigende soziale Kontakte.« (S. 140)

Freiwilligkeit – oder Zwang?
Der personale, zeitliche und finanzielle Aufwand für diese Erfolge ist allerdings enorm. Der Bewährungshelfer Fritz Krieger hat detailliert beschrieben, wie es ihm dabei in einer vergleichsweise kleinen Gemeinde ging – und wie ihm dabei nicht zuletzt von seiner vorgesetzten Behörde zusätzliche Schwierigkeiten gemacht wurden.

Alle diese Versuche setzen natürlich eines voraus: daß der Abhängige für die Therapie bereit ist. Die Chancen hierfür sind leider sehr gering. Einer Berliner Schätzung zufolge sind höchstens 20 Prozent der Drogenabhängigen überhaupt zu einer Therapie bereit. Diese werde wiederum nur von rund 30 Prozent durchgehalten, so daß praktisch nur etwa sechs Prozent der Abhängigen wieder »sauber« würden (Knuettler).

Entsprechend mehren sich die Vorschläge, mehr oder minder Zwang auszuüben, damit auch die nicht zur Therapie bereiten Süchtigen wenigstens einen Versuch machen, geheilt zu werden. Zwangsmaßnahmen bieten sich an, wo der Drogenabhängige ohnehin staatlichen Zwängen ausgesetzt ist: wenn er als Dealer im Gefängnis einsitzt. Solche »therapeutischen Strafanstalten« sind bereits geplant, so in Baden-Württemberg (Eyrich). Ein entsprechendes Modell hat der Berliner Psychologe Walter Kindermann vorgeschlagen, der darauf hinweist, daß die Anzahl der drogenabhängigen Gefängnisinsassen ohnehin rapide ansteige und deshalb vorschlägt, die Drogenabhängigen von den anderen Gefangenen zu trennen.

Es erhebt sich allerdings die Frage, wie sinnvoll solche Maßnahmen überhaupt sind – denn keine Strafanstalt ist letztendlich vor Drogen sicher. Wer also weiter spritzen, koksen oder kiffen will, wird sicher Mittel und Wege finden, dies auch in einer speziellen Therapie-Anstalt zu tun!

Noch radikaler war ein Vorschlag von Wilfried Dogs, dem Chefarzt einer Drogenklinik in Rinteln an der Weser. Dogs schlägt »feste Arbeitslager« für therapieunwillige oder -resistente Süchtige vor. Er wurde deshalb heftig angegriffen und an die Seite der Nazis und ihrer Konzentrations-

bzw. Arbeitslager gestellt (*Psychologie heute*, Juli 1977). Angeblich sollen ja derartige Einrichtungen in Asien (Hongkong) und Südafrika gute Erfolge haben: Man steckt Süchtige in entsprechende Lager und läßt sie schwerste körperliche Arbeit verrichten, zum Beispiel in Steinbrüchen. Wenn man bedenkt, wie hoch die Kosten »freiwilliger« Therapien sind (ca. 30000 – 50000 Mark pro Patient*), sind solche Überlegungen für Politiker sicher sehr verlockend. Aber auch Therapeuten sind sich darüber im klaren, daß ohne gewisse Zwänge (z. B. durch Richter, Angehörige, körperliche und seelische Not) kaum jemand eine Droge aufgeben würde. Man bewegt sich hier auf äußerst heiklem Gebiet. Hippius (1980) weist immerhin auf eine Arbeit von Chr. D. Kürtz hin, derzufolge die Ergebnisse richterlich angeordneter Langzeit-Therapien nicht ungünstiger sind als die einer freiwilligen Behandlung.

Der erfahrene Drogenarzt Dieter Kleiner sagt zu dieser Thematik: »Ich bin überzeugt, daß wir nur auf dem Wege des ›helfenden und heilenden Zwanges‹ weiterkommen werden. ...Damit ist selbstverständlich keineswegs einem neuen ›repressiven Modell‹ das Wort geredet. Ich trete vielmehr ein für eine aktive, direktive Therapie, die den Klienten aufsucht und nicht wartet, bis er sich eventuell zu Tode gefixt hat.«

Es ist in diesem Zusammenhang interessant, wie beispielsweise ein kommunistisches asiatisches Land mit großen Drogenproblemen vorgeht. Vietnam hat ungefähr eine halbe Million Heroinsüchtiger, die zu einem Gutteil ein Erbe des ehemaligen Krieges sind. Süchtige werden dort in spezielle Schulen (wahrscheinlich: Arbeitslager) zur »Wiederherstellung der Würde Rauschgiftsüchtiger« eingewiesen. Ein wichtiges Hilfsmittel ist dabei die Akupunktur. Berichten zufolge gibt es am menschlichen Körper drei Akupunktur-Punkte, deren Nadelung die Entzugserscheinungen in der Anfangsphase lindern hilft.** Später, nach der Entgiftung, gewöhnt man die Patienten – wahrscheinlich mit entsprechendem Nachdruck – an Sport, Abhärtung und reguläre körperliche Arbeit.

---

* Eine Sonderkommission der hessischen Landesregierung setzte als Kosten für die klinische Rehabilitation eines Opiatsüchtigen pro halbes Jahr schon 1971 rund 18 000 Mark an – für eine vollständige Heilung braucht man jedoch drei Jahre und länger (zit. nach *Südd. Zeitung* vom 14. 9. 1971)
** Akupunktur hat sich übrigens auch bei der Raucherentwöhnung bewährt.

Viele Therapieversuche

England, Nordamerika und Skandinavien haben den enormen Zuwachs an behandlungsbedürftigen Jugendlichen (von den Älteren spricht man schon kaum mehr) vorexerziert. Im Jahr 1960 registrierte das britische Innenministerium 98 Heroinsüchtige, Anfang 1970 waren es bereits 2700 – und 1979 wurden bereits 14000 Personen wegen Drogenvergehen verurteilt! Die Zahl der Süchtigen mag doppelt so groß sein. US-Experten rechneten 1970 mit fast einer halben Million Drogenabhängiger (speziell: Heroinsüchtige) für die nahe Zukunft. Diese Prophezeiung ist 1980 nahezu erfüllt. Zwischen 1965 und 1969, also in fünf Jahren, starben allein in New York mehr Menschen an Heroinvergiftung als im Straßenverkehr: 2935 Menschen aller Gesellschaftsschichten und Altersstufen, bis herunter zum Kind. Nach Angaben von Robert Dupont, dem Leiter des Regierungsinstituts gegen den Drogenmißbrauch in Washington, ist besonders alarmierend, daß – nach einem vorübergehenden Rückgang – die Heroinsucht vor allem in den kleinen Städten der USA rapide zunimmt.

Die skandinavischen Länder haben diese Entwicklung nachvollzogen und desgleichen die Bundesrepublik. In West-Deutschland schlüsseln sich die Süchtigen so auf:

- 150000 Heroinsüchtige (Skarabis und Becker),
- rund 12000 Kokainisten (genaue Zahlen liegen derzeit noch nicht vor; s. Fischer und Roberts, S. 73),
- einige Tausend Schnüffler von Lösungsmitteln (Daten ebenfalls unsicher),
- wahrscheinlich an die Hunderttausend Gelegenheitshascher, (zwei Millionen haben Cannabis angeblich schon einmal probiert), von denen vielleicht zehn Prozent (?), das entspräche also etwa 10000, mehr oder minder cannabisabhängig werden dürften, sowie Konsumenten der Volksdroge Nr. 1:
- 1,8 bis 2,0 Millionen Alkoholiker (zu denen man noch eine zahlenmäßig nicht erfaßbare, mindestens ebensogroße Gruppe Alkohol*gefährdeter* rechnen muß).

Ebenso schlecht erfaßbar ist die Zahl der Medikamentenabhängigen:
- allein die Schlafmittel-Konsumenten werden auf 4,2 Millionen geschätzt (Fischer und Roberts, S. 101), von denen unzählige ihr(e) Mittel süchtig einnehmen und damit behandlungsbedürftig sind (Details → die einschlägigen Stichworte in diesem Handbuch, sowie Friedrich u. a. 1977, Stössel 1973).

Vor diesem Hintergrund muß man die Therapieversuche sehen. Je nach der mißbrauchten Droge gibt es verschiedene Ansatzpunkte. Bei den echt suchtbildenden Mitteln muß zunächst mit ärztlicher Hilfe eine regelrechte Entgiftung vorgenommen werden, sinnvollerweise in der geschlossenen Abteilung einer psychiatrischen Klinik. Außerdem muß bei vielen Drogenmißbrauchern der schlechte körperliche Zustand gebessert werden. Vor allem Heroin*fixer* werden meist in einem elenden Zustand eingeliefert. Sie sind unterernährt und leiden an Geschwüren und Leberentzündung (›Hippie-Hepatitis‹ infolge schlecht sterilisierter Spritzen). Vor allem die Hepatitis kann zu lebenslanger Schädigung führen (Stille).

Soziale Maßnahmen müssen die stationäre Behandlung unterstützen. Die ›nachgehende Fürsorge‹ muß sich um einen Ausbildungs- oder Arbeitsplatz, menschliche Wohnverhältnisse und eventuell finanzielle Unterstützung kümmern.

Auch nach der Krankenhausentlassung ist eine entsprechende medizinisch-psychologische Nachbetreuung nötig. Ohne sie beträgt die Rückfallquote fast 100 Prozent.

Bei den Haschischrauchern entstehen akute Probleme, sobald sie die Kontrolle über die Droge verlieren. Bei ihnen besteht allerdings der Vorteil, daß es kaum Entzugserscheinungen gibt, wenn man die Droge absetzt. Aber auch bei ihnen müßte man im Grunde genommen eine regelrechte Psychotherapie betreiben, denn jeder längere Cannabis-Mißbrauch führt zu allmählichen Persönlichkeitsveränderungen.

Die Psychotherapeuten sind allerdings skeptisch, und zwar bei jeder Art von Drogenabhängigkeit. So herrscht Einigkeit, daß die ambulante Behandlung in der psychoanalytischen Praxis sehr schwierig ist.

Ernst Lürßen nennt als zentrale Ursache: »Der Patient muß seinen magischen Glauben, daß die toxischen Objekte die zuverlässigsten sind, aufgeben« (S. 862) – und dies ist erfahrungsgemäß mit enormen Angstanfällen verbunden und den dazugehörigen Widerständen des Abhängigen (s. unten).

Eine Ausnahme bilden nach den bisherigen Erkenntnissen (Grof 1978) Halluzinogene wie LSD, wenn sie bewußt und unter kompetenter Anleitung zur Behandlung neurotischer und verwandter Strukturen eingesetzt werden. Hier fällt allerdings das Moment der Drogenabhängigkeit nicht ins Gewicht: Die Droge ist dabei ein Medikament und spielt entsprechend auch für das Unbewußte des Patienen eine andere Rolle als beim Süchtigen die jeweilige Suchtdroge (also: auch suchtmäßig konsumiertes LSD!).

Mehr als die Einzeltherapie hat sich die Gruppentherapie bewährt. In abgewandelter Form ist sie das Grundprinzip aller institutionalisierten Versuche, Drogenkonsumenten von ihrer Gewohnheit abzubringen. Die »Anonymen Alkoholiker«, »Phoenix House«, »Synanon« und »Release« versuchen dabei, mit oft gutem Erfolg, Ex-Junkies als Laientherapeuten einzusetzen (Details s. übernächstes Kapitel dieses RA III). Sehr skeptisch hat sich jedoch über solche Selbsthilfegruppen der Hamburger Sozialpädagoge Axel Peters geäußert.

Aufgrund langjähriger eigener Drogenerfahrung mit Haschisch, LSD und Alkohol kommt der Münchner Schriftsteller Klaus Lea zu dem Schluß, daß Therapie des Drogenmißbrauchs im Grunde nur die (sachgemäße) Unterstützung einer Selbsttherapie des Abhängigen sein kann. Sein poetisch komprimierter Bericht *Über Tun und Lassen* (1974) bezieht gerade durch seine Diktion den Leser in jenen komplizierten und ungemein anstrengenden Prozeß ein, der eine echte Auseinandersetzung mit Drogenerfahrungen verlangt. Er will – und vermag dies auch mit hoher Intensität – etwas von den Bewußtseinsabläufen andeuten, die auf mannigfache Art in Gang kommen, wenn man aus einer Abhängigkeit wieder herausmöchte.

Wer sich ausführlicher mit den Problemen und Möglichkeiten der Therapie auseinandersetzen will, der sei auf den Sammelband *Die Behandlung Drogenabhängiger* verwiesen (vom Scheidt 1974 a); dort sind die wichtigsten der heute gebräuchlichen Verfahren samt theoretischem Hintergrund von Fachleuten selbst beschrieben.

Sehr kritisch mit den Behandlungsmöglichkeiten setzt sich Ulrich Sollmann in seiner Studie *Therapie mit Drogenabhängigen* (1974) auseinander.

Eine Fülle von Detailfragen

Es gibt eine Fülle von Detailfragen, deren Behandlung den Rahmen dieses »Handbuchs« sprengen würde, die zum Teil auch noch gar nicht ausreichend erforscht sind – und die dennoch wenigstens erwähnt werden sollen. So stellt sich beispielsweise die Frage, weshalb überhaupt jemand erst drogenabhängig wird. Der amerikanische Psychologe Stanton Peele von der University of Michigan sagt, süchtig werde, »wer außer den Suchtmitteln keine natürlichen Stützen« mehr im Leben hat. Er belegt dies mit der Beobachtung, daß zwar viele US-Soldaten in Vietnam während des Krieges heroinsüchtig wurden, daß sie aber zu Hause, wieder in ihren Familien integriert, das Rauschgift bald wieder aufgeben konnten – viele zeigten erstaunlicherweise nicht einmal Entzugssymptome (Peele 1979, S. 260). Aus einem ähnlichen Grund – weil sie noch stärker in ihren Familien und ihren ethnischen Traditionen verwurzelt sind – leiden wahrscheinlich auch Gastarbeiter auffallend selten an Alkoholismus oder Abhängigkeit von anderen Drogen. Dies ist zumindest das Resultat einer Studie von Heinz Häfner, dem Leiter des »Zentralinstituts für seelische Gesundheit« in Mannheim.

An anderer Stelle habe ich die Problematik der Alleinlebenden behandelt (vom Scheidt 1979) und dabei die These aufgestellt, daß ein Stadium des Single-Seins, eingeschoben zwischen Pubertät und Erwachsensein (mit entsprechender Fähigkeit zu längeren Bindungen), in unserer Zeit bei immer mehr Menschen symptomatisch für die Entwicklung wird. In diesem Stadium sind sie gegen Drogenmißbrauch einigermaßen gefeit, weil sie noch fest in alten Bindungen stehen; die Heilung von einer Drogensucht gelingt relativ leicht, wenn die Rückkehr in solche alten Bindungen bewerkstelligt werden kann. Ganz anders verhält es sich jedoch mit den ausgesprochenen *Singles,* denen der Rausch, gleich mit welcher Droge, zum Ersatz für solche Bindungen und zum »falschen Weg zum Selbst« (vom Scheidt 1976) geworden ist.

Je mehr vereinsamt der drogenabhängige Single jedoch ist, je mehr isoliert von seinen alten Wurzeln, um so schwieriger, wenn nicht unmöglich, wird die Therapie.

Hierher paßt auch die Beobachtung, die man im Rahmen des »Driburger Modells« machte: Dort stellte sich heraus, daß die alte These keineswegs stimmt, nur stärkster Leidensdruck motiviere Suchtkranke zur Behandlung – vielmehr komme es auf die richtige Motivation zur Therapie an (Manhart, S. 2201). Solche Motivation ist wahrscheinlich gebunden an ein relativ »kohärentes Selbst« (Kohut 1973, 1978), also eine stabile und zugleich elastische Persönlichkeitsstruktur, und diese wiederum setzt entsprechende positive Erfahrungen mit dem Milieu in der Kindheit voraus.

Selbstmord auf Raten

Eine erfolgreiche Motivation zur Therapie und deren Gelingen setzen letztlich aber vor allem voraus, daß der betreffende Mensch überhaupt leben will – und nicht beherrscht wird vom »Grausamen Gott« (Alvarez), der wie ein unwiderstehlicher Sog zum Selbstmord hinzieht.

Für wen der Drogenkonsum schon in jungen Jahren zum »Selbstmord auf Raten« geworden ist, wie es Kai-Uwe Nöhring (S. 4) nennt, für den hat die Aussicht auf mögliche Heilung wenig Reiz. Wenn man bedenkt, daß die »Weltgesundheitsorganisation« schon 1977 die Zahl der an

Depressionen leidenden Menschen auf 100 Millionen schätzte, daß andererseits Depressionen eine zentrale Wurzel des Drogenmißbrauchs (→ RA II) und auch der Auslöser für die wohl meisten Selbstmordversuche und gelungenen Selbstmorde sind, ahnt man ein wenig vom Potential der Suchtgefährdung – und den Motiven, die dahinterstehen. Norman Sartorius von der WHO in Genf meint dazu: »In einer Zeit, in der mehr und mehr Menschen Verunsicherung ausgesetzt sind, z. B. infolge Entwurzelung, Auflösung der Familien, Vereinsamung in der Masse, ist die (weitere) Zunahme psychischer Störungen, die oft depressiver Natur sein werden, sehr wahrscheinlich.« Dieser suizidale Aspekt des Drogenmißbrauchs ist wahrscheinlich seine am schwersten verständliche Seite. Besonders die synthetischen Drogen der jüngsten Zeit (→ DOM, → STP, → PCP) legen den Verdacht nahe, daß hier die These nicht mehr isoliert aufrechtzuerhalten ist, wonach der Genuß oder Dauerkonsum von Rauschmitteln eine Art Selbstmedikation sei, ein Versuch, sich gewissermaßen durch selbstverschriebene »Medikamente« eigenständig zu behandeln und von neurotischen oder psychotischen (schizoiden bzw. depressiven) Störungen (Haas 1974) zu befreien. Wer *Engelstaub* (→ PCP) inhaliert oder injiziert, um auf einen schizophrenieähnlichen Horror-Trip von bis zu 48 Stunden Dauer zu gehen, von dem er weiß, daß er die Hölle auf Erden sein wird – wer dies in Kauf nimmt oder aus vorangegangenen Erfahrungen kennt und trotzdem wieder und immer wieder PCP konsumiert, der kann nur noch ein auf Selbstzerstörung zielender Masochist sein. Heilungsversuche sind hier kaum noch sinnvoll.

Bei den Drogenkonsumenten bzw. -süchtigen, deren Lebenswille und damit Motivation, geheilt zu werden, noch intensiv genug ist, kommt es dann darauf an, wie dieser Balanceakt zwischen »Selbstmordversuch auf Raten« und »Leben wollen«, diese Gratwanderung zwischen verzögertem Sterben und Sich-doch-nicht-Aufgeben aussieht. Davon hängt es dann ab, welche Drogen und in welcher Menge und Häufigkeit genommen werden. Ob eine Übertragungsbeziehung (und welcher Art) zum Therapeuten oder Therapeuten-Team entsteht. Ob es gelingt, Defizite und psychische Verletzungen aufzuarbeiten – oder zu akzeptieren. Und diese Zusammenhänge wiederum legen (neben Fragen der Finanzierung und der Therapieplätze bzw. der verfügbaren Therapeuten) dann fest, ob eine Behandlung stationär oder ambulant möglich, ob Entgiftung nötig, eine therapeutische Wohngemeinschaft und eine Selbsthilfegruppe sinnvoll ist, ob man den Eltern bzw. Angehörigen Betroffener ein Hilfsangebot machen muß.

2. Ambulante Angebote

Wenn ein Drogenabhängiger noch genügend Herr über sich selbst ist, also beispielsweise eine Zwangseinweisung in eine Nervenklinik durch die Polizei oder den Hausarzt noch nicht nötig ist (wie bei einem tobenden Alkoholiker im Delirium oder bei einem halluzinierenden LSD-Tripper mit einem unerklärlichen *flash-back*), ist zunächst eine ambulante Hilfe angezeigt, entweder bei einem Therapeuten (Psychologe, Sozialarbeiter oder psychiatrischer Arzt mit entsprechender Spezialausbildung in therapeutischen *und* Drogenangelegenheiten) in freier Praxis oder in einer Beratungsstelle. Die Möglichkeiten ambulanter Hilfe sind im Prinzip gut und umfassen ein breites Spektrum. Mißlich ist lediglich die Tatsache, daß es viel zuwenig entsprechend geschulte Fachleute gibt, von ausgesprochenen »Drogentherapeuten« mit ausreichender (primär durch praktische Tätigkeit erlangter) Ausbildung ganz zu schweigen.

Je nach Alter der Klienten und mißbrauchter Droge ist eine Drogenberatungsstelle eine Kombination aus Erziehungsberatungsstelle, allgemeiner psychologischer Beratungsstelle und eher medizinischer (toxikologischer bzw. psychiatrischer) Fachpraxis. In der Regel handelt es sich um städtische Einrichtungen oder um Dependancen etablierter Institutionen (Caritasverband, Paritätischer Wohlfahrtsverband, Arbeiter-Samariter-Bund, Rotes Kreuz usw.), die meist von einem Team mit Angehörigen verschiedener helfender Berufe betreut werden: Ärzte, Psychologen, Sozialarbeiter in erster Linie.

Es gibt jedoch auch »Einzelkämpfer«, die, beispielsweise als Arzt oder Psychologe, in eigener Praxis und allein mit Drogenabhängigen arbeiten, wie es der Autor selbst (J. v. Sch.) von 1971 bis 1976 tat. Erfahrungsgemäß sind die Frustrationen so groß, daß dies »kaum jemand länger als drei Jahre durchhält«, wie einmal jemand auf einem Fachkongreß sagte. Ohne ein Team, das einem bei der Verarbeitung dieser Frustrationen hilft, und auch ohne entsprechende Supervision durch erfahrene Kollegen (s. unten) ist solche Einzelkämpfer-Arbeit wenig sinnvoll.

Eine grundsätzliche, noch ungeklärte Frage ist, ob es besser sei, Drogenabhängige neben anderen (z. B. »normal« gestörten) Klienten bzw. Patienten zu betreuen, oder sich ganz auf die Arbeit mit Süchtigen zu spezialisieren als ausgesprochener Drogentherapeut. Die alarmierenden Zuwachsraten (ca. fünf Prozent mehr Süchtige pro Jahr) lassen letzteres geraten erscheinen, weil nicht zuletzt viel spezialisiertes Wissen, etwa um die Wirkung bestimmter Drogen, vonnöten ist.

Der Nachteil: So geht leicht der Blick für die Relation solcher Störungen im Vergleich mit den typischen neurotischen Strukturen, Borderline-Fällen, Psychosen etc. verloren. Ich selbst habe die Erfahrung gemacht, daß sich ein bestimmter Prozentsatz Drogenabhängiger verkraften läßt, aber die Arbeit ausschließlich mit ihnen zu sehr an die »Substanz« geht – was sich beispielsweise in scheußlichen Alpträumen, »ausgesaugt« oder »zerstückelt« zu werden, ausdrückt. Die Depression des Süchtigen, seine ständige Bedrohung durch »Fragmentierung des Selbst« (Kohut 1973) wirkt leicht ansteckend, wenn man sich nicht gelegentlich anderweitig orientieren kann. Die beste Absicherung und psychosoziale Stütze findet man natürlich in der Zusammenarbeit mit Kollegen. Vielleicht ist es deshalb auf Dauer die sinnvollste Lösung, wenn ein ausgesprochener Drogentherapeut im Team mit anderen Therapeuten arbeitet, deren beruflicher Schwerpunkt anders gelagert ist, zum Beispiel bei psychosomatischen Störungen.

Beratung

Der Mensch ist auf dreifache Weise in die Wirklichkeit eingebettet, muß sich entsprechend im Laufe seines Lebens mit drei sehr unterschiedlichen Bereichen auseinandersetzen:
- Er muß durch Arbeit die materielle Außenwelt gestalten und dadurch seinen Lebensunterhalt sichern.
- Er lebt mit anderen Menschen zusammen und muß dementsprechend diese Beziehungen pflegen.
- Er birgt in sich eine immaterielle (seelische) Innenwelt, die er ebenfalls kennen und gestalten muß.

Je nach Dauer des Drogenkonsums und nach Art der Droge sowie dem Alter und der sozialen Situation des Abhängigen, sind alle drei Bereiche mehr oder minder gestört, wird beispielsweise Arbeit (Leistung) überhaupt als sinnlos erlebt, können Beziehungen zu anderen Menschen nicht lebendig und energiespendend erfahren werden, ist das eigene Seelenleben fremd, ja unheimlich, und wird deshalb entsprechend verdrängt.

Zum erstgenannten Bereich gehört auch der gesamte Komplex des Geldes. Er ist doppelt gestört, weil ständiger Drogenkonsum nicht nur das Geldverdienen beeinträchtigt, sondern zudem nicht unerhebliche Mengen an Geld kostet; so muß der Abhängige derzeit für einen durchschnittlichen Rausch aufwenden bei:
- Haschisch/Marihuana ca. 10 DM/Gramm,
- LSD ca. 10 DM/Trip,

- Heroin ca. 100 bis 300 DM/Gramm,
- Kokain ca. 250-300 DM/Gramm (die zum Teil ungewöhnlich niedrigen Angebote von 30 DM/Gramm sind sicher Lockangebote, wenn man die Preise auf dem internationalen Schwarzmarkt vergleicht!).

Dem Probierer oder Dauerkonsument bzw. Abhängigen, der eine Beratungsstelle oder einen Therapeuten in seiner allgemeinen Praxis aufsucht, wird in einfachen Fällen bereits geholfen, wenn er/sie sich einmal ohne Vorbehalte aussprechen kann. Oft hilft schon eine vorurteilslose Aufklärung über akute und Dauerwirkung der jeweiligen Droge(n), damit eine notwendige Neuorientierung stattfindet. Meistens ist es aber mit einem einmaligen Beratungsgespräch nicht getan, sondern es muß über längere Zeit hin Gelegenheit zur Information und Aussprache gegeben werden. Dies ist noch keine Therapie (Beispiele für Beratungsgespräche findet man im ersten Beitrag des → Dritten Teils).

Eine Beratung sollte dem Ratsuchenden auch klarmachen, wieweit sein Verhältnis zu den drei genannten Bereichen der Arbeit (des Geldes), der mitmenschlichen Beziehungen und zu sich selbst beeinträchtigt ist. Eventuell muß ein Sozialarbeiter akute Probleme finanzieller oder beruflicher Art oder (bei Dealern) juristische Probleme klären helfen. Auch kann es nötig sein, bei akuten Vergiftungen (durch → Alkohol, → Opiate, → Schlafmittel, → Weckamine usw.) einen toxikologisch versierten Arzt oder eine entsprechend spezialisierte Abteilung eines Krankenhauses zu beteiligen; ebenfalls müssen typische Krankheiten, wie Spritzen-Hepatitis und Vitaminmangel durch falsche Ernährung, diagnositiziert und behandelt werden.

Berndt Georg Thamm faßt die Aufgaben der »Psychosozialen Beratung für Drogenmißbraucher« graphisch in einem Dreieck zusammen. In den Mittelpunkt stellt er die »Neubesinnung auf Werte«, das Beratungs-Dreieck wird entsprechend gebildet von den Positionen:

- Techniken des »Überlebens« sollen vermittelt werden,
- Drogenfreiheit soll angestrebt werden (nicht: Ersetzen »harter« Drogen wie Heroin durch »weiche« wie Marihuana oder durch Heroin-Ersatz wie Methadon),
- eine Bindung an das Transzendentale wird empfohlen.

Die sachgemäße Drogenberatung stellt in mehrfacher Hinsicht Weichen für den Klienten oder auch seine besorgten Angehörigen:

- Braucht der Klient zusätzliche Hilfe medizinischer (Entgiftung s. Kasten S. 540; medikamentöse Behandlung; körperliche Rehabilitation in einer Klinik – s. auch unten, Kap. 4)?

- Ist eine längere Psychotherapie angezeigt (Einzeltherapie, Gruppentherapie – s. unten, in diesem Kapitel)?
- Muß – bei Strafentlassenen – ein Bewährungshelfer herbeigezogen werden?
- Muß ein Platz in einer »Therapeutischen Gemeinschaft« bei drohendem Rückfall besorgt werden (s. unten in diesem Kapitel)?
- Kann eine Selbsthilfegruppe die nötige Umorientierung und psychosoziale Stütze geben (s. unten, Kap. 3)?
- Suchen Eltern oder andere Angehörige (z. B. die Kinder eines Trinkers oder die Frau eines Kokainisten) um Rat nach, und ist es vielleicht nötig, ihnen einen »Elternkreis« zu nennen, wo sie emotionale Unterstützung bekommen (s. unten, in diesem Kapitel)?

Betrachtet man sich diese komplexen und aufwendigen Aufgaben einer sachgemäßen Drogenberatung und hält man demgegenüber die unglaublich große Zahl der möglichen Ansprechpartner (s. oben die Aufschlüsselung der Süchtigen, S. 527), so muß man die derzeitige Situation der Beratungsstellen und der Berater als ausgesprochen desolat bezeichnen.

Auf der einen Seite rivalisieren in Großstädten wie München, die relativ gut versorgt sind, die Beratungsstellen der verschiedenen Institutionen miteinander, so daß von politischer Seite Vorwürfe erhoben werden, hier würden »Pfründe« und sogar ganze »Imperien« von Helfern gegründet (Müller-Jentsch); was wiederum, auf lange Sicht, die Finanzierung wichtiger Projekte durch die öffentliche Hand und den Ausbau der Drogenberatung und überhaupt der Drogenhilfe erheblich gefährdet. Andrerseits fehlt es gerade in kleineren Kommunen an den notwendigsten Einrichtungen, wie Berichte von Drogenberatern aus solchen Gemeinden zeigen (Krieger).

Manfred Wöbcke wies bereits 1977 darauf hin, daß die Zahl der geförderten Drogenberatungsstellen in der Bundesrepublik von ursprünglich 118 (in einer gewissermaßen euphorischen, hoffnungsvollen Phase) Mitte 1976 auf 59 abgesunken sei. Inzwischen dürfte sich die Zahl wieder erhöht haben – aber es ist fraglich, ob sie auch nur annähernd den Bedarf zu erfüllen vermag. Vor allem zwei der wichtigsten Aufgaben der Beratungsstellen ließen sich überhaupt erst dann erfüllen, wenn eine gewisse »Sättigung« des Angebots vorhanden wäre:

- Vorbeugung durch kontinuierliche Aufklärung, am günstigsten im persönlichen Gespräch in kleinen Gruppen (die öffentliche Massenaufklärung erweist sich meist als Bumerang mit dem genau gegenteiligen Effekt, daß das Interesse an Drogen unnötig stimuliert wird – s. unten, Kap. 4.: »Lerntheoretische Gesichtspunkte«).

- Aufspüren und Motivieren bereits Abhängiger in zäher Kleinarbeit, damit mehr als die bislang zehn bis zwanzig Prozent sich einer Therapie unterziehen bzw. überhaupt erst einmal eine Beratungsstelle aufsuchen.

Endlich wäre es noch eine wichtige Aufgabe möglichst vieler Beratungsstellen, sich zusammenzuschließen und fachorientierte politische Arbeit zu betreiben, zum Beispiel die maßgeblichen Politiker darüber aufzuklären, wohin das Drogenproblem sich unaufhaltsam bewegt, mit
- einem geschätzten Zuwachs von jährlich fünf Prozent Abhängiger (Ziegler),
- einer Hochrechnung, die annimmt, daß in den nächsten 30 Jahren die Zahl der Süchtigen in der Gesellschaft die der Nichtsüchtigen übertreffen wird, mit den entsprechenden ungeheuerlichen Konsequenzen für alle (s. Vorwort).

Eine andere wichtige sozialpolitische Aufgabe wäre es, die Politiker über den Unsinn der Methadon-Programme zur angeblichen »Heilung« Heroinsüchtiger aufzuklären (→ Polamidon). Auch diese Aufgabe kann sachgemäß allein von den Fachleuten in den Beratungsstellen durchgeführt werden, die nicht nur über entsprechende theoretische Kompetenz verfügen, sondern auch über die praktische Erfahrung, und die zudem die aktuelle Entwicklung am besten kennen: Polizei-Statistiken über beschlagnahmte Drogenmengen und Festnahmen von Dealern mögen hilfreich sein, aber sie zeigen – schon wegen der Unsicherheit der Dunkelziffer – nur einen Ausschnitt des Problems.

Therapie in der Zweierbeziehung Patient-Therapeut
Der Übergang von der Beratung zur Therapie ist fließend. Viele Drogenberatungsstellen bieten auch entsprechende Therapiemodelle an (Salm). Einigkeit herrscht, daß ambulante Behandlung in einer psychoanalytischen Praxis außerordentlich schwierig ist. Als Grund führt der Londoner Analytiker Herbert Rosenfeld an:
»Ich bin der Ansicht, daß der Süchtige deshalb ein besonders schwer zu behandelnder Patient ist, weil der Analytiker nicht nur einem psychologisch determinierten Zustand, sondern auch einer toxisch bedingten Verwirrung gegenübersteht. Da ein stark berauschter Patient nicht analysierbar ist, muß der Analytiker versuchen, von Anfang der Behandlung an oder sobald er die Sucht im Verlauf der Analyse diagnostiziert hat, das Einnehmen von Rauschgift zu überwachen, und der Patient muß sich zur Einweisung in eine Privatklinik oder Anstalt bereit finden.«

Wann ist eine stationäre Entgiftung nötig?

Nicht nötig:
Bei Halluzinogenen wie dem →*LSD 25* entsteht keine physische Abhängigkeit (→ RA IV); hier muß nicht entgiftet werden, weil der Körper keine Entzugserscheinungen aufweist, also keinen Nachschub der Droge »verlangt« (s. auch → *Meskalin,* → *Psilocybin).*
Haschisch, in entsprechend geringerem Maße *Marihuana (* → Cannabis) macht zwar über eine Enzyminduktion körperlich abhängig, aber eine stationäre Entgiftung ist meist nicht notwendig. Ähnlich verhält es sich mit den
Amphetaminen (→ Weckamine), die oft nur milde Entzugssymptome verursachen,
und den → *Lösungsmitteln* (bei denen allerdings im akuten Vergiftungsfall mit drohendem Atemstillstand und/oder Leberschädigung klinische Hilfe nötig werden kann).
Bei →*Kokain* genügt eine kurzfristige stationäre Phase.

Unbedingt nötig:
→ *Alkohol,* → *Opiate* und → *Schlafmittel* bewirken bei Mißbrauch eine körperliche Abhängigkeit mit Entzugssymptomatik. Hier muß deshalb eine Entgiftungsphase in einer entsprechend eingerichteten Klinik vorgeschaltet werden, ehe andere therapeutische Maßnahmen greifen können.
(Zusammengestellt nach Angaben von Max von Clarmann, Leiter der Abteilung für Toxikologie im Klinikum Rechts der Isar in München. S. auch Bron 1980, S. 680)

Gustav Bychowski, ein erfahrener Analytiker aus New York, warnt ebenfalls vor der Behandlung Drogenabhängiger in der Privatpraxis: »Nur in Ausnahmefällen ist diese möglich und bringt für den Psychiater wie für die Umgebung des Patienten große Belastungen mit sich.«
Die Erfahrung (auch meine eigene, J. v. Sch.) hat gezeigt, daß die klassische Psychoanalyse, wie Sigmund Freud sie in der Arbeit mit hysterischen Patienten entwickelte, für die meisten Drogenabhängigen modifiziert werden muß. Da mehr depressive Zustandbilder vorherrschen (Jacobson), insbesondere aber narzißtische Persönlichkeitsstörungen (Kohut 1973, 1976, 1978; Lasch; Miller) und auch Borderline-Syndromatik (Kernberg), greift das bloß spiegelnde und gelegentlich deutende Gespräch beim Süchtigen nicht.
Bewährt haben sich hingegen die Methoden der von der Psychoanalyse abgeleiteten Erlebnistherapien:

- Gestalttherapie (Perls u. a.; Polster),
- das Psychodrama (Erdmann) sowie
- die Transaktionale Analyse (Berne; English)

betonen viel stärker als die Psychoanalyse das »Hier und Jetzt«, also die unmittelbare Bearbeitung der aktuellen Konflikte (zum Beispiel durch kurze Rollenspiele oder Dramatisierung von Träumen). Auch die Arbeit mit dem Körper, also größere sinnliche Nähe, bewährt sich, zum Beispiel in Form

- der Bioenergetik (Lowen) oder
- des Yoga (vom Scheidt 1976 a).

Zentral ist stets die Frage, wieweit der Klient bereit ist, Vertrauen zu entwickeln und eine Übertragungsbeziehung sich entwickeln zu lassen, in der ungeklärte Konflikte mit den Eltern aus Kindheit und Jugend aufgearbeitet werden können. Wie Heinz Kohut nachgewiesen hat, gibt es bei Drogenabhängigen eine spezielle Form der »narzißtischen« Übertragung, die entsprechend anders behandelt werden muß als die übliche »neurotische« Form (Vorwort zu vom Scheidt 1976 b).

Ganz zentral erweist sich für mich auch, den Bereich des »Transpersonalen« (→ RA II) einzubeziehen, wie es beispielsweise C. G. Jung mit seiner Archetypenlehre versucht hat. Ohne entsprechende Sinnfindung auch außerhalb der eigenen Individualität ist die nötige Neuorientierung des Drogenabhängigen nur Stückwerk: Es genügt nicht, ihm etwas sehr Potentes, die Räusche, wegzunehmen, ohne etwas mindestens so Potentes zugänglich zu machen.

Entsprechend den oben genannten drei Wirklichkeitsbereichen, in die der Mensch eingebettet ist, ist es nötig, die diesen zugeordneten Triebimpulse (im psychoanalytischen Sinne) zu gestalten:

- Aggressivität (aktive Weltgestaltung durch Arbeit),
- Sexualität (durch Beziehungen zu anderen; s. auch die Studie von Hanne-Lore von Canitz),
- Narzißmus (durch – z. B. meditative – Beziehung zum eigenen Selbst; s. hierzu die Arbeiten von Heinz Kohut, insbesondere *Die Heilung des Selbst*).

Welche Abhängigkeit läßt sich ambulant behandeln?
Als Faustregel kann man sagen, daß alle Abhängigkeiten, bei denen vorweg eine Entgiftung nötig ist (s. Kasten S. 540), ambulant nur sehr schwierig, wenn überhaupt zu behandeln sind. Wenn die körperliche Unversehrtheit einmal beeinträchtigt ist, beispielsweise durch die Einstiche beim Opiatspritzen oder durch Zerstörung von Gehirnzellen bei

Alkoholmißbrauch, hat die Droge schon in so erheblichem Maße Macht über den Abhängigen gewonnen, daß die vergleichsweise unverbindliche, lose Beziehung am Beginn einer ambulanten Behandlung selten die nötige innere Umstellung schafft, die für eine Psychotherapie unerläßlich ist (s. auch Berman; Limentani; Lürßen; vom Scheidt 1976 b).

Eine gute Prognose haben Konsumenten von Cannabis und anderen, auch stärkeren Halluzinogenen (LSD, Meskalin), wenn die Persönlichkeit noch nicht zu sehr verändert ist. Hier läßt sich durch Arbeit mit Träumen und anderen, den Gefühls- und Triebbereich direkt ansprechenden Methoden (Meditation, z. B. unterstützt durch Musik; katathymes Bilderleben, Körperarbeit), verhältnismäßig rasch ein Ausgleich für den Verzicht auf die Räusche schaffen.

Auch die Schreibtherapie (Simons) gehört in diesen Bereich. Der Schweizer Psychiater und Ex-Junkie Walter Vogt hat in *Vergessen und Erinnern* eine Chronik seiner Entziehungskur und Therapie vorgelegt, die eindrucksvoll die Schwierigkeiten solcher eigenverantwortlichen Arbeit festhält. Ähnlich gelagert scheint der Fall der Christiane F. zu sein, die sich in ihrem schonungslosen Bericht *Wir Kinder vom Bahnhof Zoo* gewissermaßen von ihrer Heroinsucht freigeschrieben hat*. Aber solche Beispiele sind bei »harten« Drogen extrem ungewöhnlich, wo doch schon die Chancen einer stationären Therapie (s. unten Kap. 4) sehr gering sind. Immer wieder wird auch Sport als therapeutische Hilfe empfohlen, gerade bei ambulanter Behandlung, zur Unterstützung der therapeutischen Gespräche. Das trifft im Prinzip zu, vor allem, wenn der Klient früher einmal sportlich aktiv war und an vertrauten Gewohnheiten anknüpfen kann. Sport allein tut es aber sicher nicht, wie die zunehmende Rauschgiftwelle im amerikanischen Spitzensport zeigt.

Letztendlich ist gerade die ambulante Therapie, ob in der Zweierbeziehung oder (s. unten) in der Gruppe, immer nur eine Hilfe zur Selbsthilfe, zur Selbstheilung. Da sich bereits der Drogenkonsum – auch – als ein solcher Selbstheilungsversuch versteht (Haas), kann dies gelingen. Erstaunlich ist, daß ein sehr einfacher Weg der Selbstheilung bisher bei Drogenabhängigen offensichtlich noch nicht versucht wurde, obgleich gerade die zentrale Thematik des Drogenkonsums (»orale Gier« und Abhängigkeit) dies nahelegt: das Heilfasten (Buchinger; Lützner). Der völlige Verzicht auf feste Nahrung stellt nicht nur ein erstaunliches Gefühl der Autarkie und Selbständigkeit her, dessen es den Drogenabhängigen meist in hohem Maße mangelt, sondern regt auch die »Wen-

---

* Leider wurde sie einige Jahre darauf rückfällig

dung nach Innen« an. Darüber hinaus wird der Körper gründlich entgiftet und entschlackt. Intensive Träume bieten dann reiches Material für eine Therapie. Allerdings empfiehlt sich das Heilfasten bei Drogenabhängigen wohl eher im Rahmen einer Gruppentherapie.

(Dieser Hinweis auf das Fasten sei als *Anregung* für Drogentherapeuten verstanden; der Autor verfügt in dieser Hinsicht über keine Erfahrungen mit Süchtigen, dafür über ausgiebige Selbsterfahrung.)

Erfolge und Mißerfolge

Ambulante Einzeltherapie kann kürzer oder länger dauern. Der Erfolg bzw. Mißerfolg hängt nicht unbedingt von der Zahl der Therapiestunden ab. Ich erinnere mich aus aktuellem Anlaß an einen Gymnasiasten, der ziemlich tief in Zustände der Sinnlosigkeit, »inneren Leere« und Langeweile, also einer akuten Depression, geraten war, die er durch ausgiebigen Haschischkonsum auszugleichen suchte. Bereits nach wenigen therapeutischen Sitzungen wurde deutlich, daß die zentrale Ursache des Drogenmißbrauchs das massiv gestörte Verhältnis des Klienten zu seinen Eltern war, insbesondere das zum Vater.

In einem einzigen Gespräch mit Sohn *und* Vater konnte letzterem klargemacht werden, daß es sinnvoll sei, den zukünftigen Erben einmal mit auf eine der Geschäftsreisen zu nehmen und dadurch das Interesse nicht nur am potentiellen Nachfolger, sondern auch an seiner Person zu zeigen, andrerseits dem Sohn aber die Arbeitswelt etwas näherzubringen.

Der Vater folgte dem Rat offensichtlich, denn Jahre später, beim Schreiben dieser Zeilen, entdeckte ich eine kleine Notiz in der Tageszeitung, derzufolge der Sohn die Nachfolge des Vaters angetreten hat.

So einfach kann es gehen – geht es aber natürlich in der Regel nicht. Meistens lösen die Drogenräusche massive Regressionen aus (→ RA II), deren Verarbeitung dann eine unter Umständen lebenslange Aufgabe wird, die weit über eine geglückte Therapie hinausreicht. Das gilt nicht nur für die finsteren Tiefen, in die die Opiate den User stürzen, oder für die Höhen des Größenwahns, die Kokain zugänglich macht, sondern auch für die zeitweilige Erweiterung der Wahrnehmung und des ganzen Bewußtseins durch → Cannabis und mehr noch durch → LSD 25 und → Meskalin.

Ich selbst hatte 1965 in einem LSD-Experiment ein bestimmtes Erlebnis (eine Bronze-Plastik an der mir gegenüberliegenden Wand begann golden zu strahlen, streckte mir die Zunge heraus und schnitt Grimassen). 15 Jahre danach erinnerte ich mich während einer Bahnfahrt plötzlich dieses Drogenerlebnisses und begriff, daß die Deutung, die der das Experiment begleitende Psychoanalytiker mir damals gab (»Diese Grimassen möchten Sie wahrscheinlich mir schneiden…«), nur einen kleinen Teil der ganzen Bedeutung dieses Erlebnisses erfaßte (es betraf ein – hier zu privates – Detail meines Charakters). Noch nach so langer Zeit »arbeiten« solche Drogenerfahrungen also im Unbewußten weiter und können dann, aus irgendeinem Anlaß, plötzlich zutage treten.[*]

Einer meiner Klienten, der Mitte der 6oer Jahre ziemlich ausgiebig Haschisch geraucht hatte, berichtete mir ebenfalls mehr als anderthalb Jahrzehnte später, daß er gelegentlich noch von Erlebnissen mit Dealern und verwandten Drogenerfahrungen träume, lange nach – erfolgreichem – Abschluß der Therapie und Drogenfreiheit seit über zehn Jahren: »1964 habe ich meine erste mit Cannabis-Tinktur präparierte Zigarette geraucht – am 4. Juni 1980 träumte ich, daß mir jemand einen Joint gibt!« (Detailliert werden solche Nachwirkungen des Drogenkonsums beschrieben im Dritten Teil dieses Handbuchs: »Sigmund Freuds Kokain-Experimente…«)

Im Grunde genommen stößt der Drogenkonsum den Konsumenten unfreiwillig (bei der LSD-Therapie: freiwillig, s. Grof) auf den »Weg zur Individuation«, wie das die Jung-Schülerin Jolande Jacobi in ihrer Studie gleichen Titels nennt. Es geht dabei immer auch um die Annahme und Verarbeitung der ungelebten Persönlichkeitsanteile, des »Schattens« (Jung), wie dies auf intuitive Weise unübertrefflich Adelbert von Chamisso in seiner Geschichte vom *Peter Schlemihl* beschrieben hat.

In diesen *Schatten*-Bereich gehört es auch, daß man begreift, wie schädlich – auch im moralischen und ethischen Sinn – der Drogenkonsum letztendlich ist. Wird dies nicht begriffen, geht der Mißbrauch also weiter, sind die Folgen abzusehen. Ich habe so manchen Klienten aus einer vergleichsweise harmlosen Haschischraucherei oder Tablettenschluckerei abrutschen sehen in Kokain- und vor allem Heroinsucht, ohne noch helfen zu können.

Viele Drogenabhängige und Menschen mit verwandter Sinnlosigkeits-Thematik pilgern nach Indien, vor allem zum Ashram des Bhagwan Rajneesh in Poona, um dort Erlösung zu finden (Satyananda) – aber eine sachgemäße Psychotherapie, die den Körper und die transpersonalen Aspekte mit einbezieht, sollte auch hier zu Hause im Westen erfolgreich sein!

---

[*] Das ist nicht zu verwechseln mit einem *flash back* (→ LSD), bei dem es zu einem akuten *trip*-Zustand ähnlich wie bei dem ursprünglichen Rausch kommen kann (Echo-Effekt).

Gruppentherapie
Für die meisten Fälle, die ambulant behandelt werden können, empfiehlt
sich weniger die Einzeltherapie (s. oben), sondern, aus den verschiedensten Gründen, die Gruppentherapie.

Der gewichtigste Grund ist der, daß die Gruppensituation als solche
bereits viele Elemente enthält, die therapeutisch wirken, ehe überhaupt
bestimmte »therapeutische Interventionen« vorgenommen werden.
Das liegt nicht zuletzt daran, daß der Mensch Hunderttausende von
Jahren in kleinen Gruppen, den Stämmen der Jäger und Sammler
(bestehend aus mehreren Großfamilien mit 25-100 Erwachsenen plus
Kindern und Jugendlichen), über die Erde zog und daß diese Gruppensituation nachhaltig sein Gefühlsleben und seine gesamten Bedürfnisse in
höchstem Maße geprägt hat (Schmidbauer 1972). Unser modernes
Leben kann man damit verglichen als ausgesprochen denaturiert
bezeichnen – der zerstörerische Mißbrauch von Drogen wird nicht
zuletzt auf diese Denaturierung des Menschen zurückgeführt!
Hier kann die therapeutische oder Selbsterfahrungsgruppe (Schmidbauer 1979) also wichtige Defizite ausgleichen. Der Tübinger Psychiater
Walter Schulte betont: »Eine wesentliche Stütze kann neben der Vermittlung einer sinnerfüllten Arbeit und zielgerechten Anspannung die
Eingliederung in eine *Gruppe* bringen. Auf wen hört der Süchtige am
meisten? Doch auf den, welcher in gleicher Abhängigkeit gestanden hat
oder bedroht ist, nun aber in verantwortlicher Bindung an andere eine
neue Festigkeit gewonnen hat, die wiederum für andere verbindlich
wird. Solche Gruppen, oft während klinischer Behandlung geformt,
sollten auch nach der Behandlung aufrechterhalten oder besser neu
gebildet werden. Sucht läuft auf selbsttätige Ausklammerung aus der
Gesellschaft hinaus und wird durch fremdtätige gefördert. Die Chance
für die Überwindung ist dann gegeben, wenn kommunikative Möglichkeiten erschlossen werden.«
E. Biniek betonte 1976 in seiner Antrittsvorlesung in Tübingen:
»Jugendliche Drogenabhängige können sich Therapie im allgemeinen
kaum anders als in der Gruppe vorstellen. Die im Gefolge der Drogenwelle gegründeten zahllosen Selbsthilfegruppen zeigen meines Erachtens nicht nur das Fehlen und Versagen konventioneller Therapieeinrichtungen, sondern eben diesen Wunsch nach einer altersspezifischen,
für die Jugendlichen annehmbaren Therapieform an.« (S. 141)
Detailliert beschreibt Biniek dann, wie er mit solchen Gruppen arbeitet,
wobei er betont, daß »Gruppe und Droge nahezu austauschbare
Begriffe« sind (S. 141).

Gute theoretische und praktische Hinweise findet man auch in der Studie *Gruppentherapie bei Suchtkranken* von Dieter Ladewig, Werner Bucher und Christine Glauser (1979). Eine Methode der Gruppenarbeit, die besonderes Augenmerk verdient, ist die »Themenzentrierte Interaktion (TZI)«, entwickelt von der Psychoanalytikerin Ruth C. Cohn, die heute vor allem gestalttherapeutisch arbeitet und in ihrer Gruppenarbeit bahnbrechend geworden ist. Wesentlich ist, daß es ihr um eine »dynamische Balance« geht zwischen folgenden vier Elementen:

● dem *Ich* des Individuums,

● dem *Wir* der Gruppe (die als Netzwerk zwischenmenschlicher Beziehungen verstanden wird),

● dem *Thema,* das jeder Gruppensitzung den »roten Faden« gibt,

●udem *globe* (d. h. der Umwelt, in der das Individuum und die gesamte Gruppe sich jeweils befindet und die sich als Lebenshintergrund bemerkbar macht).

Ruth C. Cohn nennt ihre Methode einen »Ansatz zum Sich-Selbst- und Gruppenleiten« (1979). Detailliert hat sie ihre Methode* (die eigentlich viel mehr eine neue Grundhaltung zum eigenen Leben und zu den Mitmenschen ist) beschrieben in dem Buch *Von der Psychoanalyse zur Themenzentrierten Interaktion* (1975). Gerade weil das Thema jeder Sitzung einen geistigen Mittelpunkt verleiht und damit Struktur stiftet, ist die TZI besonders für die Arbeit mit Drogenabhängigen geeignet, denen es ja gerade an Struktur fehlt. Die Methode hat sich in den USA gut bewährt (Cohn 1978, persönl. Mitteilung); bei uns scheint ihre Anwendung erst allmählich zu beginnen. Ich selbst (J. v. Sch.) habe themenzentriert bereits erfolgreich mit Eltern Drogenabhängiger gearbeitet.

Betreuung »Therapeutischer Ketten« und Nachsorge

Man ist sich in Fachkreisen heute darüber einig, daß zumindest die schweren Fälle, etwa bei Heroinsucht, sehr lange Zeit mit einem besonderen sozialen Netz »gehalten« werden müssen, das weit über die eigentliche Entgiftung und Psychotherapie hinausreicht. In extremster Form betreiben diese Nachsorge Selbsthilfe-Einrichtungen wie »Synanon« (s. unten, Kap. 3), wo der Junkie allmählich zum Therapeuten für andere Süchtige werden kann und – im Extremfall – sein ganzes Leben in

---

* Auskunft über die Ausbildung zum TZI-Gruppenleiter und über TZI-Seminare bzw. -Kurse erteilt: »Workshop Institute for Living Learning (W. I. L. L. International)«, Zentralsekretariat, c/o Thomas Becher, Schöngrundweg 11, CH-4144 Arlesheim

der Geborgenheit seiner Gemeinschaft bleibt; ähnlich ist es bei den »Anonymen Alkoholikern«.

Im Grunde genommen handelt es sich hierbei um »selbstgewählte Familien«, um Lebensgemeinschaften, die das ausgleichen, was einem als Kind und Jugendlicher von der Herkunftsfamilie vorenthalten wurde oder nicht gegeben werden konnte. Dies als »Makel« bezeichnen zu wollen, als »Schwäche«, wie dies gelegentlich geschieht, ist genauso töricht, wie »Gesünderen« Vorwürfe zu machen, sie seien »gruppensüchtig«, wenn sie längere Zeit in Selbsterfahrungs- oder Therapiegruppen bleiben. In Wahrheit ist unsere heutige soziale Welt derart kalt und gefühlskarg, daß wahrscheinlich unsere Zukunft und einzige Überlebenschance überhaupt nur in solchen selbstgewählten Bezugsgruppen besteht.

Nicht der »gruppensüchtige« (besser wohl: gruppenbedürftige) Mensch ist »schwach«, denn er geht im Grunde nur seinen natürlichsten Bedürfnissen nach (s. Schmidbauer, *Jäger und Sammler*), sondern jene »Einzelkämpfer«, die glauben, alles aus eigener Kraft bewältigen zu müssen – was ja letztendlich gar nicht geht.

Unter diesen Gesichtspunkten sollte man auch die »Therapeutischen Wohngemeinschaften« ansehen, die allerorten entstehen und vor allem Drogenabhängigen (aber auch sozial entwurzelten Strafentlassenen usw.) eine neue Heimat geben. Einschlägige praktische Erfahrungen schildert das Buch *Vielleicht kommt es auf uns selber an* von Wolfgang Heckmann, seit 1978 Drogenbeauftragter des Landes Berlin (vergl. auch Möller, *Selbsthilfegruppen*, sowie Casriel). Das Modell einer ganzen »Therapeutischen Kette«, von der solche Wohngemeinschaften ja nur ein – wenngleich der wichtigste – Teil sind, beschreibt Manfred Wöbcke.

Bei der Betreuung und Supervision solcher »Therapeutischer Ketten« und Nachsorge-Einrichtungen kommt Fachleuten, die praktisch in der ambulanten Beratung und/oder Therapie arbeiten, eine besondere Rolle zu: Sie sind weniger negativ »vorbelastet« als jene Institutionen, die für die Entgiftung und stationäre Behandlung zuständig sind und vom Ex-*User* entsprechend leicht mit »Zwang« und unangenehmen Erfahrungen identifiziert werden.

»Elternkreise«
(Selbsthilfe-Gruppen von Angehörigen Drogenabhängiger)
Wenn ein Familienmitglied drogenabhängig wird (auch von Alkohol
und Tabletten), wird unweigerlich die gesamte Familie in Mitleidenschaft gezogen; dafür sorgt schon die Gruppendynamik. Deshalb ist es
wichtig, daß nicht nur der Drogenabhängige selbst Hilfe bekommt,
sondern auch die Restfamilie.

Am besten sind hierzu Selbsthilfegruppen geeignet, die sich in der Regel
ohne professionellen Leiter oder Therapeuten regelmäßig treffen (mindestens alle 14 Tage, sonst entsteht keine tragfähige Gruppe, in der
Probleme fundiert bearbeitet werden können!). Ein Fachmann sollte
aber gelegentlich beigezogen werden, um ein Minimum an professio-
neller Supervision (s. unten) zu bieten. Hier liegt eine weitere
wichtige Aufgabe für Berater und Therapeuten mit ambulanter Praxis –
stationäre Einrichtungen, zum Beispiel Suchtkliniken, sind meist weder
personell noch von der fachlichen Ausrichtung besonders für solche
Aufgaben geeignet, wenngleich die Zusammenarbeit mit ihnen sehr
wichtig ist.

Wie ich aus eigener Erfahrung weiß, ist solche Arbeit mit »Elternkreisen« gerade auch für den »Fachmann« nicht nur sehr informativ (es gibt
im Grunde keine besseren Drogen-Fachleute als die Eltern bzw. Angehörigen von *usern*, sobald sie ihre erste Hilflosigkeit überwunden haben
– denn niemand steckt tiefer in den entsprechenden Problemen drin!),
sondern auch ausgesprochen befriedigend. Die existentielle Betroffenheit der Angehörigen ist so groß, daß es zu einer sehr guten, intensiven
Zusammenarbeit kommt.

Für Zwecke der Supervision sind besonders Selbsterfahrungs-Wochen-
enden gut geeignet, am sinnvollsten themenzentriert-interaktionell
(TZI nach Ruth C. Cohn, s. oben, »Gruppentherapie«). Der »Elternkreis« selbst sollte mehr die Form einer kontinuierlichen Gruppe haben,
bei der man sich einmal pro Woche trifft.

Die erstaunliche Erfahrung aller Beteiligten ist es, daß nach einer ersten
Phase der Depression und Resignation die Angehörigen allmählich
spüren, daß die Auseinandersetzung mit der Suchtproblematik viele
eigene, meist sehr verdrängte Probleme aktiviert und einer – oft viele
Jahre anstehenden – Lösung zugänglich macht. Nicht selten handelt es
sich um Partnerprobleme der Eltern, um vermiedene Auseinandersetzungen, die man den Kindern ersparen wollte – ohne zu merken, daß
man sie mit unterschwellig schwelenden Haß- und Eifersuchtsgefühlen
regelrecht mit in eine Sucht hineintrieb.

Regelmäßig stellt sich heraus, daß gerade der jugendliche Drogenkonsument eine Art »schwarzes Schaf« der Familie ist, es schon von früher Kindheit an war. Irgendwann wurde der Sohn oder die Tochter (oder auch der Vater, die Mutter bei vielen Alkohol- bzw. Tablettensuchten) dann zum »identifizierten Patienten«, d. h. zu einer Art Sündenbock, der die – eigentlich die gesamte Familien-Gruppe betreffenden – Spannungen auf sich zog und in sich austrug bzw. gerade nicht austragen konnte. Und deshalb süchtig wurde.

So paradox es klingt: Die akute Sucht eines Familienangehörigen kann zur Chance für eine Gesundung der gesamten Familie werden. Voraussetzung ist allerdings, daß die Nichtsüchtigen sich der Problematik stellen und sie in einem »Elternkreis« (in schwierigeren Fällen, oft auch in der resignativ-depressiven Anfangsphase, in einer Familientherapie) bewältigen lernen.

Selbst wenn das betroffene Familienmitglied drogengeschädigt bleibt, süchtig bleibt, kann die Aufarbeitung der Familienkonflikte eine solche Befreiung bewirken, daß auch der nicht geheilte Süchtige in Zukunft ertragen und als zu bewältigendes Schicksal angenommen wird, ähnlich wie ein körperlich oder geistig behindertes Kind oder ein Kranker, der – beispielsweise – wegen einer Zuckerkrankheit lebenslänglich Insulin spritzen muß.

Der Junkie stellt also auch so etwas wie die Verkörperung des »Schattens« (C. G. Jung) – also der nicht gelebten Seiten des Gruppengeschehens der »braven Bürgerfamilie« – dar, die sich im Grunde jahrelang auf Kosten seiner psychischen und sozialen Gesundheit »saniert« hat.

Der Preis ist für alle Beteiligten enorm groß – und oft läßt sich das negative Geschehen, die Sucht, nicht rückgängig machen. Aber man kann lernen, damit zu leben, und sogar einen tieferen Sinn in diesem Geschehen entdecken, der ungeahnte neue Kräfte mobilisiert.

Kontaktadressen von »Elternkreisen« und eventuell auch Supervision vermitteln:
- »Deutsche Hauptstelle gegen die Suchtgefahren« (Westring 2 – 4700 Hamm/Westfalen; Tel. 02381/25855 oder 25269),
- »Deutsche Arbeitsgemeinschaft Selbsthilfegruppen« (Friedrichstraße 28 – 6300 Gießen; Tel. 0641/702-24078),
- »Anonyme Alkoholiker« (Postfach 422 – 8000 München 1; Tel. 089/366555),
- »Elternkreis Bonn« (c/o Ehepaar Meyer, Hohe Straße 99 – 5300 Bonn-Tannenbusch).

Supervision von Drogentherapeuten

Wolfgang Schmidbauer hat in seinem Buch *Die hilflosen Helfer* eine grundlegende Problematik der Arbeit von Ärzten, Psychologen, Sozialarbeitern und anderen Angehörigen der »helfenden Berufe« beschrieben. Viele von ihnen haben ihren Beruf nicht zuletzt deswegen gewählt, weil hinter ihrem Bedürfnis, anderen zu helfen, der starke (und entsprechend stark verdrängte) Wunsch steht, selbst Hilfe zu bekommen[*]. Oft läßt sich – wie Schmidbauer zeigt – in der Lebensgeschichte die Wurzel eigener kindlicher Hilflosigkeit aufdecken, die im späteren Leben mit einer Attitüde des »starken Helfers« übertüncht wurde.

Diese Diskrepanz von unbewußten und ungelebten Bedürfnissen und bewußtem Verhalten führt leicht zu Depressionen und sogar Suizid, häufig auch zu Sucht:

- Bei Ärzten in der Altersgruppe zwischen 25 und 39 Jahren, also zu Beginn ihrer Karriere, ist die Selbstmordrate viermal höher als in der statistisch vergleichbaren Durchschnittsbevölkerung (9%);
- in den USA müssen jedes Jahr rund zehn Prozent aller Ärzte wegen Alkoholismus vorzeitig aus dem Berufsleben ausscheiden – weil ein Arzt aber »keine Schwächen haben darf«, werden diese alkoholkranken Mediziner, einer Untersuchung der »American Medical Association« zufolge, von ihren Berufskollegen oft bis zum bitteren Ende gedeckt (das gleiche gilt für morphin- und tablettensüchtige Kollegen);
- mindestens 17000 amerikanische Ärzte – etwa sechs Prozent der Gesamtzahl – sind alkohol- oder drogensüchtig.

Viele Drogentherapeuten sind wahrscheinlich ehemalige Alkoholiker oder Ex-Junkies. Was bei Selbsthilfe-Organisationen wie »Synanon« (s. unten, Kap. 3) ganz bewußt als Methode eingesetzt wird – der erfahrene »Praktiker« soll dem Nochabhängigen helfen, nicht mehr die »alten Tricks« zu benützen –, das findet sich anderweitig im Verborgenen. Daraus resultieren dann leicht Probleme. Eines sei hier erwähnt:

Auf Grund eines entsprechend intensiven »Helfer-Syndroms« neigen manche Therapeuten dazu (und zwar oft völlig unbewußt), sich stets mit den schwierigsten Fällen zu befassen. Das sind erfahrungsgemäß Süchtige. Die Depressivität und die Gefühle der Sinnlosigkeit und »inneren Leere« übertragen sich dann, weil sie unbewußt (und vor allem: unbearbeitet) auch im Therapeuten vorhanden sind, zunehmend auf den

---

[*] Dies wird nicht entkräftet durch die Tatsache, daß der Mensch auch über starke altruistische Tendenzen verfügt (Schmidbauer 1977, 2. Kap.).

Drogenberatung – einige wichtige Adressen

Als vorbildlich gelten darf die Situation in München, die hier beispielhaft angeführt sei. Das Verzeichnis der »Einrichtungen im Stadt- und Landkreis München auf dem Gebiet der Psychiatrie usw...« (Dorenberg 1986) gibt die Adressen von fünfzehn öffentlichen oder privaten Einrichtungen an, die Beratung über Drogenprobleme anbieten, primär aus dem Alkoholbereich, aber in erstaunlichem Umfang auch für die anderen Suchtformen. Namentlich angeführt seien hier nur zwei:

Jugend- und Drogenberatungsstelle des
Stadtjugendamts München
Augustenstr. 47, 8000 München 2
Tel. 233-8163

sowie die
Fachambulanz für Suchtkranke

Hinzu kommen noch Adressen von Einrichtungen zur Behandlung Drogenabhängiger.

(Die übrigen Adressen werden hier wegen der ständig eintretenden Änderungen von Anschriften bzw. Telefonnummern nicht angegeben. Sie sind zu finden im immer wieder überarbeiteten Verzeichnis der »Einrichtungen...« – s. oben –, erhältlich bei der
Pressestelle des Bezirks Oberbayern, Maximilianstr. 39, 8000 München 22, Tel. 089/294014).
Einrichtungen im übrigen Bundesgebiet findet man in dem (zuletzt im Herbst 1978 überarbeiteten) Verzeichnis »Drogenberatung wo?«, herausgegeben vom und kostenlos erhältlich durch den *Bundesminister für Jugend, Familie und Gesundheit* Postfach 200490, 5300 Bonn 2

»Helfer«. Bis er der eigenen Problematik nicht länger ausweichen kann. In dieser Phase ist der Drogentherapeut im höchsten Maße selbst gefährdet, durch eigenen Drogenkonsum oder durch Suizid.

Eine der gesündesten Reaktionen ist vielleicht noch, daß der Therapeut ganz aus der Arbeit aussteigt. Vielleicht widmen sich deshalb viele Drogenspezialisten nur wenige Jahre dieser aufreibenden Tätigkeit? Sinnvoll wäre es natürlich, durch eine entsprechende Selbsterfahrung bzw. Lehranalyse solche Probleme abzuklären, *bevor* man mit Süchtigen arbeitet. Die Besucher der psychoanalytischen Lehrinstitute, wo eine solche Selbstklärung zur Ausbildung gehört, werden allerdings schon sehr bald damit vertraut, daß Süchtige psychoanalytisch kaum zu behandeln sind (s. oben) – entfallen somit weitgehend als Drogentherapeuten.

Für die anderen, die keine so fundierte Lehranalyse durchlaufen haben, empfiehlt sich unbedingt, laufend in der Supervision bei erfahrenen Kollegen zu stehen, oder kontinuierliche Möglichkeit zu klärenden Gesprächen in einem Team zu haben, am sinnvollsten in einer Beratungsstelle.

Es gibt kaum etwas Schlimmeres, als allein auf sich gestellt mit vielen Drogenabhängigen konfrontiert zu sein. Im Grunde genommen ist dies sogar ein ausgesprochener »Kunstfehler«. Immer wieder erfährt man deshalb von Therapeuten, die scheitern – wie jener Münchner Arzt, der seinen heroinsüchtigen Klienten → Polamidon verschrieb und damit rasch zum Geheimtip für alle Süchtigen wurde, ohne zu merken, daß man ihn schamlos ausnützte. Als man endlich ein Berufsverbot erließ, hatte er bereits 180 solcher Problempatienten, von denen dann einer, wie zu erwarten, an einer tödlichen Dosis starb (Tochtermann).   J. v. Sch.

3. Selbsthilfegruppen

Mit Suchtbehandlung befaßte Selbsthilfegruppen sind in den Vereinigten Staaten entstanden. Die erste Organisation waren die Anonymen Alkoholiker (AA), als deren »Geburtsdatum« der Mai 1935 gilt. Damals war in den USA die Prohibition (→ Alkohol) gerade aufgehoben worden. Schon während der Prohibitionszeit war die Zahl der Alkoholiker sprunghaft angestiegen. Mit dem durch die wirtschaftliche Rezession eingetretenen psychosozialen Elend breiter Bevölkerungsgruppen war eine wirksame Hilfe für die nun offener auftretenden Alkoholiker gesellschaftlich sehr erwünscht. Die schnelle Verbreitung der AA in den westlichen Industriegesellschaften beweist, wie erfolgreich das Selbsthilfekonzept sein kann. Dabei ist ein religiöser Ursprung unverkennbar: Die beiden Gründer, der Börsenmakler William Griffith und der Chirurg Dr. Robert Holbrook (Bill und Bob – die AA nennen einander grundsätzlich beim Vornamen), hatten in New York an einer sogenannten Oxford-Gruppe teilgenommen, die Elemente der christlichen Bußpredigt mit elementaren gruppendynamischen Heilverfahren (öffentliches Bekenntnis und daraus folgende Eingliederung in die Gesellschaft) verband. Frank Buchman, der Gründer dieser Gruppe, war ein lutheranischer Geistlicher, der die Gruppenbeichte weiterentwickelt hatte und davon ausging, daß

● die Menschen Sünder sind,

● sich durch ein Geständnis ändern können und

● verpflichtet sind, andere zu bekehren.

Diese Prinzipien gelten in abgewandelter Form auch für die Anonymen Alkoholiker. Sie gehen – ähnlich wie die christliche Theologie im Konzept der Erbsünde – davon aus, daß es keine geheilten, sondern nur trockene Alkoholiker gibt, die durch ihre Aktivität in der Selbsthilfegruppe ihr Leben ändern konnten, aber in der Gruppe weiterhin mitarbeiten müssen, um diese Veränderung aufrechtzuerhalten.

Die Anonymen Alkoholiker fanden bald heraus, daß Alkoholismus oft mit Partnerproblemen und Familienschwierigkeiten verknüpft ist. Daraus entstanden die sogenannten Familiengruppen: Al-Anon für die Angehörigen, vor allem die Ehefrauen bzw. Ehemänner der Abhängigen, Al-teen und später auch Al-pre-teen für die Kinder aus Alkoholiker-Familien im Teenager- oder im Kindesalter. Der Erfolg einer Alkoholiker-Behandlung bei den AA ist sehr gut, vor allem, wenn die desolaten Ergebnisse einer rein medizinischen Entziehung mit ihm verglichen werden. Diese hat eine Rückfallquote von über 95 Prozent, während von den Alkoholikern, die in einer AA-Gruppe mitarbeiten, mindestens die Hälfte sozial stabil bleibt. Das Hauptproblem liegt eher darin, die Alkoholabhängigen zu einer dauerhaften Teilnahme zu bewegen; nicht alle Alkoholiker können die Weltanschauung der AA akzeptieren. Über konkrete Einzelheiten → Alkohol.

Das Konzept der Gruppenselbsthilfe (Möller 1978) ist auf eine Reihe anderer Formen der Drogenabhängigkeit erweitert worden, wobei einige Gruppen ganz ähnlich aufgebaut sind wie die AA, etwa Narcotics Anonymous (Medikamentenabhängigkeit), Gamblers Anonymous (Spielsucht), Overeaters bzw. Fatties Anonymous (Fettsucht). Gemeinsam ist diesen Selbsthilfegruppen, daß sie keine Lebensgemeinschaft aufbauen, die als Alternative zur Gesellschaft dienen kann, welche ja bei allen Suchten Mitverantwortung trägt. Das setzt auch eine relative Stabilität der Gruppenmitglieder voraus, beispielsweise das Durchhaltevermögen, ohne stabilisierende Kontakte mit bereits gefestigten

Gruppenmitgliedern eine Woche bis zum nächsten Treffen durchzuhalten. Das gelingt bei Alkoholikern eher, vor allem, weil Alkohol ein gesellschaftlich akzeptiertes Suchtmittel ist und der Alkoholiker daher längst nicht so sehr seine sozialen Bindungen verliert wie der Opiatabhängige. Dasselbe gilt für die Spiel-, Fett- und Medikamentensucht: Alle diese Suchtmittel werden gesellschaftlich geduldet. Daher soll in diesem Zusammenhang der Selbsthilfe von Menschen besondere Aufmerksamkeit geschenkt werden, die von harten Drogen abhängig sind. Der wichtigste Ansatz auf diesem Gebiet ist »Synanon«, das sich seit 1958 krimineller Süchtiger in den USA annimmt und inzwischen auch in einigen deutschen Großstädten Häuser unterhält.

Einen sehr anschaulichen Bericht über deutsche Synanon-Arbeit gibt Renate Just (1980).

Synanon International
Bernburger Str. 24/25, 1000 Berlin 61
Tel. 030/262 10 62

Synanon wurde 1958 von Charles (»Chuck«) E. Dederich gegründet, der damals auf eine sehr bewegte Vergangenheit zurückblickte: ein abgebrochenes Studium, mehrere gescheiterte Karrieren als Manager in der Industrie und Alkoholismus. Im Rahmen der Anonymen Alkoholiker überwand Dederich seine Alkoholabhängigkeit und baute dort seine erste Diskussionsgruppe auf, in der er allmählich als führende Figur hervortrat. Er entwickelte eine ebenso eigenständige wie eigenwillige Methode der Gruppenpsychotherapie. Das Wort »Synanon« für diese Form der Gruppenarbeit wurde von einem Süchtigen geprägt, der in einem Atemzug die beiden Fremdworte *Symposion* und *Seminar* aussprechen wollte und sie zu *Synanon* verkürzte (Yablonsky 1965). Synanon ist mehr als nur eine neue Technik der Gruppenpsychotherapie. Die Organisation bietet ein gutes Beispiel dafür, wie umfassend die Therapie schwerer Persönlichkeitsstörungen sein muß, um die es in der Behandlung von Drogenabhängigen geht. Der Fixer ist fast immer ein *drop-out*, ein Ausgestoßener, der keine sozialen Bindungen an die Gesellschaft hat, sondern nur sehr unzuverlässige Kontakte zu seinen Kumpeln. Synanon bietet ihm nun eine eigene Gesellschaft, eine Form sozialen Zusammenlebens, die seiner geringen Frustrationstoleranz, seinen Selbstzweifeln, seiner mangelnden Leistungsfähigkeit zunächst entspricht, zugleich aber imstande ist, dieses Defizit allmählich aufzufüllen. So nimmt Synanon dem Süchtigen nicht nur seine Droge –

sondern gibt ihm darüber hinaus Sympathie, soziale Bindungen, Bestätigung, Lob. Synanon hat eine eigene Philosophie und eine durchaus unkonventionelle Ethik: in der Organisation ist die rassische Integration voll verwirklicht.

Wer in ein Synanon-Haus aufgenommen werden will, muß zwei Grundgebote erfüllen: Er darf keine Drogen nehmen und keine physische Gewalt anwenden. Die Drogenabstinenz wird zwar nicht objektiv geprüft (etwa durch Urintests), aber durch die »alten« Synanisten überwacht, die als Ex-Süchtige einen scharfen Blick haben für die durch Drogenkonsum hervorgerufenen Veränderungen. Die Entziehung selbst findet ohne jede medikamentöse Unterstützung statt. Das ist bereits ein Teil der »drogenfreien« Ideologie von Synanon, die so weit geht, daß selbst Besucher aus den Häusern gewiesen werden, wenn sie zugeben, daß sie regelmäßig »legale« Psychopharmaka nehmen. Alkohol ist ebenfalls verboten, nur Zigaretten werden akzeptiert.

Ungefähr dreimal pro Woche finden in den Gemeinschaftshäusern die sogenannten »synanons mit kleinem s« statt, d. h. die spezifisch gruppentherapeutischen Sitzungen. Dederichs Methode, die heute in zahlreichen Synanon-Häusern im ganzen Gebiet der Vereinigten Staaten praktiziert wird*, ist eine spezielle Form der »Angriffstherapie« (»attack therapy«). Das Verhalten des einzelnen Mitglieds innerhalb der Gemeinschaft wird einer schonungslosen Kritik unterzogen; er wird beschimpft und angegriffen, man zerpflückt seine Entschuldigungen und fordert ihn zu rückhaltloser Ehrlichkeit auf, da sie das Grundprinzip der Synanons und die Basis der ganzen Organisation sei, während sich der Süchtige in seinem bisherigen Leben immer belogen habe.

Synanon fordert in der Regel keine Honorare; die Organisation wird durch Spenden erhalten und trägt sich zum Teil auch selbst, weil alle Mitglieder nach ihren Fähigkeiten arbeiten müssen. Wer »draußen« arbeitet, kann für eine längere Übergangsperiode noch im Gemeinschaftshaus leben. Viele Süchtige verlassen die Gemeinschaft jedoch nicht mehr; sie finden in ihr einen befriedigenden Rahmen für ihr weiteres Leben, rücken allmählich in der Hierarchie nach oben und gründen vielleicht sogar irgendwo ein neues Gemeinschaftshaus. Seiner Vergangenheit als Industriemanager getreu hat Dederich die Selbsthilfegruppen als »Synanon Foundation Inc.« mit einer Hierarchie von Direktoren, Abteilungsleitern usw. organisiert.

---

* Schon sechs Jahre nach der Gründung von Synanon gab es fünf dieser Zentren in den USA: Santa Monica, San Francisco, San Diego, Westport/Connecticut und Reno/Nevada.

Diese Tatsache macht es naturgemäß etwas schwierig, die Erfolgsquote von Synanon abzuschätzen, da die Ex-Drogenabhängigen vielfach nicht als »geheilt entlassen« werden, sondern für fünf, zehn, ja zwanzig Jahre in der Organisation bleiben und während dieser Zeit – Therapeuten und Patienten in einem – die gruppentherapeutischen Sitzungen fortführen.

Die Ethik Synanons ist eine Form der Selbstverwirklichungs-»Religion«, wie sie sehr häufig entsteht, wenn die Psychotherapie die Grenzen zum Transzendentalen überschreitet, wie z. B. auch im Werk von Carl Gustav Jung (1932). In der weltanschaulichen Magna Charta von Synanon steht etwa: »Die Kraft, die in ihm (d. h. jedem Menschen) wohnt, ist neu in der Natur, und niemand außer ihm weiß, was es ist, das er leisten kann, noch weiß er es selbst, ehe er es versucht hat... Ein Mensch ist entspannt und froh, wenn er sein Herz in seine Arbeit gesetzt hat; was er sonst tat oder sagte, wird ihm keinen Frieden geben... Niemand kann eine Person zu dauerndem, schöpferischen Lernen zwingen. Sie wird nur dann lernen, wenn sie es wirklich will...«[*]

In dem formellen Morgengebet, das jeden Tag zu Beginn des ersten Treffens gelesen wird, heißt es:

»Bitte, laß mich zuerst und stets mich selbst prüfen.
Laß mich anständig und ehrlich sein.
Laß mich Verantwortung suchen und akzeptieren.
Laß mich Vertrauen in mich selbst und meine Mitmenschen haben.
Laß mich eher lieben als geliebt werden.
Laß mich eher geben als empfangen.
Laß mich eher verstehen als verstanden werden.«

Synanon bietet also eine Alternative zu den Konsum- und Leistungsideologien der westlichen Industriegesellschaft. Kulturgeschichtlich gesehen enthält diese Alternative viele Züge einer »primitiven« Stammeskultur, also eines in mancher Hinsicht für den Menschen biologisch »richtigen« Milieus (Schmidbauer 1972): relativ kurze Arbeitszeit, eine große Zahl rein menschlicher Kontakte, Betonung schöpferischer Aktivitäten (Musik, bildende Kunst, Theaterspielen, Filmemachen usw.). Es ist sicher kein Zufall, daß in Kalifornien, dem Stammland der Synanon-Bewegung, viele weitere Formen der Gruppenarbeit im Dienste der Selbstverwirklichung entstanden sind: Sensitivitätstraining (Schmidbauer 1973), Encounter-Gruppen (Schutz 1971) und Marathon-Grup-

---

[*] Auszug aus *Synanon's Philosophy*, aus der jeden Samstagabend vorgelesen wird (Zit. n. Yablonsky 1965, S. 87 f.)

pen (Dinges 1971). Teilweise handelt es sich dabei um Synanon-Kopien durch professionelle Gruppenleiter (Psychiater, Psychologen, Soziologen).

Um die konkrete Methodik der Synanon-Arbeit mit Drogenabhängigen zu verdeutlichen, sei hier eine kurze Zusammenfassung der wesentlichen Schritte in der »Synanonisierung« eines Süchtigen gegeben:

Aufnahme
Der Drogenabhängige wird, im Gegensatz zur Prozedur der »karitativen« Institutionen, recht nüchtern, fast abweisend, empfangen. Vor allem gibt man ihm zu verstehen, daß seine Versuche, mit der Menge seines Drogenkonsums zu prunken, sich als »schweren Jungen« hinzustellen, niemanden beeindrucken werden. Weiter macht man ihn mit den Grundregeln der Synanon-Gemeinschaft vertraut und bereitet ihn auf die verbalen Attacken vor, die einen wesentlichen Teil der gruppentherapeutischen Arbeit ausmachen. Wenn ein Süchtiger zum ersten Interview auch nur wenige Minuten zu spät kommt, wird er nicht vorgelassen, sondern auf einen anderen Termin bestellt – auch wenn er tausend Flugmeilen hinter sich hatte. Manchmal wird ein Eintrittshonorar verlangt. In jedem Fall soll der Neuankömmling – im Gegensatz zu seinen bisherigen Zwangsaufenthalten in therapeutischen Institutionen – freiwillig und gern in die Gemeinschaft eintreten. Sowohl die Bekanntschaft mit Ex-Süchtigen, die »sauber« geworden sind, wie auch die schonungslos offene Kommunikation in den Gruppensitzungen verwirren ihn. Außerhalb der Gruppen, in denen Aggressionen verbal ausagiert werden dürfen und sollen, findet er verständnisvolle Freunde; er hat immer – nicht, wie in anderen Kliniken, nur während begrenzter therapeutischer Sitzungen – die Möglichkeit, sich mit psychologisch geschulten Laien-Therapeuten zu unterhalten, nämlich den »älteren« Synanisten.

Entzug
In Synanon geht man davon aus, daß die Entzugssymptome auch des routinierten Fixers zwar sehr unangenehm, aber keineswegs so unerträglich sind wie sie Filme (*Der Mann mit dem goldenen Arm*) oder auch einschlägige Bücher (de Ropp 1964) schildern. Ein Teil der Entzugssymptome ist wohl psychogen. In den staatlichen Nervenkrankenhäusern und Entzugskliniken ist der Süchtige geneigt, sie zu übertreiben, um Medikamente oder auch eine Dosis seines Suchtmittels zu erhalten. Manchmal bekommt er dabei Stoff in einer ganz ungewohnten Reinheit,

und wird gerade dadurch noch abhängiger. »In Lexington erfuhr ich zuerst, wie stark Drogen sein können. Nie im Leben habe ich so gut gefixt wie dort. Ich war zwei Wochen *high*, und wenn es schlechter wurde, kam der Doktor und gab mir einen neuen Fix« (Lago 1965). Überdies gilt es in der Szene als »schick«, möglichst viel Stoff zu brauchen, um deshalb auch besonders dramatisch unter dem Entzug zu leiden. In Synanon wird durch die Anwesenheit freundlicher Kameraden, welche zwar die Symptome verstehen, sich aber – weil sie sie aus eigener Erfahrung kennen – nicht durch Übertreibungen beeindrucken lassen, die Entziehung sehr erleichtert. Das Vorbild der gesunden, vergnügten Ex-Süchtigen macht dem Neuankömmling den Entschluß zu bleiben leicht. Er liegt auf einer Couch mitten im Gemeinschaftsraum, hat immer wieder Kontakt mit den Mitgliedern, erhält warme Getränke, wird ermuntert. Und vor allem: Er weiß, daß niemand ihn zurückhält, wenn er gehen will. Zu den Spielregeln der Angriffstherapie gehört es manchmal, daß man den Süchtigen geradezu auffordert, sich doch fortzuscheren und wieder auf die Straße zu gehen, wenn er nicht Manns genug sei, sich zu bessern (Yablonsky 1965, S. 202). Andererseits begreift er aber, daß alle diese Angriffe nur darauf abzielen, ihn zu ändern; wenn man sich nicht für ihn interessieren würde, wäre auch das nicht der Mühe wert.

Indoktrination
Noch während des Entzugs wird der Ex-Süchtige mit den »Spielregeln« des Zusammenlebens in der Gemeinschaft vertraut gemacht. Anständiges zwischenmenschliches Verhalten, Freundlichkeit und Wärme werden verlangt; kathartische Äußerung aggressiver Emotionen ist nur während der Synanon-Sitzungen erlaubt. Eine erfolgreiche Indoktrination macht dem Süchtigen klar, daß er sich bisher wie ein kleines Kind benommen hat; sie zeigt ihm, daß Gefängnis oder Tod die einzigen Auswege aus seinem bisherigen Lebensstil sind, wenn er nicht bereit ist, sich zu ändern. Diese Änderung wird ihm gleichzeitig als durchaus möglich hingestellt. Die scharfe Kritik, die oft während der Indoktrination laut wird, dient dem Zweck, den Süchtigen davor zu befreien, noch eine Fassade aufrechtzuerhalten, die er nur mit Hilfe von Drogen tatsächlich ausfüllen konnte. Er begreift, daß Synanon etwas ganz anderes ist als die Krankenhäuser, Entziehungskliniken oder Gefängnisse, die er bisher kennenlernte.

Kontakt mit den Angehörigen
Pathologische Beziehungen zu Familienangehörigen spielen oft eine
wichtige Rolle in der Entstehung von Drogenabhängigkeit. Oft fördern
die Eltern des Süchtigen den Drogenabusus auf subtile Weise: durch
zerstörerische Kritik auf der einen und durch Vorbilder im »legalen«
Drogenmißbrauch (Alkohol, Tabletten) auf der anderen Seite.* Eine
wesentliche Aufgabe der Synanon-Gemeinschaft ist es, dem Drogenabhängigen die defekten, verbogenen und doppeldeutigen Familienkom-
munikationen, an die er gewohnt war, durch offene Ausdrucksweisen
zu ersetzen, welche eine realistische Bedürfnisbefriedigung gestatten.
Da Synanon anfänglich eine Reihe neu hinzugekommener Mitglieder
wieder verlor, sobald zum ersten Mal eine frühere Bezugsperson des
Süchtigen auftauchte und mit ihm sprach, werden in der Regel solche
Besuche verboten, bis der Neuankömmling fest genug verwurzelt ist, so
daß ein Rückfall ausgeschlossen scheint. Synanon ist also nur nach einer
Seite hin offen. Der Süchtige kann jederzeit gehen (dadurch wird
dauernd seine Motivation geprüft), doch seine früheren Bezugspersonen dürfen ihn nicht sehen, da man annimmt, oft zu Recht, daß diese
entweder – bewußt oder unbewußt, direkt oder indirekt – seinen
Drogenkonsum fördern oder doch zumindest nichts gegen ihn tun
können.

Abbau der antisozialen Identität
Der Drogenabhängige sieht sich selbst oft als »harten Burschen, der eine
Menge verträgt« und für den die sozialen Normen nicht gelten. Synanon
geht gegen diese antisoziale Rolle sehr energisch vor. Jede seiner Äußerungen, wie die typischen Gefängnisgespräche über »erfolgreiche« Einbrüche, Betrügereien, sexuelle Großtaten etc. werden scharf mißbilligt.
Neben diese »negativen Verstärker« (s. S. 569) der Identität des kriminellen Süchtigen tritt der absolute Wegfall positiver Verstärker: Niemand
respektiert einen Neuankömmling, weil er viel Heroin konsumiert, viele
Einbrüche oder kleine Raubüberfälle begangen hat. Selbst die Tatsache,
daß er keine Drogen mehr nimmt, wird praktisch nicht beachtet. Hier
liegt nämlich ein wesentliches Hindernis für den Entzug »mir zuliebe«.
Der Süchtige ist manchmal durchaus fähig, eine Weile auf die Droge zu
verzichten, wenn dieser Verzicht genügend verstärkt wird – etwa durch

---

* Nachdem ihr Sohn zum erstenmal seit 15 Jahren in Synanon sechs Monate lang keine
Drogen genommen hatte, besuchte ihn seine Mutter und klagte:»Liebling, komm doch
bitte nach Hause, ich sterbe vor Einsamkeit. Ich laß dich kein Heroin nehmen, aber du
bekommst alle Pillen, die du willst« (Zit. n. Yablonsky, L.: a.a.O. S. 215).

die liebevolle Zuwendung einer Freundin, eines Freundes, eines Therapeuten. Aber sobald er dann bemerkt, daß dieses Lob abnimmt, je länger er »sauber« bleibt und daß nun neue Forderungen auf ihn zukommen (er soll sich doch wie ein erwachsener Mensch benehmen), wird die Versuchung groß, wieder Drogen zu konsumieren. Er möchte auf diese Weise die Sonderrolle des Kranken zurückgewinnen, der schon dadurch etwas leistet, daß er für eine Zeit auf Drogen verzichtet. In Synanon wird die Drogenabstinenz für selbstverständlich gehalten und dadurch die Rückfallgefahr vermindert. Es geht von Anfang an darum, positives Sozialverhalten aufzubauen, wobei die »beschützte« Arbeit, die Geborgenheit in der Gruppe, die zahlreichen Kontaktmöglichkeiten auf allen Stufen des Entwicklungsprozesses verhindern, daß die therapeutische Potenz eines einzigen Menschen überfordert wird.

Vom Patienten zum Therapeuten
Nachdem die antisoziale Identität des Süchtigen zusammengebrochen ist, kommt es in der Regel zu einer »Honigmond-Periode«, in der er Synanon ganz und gar akzeptiert und behauptet, sich so gut wie nie zu fühlen; innerlich ist er aber noch höchst unsicher und verwundbar. Nur die Fassade hat sich geändert, die früheren emotionalen Probleme bleiben dahinter bestehen. Insgesamt lassen sich drei informelle und nicht an festgelegte Zeiträume gebundene Phasen des Hineinwachsens in Synanon unterscheiden:
A: der Neuankömmling hat minimale Kontakte mit der Außenwelt, darf nur mit einem erfahrenen Mitglied spazierengehen, wird vor Kontakten mit früheren Bezugspersonen bewahrt.
B: das Mitglied gilt als genügend stabilisiert, um eigenverantwortlich Kontakte mit der Außenwelt aufzunehmen; meist sind ein bis zwei Jahre des Lebens in Synanon vergangen.
C: das Mitglied ist »graduiert«, es kann frei entscheiden, ob es in Synanon bleiben, die Gemeinschaft verlassen, oder in ihr wohnen, aber außerhalb arbeiten will. Synanisten mit besonderen Fähigkeiten werden zu Direktoren usw. ernannt.
Synanon ist eher eine Lebensweise als eine Therapieform. Deshalb kann man auch keine Erfolgsquote angeben; festzuhalten bleibt, daß seit 1958, als Dederich mit einigen Freunden die ersten Treffen organisierte, viele hundert Drogenabhängige über fünf Jahre lang (nach dieser Zeit der Rückfallfreiheit nimmt man in der Medizin vielfach eine »klinische Heilung« an) drogenfrei lebten und sich produktiv betätigten. Dieser Erfolg ist besonders ermutigend, da er praktisch ohne jede staatliche

Hilfe erreicht wurde. (Dederich begann mit dreißig Dollar Arbeitslosenunterstützung pro Monat.) Synanon wurde durch eigene Arbeit und private Spenden finanziert. Offensichtlich bewährt sich angesichts des Problems der Drogenabhängigkeit auch die Forderung Karl Menningers: *brains, not bricks.* Stellt man diesem Weg der Hilfe für Drogenabhängige die hohen Rückfallquoten und das oft völlige Versagen traditioneller Entziehungskuren in psychiatrischen Kliniken gegenüber, dann wird man zugeben müssen, daß die Laienhilfe nicht nur billiger, sondern auch erheblich wirksamer ist.

Auf der anderen Seite ist nicht zu übersehen, daß Synanon nur für einen bestimmten Patientenkreis die richtige Lösung darstellt: für Drogenabhängige, die einen Tiefpunkt ihrer sozialen Laufbahn erreicht haben und deshalb einer quasi-religiösen Bekehrung zugänglich sind. Sozial noch stabilisierte Süchtige – wie etwa Ärzte, die opiatabhängig geworden sind – werden sich kaum bereitfinden, als Tellerwäscher bei Synanon anzufangen. Eine weitere Einschränkung des Synanon-tauglichen Patientenkreises bedeuten die hohen Anforderungen, welche an die Motivation der Drogenabhängigen gestellt werden. Sie müssen viele Frustrationen einstecken, darunter auch einen medikamentös nicht abgestützten Entzug. Was für jene heilsam ist, die in Synanon bleiben, kann für die schädlich sein, welche in den ersten Wochen ausscheiden und die nun um diese Chance ärmer sind, dem Teufelskreis der Sucht zu entrinnen. Notwendig wäre es, Therapiemodelle zu konstruieren, die anfänglich weniger hohe Anforderungen an die Motivation der Patienten stellen. Trotz vieler Schwierigkeiten mit den Behörden, die Synanon-Häuser oft nicht in den Wohnvierteln dulden wollten, und einer kritischen Position den starren Leistungsnormen der Industriegesellschaft gegenüber, ist Synanon keineswegs betont gesellschaftskritisch eingestellt.** Die soziale Kritik spricht sich eher in der Praxis aus als in der Theorie, indem man einen weniger leistungsorientierten, mehr auf Kreativität und Selbstverwirklichung ausgerichteten Weg des Zusammenlebens beschreitet, der verbunden ist mit einem gerüttelten Maß an Konsum-

---

* »Gehirne sind wichtiger als Mauern«, d. h. bei der Reform einer therapeutischen Institution (im Fall Menningers: eine Nervenklinik) muß man den Akzent auf eine neue Ausbildung und neue Mitarbeiter legen, nicht auf bauliche Veränderungen, wie es vielfach geschieht.
** Das gilt für den größten Teil der Arbeit in Selbstverwirklichungs-Gruppen in den USA. Man versucht eher, eine punktuelle Katharsis familiär und sozial bedingter Konflikte zu verwirklichen oder eine Lebensgemeinschaft außerhalb der Industriegesellschaft aufzubauen, als diese selbst zu reformieren.

verzicht. Es kann gut sein, daß diese ideologisch neutrale, unpolitische Position nicht nur dem Zwang zum Überleben in einer kapitalistischen Gesellschaft zuzuschreiben ist, sondern auch dem Bemühen, den Drogenabhängigen keine Rationalisierungen anzubieten. In den Synanons wird den Mitgliedern oft drastisch versichert, selbst wenn ihr Vater sie geprügelt und ihre Mutter sie vernachlässigt hätte, so sei das noch lange kein Grund dafür, sich heute schlecht zu benehmen (psychologische Traumen werden also nicht als Entschuldigung akzeptiert).

Die Gefahr, soziale Rationalisierungen statt effektiver Therapie anzubieten, ist innerhalb von Synanon zweifellos deutlicher erkannt worden als in den verschiedenen Formen der Release-Bewegung (»Release« wurde unter diesem Namen von Caroline Coon in London gegründet und leistete vorwiegend juristische Hilfe bei Rauschgiftdelikten, vor allem bei Verstößen gegen das Haschisch-Verbot). Während Synanon eine Organisation von Ex-Süchtigen ist, die ihre Mitglieder wirklich vom Drogenkonsum abhält, glauben Vertreter von Release offensichtlich immer noch, zwischen »richtigem« und »falschem« Drogenkonsum unterscheiden zu können. Soziales Ziel ist nicht der Drogenabstinente, sondern der *cool user*.* Dieser konsumiert Drogen angeblich überlegt und aus rationalen Motiven und glaubt dabei, dem Leistungs- und Abhängigkeitsprinzip der Konsumgesellschaft entronnen zu sein. Tatsächlich ist er aber ein Konsument, der seinen Konsum besonders überzeugend rationalisieren und seine Persönlichkeitsstörung verleugnen bzw. projektiv abwehren kann (»Die Gesellschaft ist schuld«). Verborgene Schuldgefühle über diesen permanenten Selbstbetrug werden dann mitunter dadurch abgewehrt, daß man den wirklich kaputten Fixern hilft, denen es ja noch viel dreckiger geht.

Es geht hier nicht darum, Release pauschal zu kritisieren, sondern nur darum, auf mögliche unreflektierte Einstellungen innerhalb der Selbsthilfegruppen hinzuweisen, die diskutiert werden müssen. Ansätze dazu finden sich in dem (sehr uneinheitlich konzipierten und kaum auf einen einzigen theoretischen Nenner zu bringenden) *Release-Report* ebenfalls, z. B. S. 112; S. 90 (»...die Gesellschaft ist schuld!... Diese Einstellung zu seinen eigenen Schwierigkeiten zeichnet den Jungopa aus.

---

* Im *Release-Report* (S. 85 ff.) wird »intelligenter Gebrauch« von Marihuana und Haschisch »harmlos« genannt. Prinzipiell ist »intelligenter Gebrauch« jeder Rauschdroge harmlos, er führt nämlich dazu, überhaupt keine Rauschdroge chronisch zu konsumieren. Die Gefahr solcher Verharmlosungen liegt darin, daß Intelligenz zu den Fähigkeiten gehört, deren Ausbildung und Tragweite jeder Mensch, besonders aber der allen Rationalisierungen zugängliche Drogenkonsument, gröblich zu überschätzen pflegt.

Einen Typ, der noch naß ist, der nach Papa und Mama schreit und gleichzeitig beide für Arschtypen erklärt«).

Die Fixer gehören nicht in Nervenkrankenhäuser, denn »die Anstalten sind gefüllt mit Geisteskranken, Alkoholikern, Sittlichkeitsverbrechern«, heißt es etwa im *Release-Report* (S. 76). Um die eigene Interessengruppe herauszuheben, werden andere diskriminiert. Geisteskranke und Sittlichkeitsverbrecher – diese Nebeneinanderstellung zeigt, wie gründlich das sozialpsychiatrische Denken ist, das im *Release-Report* ausgesprochen wird – sind nicht weniger Opfer einer sozial- und individuell-psychologisch bedingten Störung der Persönlichkeitsentwicklung als die Fixer; ihnen allen wird die herkömmliche Anstaltsbehandlung nicht gerecht.

Sicher ist die Sozialstruktur mitverantwortlich für psychische Krankheiten, aber der Drogenkonsument, ja der psychisch Kranke überhaupt leidet vor allem an verinnerlichten Störungen der Familiengruppe und nicht an aktuellen menschenwidrigen Sozialstrukturen. Revolution ist für ihn keine Therapie; die Therapie kann ihn allenfalls fähig machen, später erfolgreich politische Arbeit zu leisten. Das Wort von der kranken Gesellschaft wird im Mund unkritischer Autoren zur Universalentschuldigung. Es hilft dem Drogenabhängigen, seine elementare soziale Unfähigkeit, seine Regression, sein kindisches Benehmen als sozialen Protest zu rationalisieren. Und zugleich dient eine solche Haltung dazu, die eigene Drogenabhängigkeit zu bemänteln und auch sie in einen Akt des Protests gegen die Konsumgesellschaft umzuformen, während man doch tatsächlich nur das Konsumgut gewechselt hat. Beschönigende Phrasen sind dann das Endprodukt: »Profitüberkrustet, in die eigenen Normen verklemmt, sind die Produzenten selbst außerstande, durch Verwendung psychedelischer Drogen die vergifteten Schalen ihres Bewußtseins zu sprengen, um jenseits der Turbulenz der befreiten Wahrnehmung die Dimension des reinen psychischen Erlebens und deren Relation zu den geringen Grundbedürfnissen menschlichen Seins zu erfahren... Uns jedoch können sie nicht davon abhalten, vermittels der gezielten Anwendung von Cannabis, LSD, Meskalin die psychosozialen Determinanten unseres Selbst zu durchdringen, um eine Anschauung zu erhalten von möglichen Varianten zukünftigen Lebens...« (Release-Report, S. 77).

Es ist notwendig, auf diese Gefahr hinzuweisen: Selbsthilfegruppen gefährden ihre Existenz, wenn sie keine klare Alternative zum Drogenkonsum bieten, sondern das Idealbild des *cool user* propagieren, das in Wirklichkeit nur ein Konzentrat von Rationalisierungen und Entschuldigungen für eine eigene, unbewältigte Drogenkarriere ist. Selbsthilfegruppen sind ein unentbehrliches, vielleicht sogar das wichtigste Mittel, um den Drogenabhängigen aus seiner tödlichen Einbahnstraße zu befreien. Sie können diese Aufgabe aber wohl nur dann erfüllen, wenn sie eine völlige Umkehr verlangen und nicht Rationalisierungen wie »Opfer der Gesellschaft« oder »cool user« freigebig anbieten. W. S.

4. Stationäre Behandlung Drogenabhängiger in Institutionen – lerntheoretische Gesichtspunkte

Für die Lerntheorie gilt wohl noch mehr, was Ebbinghaus über die Psychologie schlechthin sagte: Sie hat eine lange Vergangenheit, aber eine kurze Geschichte (Wertheimer 1971). Mindestens seit es schriftliche Aufzeichnungen gibt, sind Lohn und Strafe – positive und negative Verstärker – die wichtigsten Instrumente, um erwünschtes Verhalten herbeizuführen, unerwünschtes abzustellen. Bereits der römische Arzt Celsus empfahl, seelisch gestörte Menschen anzuketten oder auszupeitschen (vgl. Schmidbauer 1971 a). Durch diese rohen Strafmethoden hoffte er, das sozial auffällige Verhalten wieder zum Verschwinden zu bringen. Es ist gut möglich, daß diese Erwartung sich manchmal erfüllte; das Gegenteil dürfte freilich ebensooft der Fall gewesen sein. Wir werden noch auf die Fragwürdigkeit aller Strafmethoden zurückkommen.

Tierexperimente
Die lerntheoretisch begründete Therapie stützt sich vor allem auf aus Tierexperimenten gewonnene Theorien über das Verhalten höherer Organismen. Von zentraler Bedeutung sind zwei elementare Formen des Lernens, die wir hier stark verkürzt und vereinfacht darstellen; sehr viel ausführlichere Beschreibungen bietet die einschlägige Literatur (z. B. Hilgard und Bower 1971).

Der bedingte Reflex (I. P. Pawlow)
Der Organismus wird als System aufgefaßt, das eine Reihe vorgeformter Antworten (Reflexe) auf äußere Reize bereithält. Der Geschmack von Futter im Maul eines Hundes löst die Sekretion von Magensaft aus (unbedingter Reiz = Reflex). Bietet man nun gleichzeitig mit dem Futter ein Glockensignal, dann löst nach mehrmaliger gemeinsamer Darbietung auch das Signal allein die Magensaftabsonderung aus. Ein bedingter Reflex ist entstanden. Dieser ist immer etwas schwächer als die unbe-

dingte Reaktion (weniger Magensaft wird sezerniert) und verschwindet nach einiger Zeit weitgehend, wenn der unbedingte Reiz nicht mehr mit dem bedingten (dem Glockensignal) zusammen geboten wird. Diesen Prozeß nennt man Auslöschung.

Das operante Lernen

Hier reagiert das Versuchstier nicht nur, sonder es agiert, »operiert«. Verhaltensweisen, die Instinkte (vgl. Tinbergen 1952) befriedigen, d. h. »erfolgreich« sind, treten häufiger auf, sie werden »verstärkt«. In der Tierdressur verstärkt man erwünschtes Verhalten durch kleine Futterhappen. Operantes Lernen ist die Grundlage zahlreicher tierischer und menschlicher Gewohnheiten. Vor allem beim Menschen sind neben den primären Verstärkern (Hunger, Durst, Sexualität usw.) sekundäre sehr wichtig, die oft durch Koppelung mit primären Verstärkern entstehen. Gelderwerb ist ein typisches Beispiel für einen solchen sekundären Verstärker – eine Triebbefriedigung in abstracto, die jederzeit in den Zugang zu primären Verstärkern umgesetzt werden kann (denn Essen, Trinken und in mancher Hinsicht auch sexuelle Befriedigung sind »käuflich«).*

Grenzen der Konditionierungs-Modelle
Selbst tierisches Verhalten kann nicht allein durch die Modelle des klassischen (Pawlow) und des operanten (Thorndike, Hull, Skinner) Konditionierens erschöpfend erklärt werden (Lorenz 1965). Tiere sind keine Reflexmaschinen, die passiv abwarten, bis zum Beispiel ein Beutetier vorbeikommt und die entsprechenden Beutefangreaktionen auslöst. Sie werden spontan aktiv, von innen heraus, und geraten in bestimmte Verhaltensbereitschaften (»Stimmungen«) bzw. suchen im sogenannten »Appetenzverhalten«** (Lorenz 1965) nach Auslösern für die zielbildende Endhandlung, d. h. den primären Verstärker (vergl. Tinbergen 1952).
Bereits bei vielen höheren Tieren werden die Konditionierungsprozesse durch einsichtiges Verhalten ergänzt und überformt. Dabei wird nicht auf dem Weg von Versuch und Irrtum eine zufällig erfolgreiche Reaktion

---

* Solche sekundären Verstärker spielen schon im Tierexperiment eine Rolle; Affen können darauf dressiert werden, für den Erwerb von Pappmünzen zu »arbeiten« (z. B. wiederholt einen Hebel zu drücken), wenn diese Pappmünzen in einen Automaten passen, der primäre Verstärker – etwa Futter – dafür ausgibt. (Vgl. Rohracher 1971)
** Näheres bei Konrad Lorenz (1965). Der Ausdruck »Appetenzverhalten« stammt von W. Craig (1918).

verstärkt, sondern durch Einsicht in die strukturellen Gegebenheiten einer bestimmten Situation. Dafür hier als Beispiel der Versuch mit einem Schimpansen: Drei Kisten stehen in einer Ecke, eine Banane liegt unerreichbar hoch oben, nach einem plötzlichen »Aha-Erlebnis«, das sich im Ausdrucksverhalten des Tiers deutlich zeigt, wird die »richtige« Reaktion vorweggenommen und dann planmäßig ausgeführt; er stellt die Kisten aufeinander, klettert hinauf und erreicht so die Banane (Köhler 1924).

Im menschlichen Verhalten übt die Einsicht als Super-Lernen, das die konditionierten Reaktionen überformt und ordnet, einen sehr wesentlichen Einfluß aus. Die Verhaltenstherapie erscheint deshalb vielen humanistisch und geisteswissenschaftlich orientierten Autoren primitiv, mechanistisch und einseitig, was sich in kritischen Formeln wie »Rattenpsychologie«, »Dressurmethoden«, »Psychomechanik« ausdrückt. Es scheint den spezifischen Gegebenheiten menschlichen Lernens zu entsprechen, daß immer angesichts gestörten Verhaltens zunächst die als »höher« erlebten psychischen Prozesse der Einsicht erklärend herangezogen werden; dieses Vorgehen entspricht der hierarchischen Ordnung des Lernens im menschlichen Leben selbst, in dem sehr oft (zumindest beim Erwachsenen) zunächst durch bewußte Einsicht gesteuerte Lernvorgänge später routinisiert und automatisiert werden (etwa beim Autofahren). Aber diese Hierarchie ist keineswegs allgemeingültig. Vor allem in der Kindheit darf man die Bedeutung von Konditionierungsvorgängen keineswegs unterschätzen. Und gerade die Betonung der Kindheit, welche seit Freuds Erkenntnissen[*] für jede Neurosenpsychologie so wichtig geworden ist, kann auch dem eher psychoanalytisch eingestellten Forscher die Beschäftigung mit den Theorien und vor allem den Techniken der Verhaltenstherapie lohnend erscheinen lassen. Während früher das Verhältnis zwischen Verhaltenstherapeuten und Psychoanalytikern sehr polemisch geprägt war (manche Lerntheoretiker sprachen der Psychoanalyse sogar jeden wissenschaftlichen und therapeutischen Sinn ab, so Eysenck und Rachman, 1970), verbreitet sich heute die Einsicht, daß man hier unter sehr verschiedenen, aber im Prinzip wohl gleichberechtigten und auch keineswegs einander notwendig widersprechenden Blickwinkeln das Problem der psychischen Krankheit anvisiert hat (Bachmann 1972, Görres 1972).

---

[*] Einen guten Überblick der modernen – auch empirischen – Belege für Freuds Konzeption bietet G. Biermann (1969).

Drogenabhängigkeit im Tierversuch
In einer Übersichtsarbeit zum Problem experimentell induzierter Drogenabhängigkeit bei Versuchstieren haben Schuster und Thompson festgestellt, daß verschiedene, auch beim Menschen als Suchtgifte bekannte Drogen bei einer Reihe von Tiergattungen als primäre Verstärker wirksam werden (Schuster 1969). Affen mit einer intravenös liegenden Kanüle injizieren sich spontan durch Hebeldruck Morphin, Kodein, Kokain, Amphetamine, Pentobarbital, Äthanol (= Äthylalkohol) und Koffein (Deneau 1969). Sie »arbeiten« *nicht,* um Nalorphin, Chlorpromazin, Meskalin oder Kochsalzlösung zu erhalten. Offensichtlich wirken in diesen Fällen die zuerst genannten Rauschdrogen als primär, positive Verstärker. Sie werden nicht nur vom Menschen als Lustspender erlebt, sondern beeinflussen auch das Verhalten von Tieren. Die Physiologie des Säugetierorganismus ist also so beschaffen, daß man Drogenabhängigkeit als Konstruktionsrisiko höherer Tiere bewerten muß. Interessant dabei ist, daß Halluzinogene (Haschisch bzw. Tetrahydrocannabinol, Meskalin, Psilocybin, LSD-25) bei Versuchstieren offensichtlich keine Abhängigkeit bewirken. Sie verkörpern offensichtlich ein spezifisch menschliches Drogen-Risiko, sind nur für ein mit Sprache und reflektierendem Bewußtsein ausgerüstetes Wesen »Verstärker«. Die Aussagekraft der Tierexperimente ist hinsichtlich des Verhaltens Drogenabhängiger naturgemäß begrenzt. Das kann man schon daraus ersehen, daß der menschliche Fixer sich selbst die Nadel in die Vene sticht, während der Affe erst durch eine Kanüle präpariert werden muß, bevor er »süchtig« gemacht werden kann. Auch hier sind einsichtige Lernprozesse beim Menschen zentral. Der Jugendliche liest in den Massenmedien von den tollen Effekten eines Rauschgifts, hört von einem Freund, »Heroin hält, was Haschisch verspricht«, und entschließt sich, diese Formel auf sich selber anzuwenden. Das darf aber nicht darüber täuschen, daß die rasche Gewohnheitsbildung des Drogensuch- und -zufuhrverhaltens in vielen Punkten einer Konditionierung entspricht. (Näheres zu Tierversuchen → RA IV)

Verstärkerquellen in der Drogenabhängigkeit
Zunächst ist es notwendig, nach den Verstärkern zu fragen, die Drogenabhängigkeit erzeugen und unterhalten können. D. D. Cahoon und Cynthia C. Crosby haben hier kürzlich versucht, einzelne Formen positiver (Einsetzen eines »belohnenden« Reizes nach einer bestimmten Reaktion) und negativer Verstärkung (Aufhören eines »bestrafenden« Reizes nach einer bestimmten Reaktion) zu klassifizieren (Cahoon 1972).

Positive Verstärkung durch soziale Zuwendung
Das Streben, von einer Gruppe akzeptiert zu werden, gehört möglicherweise zu den biologischen Grundbedürfnissen des Menschen (und fehlt bei kaum einem seelisch gesunden Individuum). Wenn nun in der Kontaktgruppe der Konsum von Rauschdrogen »in« ist, dann wird kritisiert, wer sich diesem Konsum entzieht, aber positiv beurteilt, wer mitmacht. In vielen Gruppen Jugendlicher, vor allem im *underground*, gehört Drogenkonsum zum Lebensstil. Thomas J. Crowley hat darauf hingewiesen, daß solche sekundären sozialen Verstärker in einem bestimmten Fall zu einer Drogen-Epidemie mit einem nachweislich wirkungslosen Mittel führten. Im Zug der sogenannten Mellow-Yellow-Welle rauchten die Hippies in New York getrocknete Bananenschalen und behaupteten, dadurch *high* zu werden* (Crowley 1972). Die Tatsache, daß diese Mode bald abflaute, zeigt allerdings deutlich, daß die Konsumzwänge in einer sozialen Gruppe allein nicht ausreichen, um ein stabiles Drogenkonsumverhalten aufzubauen. Die Bedeutung der sekundären sozialen Verstärker liegt vorwiegend darin, daß diese in vielen Fällen den ersten Kontakt mit einer Droge vermitteln.

Positive Verstärkung als Primäreffekt des Rauschgifts
Zweifellos werden viele Rauschdrogen als Lustspender erlebt; sie erzeugen eine Euphorie, die bis zum »Gesamtkörperorgasmus« reichen kann (Smith 1969). Ehe andere Verstärker hinzukommen, muß dieser Faktor aber zu keiner stärkeren seelischen Abhängigkeit führen als andere Lustquellen: gutes Essen, ein gutes Buch, schöne Musik, Filme oder Tanzparties. Cahoon und Crosby nehmen an, daß eine Mehrheit der Trinker von Alkoholika oder der Haschisch-Konsumenten nur durch die Verstärker der Gruppen 1 und 2 veranlaßt werden, Rauschdrogen zu konsumieren. Da emotional stabile Menschen vielfach keine Lust empfinden, wenn man ihnen Opiate verabreicht (Cohen 1970), kann man annehmen, daß wahrscheinlich schon beim ersten Schritt zum Konsum von Morphin oder Heroin andere Faktoren im Spiel sind als die reine Lustsuche. Dafür spricht auch, daß die gefixten (d. h. intravenös injizierten) Rauschgifte ihren Effekt erst entfalten, wenn man eine unangenehme Prozedur in Kauf nimmt, nämlich die Injektion selbst. Übrigens klingen bei vielen Fixern die Entzugssymptome zeitweise ab,

---

* Crowley betont mehr die unterschiedlichen Verstärker-Qualitäten verschiedener Drogen, ein Thema, mit dem sich auch A. Wikler (1971) befaßt.

wenn sie sich eine Leerinjektion geben, was sich nach dem Prinzip des klassischen Konditionierens erklären läßt: Einstichschmerz und Opiateffekt sind so oft zusammen aufgetreten, daß der bedingte Reiz (Stich in die Vene) auch ohne den unbedingten (Opiatzufuhr) die Euphorie auslösen kann, allerdings wohl nicht nachhaltig und intensiv genug, um wirklich über den Entzug hinwegzuhelfen.

Negative Verstärkung durch aversive Reize aus der Umwelt
Bereits Tiere führen jede ihnen mögliche Verhaltensweise aus, wenn sie dadurch einen unangenehmen Reiz (z. B. elektrischen Strom im Käfigboden) ausschalten können. Es überrascht nicht, daß menschliche Drogenabhängige das Rauschgift benutzen, um aversive Reize in ihrer sozialen Umwelt »auszuschalten«; dieser Faktor spielt eine wesentliche Rolle bei den sozialen und historischen Unterschieden im Drogenkonsum. In New York sind mehr als fünfzig Prozent aller Heroinsüchtigen Neger, mehr als zwanzig Prozent Puertoricaner und Mexikaner. Das liegt nicht an rassischen Eigentümlichkeiten (Südstaaten-Neger sind sehr selten heroinsüchtig), sondern an dem desolaten Leben in den Slums. Die Droge entspricht einem Versuch, das aversive Milieu des Großstadtghettos mit Hilfe einer Manipulation der subjektiven Schmerzempfindung auszulöschen. In diesem Milieu kann jedes Rauschgift, das einen solchen Lösch-Effekt hat, zum Suchtgift werden, proportional zu eben dieser Wirkung. Nicht zuletzt deshalb sind Barbiturate und Opiate in den Slums besonders beliebt.

Negative Verstärkung durch soziale Folgen des Drogenkonsums
Die Drogenabhängigkeit löscht die Probleme des Konsumenten zeitweise aus, statt sie zu lösen; allmählich wird sie selbst zu seinem größten Problem. Die soziale Umwelt toleriert das unzuverlässige, von Kontroll-Ausfällen heimgesuchte Verhalten des Drogenabhängigen nicht; er verliert seinen Arbeitsplatz, seine Frau verläßt ihn, der Hauswirt kündigt die Wohnung. Dadurch wird die Bindung an die »tröstende«, aversive Stimuli auslöschende Droge noch verstärkt: ein sozialer Teufelskreis, der den der physischen Abhängigkeit (s. nächste Seite) ergänzt.

Negative Verstärkung durch innere aversive Reize, die nichts mit dem Drogeneffekt zu tun haben
Nicht nur ein trostloses äußeres Milieu, wie das des Koka-Blätter kauenden indianischen Lastenträgers, des schnapstrinkenden Arbeiters der hochkapitalistischen Epoche, des heroinspritzenden Negers im

amerikanischen Slum kann den Drogenkonsum verstärken, sondern auch ein belastendes »inneres Milieu«: heftige physische Schmerzen, Ängste, Depressionen, Müdigkeit, Langeweile. Diese inneren aversiven Stimuli werden in der psychoanalytischen Theorie der Drogenabhängigkeit besonders betont. Orale Frustration (d. h. mangelnde mütterliche Zuwendung) in der frühen Kindheit, Kontakt mit erlebnisunfähigen Eltern, mangelndes »Urvertrauen« (E. H. Erikson 1965) führen zu einer sucht-disponierten Persönlichkeit, die ihre Symptome in einer ruinösen Selbst-Therapie durch die Rauschdrogen zu bewältigen (d. h. zuzudekken) sucht.

Negative Verstärkung, die durch aversive, innere Reize infolge ständigen Drogengebrauchs induziert wird
Unter diese Rubrik fallen die wichtigsten Verstärker des typischen Suchtmittelabusus, nämlich die Entzugssymptome infolge körperlicher Gewöhnung. Diese Entzugssymptome gehören zu den stärksten aversiven Stimuli, die es gibt; ihre motivierende Kraft ist so groß, daß der Süchtige seine besten Freunde verrät, Verbrechen begeht, kurz: vor nichts oder doch fast nichts zurückschreckt, um sich sein Suchtmittel zu verschaffen. (Die sekundäre Kriminalisierung des Süchtigen wirkt ihrerseits wieder als Verstärker vom Typ 4, s. S. 566.)

Verstärker des Drogenkonsums: Kritik
Die hier nach Cahoon und Crosby (1972), Crowley (1972), Wikler (1971), und Hoch (1958) zusammengestellte Liste einzelner Verstärker des Drogenkonsums ist unvollständig. Das läßt sich zum Teil auf die behavioristische Optik dieser Autoren zurückführen, in der kaum intellektuelle Motive für den Drogenkonsum gesehen werden – zum Beispiel die Neugier oder der Wunsch, neue seelische Zustände zu erleben (»Bewußtseinserweiterung«); diese Motive spielen in der sogenannten psychodelischen Bewegung eine große Rolle (→ Erster Teil, LSD). Praktisch ist das aber kein sehr schwerwiegender Nachteil, weil es meist kaum möglich ist zu entscheiden, ob diese intellektuellen oder spirituellen Motive nur Rationalisationen anderer, unbewußter Bedürfnisse darstellen (wie sie etwa unter Typ 5 der Verstärker genannt sind). Ein großer Vorzug der Klassifikation typischer Verstärker ist, daß sie erlaubt, innerhalb der bisher reichlich unkritisch gehandhabten Begriffe von physischer und (oder) psychischer (emotionaler, psychologischer, behavioraler usw.) Abhängigkeit zu differenzieren und klar zu erkennen, daß es keineswegs allein von den chemisch-pharmakologischen

Eigenschaften einer bestimmten Rauschdroge abhängt, ob sie nun einem Menschen zum Verhängnis wird oder nicht, sondern einwandfrei auch von den motivierenden Kräften, die in diesem Menschen wirken, sowie von seiner sozialen Situation. Es ist auch unsinnig, »psychische Abhängigkeit« nun einfach als Gegenstück der »physiologischen Abhängigkeit« anzusehen. Selbst die hier aufgestellte Typologie zeigt, daß es mindestens fünf verschiedene Formen dieser psychischen Abhängigkeit gibt. Es ist also notwendig, nicht nur zwischen den einzelnen Rauschdrogen zu unterscheiden (ob sie z. B. zu Gewöhnung, Toleranz und körperlich meßbaren Entzugserscheinungen führen), sondern auch zwischen den einzelnen Konsumenten und ihrer jeweiligen soziokulturellen Situation. Es ist gut möglich, daß bestimmte Drogen nur in einem chronisch aversiv, »strafend« wirkenden Milieu zu Suchtgiften werden. Möglicherweise gilt das sogar für alle Rauschdrogen, wenn man »aversives Milieu« nicht nur auf die äußere, sondern auch auf die innere Situation der Betroffenen anwendet. Ein seelisch gesunder Mensch in einer menschengerechten Gesellschaft wird vielleicht überhaupt nie süchtig.

Lerntheoretische Gesichtspunkte zur Prophylaxe
Vom lerntheoretischen und verhaltenstherapeutischen Standpunkt aus sind die bisherigen Maßnahmen zur Prophylaxe der Drogenabhängigkeit mehr als fragwürdig. Sicher hätte die sogenannte »Rauschgiftwelle« unter den Jugendlichen weit weniger Opfer erreicht, wenn sie nicht durch eine Unzahl mehr oder weniger gut informierter und wohlmeinender Aufklärer immer wieder in düsteren oder leuchtenden Farben geschildert worden wäre. Diese Informationen über Art, Herkunft, Verwendung und Gefahren aller erdenklichen Rauschgifte haben in den meisten Fällen wohl nur als Propaganda gewirkt, Neugier geweckt, einen ersten Kontakt mit den Drogen selbst eingeleitet – nicht zuletzt deshalb, weil es in der von den Massenmedien informierten Welt zu den stärksten sozial motivierenden Kräften gehört (»positive Verstärker«), im Fernsehen zu erscheinen oder doch mit einer Gruppe identifiziert zu werden, die im Fernsehen und auf den Titelblättern der Illustrierten überrepräsentiert ist. Diese Informationen und sozialen Verstärker haben wahrscheinlich in den meisten Fällen jenes Neugierverhalten bei Jugendlichen in Gang gesetzt, das zu einem ersten Kontakt mit Rauschgiften führte. Von anderen motivierenden Faktoren, die wir oben zusammengestellt haben, hing es dann ab, ob diese Kontakte zu einer Drogenkarriere mit sich ausweitendem Konsum und (oder) zu dauernder Abhängigkeit führten.

Die Erfolge der Anti-Drogen-Erziehung sind keineswegs positiver als die der sogenannten »Aufklärung« in den Massenmedien. Die ausgedehntesten Erfahrungen mit entsprechenden propagandistischen Bemühungen konnte man in den Vereinigten Staaten sammeln, wo seit 1960 Millionen ausgegeben wurden, um die Jugendlichen von einer Drogenkarriere abzubringen. Dieses Geld ist nicht nur nutzlos ausgegeben worden, sondern hat möglicherweise sogar zu einem paradoxen Resultat geführt: Der Drogenmißbrauch stieg stark an, seit in einer gigantischen Werbekampagne mit Fernsehspots, Postern und Zeitungsreklame versucht wurde, den Jugendlichen einzuhämmern, sie sollten die Finger vom Rauschgift lassen (Hammond; → A. D. K., S. 456). In dieser Kampagne wurden lernpsychologische Einsichten viel zuwenig beachtet. Die Werbemanager übersahen, daß man nicht mit den gleichen übertriebenen und unkritischen Behauptungen, mit denen es immerhin möglich sein mag, Produkte zu verkaufen, auch den Kauf eines Produktes verhindern kann, das in mancher Hinsicht für sich selbst wirbt. Die entsprechenden Informationen wurden einmal in den Massenmedien viel zu breit gestreut. Zahlreiche Jugendliche erfuhren erst durch die Anti-Drogen-Propaganda, daß es solche Rauschgifte überhaupt gibt; sie wurden neugierig und zu weiterem Nachforschen angeregt. Bald sahen sie sich mit einer Fülle widersprüchlicher Aussagen konfrontiert – die Drogen wurden bald verteufelt, bald gelobt –, und damit reizte man sie noch mehr zu einem Selbstversuch. Während die Anti-Drogen-Propaganda also die Nicht-Konsumenten zum Konsum hinführte, gelang es ihr nicht, die Konsumenten von ihm abzubringen. Denn sie war meist so unsachlich und tendenziös formuliert, daß jeder einigermaßen intelligente Drogenkonsument ihr zahlreiche Irrtümer, Übertreibungen und Entstellungen nachweisen konnte. Der Protest gegen solche Entstellungen führte liberale Journalisten dazu, auch in Deutschland die sehr realen Gefahren des Drogenkonsums zu bagatellisieren.[*]

Hammond zitiert ein aufschlußreiches Dokument aus der Szene selbst: »Wenn ich diese Reklamesendungen schon sehe, die unsere Regierung gegen die Drogen macht! Da siehst du ein Gör Hasch rauchen, und dann windet sie sich auf dem Boden und halluziniert und so weiter. Und dann zeigen sie dir dasselbe bei jemand, der LSD schluckt. So probierst du halt

---

[*] Zum Beispiel R. W. Leonhardt in der »Zeit«. Eigentlich hat deutlich nur die Links-Illustrierte *konkret* ihre einstmalige Haschisch-Freundlichkeit widerrufen: »Genossen – wir haben Scheiße gebaut« (Nr. 20, 1971, S. 8).

einmal Hasch, und siehst, daß es viel schwächer ist als Alkohol. Und du probierst LSD und siehst, daß es zu den schönsten Sachen gehört, die du jemals erlebt hast. Und so merkst du, wieviel Mist man dir immer beigebracht hat... Diese Reklamen machen mich ganz verrückt. Jedesmal wenn ich sie sehe, möchte ich ein paar Kumpels mehr aufreißen, nur um ihnen zu zeigen, wie man sie angelogen hat.« (Hammond 1972, S. 2) In dieser Stellungnahme deutet sich schon die wohl größte Gefahr einer undifferenzierten Anti-Drogen-Propaganda an: Weil manche Warnungen nachweislich übertrieben sind (etwa die, Marihuana sei eine »Killer-Droge«, die zu lebenslanger physischer Abhängigkeit führe) (Salomon 1966), schenkt der Jugendliche endlich auch den sehr berechtigten Warnungen vor zerstörerischen Suchtgiften wie Heroin und Morphin keinen Glauben mehr. Er hat Haschisch einige Male geraucht und kann ohne weiteres wochenlang darauf verzichten – obschon man ihm eine Haschischsucht angekündigt und in den schwärzesten Farben geschildert hat. Warum sollte er dann nicht auch Heroin spritzen können; vielleicht hat man ihn in diesem Punkt ebenso angelogen?[*]

Die Anti-Drogen-Propaganda hat übersehen, daß sie selbst ein mächtiger sozialer Verstärker für den Drogenkonsum war und ist. Sie erkannte nicht, daß der wirklich aversive Reiz in diesem Fall darin bestünde, den Drogenkonsum in den Massenmedien einfach nicht zu beachten. Sozial abweichendes Verhalten wird oft deshalb angestrebt, weil es Beachtung und Aufmerksamkeit von seiten der Mitmenschen – auch der sonst Gleichgültigen und Desinteressierten – verschafft. Das vernachlässigte Kind, das mit einer Schere die Vorhänge zerschneidet oder mit Bauklötzen wirft, um endlich die Aufmerksamkeit seiner Mutter zu gewinnen, und der Jugendliche, der Autos knackt, sich einer Rockerbande anschließt oder Drogen nimmt – sie alle suchen durch sozial negativ bewertetes Verhalten zu erreichen, was ihnen bisher versagt blieb oder doch nicht in ausreichendem Maß zuteil wurde: soziale Zuwendung, das Interesse ihrer Beziehungspersonen oder der Mitmenschen schlechthin, auch wenn es Schimpfworte, Strafen, Kritik enthält. Es wäre freilich eine schlechte Therapie, in diesen Fällen nur durch Zuwendungsentzug für das abweichende Verhalten diesen Verstärker zu eliminieren. Man sollte dieses deviante Verhalten nicht zum Anlaß für die Zuwendung oder für die Strafen nehmen, sondern es als Signal werten, daß die sozial positiven

---

[*] Aus diesem Grund ist wohl die Zahl der jugendlichen Herointoten in New York sprunghaft angestiegen, als die Regierung durch die »Operation Intercept« den Marihuana-Handel blockierte (der meist von kleinen *pushern* durchgeführt wurde), während der viel besser organisierte Heroinschmuggel weiterlief.

Verhaltensweisen des Betroffenen bisher nicht genügend verstärkt worden sind. Gezielte Nichtbeachtung der Verhaltensdevianz, verbunden mit erhöhter Beachtung sozial positiver Verhaltensweisen, kann zu einem raschen Abbau solcher Auffälligkeiten bei Kindern führen (Blöschl 1969).

Überträgt man diese Einsicht auf die Anti-Drogen-Propaganda, so kommt man zu folgendem Schluß: Das beste Mittel gegen eine Rauschgiftwelle wäre wohl gewesen, nicht von ihr zu reden, die Drogen und ihre Konsumenten totzuschweigen. Nur die Kontaktpersonen potentiell Drogenabhängiger – Sozialarbeiter, Lehrer, Heimleiter, Ärzte usw. – hätten gründlich informiert und in den elementaren Regeln der Verhaltensanalyse und Verhaltensveränderung unterrichtet werden müssen. Ihnen wäre es dann möglich gewesen, die gewiß erheblich geringere Zahl der gefährdeten, am Beginn einer Drogenkarriere stehenden Jugendlichen durch gezielte Nichtbeachtung des Drogenkonsums, sachliche Information über seine echten Gefahren und vor allem durch das Aufzeigen positiver Alternativen vor einer selbstzerstörerischen Entwicklung zu bewahren. Statt abschreckender Gruselstories vom kaputten Fixer, die ja nachweislich einen ganz ähnlichen Propagandaeffekt haben wie aufmunternde Literatur, müßte eine lerntheoretisch orientierte Anti-Drogen-Erziehung vor allem darauf abzielen, Alternativen zum Rauschgiftkonsum zu schaffen – Meditation, Yogaübungen, Erlebnis enger Gemeinsamkeit in einer Gruppe, etwa durch Musizieren, Malen, Theater- oder Puppenspiele, Film- oder Videobänder-Produktion. Positive Verstärker anzubieten, das hieße auch den Jugendlichen einen repressionsarmen Raum in speziellen Jugendzentren zu gewähren, wo man nicht kirchlich oder anderweitig organisiert sein muß, um eintreten zu dürfen. In den Beat-Lokalen, die manchmal Drogen-Umschlagplätze sind, wird eben dieses Bedürfnis der Jugendlichen kommerziell ausgeschlachtet.

Da Selbsterkenntnis, »Bewußtseinserweiterung«, die Suche nach einer eigenen Identität eine wichtige Rolle unter den durch Drogenkonsum erstrebten (aber durch ihn nicht erreichbaren) Zielen spielen, wäre es sicher sehr hilfreich, wenn man in den Schulen (etwa vom neunten Schuljahr an) Psychologie und Erziehungslehre als neues Pflichtfach einführen würde. Freilich sollte es sich nicht um ein neues, theoretisches Fach handeln, sondern um eine gefühls- und personenbezogene Arbeit an eigenen und fremden seelischen Konflikten. Heute lernen unsere Kinder zwar, Wurzeln zu ziehen und die Hauptstadt Boliviens zu nennen, aber für ihre wichtigste und verantwortlichste Aufgabe im späteren Leben – nämlich die eigenen Kinder richtig zu erziehen – werden sie in keiner Weise vorbereitet.

Jüngere amerikanische Studien haben gezeigt, daß viele bisher beschuldigte Faktoren den tatsächlichen Drogenkonsum Jugendlicher nur in sehr geringem Maß beeinflussen – so die Verführung durch Altersgenossen und die Kenntnis der Drogen und ihrer Bezugsquellen (Hammond 1972) (wohl deshalb, weil beide Faktoren heute schier allgegenwärtig sind: jeder Jugendliche kennt jemanden, der Drogen nimmt, und weiß auch, wo man hingehen müßte, um Drogen zu bekommen). Der entscheidende Einfluß geht von familiären Faktoren aus, die es nach Studien von Richard Blum (1972) mit hoher Wahrscheinlichkeit gestatten, vorauszusagen, ob ein Jugendlicher an einer Droge »hängenbleibt« oder nicht. Weniger die Klassenkameraden, Drogenapostel Timothy Leary oder Beatmusik sind demnach für den Drogenkonsum verantwortlich zu machen, als vielmehr bestimmte Züge des Familienlebens, die bisher kaum Eingang in die Drogenerziehungs-Programme fanden. Zu ihnen gehört etwa der elterliche Drogenkonsum (Alkohol, Zigaretten, Tabletten), die Einstellung zur Erziehung, das »Urvertrauen« (Erikson 1965), sowie die Tatsache, ob ein Kind akzeptiert und in seiner Identitätsfindung unterstützt wird oder nicht (Ammon 1970).

Probleme der Drogentherapie
Der »klassische« Neurotiker erlebt Situationen als angsteinflößend, die eigentlich neutral (etwa das Überqueren von Straßen und freien Plätzen) oder lustbetont (z. B. der Sexualverkehr) sein müßten. In der Regel führen neurotische Symptome – Zwänge, Depressionen, Ängste, Arbeitshemmungen – zu einem deutlichen Leidensdruck. Der Patient will sie loswerden und ist bereit, in der Therapie Mühe und Verzicht auf sich zu nehmen, um dieses Ziel zu erreichen. Die Behandlung der Drogenabhängigkeit wird nun dadurch außerordentlich erschwert, daß hier das Symptom selbst lustvoll erlebt wird. Primär besteht kein Leidensdruck, der den Kranken motiviert, seine Abhängigkeit zu überwinden. Im Gegenteil: der Drogenkonsum erscheint ihm ein unentbehrliches Hilfsmittel, um zugrunde liegende seelische und soziale Schwierigkeiten zu überwinden (die teilweise – siehe oben – durch den Drogenkonsum erst entstanden sind). Deshalb ist die Rückfallquote von Süchtigen, denen man durch eine polizeilich verordnete Entziehungskur lediglich diese Selbst-Therapie wegnimmt, ohne die Verhaltensstörung zu beeinflussen, auch so hoch (nicht selten 95 bis 99 Prozent, s. Hoch und Zubin 1958).

Weil neurotische Symptome den Betroffenen quälen, besteht zumindest in den leichteren Fällen eine deutliche Selbstheilungstendenz. Bereits kleine Besserungen wirken als mächtige Verstärker für weitere Heilungsschritte und führen im glücklichen (selten von Ärzten oder Psychologen beobachteten) Fall dazu, daß Ängste schrittweise abgebaut, Hemmungen und Phobien überwunden werden. (Zu dieser spontanen Selbstheilung vergleiche W. Schmidbauer 1971 b.) Wer sich davor ängstigte, öffentlich zu reden oder zu singen, gewinnt bereits nach einem ersten, einigermaßen erfolgreichen Auftreten soviel Sicherheit, daß er dieses Symptom allmählich überwinden kann. Diese Tendenz zur Spontanheilung ist gering, solange die Symptome der psychischen Störung als lustvoll erlebt werden, was neben der Drogenabhängigkeit etwa auch bei sexuellen Perversionen der Fall sein kann. Erst wenn die so gewonnene Lust bzw. vermiedene Unlust (lerntheoretisch gesprochen: die positiven und negativen Verstärker) nicht mehr die zerstörerischen Folgen der Sucht für Gesundheit, Familie und soziale Position aufwiegen, kann der Drogenabhängige für eine Therapie motiviert werden. Nach verschiedenen Schätzungen sind es nur rund zehn Prozent aller Opiatabhängigen, die man überhaupt für behandlungswillig halten darf.

Die Verhaltenstherapie geht davon aus, daß die Neurose das Symptom ist (während die Psychoanalyse und die analytisch orientierte Psychotherapie im Symptom nur den Ausdruck eines zugrundeliegenden, unbewußten Konfliktes sehen), und daß dieses Symptom durch Lernen zustande kam, somit auch prinzipiell wieder verlernt werden kann (grundlegende Literatur hierzu: Bandura 1969, Cohen 1972, Wolpe 1958). Wenn die bedingte Angstreaktion bei einer phobischen Neurose etwa nicht von selber wieder verschwindet – wie bedingte Reflexe im Tierexperiment verschwinden, wenn sie nicht mehr regelmäßig verstärkt werden (indem man unbedingte und bedingte Reize gemeinsam anbietet) –, dann liegt das in lerntheoretischer Sicht daran, daß die Neurose durch einen »Selbstverstärker« unterhalten wird. (Etwa ähnliches meinte Freud mit dem »Wiederholungszwang«.) Das neurotische System löst eine Meidungsreaktion aus, die immer wieder verstärkt wird, weil sie neurotische Angst bindet (etwa ein Zwang, oder auch das Meiden eines phobisch besetzten Objektes, wie Schlangen, weite Plätze, öffentliches Sprechen); auf diese Weise wird verhindert, daß das neurotische Symptom spontan verschwindet.

Dieser Teufelskreis einer dauernd sich selbst verstärkenden neurotischen Symptomatik wird nun in der Verhaltenstherapie durch eine ganze Reihe von Techniken durchbrochen (vergl. London 1970). Während der

Neurotiker etwa seinen quälend erlebten Verhaltensdefekt durch Phantasien ausgleicht, in denen er sich selbst das Ideal einer übermenschlichen Vollkommenheit setzt (Harald Schultz-Hencke, 1964, spricht von einem Konflikt zwischen Gehemmtheit und Riesenansprüchen), erfährt er in der Verhaltenstherapie, daß sein »Selbstverstärkungssystem« falsch aufgebaut ist. (Bereits Alfred Adler 1927 betonte, daß in jeder Neurose eine Störung des Selbstgefühls vorliegt.) Um Verhalten zu ändern, darf man nicht nach dem Alles-oder-nichts-Prinzip vorgehen, unerreichbare Perfektion von sich fordern, an der man mit Sicherheit scheitern muß, sondern es ist notwendig, in kleinen, systematisch verstärkten und sich selbst verstärkenden Schritten vorzugehen, um neue Verhaltensweisen aufzubauen (wie es in Tierexperimenten mit künstlich »neurotisch« gemachten Katzen, Ratten, u. ä. sichtbar wurde, s. Masserman 1943). Eine der am meisten angewendeten Techniken ist die zuerst von Joseph Wolpe verwendete »systematische Desensibilisierung«. Der Patient erlernt zunächst eine Entspannungstechnik (progressive Muskelentspannung nach Jackson; autogenes Training nach J. H. Schultz) und wird dann stufenweise mit den vorher in einer Hierarchie geordneten Angstreizen (vom schwächsten zum stärksten) konfrontiert. Das kann mit nur vorgestellten Auslösern geschehen, oder auch mit Abbildungen der Realsituation bzw. in dieser Situation selbst. Geringere Angstreize werden durch die Entspannung, welche der Angst entgegenwirkt, allmählich ausgelöscht; stufenweise wird neues, angstfreies Verhalten aufgebaut. Die schrittweise Vergrößerung seiner Angsttoleranz, verbunden mit dem Erfolgserlebnis der Therapie, ermöglicht es vielfach dem Kranken, dauerhaft mit seinen Ängsten fertig zu werden.

Angesichts lustvoller Symptome soll nun aber ein Reiz, der bisher angenehm war, durch die Assoziation Reiz-Angst unangenehm gemacht werden, um nachteilige soziale Folgen zu verhindern. Auch hier geht die Verhaltenstherapie von tierexperimentell gesicherten Erkenntnissen aus: Man braucht negative Verstärker (aversive Reize), um die Verbindung zwischen Drogenkonsum und Lust, Erleichterung, Entspannung aufzubrechen. Solche aversiven Reize sind etwa faradische Stromstöße (manchmal mißverständlich »Elektroschocks« genannt; sie haben mit der psychiatrischen Elektroschocktherapie, die einen epileptischen Krampf auslöst, nichts zu tun) oder Medikamente mit sehr unangenehmen Effekten (Emetika wie Apomorphin, Muskelrelaxantien wie Scolin). Entsprechende Therapieverfahren sind schon recht oft mit Alkoholikern und Homosexuellen durchgeführt worden, vielfach mit signifikantem Erfolg (Eysenck und Rachman 1970). Die Erfahrungen mit Fixern sind noch sehr gering. Es muß vorausgeschickt werden, daß kein ernstzunehmender Verhaltenstherapeut einen Patienten behandelt, der nicht freiwillig zu ihm kommt und aus eigener Motivation heraus gesund werden will.

Methoden der Aversionstherapie
Im folgenden sollen die verschiedenen Techniken der Aversionstherapie von Drogenabhängigen an Fallbeispielen aus der Literatur aufgezeigt werden. Ein erster Fall stammt von Joseph Wolpe (1965).
Vor allem wenn er Schwierigkeiten mit seinen Kollegen und Vorgesetzten hatte, injizierte sich sein Patient, ein Arzt, Demerol (= Pethidin, ein Morphinderivat). Da ihm eine dreijährige Psychoanalyse nicht helfen konnte, konsultierte er endlich telefonisch Wolpe, der über 500 km entfernt wohnte und nach dem ersten persönlichen Kontakt mit dem Kranken diesem einen kleinen Apparat mitgab, mit dem sich der Drogenabhängige immer dann selbst einen schmerzhaften elektrischen Reiz geben sollte, wenn er ein Begehren (craving) nach einer Injektion verspürte. Nach einer Woche berichtete der Patient von einem ersten Erfolg, der ihn sehr begeisterte: zweimal habe er mit Hilfe des Stromstoßes verhindert, daß der Wunsch nach einem »Schuß« unüberwindbar wurde. Selbst als der tragbare Impulsgeber nach nur dreimaliger Applikation eines aversiven Reizes ausfiel, konnte der Patient mehrere Monate lang auf das Opiat verzichten. Endlich erlitt er aber doch einen Rückfall, wohl auch deshalb, weil die Therapie wegen der großen räumlichen Entfernung zwischen Wolpe und dem Patienten nicht weitergeführt werden konnte. Interessant an dieser Kasuistik ist vor allem die Tatsache, daß hier der Patient selbst den Strafreiz auslöste, sobald er einen Wunsch nach dem Rauschgift verspürte. Damit ist der für jede Konditionierung so wesentliche enge zeitliche Zusammenhang zwischen unerwünschtem Verhalten und aversivem Stimulus zwingend gegeben; allerdings ist auch eine sehr gute Motivation des Patienten unbedingt notwendig (die in dem von Wolpe geschilderten Fall zweifellos vorlag).
Eine im Prinzip ähnliche, aber nicht auf selbstaversiven Stimuli basierende Therapietechnik schildert Erwin Lesser (1967) in einem Fallbericht. Diesmal dauerte die Therapie weitaus länger (33 Stunden über viereinhalb Monate). Der Patient, ein 21jähriger Student, stand an der Grenze zwischen gelegentlichem Opiatkonsum und ausgesprochener Drogenabhängigkeit. Er hatte von Kindheit an unter Ängsten und Depressionen gelitten und eine typische Drogenkarriere hinter sich, die

ihn bis zu regelmäßigen Morphin-Injektionen geführt hatte. Auch dieser Patient war sehr gut motiviert und recht willensstark. Es war ihm vorher bereits einmal gelungen, seine Abhängigkeit zu überwinden, indem er sich in einem Zimmer einschloß, bis die Entzugssymptome vorbei waren. Zur Zeit der ersten Kontaktaufnahme injizierte er sich ungefähr zweimal pro Woche Morphin, fürchtete aber, wieder abhängig zu werden. Lesser versuchte zunächst, ein Verhaltenstraining durchzuführen, das Morphin überflüssig machen sollte. Um mit seinen Angstzuständen besser fertig zu werden, sollte der Patient muskuläre Entspannung nach der Technik von Jackson (1938), modifiziert nach Wolpe lernen. Er arbeitete so gut mit, daß er bereits nach wenigen Stunden fähig war, den ganzen Körper auf das konditionierte Signal »relax« hin zu entspannen. Weiterhin erhielt er ein Buch über Selbstbehauptungstraining (Salter 1949), das mit ihm diskutiert wurde. Nach der siebten Stunde konnte er zum ersten Mal im College tanzen gehen. Zweimal boten ihm Freunde Narkotika an; er lehnte jedesmal ab.

Erst während eines Ferienaufenthaltes bei seinen Eltern (da sein Vater einen medizinischen Beruf ausübte, konnte der Klient unschwer an Opiate herankommen) konnte er nach anfänglichem inneren Widerstand nicht länger gegen den Drang ankämpfen; als er wieder ins College zurückkam, schlug er seinen süchtigen Freunden den angebotenen Fix nicht mehr aus. Jetzt beschloß Lesser, den Aufbau positiver Verhaltensweisen durch eine Aversionsbehandlung zu ergänzen. Zunächst wurde das Drogen-Applikations-Verhalten des Patienten analysiert. Er pflegte das Morphin mit Hilfe einer Injektionsnadel und eines Gumminippel zu spritzen. Fünf wichtige Schritte in der Drogenapplikation wurden identifiziert; der Patient mußte sich jeden einzelnen von ihnen klar vorstellen. Wenn er ein deutliches Bild hatte und das dem Therapeuten signalisierte, bekam er einen schmerzhaften elektrischen Schlag am Arm, bis er »Stop« sagte und damit anzeigte, daß auch das Vorstellungsbild verschwunden war. Drei der fünf aversiv behandelten Verhaltenseinheiten wurden nur vorgestellt; zwei von ihnen tatsächlich durchgeführt (Aufheben der Nadel und des Gumminippels). In diesem Fall wurde der Strom erst abgeschaltet, wenn der Patient diese mit Drogenkonsum verbundenen Gegenstände fallen ließ. Insgesamt erhielt er in den ersten Wochen fünfzehn elektrische Schläge pro Therapiesitzung; später ging der Therapeut auf intermittierende Verstärkung über (die vielfach beständigere Resultate ergibt) (Lovibond 1963), so daß nur noch fünf Schocks pro Sitzung gegeben wurden.

Nach der achten Stunde der Aversionstherapie wurde dem Patienten von Freunden ein Morphin-Fix angeboten. Er akzeptierte, merkte aber, daß er keine Lust mehr verspürte wie früher, und beschloß, nun das Fixen ganz aufzugeben. Er begann in seinem College intensiv mitzuarbeiten und machte seine Abschlußprüfung. Die Katamnese umfaßte zur Zeit des Berichts von Lesser zehn Monate, in denen sich keine Rückfallneigung mehr bemerkbar machte; die Besserung des Patienten hielt an.

Stromstöße sind relativ schwache aversive Reize; verschiedene Verhaltenstherapeuten haben deshalb nach anderen negativen Verstärkern gesucht. Ein sehr mächtiger aversiver Reiz ist ausgeprägte Nausea, wie viele Menschen aus eigener Erfahrung wissen, denen einmal nach einer bestimmten Speise schlecht wurde, die sie dann längere Zeit nicht mehr essen, ja nicht einmal riechen können (Reizgeneralisierung). Künstliches Erbrechen kann durch verschiedene Mittel ausgelöst werden, vor allem durch Emetin (das oral genommen wird und nach etwa 20 Minuten wirkt) sowie durch Apomorphin (ein nicht-euphorisierendes Morphinderivat, das injiziert wird und nach rund zehn Minuten wirkt).

M. J. Raymond hat die Technik der Apomorphin-Aversionstherapie bei Alkoholismus, Opiatabhängigkeit und suchtartigem Zigarettenrauchen angewendet (Raymond 1964). In jedem Fall wurde zunächst die Latenzzeit zwischen der subkutanen Injektion von einem zwanzigstel bis einem zehntel Gramm Apomorphin und dem Eintritt von Übelkeit und Erbrechen gemessen, da sie – je nach Konstitution des Probanden – schwanken kann. Kurz ehe der Patient die Nausea empfindet, soll er Alkohol trinken bzw. sich eine Spritze mit dem von ihm bevorzugten Opiat geben. Wichtig ist, daß die Wirkung des Suchtmittels die Übelkeit subjektiv für den Patienten auszulösen scheint und deshalb dauerhaft mit ihr assoziiert wird. Deshalb darf die Dosis etwa von Heroin nicht groß genug sein, um die Nausea zu unterdrücken; in diesem Fall würde ja der Drogenkonsum positiv (und nicht aversiv) erlebt.

Raymond berichtet über eine 30jährige Frau, die seit sechs Jahren Physepton-süchtig war und täglich drei Ampullen (30 mg) brauchte. Nach einer Woche Aversionstherapie (die Physepton-Ampullen wurden dabei ohne ihr Wissen zunehmend durch mit Kochsalzlösung gefüllte ersetzt) wurde sie schwer deprimiert und suizidal, so daß Raymond et al. die Aversionstherapie unterbrachen und eine Elektrokrampfbehandlung durchführten, die drei Wochen dauerte.* Nach

---

* An der Notwendigkeit, die wohl durch das Aversions-Verfahren mitbedingte Depression mit einem so massiven Mittel wie Elektroschockbehandlung anzugehen, wird die ganze Fragwürdigkeit der Aversionsmethoden deutlich.

Abschluß dieser Therapiephase waren die physischen Entzugssymptome (Durchfall, Schweißausbrüche) verschwunden, aber die seelische Abhängigkeit bestand noch weiter; die Patientin gab zu, sie würde sich gern wieder das Opiat injizieren. Jetzt wurde die Aversionstherapie wieder aufgenommen; am dritten Tag zögerte die Kranke, sich noch Injektionen zu geben, am fünften Tag zerbrach sie absichtlich die Nadel. Sieben Wochen später, nachdem ihre familiären Probleme mit ihr besprochen worden waren, konnte die Patientin entlassen werden. Nach zweieinhalb Jahren berichtete sie, sie nähme keine Drogen mehr und fühle sich viel besser als zuvor (Raymond 1964, S. 290).

Ebenfalls mit Apomorphin-Aversionstherapie behandelte Robert Liberman (1967) zwei Patienten. Einer wurde kurz nach der Behandlung rückfällig, obschon er während der Aversions-Sitzungen die Spritze weggeworfen und jeden Wunsch nach einem »Fix« abgeleugnet hatte, ja sogar fähig war, ohne Begehren fixenden Freunden zuzusehen. Mitverantwortlich für dieses Versagen der Aversionsbehandlung war wohl, daß dem Patienten keine Möglichkeit angeboten wurde, konstruktiver mit seinen heftigen sozialen Ängsten fertig zu werden. Außerdem begegnete er dem Therapeuten mit Mißtrauen, als dieser ihm einmal eine Injektion mit Kochsalzlösung gab, um zu sehen, ob sich ein bedingter Reflex ausgebildet hatte (Injektion → Nausea; der unbedingte Stimulus war das Apomorphin). Zwar wurde dem Kranken schlecht; doch die Übelkeit war erheblich geringer als die durch Apomorphin produzierte. Er brach die Behandlung ab, nahm wieder Heroin und wurde wenig später wegen eines Autodiebstahls verhaftet.

Erfolgreicher war die Behandlung einer 38jährigen Frau, die seit fünf Jahren hohe Dosen von Heroin spritzte, nachdem ihre Ehe gescheitert war. Diese Patientin war sehr stark motiviert, weil sie ihren Beruf als Röntgenassistentin wieder aufnehmen wollte. Schon nach drei aversionstherapeutischen Sitzungen entwickelte sich eine konditionierte emotionale Reaktion; sie konnte ihren Wunsch nach Drogen viel besser kontrollieren und suchte Arbeit in einem Krankenhaus. Nach fünfzehn Sitzungen wurde sie nach Hause entlassen, wo sie wieder Zugang zu Narkotika gehabt hätte. Sie arbeitete erfolgreich und suchte den Therapeuten nur noch gelegentlich auf, um vor Situationen, die sie möglicherweise beanspruchen könnten, die Drogen-Aversion noch einmal zu verstärken. Nach einem Jahr arbeitete sie immer noch erfolgreich und war nicht wieder süchtig geworden (Liberman 1967, S. 231).

Mit noch nachdrücklicheren aversiven Reizen arbeiteten I. G. Thompson und N. H. Rathod (1968). Auch hier ist der spontane Behandlungswunsch des Fixers die Voraussetzung, damit er in das Programm aufgenommen wird. Man betreut ihn zunächst einige Wochen lang ambulant (medizinisch und sozial-fürsorgerisch), um einen ersten Kontakt herzustellen. Es folgt eine einwöchige Entziehungskur. Nach einem weiteren, einwöchigen Intervall darf sich der Patient eine Heroininjektion in der von ihm gewünschten Dosis geben. Sofort nachher wird er interviewt; er soll seine Erlebnisse während des Drogenkonsums, Alternativen zu ihm, Gründe für seinen Wunsch, aufzuhören usw. schildern. Das Interview wird auf Tonband aufgenommen; man schneidet die Teile heraus, in denen am meisten von Drogen geschwärmt wird.

Erst jetzt folgt die Phase der aversiven Konditionierung. Sie sucht ein möglichst getreues Modell der Lebensumstände von Drogenabhängigen zu geben. An manchen Tagen gibt es beispielsweise kein Frühstück (wie ja auch der Fixer nicht mehr regelmäßig ißt). Wer ein Mittagessen bekommt, wird an diesem Tag nicht behandelt. Wer ins Therapiezimmer kommt, wird durch Zufallsauswahl festgelegt. Das Zimmer ist ein mit Postern und ähnlichen Signalen der Szene ausgestatteter Raum. Dem Fixer wird ein Tablett (»Rathod's Roulette«) angeboten, auf dem fünf Spritzen liegen: zwei Placebos, die mit destilliertem Wasser gefüllt sind, zwei mit Scolin, eine mit Heroin.

Diese Versuchsanordnung spiegelt die Unsicherheit des Süchtigen wider, der ja auch nicht weiß, ob er reinen Stoff bekommen hat. Als aversiver Reiz wirkt das Scolin: Sofort nach der Injektion (binnen 10 Sekunden) wird die gesamte willkürliche Muskulatur gelähmt, einschließlich der Atemmuskeln, während das Bewußtsein voll erhalten bleibt. Der Patient steht buchstäblich Todesängste aus. Er muß eine kurze Zeit lang künstlich beatmet werden. Der volle Effekt dauert ungefähr eine Minute; die Nachwirkungen klingen nach einer Viertelstunde vollständig ab. Scolin gehört zu den aversivsten Reizen, die es gibt; manche Fixer können sich schon nach einer Woche keine Injektionen mehr geben, weil sie beim Anblick des Roulette anfangen zu zittern. Nach rund zwei Wochen wird die Behandlung abgebrochen.

Grenzen der Aversionstherapie
Die Aversionstherapie läßt sich ethisch nur durch eindeutige Erfolge bzw. das Fehlen einer anderen, wirksamen, aber weniger belastenden Methode begründen. Die Freiwilligkeit der Teilnahme selbst ist zwar eine selbstverständliche Voraussetzung, aber keine Rechtfertigung. (Wie freiwillig ist denn der Behandlungswunsch eines von sozialer und physischer Selbstzerstörung bedrohten Menschen?) Wie bereits die

skizzierten Fallstudien verraten, ist der Erfolg einer Aversionstherapie primär wenig stabil, solange dem Patienten keine positive Alternative zum Drogenkonsum geboten wird. Ist das nicht der Fall, so verlieren auch die unangenehmsten Strafreize ihren Effekt (Aronson und Carlsmith, 1963; Rachman und Teasdale, 1969) (was der seit Jahrhunderten bekannte Mißerfolg von Strafen in der Bekämpfung von Verbrechen ja eindeutig zeigt: bekanntlich erhöhen Gefängnisaufenthalte die Rückfallgefahr, statt sie zu senken; Hofmann 1967). Ein weiterer Nachteil der Aversionstherapie liegt im Fehlen einer echten Generalisierung. Der Proband lernt relativ rasch, zwischen Situationen zu unterscheiden, die bestraft werden oder nicht. Der Fixer wird möglicherweise auf oral zugeführte Rauschmittel (Alkohol, Barbiturate) überwechseln. Die Aversionstherapie kann im ungünstigsten Fall sogar die Motivation zum Drogenmißbrauch verstärken, weil sie Angst auslöst, die ihrerseits ein häufiger Anlaß zum Rauschgiftkonsum ist.

Insgesamt wirken die Aversionstechniken wie »Rizinus beim Husten: man traut sich im Moment nicht mehr«, wie Rudolf Cohen sagte (Cohen 1972). Sie führen nur dann zu einem Dauererfolg, wenn dem Patienten nicht allein das krankhafte Verhalten weggenommen wird, sondern man ihm auch ermöglicht, die entstandene Leere auszufüllen. In manchen Fällen kann das außerhalb der Aversionstherapie geschehen: durch eigene Einsicht des Patienten, der sieht, daß es so nicht weitergeht, aber seine Symptome nicht kontrollieren kann; durch soziale Einflüsse, einen neuen, günstigen Arbeitsplatz, einen verständnisvollen Sexualpartner u. ä. mehr. Sicherer ist es jedoch in jedem Fall, wenn auch dieser Aufbau positiver Verhaltensweisen im Rahmen der Therapie erfolgt.

Lerntheoretische Aspekte der Chemotherapie
In den letzten Jahren haben sich vor allem in den Vereinigten Staaten die Methadon-Therapieprogramme rascher ausgebreitet als sämtliche anderen Maßnahmen gegen die Opiatsucht (Methadone 1968, Dole 1969). Obschon ihr Effekt immer noch umstritten ist (Lennard et al. 1974), läßt er sich doch lerntheoretisch recht gut erklären und in seiner potentiellen Tragweite abgrenzen. Methadon, ein langwirkendes Narkotikum, wird dem Opiatsüchtigen in so hohen Dosen gegeben, daß er von den handelsüblichen Heroinmengen keinerlei euphorisierenden Effekt mehr verspürt, aber zugleich nicht unter Entzugssymptomen leidet, wenn er einmal pro Tag seine Dosis erhält, die oral zugeführt wird. Methadon eliminiert also einen negativen Verstärker des Heroinkonsums (die Entzugssymptome) und einen positiven (die Euphorie).

Dadurch kann das Drogensuchtverhalten ausgelöscht werden; Heroininjektionen werden durch kein folgendes »High« mehr verstärkt. Ein Nachteil der Methadon-Therapie ist aber, daß sie die sozialen und innerpsychischen negativen Verstärker für den Drogenkonsum (Ängste, Depressionen, soziale Schwierigkeiten u. ä.) nicht auslöschen kann, wenn sie nicht durch ergänzende Psycho- oder Verhaltenstherapie abgestützt wird, welche die Konflikte und Verhaltensstörungen angeht, die erst zum Drogenmißbrauch disponierten. Vor allem weicht der Drogenabhängige dann möglicherweise auf andere Rauschgifte aus, deren primärer Verstärkereffekt durch Methadon nicht annulliert wird. Unter den Teilnehmern der Methadon-Erhaltungs-Programme steigt die Quote des Alkoholmißbrauchs vielfach signifikant an.

Nach einer Studie von Jacob Schut, Philadelphia, über die er auf dem Drogenkongreß in Amsterdam (s. Hammond 1972) berichtete, sinkt der Alkoholkonsum stark ab, sobald ein Drogenabhängiger zu fixen beginnt (bei 92% der Befragten), während unter der Methadon-Therapie nur noch 38% der Patienten wenig Alkohol trinken; der Rest konsumiert mehr als früher.

(→ auch Erster Teil, Stichwort »Polamidon«)

Das Abstumpfungssyndrom
Ein wichtiges Problem zu Beginn der Therapie der Drogenabhängigkeit – vor allem bei Fixern – ist das sogenannte »Abstumpfungssyndrom«. Wahrnehmungsfähigkeit, Selbstkritik, Konzentration und Orientierung sind erheblich beeinträchtigt. Der sprachliche Ausdruck ist vereinfacht, Interesselosigkeit und mangelnde Betroffenheit zeigen sich auch in den Inhalten spontan gemalter Bilder. »In therapeutischen Sitzungen kann es vorkommen, daß der Therapeut betroffen und mitgenommen ist von der Bearbeitung biographischer Inhalte, während der Patient, den es in erster Linie angeht, keine Erinnerung an den Gesprächsinhalt behält und nur angeben kann, daß er ein angenehmes oder unangenehmes *feeling* hatte. Dieses Verhalten tritt in ähnlicher Weise auf, wenn der Patient nicht unmittelbar aus der Drogenszene kommt, sondern – wie es heute immer öfter der Fall ist – vor der Behandlung eine längere Haftstrafe verbüßte. Solange dieses Syndrom besteht, sind psychotherapeutische Gesprächstechniken wenig sinnvoll. Die Verhaltensdefizite müssen erst aufgefüllt werden, beispielsweise durch ein gezieltes Aufmerksamkeits- und Wahrnehmungstraining (etwa in der Form von gemeinsamer Gestaltung des Alltags, Beschäftigungs- oder Musiktherapie). In dieser Zeit sind auch komplizierte Aufnahmerituale, wie sie

manchmal vorgenommen werden, wenig bedeutungsvoll. Andrerseits drohen Therapieabbrüche, weil der Klient noch gar nicht weiß, daß er eine Therapie braucht, und noch gar nicht erlebt, daß er Verhaltensprobleme hat. Der Heroinsüchtige verspürt, solange er an Stoff herankommt, keinen Leidensdruck. Er hat Angst, daß ihn die Polizei schnappt, daß er als *dealer* auffliegt, oder zuwenig Geld beschaffen kann, um sich Opiate zu besorgen. Weiter fürchtet er die körperlichen Schäden, z. B. die Leberentzündung durch schlecht gereinigte Spritznadeln. Doch daß er seelisch gestört ist, kann er nicht wahrnehmen. Einige Wochen nach dem Beginn einer Behandlung in einer Drogenklinik oder einer vergleichbaren Einrichtung sind die körperlichen Schäden bereits gemildert, die soziale Bedrohung hat nachgelassen oder wirkt in einer Weise, die nicht für eine Therapie motiviert (wenn der Süchtige etwa eine Therapie als Auflage erhalten hat und sonst in den Knast zurück müßte). Wenn es nun nicht gelingt, die Krankheitseinsicht auf den seelischen Bereich zu erweitern, wird die Behandlung abgebrochen. Nach einer Mitteilung von H. Waldmann (1979) ist das bei Männern häufiger der Fall als bei Frauen. Schlechte Therapiemotivation und Therapieabbrüche sind in allen Einrichtungen zur Behandlung Drogenabhängiger das größte Problem. Nach Waldmann bricht fast die Hälfte der männlichen Patienten die Therapie nach weniger als vier Wochen ab. Bei den Frauen häufen sich die Abbrüche nach mehr als acht Wochen; nur etwa ein Drittel (Frauen) und ein Fünftel (Männer) schließen die Therapie ab. Die bisher vorwiegend in Einzelfallstudien ohne hinreichende Katamnesen und Kontrollgruppen niedergelegten Daten über die lerntheoretisch begründete Therapie der Drogenabhängigkeit zeigen, daß man es hier mit einem vielversprechenden Ansatz zu tun hat, der einen recht hohen Wirkungsgrad verspricht und keine so großen Ansprüche an Motivation, Intelligenz und Ausdauer des Patienten stellt wie die psychoanalytisch orientierte Psychotherapie. Sicherlich ließe sich der Wirkungsgrad verhaltenstherapeutischer Einzelmaßnahmen verbessern, wenn man sie in ein umfassendes Therapiemodell integrieren würde. Die Therapie der Drogenabhängigen wird dabei in drei Phasen unterteilt: ambulante Kontaktnahme, stationäre Behandlung und ambulante Nachsorge plus Gruppentherapie. Wichtigste Aufgabe der ambulanten Kontaktnahme ist es, den Patienten für die stationäre Behandlung zu motivieren und Daten zu gewinnen, die für sie relevant sind: Anamnese, Analyse des Drogensuch- und Konsumverhaltens, medizinische Behandlung sekundärer Folgen der Abhängigkeit (Abszesse durch unsterile Spritzen, allgemeine Abwehrschwäche gegen Infektionskrankheiten, Nebenwirkungen unreiner Rauschgifte u. ä. m.), Klärung rechtlicher und beruflicher Probleme (Krankenkasse, Übernahme der Therapiekosten, Arbeitsplatz). Schon während dieser Kontaktphase wird der Patient mit dem Therapieplan genau vertraut gemacht, damit die Behandlung selbst mit einem für beide Seiten verbindlichen und detaillierten »Pakt« begonnen werden kann.

Die Vorphase dauert rund vier Wochen. Die Behandlung selbst wird zunächst durch den Entzug in einer geschlossenen Abteilung eines Krankenhauses eingeleitet. Die Entzugssymptome werden durch Tranquilizer oder Apomorphin in geeigneter Dosis (Amitai 1974) medikamentös erleichtert. Um die Motivation des Patienten ständig zu kontrollieren, gesteht man ihm zu, die Behandlung jederzeit zu unterbrechen. Er darf also auch die geschlossene Abteilung verlassen; andererseits ist es seinen früheren Bekannten, die womöglich noch Drogen nehmen, nicht erlaubt, ihn zu besuchen. Zeitplan und medikamentöse Unterstützung dieser Entzugsphase orientieren sich vorwiegend an Art und Grad der bestehenden Abhängigkeit. (Barbiturate müssen in allmählich ausschleichender Dosis abgebaut werden, während man Opiate und Amphetamine meist vollständig absetzt und die Entzugserscheinungen medikamentös bekämpft.)

Der Entzugsphase folgt eine Dekonditionierungsphase mit Aversionsbehandlung nach den oben geschilderten Methoden mit Stromschlägen, Apomorphin oder Scolin. Auf diese Weise soll verhindert werden, daß der Patient im Entzug ständig an Rauschdrogen denkt und so sein Verhalten durch fortlaufende innere Verstärkung fixiert. Es gibt auch andere Möglichkeiten als aversive Konditionierung, um diese inneren Verstärker abzuschwächen und zu beseitigen. Cautela (1967) hat einige von ihnen beschrieben: Das »Gedankenstoppen«, wobei der Patient trainiert wird, bestimmte Vorstellungsreihen durch ein zunächst vom Therapeuten energisch ausgesprochenes »Stop« zu unterbrechen; die »verdeckte Sensibilisierung«, wobei der Patient lernt, durch Vorstellungsübungen gezielt gegen die lustvollen Phantasien über seinen Drogenkonsum anzugehen, indem er sich immer wieder vergegenwärtigt, wie seine negativen Drogenerfahrungen aussahen: *bad trips**, Übelkeit und Angstzustände im Entzug, Krankheiten, die durch Rauschgift schlechter Qualität ausgelöst wurden usw. Wichtig ist auch, daß der einzelne Patient gleich zu Beginn seiner Kontakte mit dem Behandlungs-

---

* *bad trip:* unangenehmes Drogenerlebnis, meist nach Halluzinogen-Konsum. Die Symptomatik gleicht vielfach einer akuten Angstneurose, kann sich aber bis zu psychotischen Reaktionen steigern.

programm einen Psychologen oder Arzt zugeteilt bekommt, der ständig mit ihm in Verbindung bleibt, ihm die Aufgabe der einzelnen Therapieschritte erklärt, Fortschritte durch Anerkennung und Lob positiv verstärkt und ihm so den Übergang in die dritte, die Rehabilitationsphase erleichtert.

Diese hat vor allem die Aufgabe, dem Ex-Abhängigen drogenfrei zu geben, was er bisher nur durch seine ruinöse Selbstbehandlung mit Rauschgiften erreichen konnte. Das therapeutische Team bestimmt zunächst einmal die möglicherweise indizierten Formen der Einzeltherapie für jeden einzelnen Patienten. In Betracht kommen an speziell verhaltenstherapeutischen Techniken:

1. Entspannungstraining, etwa nach den Methoden von Jackson (1938) oder J. H. Schultz (1966). Der Patient lernt, sich auf einen bestimmten Auslöser hin (etwa die Wortfolge »ich entspanne mich«) vollständig zu relaxieren und eine parasympatikotone vegetative Umschaltung herzustellen. Dadurch werden leichtere Formen von Angstzuständen und Depressionen gelindert, d. h. ein ähnlicher Effekt erzielt, wie ihn der Drogenabhängige u. a. durch den Rauschgiftkonsum sucht. Selbstentspannung und Yoga oder Meditation sind Alternativen zum Gebrauch der legalen Tranquilizer.

2. Über die Entspannung hinaus können neurotische Symptome eines entzogenen Süchtigen gezielt angegangen werden. Auch dadurch wird die Rückfallgefahr vermindert, da ja der Drogenkonsum meist dazu dient, neurotische Ängste und/oder Depressionen zu beseitigen.

3. Das Selbstsicherheitstraining (assertive training) (Salter 1949) ist ein weiterer, wichtiger Weg, um es dem Ex-Abhängigen zu ermöglichen, auf der positiven Seite des Lebens soziale Verstärker zu finden, statt im Drogenkonsum ein trügerisches Selbstgefühl und eine zweifelhafte soziale Identität zu suchen. Es handelt sich hier um den schrittweisen Aufbau selbstsicheren Sozialverhaltens, der heute vielfach in Gruppen durchgeführt wird. (So auch im Sensitivitätstraining und in den *encounter groups**, allerdings dort nicht unter lerntheoretischem Aspekt.) Der Drogenabhängige leidet sehr oft unter einem negativen Selbstbild, das durch seinen sozialen Abstieg im Gefolge des Drogenkonsums und die ständigen Niederlagen gegen die Versuchung durch die Droge meist noch mehr verdüstert wurde. Im Selbstsicherheitstraining soll er nun schrittweise und im positiv-verstärkenden Milieu einer Gruppe anderer

---

* Ein Bericht in deutscher Sprache über die *encounter*-Technik, der ihre Ziele ebenso deutlich macht wie ihre Fragwürdigkeit, ist Shepard, M./Lee, M.: *Marathon 16*. München 1972.

Ex-Abhängiger ein neues Selbstbewußtsein gewinnen. Da die Gruppe offen ist (jeden Monat wird ein neues Mitglied aufgenommen und ein anderes, das bereits voll berufstätig und sozial neu stabilisiert ist, »abgenabelt«), bildet sich auch eine soziale Hierarchie mit eigenen Verstärkern, da erfahrene Gruppenmitglieder den Neuankömmlingen weitergeben können, was sie selbst gelernt haben.

Soziale Situationen, die den Ex-Abhängigen wieder zurück zum Drogenkonsum treiben könnten, werden in der Gruppe psychodramatisch ausgespielt. Auf diese Weise soll der einzelne widerstandsfähiger gegen Frustrationen werden, die er zur Zeit seiner Drogenabhängigkeit reflektorisch mit einem »Schuß« beantwortete. In der Gruppe wird sowohl geübt, auf alte Auslöser des Drogenkonsums (Frustrationen, Ängste, Depressionen, Minderwertigkeitsgefühle) neue Reaktionen zu lernen (etwa offenen Ausdruck der eigenen Gefühle, Entspannung, Gedankenstoppen), als auch ein Vermeidungsverhalten eingeübt, das den Ex-Abhängigen davor bewahrt, wieder rückfällig zu werden. Dazu gehört auch eine Anti-Drogen-Ideologie, die den völligen Verzicht auf Rauschgift in jeder Form, also auch auf »weiche« illegale (Haschisch) und legale Suchtmittel (Äthanol) einschließt und die sich in den Gruppen der Anonymen Alkoholiker so gut bewährt hat.[*]

In der Subkultur, in die fast alle Fixer früher oder später abrutschen, werden die anerkannten Werte der Gesellschaft geradezu wie ein Handschuh umgedreht. Leistung, äußerer Erfolg, soziale Anpassung, ja sogar elementare menschliche Werte wie Zuverlässigkeit, Ehrlichkeit und Treue, die in der Industriegesellschaft positiv verstärkt werden, lehnt man ab oder beachtet sie nicht. Dies hat lerntheoretisch gesehen sehr ähnliche Folgen, nämlich den Abbau dieser Normen, früher als Depravierung des Süchtigen beschrieben. Nahezu alle positiven Verstärker sind um den Erwerb und Konsum von Rauschgift zentriert; wer die dazu nötigen Fertigkeiten am besten beherrscht, wird am höchsten eingeschätzt. In der Resozialisierung, die sich an die Rehabilitation anschließt, muß nun der letzte Schritt zur Überwindung dieser Vergangenheit getan werden. Der Ex-Abhängige muß die Verhaltensweisen, die er im schützenden und bestätigenden Milieu der Therapiegruppe einübte, »draußen« erfolgreich beibehalten: volle Gemeinschaftsfähigkeit, ein stabiles Drogen-Vermeidungsverhalten und eine angemessene Frustrationstoleranz.

---

[*] Das Modell der Anonymen Alkoholiker ist auch bereits auf Fixer übertragen worden; den unreflektiert-verhaltenstherapeutischen Charakter dieser Gruppenarbeit kann man etwa aus Yablonski, L.: *The Tunnel Back: Synanon*. New York 1965, ablesen.

Dieser Übergang würde in dem skizzierten Ideal-Modell einer integrierten Verhaltenstherapie der Drogenabhängigkeit durch psychologische Berufsberatung, Unterstützung bei einer eventuell angezeigten Umschulung, Übergangshilfe etwa in Form einer Nachtklinik oder eines »beschützten Arbeitsplatzes« (vor allem als Landkommune) und die Betreuung durch einen Sozialarbeiter erleichtert.[*]

Suchttherapie in Institutionen

Was als Selbstsicherheitstraining im Rahmen einer lerntheoretisch begründeten Behandlung durchgeführt wird, schlägt eine Brücke zu praktisch allen Formen der Behandlung Drogenabhängiger in Institutionen. Es geht darum, das ausgeprägte Defizit an befriedigenden mitmenschlichen Beziehungen in irgendeiner Form zu beheben. Als von Natur aus soziales Wesen gewinnt der Mensch seine Selbstsicherheit aus seiner Fähigkeit, offen Wünsche in bezug auf andere Menschen zu äußern. Diese emotionale Offenheit wird im Selbstsicherheitstraining ebenso angestrebt, wie etwa in den *encounter*-Gruppen nach Carl Rogers, im Psychodrama nach Jacob Moreno, in der Gestalttherapie oder in der psychoanalytischen Gruppenpsychotherapie. Erfahrungsgemäß unterscheiden sich die praktischen Methoden in der Psychotherapie erheblich mehr, wenn sie von Anfängern angewendet werden. Länger tätige Therapeuten gleichen sich in der Art ihres Vorgehens einander mehr an, wie der Autor unter anderem in der Leitung einer Balint-Gruppe mit den Therapeuten einer Drogenklinik beobachten konnte.[**]

Die ausgeprägten Entwicklungsdefizite von Drogenabhängigen lassen sich in einer Faustregel zusammenfassen, die für praktische Zwecke gute Dienste leistet, obwohl sie naturgemäß im Einzelfall kritisch angewendet werden muß. Demnach muß vom gegenwärtigen Alter des Klienten die doppelte Zeit seiner Drogenabhängigkeit abgezogen werden, um seinen emotionalen Entwicklungsstand zu erfassen. Klient Karl

---

[*] Der Personalbedarf einer solchen Modellinstitution ist wegen der Gruppenarbeit nicht einmal übermäßig groß. Neben dem Pflegepersonal für die Behandlungsphase müßten für eine zehnköpfige Gruppe von Drogenabhängigen ein Psychiater, ein Psychologe und ein Sozialarbeiter genügen. Intelligente und stabile Ex-Abhängige sollten in möglichst großem Umfang als Ko-Therapeuten zugezogen werden; die Landkommunen würden sich unter der Leitung eines solchen Ko-Therapeuten selbst tragen.

[**] Unter Balint-Gruppe versteht man die von dem ungarischen Psychoanalytiker Michael Balint begründete Gruppenarbeit mit Angehörigen eines Helfer-Berufs über die Beziehungsprobleme in dieser Arbeit. Vergleiche auch W. Schmidbauer, Die hilflosen Helfer, Hamburg [5]1979.

etwa hat die ersten drei Lebensjahre in einem Heim verbracht. Dann kam er zu den Großeltern. Mit neun Jahren fing er an, Alkohol zu trinken; mit siebzehn begann er zu fixen. Heute ist er zweiundzwanzig, er hat insgesamt vier Jahre Gefängnisaufenthalt hinter sich, von denen er die ersten anderthalb Jahre voll durchgefixt hat. (Ein Hinweis auf die »therapeutischen« Qualitäten von Gefängnisaufenthalten.) Als emotionales Alter kann man nun schätzen: 22 weniger zweimal fünf, also zwölf Jahre. Dazu paßt etwa, daß Karl nach dem Beginn der Heroinsucht aufgehört hat, sexuelle Beziehungen aufzunehmen. Es wäre auch möglich, den Beginn des Alkoholmißbrauchs als Ausgangspunkt anzunehmen – das ergäbe ein emotionales Alter, das noch vor der Geburt liegt. Das zeigt auf der einen Seite die Grenzen von solchen Formeln, auf der anderen aber, wie schwer und früh die Entwicklungsausfälle häufig sind: Der spätere Fixer war oft genug ein unerwünschtes Kind.

Das Grundproblem der Behandlung solcher Menschen liegt darin, daß einerseits die Entwicklungsausfälle so schwer sind, daß eine lange Behandlung in einer therapeutischen Einrichtung unbedingt notwendig ist, weil eine ambulante Psychotherapie den Klienten vollständig überfordert – andrerseits aber eine derart langfristige Behandlung in einer Institution den Klienten durch eine Art therapeutischen Hospitalismus bedroht: Einrichtungen, welche Menschen über längere Zeit als etwa ein halbes Jahr »aufbewahren«, werden mehr und mehr nicht zu einer Brücke zurück in das Leben außerhalb der Kliniktür, sondern zu einer Insel, einem Asyl. Gefängnisse und Nervenheilanstalten legen dafür deutlich genug Beweise ab. Die psychiatrischen Krankenhäuser haben immer noch Mühe, sich von dem Bild der »Anstalt« des letzten Jahrhunderts zu entfernen, in dem die Parias der bürgerlichen Konkurrenzgesellschaft aufbewahrt wurden – Geisteskranke, Geistesschwache, Alkoholiker. Die modernen Psychopharmaka, welche die Symptome von Schizophrenien und Depressionen teilweise unterdrücken können, haben hier einen Wandel geschaffen. Doch ohne nachdrückliche Anstrengungen, die Nervenkranken auch sozial wieder einzugliedern, führt die Behandlung mit seelisch wirksamen Medikamenten allein dazu, daß eine »Drehtürpsychiatrie« entsteht. Unter der Entlastung vom Druck seines Alltags und der Gabe von Psychopharmaka erholt sich der Kranke in der Klinik. Doch kann er entlassen den Belastungen der gesellschaftlichen Wirklichkeit nicht lange standhalten und kehrt wieder zurück.

Beim Süchtigen ist es nicht viel anders. Die Rückfallquote der reinen »Entziehung«, verbunden mit der Behandlung durch Psychopharmaka, ist sehr hoch; sie liegt in der Regel über 90 Prozent. Es ist nicht möglich, einem Menschen seine Krücken wegzunehmen, ohne ihn frei gehen zu lehren. Auf die Sucht bezogen: Der Kranke muß lernen, seine Bedürfnisse nach Entspannung, Geborgenheit, Lust auf eine persönlich und sozial unschädliche Weise zu befriedigen. Das schließt ein, daß er lernt, seine mitmenschlichen Beziehungen befriedigender zu gestalten, und dazu ist in dem autoritären Klima einer herkömmlichen Nervenklinik ebensowenig Gelegenheit wie in einem Gefängnis.

Eine neue Welt

Das zentrale Problem der Behandlung Drogenabhängiger liegt darin, daß sie – im Gegensatz zu den »Neurotikern« oder den »Schizophrenen«, aber ähnlich wie die »Kriminellen«* – in einer Subkultur leben, in der Szene, die durch ihre eigenen Treffpunkte und Umgangsformen, eine besondere Musik, Kleidung und spezielle Werte gekennzeichnet ist. Die Behandlung muß nun nicht nur den Süchtigen aus dieser Szene herausholen, sondern auch eine Alternative bieten. Das ist um so schwieriger, je stärker der Betroffene bereits eingebettet war – je weniger Beziehungen und Interessen er außerhalb der Szene hat. Deshalb ist auch eine ambulante Behandlung nach dem Entzug nur dann möglich, wenn der Süchtige nicht in der Drogen-Subkultur lebt, wie es bei sonst angepaßten, opiatsüchtigen Ärzten oder Krankenschwestern der Fall ist. Die Einrichtungen für eine stationäre Behandlung müssen also einerseits eine Alternative zur Drogenszene herstellen, andrerseits aber die Rückkehr in die Gesellschaft vorbereiten, wenn die Abhängigkeit von der Droge nicht in eine Abhängigkeit von der therapeutischen Institution umgewandelt werden soll. Gerade in der von Selbsthilfegruppen vertretenen Suchtbehandlung der Anonymen Alkoholiker und der Synanon-Organisation (S. 554) wird verdeutlicht, daß die Behandlung der Drogenabhängigkeit vor der Aufgabe steht, buchstäblich neue Lebensformen zu schaffen. Die Anonymen Alkoholiker gehen davon aus, daß der Alkoholkranke nicht geheilt, sondern nur als »trockener Alkoholiker« in die Gesellschaft eingeordnet werden kann – mit ständigem Kontakt zu seiner Gruppe, und mit der ständigen Aufgabe, anderen Alkoholikern zu helfen. Synanon-Häuser unterscheiden sich von herkömmlichen Klini-

---

* Die Anführungszeichen sollen an dieser Stelle darauf hinweisen, daß die Etikettierung von Menschen in diesem Sinn zum guten Teil die Probleme herstellt, die sie zu erkennen vorgibt: Abstempelungen zu »Geisteskranken« oder »Verbrechern« wirken oft im Sinne einer Prophezeihung, die sich selbst erfüllt. Gefängnisse sind, so gesehen, die Hochschulen der Kriminellen, Nervenkrankenhäuser die Produktionsstätten für Geisteskranke.

ken dadurch, daß die Behandlung durch Laien durchgeführt wird und die Einordnung in einen funktionierenden Betrieb angestrebt wird: Die Therapie strebt danach, eine Gegen-Szene in den Wohn- und Lebensgemeinschaften von Synanon zu schaffen, die der frühere Süchtige, wenn er will, zeitlebens nicht mehr verlassen muß, in der er arbeiten und leben kann.

Die auf die Behandlung Süchtiger spezialisierten, aber von Psychotherapeuten geleiteten Kliniken arbeiten anders. Sie versuchen, einerseits die Drogenszene auszublenden, andrerseits eine seelische Nachentwicklung einzuleiten, welche die Süchtigen befähigt, ohne Drogen in der offenen Gesellschaft zu leben. Diese Auffassung von Therapie ist weniger radikal als die der als Lebensgemeinschaften aufgebauten Selbsthilfeorganisationen; sie setzt daher auch keine so feste Motivation der Süchtigen voraus. Es ist sogar möglich, einen ursprünglich nur durch gerichtliche Auflagen (d. h. durch die Angst vor dem Knast) in die Therapie gebrachten Fixer im Lauf der Behandlung dazu zu bringen, sein bisheriges Leben kritisch zu sehen und eine individuelle, nicht durch die Gruppenmeinung geprägte Lebensform zu finden. Andrerseits wird es dann sehr schwierig, die Übergangsphase günstig zu gestalten, wenn der frühere Süchtige die psychotherapeutische Institution verläßt und wieder selbständig wohnen und arbeiten soll. Dieser Übergang sollte durch allmählich zurückgenommene Hilfestellung erleichtert werden, z. B. durch die Aufnahme in eine offene, aber noch therapeutisch geleitete Wohngemeinschaft, so daß der Klient schrittweise mit den Anforderungen seiner Selbständigkeit konfrontiert wird und bei Krisen mit Hilfe rechnen kann.

Homo Consumens
Alle hier beschriebenen Methoden in der Therapie von Süchtigen beruhen auf einer Prämisse, die leider viel öfter nicht erfüllt als erfüllt ist: dem Therapiewunsch und der Bereitschaft, aktiv an der eigenen Gesundung mitzuarbeiten. Nur rund zehn Prozent aller Drogenabhängigen sind behandlungswillig; die Bedeutung einer umfassenden Prophylaxe kann deshalb kaum hoch genug eingeschätzt werden. Diese Prophylaxe ist weit mehr als die Anti-Drogen-Erziehung, von der wir schon sprachen, oder gar ein Unterricht im weisen Gebrauch legaler Suchtmittel wie Alkohol, Tranquilizer oder Zigaretten. Sie enthält die Forderung nach einer Sanierung der »Innenweltverschmutzung« in den Industriegesellschaften selbst. Diese umfaßt neben einer psychohygienisch orientierten Kindererziehung (um sowohl jenem Urmißtrauen als auch jenen Depressionen und Ängsten vorzubeugen, die im späteren Leben dem Drogen-

konsum den Weg bahnen; Schmidbauer 1972) vor allem auch eine Abkehr von Ideologie und Praxis der Konsumgesellschaft*, die der ruinösen Selbstbehandlung mit Rauschgiften den Weg bahnt. Die Konsumideologien finden ihren deutlichsten, aber gewiß nicht ihren einzigen Ausdruck in der Reklame (Schmidbauer 1972 b, S. 77 ff.) und in den von Reklame kaum unterscheidbaren Sensationsstories und »Lebenshilfen« der Werbeträger. Sie verheißen Glück, Zufriedenheit und Gesundheit, sie versprechen Jugend und Liebe käuflich zu machen, speisen den Käufer dann aber mit einem Konsumgut ab, das oft gerade zerstört, was die Reklame verspricht. Auf diese Weise wird wirkliche Befriedigung unerreichbar. Eigenleistung, Entwicklung der persönlichen Kreativität, produktive Arbeit, Verzicht, von Tauschinteressen unbelasteter zwischenmenschlicher Kontakt – sie alle werden durch das Trommelfeuer der Konsumideologien als unbedeutend und nichtig hingestellt. Alles, was nicht käuflich ist, verliert an Aufmerksamkeitswert.

In dieser bis heute dem Konsumenten – dem *Homo consumens*, der heute zunehmend den Homo sapiens ersetzt – weitgehend unbewußten Ideologie der Konsumgesellschaft liegt auch eine sehr wesentliche Teilursache der Drogenabhängigkeit. Von den mächtigen Organisationen der Mafia und anderen Gruppen des organisierten Verbrechens wie von Großkonzernen manipuliert und versorgt zugleich, ist der Drogenabhängige gewissermaßen der Extremfall des Homo consumens. Wie diesem das erlaubte Konsumgut, so ist ihm die verbotene Rauschdroge ein noch stärkeres käufliches Mittel, passiv eine innere Leere, aufzufüllen, neurotische Selbstzweifel zu stillen, in der Selbst-Manipulation Probleme und Konflikte scheinbar zu bewältigen, die nur durch Eigenleistung, persönliche Mühe, und vor allem durch Verzicht – den Konsumverzicht wie den Verzicht auf Illusionen und infantile Sehnsüchte, in dem Freud das Kernproblem des Neurotikers erkannt hat** – tatsächlich gelöst werden können.

Das Gesundheitsbewußtsein des selbständigen und kritischen Menschen, der ohne wirkliche Notwendigkeit keine Pille schluckt, keinen psychotropen Stoff zu sich nimmt – sei es unreflektiert oder weil er die biologische Vollkommenheit einer in vielen Millionen Jahren entstande-

---

* Sehr viel ausführlicher sind die Zusammenhänge zwischen Konsum-Ideologien und Drogenkonsum untersucht in Schmidbauer, W.: *Homo consumens.* Stuttgart 1972.
** »Der Neurotiker wendet sich von der Realität ab, weil er sie ganz oder Teile von ihr unerträglich findet.« Aufgabe der Psychoanalyse ist es in diesem Fall, die Verdrängung unerwünschter bzw. unerträglicher Bestandteile der Realität durch den realistischen, bewußt vollzogenen Verzicht zu ersetzen.

nen Struktur, wie es das menschliche Gehirn ist, erkennt und respektiert – wird immer mehr durch ein Konsumbewußtsein ersetzt, in dem nicht nur Kopfschmerzen und Schnupfen, sondern auch Ängste, Depressionen, Langeweile und Weltschmerz schier reflektorisch durch legale und illegale chemische Mittel abgetrieben werden. Die jugendlichen Drogenabhängigen, die glauben, durch ihren Rauschgiftkonsum gegen das Establishment der Konsumgesellschaft zu protestieren, sind einer Illusion zum Opfer gefallen. Tatsächlich spiegeln sie die Ideologien eben dieser Konsumgesellschaft nur allzu getreu wider. Sie haben nur das Konsumgut gewechselt.

Andererseits könnte der Homo consumens gerade im Scheitern des Drogenabhängigen, in seiner ungeheuren Bedürftigkeit nach Therapie in jeder Form, wie in einem vergrößernden Spiegel sein eigenes Bild sehen – und zugleich seine eigene Zukunft. Denn die Tage der Konsumgesellschaft sind nach fundierten Computer-Prognosen bereits gezählt (Meadow 1972, Forrester 1972). W. S.

Literatur:
Adler, A., *Menschenkenntnis*, Leipzig 1927
Alvarez, A., *Der grausame Gott – eine Studie über den Selbstmord*, Frankfurt a. M. 1980
Amitai, M., Dickhaut, H. H., und P. Hasenknopf, »Behandlung des Entzug-Syndroms bei Fixern mittels Apomorphin«, in: Scheidt, J. vom, *Die Behandlung Drogenabhängiger*, München 1974
Ammon, G., *Gruppendynamik der Aggression*, Berlin 1970
Aronson, E., und J. M. Carlsmith, »The Effect of Severity of Threat on the Devaluation of Forbidden Behavior«, in: *Journal of Abnormal and Social Psychology* 66, 1963, S. 584
Bachmann, C. H. (Hrsg.), *Psychoanalyse und Verhaltenstherapie*, Frankfurt 1972
Bandura, A., *Principles of Behavior Modification*, New York 1969
Berman, L. E. A., »Die Rolle von Amphetamin in einem Fall von Hysterie«, in: Scheidt, J. vom 1974 (s. unten)
Berne, E., *Was sagen Sie, nachdem Sie ›Guten Tag‹ gesagt haben?*, München 1975
Biermann, G. (Hrsg.), *Handbuch der Kinderpsychotherapie*, München 1969
Binder, S., »Menschenwürdige Versorgung Suchtkranker mit therapieresistenten Endzuständen«, in: Keup, W. (Hrsg.), *Folgen der Sucht*, Stuttgart 1980, S. 127-135
Biniek, E., »Zur dynamischen Struktur von Drogenabhängigengruppen und ihre Bedeutung für die Therapie«, Antrittsvorlesung, Tübingen 10. 2. 1976, in: *Suchtgefahren* 22, 1976, S. 141-148
Blöschl, L., *Grundlagen und Methoden der Verhaltenstherapie*, Bern 1969
Blum, R., *Horatio Alger's Children*, (o.O.) 1972
Bock, T. (Hrsg.), *Medizin und Sozialarbeit*, Freiburg 1979
Bron, B., »Ambulante Behandlung und Notfalltherapie bei jugendlichen Drogenabhängigen«, in: *Medizinische Welt* 31, 1980, S. 678-683
Buchinger, O., *Das Heilfasten*, Stuttgart, 18, 1979
Cahoon, D. D., und C. C. Crosby, »A Learning Approach to Chronic Drug Use: Sources of Reinforcement«, in: *Behavior Therapy* 3, 1972, S. 64-71
Canitz, H.-L., *Droge und Sexualität – eine Fallstudie*, München 1973
Casriel, D. H., »Gemeinschaften von Drogenabhängigen«, in: Heigl-Evers (s. unten)

Chamisso, A. von, *Peter Schlemihls wundersame Geschichte* (1814), Neudruck Stuttgart 1980

Clarmann, M. von (zit. n. *Selecta* Nr. 22, 2. Juni 1980; »Drogenprobleme in der Praxis«, S. 2292)

Cohen, J., *Secondary Motivation: I. Personal Motives*, Chicago 1970 (Eyewitness Series in Psychology)

Cohn, R. C., *Von der Psychoanalyse zur Themenzentrierten Interaktion*, Stuttgart 1975

Dies., »Themenzentrierte Interaktion«, in: Heigl-Evers (s. unten)

Craig, W., »Appetites and Aversions as Constituents of Instincts«, in: *Biological Bulletin* 34, 1918

Crowley, Th. J., »The Reinforcers for Drug Abuse: Why People take Drugs«, in: *Comprehensive Psychiatry* 13, 1972, S. 51-61

Deneau, G., et al., »Self-Administration of Psychoactive Substances by the Monkey«, in: *Psychopharmacologica* 16, 1969, S. 30 ff.

Dinges, N. G., und R. G. Weigel, *The Marathon Group: A Preview of Practice and Research*, Beverley Hills 1971

Dittrich, J., Gnerlich, F., Hünnekens, H., Rometsch, W., und B. Thomas, »Erfolg und Mißerfolg bei der stationären Behandlung von Drogenabhängigen«, in: *Suchtgefahren*, 1976 Heft 4, S. 121-140

Dogs, W. (zit. n. *Psychologie heute*, Juli 1977: »Magazin«)

Dole, V. P., et al., »Methadone Treatment of Randomly Selected Criminal Addicts«, in: *New England Journal of Medicine* 280, 1969, S. 1372 ff.

Dupont, R. (zit. n. *Südd. Zeitung* vom 18. 3. 1976)

English, F., *Transaktionale Analyse und Skriptanalyse*, Hamburg 1976

Erdmann, Z.-M., *Psychodrama*, Düsseldorf 1975

Erikson, E. H., *Kindheit und Gesellschaft*, Stuttgart 1965

Eyrich, H. (Interview mit dem baden-württembergischen Justizminister Eyrich in: *Der Spiegel* Nr. 22, 1980, S. 50-64: »Wir müssen jeden Strohhalm ergreifen«)

Eysenck, H. J., und S. Rachman, *Neurosen – Ursachen und Heilmethoden*, Berlin 1970

F., Christiane, *Wir Kinder vom Bahnhof Zoo*, Hamburg 1978

Fischer, C., und Th. Roberts, *Süchtig – die gefährlich Illusion*, München 1980

Forrester, J. W., *Der teuflische Regelkreis*, Stuttgart 1972

Friedrich, V., Hahn, A., und Rolf Rosenbrock, *Neunmal teurer als Gold – die Arzneimittelversorgung in der Bundesrepublik*, Reinbek 1977

Görres, A., in: Bachmann, C. H. (Hrsg.), *Psychoanalyse und Verhaltenstherapie*, Frankfurt a. M. 1972

Grof, St., *Topographie des Unbewußten*, Stuttgart 1978

Haas, E., *Selbstheilung durch Drogen – zur Psychoanalyse der Drogenabhängigkeit von Jugendlichen*, Frankfurt a. M. 1974

Häfner, H. (zit. n. *Der Spiegel* Nr. 27, 1980: »Gastarbeiter seelisch stabil«)

Hammond, P. G., Vortrag, gehalten anläßlich des internationalen Kongresses *Man and His Mind Changers*, Amsterdam 1972

Heckmann, W. (Hrsg.), *Vielleicht kommt es auf uns selber an?*, Frankfurt a. M. 1980

Heigl-Evers, A. (Hrsg.), *Lewin und die Folgen, Kindlers Psychologie des 20. Jahrhunderts* Bd. VIII, Zürich 1979

Heinrich, K. (zit. n. *Praxis-Kurier* Nr. 40, 1970: »Die Psychiater verlassen ihr Ghetto«)

Heuer, R., u.a., *Helft euch selbst! Der Release Report gegen die Sucht*, Hamburg 1971

Hilgard, E. R., und G. H. Bower, *Theorien des Lernens*, Stuttgart 1971

Hippius, H. (Diskussionsbemerkung während des Symposiums *Rauschmittel und Süchigkeit*, Rüschlikon/Zürich, 15. und 16. 1. 1970)

Ders., »Zur Situation der Behandlung von Drogenabhängigen«, in: *Krieg dem Rauschgift*, Wiesbaden August 1980, S. 16-20

Hoch, P. H., und J. Zubin (Hrsg.), *Problems of Addiction and Habituation*, New York 1958

Hofmann, Th., *Jugend im Gefängnis*, München 1967

Jackson, E., *Progressive Relaxation*, Chicago 1938
Jacobi, J., *Der Weg zur Individuation*, Olten 1971
Jacobsen, E., *Depression*, Frankfurt a. M. 1977
Dies., *Das Selbst und die Welt der Objekte*, Frankfurt a. M. 1973
Jung, C. G., *Die Beziehungen der Psychotherapie zur Seelsorge*, Zürich 1932
Ders., *Bewußtes und Unbewußtes*, Frankfurt a. M. 1957
Ders., *Welt der Psyche*, München 1965
Just, R., »Ich habe zwei Jahre Heroin gedrückt, und jetzt ist Schluß«, in: *Zeit-Magazin* vom 28. 3. 1978
Kernberg, O. F., *Borderline-Störungen und pathologischer Narzißmus*, Frankfurt a. M. 1978
Kielholz, P., Hauser, O., Ladewig, D., Balmer, R., Hobi, V., und M. Weismann, »Therapie, Katamnese und Prognose der Drogenabhängigkeit«, in: *Deutsche Medizinische Wochenschrift* 101, 1976. S. 521-526
Kindermann, W., »Behandlung Drogenabhängiger im Justizvollzug«, in: *Monatsschrift für Kriminologie und Strafrechtsreform* 62, 1979, S. 218-227
Kleiner, D., »Therapie gestern und heute – Erfahrungen für die Zukunft«, in: *Soziale Arbeit* 28, Heft 9, Sep. 1979
Knuettler, H. J. (zit. n. *Südd. Zeitung* vom 3. 10. 1980: »10000 Berliner Schüler nehmen Drogen«)
Köhler, W., *Intelligenzprüfungen an Menschenaffen*, Berlin 1924
Kohut, H., *Narzißmus*, Frankfurt a. M. 1973
Ders., *Die Heilung des Selbst*, Frankfurt a. M. 1978
Krieger, F., »Meine Erfahrungen mit Drogenabhängigen«, in: *Bewährungshilfe* 26, Nr. 4, 1979
Kürtz, Chr. D. (zit. n. Hippius 1980, s. oben)
Ladewig, D., Bucher, W., und Chr. Glauser, »Gruppentherapie bei Suchtkranken«, in: Heigl-Evers (s. oben)
Lago, F. (Ex-Süchtiger in Synanon, zit. n. Yablonsky, s. unten, S. 197)
Lasch, Chr., *Das Zeitalter des Narzißmus*, München 1980
Lea, K., »Über Tun und Lassen«, in: Scheidt, J. vom 1974 (s. unten)
Lennard, H. L., Epstein, L. J., und M. S. Rosenthal, »Die Methadon-Illusion«, in: Scheidt, J. vom (Hrsg.), *Die Behandlung Drogenabhängiger*, München 1974
Lenz, R., und R. Kranich (in: Heuer, s. oben)
Lesser, E., »Behavior Therapy with a Narcotics User: A Case Report«, in: *Behavior Research and Therapy* 5, 1967, S. 251
Lewin, L., *Banisteria caapi – ein neues Rauschgift und Heilmittel*, Berlin 1929
Liberman, R., »Aversive Conditioning of Drug Addicts: A Pilot Study«, in: *Behavior Research and Therapy* 5, 1967, S. 253 ff.
Limentani, A., »Drogenabhängigkeit – ein klinischer Bericht«, in: Scheidt. J. vom 1972 (s. unten)
London, P., *Behavior Control*, New York 1970
Lorenz, K., *Über tierisches und menschliches Verhalten. Gesammelte Abhandlungen I und II*, München 1965
Lovibond, S. H., »Intermittent Reinforcement in Behavior Therapy«, in: *Behavior Research and Therapy* 1, 1963, S. 127-132
Lowen, A., *Depression*, München 1978
Ders., *Bio-Energetik*, Reinbek 1979
Ders., *Der Verrat am Körper*, Bern und München 1980
Lürßen, E., »Das Suchtproblem in neuerer psychoanalytischer Sicht«, in: Eicke, D. (Hrsg.), *Freud und die Folgen*, Teil 1, *Kindlers Psychologie des 20. Jahrhunderts* Bd. II, Zürich 1974
Lützner, H., *Wie neugeboren durch Fasten*, München 1976
Manhart, R. M., »Sucht, eine Krankheit mit suizidaler Potenz«, in: *Selecta* Nr. 21, 1980, S. 2190-2201

Masserman, J. H., *Behavior and Neuroses*, Chicago 1943
Meadows, D. L., *Die Grenzen des Wachstums*, Stuttgart 1972
»Methadone Maintenance Evaluation Committee: Progress Report«, in: *Journal of the American Medical Association* 206, 1968, S. 2712
Miller, A., *Das Drama des begabten Kindes und die Suche nach dem wahren Selbst*, Frankfurt a. M. 1979
Möller, M. L., *Selbsthilfegruppen*, Reinbek 1978
Müller-Jentsch, E., »Rauschgift-Beratung funktioniert schlecht«, in: *Südd. Zeitung* vom 23. 7. 1980
Nöhring, K.-U., »Selbstmordversuche bei Kindern und Jugendlichen«, Vortrag und unveröffentlichtes Manuskript, Hamburg, Juni 1980
Peele, St. (zit. n. *Der Spiegel* Nr. 49, 1979, S. 256-260: »Lebenslange Aufgabe für den Süchtigen«)
Perls, F. S., Hefferline, R. F., und P. Goodman, *Gestalttherapie*, Bd. I: *Lebensfreude und Persönlichkeitsentfaltung* (1951), dt. Stuttgart 1979
Ders., *Gestalttherapie*, Bd. II: *Wiederbelebung des Selbst* (1951), dt. Stuttgart 1979
Peters, A., »Selbsthilfegruppen Drogenabhängiger – das Ende eines Selbstheilungsversuches? (Sonderdruck ohne nähere Quellenangabe, ca. 1977)
Polster, E. und M., *Gestalttherapie*, München 1975
Rachman, S., und J. Teasdale, *Aversion Therapy and Behavior Disorders*, London 1969
Raymond, M. J., »The Treatment of Addiction by Aversion Conditioning with Apomorphine«, in: *Behavior Research and Therapy* 1, 1963, S. 127-132
Release-Report (s. Heuer, s. oben)
Rohracher, H., *Einführung in die Psychologie*, Wien 1971
Ropp, R. de, *Bewußtsein und Rausch*, München 1964
Rosenfeld, H. A., »Über Rauschgiftsucht«, in: Ders., *Zur Psychoanalyse psychotischer Zustände*, Frankfurt a. M. 1979
Rudnitzki, G., »Gruppenmethoden der Rehabilitation«, in: Heigl-Evers (s. oben)
Salm, H., *Therapeutische Ansätze bei Jugendlichen, ihre Grenzen und Möglichkeiten – aus der Sicht einer Drogenberatungsstelle*, Privatdruck Heidelberg 1975
Salter, A., *Conditioned Reflex Therapy*, New York 1949
Sartorius, N. (zit. n. *Selecta* Nr. 19, Mai 1977: »Neurotische Spannungen gelöst«, S. 1858)
Satyananda, Swami (d. i. J. E. Elten), *Ganz entspannt im Hier und Jetzt – Tagebuch über mein Leben mit Bhagwan in Poona*, Reinbek 1979
Scheidt, J. vom (Hrsg.), *Drogenabhängigkeit*, München 1972
Ders., (Hrsg.), *Die Behandlung Drogenabhängiger*, München 1974
Ders., *Yoga für Europäer*, München 1976 a
Ders., *Der falsche Weg zum Selbst*, München 1976 b
Ders., *Singles – Alleinsein als Chance des Lebens*, München 1979
Schmidbauer, W., *Psychotherapie – ihr Weg von der Magie zur Wissenschaft*, München 1971 a
Ders., *Seele als Patient*, München 1971 b
Ders., *Erziehung ohne Angst*, München 1972 a
Ders., *Homo consumens*, Stuttgart 1972 b
Ders., *Jäger und Sammler*, Planegg b. München 1972 c
Ders., *Sensitivitätstraining*, München 1973
Ders., *Selbsterfahrung in der Gruppe*, München 1977
Ders., *Die hilflosen Helfer*, Hamburg 1979
Schultz, J. H., *Das autogene Training*, Stuttgart 1966
Schultz-Hencke, H., *Der gehemmte Mensch*, Stuttgart 1964
Schuster, R. C., und T. Thompson, »Self-Administration of and Behavioral Dependence on Drugs«, in: *Annual Revue of Pharmacology* 9, 1969, S. 483 ff.
Schut, J., Vortrag gehalten anläßlich des internationalen Kongresses *Man and His Mind Changers*, Amsterdam 1972
Schutz, W., *Freude*, Reinbek 1971

Shepherd, M., und M. Lee, *Marathon 16*, München 1972
Simons, G. F., *Keeping your Personal Journal*, New York 1978
Skarabis, H., und B.-M. Becker (zit. n. *Der Spiegel* Nr. 24, 1980: »Die erste Spritze in der großen Pause«, S. 57)
Smith, D. E., »The Characteristics of Dependence in High-dose Methamphetamine Abuse«, in: *International Journal of Addictions* 4, 1969, S. 453 ff.
Sollmann, U., *Therapie mit Drogenabhängigen*, Gießen 1974
Solomon, D., *The Marihuana Papers*, Indianapolis 1966, S. 242
Stille, W., u. a., »Hippie-Hepatitis«, in: *Medizinische Klinik* 65, 1970, S. 993-995
Stössel, J., *Psychopharmaka – die verordnete Anpassung*, München 1973
Thamm, B. G., »Psychosoziale Beratung für Drogenmißbraucher«, in: *Informationsdienst der »Deutschen Gesellschaft gegen die Suchtgefahren«* 32, 1979, Nr. 3/4
Thompson, I. G., und N. H. Rathod, »Aversion Therapy of Heroin Dependence«, in: *Lancet* 2, 1968, S. 382 ff.
Tinbergen, N., *The Study of Instincts*, Oxford 1952
Tochtermann, E., »Entziehungskur mit ungeeigneten Mitteln«, in: *Südd. Zeitung* vom 27. 9. 1979
Ders., »Für Behandlung Süchtiger nicht geeignet«, in: *Südd. Zeitung* vom 21. 11. 1979
Uchtenhagen, A., *Prognose und Verlauf der Toxikomanie*, ungedrucktes Manuskript, Zürich 1974
Vogt, W., *Erinnern und Vergessen*, Zürich/Köln 1980
Waldmann, H., *Erfahrungen aus einer großstädtischen Drogenklinik*, unveröffentl. Manuskript, München 1979
Ders., »Die Zusammenarbeit des Psychiaters mit dem Sozialarbeiter in der stationären Therapie Suchtkranker«, in: Bock, T. (Hrsg.), *Medizin und Sozialarbeit*, Freiburg 1979
Waldmann, H., und W. Zander, *Zur Therapie der Drogenabhängigkeit*, Göttingen 1975
Wayne, E. (Hrsg.), *The Rehabilitation of Drug Addicts*, London 1968
Wertheimer, M., *Eine kurze Geschichte der Psychologie*, München 1971
Wikler, A., »Some Implications of Conditioning Theory for Problems of Drug Abuse«, in: *Behavioral Science* 16, 1971, S. 92–97
Wöbcke, M., *Rauschmittelmißbrauch – Prävention und Therapie*, München 1977
Wolpe, J., *Psychotherapy by Reciprocal Inhibition*, Stanford 1958
Ders., »Conditioned Inhibition in Drug Addiction«, in: *Behavioral Research and Therapy* 2, 1965, S. 285 f.
Yablonsky, L., *The Tunnel Back: Synanon*, New York 1965, dt. Stuttgart 1975
Ziegler, M. (zit. n. *Südd. Zeitung* vom 23. 9. 1980: »Mutmaßungen über ein Massenphänomen«)

IV: Medizin (Physiologie) und Psychopharmakologie

Die Psychopharmakologie sucht eine Antwort auf die Frage, warum bestimmte chemische Stoffe psychische Vorgänge so eingreifend verändern können. Eine Flasche Wein, eine Tablette Benzedrin, Bruchteile eines tausendstel Gramms Lysergsäure-Diäthylamid (LSD) genügen, um Erleben und Verhalten eines Menschen radikal zu verändern. Die Natur geht, so scheint es uns, über eine zentrale Eigenschaft unserer Vorstellungen von uns selbst und unserer Umwelt gleichgültig hinweg. Sie kümmert sich nicht darum, daß wir seelische Vorgänge als etwas ›ganz anderes‹ erleben als materielle Gegenstände.

Dieser Gegensatz zwischen Geist und Materie, den René Descartes zuerst formulierte, als er ein denkendes und ein räumliches Prinzip einander gegenüberstellte *(res cogitans – res extensa)*, hat schon viel früher das Denken der Menschen bewegt. Eine mythische Lösung drückt etwa das Bild des Gottes Dionysos aus. Wir können sicher sein, daß die alten Griechen ebensogut wie die modernen Zecher wußten, daß Wein aus dem gepreßten Saft von Trauben entsteht und eine – je nach Sorte – verschieden gefärbte und unterschiedlich schmeckende Flüssigkeit ist. Doch durch das Zusammentreffen dieser Flüssigkeit mit der menschlichen Psyche entstand ein Gott – eben jener Dionysos oder Bacchus, dessen mythischer Charakter psychopharmakologische Effekte des Weins genau widerspiegelt: Heiterkeit, blinde Raserei und völlige Erschöpfung.

Man weiß, daß LSD lediglich ein Derivat der Lysergsäure ist, die man aus dem Mutterkorn – einem Pilz, der Getreide befällt – gewinnen kann. Und doch hat das Zusammentreffen dieser Chemikalien mit dem menschlichen Gehirn eine lange Reihe sozialer Kettenreaktionen ausgelöst, in denen man mit einigem guten Willen so etwas wie eine Wiedergeburt dionysischer Mysterienkulte sehen kann (→ RA I, → Dritter Teil, »Halluzinogene in Eleusis?«).

Es gibt eine ganze Reihe von spekulativen Lösungen des ›Leib-Seele-Problems‹, die alle entweder auf die Theorie einer Wechselwirkung oder eines Parallelismus hinauslaufen. Gelegentlich wird auch versucht, den in unserem Erleben so deutlichen Unterschied zwischen seelischen und körperlichen Vorgängen als ›Scheinproblem‹ hinwegzudiskutieren. Die naive Auffassung der Materialisten des 19. Jahrhunderts, die etwa sagten, das Gehirn sondere Gedanken ab wie die Leber Galle, wird heute niemand mehr akzeptieren. Festzuhalten ist, daß körperliche – biochemische und bioelektrische – Veränderungen in den Nervenzellen unseres Gehirns unser Erleben beeinflussen. Auf welchem Weg das geschieht, ist noch völlig unerforscht. Selbst die körperlichen Vorgänge in den Nervenzellen sind in ihrer Feinstruktur noch weitgehend dunkel. Es ist gut möglich, daß die methodischen Ansätze der jungen Wissenschaft ›Neuropsychopharmakologie‹ hier immer ungenügend bleiben werden. Aber man sollte aufhören, so zu tun, als wüßte man das schon heute.

1. Pharmakologische Grundbegriffe

In der Pharmakologie darf man, wie in anderen Disziplinen auch, ein grobes (›molares‹) von einem feinen (›molekularen‹) methodischen Vorgehen unterscheiden. Das grobe Vorgehen besteht darin, daß man einem Kranken ein bestimmtes Mittel gibt und feststellt, was dieses Mittel ausrichtet. Um die Wirkung besser messen zu können, wird man eine Gruppe behandelter Kranker mit einer nichtbehandelten Kontrollgruppe vergleichen. Der ›molare‹ Tierversuch ist ähnlich: Eine Substanz, die möglicherweise den Schlaf fördert, wird einer Reihe von Tieren in ansteigender Dosis gegeben; die Verhaltensänderungen der Tiere werden notiert. Wenn man die Resultate graphisch aufzeichnet, erhält man ein erstes ›Kürzel‹ der Pharmakologie: Die Dosis-Wirkungs-Kurve (auch Konzentrations-Wirkungs-Kurve). Dabei werden auf der Abszisse, der Waagrechten, die Reaktionen in Prozent des maximalen Erfolgs (Tiefschlaf) eingetragen, auf der Ordinate die benötigten Mengen der geprüften Substanz.

Eine Abwandlung der Dosis-Wirkungs-Kurve ist die Dosis-Letalitäts-Kurve. Sie veranschaulicht, was der alte Satz des Paracelsus ausdrückt: »Kein Ding ist ohne Gift; die Dosis macht's, ob es ein Gift ist oder nicht.« Ein wichtiger Punkt auf den Dosis-Letalitäts-Kurven ist die sogenannte LD_{50} (Dosis letalis 50%), unter der man die Gabe versteht, bei der jedes zweite der Versuchstiere (50%) stirbt.

a) Therapeutische Breite

Sieht man sich die Dosis-Wirkungs-Kurve und die LD_{50} zusammen an, dann kann man einen weiteren, für die Betrachtung aller aktiven Stoffe sehr wichtigen Begriff bestimmen: die ›therapeutische Breite‹, das ist der Sicherheitsabstand, welcher den erwünschten Effekt vom unerwünschten, im Extremfall tödlichen Effekt trennt. Die therapeutische Breite kann man als Quotienten aus LD_{50} und ED_{50} (der Einzeldosis, die bei 50% der Fälle den maximalen erwünschten Effekt erbringt) berechnen. Allerdings gilt das nur dann, wenn die beiden Kurven annähernd gleich steil verlaufen. Man bemißt die Breite der Wirkung eines Psycho-Pharmakons (zu denen man ja alle Rauschdrogen rechnen muß) in der Regel als den Abstand zwischen optimalem Effekt und ernstlichen Vergiftungserscheinungen, da die LD_{50} immer nur an Tieren ermittelt wird.

b) Wirkungsmechanismus

Man darf sich nicht damit begnügen, daß eine Substanz wirkt – wie es in jenem Gemeinplatz in Molières »Eingebildetem Kranken« heißt: »Opium läßt schlafen, weil in ihm die Schlafkraft ist« –, sondern man muß auch fragen, warum bestimmte Stoffe solche Effekte haben. Hier reicht die Psychopharmakologie weit in die Biochemie hinein. Sie ist auf deren Methoden angewiesen und bedient sich ihrer mit zunehmendem Erfolg. Dadurch ist eine ganz neue Wissenschaft entstanden, die Lehre von der ›Bewegung‹ der Arzneistoffe beziehungsweise der Psycho-Drogen im Organismus (Pharmakokinetik). Wir können hier nur einige ihrer Grundbegriffe skizzieren.

Resorption

Es gibt eine ganze Reihe von Wegen, auf denen Substanzen dem Körper zugeführt werden können. Der älteste ist zweifellos der orale, den die Droge mit der gewöhnlichen Speise teilt. →Alkohol und →LSD, →Meskalin und Rohopium (→Opiate), Haschisch oder →Cannabis-Tinktur, →Kawa-Kawa und die halluzinogenen Pilze Mexikos werden gegessen oder getrunken.

Da sämtliche Stoffe ihre psychoaktiven Wirkungen nur entfalten können, wenn sie über Magen oder Darm in die Blutbahn gelangen, dauert die orale Resorption verhältnismäßig lang. Darüber hinaus gehen vielfach größere oder kleinere Mengen verloren, entweder weil sie durch die Magensekrete (vor allem durch die Salzsäure) verändert oder weil sie mit dem Kot ausgeschieden werden. Von Morphin (→Opiate) etwa, das – injiziert – sofort wirkt, werden nach oraler Gabe geringere Mengen resorbiert, wobei der Effekt erst nach 30 bis 60 Minuten eintritt. CZ-74, eine LSD-Lösung (die J. v. Sch. 1965 bei einem therapeutischen Experiment gespritzt bekam) wirkte bereits nach wenigen Minuten, während die handelsüblichen, über den Mund zugeführten LSD-Tabletten von Sandoz erst nach 30 bis 40 Minuten spürbar waren.

Die Injektionsspritze ist erst im 19. Jahrhundert entwickelt worden. Doch schon vorher gab es eine Reihe von Methoden, bestimmte Drogen anders als auf oralem Weg zu nehmen. Von diesen ist wohl die Einreibung die älteste. Sie machte es meist notwendig, die betreffenden Mittel mit Fett – also als Salbe – zuzubereiten. Auf die Haut aufgetragen und womöglich noch fest eingerieben, wurden die Moleküle des Wirkstoffs durch die Hautgefäße aufgenommen. Vor allem bei stark giftigen Stoffen mit geringer ›therapeutischer Breite‹ kann die Zubereitung der Salbe vor unerwünschten Vergiftungen schützen. Das mag ein Motiv dafür gewesen sein, daß sich die Hexen des Mittelalters → Nachtschatten-Drogen in Form der sogenannten → Hexensalben zuführten.

Noch besser steuern läßt sich die Resorption gasförmiger Stoffe, die eingeatmet werden. Lange Zeit hat man im Orient die → Cannabis-Droge Haschisch gegessen. Auch → Opium wurde oral genommen. Erst als sich das Tabakrauchen international durchsetzte, wurde die Resorption durch die (sehr reich durchbluteten) Lungenbläschen systematisch verwendet. Sie gestattet dem Raucher, bei Eintritt der gewünschten Wirkungen, sofort aufzuhören, stellt also einen wirksamen Schutz vor Überdosierung dar. Schließlich werden Rauschdrogen noch geschnupft (→ Kokain) und gekaut (Coca-Blätter). Man kann diese Formen der Resorption zwischen die Inhalation und das Einreiben in die Körperhaut stellen. In beiden Fällen werden die Drogen in engen Kontakt mit der reich durchbluteten und besonders resorptionsfreudigen Schleimhaut der Nasen- beziehungsweise Mundhöhle gebracht.

Medizinisch gesehen, hat jede Methode, Fremdstoffe dem Körper zuzuführen, ihre Vor- und Nachteile. Der orale Weg ist einfach, doch ist die Resorption nicht immer sicher (sie kann durch gleichzeitig gegessene Speisen verändert und verlangsamt werden). Eine Einreibung wird nur bei Stoffen Erfolg haben, welche die Haut und das darunterliegende Fettgewebe leicht passieren. Die Inhalation läßt sich gut steuern, kann aber das empfindliche Gewebe reizen und schädigen, welches die Bronchien und Lungenbläschen auskleidet. Schnupfen kann die Nasenschleimhaut irritieren; bekannt ist das hartnäckige Nasenbluten der Kokainisten und die durch dauernde Vergiftung vielfach durchlöcherte Nasenscheidewand. Kauen schädigt möglicherweise Mundschleimhaut und Zähne.

Injektionen sind ein recht sicherer Weg, solange man sie mit sorgfältig sterilisierten Nadeln und Spritzen gibt. Sie werden aber lebensgefährlich, sobald der Süchtige aus Unwissenheit oder Gleichgültigkeit diese Vorsichtsmaßregeln vernachlässigt. Von den einigen hundert Kranken, die in New York in den letzten Jahren an Wundstarrkrampf gestorben sind, waren mehr als zwei Drittel Heroinsüchtige, die sich mit schmutzigen Nadeln infiziert hatten. Hartnäckige Furunkolosen, Blutvergiftung und Hepatitis (Leberentzündung) sind einige andere Folgen unsteriler Injektionen. (›Hippitis‹ ist in Los Angeles schon zum Kurznamen für die Hippie-Hepatitis geworden.)

Transport

Ist eine körperfremde Substanz einmal in den Kreislauf gelangt, so reagiert sie in der Regel chemisch mit verschiedenen Bestandteilen des Blutes. Pharmakologisch bedeutsam ist, ob der Fremdstoff unverändert wirkt oder ob erst seine Transportform, etwa nach einer Bindung an das Blutserum, die erwünschten Effekte entfaltet. Wird eine Substanz enteral (durch den Magen-Darm-Trakt) resorbiert, dann passiert sie den Pfortader-Kreislauf und damit die Leber, in der sie bereits verändert werden kann. Wird ein Mittel hingegen perlingual (durch die Mundschleimhaut) oder rektal, durch die Schleimhaut des Enddarms, etwa bei einem Einlauf oder einem Zäpfchen, gegeben, dann passiert es nach der Resorption nicht sofort die Leber.

Falls nun dieser Stoff in der Leber schnell abgebaut wird, kann es erhebliche Unterschiede in der Wirkung geben, je nachdem, ob man den Stoff im Mund zergehen läßt, schnupft oder schluckt.

Verteilung

Wie sich das Pharmakon im Körper verteilt, hängt ebenfalls von vielen Faktoren ab. Die erste von ihnen ist die unterschiedliche Durchblutung einzelner Organe (wobei das Gehirn zu den sehr gut durchbluteten Organen gerechnet werden darf; es verbraucht, gemessen an seinem relativ geringen Gewicht, viel mehr Sauerstoff als andere Organe). Weiter spielt eine wichtige Rolle die Löslichkeit, vor allem das Verhältnis von Wasser- und Fettlöslichkeit. Manche Stoffe werden selektiv in bestimmten Organen gespeichert. Hier ergibt sich in der Psychopharmakologie die wichtige Möglichkeit, die Verteilung einer Rauschdroge im Gehirn zu ermitteln und sie mit dem Wissen über die Funktion einzelner Zentren des Gehirns zu verbinden.

Endlich hängt die Verteilung einer Substanz im Körper noch davon ab, wie gut sie fähig ist, die Membranen zwischen den Zellen, Zellsystemen und Organen zu durchdringen. Eine Substanz wie die Riesenmoleküle mancher Blutersatzmittel (Dextran) kann den Kreislauf überhaupt nicht verlassen. Andere Mittel können sich im Extrazellulär-Raum ausbreiten, ja das gesamte Körperwasser durchdringen, wie es etwa Alkohol tut.

Psychoaktiv können nur Stoffe werden, welche fähig sind, die Blut-Hirn-Schranke zu durchdringen.

Elimination

Der Körper verfügt über zwei Hauptwege, Fremdstoffe wieder auszuscheiden: über den Darm und über die Nieren. In den Kot gelangen die Fremdstoffe entweder über die Leber (welche Galle in den Darm absondert) oder über die Darmschleimhaut (wenn man von der Menge einer Substanz absieht, die im Kot ausgeschieden wird, weil sie nicht resorbiert wurde). Weniger wichtig ist die Ausscheidung über den Schweiß, die Muttermilch, den Speichel oder durch Erbrechen. Schließlich werden manche Stoffe – vor allem Narkotika – durch den Gasaustausch in der Lunge eliminiert.

Hier einige Prozesse, durch die Fremdstoffe in der chemischen Fabrik des Körpers abgebaut werden können:

1. durch Aufspaltung und Verbrennung zu Wasser und Kohlendioxyd (so das Psychopharmakon Nr. 1, der →Alkohol);
2. indem spezielle Fermente, die Dekarboxylasen, die Kohlendioxydgruppe organischer Säuren abspalten und sie damit unwirksam machen (Dekarboxylierung);
3. durch Verbindung mit Sauerstoff (Oxydierung) oder Entzug von Sauerstoff (Reduzierung), wodurch etwa die Schlafmittel vom Typ der Barbiturate (→Schlafmittel), die Barbitursäure-Verbindungen, unwirksam gemacht werden;
4. durch die Lösung in Wasser, entweder spontan oder nach dem Abbau durch Fermente (Lokalanästhetika);
5. durch Koppelung an Säuren, die meist in der Leber abläuft. Morphin, das wichtigste Opium-Alkaloid, wird beispielsweise durch Paarung mit Glucoronsäure abgebaut.

Kumulation

Ein Fremdstoff häuft sich immer dann im Körper an, wenn mehr von ihm zugeführt als ausgeschieden wird. So kann im Prinzip jede Substanz im Organismus kumulieren, wenn sie ihm nur in genügend kurzen Abständen zugeführt wird. Jeder Barbesucher, der sich einen Schwips antrinkt, ist eine Beweis dafür. Von Kumulation aber spricht der Pharmakologe in der Regel nur dann, wenn ein Stoff nicht binnen 24 Stunden nach einer therapeutischen Gabe wieder ausgeschieden ist. Nach neuesten Forschungen trifft das in hohem Maß für →Cannabis zu (s. S. 96).

Addition und Potenzierung

Treffen zwei verschiedene Stoffe im Organismus zusammen, dann können sich ihre Effekte gegenseitig abschwächen, sie können gleich bleiben und sie können sich addieren beziehungsweise potenzieren. Von Addition spricht man, wenn die Wirkung der Stoffe A plus B jene von A in doppelter Dosis beziehungsweise jene von B in doppelter Dosis erreicht (wobei die Mischung aber z. B. besser verträglich sein kann). Von Potenzierung ist die Rede, wenn die gemeinsame Wirkung stärker ist, als es eine Addition der Einzelwirkungen ergäbe.

Man muß hierbei aber bedenken, daß die Dosis-Wirkungs-Kurve selten linear verläuft. Sehr oft hat man, wenn etwa ein Milligramm bei 15 Prozent der Versuchstiere den erwünschten Erfolg erzielt, mit zwei Milligramm nicht nur bei 30 Prozent, sondern bei 60 Prozent einen Erfolg. Gibt man in diesem Fall nun zu dem einen Milligramm der Substanz A ein Milligramm der Substanz B und erzielt eine Erfolgsquote von 60 Prozent, dann handelt es sich nicht um Potenzierung, sondern um einfache Addition, obschon – vor allem in den Prospekten pharmazeutischer Firmen – hier gern von Potenzierung gesprochen wird.

Gefährlich werden die Folgen von Addition und Potenzierung vor allem im Straßenverkehr, da viele gebräuchliche Psychopharmaka (Schlafmittel, Tranquilizer, aber auch ›Kopfschmerztabletten‹) bei gleichzeitigem Alkoholgenuß ihre jeweiligen Effekte addieren. Der Betroffene ist schon nach einem Glas Bier oder Wein ›betrunken‹ mit allen nachteiligen Folgen für Urteilsfähigkeit und Reaktionsgeschwindigkeit.

Placebo

heißt ›ich werde gefallen‹. Gemeint ist damit ein Medikament, das keine wirksamen Stoffe enthält (physiologische Kochsalzlösung zur Injektion; Tabletten aus Mehl, leere Gelatinekapseln). Ein großer Teil aller vor der wissenschaftlichen Ära der Medizin verwendeten Mittel und auch noch ein guter Teil der heute konsumierten Pharmaka (viele homöopathische Medikamente, aber auch zahlreiche andere Mittel, die keine experimentell reproduzierbaren Wirkungen haben), wirken wohl als Placebos, das heißt über eine von starken Gefühlen getragene Erwartungshaltung des Patienten an das Medikament. Je ›auffälliger‹ das Placebo und je suggestiver die Verordnung, desto besser wird es wirken, glaubt der Patient. Daher auch die mittelalterliche Apotheke mit ihren kuriosen Ingredienzien: dem aus 100 verschiedenen Kräutern zubereiteten Allheilmittel Theriak, dem Moos vom Schädel eines Gehenkten, dem Nashorn-Pulver, den zerstoßenen Kröten und Geierschnäbeln.

Günther Clauser hat in einem Versuch gefunden, daß Schlaflosigkeit in 49 Prozent der Fälle durch neutral aussehende Tabletten, 69 Prozent durch einen bitteren roten ›Schlaftrunk‹ und 81 Prozent durch farbenprächtige Gelatinekapseln behoben werden kann. Alle ›Medikamente‹ waren Placebos (Clauser 1967).

c) Doppelter Blindversuch

Da die große Erfolgsquote, die sich in vielen Fällen durch Placebos erzielen läßt, ein sicheres Urteil über die Wirksamkeit von Medikamenten erschwert, hat man zunächst manchen Patienten das Pharmakon, anderen ein Placebo gegeben, ohne ihnen mitzuteilenn, was jeweils verordnet war (einfacher Blindversuch). Doch auch hier sind noch Verfälschungen der Resultate durch den suggestiven Einfluß der Persönlichkeit des Arztes denkbar (und auch nachgewiesen worden). So werden heute vor allem psychoaktive* Medikamente durchweg im ›doppelten Blindversuch‹ geprüft, wobei weder die Ärzte und ihr Hilfspersonal noch die Patienten wissen, wer das Pharmakon und wer das Placebo erhält. Erst nach Abschluß der Versuche wertet man die Resultate nach einem Schlüssel aus, den ein Forscher entwarf, der mit der Durchführung nichts zu tun hatte.

2. Biochemie psychoaktiver Drogen

Man kann zwar allgemein feststellen, daß die bewußtseinverändernde, euphorisierende oder halluzinogene Wirkung der Rauschdrogen auf chemischen Veränderungen im menschlichen Gehirn beruht. Wie diese Veränderungen aber aussehen, darüber weiß man noch sehr wenig. Sieht man von dem früher in Österreich (vor allem in Tirol) und im Süden der Vereinigten Staaten konsumierten → Arsenik ab, so handelt es sich bei allen Rauschdrogen um organische (d. h. Kohlenstoff-)Verbindungen. Ihre Strukturformeln weisen zwar gelegentlich Verwandtschaften (etwa der Indolring in vielen Halluzinogenen → LSD, Meskalin, Psilocybin) auf, doch lassen sich daraus keine verbindlichen Schlüsse ableiten, da ganz anders aufgebaute Stoffe ähnliche Effekte entfalten können. Chemisch gesehen, findet man unter den Rauschdrogen so verschiedene Substanzen wie Alkohole, Säuren, Basen, Ester, Chlor-, Stickstoff- und

---

* ›Psychoaktiv‹ nennt man alle Substanzen, die das Seelenleben beeinflussen, in besonders hohem Maße zählen die Rauschdrogen dazu.

Phosphorverbindungen. Man muß annehmen, daß der Gehirnstoffwechsel zahlreiche chemische, physikalisch-chemische und fermentative Angriffsmöglichkeiten bietet.

Dazu kommt, daß – wie bei allen Fremdstoffen – auch bei den Rauschdrogen ungeheure Unterschiede in der individuellen Ansprechbarkeit bestehen. Wir wissen, daß es unter den Menschen verschiedene Charaktere gibt. Daß jeder von uns aber auch eine durchaus individuelle ›biochemische Persönlichkeit‹ ist, hat man erst in jüngster Zeit erkannt. Ein einfaches Beispiel bietet die Alkoholwirkung. Manche Menschen sind schon nach zwei Gläsern Wein stark angeheitert, während andere eine ganze Flasche leeren können, ohne daß man ihnen die Wirkung anmerkt. Diese Unterschiede in der Ansprechbarkeit können von vielen Faktoren bedingt werden: durch ererbte (genetische) Variationen der Enzym- und Ferment-Aktivität, durch erworbene Toleranz gegenüber den Alkoholwirkungen, durch unterschiedliche Resorption (Trinken auf nüchternen Magen).

Bei anderen Rauschdrogen sind die Unterschiede noch viel stärker ausgeprägt. Hohe Meskalindosen können ein ganz anderes Wirkungsbild zeigen als geringe, wenn die gesteigerte Wahrnehmungstätigkeit und die Bereitschaft zu Halluzinationen nicht mehr vom Ich kontrolliert werden. Manche Menschen reagieren auf Morphin mit Euphorie; andere werden durch dieselbe Dosis unruhig und nervös. Hier können natürlich auch Placebo-Effekte wirksamer Stoffe ein Rolle spielen – emotionale Erwartungshaltungen, die sich selbst erfüllen. Wer glaubt, daß ihn die Morphininjektion euphorisch macht, wird eher so reagieren wie der, der sich vor dem ›gefährlichen‹ Mittel fürchtet. Solche autosuggestiven Faktoren können in ihrer Bedeutung gerade bei den Rauschdrogen kaum unterschätzt werden. In vielen älteren Lehrbüchern findet sich etwa die Behauptung, daß Haschisch (Marihuana) aggressiv mache und von Gangstern und Gewaltverbrechern geraucht werde. Heute behaupten viele Haschischfreunde, daß die Cannabis-Droge friedlich mache. Man kann daraus schließen, daß durch die Beeinträchtigung der Realitätsorientierung, welche ja durch alle Rauschdrogen erfolgt, die Autosuggestibilität enorm gesteigert wird. Der Konsument findet in der Droge, was er in ihr sucht. Man muß sich hüten, solche Wirkungen dann der Droge zuzuschreiben.

a) Rezeptoren

Die pharmakologische Rezeptortheorie geht davon aus, daß eine Substanz nur dann auf den Körper wirken kann, wenn sie einen biochemischen Reaktionspartner findet. Dieser Partner, der Rezeptor, muß ganz spezifische Eigenschaften haben, damit sich eine bestimmte Substanz oder Substanzgruppe an ihn binden kann. Dadurch werden dann die biochemischen Reaktionen am ›Empfangsort‹ verändert. Man kann Rezeptoren, die ja wie das Schloß zum ›Schlüssel‹ des Pharmakons passen müssen, durch die Eigenschaften der Substanzen charakterisieren, die mit ihnen reagieren. Oft sind solche Rezeptoren Enzyme, Substanzen, welche chemische Reaktionen im Körper katalysieren, das heißt beschleunigen oder überhaupt erst ermöglichen. Wenn nun ein Medikament oder eine Rauschdroge ein solches Enzym als Rezeptor benutzt, dann wird möglicherweise dessen katalysierende Tätigkeit blockiert und dadurch sekundär eine übermäßig große Menge eines aktiven, im Körper selbst produzierten Stoffes freigesetzt, der nicht mehr von dem Enzym abgebaut werden kann. Wir sehen hier, wie kompliziert vielfach die Vorgänge sind, welche sich nach der Zufuhr einer Rauschdroge im Körper abspielen können.

b) Agonisten und Antagonisten
Agonisten (›Täter‹) sind Stoffe, die sich mit dem Rezeptor verbinden und damit die zellulären Verhältnisse ändern. Antagonisten (›Gegentäter‹) verbinden sich mit denselben Rezeptoren, entfalten aber keine Eigeneffekte und ändern das Zellmilieu nicht. Sie können trotzdem einschneidende pharmakologische Wirkungen haben, da sie den Rezeptor blockieren, so daß der Agonist ›ausgesperrt‹ bleibt und nicht mehr angreifen kann.
Ein Beispiel: Atropin, das wichtigste Alkaloid der Tollkirsche, ist ein Antagonist des Azetylcholin, das motorische und vor allem parasympathische (cholinerge) Nervenimpulse weiterleitet. Atropin ›konkurriert‹ mit dem Azetylcholin an dessen Rezeptor, zu dem es eine hohe Affinität besitzt (also gut zu ihm ›paßt‹), ohne jedoch selbst eine eigene Wirkung zu entfalten. Das Azetylcholin findet gewissermaßen eine verschlossene Tür; die entsprechenden Impulse im vegetativen Nervensystem können nicht mehr übertragen werden. Bestimmte automatisch ablaufende Prozesse des Organismus werden mehr oder weniger gelähmt, andere beschleunigt, da das sympathische (adrenerge) Nervensystem, der Gegenspieler des parasympathischen, jetzt die Oberhand gewinnt.
Durch diesen komplizierten Mechanismus lassen sich manche Effekte der → Hexensalben erklären, in denen Bilsenkraut und Stechapfel eine wichtige Rolle spielten. Atropin erweitert die Pupille und führt durch Lähmung der Muskeln, die das Auge akkommodieren, zu Doppeltsehen

und verschwommener Wahrnehmung. Die Sekretion der Speicheldrüsen wird gehemmt, das Herz schlägt rascher (weil der dämpfende Einfluß des Parasympathikus fortfällt). Bei schweren Vergiftungen kommt es dann zu Verwirrtheitszuständen und Sinnestäuschungen (→ Nachtschatten-Drogen). Diese ganzen Symptome sind, biochemisch gesehen, kein Zeichen der Eigenwirkung *(intrinsic activity)* des Atropins, sondern resultieren daraus, daß es als Antagonist mit einem körpereigenen Überträger von Nervenerregungen konkurriert. Im Verhältnis Azetylcholin-Atropin haben wir einen psychopharmakologisch bedeutsamen, kompetitiven oder spezifischen Antagonismus vor uns. Es gibt aber auch noch unspezifische, nichtkompetitive Antagonismen. In solchen Fällen hemmt der Antagonist eine bestimmte Organfunktion so stark, daß kein Agonist mehr wirken kann, obschon die verschiedenen möglichen Agonisten auch verschiedene Rezeptoren haben. So ist es etwa mit hohen Dosen eines Barbiturats (Betäubungsoder Schlafmittel auf Barbitursäure-Basis) möglich, das Zentralnervensystem so global und unspezifisch zu hemmen, daß kein erregendes Mittel mehr wirksam werden kann – seien es nun Weckamine, Strychnin, Coffein oder Lobelin. Es ist nicht möglich, der Barbituratwirkung auf das Gehirn (und damit der Bewußtlosigkeit nach einer Schlafmittelvergiftung) mit einem der bisher entwickelten Pharmaka zu begegnen.

3. Struktur-Wirkungs-Beziehungen

Ein weiteres Prinzip der molekularen Erklärung von psychopharmakologischen Wirkungen befaßt sich mit der Beziehung zwischen der chemischen Struktur eines Stoffes und seinem Effekt. Es gibt zwei verschiedene ›Schriften‹, um die chemische Beschaffenheit einer Substanz auszudrücken: die Brutto- oder Summenformel sowie die Strukturformel.
Die Strukturformel ist wichtiger als die Summenformel, da sie jedem einigermaßen geübten Betrachter einen raschen Überblick über die Natur eines Stoffes vermittelt. Außerdem gibt es vielfach Substanzen, die sich zwar in der Summenformel gleichen, aber pharmakologisch ganz verschieden wirken, weil sich ihre Strukturformeln unterscheiden.
Auch für den Laien kann die Betrachtung von Strukturformeln sehr aufschlußreich sein. Wir wollen hier ihre Bedeutung an der Chemie einer neuen, heute die Diskussion um Rauschdrogen beherrschenden Gruppe von Substanzen aufzeigen. Es handelt sich um die Halluzinogene – Substanzen, die unsere Wahrnehmungen eingreifend verändern und zu

Trugbildern (Halluzinationen) führen können. Die meisten (aber nicht alle!) Halluzinogene enthalten einen Indolring:

Indolring

Nun sind beileibe nicht alle Indole – Stoffe, welche diesen Indolring enthalten – auch Rauschdrogen. Einer von ihnen, die Aminosäure Tryptophan, gehört zu den unentbehrlichen Bestandteilen unserer Nahrung. Von Tryptophan kann man Serotonin ableiten, das wie Azetylcholin ein wichtiger ›Neurotransmitter‹, also ein Überträger von Nervenimpulsen an den Synapsen, den Treffpunkten zweier Nervenenden ist.

Es ist nun aber sehr interessant, daß viele Halluzinogene Strukturen haben, die der von Serotonin ähnlich sind. Wenn man noch bedenkt, daß Schwankungen in der Serotonin-Konzentration in bestimmten Gehirngebieten offensichtlich mit dem Traumerleben zu tun haben (William C. Dement) und möglicherweise auch bei halluzinierenden Geisteskranken Serotonin-Stoffwechselstörungen auftreten, gelangt man zu höchst faszinierenden Gesichtspunkten (→LSD):

$$HO \quad \cdot CH_2 \cdot CH_2 \cdot NH_2$$

Serotonin

COOH

NCH₃

Propanolamin

Diäthylamin

HN

Lysergsäure

CH_3
CONHCH
CH_2OH

NCH₃

Lysergsäure-
propanolamid

HN

Ergobasin

CON
CH_2CH_3
CH_2CH_3

N

Coramin

CON
CH_2CH_3
CH_2CH_3

NCH₃

HN

Lysergsäure-
diäthylamid

LSD-25

CONH₂

NCH₃

HN

Lysergsäure-
amid

H
CON
CHOHCH₃

NCH₃

HN

Lysergsäure-
hydroxyäthylamid

Ololiuqui - Wirkstoffe

Die Strukturformeln von LSD-25 und der Wirkstoffe des Ololiuqui sind eng miteinander verwandt, mit Lysergsäure als Grundstoff (nach A. Hofmann, 1979, S. 231).

CH_3

HO—[indole]—·CH₂·CH₂·N·

N
H

CH_3

Bufotenin

DMT

Wir sehen, daß man nur eine andere Seitenkette an Serotonin anhängen muß, um das Halluzinogen Bufotenin zu erhalten; nimmt man dem Bufotenin eine HO-Gruppe am Indolring weg, dann erhält man das Halluzinogen Dimethyltryptamin (DMT), das in manchen Schnupfpulvern amerikanischer Indianer nachgewiesen wurde. Man hat nun vermutet, daß die Halluzinogene, ähnlich wie Atropin (aber mit Eigenaktivität!) mit dem Serotonin an den Synapsen der Gehirn-Nervenzellen konkurrieren. Falls das Halluzinogen genügend Synapsen ›besetzen‹ könnte, müßten dann bestimmte Denkstörungen resultieren. Doch so einfach liegen die Dinge sicher nicht. Es gibt nämlich viele Indol-ähnliche Stoffe mit sehr starker Anti-Serotonin-Aktivität, die keineswegs Halluzinationen auslösen können, während es andererseits auch Halluzinogene gibt, die nicht mit Serotonin ›wetteifern‹, beziehungsweise es hemmen.

Auch die aktiven Bestandteile des schon von den Azteken sakramental genossenen Pilzes *Psilocybe mexicana* (→Psilocybin und Psilocin) erinnern in ihrer Struktur an Serotonin. Sie enthalten den Indolring und haben auch ähnliche Seitenketten. Vor allem Psilocin ist mit Bufotenin eng verwandt.

Das d-Lysergsäure-Diäthylamid-tartrat, welches unter dem Kurznamen LSD bekanntgeworden ist, enthält ebenfalls den Indolring, wenn auch etwas versteckt. Es hat auch dieselbe Seitenkette wie Psilocin, DMT und Bufotenin:

Psilocybin

$$O{=}C-N\begin{array}{c}C_2H_5\\ \\ C_2H_5\end{array}$$

N—CH₃

N
H

LSD-25

Das Molekül des LSD eignet sich besonders gut, um Struktur-Wirkungs-Zusammenhänge zu betrachten. Baut man das Molekül spiegelbildlich mit genau denselben Atomen auf, dann verliert es seine bewußtseinsverändernden Eigenschaften völlig. LSD lenkt einen Strahl polarisierten Lichts nach links ab; die spiegelbildlich aufgebaute Substanz nach rechts. Baut man andrerseits in das LSD-Molekül ein einzelnes Brom-Atom ein, so erhält man ein Mittel ohne psychische Effekte, das aber ein starker Serotonin-Antagonist ist. Kann man nun aus der Strukturähnlichkeit so vieler wichtiger Rauschdrogen zu einem Neurotransmitter gar keine Schlüsse ziehen? Vielleicht hieße das, die Vorsicht übertreiben. Wenn die besprochenen Substanzen nämlich nicht mit Serotonin am Rezeptor konkurrieren, sondern einfach neben ihm wirken, dann ließe sich ihr Effekt genausogut erklären. Zu den typischsten Erlebnissen im LSD- oder Meskalinrausch gehört, daß das Bewußtsein von ungeheuer intensiven Wahrnehmungen überschwemmt wird und alle Sinne viel reichere und reichlichere Botschaften übermitteln, als das – zumindest biologisch gesehen – zweckmäßig ist. Tatsächlich wird ja der LSD- oder Meskalinberauschte biologisch weniger leistungsfähig, da ihn eine Fülle ungewohnter Erfahrungen beeindruckt und mitreißt. Man kann daraus schließen, daß uns normalerweise nur ein kleiner, aber zweckmäßiger und konstanter Ausschnitt sämtlicher Sinneseindrücke bewußt wird. Wenn nun ein Halluzinogen das Gehirn mit Neurotransmittern (Stoffen, die Nervenimpulse übertragen) in ungewohnt hoher Menge überschwemmt, dann kann die Folge sein, daß Gefühle, Bilder und Gedanken bewußt werden, welche sonst zugunsten einer stabilen Realitätsorientierung unterdrückt werden. Diese Theorie, als Ganzes spekulativ, erklärt doch sowohl die psychologischen Befunde wie auch die (noch recht spärlichen) biochemischen Feststellungen. Wie die Halluzinogene aber als Neurotransmitter wirken, welches Verhältnis sie zu den verschiedenen Gangliensystemen des Gehirns einnehmen und warum schließlich chemisch sehr verschiedene Stoffe ähnlich wirken können, ist bis heute unbekannt.

Für den Leser, der sich den Zustand unter Einfluß eines Halluzinogens sehr aufregend vorstellt, möchte ich noch sagen, daß Fieberträume ihm in ihrer Symptomatik weitgehend gleichen. Auch die Bilderlebnisse im Halbschlaf können dem Halluzinogenrausch recht ähnlich sein, obschon hier wohl nur der die Analogien sieht, der einmal ein Halluzinogen erprobt hat.

Wenn wir nach diesem Versuch einer theoretischen Interpretation der halluzinogenen Wirkung fortfahren, die Struktur von solchen Rauschdrogen zu untersuchen, so kommen wir zu den schwächeren Verwandten des LSD – Lysergsäureamid und Isolysergsäureamid, die beide in den Samen der *morning glory* enthalten sind – Windenarten *(Rivea corymbosa* und *Ipomea violacea)*, die wild in den Tropen Amerikas wachsen, aber auch in Europa gedeihen. Die Stoffe sind erheblich schwächer als LSD. Auch das aktive Alkaloid der im Kongo für ›Gottesgerichte‹ verwendeten Pflanze *Iboga Tabernanthe* (Ibogain) und das eng mit Ibogain verwandte Harmin (das die von Indianern rituell genommene Liane → Banisteriopsis und die Steppenraute *Peganum harmala* enthalten) zeigen den Indolring (auch → Harmalin, → Ibogain).

Ibogain

Harmin

Meskalin, das aktivste aller Alkaloide des Peyote-Kaktus, ist kein Indol, man hat es aber ein potentielles Indol genannt (wenn die Seitenkette zu einem Ring geschlossen ist). Doch da Meskalin auch in einer Nicht-Indol-Form ausgeschieden wird, ist es unwahrscheinlich, daß es im Körper in ein Indol verwandelt wird. Interessant ist hingegen, daß Meskalin chemisch mit einem zweiten wichtigen Neurotransmitter, Adrenalin, eng verwandt ist.

CH₃O—⟨ ⟩—CH₂   CH₃O—⟨ ⟩—CH₂
CH₃O—⟨ ⟩ CH₂ → CH₃O—⟨ ⟩ COOH
OCH₃ N   OCH₃
      H₂
Meskalin   Ausscheidungsprodukte

HO—⟨ ⟩—CHOH   HO—⟨ ⟩—CHOH
HO—⟨ ⟩ CH₂ →   HO—⟨ ⟩ N CH₂
      NH   CH₃
CH₃
Adrenalin   Adrenolutin

Wie Meskalin eine Art ›künstlicher Geisteskrankheit‹* hervorrufen kann (denn unter Halluzinationen leiden sonst vor allem Schizophrene), so hat man auch ein Derivat des Adrenalin, Adrenolutin, für bestimmte schizophrene Symptome verantwortlich gemacht. Inzwischen ist die sogenannte Adrenolutin-Hypothese der Schizophrenie wieder weitgehend verlassen worden. Man konnte die Substanz, welche – Gesunden injiziert – Halluzinationen auslöst, nicht regelmäßig bei Geisteskranken nachweisen. Eine rein somatische Genese der Schizophrenie ist zudem unwahrscheinlich (Bateson 1969, Benedetti 1970).
Wenn wir uns erinnern, daß Atropin und Skopolamin, die Grundstoffe vieler Nachtschatten-Rauschdrogen, den dritten wichtigen Neurotransmitter nach Serotonin und Adrenalin, das Azetylcholin, kompetitiv hemmen, dann können wir ein Grundprinzip dieser Gruppe psycho-

---

* Zum Vergleich von Halluzinogenrausch und Geisteskrankheit → LSD, S. 224f.

aktiver Substanzen festhalten: Sie beeinflussen offensichtlich das biochemische Geschehen an den Synapsen, den Schaltstellen des Nervensystems.

Schließlich noch zwei Stoffgruppen, welche ebenfalls halluzinogen
wirken, aber die Hypothese entkräften, alle Halluzinogene müßten
(potentielle) Indole sein:

Tetrahydrocannabinol

Ditran

Sernyl

Tetrahydrocannabinol ist das wirksamste der Alkaloide des Hanfs
(→ Cannabis), aus dem Haschisch und Marihuana gewonnen werden.

Strukturell gleicht es keinem anderen Halluzinogen; dennoch wirkt es ähnlich. Offensichtlich hat unser Gehirn nur eine begrenzte Reihe von Antworten auf die neuroaktiven Substanzen bereit, mit denen es die Menschen bombardieren – Neugierige, Visionäre und Süchtige. Ditran und Sernyl hingegen sind eher dem Atropin verwandt; sie wirken deutlich halluzinogen.(Bei Atropin sind allerdings nach einer Dosis, die Halluzinationen erzeugen könnte, die körperlichen Begleiterscheinungen durch die peripheren Effekte auf das vegetative Nervensystem so unangenehm, daß man mit ihm nicht systematisch experimentieren kann.) Sidney Cohen, der in Los Angeles viel mit Halluzinogenen experimentiert und ihre Effekte erforscht hat, glaubt daß Sernyl und Ditran den Azetylcholinstoffwechsel im Gehirn (weniger in den übrigen Körperorganen) beeinflussen. Er erklärt ihre halluzinogenen Effekte durch eine Blockade afferenter, von den Sinnesorganen kommender Reize, wonach – ähnlich wie in den Experimenten mit völliger Isolierung *(sensory deprivation)* – Visionen ausgelöst werden können.

In den Experimenten (Vernon 1963) über die Beraubung von Sinneseindrücken werden die Probanden in dunklen Räumen mit schallschluckender Auskleidung allein gelassen. Schon nach recht kurzer Zeit produziert das Nervensystem selbst die Reize, welche ihm diese Außenwelt versagt. Halluzinationen treten auf – Gesichtstäuschungen, Trugwahrnehmungen, Stimmen, die den Betreffenden beschimpfen, Angstzustände und Depersonalisation (Verlust des Gefühls, ›in sich selbst zu sein‹). Ein ›natürliches Experiment‹ mit *sensory deprivation* fand statt, als eine Gruppe von Bergleuten in Lengede verschüttet wurde und erst nach einigen Tagen wieder gerettet werden konnte. Die meisten Eingeschlossenen hatten Halluzinationen. Einer erzählte etwa, er hätte einen Retter getroffen, der ihm auch eine neue Batterie für seine Lampe gegeben habe. Tatsächlich konnte dieser Bergmann eine neue Batterie vorweisen, die er freilich in seiner Tasche getragen hatte.

4. Gebrauch und Mißbrauch

Viele Menschen verbinden das Wort Rauschgift spontan mit ›Sucht‹. Diese Assoziation verursacht wohl die heftigen Emotionen, welche die öffentliche Diskussion um solche Mittel begleiten. In der Regel wird sie mit der offen geäußerten oder unterschwelligen Überzeugung verbunden, Rauschgifte würden zu sexueller Enthemmung führen. Nicht nur Laien mißachten vielfach das ziemlich differenzierte Stufenschema, welches die Sachverständigen der Weltgesundheitsorganisation (WHO)

entworfen haben. Darüber hinaus muß man ausdrücklich festhalten, daß es Unsinn ist, von ›Rauschgiftsucht‹ schlechthin zu sprechen. Man muß sagen, welche Substanz konsumiert wurde, wie oft es geschah und wie die Folgen aussahen. So gibt es eine Heroin- und Morphinsucht, eine Kokain- und Amphetaminsucht; man findet aber nur sehr selten (wenn überhaupt) eine Haschisch*sucht*. (→ WHO-Definition S. 620)
Eine weitere Frage, die es verdient, ausgiebig diskutiert zu werden, ist die, ob es eine nicht-mißbräuchliche Verwendung von Rauschdrogen gibt. Wir wissen, daß der Gesetzgeber in den meisten zivilisierten Ländern überzeugt ist, es sei illegal, wenn ein Mensch danach strebe, sein Bewußtsein zu verändern. Die bestehenden Gesetze lassen nur wenige Ausnahmen zu. In Europa betreffen sie fast durchweg alkoholische Getränke. Alkohol stellt denn auch in den zivilisierten Ländern mehr als zehnmal so viele Süchtige wie sämtliche anderen Rauschdrogen zusammen (rund 1,8 Millionen allein in Deutschland).
Vom rein psychopharmakologischen Standpunkt aus ist es unsinnig, Alkohol als ›Genußmittel‹, Marihuana oder LSD aber als ›Rauschgift‹ einzustufen. Beide sind Rauschdrogen; nur können wir dank der intensiven Forschung über Alkohol bei ihm erheblich besser die Grenze zwischen sozial ›erträglichem‹ Gebrauch und sozial ›unerträglichem‹ Mißbrauch ziehen. Und außerdem können wir Alkohol als traditionelles Genußmittel unserer Gesellschaft (und dank der starken Lobby des Gärungsgewerbes) frei kaufen, während ein Student, der sich ein Kilo Haschisch von einer Orientreise mitbringt, als ›gefährlicher Rauschgifthändler‹ hinter Schloß und Riegel kommt.
Wir haben die Wurzeln der heutigen Rauschgiftgesetzgebung in der auf rationale Organisation der Produktion bedachten Ideologie des Bürgertums bereits untersucht (→ RA I). Allgemein muß gesagt werden, daß die totale ›Prohibition‹ gescheitert ist.
Die Tendenz der Gesetzgebung geht heute dahin, Alkohol zu tolerieren, aber durch hohe Steuern den Konsum einzuschränken. Sämtliche anderen Rauschdrogen werden aber abgelehnt und dadurch in die Illegalität gezwungen (wodurch auch ihr psychopharmakologisches Wirkungsbild verändert wird).
Wie eine vergleichende historische Betrachtung der Haltungen gegenüber einzelnen Rauschdrogen in verschiedenen Kulturen zeigt, gibt es keine von gesellschaftlichen und kulturellen Faktoren unabhängige Definition des Mißbrauchs einer Droge (→ RA I). Ganz allgemein kann man vielleicht sagen: Mißbrauch einer Rauschdroge liegt vor, wenn sie dem Konsumenten seelisch, körperlich oder sozial mehr schadet als nützt.

Gewohnheitsbildung (drug habituation; s. auch S. 490–498)
Die von der WHO definierte *drug habituation** muß streng von der
›pharmakologischen Gewöhnung‹ unterschieden werden. Gewohnheitsbildung ist durch folgende vier Punkte charakterisiert:
1. Ein Verlangen (aber kein Zwang), ständig ein bestimmtes Mittel
einzunehmen, um das Gefühl eines gesteigerten Wohlbefindens zu
genießen, welches es verschafft.
2. Geringe oder fehlende Neigung, die Dosis zu steigern.
3. Ein bestimmter (aber vielfach sehr schwer bestimmbarer) Grad
seelischer Abhängigkeit vom Effekt des Mittels, aber Fehlen körperlicher Abhängigkeit *(physical dependence)*, Fehlen eines Entzugssyn-
droms.
4. Schädliche Folgen, wenn überhaupt, vorwiegend für den einzelnen.
Unter pharmakologischer Gewöhnung versteht man einen ganz anderen
Vorgang, der aber ebenfalls im Zusammenhang mit dem Suchtproblem
eine wichtige Rolle spielt. Der menschliche Organismus ist ein dynamisches, nach ständigem Ausgleich (Homöostase) strebendes System.
Wird dieses Gleichgewicht längere Zeit nach einer bestimmten Seite
verschoben, so setzt eine Gegenregulation ein, welche es wieder herzustellen sucht. So gewinnt durch den dauernden Konsum mancher
Rauschdrogen der Organismus die Fähigkeit, immer größere Dosen
anscheinend reaktionslos zu vertragen.
Beim Alkoholiker werden die Zellen widerstandsfähiger, da er nach
gleichen Konzentrationen im Blut weniger schwere Vergiftungserscheinungen zeigt als der Nichtgewöhnte. Morphinisten, Heroinsüchtige
und Kokainisten vertragen Dosen, die für Nichtgewöhnte unbedingt
tödlich sind. Es gibt eine ganze Reihe von Faktoren, welche diese
pharmakologische Gewöhnung verursachen können. Neben verminderter Resorption (›Arsenfestigkeit‹ des Magen-Darm-Kanals bei Arse-
nik-Essern) sind vor allem die für den Abbau vieler körperfremder Stoffe
verantwortlichen Xenoenzyme (mikrosomale Enzyme) in der Leber
verantwortlich für sie.
Diese Enzyme sind bei allen ausgewachsenen, landlebenden Tieren in
den Membranen der glatten Kanäle des endoplasmatischen Reticulums

---

* Dieser 1957 eingeführte Begriff wurde 1965 abgelöst durch den Ausdruck »Drogenabhängigkeit (vom Cannabis-Typ usw.)« → RA II, S. 493. Aber der ursprüngliche
Ausdruck erscheint uns zur Beschreibung dieser Sachverhalte dennoch weiterhin nützlich, vor allem bei der kaum besseren Brauchbarkeit des neuen Terminus bzw. der neuen
Definition der Abhängigkeit, die in der medizinisch-pharmakologischen Beschreibung
stecken bleibt und die sozialen sowie psychologischen Hintergründe immer noch weitgehend außer acht läßt!

der Leberzellen enthalten. Sie machen vor allem wenig wasserlösliche Moleküle der verschiedensten Art besser wasserlöslich, indem sie ihnen OH-Gruppen anhängen oder sie – wie Morphin – mit Glucuronsäure paaren. (Wasserlebende Tiere brauchen solche Enzyme nicht, weil an ihren stark durchbluteten Kiemen dauernd so große Wassermengen vorbeistreichen, daß auch schlecht wasserlösliche Stoffe schließlich abtransportiert werden.) Diese Xenoenzyme können durch dauernde Gabe verschiedener, potentiell suchterzeugender Stoffe vermehrt werden (tierexperimentell und elektronenmikroskopisch ist das vor allem für Barbiturate nachgewiesen). Je mehr Xenoenzyme vorhanden sind, desto schneller wird ein bestimmter Stoff abgebaut, desto rascher klingt die Wirkung ab und desto höher ist die Dosis, welche benötigt wird, um einen gleich starken Effekt zu erzielen. Daneben spielen aber wohl noch andere, zelluläre Faktoren bei der pharmakologischen Gewöhnung mit. Sie sind weitgehend ungeklärt.

Sucht (Toxikomanie; addiction; die veränderte WHO-Definition von 1965 → S. 493)
Die Weltgesundheitsorganisation hat urspünglich folgende Kriterien der Sucht umrissen: 1. Ein überwältigendes Verlangen oder echtes Bedürfnis (Zwang), das Mittel fortgesetzt zu nehmen und es auf jede Weise in die Hände zu bekommen (auch durch kriminelle Mittel: sekundäre Kriminalisierung des Süchtigen).
2. Eine Tendenz, die Dosen zu steigern (pharmakologische Gewöhnung).
3. Seelische und meist auch körperliche Abhängigkeit von der Wirkung des Mittels, die nach unterbrochenem Konsum zu Abstinenzsymptomen führt.
4. Schädliche Folgen für den einzelnen und die Gesellschaft.
Besonders wichtig für die Definition des Süchtigen ist ein Merkmal, das eine recht klare Grenze zwischen gelegentlichem Rauschgiftkonsum und Sucht zu ziehen erlaubt. Der Süchtige nimmt seine Droge nicht, um sich besser oder anders als normal zu fühlen, sondern um einen unerträglichen Spannungszustand zu beseitigen. Die rauschgiftfreien Perioden quälen ihn. Nur eine neue Dosis kann diese Qualen dämpfen, auch wenn sie keine Euphorie mehr bringt. Der ›Normalzustand‹ hat sich gewissermaßen auf der Drogenebene neu konstituiert. Wird sie verlassen, dann ist das, was der Nichtsüchtige als gewöhnlichen Zustand erlebt, für den Süchtigen eine Qual. Bereits de Quincey hat in seinen »Bekenntnissen eines englischen Opiumessers« diesen Zustand beschrieben:

»Das Opium hatte schon lange aufgehört, seine Herrschaft auf den Zauber der Freude zu bauen, und allein durch die Qualen, die jeden Versuch, ihm zu widerstehen, begleiteten, behielt es seine Gewalt.«

Entziehungssymptome

Die Abstinenzsymptome sind offensichtlich ein Resultat der pharmakologischen Gewöhnung. Der Organismus hat seine körpereigenen ›Regler‹ – vor allem das vegetative Nervensystem – auf die ständige Gegenwart eines erregenden oder narkotischen Giftes ›eingestellt‹. Fällt jetzt dieses Gift plötzlich fort, so rächt sich diese Umstellung. Besonders bedrohlich sind die Folgen einer Entziehung von Morphin oder Heroin: Verwirrtheitszustände, entsetzliche Übelkeit, Herzrasen, Ohnmachten zeigen die »Rache des Vegetativums«, den schweren Reizzustand des Körpers, der sich auf das psychophysische Gleichgewicht durch das –›Opiat eingestellt hatte. Dennoch wird man die Entziehungssymptome zu den psychosomatischen Beschwerden rechnen müssen. Sie sind nicht rein körperlich bedingt, sondern seelische und körperliche Faktoren wirken zusammen, können sich ergänzen, aber auch gegenseitig abschwächen. Nur so kann man es erklären, daß Jugendliche, die wegen einer Heroinsucht in eine Klinik kommen und eine Entziehungskur durchmachen, so selten schwere Entziehungssymptome zeigen; vielfach fehlen auch die üblichen leichten Zeichen wie Schweißausbrüche, Schlaflosigkeit, Herzrasen und so weiter. Außerdem versuchen die Jugendlichen normalerweise seltener Narkotika einzuschmuggeln als ältere Süchtige. Das hängt allerdings weniger vom Lebensalter ab als vielmehr von den Jahren des Drogenkonsums – wer schon als Dreizehnjähriger harte Drogen nimmt, wird sich einige Jahre später nicht anders verhalten als ein hartgesottener 30jähriger Junkie. Christiane F. hat das in ihrem autobiographischen Bericht *Wir Kinder vom Bahnhof Zoo* (1978) erschütternd realistisch beschrieben.

Die Schwere der Abstinenzsymptome ist sehr verschieden, je nachdem, welche Form der Sucht vorlag (siehe jeweils unter den Stichworten des Ersten Teils). Allgemein kann man sagen, daß Opiate sehr schwere, Alkohol und Weckamine sowie Kokain relativ leichte Abstinenzsymptome verursachen können, bei Halluzinogenen und Hanf-Drogen fehlen sie in der Regel völlig, so daß man bei diesen Drogen eigentlich nicht von Sucht sprechen darf.

Ursachen der Sucht

Man könnte den toxikologischen Grundsatz von Paracelsus auf das Gebiet der Rauschdrogen transponieren: Es gibt kein (Psycho-)Pharmakon, das kein Suchtmittel wäre; die Persönlichkeit des Konsumenten macht's, ob es Suchtmittel ist oder nicht. Von den vielen Menschen, die einmal in ihrem Leben bestimmte Rauschdrogen kennenlernen, bleibt nur eine sehr geringe Zahl an diesen ›hängen‹. Selbst bei den schwersten Suchtgiften wie Heroin oder Morphium ist es nicht die Droge, welche den Betroffenen süchtig macht, sondern der Betroffene benützt die Droge, um (unbewußte) psychische Konflikte zu mildern, Depressionen zu dämpfen, einer belastenden inneren oder äußeren Situation zu entfliehen; erst dadurch wird er süchtig. Genauere psychologische Untersuchungen von Süchtigen haben immer erwiesen, daß es sich um neurotische oder an Charakter- und Verhaltensstörungen (Psychopathien) leidende Menschen handelt. Nur sehr wenige psychisch Gesunde geraten unter den Einfluß eines Suchtgifts, etwa während der Behandlung chronischer, schmerzhafter Leiden. Das ist vor allem heute, da die Ärzte in der Regel die Suchtgefahren genau kennen, höchst selten. Nach dem amerikanischen Bürgerkrieg oder auch noch nach dem Ersten Weltkrieg, als Opiate unbedenklich zur Schmerzstillung über längere Zeit angewandt wurden, sind solche Fälle häufiger gewesen. Das gefährliche Heroin, das als Arzneimittel schon lange nicht mehr benutzt wird, ist nach seiner Herstellung (1898) sogar verwendet worden, um Morphin bei Süchtigen zu ›ersetzen‹ – auf ärztliches Rezept. Sigmund Freud verschrieb, genauso unwissend-naiv, seinem besten Freund Fleischl Kokain, um ihn von seinem Morphinismus zu heilen (→ Kokain, → Dritter Teil, »Freuds Kokain-Experimente…«).

Die seelischen Konflikte und inneren Spannungen, welche eine Sucht veranlassen (→ RA II), treten später allerdings völlig hinter den überwältigenden ›Hunger‹ nach dem Rauschgift zurück. Der Süchtige mag sich noch lange in der Illusion wiegen, »eigentlich *könnte* ich aufhören, doch ich *will* nicht«. Aber längst ist er Sklave geworden, dem es ohne fremde Hilfe und die Entziehung in einer geschlossenen klinischen Abteilung unmöglich ist aufzuhören. Vielfach erkennt der Süchtige deutlich das Mißverhältnis zwischen dem anfänglichen Unbehagen, dem er zu entfliehen suchte, und den Qualen, die ihm seine Sucht jetzt bereitet. Aber man kann ihn durch gutes Zureden nicht mehr kurieren. Jean Cocteau, der selbst opiumsüchtig war, hat das mit einer Aufforderung an Tristan verglichen, Isolde zu erschlagen, damit er sich später besser fühle.

Das unerfreuliche Bild des ›Süchtigen‹, welches Kriminalromane und psychiatrische Lehrbücher zeichnen, die sekundäre Kriminalisierung, welche ihn als Rauschgifthändler, Einbrecher, Dieb und so weiter mit dem Gesetz in Konflikt bringt, seine ›moralische Verelendung‹ – sie alle kann man nicht als notwendige Folge der psychophysischen Reaktionskette ansehen, welche die Sucht darstellt. Sie resultieren vielmehr aus dem Zusammentreffen dieser Reaktionskette mit den sozialen Normen. Der Süchtige wird, wenn man ihm die legalen Möglichkeiten abschneidet, sich mit seinem ›Stoff‹ zu versorgen, wegen seiner starken Abhängigkeit versuchen, illegale Quellen zu erschließen. Oft gerät er dadurch, vor allem in den USA, in den Kontakt mit dem organisierten Verbrechen.

Körperliche Folgen
Pharmakologische Gewöhnung bewirkt vielfach eine Änderung physiologischer Abläufe, die den Organismus dauernd schädigen kann. So bleibt etwa auch nach einer überstandenen Schlafmittelsucht der Kreislauf labil. Weitere körperliche Folgen chronischen Konsums der verschiedenen Rauschgifte werden in den speziellen Artikeln erläutert. Allgemein muß noch gesagt werden, daß die körperlichen Schäden in der Regel übertrieben und vor allem höchst undifferenziert dargestellt werden. Genau erforscht sind sie nur beim Alkohol, dessen lebertoxische Effekte bei chronischem Konsum auch ohne jedes Stigma der Sucht verhängnisvoll werden können, oder beim Tabak, der wohl die beliebteste krebserzeugende Substanz unserer Zeit ist und eine lange Reihe anderer Schäden (mit)verursacht (Durchblutungsstörungen, Arteriosklerose, Herzinfarkt).
Wenn Heroinsüchtige oder Haschischraucher in schlechtem körperlichem Zustand in einer psychiatrischen Klinik aufgenommen werden, wird nur ein sehr kritikloser Betrachter diesen schlechten Zustand sogleich der jeweiligen Rauschdroge anlasten. Erst eine genaue Studie kann klären, ob nicht Infektionen durch unsterile Spritzen, Ernährungsmängel, hygienische Mängel durch die allgemeine Wurstigkeit des Süchtigen und ähnliches für die körperlichen Schäden verantwortlich sind.
Es gibt Beispiele relativ stabiler Süchtiger (vor allem unter Ärzten und Krankenschwestern, die eine berufliche ›Risikogruppe‹ sind und einen sehr hohen Prozentsatz der älteren »klassischen« Opiatsüchtigen stellen), die trotz dauernden Konsums hoher Dosen von Opiaten leistungsfähig und bis ins hohe Alter gesund bleiben. Solche Fälle werden

naturgemäß nicht in Nervenkliniken aufgenommen, welche nur den Typus des ›depravierten‹ Süchtigen kennt. Wenn ein Heroinsüchtiger in den Slums von New York eine ›Überlebenszeit‹ von rund zwei Jahren hat, nach denen er entweder zwangsweise in eine psychiatrische Klinik eingeliefert wird oder stirbt – dann kann das *auch* an den Lebensbedingungen im Slum liegen. (Zu den seelischen Folgen der Sucht →RA II.)

Gefahr des ›Umsteigens‹

Viele Konsumenten von ›harten‹, körperliche Abhängigkeit erzeugenden Drogen wie Morphin oder Heroin haben vorher öfter ›weiche‹ Drogen *(soft drugs)* wie Marihuana versucht. Der Schluß, daß Marihuana das ›Umsteigen‹ auf die gefährlicheren Suchtgifte induziert, ist aber bisher nicht wissenschaftlich bewiesen (→ Cannabis). Dazu genügt es nämlich nicht, im nachhinein – um das geläufigste Beispiel zu zitieren – Heroinsüchtige zu befragen, ob sie früher auch Marihuana genommen haben, sondern man muß vorwegnehmend an einer möglichst auslesefreien Stichprobe feststellen, wie viele Marihuanaraucher später zu Heroin greifen, und ob es nicht andere Merkmale gibt, welche die ›Umsteiger‹ von dem Rest der Gruppe unterscheiden. So ist es möglich, daß ein Jugendlicher seine Konflikte zuerst durch Marihuana lösen möchte und – mit dessen Effekt unzufrieden – später auf Heroin übergeht. Begleitende Faktoren können weiter eine Rolle spielen. Wer einmal die gefährliche Gewohnheit erworben hat, Probleme durch Drogen zuzudecken, wird eher dazu neigen, verschiedene Mittel auszuprobieren, als der total Drogenabstinente.

Da man damit rechnen muß, daß es viele potentiell Süchtige – also Menschen mit psychischen Konflikten, die ihre innere Spannung leidvoll erhöhen – gibt, wird vielfach nur der Mangel an Gelegenheit ein Schutz vor der Sucht sein. Unkenntnis der realen Gefahren, Verführung durch eine ausgesprochen drogenfreundliche Subkultur, ›Werbung‹ illegaler Händler (»Was, du Schwächling willst Hasch? Ich habe hier was viel Stärkeres, Besseres!«), die an (süchtigen) Stammkunden mehr verdienen als an neugierigen Laufkunden[*] – diese und viele andere Faktoren wirken zusammen und machen das Problem des ›Umsteigens‹ so schwer lösbar.

Man darf es beim gegenwärtigen Stand des Wissens weder als kriminalpolitische Zwecklüge vom Tisch wischen noch die bisherigen Beweise

---

[*] William Burroughs: »Der Opiathändler verkauft nicht seine Ware an einen Konsumenten, sondern einen Konsumenten an seine Ware.«

überschätzen. Vielleicht haben gerade oft völlig unkritische Berichte in den Massenmedien die Unterschiede zwischen den einzelnen Rauschdrogen verwischt, so daß unkritische Jugendliche das ›Umsteigen‹ nicht mehr als solches erkannten – bis der Zug dann schon abgefahren war.

Diagnose und Therapie

Typische Suchtgifte (Opiate, Kokain, Weckamine) lassen sich im Urin oder Blut gut nachweisen; Halluzinogene (Cannabis-Drogen, LSD) kaum oder gar nicht. Morphin- und Heroinsüchtige erkennt man unschwer an den zahllosen, oft infizierten Einstichen der Injektionsnadel und den bald nach einer Aufnahme in die Klinik mit fehlender Zufuhr der Opiate auftretenden Entzugssymptomen.

Während der Entziehungskur, die eigentlich nur in einer geschlossenen Abteilung eines psychiatrischen Krankenhauses sinnvoll durchgeführt werden kann (›Freizügigkeit‹ schadet in der ersten Phase nur dem Kranken), wird das Abstinenzsyndrom durch beruhigende Psychopharmaka (vor allem durch Diazepam – Handelsname »Valium«) und medizinische Überwachung kontrolliert. Nur im äußersten Notfall, wenn die Entziehungssymptome lebensbedrohlich werden, pflegt man dem Kranken wieder etwas von dem Suchtgift zu injizieren.

In den Vereinigten Staaten, wo die Heroinsucht vor besondere Probleme stellt (in Europa wird es langsam eines, obgleich die Morphinsüchtigen überwiegen dürften), ersetzt man das Rauschgift vielfach zuerst durch Methadon (→ Polamidon), das dann langsam entzogen wird. Nach höchstens zwei Wochen sind in der Regel die schwersten Abstinenzsymptome abgeklungen. Der Süchtige kann wieder auf sein Gift verzichten. Ob er es tatsächlich tut, hängt von der Behandlung des Grundleidens ab – also jener psychischen oder sozialen Belastungen, welche ihn den Ausweg in die Sucht suchen lassen. Wenn der Süchtige nach der Entziehungskur einfach wieder entlassen wird, muß man in der Regel nicht lange auf einen Rückfall warten.

Als therapeutisch besonders nützlich hat sich neben der (sehr teuren) individuellen Psychotherapie die Gruppenpsychotherapie erwiesen. Gruppenpsychotherapeutische Methoden speziell für Süchtige haben die Anonymen Alkoholiker und die Synanon-Gruppen (→ RA III) in den USA entwickelt. W.S.

5. Fragwürdige Tierversuche

Wenn eine pharmazeutische Firma ein neues Präparat auf den Markt bringt, so muß sie zuvor die Unschädlichkeit ihres Produkts für den Menschen nachweisen. Das Arzneimittel-Gesetz verlangt dies. Ehe Medikamente erstmals an Menschen erprobt werden, testet man sie an Versuchstieren. Allein in der Bundesrepublik werden hierzu pro Jahr schätzungsweise vierzehn Millionen Hamster, Ratten, Affen, Schweine und andere Tiere buchstäblich verbraucht.

In zunehmendem Maße mehren sich jedoch kritische Stimmen (Kiehnle 1974; von Nussbaum 1977; Pratt 1976; Ryder 1975), die auf die Fragwürdigkeit solcher Tierexperimente hinweisen. Es wird auf die »biologische Schranke« hingewiesen: »Die Annahme der prinzipiellen Gleichheit des Anorganischen und Organischen bzw. der Gleichheit von Mensch und Tier ist ein Dogma. Es fehlt bis heute eine rationale Theorie dieser Beziehung, ihrer Gültigkeit und ihrer Grenzen. Der Tierversuch kann nicht mehr leisten als einen Ansatz zur Bildung von Hypothesen. Diese Hypothesen sind nicht-rationale Vorhersagen. Der Tierversuch erlaubt grundsätzlich keine Wahrscheinlichkeitsaussagen in bezug auf den Menschen« (Hensel 1977).

In ihrem »Gutachten über Tierversuche aus ärztlicher und wissenschaftskritischer Sicht« weisen die Ärzte und Psychotherapeuten Herbert und Margot Stiller darauf hin, »daß die später schädlichen Medikamente Contergan, Menocil, Chloramphenicol, Practolol, Amidonal, Mexaform usw. zu den im Tierversuch bestgeprüften Medikamenten gehörten.« (Stiller 1978, S. 2)

Es ist hier nicht der Ort, um auf die grundsätzliche Problematik einer Medizin – und zunehmend auch einer naturwissenschaftlich orientierten Psychologie – hinzuweisen, die unzählige Tiere teilweise scheußlichen Torturen unterwirft, um zu oft unglaublich trivialen Ergebnissen zu kommen. So hat F. Unterharnscheidt (1963) seine Professur erworben, indem er nichtnarkotisierten Katzen und Kaninchen mit Druckluftbolzen die Schädeldecke zerschmetterte; er bezog sich dabei auf 343 ähnliche Experimente anderer Forscher über Schädelhirnverletzungen!

Im Zusammenhang mit Rauschdrogen ist die ganze Fragestellung der Tierexperimente deshalb wichtig, weil unzählige Versuche laufen, die beispielsweise die Wirkungen von Opiaten auf das Zentralnervensystem oder die Gefährlichkeit von Haschisch überprüfen sollen. Eine Reihe von Autoren hat die verständnislosen, ja sadistischen Aspekte angeklagt (Ruesch 1978, 1979; Stiller 1977; Stiller und Weiss 1979). Die Vereini-

gung »Ärzte gegen Tierversuche«* weist in ihrer »Grundsatzerklärung«
darauf hin, daß allein in der BRD für Tierversuche jährlich etwa drei
Milliarden Mark verbraucht werden, während für die eigentliche
humanmedizinische Forschung und die Versorgung der Kranken die
notwendigen finanziellen Mittel fehlen. Ihre grundsätzliche Forderung
nach Abschaffung sämtlicher Tierexperimente wird unterstützt von
Hans Ruesch (1978), der nachweist, daß kein Tierexperimentator jemals
erfolgreich war, daß sämtliche Durchbrüche in der modernen Medizin
auf andere Weise erreicht wurden, vor allem durch Selbstversuche und
sinnvolle Menschenversuche; vor allem aber sei der Erfolg der Medizin
auf vielen Gebieten durch eine bessere Hygiene erreicht worden.
Bei den wichtigsten Krankheiten (Kreislaufbeschwerden, Herzinfarkt,
Diabetes, Leberschäden, Rheuma, Krebs, sämtliche psychischen Leiden) hat sich ohne Ausnahme die Situation trotz Unmengen neuer
(durch Tierversuche gefundener und mit Tierversuchen überprüfter)
Medikamente fortlaufend verschlechtert – weil der zugrunde liegende
Denkansatz nicht stimmt. Wer mit Tieren den Störungen der menschlichen Gesundheit auf die Spur kommen möchte, läßt außer acht, daß
Krankheiten neben den sichtbaren körperlichen Symptomen und Ursachen stets auch ihre seelischen und sozialen Symptome und Ursachen
haben – wenn man sie sehen will:
»Jeder Laborversuch (Tierversuch), jeder naturwissenschaftliche Para-
meter, den man anlegt, ist ein Ausblendungsvorgang. Das experimentelle Resultat ist auch Ergebnis einer Manipulation der primären Natur-
gegebenheiten«, schreibt der theoretische Physiker und Wissenschafts-
theoretiker Prof. A. M. Klaus Müller (zit. n. Stiller 1978, S. 3). Einige
Beispiele sollen verdeutlichen, wie grundsätzlich verschieden
bestimmte Substanzen auf Mensch und Tier wirken.
• Penicillin ist für Meerschweinchen tödlich, aber Strychnin, für den
  Menschen tödlich, schadet ihnen ebensowenig wie den Affen.
• Blausäure hat geringe oder keine Wirkung auf Kröten und Pferde,
  tötet aber Menschen sofort.
• Zitronensäure ist ein Krämpfe erzeugendes Gift für Katzen und
  Kaninchen, für den Menschen aber harmlos.
• Nach einer Spritze Novalgin, die einem Menschen die Schmerzen
  nimmt und ihn beruhigt, schäumen Katzen erregt mit Speichel und
  können so fälschlich den Verdacht auf Tollwut erwecken.
Gerade Rauschdrogen und ihnen verwandte Nervengifte wirken auf
Tiere häufig geradezu paradox, während sie, in entsprechender, ver-

---

* Adresse: Postfach 10/1502 (6900) Heidelberg

gleichbarer Dosierung, dem Menschen zu eher angenehmen Erscheinungen verhelfen:

- Die maximal verträgliche Dosis Skopolamin (→ Nachtschatten-Drogen) beträgt für den Menschen ein Milligramm – für Hunde und Katzen jedoch die 100- bis 300fache Menge.

- Ähnlich wirkt Atropin (→ Nachtschatten-Drogen) auf Pferde und Affen nur schwach, auf Kaninchen, Meerschweinchen und Ratten fast gar nicht.

- Den Schierling (→ Nachtschatten-Drogen) vertragen Mäuse, Ziegen, Schafe und Pferde ohne Mühe – Menschen können daran zugrunde gehen, wie das Beispiel des mit einem Schierlings-Becher hingerichteten Sokrates zeigt.

- Morphium (→ Opiate) ist für eine Katze schon in geringer Dosierungen lebensgefährlich, den Menschen erlöst es von Schmerzen oder verschafft ihm eine angenehme Euphorie.

- Opium bewirkt bei Fröschen Starrkrampf, beim Menschen genau gegenteilig Entspannung.

- Methylalkohol (→ Alkohol), der Menschen erblinden läßt, ist für viele Tierarten harmlos.

- Der → Fliegenpilz ruft bei Menschen Vergiftungserscheinungen hervor, mit Übelkeit und Erbrechen (Todesgefahr scheint nach neuen Forschungen nicht vorzuliegen), während Kaninchen, die sprichwörtlichen Versuchstiere, den Pilz ohne sichtbare Folgen fressen.

- Ein Stachelschwein kann auf einmal so viel Opium schlucken, ohne daß ihm etwas passiert, wie ein Süchtiger in zwei Wochen zu rauchen vermag und – essend – nicht überleben würde.

- Schafe können ungeheure Mengen → Arsen vertragen, das einmal das meistgebrauchte Mittel zur Vergiftung unliebsamer Zeitgenossen war.

Die Beispiele (zit. n. Stiller 1978, S. 5, und »Ärzte gegen Tierversuche 1979«) ließen sich beliebig fortsetzen. So hilft Milch dem Menschen bei Vergiftungen, ist fast eine Art Allheilmittel, während es bei vergifteten Katzen die Folgen noch verstärkt. Aspirin ist für uns ein Heilmittel, für Katzen hochgiftig. Katzen vertragen problemlos enorme Mengen LSD (25 Mikrogramm pro Kilogramm Körpergewicht), werden dabei aber freundlich gegenüber Mäusen. Spinnen bauen unter LSD-Einfluß perfektere Netze (Menschen reagieren meist verwirrt), während Meskalin den Netzbau beeinträchtigt. Ein Elefant starb an einer Dosis LSD, die – gemessen an seinem Körpergewicht – nicht besonders hoch war (300 Milligramm) – der kanadische Psychiater Stanley P. Barron berichtet hingegen von einem Dealer, der 40 Milligramm, d. h. 40 000 Mikrogramm (also etwa 400 richtige Trips zu je 100 Mikrogramm) schluckte, weil er sich vor einer Polizeikontrolle fürchtete, und der lediglich eine heftige toxische Psychose mit Verwirrtheit und Halluzinationen erlitt, die nach drei Tagen ohne weitere Nachwirkungen abklang. Albert Hofmann weist darauf hin, daß der Mensch auf LSD und Psilocybin »viel empfindlicher reagiert als das Tier« (1979, S. 130).

Nachdem Tierversuche eine so große Rolle spielen, wenn über Rauschdrogen und ihre Folgen diskutiert wird, sollte man mit der nötigen Skepsis reagieren, wenn man beispielsweise liest, daß

• man schwangere Frauen davor warnen sollte, Cannabis zu sich zu nehmen, weil sich bei Versuchen mit trächtigen Mäusen, Ratten, Hasen und Hamstern herausstellte, daß bei ihren Nachkommen Mißbildungen auftraten, nachdem man ihnen (hohe) Dosen Haschischtinktur injizierte. (Persaud und Ellington 1968; Geber und Schramm 1969);

• Morphium, schwangeren Schafen injiziert, den Sauerstofftransport zum Fötus verringert und deshalb Menschenfrauen leichtgewichtigere und kleinere Kinder zur Welt bringen (Tremmel 1975).

In beiden Fällen kann das natürlich der Fall sein. Aber Schafe, Hasen, Ratten und Menschen sind nicht nur in Details, sondern vielmehr noch als physiologisches und psychosomatisches (und zusätzlich noch : soziales) System so verschieden, so durch Welten voneinander getrennt, daß derartige Experimente absurd erscheinen müssen.

In diesem Licht sollte man, beispielsweise, auch die Studien von Gabriel Nahas, Professor an der Columbia-Universität und Sonderberater der Narkotika-Kommission der Vereinten Nationen, sehen: Seine wirklich beunruhigenden Arbeiten über die Wirkung von Marihuana bzw. THC (→ Cannabis) wurden vor allem an Ratten und Rhesusaffen gewonnen, die man mit entsprechenden Überdosierungen in einen Bezugsrahmen zwängte, dessen Übertragbarkeit auf menschliche Verhältnisse zumindest angezweifelt werden müssen – so bedenkenswert die Entdeckungen von Nahas ansonsten auch sein mögen (Nahas 1979, Heath 1980, S. 46). Aber ganz abgesehen von der wissenschaftlichen Fragwürdigkeit derartiger Versuche trägt dieser Massenmord an wehrlosen Millionen von Tieren viel dazu bei, daß unsere gesamte Kultur mehr und mehr sich eine einseitig materialistische Betrachtungsweise aneignet. Ein Arzt oder Psychologe, der schon auf der Universität lernt, Tiere zu mißhandeln – kann der später Menschen noch als Persönlichkeiten sehen und ihnen entsprechend begegnen? Oder muß er nicht viel mehr weiter das Maschinen-Modell* benützen, das ihm während seines Studiums und seiner Forscherzeit geholfen hat, mit den Grausamkeiten gegenüber Tieren besser fertig zu werden (wenn er nicht gar zum inhumanen Sadisten wird – s. Stiller 1977, Ruesch 1978). Bereits im 18. Jahrhundert schrieb Carl Philip Moritz: »Es ist fast schändlich, daß man bis izt noch Schneckenhäuser und Spinnen beinahe mehr als den Menschen seiner Aufmerksamkeit wert gehalten hat!«. Diese Einstellung vieler Wissenschaftler hat sich bis heute nicht verändert, vielmehr – siehe die Tierexperimente – noch sehr verschlechtert. Wie sonst könnten Wissenschaftler meinen, bei Affen durch Valoron-Gaben eine echte Sucht zu erzeugen? 1970 fand man heraus (→ Opiate), daß Affen durch das synthetische Morphin Valoron »nicht abhängig« werden. Dies diente als Legitimation, die Droge freizugeben. Inzwischen weiß man, daß das Mittel sehr wohl Sucht hervorruft. Das »Natur-Experiment«, nämlich die mit sich selbst experimentierenden Fixer, bewies es. Affen reagieren eben anders auf Euphorie, auf Traumbilder, auf innere Zustände, und nicht einmal ihre Physiologie läßt sich auch nur annähernd mit der von Menschen vergleichen.

Neues Verständnis für die Zusammenhänge von körperlichen und seelischen Wirkmechanismen der Drogen könnte die Entdeckung und Erforschung der körpereigenen Opiate (→ neues Stichwort »Endorphine«, S. 637) bringen.   J. v. Sch.

Literatur:
»Ärzte gegen Tierversuche« (Hrsg.), *Das Alibi-Gesetz,* München 1979
Bateson, G., u. a., *Schizophrenie und Familie,* Frankfurt a. M. 1969
Benedetti, G., »Schizophrenie«, in: *Dynamische Psychiatrie* 3, 1970,   S. 38
Bradley, P. B. (Hrsg.), u. a., *Neuro-Psychopharmacology,* Amsterdam – London – New York 1963 ff.
Brodie, B. P. (Hrsg.), *Drugs and Enzymes,* Oxford 1964
Büttner, G., und H. Hensel, *Biologische Medizin,* Heidelberg 1977
Cerletti, A., »Über Vorkommen und Bedeutung der Indolstruktur in der Medizin und Biologie«, in : *Fortschritte der Arzneimittelforschung* 2, 1960, S. 227
Clauser, G., *Psychotherapie-Fibel,* Stuttgart 1967
Cohen, S., *The Beyond Within,* New York 1968
Eddy, N. B., Halbach, H. Isbell, H., und M. H. Seevers, »Drug Dependence: Its Significance and Characteristics«, in: *Bulletin of the World Health Organization* 32, 1965, S. 721-733.

---

* Hingegen erweisen sich mathematische bzw. kybernetische Modelle von pharmakologischen Experimenten in der Computer-Simulation und Experimente mit Kulturen von menschlichem Zellgewebe, ergänzt durch entsprechend vorbereitete und abgesicherte Menschenversuche (s. auch Hofmann 1979, S. 129), zunehmend als den Tierversuchen überlegen.

F. Christiane, *Wir Kinder vom Bahnhof Zoo*, Hamburg 1978.
Geber, W. F., und L. C. Schramm, »Effect of Marihuana Extract on Fetal Hamsters and Rabbits«, in: *Toxicological Applications of Pharmacology 14*,1969, S. 276-282
Heath, R., zit. n. Nahas, G., »Haschisch – eine harte Droge«, in: *Krieg dem Rauschgift*, Heft 2, Wiesbaden 1980
Hensel, H., »Zur Problematik des Wissenschaftsbegriffs in der Medizin«, in: Büttner, G., und H. Hensel 1977
Hesse, E., *Rausch-, Schlaf- und Genußgifte*, Stuttgart 1966
Hoch, P. H., und J. Zubin (Hrsg), *Problems of Addiction and Habituation*, New York – London 1958
Hofmann, A., *LSD – mein Sorgenkind*, Stuttgart 1979
Holland, W. C., u.a., *Introduction to Molecular Pharmacology*, New York 1964
Kienle, G., *Arzneimittelunsicherheit und Gesellschaft*, Stuttgart – New York 1974
Kuschinsky, G., und H. Lüllmann, *Kurzes Lehrbuch der Pharmakologie*, Stuttgart 1966
Møller, K. O., *Rauschgifte und Genußmittel*, Basel 1951
Moritz, C. Ph., *Gnothi Sauton (1783 – 1793)*, Nachdruck in 10 Bänden, Lindau 1980
Müller, A. M. K., *Wende der Wahrnehmung: Erwägungen zur Grundlagenkrise in Physik, Medizin, Pädagogik und Theologie*, München 1978
Nahas, G., *Keep off the Grass*, New York 1979
Nussbaum, H. von, *Die verordnete Krankheit*, Frankfurt a. M. 1977
Persaud, T. V. N., und A. C. Ellington, »Teratogenic Activity of Cannabis Raisin«, in: *The Lancet 2*, 1968, S. 406
Pratt, D., *Painfull Experiments on Animals*, New York 1976
Ruesch, H., *Nackte Herrscherin – Entkleidung der medizinischen Wissenschaft*, München 1978
Ders., *Die Fälscher der Wissenschaft*, München 1979
Ryder, R., *Victims of Science*, London 1975
Stiller, H., und M., *Tierversuch und Tierexperimentator*, München 1977
Diess., *Gutachten über Tierversuche aus ärztlicher und wissenschaftlicher Sicht*, Hannover 1978
Diess., und I. Weiss, *Tödliche Tests*, München 1979
Tremmel, R., »Wirkmechanismus der Droge«, in: *Südd. Zeitung vom 24.10.1975*
Unterharnscheidt, F., *Die gedeckten Schäden des Gehirns*, Berlin 1963
Vernon, J., *Inside the Black Room – Studies of Sensory Deprivation (1963)*, Harmondsworth/England 1966

631

Crack
(Rock)

Geschichte

In der Mitte der 80er Jahre tauchte, zunächst in den USA, dann auch in Europa, eine neue Rauschdroge auf, die von der Erzeugungsart her sehr den → Designer-Drogen verwandt ist: Crack, eine Substanz, die wie kleine beigefarbene Salzbröckchen aussieht. Sie wird – ähnlich wie Cannabis – meist geraucht, kann aber auch gegessen und gespritzt werden. Das Ausgangsprodukt ist Kokain. Es handelt sich, genaugenommen, um ein »gestrecktes« Kokain, das man mit Zusätzen vermischt hat, um mehr Menge für denselben Preis auf dem Schwarzmarkt anbieten zu können.

Die Grundsubstanz Kokain-Base wird mit Backpulver und Wasser aufgekocht; der Vorgang dauert etwa acht Minuten.

Interessanterweise findet durch diese Streckung und Vermehrung, die eigentlich auf Kosten der Wirksamkeit gehen müßte, ganz im Gegenteil eine Verstärkung der kokaintypischen Wirkung statt, die Crack zum vielleicht verheerendsten Rauschmittel der Gegenwart werden ließ, und zwar innerhalb weniger Jahre. Das ganze Kokain-Geschäft hat sich dadurch verändert: Der Preis für ein Gramm Kokain – die typische Menge für einen »Sniff« – fiel in den USA zwischen 1982 und 1985 von 125 auf 75 Dollar.

Angeblich gab es bereits um 1980 an der Westküste eine crackähnliche Substanz, »Rock« genannt. 1983 wurden dann erstmals in Los Angeles Proben des heute bekannten »Crack« bei einer Polizei-Razzia entdeckt und analysiert. Bald darauf wurde den Behörden bewußt, daß hier die schnellste Verbreitung einer gefährlichen Drogenmode zu beobachten war, die es bisher gab.

Der Name wird abgeleitet von dem eigenartigen knisternden Geräusch (engl. »to crackle«), das der Stoff beim Rauchen produziert.

Die billige Herstellung von Crack (nur der Grundstoff Kokain ist teuer, alle anderen Zutaten sind preiswert und jedermann leicht zugänglich) hatte innerhalb kürzester Zeit eine völlig eigene Crack-Szene entstehen lassen, mit Schwerpunkt in Kalifornien und an der Ostküste, vor allem in New York. Es bildete sich eine regelrechte eigene Subkultur, mit eigenen »Crack-Houses«, die sich meist als Spielsalon oder ähnliche harmlos erscheinende Etablissements tarnen.

Die Rechercheure der »National Cocaine Hotline« schätzen, daß durch Crack in Nordamerika die Zahl der Kokain-Konsumenten auf 22 Millionen gestiegen ist. Von den USA drang die neue Drogenseuche bald auch in die Bundesrepublik vor: Schon im Herbst 1986 wurde in Köln das erste Underground-Labor von der Polizei ausgehoben. Aufgrund seines niedrigen Preises ist Crack vor allem bei den Mittellosen und den Jugendlichen so beliebt geworden. Aber auch in den »besseren Kreisen«, zum Beispiel bei gestreßten Börsen-Maklern, bei Managern und bei den technischen Intelligenzberufen, wurde der »Schnellmacher« rasch begehrt: Ein 32jähriger Computer-Programmierer aus Westchester gab 2000 Dollar wöchentlich für Crack aus und acht weitere Kollegen seines Zwölf-Mann-Büros machten mit. Ein Rechtsanwalt aus San Francisco, um die vierzig, brachte es am Ende seiner Abhängigkeit sogar auf 1000 Dollar pro Tag! »Irgendwo auf dem Weg verlor er seine Frau, seine zwei Kinder und sein Haus«, schrieb das US-Magazin Mitte 1986 in einer aufsehenerregenden Titelgeschichte über Crack, deren Schlußbilanz lautete, die neue Modedroge sei »gefährlicher als die Seuchen des Mittelalters«.

Wirkung

Das Katastrophale an dieser Entwicklung ist ein Effekt, den zwar jede Droge zeigt, der aber bei Crack aufgrund spezieller, noch wenig geklärter Ursachen besonders verheerend wirkt: Die Abhängigkeit von der Substanz (die in der Regel geraucht oder gegessen, seltener gespritzt wird) kann sehr rasch eintreten, manchmal schon nach der ersten Dosis. Man vermutet als Ursache eine enorme Sensibilisierung der betreffenden Gehirnareale. Vermehrter Kokain- oder Crack-Konsum unterbricht die fein abgestimmte Balance der drei Neurotransmitter Norephedrin, Dopamin und Epinephrin. Die Droge veranlaßt bestimmte Gehirnzellen, diese drei Substanzen stoßartig abzugeben und produziert auf diese Weise den typischen Kokain-»Rush«. Schon nach zehn Sekunden erreichen beim Crack-Rauchen die ersten Kokain-Moleküle das Gehirn. (Damit ist Crack-Rauchen sehr dem Rauchen von »Freebase« verwandt, einer kaum älteren, aber wesentlich teureren Drogenmode: Kokainpaste wird mittels Äther auf seine reinste Form konzentriert, dann getrocknet und geraucht.) Drei stecknadelkopfgroße Bröckchen der Droge, die kaum länger als eine halbe Stunde wirken und je fünf Dollar kosten, sind möglicherweise schon der Einstieg in eine Crack-Abhängigkeit. Die anfängliche Anregung und die vermeintliche Konzentrationssteigerung weichen einem dramatischen

Verfall, der genau diese Eigenschaften besonders in Mitleidenschaft zieht.

Lungenentzündung, Bluthochdruck, Appetitlosigkeit, Hautjukken sowie paranoide und schizophrenieähnliche Zustände sind als Folgeerscheinungen beschrieben worden. Medizinische Hilfe besteht aus Sofortmaßnahmen (Aufhalten des körperlichen Verfalls, u. a. infolge Vitaminmangels und Unterernährung) und Versuchen der Sanierung im physischen wie im psychosozialen Bereich (Psychotherapie, sozialtherapeutische Hilfe durch Streetworker etc.).

Die Aussichten auf Heilerfolge gelten speziell im psychosozialen Bereich noch geringer als bei verwandten Drogen (insbesondere Heroin). Der Grund liegt sowohl in der leichten Verfügbarkeit von Crack, speziell in seinem niedrigen Preis, wie auch in seiner enormen Anfangs- und Einstiegs-Wirkung. Prävention ist, wie stets, das Beste – ist jedoch auch politisch und damit finanziell am schwierigsten durchführbar. Das überraschende Auftauchen und die seuchenartige Verbreitung von Crack haben die amerikanische Regierung unter Ronald Reagan so alarmiert, daß erstmals ein großangelegtes nationales Programm zur Bekämpfung von Rauschgiften gestartet wurde.

Da sich diese, mit Millionenaufwand betriebenen Maßnahmen jedoch, wie üblich, in der Verfolgung der Drogenhändler und der Bestrafung ihrer Opfer erschöpfen, ist ein Scheitern dieser Art von »Drogenkriegsführung« mit hoher Wahrscheinlichkeit vorherzusehen. Wieweit die rasche Ausbreitung von Crack, auch in die internationale Szene, die Verbreitung von AIDS fördern könnte, war 1988 noch nicht abzusehen. Da Crack auch gespritzt wird, liegen solche Sekundär-Effekte jedoch fraglos im Bereich des Möglichen.

J. v. Sch.

Literatur:
Chatlos, C., *Crack – What you should know about the Cocaine Epidemic*, New York 1987
Gold, M., *800-Cocaine*, New York 1984
Meyer-Larsen, W., »Gefährlich wie die Seuchen des Mittelalters«, in: Der Spiegel Nr. 25/1986
Anon., »Crack and Crime«, Newsweek, 16. Juni 1986

Designer-Drogen

Geschichte

Unter Designer-Drogen versteht man eine Gruppe biochemischer Verbindungen unterschiedlichster Zusammensetzung, die hochwirksam und sehr suchtbildend sind. Sie zeichnen sich, wie das »Extasy«, dadurch aus, daß sie nicht aus natürlichen Grundsubstanzen hergestellt werden, etwa durch

- Konzentration (wie Kokain aus den Coca-Blättern oder hochprozentiger Weinbrand durch Destillation von niederprozentigem Wein) oder durch
- Manipulation von natürlichen Ausgangsstoffen (Lyergsäure wird zu LSD-25 umgeformt).

Designer-Drogen werden vielmehr gezielt aus Substanzen, deren chemische Wirkungen man bereits kennt oder vermutet, neu kombiniert und wie »am Reißbrett« entworfen (daher der Name: von engl. »to design« = entwerfen). Diese neuen Suchtstoffe sind erst seit wenigen Jahren bekannt. Sie entspringen eindeutig der Spekulation der Hersteller in den illegalen Laboratorien und der Dealer mit dem geplanten Suchtpotential solcher Inhaltsstoffe, die billig herzustellen sind und bei einem Abnehmerkreis, der rasch abhängig und damit zur »Stammkundschaft« regelrecht herangezüchtet wird, entsprechend hohe Gewinnspannen abwerfen.

Daß solche gezielte Herstellung überhaupt möglich ist, hat alle überrascht: die Fachleute in Wissenschaft und Therapie ebenso wie die Polizei und die Justizbehörden – und auch die Autoren dieses Handbuchs, die solche Möglichkeiten in der vorangehenden Auflage (1982) noch weit in der Zukunft wähnten (→ Zukunftsdrogen).

Im Nachhinein kann man allerdings bereits → PCP (das in den 50er Jahren erfunden wurde und das Anfang der 80er Jahre als Suchtmittel in Gebrauch kam) als Designer-Droge verstehen. Nachdem PCP (»Angel Dust«) auf die Liste der verbotenen Betäubungsmittel genommen wurde, hat man bald darauf PCP-Abkömmlinge hergestellt, um durch die Maschen des Gesetzes schlüpfen zu können; diese Produkte sind jedoch kaum weniger gefährlich als das Original-PCP. Mittlerweile kennt man bereits mehr als 30 PCP-Derivate, die unter verlockenden Namen wie »Magic Mist« und »Monkey Tranquilizer« angeboten werden. Faßt man den Begriff weit genug, so muß man eigentlich auch → LSD-25 bereits zu diesen »entworfenen« Substanzen zählen, weil ja auch nach ihm gezielt geforscht wurde: LSD-25 ist, wie schon die Nummer im Namen besagt, das Produkt des 25. Versuchs in einer ganzen Reihe von Labor-Experimenten. Hatte jedoch Albert Hoffmann die halluzinogene Wirkung des LSD-25 noch durch Zufall und dann im Selbstexperiment entdeckt, so werden heute sehr bewußt (und offenbar von Könnern ihres chemischen Handwerks) neue Drogen »gebastelt«, vor allem aus der Klasse der → Amphetamine.

Den Chemikern kamen dabei wohl nicht nur neue Forschungsergebnisse zugute, sondern auch die gewaltigen Rechnerleistungen bei der Simulation von chemischen Präparaten und Herstellungsprozessen, die sich heute bereits mit vergleichsweise billigen und kleinen (= unauffälligen) Personal Computern bewältigen lassen. Zur Herstellung anderer Substanzen, wie dem Halluzinogen DOB (Dimethoxybromamphetamin), braucht man weder hochkomplizierte Apparaturen noch das Talent eines Chemie-Genies – meistens genügen chemische Grundkenntnisse, weshalb unter den illegalen Herstellern nicht zufällig stellungslose Chemiefacharbeiter gefunden wurden.

Relativ einfach herstellen läßt sich auch ein – noch namenloses – Produkt, dessen Ausgangsstoff das häufig benützte Narkosemittel »Fentanyl« ist. »Es kann Jahre dauern, bis man alkoholsüchtig ist«, sagt der Anästhesist Will Spiegelman vom Stanford University Hospital, »aber es bedarf nur eines einzigen Schusses Fentanyl.« Weil Fentanyl schon in kleinsten Dosen hochwirksam ist, geben wenige Gramm in Pulverform viele Dealer-Portionen ab. Aus den 288 Ampullen, die 1986 zum Beispiel aus der Kölner Universitäts-Augenklinik gestohlen wurden, könnte man rund 50 000 »Schüsse« herstellen.

Andere Designer-Drogen gehören zur Familie der → Amphetamine, der immer neue Spezialitäten hinzugefügt werden.

→ Crack ist wohl weniger eine Designer-Droge als ein weiteres Zufallsprodukt, das beim betrügerischen »Strecken« (Verdünnen) des Ausgangsprodukts Kokain als noch weit potenteres Suchtgift entdeckt wurde.

Die Retorten-Drogen sind nicht zuletzt auch deshalb so attraktiv, weil sie im Inland hergestellt werden können und somit das riskante Schmuggeln über Landesgrenzen entfällt.

Die Fachleute beobachten diese Entwicklung mit großer Besorgnis und sprechen bereits von einer »Fünften Welle« des Drogenkonsums durch die Designer-Drogen (nach Haschisch Ende der 60er, LSD Anfang und Heroin Mitte der 70er und Kokain in den 80er Jahren). Gene Haislip von der US-amerikanischen Drogenbehörde bezeichnet diese neue Rauschgift-Generation deshalb auch »als die Rauschgift-Version von Tschernobyl: ein Problem, das vor 20 Jahren unvorstellbar war« – mit über 100 Todesfällen im Süden der USA allein 1986. Deshalb hat vor allem die US-Regierung unter Ronald Reagan Mitte der 80er Jahre erhöhte Anstrengungen unternommen, den Drogenkonsum zu bekämpfen und dem Rauschgift einen landesweiten »Krieg« erklärt.

Wirkung

Die Wirkung der einzelnen Substanzen hängt sehr vom Ausgangsprodukt ab und von der Art der Droge – Amphetamin-ähnliche Substanzen wirken im Prinzip anders als Halluzinogene. Es scheint jedoch bei den Designer-Drogen so zu sein, daß ihnen drei übergeordnete Wirkungen weitgehend gemeinsam sind:

1. stärkere Wirkung bei kleinerer Dosis,
2. eine Mischung von »Gedanken-Beschleunigung« und halluzinogenen Effekten,
3. rascherer Aufbau einer physiologisch-psychischen Abhängigkeit im klassischen Sinne.

J. v. Sch.

Literatur
Anon., »Rauschgift (Fentanyl)«, in: Der Spiegel Nr. 48/1986, S. 61
Anon., »Wie ein Peitschenschlag aufs Gehirn«, in: Der Spiegel Nr. 26/1987, S. 59
Reimer, W., »Angst vor der fünften Welle«, in: Südd. Zeitung vom 28. Febr. 1987

Endorphine
(Endogene Morphine, Opioid-Peptide, Enkephaline)

Geschichte

Berichte von Menschen in Todesnähe oder unter anderen extremen Bedingungen (z. B. bei ungewöhnlichen körperlichen Anstrengungen wie bei einem Marathonlauf) hatten schon des länge-

ren den Verdacht erweckt, daß der menschliche Körper selbst in der Lage sein könnte, eine Art »Rauschdroge« zu erzeugen. Diese wäre dann die physiologische Ursache für gewisse Erscheinungen, die sich als »Halluzinationen« oder »halluzinationsähnliche Zustände« bezeichnen ließen – so etwa die eigenartigen intensiven Lichterscheinungen, von denen Beinahe-Gestorbene berichtet haben.

Es gelang der Forschung jedoch erst Ende der 70er Jahre, im Organismus solche opiatähnliche Stoffe nachzuweisen; man bezeichnet sie als Opioid-Peptide oder endogene Morphine. Aus einer Zusammenziehung der letzteren Bezeichnung entstand dann das Kunstwort »Endorphine«, das sich weitgehend eingebürgert hat.

Die andere Bezeichnung »Enkephaline« bezieht sich auf die Tatsache, daß das Gehirn (griech. = »enkephalon«) diese Substanzen selbst produziert.

Wirkung

Die Endorphine besetzen im Nervensystem die gleichen biochemischen Bindestellen wie die suchterzeugenden Drogen des Schlafmohns (→ Opiate). Es wird angenommen, daß ihre Funktion den Organismus bei Verletzungen und extremem Schock vor einer Überflutung durch Schmerzempfindungen schützen soll. Zu den neuen Erkenntnissen gehört jetzt auch die Einsicht, daß die biologische Funktion dieser Endorphine weit über das hinausgeht, was zur Eindämmung von Schmerzempfindungen nötig ist – sie umfaßt möglicherweise, wie spekuliert wird, auch die Auslösung aller triebhaften Begierden wie sexuelle Lust, Aggression und Narzißmus.

In einem Überblick von Albert Herz und Jane Dum vom Max-Planck-Institut für Psychiatrie in München über den derzeitigen Wissensstand heißt es, die Endorphine erzeugten nach ihrer Verabreichung im Experiment nicht nur eine Dämpfung des Schmerzempfindens, sondern nähmen auch nachhaltig Einfluß auf eine Großzahl physiologischer Abläufe, u. a. die Atmung, den Blutdruck, die Darmtätigkeit und die Wärmeregulation. Als zu eng hat sich die Auffassung erwiesen, diese Substanzen seien auch verbunden mit der Anregung von Durst und Hunger oder mit der seelisch-körperlichen Bewältigung von Streß-Situationen.

Insbesondere das »Beta-Endorphin«, das man in den gefühls- und triebregulierenden Arealen des Zwischenhirns nachweisen konnte und das auch die Hirnanhangdrüse in den Blutkreislauf abgibt, wird jetzt verdächtigt, die treibende Kraft tierischen und menschlichen Verlangens zu sein.

Vielleicht aktiviert sogar jede Situation, die den Anreiz einer Wunscherfüllung birgt, das Beta-Endorphin-System.

Generell scheint es so zu sein, daß Endorphine die »Feineinstellung der Motivationslage« steuern, etwa in dem Sinn, daß Angenehmes als noch angenehmer erscheint, alles Unangenehme jedoch als weniger unangenehm. Genau das bringt diese faszinierenden Wirkstoffe jedoch in die unmittelbare Nähe der Rauschdrogen, speziell der Opiate.

Auch die euphorischen Zustände, die gelegentlich beim Heilfasten auftreten, wurden mit Endorphinen in Zusammenhang gebracht. Möglicherweise ist sogar an jeder Situation, in der man »gut drauf ist«, eine Endorphin-Ausschüttung beteiligt. Darauf weist auch die Beobachtung hin, daß Medikamente zur Aufhellung von schwermütigen Zuständen (Antidepressiva), die Endorphin-Bindestellen im Gehirn vermehrten. Deshalb werden zur Zeit Versuche unternommen, mit einem speziellen, nicht suchterzeugenden Opiat-Abkömmling bislang unheilbare Depressionen doch noch einer Behandlung zuzuführen.

Auf recht schwachen Füßen steht jedoch die Argumentation, daß auch mystische Erfahrungen (wie sie beispielsweise Raymond Moody in den Berichten vieler reanimierter Beinahe-Gestorbener über »Jenseits-Erfahrungen« fand) lediglich die Folge rauschähnlicher Endorphin-Wirkungen seien, also »nichts weiter als Halluzinationen«. Dazu müßte dann erst einmal die Frage geklärt werden, woher das Gehirn diese typischen – und aus vielen Kulturen überlieferten (etwa im »Tibetanischen Totenbuch«, s. Glenn H. Mullin) Bilder und Szenen denn bezieht. Denn sie müssen ja erst einmal wahrgenommen worden sein – ehe sie sich in den Überlieferungen der Völker und ihrer Religionen niederschlugen. Entsprechend müßte man dann auch abklären, wieweit Endorphine bei der Traumtätigkeit des menschlichen Gehirns beteiligt sind.

J. v. Sch.

Literatur
Herz, A. und J. Dum, in: Interdisciplinary Science Reviews Nr. 2/1987, z. n. Süddeutsche Zeitung vom 20. Aug. 1987
Moody, R. A., *Leben nach dem Tod*, Reinbek 1977
Mullin, G. H., *Die Schwelle zum Tod – Sterben, Tod und Leben nach dem tibetischen Glauben*, Köln 1987

Magic Mushrooms
(C. cyanescens, Balinesische Wunderpilze, Magische Pilze)

Geschichte

Halluzinogenhaltige Pilze sind aus den verschiedensten Weltgegenden und Kulturen als Bestandteil religiöser Zeremonien und hedonistischer Gebräuche bekannt (→ Psilocybin und → Fliegenpilz). Durch die Touristenströme, die in den 70er und 80er Jahren auch nach Fernost ihren Weg fanden, wurden inzwischen Pilze dieser Art bekannt, die schon seit langem neben Cannabis und Alkohol von den Einheimischen konsumiert werden und von diesen aufgrund ihrer Effekte als außergewöhnlich oder eben »magisch« empfunden und daher als »Magic Mushrooms« (Magische Pilze) bezeichnet werden.

In *Copelandia cyanescens*, so der botanische Name, wurde der höchste in Pilzen bekannte Gehalt an Psylocybin und Psilocin nachgewiesen (Schultes und Hofmann 1980, S. 68 f.). Die Pilze wachsen zumeist auf Kuhmist und werden in einigen einheimischen Spezialitäten-Restaurants in Form von Pilzgerichten (Suppen, Pfannkuchen) fast ausschließlich von den Fremden konsumiert. Ritueller Gebrauch scheint bei der einheimischen Bevölkerung – zumindest heute – keine besondere Rolle zu spielen.

Der öffentliche Verkauf der Pilze ist auf Bali beschränkt auf den Ort Kuta. Es hat den Anschein, daß manche Touristen (nicht zu Unrecht vermutlich den »Hippies« zugerechnet) vor allem zum Genuß der Magic Mushrooms nach Bali reisen, wie einer Studie von S. Wälty zu entnehmen ist.

Wirkung

Die Wirkung ähnelt offenbar sehr der der süd- und mittelamerikanischer »Zauberpilze«, wie dem psilocybinhaltigen Teonanacatl: Man wird in eine märchenhaft-mythische Welt versetzt, die der eines intensiven Haschischrausches nicht unähnlich zu sein scheint. Die Bewußtseinsveränderung durch die halluzinogenen Effekte hält mehrere Stunden an. D. Leuß rechnet sie deshalb den starken Halluzinogenen zu.

J. v. Sch.

Literatur:
Leuß, D., Drogen – Sucht oder Genuß, Basel 1980, S. 85
Schultes, R. E. und A. Hofmann, Pflanzen der Götter. Die magischen Kräfte der Rausch- und Giftgewächse, Basel 1980
Wälty, S., »Einfluß des Tourismus auf den Drogengebrauch in Kuta, Bali«, in: Völger, G. und K. von Welck, »Rausch und Realität«, Reinbek 1982, Bd. 2, S. 1003 – 1011

DRITTER TEIL

Drei Detailstudien zu speziellen Problemen
der Rauschdrogen

Jürgen vom Scheidt:
Gespräche* mit jugendlichen Drogenkonsumenten – Berichte aus der Praxis

Ein Internat irgendwo in Deutschland. Die Schüler sollen über Rauschdrogen und ihre Gefahren aufgeklärt werden. Der Psychologe aus der nahen Universitätsstadt (d. Verf.) wird ein wenig als rettender Strohhalm betrachtet, nachdem die Vorträge eines Kriminalkommissars und eines Psychiaters bei den Schülern so furchtbar danebengingen.

Am frühen Abend sitzen wir zunächst im Lehrerzimmer beisammen: die meisten Lehrkräfte, der Internatsleiter, die Schulärztin und – auf meinen ausdrücklichen Wunsch – drei Schüler, die das Vertrauen ihrer Mitschüler genießen. Ich halte einen kurzen Vortrag, in dem ich die komplizierte Verflechtung psychischer, sozialer und medizinisch-pharmakologischer Faktoren des Drogen-Problems skizziere. Danach eine zweistündige Diskussion, in der sich einige Details präziser herausarbeiten lassen (→ RA I–IV in diesem Buch).

Mir geht es gar nicht so sehr darum, »Aufklärung« der Lehrer zu betreiben; viel wichtiger erscheint mir, das Vertrauen der Schüler zu gewinnen. Mein Standpunkt, den ich ganz klar darlege, ist ungefähr folgender: Ich bin für den »Rausch« – genauer: Ich bin für das gelegentliche Erleben von Ekstase –, aber gegen die Verwendung von Drogen zu seiner Erzeugung. Ich bin gegen die Drogen – aber nicht gegen die Drogenkonsumenten. Vor allem sind die Rauschdrogen für mich nur das endlich sichtbar werdende Endstadium einer fatalen Entwicklung zunehmender Selbstentfremdung – und nicht das vielbeschriebene Problem selbst. Es gibt kein Drogenproblem – aber es gibt unendlich viele psycho-soziale Nöte unter den Jugendlichen, die auch früher schon zu sehen waren, die die Betroffenen aber heutzutage mit Hilfe der Drogen endlich – in einer Art Verzweiflungstat – selbst lösen möchten. Freilich taugt diese Lösung allein nichts – sie kann nur eine echte Lösung anbahnen.

---

* Um Mißverständnisse zu vermeiden: es handelt sich bei den dargestellten Beispielen nicht um psychoanalytische Fallstudien. Material wie das dargestellte ergibt sich in jeder sachgemäß geführten psychologischen Beratung bzw. Betreuung.

Später am Abend eine stundenlange Diskussion mit Beatmusik auf der Bude eines der Schüler, die im Lehrerkollegium mit dabeiwaren. Es scheint, als leuchte mein Standpunkt den Schülern ein – denn es sind auch einige der Drogenkonsumenten gekommen. Kurz vor Mitternacht erzählt der eine oder andere auch von seinen Rauscherlebnissen. Ehe ich auf mein Zimmer gehe, werde ich von einem Schüler gefragt, ob er mich am nächsten Tag mal allein sprechen könne. Ich gebe ihm einen Termin während der Unterrichtszeit. Er bleibt nicht der einzige, denn es spricht sich herum, daß man mit mir reden kann. Nachdem ich auch vor den älteren Schülern eine ähnliche Diskussion wie mit den Lehrern durchgeführt habe, sind zwei Vormittage ausgebucht. Die Nachmittage wollte ich für intensive Gespräche in kleineren Gruppen reservieren. Je näher meine Abreise rückt, um so dichter füllt sich mein Terminkalender. Schließlich muß ich die vorgesehenen ganzen Gesprächsstunden zum Teil noch halbieren oder noch ein oder zwei Freunde des Vorgemerkten mit dazunehmen. Das Bedürfnis nach Aussprache ist sehr groß. Und wie gesagt – die Rauschdrogen sind eigentlich immer nur ein – wenn auch oft bedrückender – Vorwand, dieses lange gesuchte Gespräch zu eröffnen.

Kann man jemandem, der seelische Probleme hat, in einer knappen Stunde oder gar in nur dreißig Minuten »helfen«? Die Notsituation ändern kann man wohl nicht. Aber man kann zum Beispiel ermöglichen, daß lange angestauter Haß endlich einmal mitteilbar wird[*]: daß ein 17jähriges Mädchen, wenn auch nur in Andeutungen, von ihrer Vergewaltigung redet, was ihr noch nie vorher möglich war; daß ein 21jähriger Junge, der zum zweitenmal durchs Abitur zu fallen droht, schluchzend von seiner Überforderung durch Elternhaus und Schule spricht; daß die Hintergründe eines zweiten Selbstmordversuchs in einem beiläufig mitgeteilten Traum sichtbar werden…

Man müßte eigentlich jede Woche einen Tag an diesem Internat arbeiten, müßte das erworbene Vertrauen als Basis für eine echte Hilfe bei der Bewältigung der Konflikte nützen. Man müßte – und vor allem könnte – da so vieles tun. (Das gilt natürlich nicht nur für Internate, sondern sinngemäß für jede andere Schule und für jede Lehrlingsausbildungsstätte.)

---

[*] Man rechnet damit, daß bereits jedes fünfte Kind so sehr seelisch gestört ist, daß es einer eingehenden Erziehungsberatung bedarf. Die personellen wie finanziellen Versäumnisse der zuständigen Stellen haben jedoch dazu geführt, daß selbst in Fällen, wo die Eltern zu einer solchen Beratung bereit sind (was selten genug ist), mit Wartezeiten bis zu einem halben Jahr und länger gerechnet werden muß. (→RA I, II, III)

Wie die Situation nun einmal ist, kann man nur hoffen, daß man in den Einzel- und Gruppengesprächen den Drogenkonsumenten und den Drogengefährdeten (und das sind sehr viele) ein paar Argumente vor sich selbst und vor allem vor den »wohlmeinenden« Verführern in die Hand gegeben hat. Damit der nächste Drogenrausch nicht zur automatischen Handlung wird, sondern eine schöpferische Schaltpause eingeschoben werden kann, in der man vielleicht eine bessere Lösung des gerade anstehenden Problems entdeckt.

Bessere Möglichkeiten der »Drogenberatung« bieten sich natürlich in längerdauernder Arbeit mit den betroffenen Jugendlichen, die eine Aufdeckung und vor allem bessere Bewältigung der hinter dem Drogenkonsum verborgenen unbewußten Konflikte ermöglicht. Im Folgenden seien drei Beispiele* kurz skizziert.

Beate M. (19)

»In der Schule ist sie von Monat zu Monat schlechter geworden. Im Frühjahrszeugnis wurde ihre Versetzung bereits als sehr gefährdet bezeichnet«, erklärt der Vater. Er ist sichtlich böse auf seine Tochter. »Und dieser Junge, mit dem du herumziehst, der paßt uns auch nicht.« Das sagt die Mutter.
»Und das alles wegen diesem Haschisch.« Der Vater.
»Denkst du denn überhaupt nicht daran, was mit uns passiert, wenn das 'rauskommt?« Die Mutter.
»Aber –« Das ist Beate. Sie kommt jedoch gar nicht erst zu Wort, denn ihr Vater spricht bereits wieder; während er spricht, legt er einige Gegenstände mit anklagender Gebärde vor mich auf den Tisch. »Ist das nun Haschisch oder nicht? Wahrscheinlich mit Opium vermischt. Und dazu diese Räucherkerzen, die durchs ganze Haus stinken, wenn ich von der Arbeit heimkomme!«
Ich schau mir das grünlich-braune Stückchen an, das Herr M. als Haschisch bezeichnet hat. »Sieht aus wie gepreßtes Marihuana«, sage ich. Aber darum geht es ja gar nicht. Deshalb korrigiere ich auch nicht den weitverbreiteten Aberglauben, daß Haschisch mit Opium zusammengepantscht würde, um Süchtige heranzuziehen, weil Haschisch ja angeblich keine echte körperliche Abhängigkeit erzeuge. Ich korrigiere auch nicht die Ansicht, daß Haschisch und Marihuana dasselbe sei

---

* Hier eröffnet sich ein breites und dankbares Feld für die »Laientherapie«, wie sie Wolfgang Schmidbauer in seinem Buch *Seele als Patient* (München 1971) beschreibt.

(Marihuana ist weitaus schwächer; das Verhältnis ist etwa wie das von Wein und hochprozentigem Schnaps). Ich versuche nur herauszubekommen, was in dieser Familie nicht stimmt, was so durcheinandergekommen ist, daß Eltern und Kind nur noch im Ton von Richter und Angeklagten in einem Strafprozeß miteinander reden können. Denn das eingangs skizzierte »Rollenspiel« wird nicht nur vor mir, dem Psychologen in der Drogenberatung, inszeniert, sondern bestimmt das Verhaltens-Repertoire der Familie M. schon seit geraumer Zeit. Wie sich im Verlauf des Gesprächs herausstellt, das ich anschließend mit Beate allein im Nebenzimmer führe, spielt man das Strafprozeß-Spiel sogar schon weitaus länger, als Beate Haschisch raucht.

»Was gefällt dir am Haschisch?« frage ich sie.

Achselzucken. Ich deute ihr an, daß sie gerne rauchen könne, als ich sie nervös mit ihrer Zigarettenschachtel spielen sehe. Sie nickt. Dabei schaut sie mich an, als wolle sie sagen: »Verraten Sie aber meinen Eltern nicht, daß ich geraucht habe.«

»Träumst du?«

Diese Frage überrascht Beate. »Ja«, sagt sie.

»Kannst du dich an einen Traum erinnern?«

Und dann erzählt sie ihren Traum. Es ist kalt und dunkel. Sie läuft ziellos herum. Da sieht sie in der Ferne einen Lichtschein. Nach einiger Zeit, die ihr endlos vorkommt, erreicht sie eine Art Burgruine. Am Eingang stehen einige Beduinen. Einer von ihnen begrüßt sie mit einer Verbeugung und führt sie ins Innere des Gebäudes. Sie merkt, daß es sich um eine Art Labyrinth handelt, mit Mauern, die ihr gerade bis zu den Augen reichen, so daß sie nur ahnen kann, was in den benachbarten Gängen los ist. Überall scheinen da Menschen zu wimmeln. Am meisten fällt ihr auf, daß es zunehmend wärmer wird. Schließlich erreicht sie mit ihrem Führer das Zentrum der Ruine. Dort steht um eine dröhnende Musikbox ein malerisches Völkchen versammelt, das bei ihrem Eintritt in lautes »Hallo!« ausbricht.

»Dann bin ich aufgewacht«, sagte Beate.

»Sagt dir der Traum etwas?«

»Die Mauern dieser Burg waren wie abrasiert.«

»So als habe man das Dach entfernt?«

»Ja, genau so.«

Einige Wochen später erzählt Beate ganz beiläufig, daß sie so wahnsinnig gern in einen Beatschuppen geht, den ihr Vater ihr aber verboten hat. »Er sagt, dort würden sie alle Haschisch rauchen.« Die Vermutung des Vaters ist richtig. Aber warum zieht es Beate so sehr dorthin?

Sie überlegt. Dann lächelt sie und sagt:»Weil es dort so warm ist.«Wir haben inzwischen ungefähr zwanzig Stunden miteinander gearbeitet, und Beate kann ihren Haschischkonsum einschränken. Statt zweimal täglich raucht sie einmal am Wochenende ihren *joint*. Ich kenne ein wenig die Verhältnisse in ihrem Elternhaus. Sie sind so typisch, daß ich sie kurz skizzieren möchte: Die Eltern haben sich kurz nach Kriegsende kennengelernt. Beide waren sie von Anfang an berufstätig, beide sind sehr tüchtig, haben bereits ein eigenes Haus mit größerem Grundstück am Großstadtrand voll abbezahlt. Beate ist das zweite Kind. Im Gegensatz zu ihrem fünf Jahre älteren Bruder wurde die Neunzehnjährige immer sehr verwöhnt. Die Mutter stillte sie sieben Monate und las ihr immer jeden Wunsch von den Augen ab. Allerdings finden wir bald heraus, daß die Verwöhnung mehr materiell als gefühlsmäßig war. Sie fand zu ganz bestimmten Zeiten nach Arbeitsschluß der Eltern und am Wochenende statt und äußerte sich vor allem in ausgedehnten Schaufenster-Inspektionen, bei denen Beate sich wünschen durfte, was ihr Herz begehrte; man wollte offensichtlich wettmachen, was man wegen der Nachkriegszeit am älteren Bruder versäumt hatte.

»Diese Geschenke hat mir dann immer mein Vater gegeben«, erinnert sich Beate.»Ich mußte sie vor ihm und meiner Mutter auspacken und mich dann riesig freuen. Einmal habe ich mich nicht so recht gefreut – da waren sie beide tagelang beleidigt und haben kaum mit mir gesprochen.«

Der Vater ist Naturwissenschaftler. Es enttäuscht ihn sehr, daß Beate seine Begabung für Mathematik nicht ebenfalls mitbekommen hat, die ihrem Bruder eine glänzende Nachfolge-Karriere eröffnet. Mathematik ist auch das Fach, in dem Beate am stärksten fürs Abitur gefährdet ist.

»Hat dein Vater dir denn nie bei den Aufgaben geholfen?«

»Dazu hat er keine Geduld, hat er gesagt, als wir es einmal zusammen versuchten. Und mein Bruder interessiert sich mehr für seinen Sportwagen als für meine Schulleistungen.«

Ein zwanzigjähriger Physikstudent, der Beate eine Zeitlang Nachhilfe gab, wurde vom Vater ›gefeuert‹.»Ich glaube, mein Vater war richtig eifersüchtig auf ihn«, sagte Beate. Die nächsten beiden Stunden konzentrieren sich auf diese unglückliche Liebe. Der Student wurde natürlich auch dafür verantwortlich gemacht, daß Beate mit dem Haschen anfing. In Wirklichkeit machte sie mit der Rauschdroge jedoch Bekanntschaft während eines Schilagers. Inzwischen wissen wir auch ein wenig besser Bescheid, warum es nicht bei diesem einmaligen Versuch blieb. Es war nicht die unglückliche Liebe allein; oder der schulische Leistungsdruck; oder das unterkühlte selbstgerechte Gefühlsklima in der Familie M.;

oder die stichelnden Eifersüchtelein des Vaters bei jedem neuen Versuch Beates, einen Freund zu Hause einzuführen. Es war von jedem ein wenig; und noch einige andere Gründe mehr. Daß der Haschisch ins Spiel kam, war mehr Zufall. Daß er eine Zeitlang im Spiel blieb, ist verständlich. Im Rausch ist es »warm«, im Rausch ist die innere Harmonie, nach der sich jeder Mensch sehnt, wiederhergestellt. Für einige Stunden. Manchmal.

Vielleicht kann Beate in den nächsten Wochen oder Monaten ganz auf den Haschisch verzichten. Wenn ihre Eltern weiterhin so vernünftig mitarbeiten. Wenn sie unsinnige Ausgehverbote lockern. (Muß eine Neunzehnjährige wirklich jeden Abend Punkt 21 Uhr zu Hause sein?) Wenn sie ab und zu mal ein wenig von ihrer kostbaren Arbeits- und Freizeit für die Probleme der Tochter zur Verfügung haben. Wenn die Mutter weiterhin wenigstens einmal pro Woche bei mir anfragt, wie sie sich dem neuen Freund, der neuen Musik, dem Schlager usw. gegenüber verhalten soll. Bis sie das irgendwann einmal selbst richtig beurteilt...

Gerhard P. (22) und Steffi N. (17)

Gerhard P. rief abends um zehn Uhr aus einem 120 km entfernten Kleinstädtchen an. »Ich bin auf einem entsetzlichen Horror«, sagte er mit zitternder Stimme. »Ich glaube, meine Freundin versucht seit Wochen, mich mit Heroin zu vergiften. Das Zimmer, in dem ich bin, macht mich noch verrückt, die Wände kommen dauernd auf mich zu, und vor allem die Ecken sind so bedrohlich spitz. Dabei weiß ich genau, daß alles nur Einbildung ist.«

Vierzig Minuten sprechen wir miteinander. Mit Engelszungen versuche ich, ihn von seinem schrecklichen Trip herunterzubringen. Das ist am Freitag. Am Montag darauf erscheint er, meinen Rat befolgend, bei mir in der Sprechstunde. Er hat seine Freundin mitgebracht. Er selbst hat eine gutbezahlte Stelle als Goldschmied; die Arbeit macht ihm Spaß. Die Freundin ist alles andere als eine bösartige Hexe, wie er sie während seiner Schreckensreise mit Haschisch schilderte; sie ist eher schüchtern, spricht vielleicht drei Sätze in der Stunde, in der die beiden bei mir sind. Der zeitweilige Verfolgungswahn hat sich in nichts aufgelöst. »Das war so ein richtiger Kiffer-Blödsinn«, lacht Gerhard. »Ich versteh bloß eines nicht: Wie kann man auf einen solchen Horror kommen – und er hat immerhin zehn Stunden gedauert –, wenn man nur einen Zug aus der Pfeife macht. Einen einzigen Zug!«

Ich lasse mir erklären, was an diesem Abend geraucht wurde. »Guter Shit aus Pakistan, schöner dunkler Shit. Aber ich habe wirklich nur einen Zug aus der Pfeife gemacht – wie ist sowas möglich?« Wir versuchen zu rekonstruieren, was Gerhard an den Tagen vorher konsumiert hat. Die Rekonstruktion gestaltet sich etwas mühselig, weil die Clique, in der er häufig ist, sich angewöhnt hat, Haschisch wie Konfekt zu knabbern. Immerhin kommen wir auf eine Tagesration von drei bis vier Gramm. Nachdem Haschisch mehr als acht Tage im Körper verbleibt, also sehr lange regelrecht gespeichert wird, läßt sich verstehen, was passiert ist. Ich zeichne es ihm auf: »Die kleinen täglichen Portionen haben sich allmählich summiert. Deshalb genügte schließlich ein einziger Zug aus der Pfeife, eine winzige zusätzliche Menge Hasch, um Sie auf diesen Horror zu schicken.« Eineinhalb Monate später kommen Gerhard und seine Freundin wieder zu mir. Sie sind etwas ratlos. »Wir haben uns das Gespräch von damals durch den Kopf gehen lassen«, erklärt er. »Deshalb haben wir seitdem nichts mehr geraucht. Auch keine Trips (LSD) haben wir mehr genommen. Aber stellen Sie sich vor: Die Steffi und ich waren beide zur gleichen Zeit noch ein paar Mal richtig auf Trip!«

Ich versuche ihnen zu erklären, was ein *flash-back* ist. Es handelt sich um eine Art Echo-Effekt, eine verzögerte Reaktion des Gehirns auf ein Halluzinogen wie LSD oder Haschisch. Sie kommt sehr selten vor; wenn sie auftritt, stürzt sie den Betreffenden in tiefe Angst und Verwirrung.

»Ihr wart beide zusammen auf diesen Trips ohne Droge?« frage ich. Sie bestätigen das. Ich bin versucht, an eine klassische »Folie à deux« zu denken, eine Form des Wahnsinns, bei der eigentlich nur der eine Partner »ver-rückt« ist, während der andere, in der Regel der Schwächere, in einer Art Resonanz mitmacht, nachahmt. Ob es sowas bei Drogenkonsumenten auch gibt?

Wir machen einen neuen Termin aus. Das nächste Mal spreche ich erst eine halbe Stunde mit beiden zusammen. Dann setze ich Gerhard ins Nebenzimmer, wie wir bereits in der Zusammenkunft vorher ausgemacht hatten, und ich versuche, mit Steffi zu arbeiten.

Es dauert mehr als eine halbe Stunde, bis ich einen zusammenhängenden Satz von ihr höre. Sie ist schwer gehemmt; ihre Sprachblockierung grenzt fast an Mutismus*. Dieses Mädchen hat seit drei Jahren als Verkäuferin arbeiten müssen, obwohl sie – wie nach und nach heraus-

---

* Seelisch bedingte Stummheit.

kommt – unter entsetzlicher Angst leidet, wenn sie zwischen all den vielen Menschen im Kaufhaus steht, wo sie angestellt ist.

Es macht ihr richtig Spaß, daß sie bei mir allmählich freier sprechen kann. Vielleicht, weil ich nichts von ihr verlange, weil ich nur geduldig anhöre, was sie mühsam herauspreßt?

Weshalb sie mit Haschischrauchen angefangen hat? »Gerhard hat mich mit zu seinen Freunden genommen. Wir saßen dann zusammen und rauchten was. Wenn ich ein paarmal gezogen hatte, nur wenig, ging es mir besser. Dann mußte ich nicht um Worte kämpfen. Dann mußte ich ja gar nichts tun, konnte einfach dasitzen, Musik hören, den anderen zuhören.«

Steffi möchte gerne einen anderen Beruf lernen, zum Beispiel töpfern. Sie hat noch nichts von Arbeitstherapie gehört, hat nur instinktiv irgendwie erfaßt, daß der Umgang mit dem weichen Ton, das allmähliche Gestalten einer formbaren Masse, ihr vielleicht auch seelisch helfen könnte. Seit drei Wochen geht sie nicht mehr zur Arbeit. Sie kann einfach nicht mehr. Ihr Vater hat sie noch vor einem Jahr geschlagen, wenn sie tanzen ging. Vor einer Woche hat ihr Bruder dasselbe versucht, aus demselben Anlaß. Eine strenggläubige christliche Familie, die um das Wohl der Tochter/Schwester besorgt ist.

Ich frage nicht erst danach, ob sie Haschisch raucht, um dieser christlichen Strenge zu entgehen. Der Riß ist schon weit älter, hat mit der lieblosen Mutter zu tun (die Steffi zugleich abgöttisch liebt, vor allem seit der Vater tot ist, der sich immer zwischen beide stellte).

Man könnte Steffi helfen. Der Kontakt zwischen ihr und mir ist da. Auch Gerhard ist bereit, einen Versuch zu machen, mit dem Drogenproblem fertig zu werden. Aber zum ausgemachten Termin kommen sie beide nicht. Ob sie Angst vor der eigenen Courage bekamen? Ob Gerhard eifersüchtig war, weil ich mich mit Steffi an diesem letzten Abend mehr beschäftigte als mit ihm; weil ich sie zum Sprechen brachte, was ihm noch nie gelungen ist?

Ich weiß es nicht. Wahrscheinlich werden sie wieder Haschisch rauchen und so versuchen, ihre Probleme zu lösen. Wenn man ihre Geschichte kennt – kann man es ihnen verdenken?

Gerhard handelt übrigens ein wenig mit Haschisch. Gelegentlich hat er auch ein paar Trips anzubieten. Warum er das macht?

»Nicht wegen dem Geld«, versichert er. »Es macht mir Spaß, ein paar Freunden zu zeigen, daß es auch was anderes gibt.« Damit meint er nicht seine Arbeit, die ihm Spaß macht. Er hat mir Fotos von einigen seiner Goldschmiedearbeiten gezeigt – geschmackvolle Stücke, mit Phantasie und Liebe zum Detail gestaltet.»Mir ist nicht langweilig, wie so vielen Leuten, die Haschisch rauchen oder mal einen Trip einwerfen. Ich möchte mir künstlerische Anregungen holen.«

Als ich ihm erklärte, daß man seine schöpferische Kraft auch ohne Drogen wecken könne, zum Beispiel durch Meditation, war er bereit, mit mir zu arbeiten. Aber wie gesagt, er hat sich nicht mehr sehen lassen. Wenn ihn jemand anzeigt, oder die Polizei ihn bei einem seiner Gefälligkeitsverkäufe erwischt, kann er demnächst mit Gefängnis bis zu fünfzehn Jahren rechnen...

Uli K. (18)

Uli kommt aus bestem Haus. In der Familie seines Vaters treibt man seit Generationen Handel mit aller Welt. Geldsorgen hat es noch nie gegeben. Der Vater ist ein Vorbild, wie man es jedem achtzehnjährigen Jungen wünschen möchte. Sie spielen zusammen Tennis, gehen Segeln, sammeln beide kostbare alte Waffen. Uli nimmt Rauschdrogen. Auch hier ist er verwöhnt, nimmt nur Auserlesenes: weißschimmligen Haschisch aus Nepal, Kenja-Gras (eine zentral-afrikanische Marihuana-Art mit hohem Gehalt an dem Halluzinogen THC), Teo-Nanacatl-Pilze (Wirkstoff: Psilocybin) aus Mexiko; auch den Peyotlkaktus (Wirkstoff: Meskalin) hat er schon probiert. Demnächst will er Coca-Blätter kauen und Chandu (Rauch-Opium) probieren. Ein Kenner. Oder phantasiert er nur, um sich wichtig zu machen? Ich lasse mir seinen letzten LSD-Trip schildern. Er zupft an seinen schulterlangen, gepflegten schwarzen Haaren, die er wie ein Indianer mit einem Stirnband zusammenhält.»Darf ich damit trommeln?«fragt er und deutet auf die indische Tabla vor meinem Bücherschrank. Und dann trommelt er seinen Trip.»Das beruhigt so schön«, erklärt er, während er erzählt. Der Trip war schön, so schön, daß er ihn wiederholen möchte.»Ich flog durch ein grünes Universum, völlig nackt. Ich flog auf ein gleißendes goldenes Licht zu. Dann wuchsen große, männliche und weibliche Gestalten aus dem Nichts vor mir auf, ehrfurchtgebietend und unnahbar. Sie versperrten mir den Weg. Es passierte noch sehr viel anderes. Aber ich konnte nicht zu diesem goldenen Licht vordringen. Da möchte ich das nächste Mal hin.«

Ich versuche ihm zu zeigen, daß die Figuren der männlichen und weiblichen Götter vielleicht eine tiefe unbewußte Angst in ihm symbolisieren, die man nicht mit der Gewalt einer Droge aus dem Weg zu räumen versuchen sollte.

»Wollen Sie mir weismachen, daß das meine Eltern sind, die mir den Weg versperren?«

Das habe ich tatsächlich vermutet. Aber ich lasse es offen. In späteren Stunden zeigte sich, daß ich richtig vermutet hatte: Wie in einem sehr tiefen Traum hat ihm der LSD-Rausch seine Eltern so gezeigt, wie er sie im Grunde seines Herzens empfindet: als ehrfurchtgebietend und unnahbar.

Wie Gerhard P., hat auch Uli K. versucht, mit Rauschdrogen zu handeln. Weil sein Vater das kleine Vorratslager an Haschisch und LSD-Trips entdeckte, haben ihn ja die Eltern zu mir geschickt.

»Warum wolltest du mit Drogen handeln?«

»Vielleicht um meinen Vater hereinzulegen?« Uli ist ein hochbegabter Junge. Er kennt die einschlägige Literatur über Drogen, hat auch einige tiefenpsychologische Bücher gelesen, von Sigmund Freud und C. G. Jung. Seine Räusche haben ihm einige erstaunliche Einsichten in das eigene unbewußte Seelenleben verschafft.

Wie sich in späteren Stunden herausstellt, hatte sein *dealing* (Schwarzhandel mit Drogen) außer dem einen Grund, den Vater hereinzulegen, noch eine weitere Ursache: Uli haßt nämlich den als so »fern« empfundenen Vater nicht nur, sondern verehrt ihn auch sehr (diese zwiespältige Einstellung gegenüber den Eltern findet man sehr häufig bei Drogenkonsumenten). Seine Tätigkeit als Drogenhändler war offensichtlich ein Versuch, den Kaufmannsberuf des Vaters nachzuahmen. Dieser Wunsch war jedoch vom Vater schon zu Beginn von Ulis Pubertät abgelehnt worden; wir konnten nicht herausbekommen warum.

Bei der Arbeit mit Uli rückt rasch die religiöse Thematik in den Vordergrund. Rauschdrogen, vor allem LSD, waren für ihn das Mittel, Kontakt mit dem Göttlichen aufzunehmen. Es dauerte Monate, ehe er einsehen lernte, daß Rauschdrogen nicht der richtige Weg dazu sind, daß sie allenfalls eine Tür ins Seeleninnere öffnen können – daß man dann aber die Tür mit anderen Mitteln offenhalten sollte.

Zur Zeit versucht Uli sein Glück bei einem Yoga-Lehrer. Wenn der Lehrer gut ist, findet Uli vielleicht einen anderen Weg als die Rauschdrogen, um sich dem religiösen Bereich zu nähern. Am glücklichsten wäre er natürlich gewesen, wenn sein Vater ihm diesen Weg gezeigt hätte. Aber den Vater interessiert so etwas nicht. Und die Mutter schämt sich, weil in ihrer Familie einmal jemand mit »religiösem Wahnsinn« in die Nervenheilanstalt eingeliefert werden mußte...

Nachtrag 1981

Es ist in der Regel sehr schwierig, den Lebenslauf eines Klienten über die Zeit der Beratung bzw. Therapie hinaus weiter zu verfolgen. Von Beate M., die während zweier Jahre (1971, 1972) in mehr oder weniger regelmäßigen Abständen zu Gesprächen kam, habe ich auch in späteren Jahren sporadisch gehört. Immer wieder einmal geriet sie in eine Krise, kiffte dann auch; aber allmählich war es ihr möglich, eine Berufsausbildung abzuschließen, festere Bindungen einzugehen und mehr und mehr Struktur in ihr Leben zu bringen.

Ulysses (den ich an anderer Stelle beschrieben habe: »Der falsche Weg zum Selbst«, München 1976) gelang es ebenfalls, das Haschischrauchen völlig aufzugeben, nachdem er von 1963–66 ziemlich viel gekifft hatte. In einigen anderen Fällen war der Kern der Persönlichkeit offensichtlich nicht stabil genug, um die Rauschzustände adäquat zu verarbeiten. Im einen Fall wurde eine Haschischraucherin (19jährig) zur Mandrax- und Heroin-Abhängigen, ein Marihuana-Raucher (18jährig) zum Alkoholiker. Ein Heroin-Fixer (19jährig), der gelegentlich auch Kokain schnupfte und Aufputschmittel und/oder Tranquilizer in Überdosen zu sich nahm, stabilisierte sich zwischen den Perioden des drogeninduzierten Ausflippens immer wieder, schaffte den Absprung aus dem Elternhaus und die Lösung von der Mutter – dann habe ich ihn aus den Augen verloren.

Waren meine Beratungen, meine Therapien erfolgreich? Ich nehme an, daß sie es da waren, wo es mir gelang, selbst eine Zeitlang als »Droge Therapeut« akzeptiert zu werden und zu helfen, daß ein »fragmentiertes Selbst« allmählich mehr »Kohärenz« (Kohut), mehr Struktur bekam. Bei Jugendlichen war es immer ein gutes prognostisches Zeichen, wenn die Eltern bereit waren, ebenfalls ein Stück Beratung anzunehmen (was heißt: gemeinsam mit dem Therapeuten ihren eigenen Anteil an der Drogenabhängigkeit des Kindes zu verstehen und zu akzeptieren): Drogenabhängige Jugendliche sind wahrscheinlich immer eine Art »identifizierter Patient«, das heißt, bei ihnen manifestiert sich eine Störung, die der gesamten Familien-Gruppendynamik angehört. Demzufolge kann nur eine – wie auch immer geartete – Familientherapie oder wenigstens -beratung den zum Drogenabhängigen Gewordenen entlasten. (→ RA III).

Wolfgang Schmidbauer: Halluzinogene in Eleusis? – Zur Kulturgeschichte der Rauschdrogen

1. Die kultische Verwendung von Halluzinogenen in Amerika

Die Bedeutung halluzinogener Pilze (Psilocybe mexicana) und Kakteen (Peyotl: Bophophrus Williamsi oder Anhalonium Lewini) für mexikanische Kulte kann heute nicht mehr bezweifelt werden. Diese Kulte sind keineswegs im Aussterben begriffen; sie haben sich gerade in letzter Zeit wieder ausgedehnt, vor allem nach Nordamerika, wo sie an und für sich nicht autochthon waren (Slotkin 1952). Abgesehen von der häufig mit religiösen oder pseudoreligiösen Argumenten begründeten »psychedelischen Bewegung« Timothy Learys und Richard Alperts (s. auch Schmidbauer 1968), welche die Verwendung von Halluzinogenen bei Millionen amerikanischer Studenten populär gemacht haben – das meist benutzte LSD zeigt psychologisch fast dieselben Wirkungen wie das aus Psilocybe mexicana isolierte Psilocybin und das aus Anhalonium Lewini gewonnene Meskalin –, hat auch der Peyotl-Kult der »Native American Church« nach den Forschungen Slotkins (S. 128) unter den Indianern Nordamerikas Proselyten gefunden. Stämme, die an der Grenze der Vereinigten Staaten zu Mexiko lebten, brachten den Kult in die USA.

Slotkin untersuchte den Peyotismus bei den Menomini in Wisconsin. Der Genuß von Halluzinogenen erfolgt heute in einem rudimentären Rahmen biblischer Grundelemente: »Der weiße Mann kann lesen, und erfährt Gottes Wort aus der Bibel. Der Indianer kann nicht lesen, er erfährt Gottes Wort aus dem Peyotl« (Slotkin, S. 128).

Anhalonium Lewini ist ein kleiner, stacheloser Kaktus, der in den südlichen Teilen der Vereinigten Staaten, vor allem in Texas und im Tal des Rio Grande, wächst. Während die in der Nähe wohnenden Stämme die ganze, noch grüne Pflanze essen, wird für entfernter wohnende Angehörige der »Native American Church« die Spitze des rübchenförmigen Kaktus getrocknet und als Mescal-Button verhandelt. Meskalin ist sehr bitter; »es ist schwer, Peyotl zu essen«, gestehen die Menomini (Slotkin, S. 129). Dem geistig und körperlich Reinen soll der Geschmack manchmal süß erscheinen. Ich habe selbst einmal Meskalin, in einem Glas warmen Wassers gelöst, genommen; es war entsetzlich bitter.

Wie ein weißer Christ Gott durch Brot und Wein des Sakraments aufnimmt, glauben die Menomini nach Slotkins Bericht, sich durch den Peyotl-Genuß etwas von der Macht (dem Mana) des Großen Geistes anzueignen. Voraussetzung ist die körperliche und seelische Reinigung: ehe man zur nächtlichen Zeremonie aufbricht, nimmt man ein Bad und legt reine Kleider an; alle bösen Gedanken müssen verbannt werden; demütig und aufnahmebereit muß man dem Großen Geist gegenübertreten. Das Peyotl-Mahl unterliegt einem strengen Ritual; ein Mann fungiert als Führer, drei bis vier Assistenten unterstützen ihn. Wechselgebete und choralähnliche Gesänge zeigen eine Legierung indianischer und christlicher Elemente.

Das aus dem Peyotl bezogene Mana hat geistige Auswirkungen, die den unmittelbaren halluzinogenen Effekt überdauern sollen. Visionen, wie sie Meskalin auslösen kann, spielten ja bei sehr vielen Indianerstämmen Nordamerikas eine wichtige Rolle. Manchmal, so schildert es Claude Lévi-Strauss (1960), begaben sich die jungen Leute auf ein Floß und harrten ohne Nahrung aus; sie suchten die Einsamkeit der Berge, fasteten, nahmen Brechmittel, stürzten sich in eisige Bäder und verletzten sich durch spitze Stöcke, die sie unter die Rückenmuskeln bohrten und an denen sie Gewichte nachschleppten. Andere erschöpften sich durch nutzlose Arbeit: sie rissen sich alle Körperhaare aus oder sammelten alle Nadeln einer Tanne, bis keine mehr am Baum zurückblieb – Aufgaben, die übrigens an manche Märchenmotive erinnern (der Held muß alle verschütteten Weizenkörner oder alle Linsen aus der Asche sammeln), bei denen die unmöglich scheinende Arbeit freilich durch hilfreiche Tiere (Ameisen oder Tauben) übernommen wird[*]. Ziel der mühsamen und erschöpfenden Übungen ist es, ein magisches Tier oder den Großen Geist so zu rühren, daß sie sich in einer Vision offenbaren, dem Indianer einen Namen und einen Schutzgeist verleihen, und ihm damit erst eine bestimmte Rolle in der Sozialstruktur des Stammes zuweisen.

Das Streben junger Prärieindianer, in einer halluzinatorischen Offenbarung ihre mystisch-religiöse Identität zu finden, hat in manchen Aspekten der gegenwärtig vor allem unter den Jugendlichen verbreiteten »Drogenreligion« eine eigentümliche Wiederbelebung erfahren. Sicher wirken hier viele Faktoren zusammen – die Flucht aus dem Alltag einer technisierten Massengesellschaft, ein von traditionellen Formen der

---

[*] Zwei Beispiele von vielen sind die Grimmschen Märchen »Die weiße Schlange« und »Aschenputtel«.

Religion unausgefülltes metaphysisches Bedürfnis, mangelnde Vertrauensbeziehung zu den Eltern und zur älteren Generation überhaupt, um nur einige zu nennen. Wie ich an anderer Stelle zu zeigen versuchte (→ LSD), können Halluzinogene allen diesen Bedürfnissen gerecht werden, indem sie die weitgehend starren seelischen »Programme«, welche die Wahrnehmung, aber auch die Abwehr unbewußter Wünsche regeln, kurzzeitig außer Kraft setzen. Dem Jugendlichen gelingt es auf diese Weise zumindest subjektiv, die Widersprüche in seinem Innern, die Konflikte zwischen ihm selbst und einer echten menschlichen Kontakt verweigernden Umwelt und womöglich auch die eigene gesellschaftliche Entfremdung entweder einzuschläfern (etwa durch Haschisch oder die – weit gefährlicheren – Opiate) oder in der Phantasie, der sich keine kritische Realitätsorientierung mehr entgegenstellt, zu lösen.

Die beiden amerikanischen Psychoanalytiker Theodore Lidz (1970) und Albert Rothenberg haben den von Leary begründeten »Psychedelismus« mit einer Wiedergeburt des Dionysos-Kultes verglichen. Diese Analogie kann aus verschiedenen Gründen nicht überzeugen, die zunächst einmal in der radikal andersartigen religions-geschichtlichen Position des Dionysos zu suchen sind. Er wurde immerhin unter die olympischen Götter aufgenommen, während Leary eine mehrjährige Gefängnisstrafe verbüßte, nachdem seine Flucht durch mehrere Kontinente mit einer Auslieferung nach den Vereinigten Staaten beendet wurde. Dionysos als Gott des Weines fügte sich harmonisch in die Produktionsweisen einer agrarischen Gesellschaft ein, während die Anhänger einer Drogenreligion aus der Industriegesellschaft herausfallen, ihre Ordnung gefährden und nicht zuletzt deshalb erbittert verfolgt werden. Übrigens sind die Anhänger des Psychedelismus in mancher Hinsicht Opfer eben jener gesellschaftlichen Prägungen, jenes »falschen Bewußtseins«, das sie zu bekämpfen meinen. Sie ersetzen die soziale Manipulation durch die psychochemische, und glauben, sie dadurch zu transzendieren.

Heute werden Halluzinogene vor allem von jungen Leuten genommen, die vor der Aufgabe stehen, ihre eigene Identität zu finden und aus dem Rollenangebot ihrer Familie, ihrer Altersgenossen und anderer gesellschaftlicher Formen das herauszugreifen, was ihrem Glück und ihrer Selbstverwirklichung dient. Die halluzinogenen Drogen bieten hier scheinbar einen Ausweg (während die Opiate eher dazu dienen, das Problem selbst auszulöschen), da sie – wie die Propheten der psychedelischen Religion versprechen – einen Schlüssel zum innersten Selbst verkörpern. Aber dieser Ausweg ist immer dann trügerisch, wenn er als Ausflucht gesehen wird, das – vielleicht ja, vielleicht aber auch nicht – im Rausch Erschaute in täglicher Arbeit zu verwirklichen. Die Lustkomponente im Drogenerlebnis wird allzuleicht zu einer solchen Ausflucht. In diesem Fall bleibt die Identität, die vermeintlich durch die Droge gewonnen wird, unlösbar mit dieser verknüpft; sie ist nur unter dem Einfluß der Droge real, welche ja die Selbstkritik auslöscht. Je mehr die Vertreter der psychedelischen Religion versprechen, desto größer wird diese Gefahr für jene Jugendlichen, die ihnen Glauben schenken.

Im Peyotismus werden die Fasten und Leiden der Prärieindianer durch gemeinsame Nachtwachen ersetzt; das Rauschgifterlebnis bleibt in einen kulturellen Zusammenhang verwoben (was bei den Jugendlichen nicht der Fall ist; sie müssen in den *underground*, die Subkultur ausweichen, die allenfalls eine parasitäre Gegenkultur, jedoch sicherlich keine vollständige Kultur darstellt). Der einzelne Peyotist erreicht durch Gebet, Kontemplation und den Genuß von Peyotl Erleuchtung durch den Großen Geist oder einen seiner vertretenden Geister.»Nach Meinung des Peyotisten ereignet sich dies, weil er selbst die geistige Aufnahmebereitschaft erreicht hat und durch den Genuß des Peyotl genug von der Macht des Großen Geistes aufgenommen hat, um diesen Zustand erlangen zu können.« (Slotkin, S. 150) Häufig wird diese Erleuchtung zur mystischen Verzückung, zum Einswerden aller persönlichen Erlebnisse mit dem Großen Geist selbst.

Peyotl ist nach Slotkins Überzeugung weder ein Rauschmittel noch ein Narkotikum; es scheint weder zu erregen noch abzustumpfen; die Muskelkontrolle wird nicht beeinträchtigt. Der gewohnheitsmäßige Genuß führt zu keiner Sucht und beeinträchtigt die Gesundheit nicht; viele Indios sind fünfzig Jahre lang Peyotisten. Schon Kleinkinder nehmen an den Zusammenkünften teil. Zwischen den Riten vergeht oft ein Monat, in dem die Indianer ohne Peyotl auskommen. Diese Feststellungen haben zwar eigentlich mit einer religionspsychologischen Untersuchung nichts zu tun; es ist aber nötig, sie zu treffen, weil das dem Meskalin in seiner Wirkung sehr ähnliche LSD in der Presse vielfach als »Rauschgift« bezeichnet wird, und in vielen Staaten dem Opium-Gesetz für suchterzeugende Substanzen unterliegt, auch in Deutschland. Es scheint von kulturellen und gesellschaftlichen Bedingungen abhängig, ob aus einem Halluzinogen ein Rauschgift wird, das zu suchtähnlichen psychischen Fixierungen führt. Die für Opiate (Morphium und Heroin) charakteristische körperliche Abhängigkeit tritt bei Halluzinogenen jedenfalls nicht auf. Physische Entziehungssymptome fehlen.

Von den Peyotisten wird gegenseitig, auch gegen die Peyotisten anderer Stämme, brüderliche Liebe erwartet, die sie während der Zeremonie durch große Höflichkeit, Achtung und Ehrerbietung ausdrücken. Sie tauschen Geschenke aus und behandeln Peyotisten, die fast regelmäßig aus anderen Stämmen zu Besuch kommen, mit großer Zuvorkommenheit. Sehr wichtig für das Verständnis der »Native American Church« ist noch, daß alle ihre Anhänger betonen, wer nicht Peyotl genommen habe, könne den Glauben nicht verstehen.* (Slotkin 1952, S. 132) Das innere Erlebnis, die unmittelbare Enthüllung Gottes wird für äußerst wichtig gehalten. »Ich glaube an Gott, aber nur nebenbei, nicht tief, nicht richtig«, gesteht ein Menomini, der heute einer der Führer der Bewegung ist. Als der alte Führer die Schöpfungsgeschichte erzählte, erlebte er sie selbst. Dieser Bericht von Slotkins Gewährsmann zeigt die große Plastizität des Effektes von Halluzinogenen.

Dafür spricht auch, daß die »Native American Church« Peyotl in einem ganz anderen Kontext nimmt als die mexikanischen Indianer, welche es seit altersher kennen. Die Huichol waschen sich die ganze Zeit, ehe das Peyotl-Fest beginnt, nur mit Wasser aus der weit entfernten Gegend, wo der Kaktus wächst. Sie fasten viel und sind zu strikter geschlechtlicher Enthaltsamkeit verpflichtet; wer dieses Gesetz bricht, lädt Unglück auf sich und gefährdet das ganze Unternehmen. »Gesundheit, Glück und Leben können durch das Sammeln des Kaktus gewonnen werden, das Gefäß des Feuer-Gottes«, schreibt Frazer (1922), »aber ebenso wie das reine Feuer dem Unreinen nicht nützen kann, müssen Männer und Frauen nicht nur für die verbleibende Zeit (bis zum Fest) keusch bleiben, sondern sich auch von den vergangenen Sünden reinigen.« Das geschieht dadurch, daß die Frauen dem Feuergott bekennen, wieviele Liebhaber sie seit ihrer Kindheit gehabt haben. Wenn sie nur einen einzigen vergessen, finden die Männer keinen Kaktus; um ihr Gedächtnis aufzufrischen, binden sie Knoten, für jeden Geliebten einen, in eine Schnur; diese Schnüre werden dann nach dem Schuldbekenntnis feierlich verbrannt. Damit sind die Sünden vergeben. Ähnlich binden die Männer einen Knoten für jede Sünde in eine Schnur, beichten allen Winden, »und geben den Rosenkranz ihrer Sünden dem Führer, der ihn im Feuer verbrennt«, wie Frazer (1922, S. 31) kaustisch bemerkt. Adolf E. Jensen

---

* Den Kult des Halluzinogens verbindet also natürlicherweise mit dem Mysterienkult das »Geheimnis«: Wer noch nicht teilgenommen hat, kann ihn nicht verstehen. Vielleicht konnten die Mysten von Eleusis ebenfalls gar nichts verraten, weil das, was sie erlebt hatten, jeder Beschreibung spottete. Sie zogen sich, wie auch die Menomini, auf die schon von Herodot verwendete Formel zurück: »Wer eingeweiht ist, weiß, was ich meine.«

zitiert einen Bericht von Carl Lumholtz, der sich mit dem Symbolismus der Huichol beschäftigt hat. Nach der Mythe, die von ihnen zum Peyotl-Fest erzählt wird, wurde die Pflanze in der gestaltenden Urzeit durch die Fußtritte eines Hirsches hervorgebracht. Bei der zeremoniellen Expedition, die 43 Tage dauert, schießen sie auf den Kaktus mit Pfeilen, wie auf den Hirsch; und der Ur-Hirsch erscheint ihnen in Visionen. Das Peyotl-Fest ist eine Fruchtbarkeitszeremonie, die Regen und reiche Ernte bewirken soll (Jensen 1951).

Daß Halluzinogene nicht nur in den Religionen von Naturvölkern (sehr viele Indianer Südamerikas kennen halluzinogene Schnupfpulver – Epéna, Caapi, Yopo usw. (Efron 1967), sondern auch in differenzierten Kulturen eine Rolle spielten, ist seit den ethnobotanischen Studien Gordon Wassons und Roger Heims über das Teo-Nanacatl der Azteken und Mayas, das »Gottes-Fleisch«, ziemlich sicher (Teo-Nanacatl ist ein aztekisches Wort; da die Azteken aber in vieler Hinsicht eine Spät-, ja Verfallskultur darstellen, und archäologische Befunde in diese Richtung weisen, darf man annehmen, daß sie auch den Pilzkult von früheren Hochkulturen – den Tolteken u. a. – übernahmen). Die Beweisführung Wassons, der sich besonders mit den anthropologischen und historischen Aspekten dieser Pilzkulte auseinandergesetzt hat, ist dreigliedrig: Sie berücksichtigt den archäologischen Befund, Berichte der Konquistadoren aus dem 17. Jahrhundert und schließlich die von Wasson und seiner Frau selbst gesammelten Erfahrungen über die heutige Verwendung halluzinogener Pilze bei verschiedenen Indianerstämmen Südmexikos.

Das »künstliche Paradies« (Charles Baudelaire), in das Teo-Nanacatl seine Gläubigen führte, ist nach R. Graves (1964) und R. Patai das Tlalócan. Ein Bild davon reproduzieren Wasson und Heim (1958) in ihrem Werk über die halluzinogenen Pilze Mexikos.

Es zeigt einen Geist, einen Zweig in der Hand, der vor Freude weinend einen Fruchtgarten phantastisch glänzender Obstbäume und Blumen betritt, den ein fischreicher Fluß bewässert, der aus dem Maul einer göttlichen Kröte strömt. Diese ist der Gott Tlalóc, der dem griechischen Dionysos in vieler Hinsicht entspricht, und den seine Schwester Chalcioluthlicue zum Mitregenten ihres Paradieses ernannt hat. Im Vordergrund liegen Bewässerungskanäle, über denen sich vier Pilze vereinigen, die ein Kreuz bilden, das die vier Hauptrichtungen des Kompasses anzeigt. Hinter dem Geist erhebt sich eine gepunktete Schlange, Tlalóc in einem anderen Aspekt; ein blumenbesäter Drache und große farbige Schmetterlinge schweben in der Luft. Die halluzinogene Droge, welche zu dieser Vision führte, war ein toxischer Pilz, der noch immer in einigen Provinzen Mexikos rituell gegessen wird. Psilocybin, die aktive Substanz, wird von Psychiatern mit Lysergsäure und Meskalin zu den wichtigsten Psychedelica, Offenbarern des inneren Selbst, gerechnet (Graves, S. 80).

Die Mönche, welche Cortes auf seinem Eroberungszug durch das Aztekenreich begleiteten, schrieben: »Die Indios essen einen Zauberpilz, der die Gabe verleiht, mit den Göttern zu sprechen. Dem Rausch folgt oft starkes Übelsein, und mancher begeht in diesem Zustand Selbstmord. Die Indios behaupten freilich, daß sie sich freiwillig den Göttern opfern« (Heim). Welcher Pilz damit gemeint ist, läßt sich schwer feststellen. Alle Berichterstatter sind sich einig, daß auf den Genuß von Psilocybe mexicana kein »starkes Übelsein« folgt, sondern ein erholsamer Schlaf. Obschon in den entlegenen Dörfern, in denen Wasson die Überreste des Pilzkultes aufspürte, niemand mehr die Bezeichnung Teo-Nanacatl, »Gottes Fleisch«, kennt, fürchtet man die Pilze, man betet sie an und hütet ihr Geheimnis – was auch dazu führt, daß weniger geschickte Forscher als Wasson mit wirkungslosen Pilzen abgespeist wurden, die sie analysierten und in denen sie keinerlei psychoaktive Substanz aufspüren konnten (Graves 1958). Die Pilze sind heilig-gefährlich, sie werden nur genommen, wenn ein ernstes Problem zu lösen ist: eine Krankheit in der Familie, ein gestohlener Esel, verlorenes Geld. Der Pilz nennt Lösungen, er sagt, ob ein Kranker leben oder sterben wird und welche Heilmittel es gibt. Der Pilz überbringt auch Botschaften abwesender Familienangehöriger. Sagt er einem Kranken, daß er sterben wird, so rüstet die Familie das Begräbnis, der Kranke verliert den Lebenswillen und stirbt tatsächlich (Wasson 1959). Bei den Mixe verzehrt der Fragesteller die Pilze allein; nur ein Freund beobachtet ihn und berichtet über die Ereignisse; anderswo ist der Pilz nur Teil einer schamanistischen Zeremonie, in der Eier, Federn, Kakaobohnen, Stäbe aus Bienenwachs und vieles andere eine Rolle spielen; der »Curandero« streut Maiskörner um sich und beantwortet die an ihn gerichteten Fragen. Im Pilzgebiet steigert er seine Fähigkeiten einfach durch den Pilz. Curandero wird man, wenn einem der Pilz befiehlt, diesen Beruf zu ergreifen. Wasson selbst hatte Halluzinationen: »Die Paläste, Gärten, Meeresküsten und Berge, die ich sah, trugen jenen Ausdruck der Neuheit, der frischen Schönheit, der uns alle gelegentlich wie ein Blitz überfällt« (Wasson, S. 220). Im Zuge seiner eingehenden Beschäftigung mit den religiösen Implikationen halluzinogener Pilze ist Wasson zu einer kühnen Hypothese gelangt: Könnte nicht das heute häufig als »künstliche Geisteskrankheit« angesprochene Erlebnis an der Wurzel der religiösen Ergriffenheit des Menschen stehen? Wasson glaubt, »daß unsere primitivsten Vorfahren bei der Suche nach Nahrung auf unsere psychotropen Pilze stießen – oder auch auf andere Pflanzen mit derselben Eigenschaft –, sie aßen und auf diese Weise das Wunder der Ehrfurcht im Angesicht Gottes kennenlernten.« Während sonst nur besonders visionär begabte Menschen Zugang zu mystischen Erlebnissen hatten und sich diesen oft noch durch Fasten und andere asketische Übungen (christliche Mystiker) oder Atemübungen (Yogi) bahnen mußten, stand das visionäre Reich Gottes, das die Zauberpilze vermittelten, jedem offen, der ihr Geheimnis kannte, oder dem durch Priester das Halluzinogen gegeben wurde (Wasson, S. 222).

2. Die eleusinischen Mysterien

»Die alten Griechen gaben niemals das Geheimnis der eleusinischen Mysterien preis, aber viele müssen es gekannt und flüsternd davon gesprochen haben. Wir wissen nur, daß die Eingeweihten einen Trank zu sich nahmen, und später des nachts eine großartige Vision erlebten«, bemerkt Wasson (1959, S. 223). Er hat dieses Argument indessen nicht weiter ausgeführt; Robert Graves aber, der in seiner *Griechischen Mythologie* und mehr noch in der *Weißen Göttin* seine Neigung und Fähigkeit zu kühnen historisch-anthropologischen Deutungen gezeigt hat, griff die Anregung auf.

Zunächst ist die Behauptung, Rauschgifte hätten in Eleusis eine Rolle gespielt, keineswegs neu. So bemerkt Robert de Ropp in »Drugs and the Mind«: »Opium wurde in der Antike viel gebraucht. Mohn spielte eine Rolle bei den Mysterien der Ceres, die seine Milch trank, um ihren Gram zu vergessen … Opiumsucht war gewiß ein sehr häufiges Phänomen in dieser Zeit…«

Augenscheinlich hat de Ropp hier Mohnsamen, auch heute noch ein nicht ganz ungewöhnliches Nahrungsmittel im Mittelmeergebiet, mit dem allein opiumhaltigen weißen Milchsaft verwechselt, der aus der verletzten, unreifen Kapsel quillt. Die Mohnkapsel, die Ceres (wenn man von ihren Mysterien spricht, besser: Demeter) auf Darstellungen trug, sprechen eher für den Wert des Mohns als Nahrungsmittel, als für seine Benutzung als Rauschgift. Nach Ovid brach Ceres in Eleusis ihr selbstauferlegtes Fasten, indem sie einige Mohnsamen aß; später heilte sie den kranken Prinzen Triptolemos, indem sie ihm einen Schlaftrunk aus Milch und Mohnsamen einflößte. Graves hält das für eine späte Anekdote und zweifelt daran, daß vor dem ersten Jahrhundert nach Christus, als Ärzte eine Art schwaches Opium aus Kleinasien importierten, dieses Rauschgift in der antiken Welt überhaupt bekannt war. Es ist richtig, daß die Mohnsamen keine Alkaloide enthalten. Aber man kann Graves mit historischen Argumenten widersprechen: Schon bei Homer, der ältesten Quelle überhaupt, ist »von dem betäubenden Mohn, vom Mohn, getränkt mit lethäischem Schlummer« die Rede. Aber Opium als Rauschmittel, darin hat Graves recht, ist in der Antike – zumindest nach der literarischen Überlieferung, die ja zum Beispiel nicht müde wird, den Wein zu preisen – nicht üblich gewesen; deutlich bezeugt ist es erst bei Paracelsus (»Ich habe ein arcanum, d. h. Laudanum, und ist über alles erhaben, wo es zum Tode weichen will«, Hesse 1966). Hesse schätzt, daß Opiumessen sich erst um 1500 in der Türkei allgemein verbreitet hatte; das Opiumrauchen kam erst im 17. Jahrhundert auf.

Trotzdem ist es nicht möglich, allein aufgrund der Quellen mit Sicherheit auszuschließen, daß Opium in Eleusis eine Rolle spielte. Seine Benützung könnte unter das Schweigegebot gefallen sein. Wir müssen spezifisch psychopharmakologische Argumente hinzuziehen: Der Opiumrausch führt im allgemeinen nur dann zu Halluzinationen, wenn man das Opium raucht, und auch diese Halluzinationen unterscheiden sich deutlich von dem durch die typischen Halluzinogene erzeugten: Sie sind von herabgesetzter Bewußtseinsklarheit begleitet und scheinen ganz allgemein weit eher bei Asiaten aufzutreten (Hesse, S. 26). Geraucht wurde Opium in Eleusis sicher nicht; diese Sitte kam erst sehr viel später auf. Wenn es aber gegessen oder getrunken wurde, so führte es nur zu einer Euphorie. Alle Beschreibungen des Opiumrausches (die beste Beschreibung ist immer noch de Quincey 1822) stimmen darin überein, daß er eine egozentrische Euphorie, aber keine Disposition zu kollektiven Visionen schafft. Es ist sehr schwer, sich das Geschehen bei den eleusinischen Mysterien ohne die Annahme solcher Visionen zu erklären. Die Ausgrabungen des Heiligtums am Fuß der Akropolis von Eleusis haben alle Spekulationen entkräftet, die Priesterschaft hätte durch geheime, unterirdische Gänge und sonstige Bühnenmaschinerie das mythische Geschehen vor den Augen der Epopten inszeniert. »Die Spiele, das eigentliche kultdramatische Geschehen im Mysterium, sind keine ›Aufführungen‹ für die Besucher von Eleusis, wie man heute glauben könnte, wenn man Oberammergau und andere Passionsspiele als Mysterien zu bezeichnen pflegt.« Vielmehr sind es »liturgischdramatische Erlebnisse der Mysten« (Peuckert 1951). Schwer zu entscheiden ist die Frage, ob der verwirrende Demeter-Mythos nach dem eleusinischen Ritus gestaltet wurde, oder ob sich das Ritual nach dem Mythos ausrichtete. Diese Frage kann wahrscheinlich nicht pauschal beantwortet werden. Einzelne Züge des Mythos – wie die unzüchtigen Reden Baubos und Jambes – sind sicherlich Aitia, sie sollen bestimmte uralte rituelle Praktiken erklären.* Es kann hier nicht unsere Aufgabe sein, die mythologische und religionsgeschichtliche Problematik von Eleusis darzustellen. Wir müssen uns auf die Rekonstruktion der rituellen Grundzüge beschränken. Der wichtigste Teil der Mysterien spielte sich im September (Boedromion) ab: Am 14. Boedromion wurden die Heiligtümer des eleusinischen Tempels nach Athen geholt, am 15. versammelten sich die Mysten (Peuckert, S. 489). Dabei wurde angesagt, daß alle Barbaren und Mörder ausgeschlossen seien (natürlich wurden die Eingeweihten nie einzeln geprüft). Trotzdem hat diese Mahnung nicht weniger gewirkt als das Verbot, Einzelheiten der Mysterien auszuplaudern, das in der über tausendjährigen Tradition nie gebrochen wurde, während es zum Beispiel bei den Freimaurern schon sehr bald ausführliche Darstellungen der geheimen Zeremonien gab (Peuckert, S. 490). Während sich viele römische Kaiser in die Mysterien einweihen ließen – Claudius wollte sie sogar in die Nähe von Rom verlegen, was ihm aber mißlang –, hat sie der Muttermörder Nero immer gemieden, obschon er bekanntlich außerordentlich gräcophil war (Hopfner). Nach der Verkündung der Bedingungen der Einweihung reinigten sich die Mysten durch ein Bad im Meer. Ob schon jetzt oder erst später ein allgemeines Fasten begann, ist nicht geklärt; eine plausible Zahl sind neun Fasttage, denn so lange hat auch Demeter nach dem Mythos gefastet. Am 19. September brach eine große (öffentliche) Prozession vom Demeter-Heiligtum in Athen nach Eleusis auf. Die Besucher der eigentlichen Mysterien waren in drei Klassen geteilt: die Laien, die Mysten und die Epopten (Schauenden). Wer des Allerheiligsten teilhaftig werden wollte, der mußte Eleusis also mindestens zweimal gesehen haben. Wir kennen die Formel noch, die der Myste sprechen mußte:

---

* Die religionswissenschaftliche Literatur zu Eleusis ist sehr umfangreich. Gute Zusammenfassungen finden sich in den griechischen Religionsgeschichten von Nilsson und Wilamowitz-Moellendorf. Etwas veraltet ist Bloch, L., *Kult und Mysterien von Eleusis*, 1896. Siehe auch das Werk von Reitzenstein über Mysterienreligionen und den Artikel von Th. Hopfner in Pauly-Wissowa, *Realenzyklopädie der classischen Altertumswissenschaften*, HBd. 32, sowie Kerényi, 1962.

663

»Ich fastete. Ich trank den *kykeon*. Ich nahm aus der *kíste*. Ich vollzog die Handlung. Ich legte wieder in den Korb, und aus dem Korb in die *kíste*« (Clemens Protrept II, S. 21). Man ist sich heute einig, daß in der *kíste*, dem Schrein der Demeter, ein Abbild des weiblichen Schoßes war. Solche Sexualsymbolik ist in Fruchtbarkeitskulten nichts Ungewöhnliches. Was die heilige Handlung war, wissen wir nicht. Vielleicht ein symbolischer Koitus, bei dem der Myste mit einem Phallos den Schoß berührte (s. auch Dietrich, S. 124 f.).

Die Atmosphäre der vier Nächte dauernden Mysterien muß höchst eigenartig gewesen sein. Das entscheidende Geschehen spielte sich immer nachts ab, im Schein der Fackeln. Das Heiligtum faßte an die 3000 Menschen; es gab keine Bühne. Die Teilnehmer waren durch Fasten geschwächt, sie hatten sich entsühnt, sie erwarteten von der Einweihung nicht weniger als Erlösung nach dem Tode, »ein ewiges Tanzen, Jubilieren und Musizieren auf goldener Aue« (Peuckert, S. 490).

Sophokles hat diese Erlösung durch die eleusinischen Mysterien gepriesen: »Dreimal selig die, die nach der Schau dieser Weihen hinab in den Hades steigen: Ihnen allein ist dort unten Leben gegeben. Alle anderen erfahren dort nur Übles.« Wahrscheinlich wurde den Mysten verkündet, das Leben in der Unterwelt sei eine Fortsetzung der eleusinischen Offenbarungen (Nilsson; s. auch Peuckert 1951, S. 496).

Der Myste erlebte eine Hadesfahrt, wie ja auch Demeter in die Unterwelt mußte, um ihre Tochter zurückzuholen. Er schritt durch dunkle Räume, Schrecknisse begegneten ihm; plötzlich leuchteten die Fackeln auf, unklare und verworrene Rufe der Priester ertönten. Gerade das Wesentlichste aber scheint aus dem Mythos ausgeklammert, das erlösende Erlebnis. Die Handlungen an der *kíste* – können sie das Geheimnis von Eleusis erklären, nämlich die unbezweifelbare außerordentliche Wirkung auf den Zuschauer? Die Teilnehmer mußten etwas sehen, das es in Wirklichkeit nicht gab, sie mußten einem – wenn es in nackten Worten berichtet wird – dürftigen Geschehen einen erhabenen und ergreifenden Sinn abgewinnen. Zweifellos wäre das durch ein Halluzinogen sehr erleichtert worden.

Die Beweise, welche Graves für seine These gibt: Bei den Eleusinischen Mysterien wurden dem kykeon Halluzinogene beigemischt, oder der kykeon ist nur ein profaner Tarn-Begriff für einen toxischen Pilz – diese Beweise sind ziemlich dürftig. Auf einigen Vasen, die Kentauren darstellen, sind Pilze abgebildet; aber abgesehen davon, daß manche Archäologen diese Pilze für Blumen halten – was beweist das? Pilze sind ein Attribut der Waldlandschaft, in der die Kentauren lebten.* Graves schreibt die Anfangsbuchstaben der Ingredienzien für *kykeon* untereinander – Minze, Wasser, gemahlene Gerste – und liest daraus Myka, die Akkusativ-Form von Pilz. Nun ist es zwar – worauf Graves dieses Argument stützt – eine von irischen Barden häufig verwendete Methode, ein geheimgehaltenes Wort zu buchstabieren, indem man es aus den Anfangsbuchstaben unverfänglicher Wörter zusammensetzt. Aber wenn man diese Sitte auch für das Mysterium von Eleusis in Anspruch nimmt, muß man erst die höchst spekulativen Beziehungen zwischen den irischen Ogham-Alphabeten und dem griechischen Alphabet beweisen, die Graves postuliert.

Es liegt im Wesen jedes Mysterienkultes, daß seine wissenschaftliche Deutung ein höheres Maß an gezügelter Phantasie verlangt als beispielsweise die Entzifferung einer schwer leserlichen Inschrift. Denn das Mysterium ist nicht nur durch die Zerstörungen späterer Zeit verhüllt, sondern auch durch die aktiven Bemühungen der Zeitgenossen. Wenn die griechische Literatur bis in die hellenistische Zeit nie Pilze erwähnt, so kann das natürlich einem Tabu zuzuschreiben sein; aber es muß es keineswegs.

Myka ist eine frühere Form von Mykes (»Pilz«). Ein ähnliches Ogham hat Graves aus der alexandrinischen Beschreibung der Zusammensetzung von Ambrosia, der Speise der Götter, gelesen: Meli, Ydor, Karpos, Elaios, Turos, Alphita (Honig, Wasser, Frucht, Olivenöl, Käse, Gerstenmehl). Dieses Ogham hätte auf die Frage geantwortet: »Was essen die Götter?« Antwort: Myketa – den heiligen, halluzinogenen Pilz (Graves 1958, S. 331).

Graves unterstützt diese These, indem er auf die überflüssige (?) Erwähnung von Wasser im Ambrosia-Rezept hinweist, und andrerseits auf die mangelnde Spezifizierung von »Frucht«. Aber ist Wasser in einem von pedantischen Grammatikern aufgezeichneten Rezept wirklich überflüssig, und ist Frucht, statt ein Baustein für Graves' Ogham-These, nicht ein gerechtfertigter Oberbegriff, einfach deshalb, weil selbst die Götter nicht immer nur eine Obstsorte essen wollen, geschweige es in einer Zeit können, die keine Konservierungsmittel kannte?

Das Herbstfest des Dionysos wurde »Ambrosia« genannt. Graves glaubt nicht, daß die Mainaden des Dionysos, wenn sie tobend über das Land rasten und Menschen in Stücke rissen, nur von Wein trunken

---

* Vollends unmöglich ist es, nach Vasenbildern Pilze eindeutig zu bestimmen, wie es Graves versucht.

waren. Er glaubt, daß sie mit Wein nur Amanita Muscaria hinunterspülten, dessen Wirkung Graves beschreibt: »Er ruft Halluzinationen, sinnlosen Aufruhr, prophetische Sicht, sexuelle Energie und eine bemerkenswerte Muskelstärke hervor. Nach einigen Stunden solch einer Ekstase folgt vollständige Trägheit. Dieses Phänomen könnte die Geschichte erklären, wie Lykurgos, nur mit einem Hirtenstab bewaffnet, die trunkene Armee des Dionysos, die aus Mainaden und Satyrn bestand, nach ihrer siegreichen Rückkehr aus Indien aufreiben konnte« (Graves 1960, S. 7).

Der grausame Brauch der Mainaden, die Köpfe ihrer Opfer abzureißen – könnte er nicht eine Allegorie für die Ernte der Pilze sein, deren Stämme vielfach nicht gegessen werden (von → Psilocybe mexicana werden nur die Hüte verzehrt)? Perseus, der sich zur Verehrung von Dionysos bekehrte, benannte Mykene nach einem Pilz, den er dort fand. Das Wahrzeichen von Argos, dessen Hauptstadt Mykene ist, war ebenso wie das des mexikanischen Tlalóc eine Kröte; und Kröten sondern ein Halluzinogen ab (→ Bufotenin) (s. auch Hesse, S. 88).

3. Die psychischen Wirkungen von Halluzinogenen

»Sag mir doch – du bist natürlich in die Eleusinien eingeweiht – gleicht nicht den Abenteuern dort das, was wir jetzt hier sehen?« So fragt im »Kataplus« des Lukian (S. 644) Mikyllos den Kyniskos: Der Leser, der selbst oft eingeweiht war – Studienaufenthalte in Athen gehörten zur Bildung eines Edelmanns der Kaiserzeit – wußte, was gemeint war. Nicht sehr viel anders ist es mit den psychischen Wirkungen der Halluzinogene. Wer einen Selbstversuch unternommen hat, begreift, daß manche Menschen aus diesem Erlebnis eine Religion machen können, und daß andere schwere Depressionen und Angstzustände bekommen, die sie unter Umständen wochenlang in Nervenkrankenhäuser führen. Die seelischen Erlebnisse sind vielgestaltig und schillernd. Sie reichen von überwältigenden Visionen, die einen Teppich, eine Lampe oder eine Blume zu mystischen Offenbarungen werden lassen, bis zur Halluzination von bedrohlichen Ungeheuern, in die sich Polstersessel oder Heizkörper verwandeln. Man beobachtet das Schauspiel bewußt und distanziert, wenn die Dosis einen – individuell freilich sehr verschiedenen – Wert nicht überschreitet. Bei höheren Dosen wird man mitgerissen, agiert in einem imaginierten Schauspiel und erwacht enttäuscht, aber ohne den für die Morphiumsucht oder den Alkoholismus typischen Wunsch, sich sofort wieder zu betäuben (Schmidbauer 1968, S. 16).

Halluzinogene sind sehr viel stärkere »Wahrheitsbringer« als der Wein; was sie an Wahrheit bringen, ist aber nicht logisch, sondern nur psychologisch richtig und verständlich. Wenn man die bisher durchgeführten Experimente* zusammenfaßt, erkennt man als gemeinsamen Nenner der Wirkung fast aller bisher bekannten typischen Halluzinogene, daß sie die Stabilität unserer inneren Welt aufheben und die Wahrnehmung »entstalten«. Alles wird plötzlich neu und einzigartig; unsere Sinne dienen nicht mehr der Wirklichkeit, sondern die Wirklichkeit dient unseren Sinnen (»Ich merke, welch einen Gefallen unsere Augen den Dingen tun, sie wahrzunehmen«, steht in einem meiner eigenen, unveröffentlichten Protokolle). Man dünkt sich riesengroß oder zwergenhaft, man reist durch Zeit und Raum; die Grenzen der persönlichen Identität sind ebenso aufgehoben wie die zwischen Bild und Begriff, Traum und Realität, zwischen Hören, Schmecken und Riechen. Die disziplinierte Folge unserer Auseinandersetzung mit der Umwelt von außen nach innen ist durchbrochen; die Regelprozesse, welche die Konstanz unserer Wahrnehmungen gewährleisten, funktionieren nicht mehr. Man erkennt schlagartig, daß die menschliche Wahrnehmung nicht nach einem »ästhetischen« Gesetz konstruiert ist, sondern nur einen winzigen, zweckmäßigen Ausschnitt der möglichen Sinnes-Daten vermittelt. Die Welt soll uns nicht gefallen, sondern wir sollen in ihr überleben. Die Halluzinogene entfernen, phänomenologisch gesprochen, die »Filter«, welche unsere Erlebnisse zu einem kontinuierlichen, unser »Ich selbst« verkörpernden Strom einengen. Diese Filter lassen uns erst in einer konstanten Welt leben; sie können uns freilich nicht vor Verzweiflung und Angst schützen, in denen Freud (1927) die Quellen der Religion zu erkennen meinte.

Zu dieser Filter-Hypothese stimmt, daß der Mensch aus chemisch bisher ungeklärten Gründen ziemlich schnell eine Toleranz gegen verschiedene Halluzinogene entwickelt (Leuner 1962). Die chaotisch aufgerührte, der Konstanz und Identität beraubte innere Welt stabilisiert sich ziemlich rasch wieder. Wer eine Woche lang jeden Tag dieselbe Dosis eines Halluzinogens – zum Beispiel von →LSD – nimmt, muß sie verdoppeln, um noch eine Wirkung zu erzielen, die er sonst mit der halben Dosis erreicht. Diese Toleranz entspricht keiner physischen Gewöh-

---

* Mit Meskalin experimentierte in erster Linie K. Beringer *(Der Meskalinrausch,* Berlin 1927), mit LSD H. Leuner *(Die experimentelle Psychose,* Berlin 1962) und W. A. Stoll *(Schweizer Archiv für Neurologie* 60, 1947, S. 1). Siehe auch die Selbstschilderung von Aldous Huxley in *Himmel und Hölle,* München 1957, sowie *Die Pforten der Wahrnehmung,* München 1954 (→ auch in diesem Buch »LSD«, »Meskalin«)

nung, sondern wahrscheinlich einer aktiven psychischen Gegenregulation: Die Stabilisierungskräfte sind nicht etwa ganz außer Funktion gesetzt, sie »stutzen« nur. Bald haben sie die ungewöhnliche Offenheit des psychischen Systems wieder in ihrer (in den meisten Fällen segensreichen) Gewalt. Um die natürliche Ansprechbarkeit wiederherzustellen, ist eine Halluzinogen-Karenz von mindestens einer Woche notwendig. Daß es sich um keinen ausschließlich physiologischen Vorgang handelt (etwa die Produktion eines LSD in erhöhtem Maß abbauenden Enzyms), wird auch dadurch nahegelegt, daß Kreuztoleranz besteht: Wer dauernd LSD nimmt, verspürt auch von Normaldosen Meskalin oder Psilocybin keine Wirkung mehr.

Ehe wir auf die religionspsychologischen Folgerungen eingehen, die sich aus der psychischen Wirkung von Halluzinogenen ergeben, noch ein Wort zur Terminologie. Juristisch und in den meisten medizinischen Lehrbüchern rangieren Halluzinogene unter »Rauschgiften«. Es ist sinnlos, gegen diese Definition Sturm zu laufen; die große Plastizität der Wirkung dieser Substanzen hat zu Erscheinungen geführt, die sich oft vom Rauschgiftkonsum nicht unterscheiden lassen: »Die Mehrzahl der Konsumenten von LSD... nimmt es keineswegs, um ohne mühevolles Yoga-Training geistige Erleuchtung zu erzielen, jenes Satori, das eine so wichtige Rolle in den Argumenten der intellektuellen Befürworter eines neuen LSD-Kultes in den USA spielt. Sondern sie nehmen LSD, um in einen Rausch zu kommen, der das Leben leichter, die Liebe schöner und die eigenen Hemmungen geringer machen soll« (Schmidbauer und Idris 1967).

Aber man darf auch nicht vergessen, daß die Subsumierung der Halluzinogene unter den an Morphium und Heroin gewonnenen Rauschgiftbegriff theoretisch nicht aufrechtzuerhalten ist.

»Halluzinogene« ist der von den meisten Psychopharmakologen akzeptierte Begriff. Er ist sicher besser als das präjudizierte »Psychedelika« – denn zu seelischen Offenbarungen führen Halluzinogene keineswegs immer – und auch dem älteren »Phantastika« (Louis Lewin) überlegen. Trotzdem erschöpft sich die Wirkung der Halluzinogene nicht in Halluzinationen. Nicht nur die Stabilisierung der Wahrnehmung, sondern auch die der Gefühle wird aufgehoben. Gerade das gibt dem Erlebnis seine ungeheure Plastizität. Als man glaubte, durch Meskalin oder LSD »künstliche Psychosen« auslösen zu können, erlebten die Versuchspersonen künstliche Psychosen; sie distanzierten sich weitgehend von den »verrückten« Wirkungen der einzelnen Halluzinogene. Als Leary und Alpert die »psychedelische« Ära begründeten, identifizierten sich viele

Probanden mit der eklektisch-mystischen Lehre der beiden Ex-Harvard-Psychologen und fanden in den Halluzinogenen gerade das, was sie erwartet hatten. Georg Seitz hat beobachtet, daß die auf steinzeitlichem Niveau lebenden Waika-Indianer in Brasilien unter dem Einfluß des halluzinogenen Epéna-Schnupfpulvers glauben, so groß zu sein, daß sie mit den riesigen Häkuli, die Dörfer über den Wolken haben, sprechen können. Daniel, ein Waika, der die Missionsschule besucht hatte, sprach unter dem Einfluß von → Epéna mit Engeln (Seitz).

Auch mit dem Einfluß von Halluzinogenen auf spezifisch religiöse Erlebnisse ist schon experimentiert worden: Auf Anregung Learys erhielten zehn Studenten am Karfreitag vor dem Gottesdienst in einer Privatkapelle → Psilocybin. Die Methodik dieses Versuchs war durchaus kritisch; die Folgerungen, welche Leary daraus gezogen hat, sind es weniger. Insgesamt zwanzig Studenten unterzogen sich dem Experiment, aber nur zehn von ihnen erhielten das Halluzinogen, die anderen eine gleich aussehende, aber wirkungslose Substanz. Weder der Versuchsleiter noch die Versuchspersonen (ausnahmslos Theologiestudenten) wußten, wer wirklich 30 mg Psilocybin erhielt und wer das Placebo. Nach der Andacht, die eine kurze Ansprache des Geistlichen eingeleitet hatte, mußten die Studenten ihre Erlebnisse aufzeichnen, die dann von mehreren unabhängigen Beurteilern anhand eines Schlüssels ausgewertet wurden, den man aus der christlich-mystischen Literatur über die Kriterien eines »echten religiösen Erlebnisses« zusammengestellt hatte. Die Resultate waren eindeutig: neun der zehn Studenten, die Psilocybin erhalten hatten, zeigten mindestens vier der Kriterien; nur einer der übrigen ein einziges (Alpert und Cohen 1966).

Das beweist nun aber keineswegs, daß Halluzinogene eine Art Vitamin für die Religion sind, wie Leary behauptet. Nur bei einer schon vorhandenen religiösen Haltung und bei geeigneter Umgebung können sie helfen, religiöse Vorstellungen zu »mystischen« Erfahrungen zu steigern. Zu fragen wäre auch noch, ob es soziologisch berechtigt ist, literarische Dokumente, die einige Jahrhunderte alt sind, für die Erstellung von Kriterien eines »echten« religiösen Erlebnisses von Menschen unserer Zeit zu verwenden.

Ehe wir uns wieder unserem eigentlichen Thema zuwenden, müssen wir uns noch mit dem eingreifenden Wandel in der Beziehung zu Rauschgiften überhaupt befassen, der durch die Entwicklung eines in vielen Zügen von der Naturwissenschaft geprägten Weltbildes einsetzen muß. Die Beziehung zwischen neurophysiologischem Prozeß und bewußtem Erleben ist auch heute noch ein ungelöstes Rätsel (→ hierzu RA IV), aber dennoch sind wir heute ohne weiteres bereit zuzugeben, daß chemische Substanzen unseren Gehirnstoffwechsel und damit unser Erleben beeinflussen und verändern können. Noch Aristoteles sah im Gehirn eine Art Kühlsystem für vom Herzen aufsteigende erhitzte Dämpfe. Daß der Fortschritt materialistischer Naturerklärung die Art, wie der Durchschnittsmensch etwa einen Alkoholrausch erlebt, einschneidend verändert hat, ist kaum zu bezweifeln. Eine psychologische Komponente des griechischen Dionysos-Bildes ist zweifellos die Wirkung des Alkohols auf das Erleben: Euphorie, Hemmungslosigkeit, Schlaf – ganz abgesehen davon, ob die Anhänger des orgiastischen Gottes Wein nur verwendeten, um ein Halluzinogen – in diesem Fall Amanita muscaria – hinunterzuspülen, wie Graves meint (Graves 1960, S. 7). Vollends wenn die Mysten gar nicht wußten, daß im *kykeon* ein Halluzinogen war, wenn dessen Wirkung sich mit der exaltierten Erwartung religiöser Offenbarung, der Begeisterung der Menge und dem sakralen Geschehen legierte, ganz von dem Artifiziellen, Farcenhaften abhob, das die »künstlichen Paradiese« moderner Rauschgiftesser oft zeigen (Zaehner 1957). Andrerseits ist es ohne weiteres vorstellbar, daß ein tief religiöser Mensch, dem man ohne sein Wissen vor einem feierlichen Gottesdienst ein Halluzinogen gibt, eine mystische Offenbarung erfährt. Freilich beschleicht uns Unbehagen bei dieser Vorstellung: gerade weil wir über die neurophysiologischen Vorgänge so sehr viel besser Bescheid wissen als die Anhänger etwa der »Native American Church«, können wir nicht mehr glauben, daß uns das Mana des Meskalin zur unmittelbaren Erkenntnis Gottes führen wird. Es scheint, daß uns die Frucht des Baumes der Erkenntnis nicht nur aus dem irdischen Paradies vertrieben, sondern uns auch den ungetrübten Genuß der künstlichen Paradiese unmöglich gemacht hat.

4. Amanita muscaria in Eleusis?

In Europa gibt es (zumindest nach dem heutigen Stand der Mykologie) erheblich weniger halluzinogene Pilze als in der Neuen Welt. Überhaupt scheint man in Amerika sehr viel interessierter an psychoaktiven Pflanzen zu sein: Nichts Vergleichbares zu den sehr zahlreichen halluzinogenen Tränken und Schnupfpulvern südamerikanischer Indianer ist bei afrikanischen und asiatischen Naturvölkern zu finden, wenn man von dem Genuß des →Fliegenpilzes bei einigen sibirischen Stämmen absieht. Daß kaum eine grundsätzlich andere Zusammensetzung der Flora in der Alten Welt dafür verantwortlich ist, kann man daraus ersehen, daß die experimentierfreudigen Medizinmänner Nordmexikos auch bei einigen aus Europa importierten Pflanzen halluzinogene Eigenschaften entdeckten, die diesseits des Atlantik bisher nicht bekannt waren. So fanden sie heraus, daß die Ginsterart Genista canariensis halluzinogene Eigenschaften hat, die sich experimentell bestätigen ließen (Schultes). Alle Ginsterarten sind reich an Alkaloiden. Ebenso ist die Lippenblütler-Gattung Coleus (Buntnessel) in Amerika als Rauschmittel verwendet worden (vor allem Coleus pumila und Coleus blumei). Sie stammt aus Europa, nicht anders als Ska Maria Pastora, dessen halluzinogene Eigenschaften die Mazatec-Indianer in Oaxaca (Mexiko) entdeckten (Schultes). Eine weitere europäische Pflanze, deren halluzinogene Eigenschaften man in Analogie zu einem südamerikanischen Rauschgift erschloß, ist die Steppenraute (Peganum harmala), die aber unseres Wissens noch nie zu religiösen oder hedonistischen Zwecken verwendet wurde. Die in ihr enthaltenen Alkaloide Harmin und →Harmalin kommen auch in der Caapi-Liane →Banisteriopsis vor. Die Steppenraute gedeiht in Nordafrika, den Balkanländern und westlich von Kleinasien bis China und Indien.

Wahrscheinlich hat Graves unrecht, wenn er in Amanita muscaria den »heiligen Pilz« der eleusinischen Mysterien und des dionysischen Herbstfestes vermutet. Es dürfte den eingeweihten Priestern von Eleusis sehr schwer gefallen sein, mit der nötigen Regelmäßigkeit die notwendigen Dosen für die rund zweitausend Mysten herbeizuschaffen. Zudem paßt das in modernen Experimenten für Amanita muscaria gezeichnete psychopharmakologische Wirkungsbild gar nicht zu Graves' Vorstellungen. Während er behauptet, Amanita muscaria rufe »Halluzinationen, sinnlosen Aufruhr, prophetische Sicht, sexuelle Energie und eine bemerkenswerte Muskelstärke hervor«, und nach einigen Stunden einer solchen Ekstase folge völlige Trägheit, gibt Wasson nach seinen Selbstversuchen folgendes Bild der Wirkung: Nach der normalen Dosis (etwa vier Pilze) verspürt man nach etwa zwanzig Minuten eine angenehme Müdigkeit, die sich zu einem Halbschlaf verstärken kann, der von leichter Euphorie und gelegentlichen farbigen Visionen begleitet ist. Nur bei wenigen Versuchspersonen kommt es zu einem Gefühl absoluter Glückseligkeit (»a state of bliss beyond compare«), in dem sie zwanghaft hymnisch zu reden beginnen und zum Beispiel Menschen, die keine drei Schritte von ihnen entfernt sind, mit lauter Stimme anschreien (Wasson). Der Züricher Pharmakologe Peter G. Waser, der die Alkaloide in Amanita muscaria untersucht hat, fand übrigens, daß das wirksame Prinzip nicht das hochaktive Parasympathikomimetikum

671

Muskarin ist, das oral sehr schlecht resorbiert wird, sondern das Muscimol (Waser; → auch Fliegenpilz). Muskimol führt in kleinen Dosen zu Euphorie, Ataxie und psychischer Stimulierung, in höheren Dosen (15 mg) zu Echobildern, aber keinen ausgeprägten Halluzinationen. Steigert man die Dosis noch mehr, überschatten die schon bei kleinen Gaben spürbaren Krämpfe einzelner Muskelgruppen das Bild. Physiologisch sicher nicht nachzuweisen ist die von Graves postulierte erhöhte Muskelkraft. Sein Schluß, »Die Mainaden haben bestimmt Amanita muscaria gegessen; wie sonst hätten sie Menschen und Tiere in Stücke reißen können?«, ist falsch.

Trotz alledem sollte man es sich nicht allzu leicht machen, wenn man Graves' Hypothese zurückweist. Es ist keineswegs ausgeschlossen, daß Amanita muscaria noch andere Substanzen enthält, die zumindest für einige der von Graves wahrscheinlich aus Berichten über die isländisch-norwegischen Berserker und über die Sibirier entnommenen Wirkungen verantwortlich sind. Freilich ist es bisher noch nicht erwiesen, daß die Berserker Fliegenpilze aßen, die sie gegen Eisen und Feuer unverwundbar machten und sie vor Kampfeswut in die Schilde beißen ließen, wie die Sagas schildern (Peuckert 1951, S. 88). Weiterhin: Wenn nicht Amanita muscaria, könnte dann nicht ein anderes Halluzinogen in Eleusis eine Rolle gespielt haben? Peganum harmala etwa, die Steppenraute, die überall als Unkraut wuchs? Daß sich die eleusinische Priesterschaft nicht scheute, pharmakologisch aktive Pflanzen zu verwenden, steht fest: Der Hierophant wurde während der Mysterien durch einen Schierlingstrank impotent gemacht – kein ganz ungefährliches Mittel, um ein Ziel zu erreichen, dessen genauere Bedeutung wir nicht kennen. Handelte es sich um eine heilige Hochzeit, bei der körperliche Zeichen der Begierde die sakrale Handlung nur gestört hätten? Die Griechen, vor allem die Athener, waren ein frommes, aber auch ein skeptisches Volk. Genügte wirklich das vorbereitende Fasten, die Entkräftung durch Nachtwachen (Schlafentzug kann zu Halluzinationen führen), um ein Jahrtausend lang die Menschen Ehrfurcht zu lehren vor »heiligen Bräuchen, die keiner verraten, verletzen, erforschen darf, denn heilige Scheu vor den Göttern bindet die Stimme... Selig wer von den irdischen Menschen je sie gesehen! Wer aber unteilhaftig der Weihen, der findet ein andres Schicksal, wenn verblichen er weilt im dumpfigen Dunkel...«? (Homer). W. S.

5. Claviceps purpurea in Eleusis?

In jüngster Zeit haben sich R. Gordon Wasson und Albert Hofmann (der Entdecker des LSD-25) wieder mit der in diesem Beitrag behandelten Fragestellung befaßt. In *The Road to Eleusis* (Wasson et al. 1978) erwägen sie die Möglichkeit, »daß dem *kykeon* eine halluzinogene Droge beigemischt war. Das würde das ekstatisch-visionäre Erleben des Demeter-Persephone-Mythos als Symbol des Kreislaufes von Leben und Tod in einer beide umfassenden, zeitlosen Wirklichkeit verständlich machen« (Hofmann 1979, S. 225).

Albert Hofmann weist in seinen Lebenserinnerungen 1979 auch auf Karl Kerényis Arbeit *Die Mysterien von Eleusis* (1962) hin, worin der ungarische Religionswissenschaftler und Mythenforscher ebenfalls die Meinung vertritt, daß ein Halluzinogen bei diesem antiken Kult eine wichtige Rolle spielte.

Hofmann betont, daß Gerstenextrakt und Minze Bestandteil des *kykeon* waren. Auf den Getreidehalmen aber, dem Dankgeschenk der Ackergöttin Demeter an Triptolemus (den sagenhaften ersten Oberpriester von Eleusis), gedeiht der Pilz *Claviceps purpurea*, der eine Reihe von Alkaloiden produziert, denen als Grundbaustein die Lysergsäure gemeinsam ist – jene Lysergsäure, aus der Hofmann 1938 das Lysergsäurediäthylamid entwickelte, das stärkste uns bekannte Halluzinogen!
(→LSD)   J. v. Sch.

Literatur:
Alpert, R., und S. Cohen, *LSD*, New York 1966
Beringer, K., *Der Meskalinrausch*, Berlin 1927
Bloch, L., *Kult und Mysterien von Eleusis*, (o.O.) 1896
Clemens Protrept. II, S. 21
Dieterich, A., *Eine Mithrasliturgie*, Leipzig 1923, S. 124 f. (unveränd. Neudruck Stuttgart 1966)
Efron, D. H. (Hrsg.), *Ethnopharmacologic Search for Psychoactive Drugs*, New York 1967
Frazer, J. G., *The Golden Bough*, London 1922
Freud, S., Die Zukunft einer Illusion (1927), in: *Gesammelte Werke Bd. XIV*, London 1940
Graves, R., *Steps*, London 1958
Ders., »What Food the Centaurs ate«, in: Ders. 1958, S. 331
Ders., *Griechische Mythologie*, Hamburg 1960
Ders., *The White Goddess*, London 1963
Ders., und R. Patai, *Hebrew Myths*, London 1964
Heim, R., und G. Wasson, *Les Champignons Hallucinogènes du Mexique*, Paris 1958
Hesse, E., *Rausch-, Schlaf- und Genußgifte*, 3. Aufl., Stuttgart 1966, S. 25
Hofmann, A., *LSD – mein Sorgenkind*, Stuttgart 1979
Hopfner, Th. (Mysterienreligionen), in: Pauly-Wissowa, *Realenzyklopädie der classischen Altertumswissenschaften*, HBd. 32
Homer, *Hymnos an Demeter*, zit. n. Peuckert 1959

Huxley, A., *Die Pforten der Wahrnehmung*, München 1954
Ders., *Himmel und Hölle*, München 1957
Jensen, A. E., *Mythos und Kult bei den Naturvölkern*, Wiesbaden 1951
Kerényi, K., *Die Mysterien von Eleusis*, Zürich 1962
Leuner, H., *Die experimentelle Psychose*, Berlin 1962
Levi-Strauss, C., *Traurige Tropen*, Köln 1960, S. 16
Lidz, Th., und A. Rothenberg, »Psychedelismus: Die Wiedergeburt des Dionysos«, in: *Psyche* 24, 1970, S. 359–374
Lukian, *Kataplus*, S. 644
Pauly-Wissowa, A., *Realencyclopädie der classischen Altertumswissenschaften*
Peuckert, W.-E., *Geheimkulte*, Heidelberg 1951, S. 491
Quincey, Th. de, *Confessions of an English Opium Eater*, London 1922 (dt. *Bekenntnisse eines englischen Opiumessers*, München 1965)
Reavis, E. (Hrsg.), *Rauschgiftesser erzählen*, Frankfurt a. M. 1967
Ropp, R. de, *Drugs and the Mind*, New York 1958 (zit. n. Graves 1958)
Schmidbauer, W., »Seelisches Erleben – ein Gehirnprozeß?«, in: *Therapie der Gegenwart* 106, 1967, S. 1223–1232
Ders., »LSD - Elixier des Teufels?«, in: *Du Selbst*, 1968, Nr. 1, S. 16
Ders. und I. Idris, »LSD-Kontroverse: Elixier des Teufels?«, in: *Selecta* IX, 1967, S. 25–40
Schultes, R. E., in: Efron, D. H. 1967
Seitz, G., »Epéna, the Hallucinogenic Snuff of the Waika-Indians«, in: Efron, D. H. 1967
Slotkin, J. S., »Peyotl and the Menomini«, in: *Transactions of the American Philosophical Society* (zit. n. Reavis 1967)
Stoll, W. A. (LSD), in: *Schweizer Archiv für Neurologie* 60, 1947, S. 1
Waser, P. G. (Amanita muscaria), in: Efron 1967
Wasson, G., »The Hallucinogenic Mushrooms of Mexico: An Adventure in Ethnomycological Explorations«, in: *Transactions of the New York Academy of Sciences*, Feb. 1959 (zit. n. Reavis 1967)
Wasson, R. G., Hofmann, A., und C. A. P. Ruck, *The Road to Eleusis*, New York 1978, Dt. *Der Weg nach Eleusis*, Frankfurt a. M. 1984
Zaehner, R. C., »Ein Universum der Farce«, in: *Mysticism, Sacred and Profane*, Oxford 1957 (deutsch: *Mystik – religiös und profan*, Stuttgart 1960)

Jürgen vom Scheidt:
Sigmund Freuds Kokain-Experimente und ihre
möglichen Folgen für die Psychoanalyse –
eine Studie zur Tiefenpsychologie
und Psychodynamik von Drogenwirkungen

1. Vorbemerkung

Zu den wichtigsten originalen Leistungen Freuds gehören sein Übergang von der Physiologie zur Psychologie, die Entdeckung des Unbe-
wußten, der Nachweis der Bedeutung der Sexualität für die Ätiologie der
Neurosen, die therapeutische Nutzbarmachung der »freien Assozia-
tion«, die wissenschaftlich fundierte Traumdeutung und seine Selbstanalyse. Üblicherweise betrachtet man den Aufenthalt bei Charcot in
Paris (1885/86) als den Beginn dieser fruchtbarsten Schaffensperiode in
Freuds Leben und das Ende der Freundschaft mit Fließ als ihren
Abschluß. Ich vertrete nun die These, daß die Rauschdroge Kokain, die
Freud in den achtziger Jahren des vergangenen Jahrhunderts selbst eine
Zeitlang konsumierte, bei der Entstehung der Psychoanalyse eine bislang unterschätzte Rolle gespielt hat. Vor allem in der »Traumdeutung«
finden sich eine Fülle von Bezügen zu dem Alkaloid, die als Ergebnis
(und Abschluß) einer langen unbewußten Auseinandersetzung mit der
Kokaineuphorie interpretiert werden.
Zwei biographische Arbeiten haben nun den Freunden der Psychoanalyse manchen Kummer und ihren Gegnern nicht geringe Freude bereitet: David Bakans *Sigmund Freud and the Jewish Mystical Tradition*
(1958) und Paul Roazens *Brother Animal* (1969).
Im ersten Buch wird der mögliche Einfluß von Freuds jüdischer Herkunft auf Entwicklung und Wesen der Psychoanalyse untersucht, wobei
es vor allem um den religiösen Aspekt geht. Es fanden sich bald
»Kritiker«, die aus Bakans gescheitem (wenngleich gelegentlich wohl zu
spekulativem) Werk die These gewannen, die Analyse sei selbst »jüdischer Mystizismus« (Bailey, 1965) – was gewiß nicht in der Absicht
Bakans lag.
Roazen wiederum versucht nachzuweisen, daß Freud am Selbstmord
Tausks mitschuldig war, und geht in seinem Buch den abenteuerlichsten
Vermutungen über Freuds Psychopathologie nach. K. R. Eissler hat in

seiner wichtigen Veröffentlichung *Talent and Genius* (1971) nachgewiesen, daß Roazen Geschichtsklitterung reinsten Wassers betrieben hat: »Die unwahrscheinlichen und nicht dokumentierten Schlußfolgerungen, die Roazen gezogen hat, die falsche Darstellung ihm angeblich überlassener Informationen, die Verzerrung durch Auslassungen in Zitaten, die geradeheraus falschen Zitate – einer dieser Tatbestände allein, und sicher alle zusammengenommen, machen dies zu einem Buch, das man nur mit Schmerzen liest.« (S. 2)

Ich schicke dies meiner eigenen Arbeit voraus, weil ich mir bewußt bin, daß sie wie die von Bakan zu Fehldeutungen Anlaß geben könnte. Freuds Kokain-Versuche müssen in diesen Tagen, wo man unter den Jugendlichen eine Rauschdrogen-Welle ohnegleichen beobachtet, neben berechtigtem Fachinteresse auch mit der Sensationsgier eines größeren Publikums rechnen (man denke etwa an den Wirbel um die angeblich von C. G. Jung stammende Behauptung, Freud habe ein Verhältnis mit seiner Schwägerin Minna Bernays unterhalten). Dies wurde mir erst richtig klar, als ich – ausgehend von der psychologischen Arbeit mit drogenkonsumierenden Jugendlichen und theoretischer Beschäftigung mit den Rauschdrogen – bereits mitten in der Niederschrift dieser Studie steckte. Um Mißverständnissen vorzubeugen, möchte ich zu Beginn folgendes klarstellen:

- Sigmund Freud hat nach allem, was wir wissen, niemals Kokain-*Räusche* erlebt, die man etwa einem Haschisch- oder LSD-Rausch gleichsetzen könnte, und er war ganz sicher zu keinem Zeitpunkt kokainsüchtig. Was ihm bei seinen Selbstversuchen widerfuhr, war lediglich die weit schwächere Kokain-Euphorie.

- Was für abstruse Theorien man auch aus meinen Darlegungen destillieren wird – man kann auf keinen Fall die Psychoanalyse als Endprodukt solcher Kokain-»Räusche« betrachten.

- Meine Arbeit ist desgleichen nicht als Ein-Faktor-Theorie gedacht, die Freuds Selbstanalyse und – im weiteren Sinn – die Entstehung der Psychoanalyse auf Freuds Drogen-Experimente reduzieren soll. Meiner Meinung nach hat die Kokain-Euphorie Freud zwar wichtige Impulse (vorwiegend unbewußter Natur) vermittelt – aber sie ist nur *ein* Faktor unter vielen anderen in seiner wissenschaftlichen und menschlichen Entwicklung.

- Ich möchte auch nicht den Eindruck erwecken, als bejahte ich den Genuß von Rauschdrogen als »bewußtseinserweiterndes« Agens. Diese leider noch immer unter vielen jungen Akademikern und Gymnasiasten verbreitete Ansicht wird vielmehr gerade durch die Art und Weise widerlegt, wie Freud seine »Kokainepisode« (Jones) bewältigte – nämlich durch Verarbeitung der damit zusammenhängenden unbewußten Konflikte und natürlich – dies die unabdingliche Voraussetzung – aufgrund seiner Genialität.

• Und endlich war es schon gar nicht meine Absicht, den Mutmaßungen über Freuds Psychopathologie (s. hierzu Kap. VI in Eisslers *Talent and Genius*) neue Nahrung zu liefern. Die Art und Weise, wie Freud mit dem Kokain fertigwurde, spricht ganz im Gegenteil für eine ungewöhnlich gesunde seelische Konstitution.

Aber Ernest Jones hat am 28. April 1952, während seiner Arbeiten an der Freud-Biographie, jedenfalls einen Satz an Siegfried Bernfeld geschrieben, der die Problematik des Sachverhalts klarstellt (und den er so nie publiziert hat):

»...was für eine Gesellschaft sie waren, Meynert trank, Fleischl war ein schlimmer Morphinist und ich fürchte, daß Freud mehr Kokain nahm als er sollte, obgleich ich das nicht erwähne...« (Trosman und Wolf 1973)

2. »*Ein abseitiges, aber tiefgehendes Interesse...*«

Am 15. August 1924 beschwerte sich Freud bei seinem »ungebetenen« Biographen Fritz Wittels über die Darstellung seiner Person. Neben der Fließ-Episode (wie später gezeigt wird, ist auch sie in Zusammenhang mit dem Kokain bedeutungsvoll) bemängelte Freud vor allem die Darstellung seiner Kokain-Versuche im Jahr 1884:

»... So kommt es, daß sich Auslassungen ergeben, die eine Angelegenheit ins falsche Licht rücken, direkt Unrecht tun, und dergleichen. Zum Beispiel in der Cocaingeschichte, auf die Sie aus mir nicht bekanntem Motiv so großes Gewicht legen. Die ganze Analogie mit Brückes Augenfund« (aus dem Helmholtz den Augenspiegel entwickelte, v. Sch.) »zergeht, wenn man hinzunimmt, was Sie nicht wissen..., daß ich die Verwendung am Auge wohl ahnte, aus privaten Gründen (um abzureisen) die Arbeit abschließen mußte und meinem Freund Königstein direkt den Auftrag gab, das Mittel am Auge zu versuchen. Als ich zurückkam, hatte er es schlecht gemacht, fallen gelassen, und ein anderer, Koller, war der Entdecker geworden.« (1968, S. 369) (Die bislang klarste Darstellung des Prioritäts-»Streits« um die Entdeckung des Kokains für die Lokalanästhesie am Auge findet sich bei Eissler [1971, S. 155–162]; demnach kam der schöpferische Anstoß eindeutig von Freud, während Carl Koller das experimentum crucis durchführte.)

Auffällig bemüht sich der Briefschreiber, das Thema »Cocain« herunterzuspielen. Noch 1924 war ihm die Episode mit der Rauschdroge unangenehm – und das vierzig Jahre, nachdem sie sich ereignet hatte. Er verbarg das zwar hinter sachlichen Korrekturen, aber im Grunde handelte es sich um dieselbe gefühlsbetonte, ambivalente Einstellung gegenüber jener Zeit, wie er sie offiziell in seiner »Selbstdarstellung« festgehalten hat. Dort verbarg er die Ambivalenz hinter einem Vorwurf gegen seine Ehefrau Martha:

»Ich kann hier ... erzählen, daß es die Schuld meiner Braut war, wenn ich nicht schon in jenen jungen Jahren berühmt geworden bin. Ein abseitiges, aber tiefgehendes Interesse hatte mich 1884 veranlaßt, mir das damals wenig bekannte Alkaloid Kokain von Merck kommen zu lassen ... Mitten in dieser Arbeit eröffnete sich mir die Aussicht einer Reise, um meine Verlobte wiederzusehen, von der ich zwei Jahre getrennt gewesen war. Ich schloß die Untersuchung über das Kokain rasch ab ... Koller gilt darum mit Recht als der Entdecker der Lokalanästhesie durch Kokain, die für die kleine Chirurgie so wichtig geworden ist; ich aber habe mein damaliges Versäumnis meiner Braut nicht nachgetragen.« (1924, S. 38 f.)

Der Chronist muß hier zwei Erinnerungstäuschungen korrigieren: Die Trennung von Martha Bernays betrug damals erst ein Jahr und nicht zwei, wie Freud schrieb, und die Reise zur Braut nach Wandsbek – die er übrigens erst drei Monate nach dem geplanten Datum tatsächlich antrat – kam keineswegs überraschend und störte ihn nicht »mitten in dieser Arbeit«, sondern war schon lange vorher geplant gewesen (Jones I, S. 103). Es bietet sich deshalb die Vermutung an, daß sich hinter den – vorgeschobenen – Vorwürfen gegen die Braut ein tiefergehender Konflikt verbarg, der unter anderem mit dem Kokain selbst und seinen Wirkungen zu tun hat. Jones bietet keine Erklärung für dieses ungewöhnliche Verhalten des jungen, ehrgeizigen Wissenschaftlers Freud an, sondern spricht nur davon, »die nicht recht überzeugende Entschuldigung« müsse »eine tiefere Erklärung verdecken«. Da andere Motive wie das Gefühl der Mitschuld am Tod des Freundes Fleischl (s. unten) oder enttäuschter Ehrgeiz wegen Kollers Priorität in puncto »Lokalanästhesie durch Kokain« erst zu einem späteren Zeitpunkt wirksam werden konnten, liegt es nahe, hier der Kokain-Euphorie selbst eine motivierende Rolle zuzusprechen.

(Bereits am 23. Juli 1880, vier Jahre vor dem ersten Kokain-Experiment, machte Freud eine interessante Bemerkung in einem Brief an C. Koller:

»Also, als ich dasaß in meinen Wehen, und der verhängnisvolle Tag der Prüfung... herannahte, und ich bemerkte, daß ich immer noch das gesamte Material vor mir habe, beschloß ich, mich in Pharmakologie, *wo ich bloß Narcotica gelernt hatte*, aufzugeben und diesen schönen Gegenstand geräuschlos nach den Ferien zu wiederholen« [1968, S. 15; meine Hervorhebung. v. Sch.]. Kurz vor diesem [medizinischen Abschluß-]-Examen beschloß er dann doch, »noch 12 Stunden lang in die Tiefen der Pharmakologie hinabzusteigen«; nach einem Spaziergang kehrte er den guten Vorsatz um und nahm sich nunmehr vor, »in Pharmakologie unbehindert zu schweigen«. Der Brief an den Freund, der anderntags folgte, meldete: »In Pharmakologie, muß ich hinzusetzen, blieb ich keine Frage schuldig, aber ich konnte den Eindruck, daß ich gar nichts gelernt habe, nicht vermeiden, da es immer lange Zeit brauchte, bis ich mir die entsprechende Antwort zusammenkombiniert hatte.« Bemerkenswert ist die Tatsache, daß Freud, aus welchem Motiv auch immer, aus dem großen Gebiet der Pharmakologie als einziges ausgerechnet die »Narcotica gelernt hatte«, zu denen man damals auch das Kokain zählte.)

Noch 1926 bestätigt Hans W. Maier in seiner grundlegenden Studie *Der Kokainismus* Freuds Leistung:
»Freud hat sich... wohl von der Gefährlichkeit des von ihm zuerst so empfohlenen Mittels überzeugt, denn in seinen späteren psychotherapeutischen und psychologischen Werken findet sich darüber nichts mehr erwähnt. Seine Veröffentlichung vom Jahre 1884 machte aber damals großes Aufsehen und bewirkte wohl, gemeinsam mit der Einführung des Kokains in der Ophthalmologie durch Koller, daß dieses nun auch als angebliches therapeutisches Mittel in einem Teil der deutschen Psychiatrie, anschließend an die damals schon weiter zurückliegenden Versuche in Nordamerika, Eingang fand. Freud selbst beschreibt auch schon eine Morphiumentziehungskur mit Kokain.« (S. 49)

Es entbehrt nicht der Pikanterie, daß Freud mit dieser Drogentherapie, die den Denkgewohnheiten der Psychiater entgegenkam, einen »Teil der deutschen Psychiatrie« beeinflußt haben könnte – während er bald darauf mit seinen psychologischen Arbeiten bei demselben Kreise auf eisige Ablehnung stieß. Ernest Jones hat in einem ausführlichen Kapitel seiner großen Freud-Biographie (»Die Kokainepisode«, in Bd. I) diesen Lebensabschnitt geschildert. Ohne zu beschönigen, vermerkt er:
»Er schickte Martha kleine Dosen, ›um sie stark und kräftig zu machen‹, drängte es seinen Freunden und Kollegen für sie selber und für ihre Patienten auf, er gab es seinen Schwestern. Kurz, vom Standpunkt

unseres heutigen Wissens aus gesehen, war er auf dem besten Weg, gemeingefährlich zu werden.« (S. 105)

Warum Freud das Kokain über die ersten Versuche hinaus weiter selbst verwendete, erklärte Jones so: »Was nun Freud an der Kokapflanze fesselte, war offensichtlich ihr Ruf, sie steigere ohne schädliche Nachwirkungen die körperliche und geistige Leistungsfähigkeit… Nun steigert jedoch Kokain die Leistungsfähigkeit nur dann, wenn sie vorher herabgesetzt worden ist; ein wirklich normaler Mensch braucht keinen Stimulus. Aber Freud gehörte nicht zu diesen Glücklichen. Seit Jahren litt er unter periodischen Depressionen und unter Müdigkeit oder Apathie, neurotische Symptome, die bei ihm erst später die Form von Angstzuständen annahmen, von denen er sich erst durch seine Selbstanalyse befreite.« (S. 108)

Merkwürdig ist, daß Jones – ebenso wie die anderen Freud-Biographen – nicht auf die Idee kommt, daß die Rauschdroge Freud den Zugang zum eigenen Unbewußten erleichtert und daß sie eine Rolle bei seiner Selbstanalyse gespielt haben könnte – obwohl psycholytische Substanzen wie LSD, Psilocybin und Meskalin schon seit vielen Jahren zu eben diesem Zweck in der Psychotherapie eingesetzt werden. Walter A. Stewart (1967), der eine detaillierte Arbeit über die Pionierzeit der Psychoanalyse verfaßt hat, erwähnt das Kokain nicht einmal im Index, obwohl sich doch allein in der *Traumdeutung* vier Träume aus jenen Jahren (1888–1898) finden, bei denen Freud das Kokain selbst erwähnt: *Irmas Injektion* (1895); *Botanische Monographie, Drei Parzen* und *Graf Thun* (1898). David Bakan (1958) weist darauf hin, daß das Kokain für Freud die Rolle einer Zauberdroge spielte und daß sein Genuß auch »verschiedene psychologische Phänomene, die mit Drogengebrauch verbunden sind« (S. 203), hervorgerufen haben könnte. Er geht jedoch nicht näher auf solche Phänomene ein. Ebensowenig tut dies Siegfried Bernfeld, der immerhin vermerkt: »Rückblickend erscheint es ziemlich bemerkenswert, daß in diesem, seinem ersten selbständigen therapeutischen Versuch« (nämlich mit Kokain; v. Sch.) »Freud bereits mit den Instinkten beschäftigt war…« (1954, S. 601). Völlig unergiebig für unser Thema ist auch Alexander Schusdeks kleine Studie *Freud on Cocaine* (1965). Lediglich K. R. Eissler teilte mir mit, die Wirkung des Kokains auf Freud im Selbstversuch habe ihn immer interessiert und in einer (bisher unveröffentlichten) Arbeit habe er »insofern darauf Bezug genommen, als ich glaube, daß das Kokain, das ja Freud nur für kurze Zeit an sich selbst ausprobierte, eine Wirkung auf seine Selbsterkenntnis gehabt hat.« (pers. Mitteilung vom 23. 6. 1971) Eissler bezieht sich auf einen Brief Freuds vom 10. 2. 1886 aus Paris an seine Verlobte. Darin war die Rede von einem Onkel in Breslau aus der Familie des Vaters. Von dessen »vier Kindern ist nur eine Tochter gesund… Ein Sohn ist ein sogenannter Wasserkopf und schwachsinnig, ein anderer, der als junger Mensch etwas versprach, ist mit neunzehn Jahren wahnsinnig geworden, und eine Tochter mit zwanzig und einigen Jahren. Ich hatte diese Persönlichkeit so völlig vergessen, daß ich mir die eigene Familie immer als eine nervös unschuldige vorgestellt habe. Aber seit ich an Breslau denke, ist es mir eingefallen, und ich kann auch die Tatsache, daß von den Söhnen des anderen – sehr unglücklichen – Onkels in Wien einer als Epileptiker gestorben ist, nicht mehr auf dessen Mutterseite schieben, sondern muß mir eine sehr anständige ›neuropathologische Belastung‹, wie man es heißt, zuerkennen… Diese Geschichten sind so häufig in jüdischen Familien.« (1968, S. 216)

Ob hier eine Verdrängung – oder Verleugnung – aufgehoben wurde und wieweit dabei dem Kokain eine lösende Wirkung zugekommen ist, läßt sich schwer abschätzen.

Erst nach Abschluß dieses Manuskripts erhielt ich K. R. Eisslers Arbeit *Mankind at its Best* (1964), worin es heißt: »Es ist ein Beweis für Freuds angeborene Stärke, daß er fähig war, wieder mit dem Kokainkonsum aufzuhören, offensichtlich ohne nennenswerte Bemühungen. Tatsache ist, daß die Einnahme dieses künstlichen Elements, das so massiven Einfluß auf die Struktur des Ich hat, die Rekonstruktion der psychischen Prozesse (Freuds) in jener Periode verhindern könnte. Doch wurden, seltsamerweise, einige Briefe, in denen Freud besonders tiefe Einsichten in seine eigene Persönlichkeit fortführte, unter dem Einfluß von Kokain geschrieben. Hob die Droge zeitweise Verdrängungen auf und half seiner Persönlichkeit, sozusagen, einen Pfad in unbewußtes Territorium zu bahnen?« (S. 196)

Jedenfalls besteht Grund zu der Annahme, daß es im Zusammenhang mit der Rauschdroge bei Freud nicht nur – wie es etwa Jones schildert – eine vergleichsweise kurze äußere »Episode« von rund vier Jahren gab (1884–1887), sondern auch eine wesentlich längere innere »Entwicklung«, die etwa bis zur Jahrhundertwende reichte. Dabei lassen sich zwei Schwerpunkte deutlich unterscheiden: der Aufenthalt in Paris (1885/86) und das Jahr 1895 mit der anschließenden Selbstanalyse. Zunächst sollen jedoch die wichtigsten Daten rekapituliert werden.

3. Die Kokain-Versuche: 1884–1887

Am 21. April 1884 schrieb Freud an seine Braut, von der er seit dem 14. Juni des Vorjahres getrennt war, erstmals über seinen neuen Plan:

»...Mit einem Projekt und mit einer Hoffnung trage ich mich jetzt auch, die ich Dir mitteilen will; vielleicht wird's ja auch nichts weiter. Es ist ein therapeutischer Versuch. Ich lese vom Cocain, dem wirksamen Bestandteil der Cocablätter, welche manche Indianerstämme kauen, um sich kräftig für Entbehrungen und Strapazen zu machen. Ein Deutscher hat nun dieses Mittel bei Soldaten versucht und wirklich angegeben, daß es wunderbar kräftig und leistungsfähig mache. Ich will mir nun dieses Mittel kommen lassen und auf Grund naheliegender Erwägungen es bei Herzkrankheiten, ferner bei nervösen Schwächezuständen, insbesondere bei dem elenden Zustande bei der Morphiumentziehung (wie bei Dr. Fleischl) versuchen. Vielleicht arbeiten schon viele andere damit, vielleicht taugt es nichts. Aber das Versuchen will ich nicht unterlassen und Du weißt, was man oft versucht und immer will, das gelingt dann einmal. Mehr als einen solchen glücklichen Wurf brauchen wir nicht, um an unsere Hauseinrichtung denken zu dürfen...« (1968, S. 114)

Bald darauf erhielt er von Martha ein Briefchen, »das mich lachen macht, weil ich erfahre, daß Du jetzt den gewünschten Artikel dreimal besitzest«. Es handelte sich um die Studie *Über Coca*, die er in großer Eile recherchiert und niedergeschrieben hatte. Offenbar lag ihm viel daran, daß Martha diese Arbeit auch wirklich erhielt, gewissermaßen als theoretisches Beiwerk zur praktischen Anwendung des Mittels; wie Jones ja erwähnt, schickte er ihr kleine Dosen davon, um sie »stark und kräftig zu machen«.

Der Aufsatz gab zwar den besten bis dahin veröffentlichten Überblick, aber er zeichnete sich vor allem durch die ungewöhnliche Begeisterung des Autors für die Wirkungen des Kokains aus bzw., wie Jones formuliert, »eher durch seine literarischen Qualitäten als durch seine wissenschaftliche Originalität«. Darüber hinaus war die Monographie »in einem Ton gehalten, den man in keiner seiner anderen Schriften findet: eine Mischung von Objektivität und persönlicher Wärme, als sei er in den Inhalt selber verliebt« (Jones I, S. 106).

Ausgesprochen enthusiastisch über die Wirkung des Alkaloids äußerte sich der junge Forscher kurz vorher in einem der Briefe an die ferne Braut:

»...wenn Du unartig bist, wirst Du sehen, wer stärker ist, ein kleines sanftes Mädchen, das nicht ißt, oder ein großer wilder Mann, der Cocain im Leib hat. In meiner letzten schweren Verstimmung habe ich wieder Coca genommen und mich mit einer Kleinigkeit wunderbar auf die Höhe gehoben. Ich bin eben beschäftigt, für das Loblied auf dieses Zaubermittel Literatur zu sammeln.« (2. 4. 1884, zit. n. Jones I, S. 109)

Am 31. Januar 1885 veröffentlichte er einen knappen *Beitrag zur Kenntnis der Cocawirkung*. Er hatte sich einen Dynamometer besorgt und bemühte sich, einen experimentellen Nachweis der stärkenden Wirkung der Droge zu erbringen, die er am eigenen Leib so beeindrukkend erlebt hatte. Koller assistierte ihm dabei:

»...habe ich nun versucht, die wunderbare Allgemeinwirkung dieses Alkaloids, welche in einer Hebung der Stimmung, der körperlichen und geistigen Leistungsfähigkeit und Ausdauer besteht, durch objektive Zeichen auszudrücken und gleichzeitig messend zu verfolgen. Zu diesem Unternehmen drängte mich auch die Erfahrung, daß die subjektiven Symptome der Cocawirkung bei verschiedenen Personen so sehr verschieden ausfallen. Während manche eine Euphorie angeben, welche noch viel glänzender ist, als die ich an mir beschrieben habe, fühlen sich andere nach Cocain unbehaglich, verworren, entschieden toxisch beeinflußt. Zu diesen letzteren scheint auch der ältere Schroff gehört zu haben, welcher als der Erste (1862) die Wirkung des Cocains prüfen konnte, und diese zufällige, persönliche Disposition ist mitschuldig an der langjährigen Zurücksetzung gewesen, welche das Alkaloid betroffen hat.« (S. 129)

Einen interessanten Einblick in seine eigene psychische Beschaffenheit ermöglichte Freud, als er kurz danach sagte:

»Ich weiß, daß solche Selbstversuche das Mißliche haben, für die Person, die sie anstellt, in derselben Sache zweierlei Glaubwürdigkeit zu beanspruchen, aber ich mußte es aus äußeren Gründen tun, und weil *keines der mir zur Verfügung stehenden Individuen eine so gleichmäßige Reaktion gegen Cocain aufwies.*« (Hervorhebung v. Sch.)

Diese »gleichmäßige Reaktion« spricht sehr für Freuds Ich-Stärke und erklärt ein wenig, weshalb er nicht süchtig wurde. Das Experiment selbst und sein Ergebnis sind nicht sehr aufregend. Wichtig ist hingegen die Schlußfolgerung Freuds, daß die Leistungssteigerung wahrscheinlich nicht durch eine direkte Beeinflussung der motorischen Nervensubstanz oder der Muskeln zustande komme, sondern indirekt, »durch die Herstellung eines besseren Allgemeinbefindens«. Man kann diese Einsicht als ersten Schritt zu einer psychologischen Deutung betrachten.

Bereits in *Über Coca* wurde das Alkaloid als Mittel gegen die verschiedenartigsten »psychischen Schwächezustände« empfohlen: »... gegen Hysterie, Hypochondrie, melancholische Hemmung, Stupor u. dgl.«. Auch bei Neurasthenie und (wie man heute sagen würde) psychosomatischen Störungen wie Asthma und Verdauungsbeschwerden wurde es angewandt und von Freud weiterempfohlen. Er selbst erklärte, er habe »auch gelernt mir die Magenbeschwerden nach Einführung von salicylsaurem Natron durch Zusatz einer kleinen Menge Cocain zu ersparen«. Auch psychische Impotenz wurde als Indikation genannt. An anderer Stelle berichtete Freud von einem Schriftsteller, »welcher durch Wochen vorher zur literarischen Produktion unfähig war, und nach einem 0.1 Gr. Cocain. mur. 14 Stunden ohne Unterbrechung arbeiten konnte« (1885 b, S. 374 f.) – eine Beobachtung, die Freud – wie einige seiner Briefe zeigen – gut auch an sich selbst gemacht haben konnte.

In der vierten und letzten Coca-Arbeit von 1887 hieß es endlich: »In drei Fällen von Melancholie bei Frauen, welche sich des Sprechens enthielten, gelang es (W. A. Hammonds), die Kranken durch Cocain-Injektionen zum Reden zu bringen, was einige Male von entschiedenem Nutzen war.« (S. 932)

Die Verwandtschaft dieser ziemlich gewaltsamen Prozedur mit Breuers psychokathartischem Verfahren ist frappierend. Freud scheint aber keine Zusammenhänge mit Anna O.s *talking cure* gesehen zu haben, obwohl Breuer ihm bereits 1882 von diesem Hypnoseversuch berichtet hatte.

(Erst in unseren Tagen hat das LSD die kathartische »Drogen-Therapie« wieder ins Gespräch gebracht. Vgl. H. Leuner, 1962, W. Frederking, 1953, St. Grof, 1978, C. Naranjo, 1979, und A. Hofmann, 1979)

Als eine fünfte Arbeit könnte man das »Gutachten über das Parke Cocain« vom August 1885 betrachten. Es ist noch von einer weiteren Arbeit die Rede, die Freud jedoch nicht beendet zu haben scheint; jedenfalls ist sie nicht gedruckt worden. Die erste und grundlegende Monographie *Über Coca* erschien 1885 in Wien als Sonderdruck und wurde auch ins Englische übersetzt (»Coca«, in: *The Saint Louis Medical and Surgical Journal*, Vol. 47, No. 6, Dez. 1884, S. 502–505).

In einer Sitzung des Physiologischen Clubs beglückwünschte man den jungen Forscher zu seiner Monographie *Über Coca*, und Heuß, Direktor der Augenklinik, meinte, Freud habe damit »eine Revolution herbeigeführt«.

Bernfeld (1954), Jones (1960) und Eissler (1971) haben eine Fülle weiterer Details mitgeteilt, die in ihrer Gesamtheit den Eindruck vermitteln, daß die Kokainepisode eine der aufregendsten Perioden in Freuds Leben gewesen sein muß. Er ließ sich nicht davon beirren, daß andere ihm den Ruhm streitig machten oder daß seine neuen Therapieversuche (bei Neuralgien, Morphiumsucht und Ischias) keinen Erfolg brachten. Mit immer neuen Anläufen versuchte er, doch noch mit der Droge sein Glück zu machen. So führte er Experimente bei Zuckerkranken durch, »die ihn, wenn sie gelungen wären, zu einem berühmten und reichen Mann gemacht hätten« (Jones I, S. 113). Auch dieser Erfolg blieb ihm versagt.

Besonders erwähnenswert sind noch drei Ereignisse, weil sie vermutlich einen großen symbolischen Wert hatten:

• Der erste Patient, der nicht von wohlmeinenden Kollegen geschickt worden war, sondern von sich aus zu Freud kam, konsultierte den jungen Arzt auf Grund seiner Kokain-Arbeiten.

• Am 5. April 1885 suchte Jakob Freud seinen Sohn auf und beklagte sich über Augenbeschwerden. Koller wurde zu Rate gezogen und entdeckte ein Glaukom. Anderntags operierte Königstein den Vater Freud, während Koller und Sohn Freud sich um die Lokalanästhesie (mit Kokain) kümmerten.

• Er verschrieb im Mai 1884 das Alkaloid seinem Freund und Vorbild Ernst von Fleischl-Marxow und heilte ihn – wie er noch 1887 meinte – vom Morphinismus. Erst einige Jahre später merkte er entsetzt, daß er den Freund nur in eine neue Sucht gelenkt und seinen Untergang beschleunigt hatte.

Als er 1886 aus Paris zurückkam und sich mit seinen Erkenntnissen über die Hysterie und die Hypnose ohnehin den Ärger und die Ablehnung der Wiener Ärzteschaft zuzog, begannen auch schon massive Vorwürfe wegen seiner Kokain-Begeisterung über ihn hereinzubrechen. Der deutsche Psychiater Erlenmeyer apostrophierte, nachdem sich die Nachrichten über Fälle von Kokainvergiftung und Kokainsucht in aller Welt häuften, die südamerikanische Droge nach Alkohol und Morphium als »dritte Geißel der Menschheit« (1886). In der *Traumdeutung* erinnerte Freud sich noch lange danach, daß seine Empfehlung des Kokains in Wien zu »schwerwiegenden Vorwürfen« gegen ihn geführt habe (1900, S. 116).

4. Von der Physiologie zur Psychologie: 1885/86

Léon Chertok hat Freuds Aufenthalt in Paris als »entscheidenden Lebensabschnitt« bezeichnet (1970). Anna Freud sprach bei der Hundertjahrfeier in der Salpêtrière davon, daß ihr Vater seiner Pariser Zeit die allergrößte Bedeutung für sein Leben beigemessen habe, denn »dort war es, wo die neuen und revolutionären Ideen geboren wurden, die für immer seine Art zu denken beeinflussen sollten« (1956). Und Sigmund Freud selbst schrieb bereits am 13. Oktober 1886 an Koller: »Du hast recht zu vermuten, daß Paris einen neuen Anfang der Existenz für mich bedeutet.« (1968, S. 228)

Hier, bei Jean Martin Charcot, fand er den Übergang von der Physiologie zur Psychologie, wenngleich dieser geistige Prozeß erst 1895 mit dem *Entwurf einer Psychologie* einigermaßen abgeschlossen war.

In der Salpêtrière sah er Charcots hypnotische Demonstrationen. »So sind wir völlig berechtigt, die Ursprünge von Freuds Theorien über das Unbewußte, den Konflikt und die Verdrängung in seiner Pariser Zeit zu suchen«, schreibt Chertok. Die hysterischen Anfälle, die Freud zu sehen bekam, hatten nur zu offenkundig sexuellen Charakter, aber: »Die erotischen Szenen, die er vor Augen hatte, mußten in ihm gleichzeitig Wünsche und Verdrängungen wachrufen, um so mehr, als er, nach allem, was wir wissen, damals sexuell enthaltsam lebte.« (Chertok)

Auffällig ist die zwiespältige Rolle, welche die französische Hauptstadt spielte. Zunächst, und vordringlich, erschien sie in den Briefen als ausgesprochen beängstigend, unheimlich:

»Ich habe den vollen Eindruck von Paris und könnte sehr poetisch werden, es mit einer riesigen, geputzten Sphinx, welche alle Fremden frißt, die ihr Rätsel nicht lösen können, vergleichen... die Stadt und die Menschen sind mir unheimlich, die Leute scheinen von ganz anderer Art als wir, ich glaube sie alle von tausend Dämonen besessen... Das Paris ist einfach ein verworrener Traum, und ich werde mich sehr freuen, aufzuwachen.« (Brief an Minna Bernays vom 3. 12. 1885)

Meist war er so deprimiert, daß er es sogar als Besonderheit vermerkte, wenn es einmal anders war: »Du wirst heute die Beimengung von Melancholie in meinen Briefen vermissen, an die ich Dich vielleicht von Paris aus schon gewöhnt habe...« (21. 10. 1885, an Martha)

Die fünf Monate in der fremden Umgebung müssen nahezu unerträgliche Gefühle von Verlassenheit, Einsamkeit und Trennungsangst in ihm hervorgerufen haben. Sobald es nämlich an die Heimreise ging, war er wie verwandelt:

»...was ich doch für ein Esel bin, von Paris wegzugehen, jetzt, wo das Frühjahr kommt, Notre-Dame so schön im Sonnenlicht dasteht, und ich Charcot nur ein Wort zu sagen brauche, um mit den Kranken zu machen, was ich will...« (10. 2. 1886)

Später verblaßten die negativen Erlebnisse vollends, und Paris wurde in seiner Erinnerung zum strahlenden Gegenpol Wiens, das er verabscheute (»Ich hasse Wien geradezu persönlich...« – Brief an Fließ vom 11. 3. 1900; Freud 1950, S. 267). Wir kennen nur einen winzigen Bruchteil der Briefe aus jenen Tagen; von den 1500, die er allein an Martha schrieb, sind ganze 93 veröffentlicht worden, davon lediglich 14 aus der Pariser Zeit. Man ist versucht zu vermuten, daß der Herausgeber Ernst L. Freud diese strenge Auswahl traf, weil die übrigen Schreiben in ihrer Stimmung vielleicht noch niederdrückender waren als die veröffentlichten. Dafür würde sprechen, daß das Kokain in wenigstens vier der Briefe aus Paris eine Rolle spielte – jenes Mittel, mit dem Freud (unter anderem) eigene depressive Zustände aufzuhellen pflegte. Sicher unter Einwirkung des Alkaloids entstanden sind die beiden Briefe vom 20. Januar und 2./3. Februar; Freud weist selbst darauf hin. Bei einigen weiteren Schreiben kann man, vor allem auf Grund der angeregten Ausdrucksweise, ebenfalls den Einfluß der Droge annehmen (8. 11. und 3. 12. 1885; 17./18. 1. 1886; mit hoher Wahrscheinlichkeit 10. 2. 1886). Am 10. Februar berichtete er von einer Begegnung, die sein Selbstgefühl sehr bestärkte. In der Salpêtrière traf er auf den damals bekannten amerikanischen Ophthalmologen Hermann Knapp:
»Endlich gab ich ihm meine Karte, aber eine solche ohne Titel und Adresse. Er warf einen Blick darauf und sagte: ›Wären Sie Dr. Freud aus Wien? Den kenne ich ja längst aus seinen Arbeiten und besonders übers Cocain‹.«
Für einen aufstrebenden Wissenschaftler war es bestimmt eine ungewöhnliche Genugtuung, vom »ersten Augenarzt in New York« solchermaßen geehrt zu werden.
Freud hat, ganz im Banne der Persönlichkeit Charcots, die Droge in Frankreich nicht als Therapeutikum bei Kranken angewendet, hat sie aber des öfteren selbst eingenommen:
»Du kannst Dir ungefähr mein mit Neugier und Befriedigung gemischtes Grauen denken... Etwas Cocain, um das Maul öffnen zu können.«
(Brief an Martha vom 18. 1. 1886, anläßlich einer Einladung bei Familie Charcot)
Am aufschlußreichsten ist jedoch das Schreiben an Martha vom 2. Februar 1886. Es soll ausführlich zitiert werden, weil sich darin der erste klare Hinweis findet, daß die psycholytische Wirkung des Kokains die Zensurschranke lockerte. Besonders der Teil, in dem Freud von seiner »Neurasthenie« spricht, könnte eine Art Auftakt zu den (verdrängten oder verleugneten) Erinnerungen an den »Onkel aus Breslau« sein, die

Freud eine Woche später in dem schon zitierten Brief vom 10. Februar zugänglich wurden.

»...in letzter Zeit habe ich mir eine besondere Art, auf Dich Rücksicht zu nehmen, zum Vorsatz gemacht; Du wirst lachen; nämlich nicht krank sein zu wollen. Meine Müdigkeit ist nämlich ein Stück leichte Krankheit, Neurasthenie heißt man es, aus den Mühen, Sorgen und Aufregungen der letzten Jahre hervorgegangen, und sie ist mir immer wie mit einem Zauberschlag verschwunden, wenn ich bei Dir war. Also folgt daraus, daß ich trachten muß, recht bald viel mit Dir zusammen zu sein... Es ist nämlich sechs Uhr, und um halb zehn gehe ich, wie Du weißt, zu Charcot, nicht ohne Grauen, mich heute sehr schlecht zu amüsieren. Die Vorbereitungen waren heute natürlich geringfügiger als das erste Mal, doch war ich so außer Ordnung, daß ich nichts gearbeitet habe.

Das bißchen Cocain, das ich genommen habe, macht mich geschwätzig, Weibchen. Ich schreibe weiter und gehe auf Deine Kritik über meine arme Person ein. Weißt Du, wie seltsam der Mensch zusammengesetzt ist, seine Tugenden oft den Keim zu seinem Verderben bringen und seine Fehler sein Glück machen?...

Ich glaube, man merkt mir etwas Fremdartiges an, und das hat seinen Grund darin, daß ich in der Jugend nicht jung war und jetzt, wo das reife Alter beginnt, nicht recht altern kann... Weißt Du, was mir Breuer eines Abends gesagt hat? Ich war so ergriffen davon, daß ich ihm darauf das Geheimnis unserer Verlobung mitteilte. Er sagte, er hätte herausgefunden, daß in mir unter der Hülle der Schüchternheit ein maßlos kühner und furchtloser Mensch stecke. Ich habe es immer geglaubt, und mich nur nie getraut, es wem zu sagen. Mir war oft so, als hätte ich den ganzen Trotz und die ganze Leidenschaft unserer Ahnen, als sie ihren Tempel verteidigten, geerbt, als könnte ich für einen großen Moment mit Freude mein Leben hinwerfen. Und dabei war ich immer so ohnmächtig und konnte die glühenden Leidenschaften nicht einmal durch ein Wort oder ein Gedicht zum Ausdruck bringen. So habe ich mich immer unterdrückt, und das, glaube ich, muß man mir ansehen.

Solche dummen Geständnisse mache ich Dir, mein süßer Schatz, und eigentlich ganz ohne Anlaß, wenn es nicht das Cocain ist, was mich zum Reden treibt...« (1968, S. 206–209)

Man findet in den privaten Äußerungen Freuds kaum ein zweites Mal einen solchen Einblick in sein Seelenleben; allen voran steht der Eindruck, er sei eingeengt in eine »Hülle der Schüchternheit«. Ohne Zweifel war es, wie er selbst vermutete, die Wirkung des Kokains, die da einige Hemmungen beseitigte.

Ein anderes Ereignis soll hier noch erwähnt werden, weil dabei vielleicht auch das Kokain-Erlebnis eine Rolle gespielt hat: die radikale Vernichtung der Aufzeichnungen. Es spielte sich schon vor der Reise nach Frankreich ab, fiel aber mitten in die Kokain-Zeit. Am 28. April 1885 schrieb er an Martha:

»Wenn das Wetter schön ist, setze ich mich gleich auf die Eisenbahn... Vorher, am Dreißigsten, soll der Apotheker mir das Geld für die Cocainuntersuchung geben... Ein Vorhaben habe ich allerdings fast ausgeführt, welches eine Reihe von noch nicht geborenen, aber zum Unglück geborenen Leuten schwer empfinden wird ... meine Biographen. Ich habe alle meine Aufzeichnungen seit vierzehn Jahren und Briefe, wissenschaftliche Exzerpte und Manuskripte meiner Arbeit vernichtet... Alle alten Freundschaften und Beziehungen haben sich dabei mir nochmals präsentiert und stumm den Todesstreich empfangen...; alle meine Gedanken und Gefühle über die Welt im allgemeinen und soweit sie mich betraf im besonderen, sind für unwert erklärt worden, fortzubestehen. Sie müssen jetzt nochmals gedacht werden, und ich hatte viel zusammengeschrieben. Aber das Zeug legte sich um einen herum wie der Flugsand um die Sphinx, bald wären nur mehr meine Nasenlöcher aus dem vielen Papier herausgeragt; ich kann nicht reifen und nicht sterben ohne die Sorge, wer mir in die alten Papiere kommt.« (1968, S. 144 f.)

Unmittelbar danach heißt es:

»Überdies alles, was hinter dem großen Einschnitt in meinem Leben zu liegen fällt, hinter unserer Liebe und meiner Berufswahl, ist lang tot und soll ihm ein ehrliches Begräbnis nicht vorenthalten sein.«

Könnte es sein, daß – neben der Liebe zu Martha und der Berufswahl – eine nicht unwichtige Ursache für diesen »großen Einschnitt« das Kokain war? Eissler weist zwar darauf hin, daß ein solches Autodafé auch bei Goethe vorkommt, »an äquivalenter Stelle seiner Entwicklung ohne Rauschgift« (persönl. Mitteilung vom 1. 12. 1971); aber es gibt Hinweise dafür, gerade in diesem Brief Freuds, daß das Alkaloid beteiligt war. Wenn Freud bereits zu jener Zeit mit zukünftigen Biographen rechnete, so konnte er dies – das geht aus dem gesamten Lebenskontext hervor – nur wegen seines Ruhms als Förderer des Kokains tun. Koller hatte ihm diesen Ruhm damals zwar schon streitig gemacht – aber er versuchte sein Glück mit der Droge bereits wieder aufs neue (»...soll der Apotheker mir das Geld für die Cocainuntersuchung geben.«).

Im Brief spricht Freud auch noch von einem Besuch bei Fleischl – der verehrte Freund war 1885 bereits in so hohem Grade kokainsüchtig, daß er pro Tag ein ganzes Gramm der Droge zu sich nehmen mußte. Nur wenige Wochen nach dem obigen Brief kam es im Beisein Freuds bei dem schwerkranken Freund zu einer Krise, die für den Kokain-Forscher zur »furchtbarsten Nacht seines Lebens« (Jones I, S. 117) wurde.

Auf einer zweiten Ebene kann man diese Abrechnung mit der (vor allem wissenschaftlichen) Vergangenheit als eine Art Vorwegnahme des Übergangs von der physiologischen zur psychologischen Betrachtungsweise sehen, von dem Jones sagt:

»Der Übergang... bedeutete für Freud mehr als bloß einen intellektuellen Wechsel des Standpunktes. Er bewies gleichzeitig das erwachende Verständnis für die Tiefen seiner eigenen Persönlichkeit, die seit Jahren verschüttet gewesen waren. Das Ringen muß titanisch gewesen sein.« (Bd. I, S. 336)

Jones bezieht sich zwar auf die neunziger Jahre, aber ich vermute, daß in Wirklichkeit bereits die »Initialzündung« der Kokaineuphorie der achtziger Jahre den Übergang ausgelöst hat. Es ist gewiß kein Zufall, daß dem Kokain auch eine Mittlerrolle zwischen den Wissenschaften zukommt – ist doch die (Psycho-)Pharmakologie ein wichtiges Verbindungsglied von Physiologie und Psychologie.

Ob schließlich die verdrängunglösende Wirkung des Kokains, analog zur späteren Wiederentdeckung des »Onkels aus Breslau« am 10. Februar 1886, bereits im Jahr davor Inhalte aus Freuds Unbewußtem zutage gefördert haben könnte, die zur Vernichtung seiner Papiere beitrugen, muß allerdings Spekulation bleiben.

Erwähnt sei in diesem Zusammenhang schließlich, daß eine derartige »Selbst-Zerstörung« gut zu der Selbstaggression paßt, die eine – wenn nicht die hervorragende – Komponente jeglichen Rauschdrogenkonsums ist. (Näheres hierzu findet sich in allgemeiner Form bei H. Rosenfeld, 1960, und H. R. Brickman, 1968). Allerdings darf man nicht den Aspekt der Selbstreinigung, der Wiedergeburt, des Neuanfangs übersehen, den dieses Autodafé ebenfalls signalisierte, ganz im Sinne des Vogels Phönix: Jener legendäre Vogel setzt sein Nest in Brand und findet selbst in den Flammen den Tod; aber die Hitze des Feuers läßt aus einem Ei in dem brennenden Nest einen neuen, jungen Phönix ausschlüpfen.

5. Die Wirkung von Rauschdrogen

Die bewußtseinsverändernden, euphorisierenden oder halluzinogenen Effekte von Rauschdrogen beruhen auf chemischen Veränderungen im Gehirn. Obwohl diese Substanzen die Menschheit seit vielen Jahrtausenden begleiten, weiß man über die genaue Natur dieser Veränderungen erst relativ wenig. Weit interessanter als die pharmakologisch-medizinischen Aspekte (→RA IV) sind in unserem Zusammenhang ohnehin die psychologischen. Grundsätzlich läßt sich sagen, daß psychoaktive Substanzen die Ich-Funktionen (intellektuelle Steuerung, Wahrnehmung, Gedächtnis, Willensstärke, Kritikfähigkeit) beeinträchtigen oder verändern, daß sie – vornehmlich dämpfend – das Über-Ich beeinflussen und (vielleicht) das Es stimulieren. Alle Rauschdrogen stören die Beziehung zur Umwelt und damit die Reaktionen auf diese; darauf beruht sowohl ihre positive (»Bewußtseinserweiterung«) wie ihre negative Wirkung (»Persönlichkeitszerfall«). Subjektiv äußert sich das so, daß die Außenwelt zunehmend unwirklicher, der Kontakt zu ihr labiler wird, während die Innenwelt stärker in Erscheinung tritt. Das läßt sich schon beim leichten Alkoholschwips beobachten.

Das rationale, abstrakte Denken tritt zurück, während gefühlshafte Prozesse, triebhafte Impulse (Primärvorgang) überwiegen. Der Gedankenablauf wird lockerer, durchaus im Sinne eines »freien Assoziierens«, das Zeitgefühl verlangsamt oder beschleunigt sich. Mit zunehmender Intensität des Rausches geht die Ding- und Formkonstanz der Umwelt verloren, die Gefühlswerte von Farben und Tönen ändern sich, Sinnesüberschneidungen treten auf. Endlich schieben sich – meist abwechselnd mit außenrealen Wahrnehmungen – traumhafte Abläufe in den Vordergrund. Der Berauschte bewegt sich zunehmend in einer Zwischenwelt, in der keineswegs mehr sicher ist, was Freud in der »Traumdeutung« so sehr betonte:

»...muß man wohl sagen, daß die *psychische Realität* eine besondere Existenzform ist, welche mit der *materiellen Realität* nicht verwechselt werden soll.« (S. 625)

Bei den kräftigsten Drogen, wie →LSD, →Meskalin, →Kokain, kommt es zu echten Halluzinationen. Kindheitserinnerungen werden wach und können zu ganz erstaunlichen Wiederbegegnungen mit sich selbst führen. Dies muß keineswegs daher rühren, daß – wie etwa bei der LSD-Therapie – der Therapeut nach solchen Reminiszenzen fragt (Näheres hierzu bei Newland, 1964), sondern tritt auch ganz spontan auf. So berichtet Maier von einem Kokainisten, in dessen Handfläche ein Bär sichtbar wurde, »vor dem sich der Kranke infolge eines Jugenderlebnisses besonders fürchtet« (S. 106).

Von außen betrachtet, machen alle diese Erscheinungen den Eindruck eines Zerfalls der im Lauf des Lebens so mühsam erworbenen psychischen Strukturen zugunsten primitiverer Wahrnehmungs-, Denk-,

691

Gefühls- und Verhaltensweisen. Mit anderen Worten: Der Drogenrausch führt zu einer Regression von großer Intensität, wobei die Art der
Droge, ihre Dosierung und endlich die Verfassung und Lebensgeschichte des Konsumenten sowie seine Umgebung das Ausmaß dieser
Regression bestimmen.
Eine bedeutsame Beziehung besteht zwischen dem Rauschzustand und
dem Traumerleben. Man kann den Drogenrausch als »offenes System«
betrachten und den Traum als »geschlossenes«, d. h., dank der besonderen verstärkten Persönlichkeitsspaltung infolge Rauschmittelgenusses
(Näheres → RA II) ist der Betreffende in der Lage, gemäß seiner illusio-
nären oder schon halluzinatorischen Sinneseindrücke auch zu handeln
(vielzitiertes Beispiel: Der LSD-Schlucker, der sich für einen Engel hält
und im Vertrauen auf seine neugewonnene Flugfähigkeit aus dem
Fenster springt); wohingegen sich der Traum gerade dadurch auszeichnet, daß die Motorik weitgehend vom erlebenden Traum-Ich getrennt
ist. Man kann sagen, daß die Erlebniswelt des Drogenrausches zwischen
der Traumwelt und der äußeren Realität angesiedelt ist.
Wichtig ist in diesem Zusammenhang die Beobachtung, daß Rauschdrogen die Traumproduktion enorm anzuregen vermögen. So schreibt
Charles Fisher 1965 in einer zusammenfassenden Arbeit über die neuere
Traumforschung: »Bei einigen Drogen hat man entdeckt, daß sie den
REM-Schlaf vermehren ... kleine Mengen LSD, 10 bis 30 Mikrogramm,
die man entweder vor dem Schlaf oder eine Stunde nach Schlafbeginn
verabreichte, bewirkten, daß die Länge der zweiten REM-Phase (also
der Traumschlaf, J. v. Sch.) um 30 bis 40 Prozent über den Durch-
schnittswerten der betreffenden Versuchspersonen lag.« (S. 249; siehe
auch vom Scheidt, 1971)
Der englische Schriftsteller Thomas de Quincey bemerkte dies schon
1822 als Folgeerscheinung seiner Droge, dem Opium: »Es steigert nicht
nur die Farben des Traum-Szenariums, es vertieft auch seine Schatten,
aber vor allem: Es intensiviert den Eindruck seiner furchtbaren *Realitäten*.
Die Opiumbekenntnisse wurden mit der Nebenabsicht geschrieben,
diese spezifische Gewalt des Opiums über den Traum darzustellen. Und
mehr noch lag mir daran, die Fähigkeit der Traumproduktion selbst zu
untersuchen. Die Anlageskizze des Werkes war ganz hierauf abgestellt.
Wenn ich mir einen Leser vorstelle, der mit dieser Materie und ihrer
Bedeutung vertraut ist, dann höre ich seine Frage:
›Wie kamen denn gerade Sie dazu, herrlicher zu träumen als andere
Leute?‹

Meine Antwort ist: ›Weil ich (praemissis praemittendis) große Quantitäten Opium zu mir nahm.‹

Seine zweite Frage könnte lauten: ›Wie kamen Sie dazu, so große Quantitäten Opium einzunehmen?‹

Meine Antwort *darauf* ist: ›Weil frühkindliche Erlebnisse bei mir zu einer Organschwäche geführt hatten, gegen die gerade dieses Stimulans wirksam war (oder doch zu sein schien).‹ In der Konsequenz der Dinge lag es nun, diese frühkindlichen Erlebnisse zu referieren, weil ohne deren Kenntnis die Opiumträume unverständlich blieben.« (S. 94)

Liest sich dieser Erfahrungsbericht de Quinceys nicht fast schon wie eine Vorwegnahme von Freuds Kokain-Experimenten (die allerdings viel harmloser waren) und seiner späteren Beschäftigung mit der Traumwelt? Sogar der Rekurs auf »frühkindliche Erlebnisse« findet sich bereits, die »zu einer Organschwäche« geführt hatten – eine Vorwegnahme gewissermaßen von Freuds Versuch, mit dem Medikament Kokain seine »Neurasthenie« zu behandeln, darüber hinaus eine verblüffende Vorwegnahme der Theorie von den Kindheitstraumen als Ursache solcher psychosomatisch-neurotischen Erschöpfungszustände!

Auch Baudelaire weist auf Zusammenhänge von Rausch und Traum hin. Im Haschischrausch, sagte er 1858, verlasse man nirgends das Gebiet des natürlichen Traumes. »Während seiner ganzen Dauer wird der Rausch nichts anderes sein als ein – freilich unermeßlicher – Traum, unermeßlich dank der Intensität der Farben und der Schnelligkeit der Wahrnehmungen; aber immer wird er auf den besonderen Ton der Persönlichkeit gestimmt sein. Der Mensch hat träumen wollen, der Traum wird über den Menschen Herr werden...« (S. 16)

Eine nachträgliche Verarbeitung drogeninduzierter Erlebnisse in oft Jahre später auftretenden Träumen berichtete mir ein Student. Er rauchte eine Zeitlang ziemlich viel Haschisch (zwei bis drei Räusche pro Woche) und beendete den Drogenkonsum schlagartig nach Beginn einer Psychoanalyse, mit sehr seltenen Rückfällen (etwa jedes halbe Jahr ein Rausch), bis er endlich den Konsum völlig einstellte. In seinen Träumen tauchten die Einflüsse der Droge jedoch noch etwa zehn Jahre länger auf, teils in Form massiver Regressionsgefühle (Angst, schizophren zu werden oder ähnlich »psychotisches« Material), teils als direkter Bezug zum Haschischkonsum (Verfolgung durch die Polizei, Treffen mit haschenden Hippies an exotischen Örtlichkeiten usw.). Seine Träume waren ganz deutlich Versuche, die Haschischräusche zu verarbeiten. Ähnliche Zusammenhänge späterer Träume mit vorangegangenem

Drogenkonsum sind mir auch bei Amphetamin-, Opiat- und LSD-*usern* aufgefallen, so daß ich dazu neige, hier eine gewisse Gesetzmäßigkeit anzunehmen. Die Gedichte und Erzählungen von drogengebrauchenden Schriftstellern legen diese Annahme gleichfalls nahe. Außer an Baudelaire und de Quincey sei noch an Samuel Taylor Coleridge, Theophile Gautier, Wilkie Collins und Edgar Allan Poe erinnert. (Näheres hierzu findet sich bei E. Marcovitz, 1966, und bei A. Hayter, 1968.)

Was zeichnet nun Freuds Droge, das Kokain, vor den anderen Rauschmitteln aus? Zunächst darf man feststellen, daß es die pharmakopsychischen Wirkungen eines Amphetamins und eines Halluzinogens zu kombinieren scheint. Maier vermerkt, daß Kokain »beim Menschen leicht Halluzinationen verschiedener Sinnesgebiete« hervorruft (S. 102) und daß der Berauschte sich in »seine normale und seine abnorme Persönlichkeit« spaltet (S. 122).* Dazu gesellt sich eine ausgeprägt anregende Wirkung, die es mit den modernen Amphetaminen (Pervitin, Captagon) gemeinsam hat. Häufig wird ein gesteigertes Machtgefühl beobachtet (Redlich und Freedman, 1970). Was das Alkaloid jedoch von allen übrigen Drogen zu unterscheiden scheint, ist seine Eigenschaft, Triebhemmungen zu beseitigen, sowohl im aggressiven wie im sexuellen Bereich; während im Vergleich dazu etwa Haschisch eher die entgegengesetzte Wirkung hat. Verantwortlich für die Enthemmung ist vermutlich eine Kombination von Ausschaltung suppressorischer Neuhirnfelder und Stimulierung des Stammhirns.

(Diese Enthemmung wurde mir sehr anschaulich von einem 19jährigen Fixer bestätigt, der sich einige Male Kokain injizierte bzw. es schnupfte, aber dann aus Angst vor der enormen sexuellen wie aggressiven Aktivierung auf den Mißbrauch des Kokains verzichtete – wohingegen er weiter Morphium spritzte, täglich Haschisch rauchte und ab und an sogar LSD schluckte. Man erinnere sich in diesem Zusammenhang auch an Freuds charakteristische Bemerkung im Brief an Martha vom 2. April 1884, wo er von sich als dem »großen wilden Mann mit Cocain im Leib« spricht! Nun liegt sicher zwischen dem jugendlichen Fixer und dem erwachsenen Freud eine ganze Welt von Unterschieden – dennoch sind ihre Reaktionen auf die Droge ein wenig verwandt, gerade weil die Drogenwirkung sehr »tief« im psychischen Apparat ansetzt.)

---

* Vergl. hierzu die verblüffende Untersuchung von Myron G. Schultz (1971) über Robert L. Stevensons Erzählung »Dr. Jekyll und Mr. Hyde« und ihre Entstehungsgeschichte, bei der wahrscheinlich Kokain eine wichtige Rolle spielte! (→ Kokain, S. 197f.)

Ich bin deshalb zunächst auf die allgemeine Wirkung von Rauschdrogen so ausführlich eingegangen, weil man nur von diesem Hintergrund ermessen kann, welchen Einfluß das Kokain auf Freud gehabt haben könnte. Wer mit Konsumenten irgendeiner Rauschdroge gearbeitet hat, weiß, wie intensiv alle diese Substanzen bis in die innersten Schichten der Persönlichkeit wirken, wie sie die Relation von Es, Ich und Über-Ich verändern und die gesamte Triebdynamik ankurbeln (während der manischen Phase des eigentlichen Rausches) bzw. dämpfen (vor allem in der depressiven Phase nach dem Rausch). Amedeo Limentani ist auf diese Veränderungen, speziell beim Halluzinogenrausch, ausführlich eingegangen (1968).

Herbert Rosenfeld (1960) nennt, ebenfalls aus der Sicht des Psychoanalytikers, folgende Merkmale des Drogenkonsumenten: gesteigerte Oralität; enge Beziehung zur Homosexualität; erhöhter Narzißmus; verdrängte Aggressivität; verstärkter Einfluß des frühödipalen Kernkonflikts (nach Melanie Klein). Paul Federn (1956) betont den Zusammenhang zwischen Drogenmißbrauch und Manie bzw. Depression, während Edward Glover (1932) den paranoiden Anteil hervorhebt (→RA II).

Um es noch einmal zu betonen: Freud war nicht kokainsüchtig. Insofern mag es unzulässig erscheinen, wenn hier Merkmale von Süchtigen in Zusammenhang mit Freuds vergleichsweise milden Euphorien angeführt werden. Freud selbst hat jedoch, in Zusammenhang mit den Neurosen, auf die »fließenden Übergänge« zwischen dem sog. normalen und dem pathologischen Seelenleben hingewiesen (1939, S. 109). Es sei gestattet, diese Sehweise auch im Rahmen des Drogenproblems zu benützen, etwa in Form folgender Arbeitshypothese:
Was beim Drogensüchtigen in ausgeprägter Form zutage tritt, kann beim nichtsüchtigen Drogenkonsumenten zumindest ansatzweise, vor allem als unbewußte Phantasie (die sich um gesteigerte Oralität usw. dreht), angenommen werden. Es würde zu weit gehen, dies hier näher auszuführen; Kernstück der Beweisführung wären die schon oben erwähnten Zusammenhänge zwischen dem Rauscherlebnis und dem Traum, was im Fortgang dieser Arbeit am Beispiel von Freuds eigenen Träumen noch näher erläutert werden soll.
Wir wissen nicht exakt, wie oft Freud das Kokain benützt hat und in welchen Dosierungen. Einmal erwähnte er, er habe »selbst das Medikament durch Monate genommen« (1887, S. 930). Sicher war er nicht abhängig im Sinne der WHO-Definition von 1965 (Eddy et al.), wohingegen man ihm eine offene Begeisterung für seine Wirkungen während

der Jahre 1884 bis 1887 nicht absprechen kann. Ich bin mir nicht sicher, wieweit man eine derartige Begeisterung »deuten« kann – ohne jede Beteiligung unbewußter Phantasien war sie sicher nicht.

Wie er sich die Droge einverleibte, wissen wir besser: Er aß sie (z. B. bei Migräne), behandelte seine Nasenschleimhäute mit Kokaintropfen und hat sie sich vielleicht auch subkutan injiziert (Jones I, S. 122).

In der Rauschwirkung gelangte er nach allem, was uns die schriftlichen Unterlagen vermitteln, sicher nicht über das erste Stadium der Euphorie bzw. der »akuten Kokaineinwirkung« (Maier) hinaus. So hat er offenbar keine Halluzinationen wie bei einem richtiggehenden intensiven Rausch erlebt, vermutlich, weil er mit der Dosierung sehr vorsichtig war – schließlich betrachtete er das Kokain als Medikament und nicht als Substanz zur Erlangung von Räuschen!

Alles läßt darauf schließen, daß die Wirkung bei ihm nicht so weit ging, daß seine Ich-Funktionen außer Kontrolle gerieten. Es könnte aber sein, daß er durch die Kokaineuphorie ein gutes »Gefühl« für halluzinatorische Phänomene bekam; auch von daher könnte man sein Interesse für die Halluzinationen der Hysteriker ableiten, mit denen er sich (1886) während der Kokainperiode zu befassen begann, wenn auch in ganz anderem äußerem Zusammenhang.

Von hier aus könnte man aber vor allem – als eine Art Reminiszenz in folgenden Jahren – sein späteres Interesse an den Träumen verstehen, die er ja auch als »Halluzinationen« bezeichnete. (Dagegen spricht nicht, daß er schon in früheren Jahren seine Träume aufschrieb, daß er sich schon sehr jung mit dem biblischen Traumdeuter Josef identifizierte – s. die Fußnote auf S. 488 der *Traumdeutung* – und daß er endlich sich der Erforschung der Träume bewußt zuzuwenden begann, nachdem Patienten sie ihm beim Assoziieren berichteten. Ein Einfluß der Kokaineuphorien in dieser Richtung soll hier ja nicht als monokausale Hypothese angeboten werden, sondern als ein – wenn auch wichtiger – Faktor neben anderen.)

Gereizt hat ihn dieser Grenzzustand des Halluzinatorischen, wo Subjekt und Objekt miteinander verschmelzen, sicher. Das beweist sein Verständnis für den Italiener Paolo Mantegazza, den er als »begeisterten Lobredner der Coca« bezeichnete. Daran anknüpfend schrieb Freud: »Seine Mitteilung hat viel Aufmerksamkeit erregt, aber wenig Vertrauen gefunden. Ich habe so viele richtige Bemerkungen bei Mantegazza gefunden, daß ich geneigt bin, auch denjenigen Angaben, welche zu bestätigen ich nicht Gelegenheit hatte, Wert beizulegen.« (1884, S. 294) Der sonst so vorsichtige Freud schenkte also sein Vertrauen bedenkenlos

einem Gelehrten, der 1859 während eines gewaltigen Kokainrausches immerhin folgende Zeilen verfaßte (die Freud bestimmt bekannt waren, denn er zitierte mehrfach aus diesem Buch):
»Von zwei Kokablättern als Flügeln getragen, flog ich durch 77 348 Welten, eine immer prächtiger als die andere. Gott ist ungerecht, daß er es so eingerichtet hat, daß der Mensch leben kann, ohne immer Koka zu kauen. Ich ziehe ein Leben mit Koka einem Leben von einer Million Jahrhunderten ohne Koka vor.« (zit. n. Römpp, 1939, S. 134)
Wie ist es zu verstehen, daß der 28jährige Freud betonte, er habe »in wiederholten Versuchen an mir und anderen ›die Wirkung des Kokains‹ studiert und dieselbe in wesentlicher Übereinstimmung mit der Wirkung der Cocablätter nach Mantegazzas Schilderung gefunden«? So betont halluzinatorisch war zumindest sein eigener Bericht in *Heitlers Centralblatt* nicht ausgefallen:
»Ich nahm das erstemal o.05 Gramm Cocain murat. in 1%iger wässeriger Lösung, während einer leichten, durch Ermüdung hervorgerufenen Verstimmung...
Wenige Minuten nach der Einnahme stellt sich eine plötzliche Aufheiterung und ein Gefühl von Leichtigkeit her. Man fühlt dabei ein Pelzigsein an den Lippen und am Gaumen, dann ein Wärmegefühl an denselben Stellen, und wenn man jetzt kaltes Wasser trinkt, empfindet man es an den Lippen als warm, im Schlunde als kalt. Andere Male herrscht eine angenehme Kühle im Munde und Rachen vor.
Bei diesem ersten Versuch trat ein kurzes Stadium toxischer Wirkungen auf, die ich später vermißte. Die Atemzüge wurden verlangsamt und vertieft, ich fühlte mich matt und schläferig, mußte häufig gähnen und fand mich etwas eingenommen. Nach wenigen Minuten begann die eigentliche Cocaineuphorie, eingeleitet durch wiederholtes, kühlendes Aufstoßen. An meinem Puls beobachtete ich unmittelbar nach der Cocaineinnahme eine geringe Verlangsamung, später eine mäßige Zunahme der Völle.« (S. 299)
(Die Verträglichkeit des Alkaloids schwankt von Mensch zu Mensch sehr. Etwa ein Gramm Kokain gilt, bei erstmaligem Konsum, als tödlich, doch wurden auch schon durch o,2 Gramm Todesfälle verursacht. Süchtige vertragen täglich bis zu 12 Gramm [Römpp, S. 132]. Die von Freud angegebenen Dosierungen sind zu klein, um einen halluzinatorischen Rausch zu erzeugen.)
Einige Seiten weiter folgte ein anderes Experiment, mit etwa der doppelten Dosis:
»Die psychische Wirkung... in Dosen von o.05–o.10 gr. besteht in einer

Aufheiterung und anhaltenden Euphorie, die sich von der normalen Euphorie des gesunden Menschen in gar nichts unterscheidet. Es fehlt gänzlich das Alterationsgefühl, das die Aufheiterung durch Alkohol begleitet, es fehlt auch der für die Alkoholwirkung charakteristische Drang zur sofortigen Betätigung. Man fühlt eine Zunahme der Selbstbeherrschung, fühlt sich lebenskräftiger und arbeitsfähiger; aber wenn man arbeitet, vermißt man auch die durch Alkohol, Tee oder Kaffee hervorgerufene edle Excitation und Steigerung der geistigen Kräfte. Man ist eben einfach normal und hat bald Mühe, sich zu glauben, daß man unter irgend welcher Einwirkung steht... Während dieses an sich nicht weiter gekennzeichneten Cocainzustandes tritt das hervor, was man als die wunderbare stimulierende Wirkung der Coca bezeichnet hat...

Ich habe diese gegen Hunger, Schlaf und Ermüdung schützende und zur geistigen Arbeit stählende Wirkung der Coca etwa ein dutzendmal an mir selbst erprobt...« (S. 301)

Jones betont, daß Freud eine starke Tendenz zum Verhüllen und Verschweigen hatte. Die bereits erwähnte Zerstörung der Manuskripte und Briefe fiel mitten in die Zeit seiner Kokain-Selbstversuche, und es ist immerhin denkbar, daß Freud sich dabei irgendwelcher Rauschprotokolle entledigt hat. Aber das wird wohl für immer Spekulation bleiben müssen – falls sich nicht in den unveröffentlichten, bis zum Jahr 2000 gesperrten Briefen noch Material dazu findet.

Jedenfalls hat ihn das Halluzinatorische ausgesprochen fasziniert. Warum sonst sollte er noch einmal auf Mantegazza eingehen, der die Wirkung noch größerer Mengen des Alkaloids prüfte und dabei »in einen Zustand von enorm erhöhtem, glücklichen Lebensgefühl mit Neigung zur völligen Unbeweglichkeit« geriet. Bei weiterer Steigerung der Dosis fand der Italiener »seine Sprache gestört, seine Schrift unsicher und bekam endlich die glänzendsten und reichhaltigsten Halluzinationen, die für kurze Zeit schreckhaften, dann beständig heiteren Inhalt hatten. Auch dieser Cocainrausch hinterließ keine Depression und keine Anzeichen einer überstandenen Intoxikation« (S. 303).

Ich möchte annehmen, daß Freud vor seiner eigenen Courage bange wurde, und er gegen solche Regressionswünsche eine (unbewußte) Abwehr aufbaute. K. R. Eissler hat mich darauf aufmerksam gemacht, daß Schlaf und Traum für Freud als Regression ausreichend waren – auch dies darf als einer der Gründe betrachtet werden, daß er nicht kokainsüchtig wurde. Ein mögliches Mißverständnis liegt vielleicht darin begründet, daß ich – mit M. Balint, S. Ferenczi und auch C. G. Jung –

Regression nicht als etwas unbedingt Negatives ansehe, also auch Regressionswünsche durchaus als Teil einer kreativen Persönlichkeit verstehe, die Freud gewiß war. Daß er gegen solche nichtpathologischen Regressionswünsche dennoch eine starke Abwehr aufgebaut hätte, liegt auf der Hand – war doch das Milieu, in dem Freud lebte, gegen jede Form der (bewußt erlebten) Regression feindlich eingestellt, sogar gegen die allerharmloseste: den Orgasmus. Hierzu paßt gut eine andere Beobachtung, die E. Jones mitteilt: Freud war einmal in seinem Leben so alkoholtrunken, daß seine Studienkollegen Gaertner und Wagner-Jauregg ihn zu Bett bringen mußten – ansonsten hatte er »nie eine Neigung zum Trinken« (Jones II, S. 452).

Léon Chertok hat in seiner oben erwähnten Arbeit *Freud in Paris* bereits die Abwehr untersucht, die Freud gegen die Sexualsphäre errichtete, als er bei Charcot in Paris damit konfrontiert wurde. Etwas Ähnliches läßt sich auch im Falle der Kokaineuphorie nachweisen. Als Schutzmaßnahme kann man sich die experimentelle Arbeit mit dem Dynamometer vorstellen (für die es natürlich auch noch andere, »rein wissenschaftliche« Motive gab), deren Ergebnisse er im Januar 1885 publizierte. Für das Abwehrende dieses Experiments würde die sehr oberflächliche, mit nur wenigen Personen (er selbst war eigentlich der Hauptproband) durchgeführte Anordnung sprechen, die ganz im Gegensatz zu seinen früheren, so sorgfältig geplanten und durchgeführten Untersuchungen (etwa der Sisyphus-Arbeit über die Aal-Hoden) steht. Obwohl seine erklärte Absicht bei dieser Studie war, »die wunderbare Allgemeinwirkung dieses Alkaloids ... durch objektive Zeichen auszudrücken«, fällt ihm dazu nichts anderes ein, als Druckschwankungen auf einem Meßgerät für Muskelkraft zu vergleichen, die er in einem für ihn höchst ungewohnten, trockenen Stil abhandelte. Vor allem die Anpassung an die vorherrschende, extrem mathematisch-physikalische Verfahrensweise läßt Rückschlüsse auf eine starke Über-Ich-Reaktion zu: Die Hälfte der kleinen Arbeit besteht aus Zahlentabellen.
Die andere Hälfte dient einer Beschreibung des Dynamometers und seiner Wirkweise sowie der physiologischen Abläufe während des Experiments. Vergleicht man dies alles (was ja eigentlich ganz gut zu seinen übrigen physiologischen Arbeiten paßt) mit dem eigentlichen Anstoß zu dem Experiment, so wird der Abwehr-Charakter noch deutlicher: Es ging Freud nämlich darum, herauszufinden, warum »manche eine Euphorie angeben, welche noch viel glänzender ist, als die ich an mir beschrieben habe«; von der »objektiven Prüfungsmethode erwartete ich denn auch, daß sie mir eine größere Gleichförmigkeit der

Cocawirkung verraten werde«. Der ganze emotionale Impetus verflüchtigte sich jedoch im Verlaufe der Studie, deren Resultat ganz nüchtern lautet: »Die Veränderung der Reaktionszeit gehört also der durch Coca erzeugten Euphorie an, welcher ich auch die Steigerung der Muskelkraft zugeschrieben habe.«

(Auch im Rahmen von Freuds therapeutischen Absichten mit dem Alkaloid nimmt sich das Dynamometer-Experiment wie ein Fremdkörper aus – weder bei der Behandlung des Morphinismus noch der Herzkrankheit oder der Diabetes nützte der objektive Nachweis einer Steigerung der Muskelkraft etwas. Freud ging es ganz ausdrücklich nur um eine Verteidigung der positiven Wirkungen der Euphorie – und das eben mit dem Arsenal der experimentellen Physiologie und Psychologie, das alles andere als euphoriefreundlich war.)

Nun noch einige Bemerkungen zur erstaunlichen Widerstandskraft Freuds gegenüber den ich-zerstörenden Kräften des Kokains. Bereits in der ersten Arbeit, *Über Coca*, betonte er aus eigenem Erleben, »daß nach der ersten oder wiederholten Cocaeinnahme durchaus kein Verlangen nach weiterem Cocagebrauch eintritt, vielmehr eher eine gewisse, nicht motivierte, Abneigung gegen das Mittel« (S. 303). (Frage: Warum hat er es dann immer wieder eingenommen?) Nun gilt gerade das Kokain als die Rauschdroge, die bereits nach wenigen Versuchen entsprechend disponierte Menschen stark abhängig macht, und zwar psychisch abhängig (nach Absetzen der Droge treten praktisch keine körperlichen Entzugserscheinungen auf). Wegen dieser Eigenschaft wird es sogar dem Heroin an Gefährlichkeit gleichgestellt. Es dürfte sich daher bei Freuds Vorsicht in der Dosierung nicht nur um unbewußte Abwehr (und – die Droge war sehr teuer! – Sparsamkeit) gehandelt haben, sondern auch um eine Dokumentation seiner ungewöhnlich großen Ich-Stärke. Der entgegengesetzte Aspekt, der Wunsch nach einer tiefen Regression mit Hilfe der Droge, fand dagegen einen sublimierten Ausdruck in seinen begeisterten Worten. Ergänzend sei dabei auch an zwei Bemerkungen von Jones über Freud erinnert, die in die gleiche Richtung zielen: »Oft sah es aus, als strebe er eher nach Verschmelzung als nach Vereinigung«; er spricht auch im Hinblick auf Freud von »irgendeine(r) infantile(n) Gier« (Bd. I, S. 137 bzw. 31); beides aber sind typische Motive des Drogenkonsums von echt Abhängigen, die ihren Regressionstendenzen offen nachgeben.

Es handelte sich bei Freuds Kokainkonsum wohl um eine jener »Tendenzen, deren er sich dunkel bewußt war« und die er mit Hilfe »wissenschaftlicher Disziplin« im Zaum zu halten bemüht war (Jones I, S. 61). In der Folgezeit halfen ihm sicher die zunehmenden Angriffe der Ärzte-schaft gegen das Alkaloid, sich von der Beschäftigung damit zu lösen. Den letzten Ausschlag hat dann wohl der tragische Tod seines verehrten Freundes und Kollegen Ernst von Fleischl-Marxow gegeben, an dem Freud sich mitschuldig fühlte.

All dies hätte bei einem gewöhnlichen Menschen eher dazu geführt, die mit dem Kokain verknüpften Erlebnisse zu verdrängen. Wenn Freud im Gegenteil die von Kokain induzierten Anregungen seiner Kreativität, wenn auch um viele Jahre verspätet, in der *Traumdeutung* annahm und gestaltete (s. u.), so hat er das wahrscheinlich seiner Braut zu verdanken. Ein seltsames Band verknüpft die Persönlichkeit der Braut mit den Kokaineuphorien: War nicht die »Neurasthenie... immer wie mit einem Zauberschlag verschwunden, wenn ich bei Dir war...« (Brief vom 2. 2. 1886)? Das läßt aber darauf schließen, daß das »Zaubermittel« Kokain, das ihm bei seinen »neurasthenischen« Störungen so oft half, auf ihn ähnliche Wirkung hatte wie die Braut. Die Ehe mit Martha, geschlossen im September 1886, markiert wohl auch den Abschluß der Kokaingefährdung. Dies teilte Freud, wenn auch sehr indirekt, zwei Jahre später mit:

»...nicht jedermann, der eine Zeitlang Morphium, Kokain, Chloralhy-drat u. dgl. zu nehmen Gelegenheit hat, erwirbt hiedurch ›Sucht‹ nach diesen Dingen. Genauere Untersuchung weist in der Regel nach, daß diese Narkotika zum Ersatze – direkt oder auf Umwegen – des mangeln-den Sexualgenusses bestimmt sind, und wo sich normales Sexualleben nicht mehr herstellen läßt, da darf man den Rückfall des Entwöhnten mit Sicherheit erwarten.« (G. W. I, S. 506)

Schon die deutliche Abhebung dessen, der »eine Zeitlang« eine solche Substanz benützt, vom Süchtigen, läßt auf Autobiographisches schlie-ßen. Daß Freud hier eine »persönliche Mitteilung« machte, läßt sich aus einer Fehlleistung schließen: 1884 wies er in seiner Monographie *Über Coca* immer wieder ausdrücklich darauf hin, daß es sich beim Kokain gerade nicht um eines der (damals für weit gefährlicher geltenden) Narkotika handele, sondern um ein dem Coffein ähnliches Anregungs-mittel (S. 298 ff.). Morphium und Chloralhydrat hingegen, zwischen denen er das Kokain im Zitat »versteckte«, sind tatsächlich gefährliche Betäubungsstoffe.

Freud, so kann man es rekonstruieren, entdeckte und konsumierte die Droge während der Zeit, als er von Martha getrennt war. Als sich, in der Ehe, ein »normales Sexualleben« für ihn herstellen ließ (dem sechs Kinder entsprangen), konnte er auf das Ersatzmittel Kokain verzichten, ohne alles, was damit zusammenhing, aus seinem Gesichtskreis verbannen zu müssen; so hat er es seinen Patienten mindestens 1895 noch gegen Affektionen der Nasenschleimhaut verschrieben (GW II/III, S. 116) und es aus gleichem Anlaß selbst weiter benützt.

Die endgültige Verarbeitung der Kokain-Episode mit ihrem regressiven (die Begeisterung für Mantegazzas Räusche) und ihrem Schuldaspekt (Fleischls Zerstörung) gelang Freud erst, nachdem er sie durch Beschäftigung mit den Träumen und die Selbstanalyse sublimieren konnte.

6. Die Entdeckung der Traumwelt: 1895

1895, im Jahr des Traums von »Irmas Injektion«, hat Freud noch einmal Kokain genommen – nun allerdings nicht mehr wegen der Euphorie, sondern weil Wilhelm Fließ es ihm zur Behandlung von schmerzhaften Nasenschwellungen empfahl. Jones bemerkt dazu:
»Die beiden Männer bekundeten ein übertriebenes Interesse am Zustand ihrer Nasen – ein Organ, das übrigens zuerst Fließens Interesse an Sexualvorgängen geweckt hatte. Fließ operierte Freud zweimal, das zweitemal im Sommer 1895 – wahrscheinlich handelte es sich um Ausbrennen der Nasenmuscheln. Er verschrieb ihm auch fortwährend Kokain, zu dem er (Fließ) großes Zutrauen hatte.« (Bd. I, S. 361)
Wohl nirgends tritt die – von Freud selbst so genannte – latente homosexuelle Bindung der beiden Männer deutlicher zutage als in Zusammenhang mit dem Kokain, wobei auffällt, daß diesmal Freud der »Verführte« war, wenn auch in der höchst sublimierten Form der Verschreibung durch den Arzt-Freund Fließ, während ein Jahrzehnt früher Freud der »Verführer« seiner Braut Martha, Carl Kollers, Ernst Fleischls, des eigenen Vaters und anderer zur Kokainanwendung war.
In der Traumdeutung hat Freud zwar angegeben, daß er dieses Buch angeregt vom Tod seines Vaters schrieb. Dieser starb jedoch erst am 23. Oktober 1896 – wohingegen der »Initialtraum« (Erikson) von »Irmas Injektion« bereits am 24. Juli 1895 geträumt wurde, also im selben Sommer, als Fließ ihm das Kokain verschrieb.
(Kurz vor Abschluß dieser Arbeit machte mir K. R. Eissler folgende Mitteilung – die auch in seiner Goethe-Biographie [S. 711] enthalten ist –, die den von mir vermuteten Zusammenhang etwas entkräften könnte: Maria Bonaparte teilte ihm mit, Freud habe ihr gesagt, daß ihm die erste vollständige Deutung eines Traumes [offenbar des »Irma-

Traumes«] gelungen sei, nachdem er gehört hatte, daß sein Vater an einer tödlichen Krankheit leide; es handelte sich um den Traum aus der ersten Nacht nach Erhalt der schlechten Nachricht.

Dennoch würde ich dem vorausgegangenen Kokainkonsum der achtziger Jahre eine determinierende Rolle bei »Irmas Injektion« nicht absprechen: Einmal sind »Nachricht von der tödlichen Krankheit des Vaters« und »Tod des Vaters« nicht dasselbe – s. hierzu jedoch Eissler, a.a.O. –, und zum anderen sind das Kokain und »Krankheit des Vaters« – wenn auch nicht die tödliche Krankheit, sondern das weit zurückliegende Glaukom – ebenfalls miteinander verknüpft – s. hierzu im folgenden auch den Traum »Mein Sohn der Myop«.)

Zum Verständnis dieses wichtigsten Traums der *Traumdeutung* und in Freuds Lebenswerk überhaupt ist vielleicht nicht irrelevant, daß Freud genau in jener Zeit nach vierzehnmonatiger (!) Abstinenz wieder zu rauchen, d. h. seiner tatsächlichen Sucht zu frönen begann. Am 13. 2. 1916 ging Karl Abraham auf eine aufschlußreiche diesbezügliche Bemerkung Freuds ein:

»Daß ich diesen (vorher beschriebenen neurotischen) Zustand nur gestreift, aber nicht genau untersucht habe, kann ich damit erklären, daß ich keinen derartigen Fall gründlich analysiert habe. Aber der tiefere Grund ist sicher ein persönlicher, *ganz wie Sie Ihre Rauchleidenschaft als Hinderung für die Bearbeitung gewisser Fragen ansehen.*« (Abraham in: Freud 1965, S. 222 – Hervorhebung v. Sch.)

Wenn bereits der Genuß dieses relativ harmlosen Nervengiftes Freud daran hinderte, »gewisse Fragen« zu beantworten, so dürfen wir vermuten, daß sein einstmaliger Kokainkonsum ihn noch weit mehr in der analytischen Arbeit hinderte. Erwähnt sei nur, daß er jede noch so winzige eigene seelische Regung meisterhaft zu analysieren und beschreiben wußte – daß er jedoch die Drogeneuphorie, den Rausch und die Sucht in seinen psychoanalytischen Arbeiten meist überging. Außer im *Unbehagen in der Kultur* (S. 432 f., 436) und in *Der Humor* (S. 386) spielen der Rausch und die Rauschstoffe nur in der *Traumdeutung* eine Rolle – dort allerdings sehr dominierend, und zwar nahezu ausschließlich im Zusammenhang mit dem Kokain.

Interessant ist nebenbei auch, was Freud über Sucht schreibt, und zwar am 22. 12. 1897 an Fließ:

»Es ist mir die Einsicht aufgegangen, daß die Masturbation die einzige große Gewohnheit, die ›Ursucht‹ ist, als deren Ersatz und Ablösung erst die anderen Süchte nach Alkohol, Morphin, Tabak etc. ins Leben treten. Die Rolle dieser Sucht ist in der Hysterie ganz ungeheuer, vielleicht ist hier mein noch ausstehendes Hindernis* ganz oder teilweise zu finden. Natürlich regt sich dabei der Zweifel, ob solche Sucht heilbar ist oder ob Analyse und Therapie hier Halt machen und sich begnügen müssen, eine Hysterie in eine Neurasthenie zu verwandeln.« (1950, S. 205)

Ernst Kris merkt dazu an: »Freud hat diesen Zugang zum Problem der Süchtigkeit in den folgenden Jahren vernachlässigt... und erst in seiner Abhandlung über ›Dostojewski und die Vatertötung‹ in einer Aufklärung des Spielertums weitergeführt.« (1950, S. 428)

Es ließe sich vielleicht noch mehr über den Zusammenhang von Nikotinabstinenz, dem früheren Kokainkonsum und dem 1895 möglich gewordenen Zugang Freuds zu seiner Traumwelt sagen. So hatte Freud das Rauchen 1894 aufgegeben, nachdem Fließ eine Nikotinvergiftung diagnostizierte. Freud äußerte in diesem Zusammenhang Mißtrauen gegen Fließ (und Breuer), weil er annahm, daß man ihm möglicherweise den kurz bevorstehenden Tod verheimliche. Ehe Freud die Nikotinabstinenz unterbrach, änderte Fließ seine Meinung und nahm jetzt an, es handle sich um eine Herzstörung infolge von Nasenbeschwerden, was die deutliche Besserung nach einer Operation und nach der Anwendung von Kokaintropfen (!) zu bestätigen schien.

»Rückblickend würde man sagen, daß alle diese Störungen in der Hauptsache verschiedene, vielleicht durch den Einfluß von Nikotin leicht lokalisierte Aspekte von Freuds Psychoneurose darstellten«, beurteilt Jones diese Episode (Bd. I, S. 364).

Ich würde anders interpretieren und sagen: Die Nikotinabstinenz regte Freuds orale Gier (er hat das Kokain übrigens meistens gegessen) derart an, daß all die mit der Kokaineuphorie zusammenhängenden Gefühle, unbewußten Phantasien und Regressionstendenzen wieder zu einer Bearbeitung drängten (»Den Geisteszustand, in dem ich die Psychologie ausgebrütet, verstehe ich nicht mehr...« – Brief an Fließ vom 29. 11. 1895). Und daß er deshalb – wenn auch keineswegs *nur* deshalb – von «Irmas Injektion« träumte, in jenem Traum, in dem wir eine Fülle von Bezügen zum Kokain finden.

Am 19. 4. 1894 hatte Freud bereits an Fließ geschrieben, er habe seit drei Wochen »nichts Warmes mehr zwischen den Lippen gehabt und kann

---

* Leider wird nicht ganz klar, worauf Freud sich mit diesem Ausdruck »Hindernis« genau bezieht – eigentlich kann nur seine Selbstanalyse gemeint sein, die damals bereits im Gange war. Vielleicht strapaziere ich meine These jetzt zu sehr, aber es fällt auf, daß Freud zwar die beiden ersten »Geißeln der Menschheit«, nämlich Alkohol und Morphin, im Zusammenhang mit »Sucht« anführt (sowie sein eigenes Suchtmittel, den Tabak) – aber nicht das Kokain, das Erlenmeyer als »dritte Geißel der Menschheit« apostrophierte, und an dessen Verbreitung Freud Anteil hatte.

heute bereits andere ohne Neid rauchen sehen, mir auch wieder Leben und Arbeit ohne diesen Beitrag vorstellen. Lange ist es nicht her, daß ich so weit bin, auch war das Elend der Abstinenz von einer ungeahnten Größe...«

Solche intensiven Mißgefühle finden sich sonst nur während des Paris-Aufenthalts, als das Kokain eine nicht geringe Rolle als Ich-stabilisierendes Element spielte. Die orale Gier, die hinter dem Rauchen wie hinter dem Kokaingenuß zu ahnen ist, tritt deutlich in der Beschwerde zutage, er habe seit langem »nichts Warmes mehr zwischen den Lippen gehabt«.

Kein Wunder, daß während der Nikotinabstinenz Freuds Kreativität gehemmt war und daß andererseits früher das Kokain seine Kreativität aus den vielfachen Hemmungen eines Akademikers im prüden Wien während des Viktorianischen Zeitalters zu befreien half. (Man vergleiche hierzu auch Edith Buxbaums Studie von 1951 über Freuds Traum »*Es wird gebeten, ein Auge zuzudrücken*« [TD, S. 322], den er in der Nacht nach dem Begräbnis des Vaters notierte und der viel mit seiner Nikotin-Sucht zu tun hatte.)

Doch nun zu den Träumen, die Freud in seinem wichtigsten Werk als Demonstrationsobjekte benützte. Sie stammen, wie dies Alexander Grinstein (1968) nachgewiesen hat, vor allem aus den Jahren 1897 und 1898. Die eine große Ausnahme ist, wie erwähnt, »Irmas Injektion«, geträumt sechs Wochen nach der Nikotinabstinenz. Man übertreibt wohl nicht, wenn man diesen Traum als den wichtigsten in Freuds Leben bezeichnet. Nicht nur ging er immer wieder in der *Traumdeutung* auf ihn ein; er behandelte ihn auch erneut in der etwas späteren Publikation *Über den Traum* (1901) und verwertete ein charakteristisches Bruchstück daraus bereits 1895 im *Entwurf einer Psychologie* (den E. Kris als Freuds letzte physiologische Arbeit bezeichnet: »Seit dieser Zeit ist Freuds Interesse an dem Versuch, den psychischen Apparat in Begriffen der Hirnphysiologie darzustellen, erlahmt.« (Kris, in Freud, 1950, S. 229)

Freud selbst maß diesem Traumgebilde eine Schlüsselrolle bei, so am 12. Juni 1900 in einem der letzten Briefe an Fließ, als er auf der Bellevue bei Wien phantasierte:

»Glaubst Du eigentlich, daß an dem Hause dereinst auf einer Marmortafel zu lesen sein wird:

›Hier enthüllte sich am 24. Juli 1895 dem
Dr. Sigm. Freud
das Geheimnis des Traumes‹?«

Seine Schüler haben diesem »Traummuster der Psychoanalyse« die größte Aufmerksamkeit geschenkt. Neben H. C. Leavitt (1956), Max Schur (1966), Heinz Politzer (1970) und J. Grunert (1975) beschäftigte sich vor allem Erik H. Erikson ausführlich damit (1955), der den Traum als »Bekehrungs- und Initialtraum« interpretiert. Außerdem weist er auf die Polarisierung in einen »weiblichen« und einen »männlichen« Anteil hin, der unabdingbar für die bald darauf einsetzende Selbstanalyse sei: »Daß dies angesichts des strikt männlichen Stils der wissenschaftlichen Arbeit, wie er zu Freuds Tagen gepflegt wurde, innerhalb des Ichs des Träumers eine gründliche Spaltung, d. h. eine Teilung in eine vage, ›weibliche Hingabe‹ und in eine präzise männliche Zielstrebigkeit erzeugte, dies ist meines Erachtens eine der Zentralbedeutungen des Irma-Traums.« (S. 597)

Es sei daran erinnert, daß eine solche »Spaltung« als typische Begleiterscheinung des Kokaingenusses gilt – wenn Freud dies auch nicht bewußt erlebt zu haben scheint, so schließt das nicht aus, daß eine solche Spaltung unterhalb der Wahrnehmungsschwelle auftrat und sich erst viel später, eben im Traum, bemerkbar machte. Natürlich ist die Kokaineuphorie keine conditio sine qua non für Freuds Kreativität – aber sie ist mutmaßlich ein wichtiger Anstoß für den unbewußten schöpferischen Prozeß gewesen. (Erikson geht auf das Alkaloid merkwürdigerweise nur mit einer Randbemerkung ein, obwohl es im Traum eine zentrale Rolle spielte; vgl. S. 567.)

»Irmas Injektion« ist, wie auch die im folgenden noch behandelten Träume, so bekannt, daß ich mich darauf beschränken kann, die Bezüge zur »Kokainepisode« der achtziger Jahre herauszuheben. Freud selbst stellte den Zusammenhang in seinen Assoziationen zweimal her.

Zu der Passage *»Was ich im Halse sehe: einen weißen Fleck und verschorfte Nasenmuscheln«* fiel ihm u. a. ein:

»Die Schorfe ... mahnen an eine Sorge um meine eigene Gesundheit. Ich gebrauchte damals häufig Kokain, um lästige Nasenschwellungen zu unterdrücken, und hatte vor wenigen Tagen gehört, daß eine Patientin, die es mir gleichtat, sich eine ausgedehnte Nekrose der Nasenschleimhaut zugezogen hatte. Die Empfehlung des Kokains, die 1885 von mir ausging, hat mir auch schwerwiegende Vorwürfe eingetragen. Ein treuer, 1895 schon verstorbener Freund hatte durch den Mißbrauch dieses Mittels seinen Untergang beschleunigt.« (S. 116)

Hier irrte Freud übrigens: Das Kokain empfahl er bereits 1884. Im Jahr darauf hingegen pries er die weit gefährlicheren Injektionen, auf die bereits der Traumtitel hinweist; diese Anwendungsform beschleunigte tatsächlich den Untergang Fleischls. Ich würde in dieser Fehldatierung einen Hinweis darauf sehen, daß hier die Erinnerung an die eigenen Kokaineuphorien abgewehrt (oder nachträglich abgewertet) werden sollte; hier läge also ein unbewußter Konflikt vor, der mit dem Drogenkonsum Freuds (in meiner Interpretation: mit seinen Regressionswünschen) zu tun hat und nicht bereits mit den realen Schuldgefühlen wegen Fleischls Siechtum. (Es könnte allerdings sein, daß dieser Irrtum in der Datierung daher rührt, daß Freud sich auf die Separatausgabe von *Über Coca* bezog, die ja wirklich erst 1885 erschienen war.)

»Freund Otto hat (Irma), als sie sich unwohl fühlte, eine Injektion gegeben.« Dazu assoziierte Freud:

»Die Injektionen erinnern mich wieder an den unglücklichen Freund, der sich mit Kokain vergiftet hat. Ich hatte ihm das Mittel nur zur internen Anwendung während der Morphiumentziehung geraten; er machte sich aber unverzügliche Kokaininjektionen.«

Im gleichen Sinne assoziierte er zu der Traumpassage: *»Man macht solche Injektionen nicht so leichtfertig.«* Den abschließenden Satz: *»Wahrscheinlich war auch die Spritze nicht rein.«* kann man, auch wenn der Träumer selbst sich an Morphiuminjektionen bei einer 82jährigen Dame erinnerte, gut auf Fleischl beziehen – und wohl auch als ein unbewußtes Eigenlob verstehen, daß er selbst »rein« blieb, d. h. nicht kokainsüchtig wurde.

Weitere Bezüge, auf die Freud nicht selbst hinweist oder die ihm (vielleicht) nicht bewußt geworden sind, lassen sich aufzeigen:

• So erinnerte er sich daran, daß er »einmal durch die fortgesetzte Ordination eines Mittels, welches damals noch als harmlos galt (Sulfonal), eine schwere Intoxikation bei einer Kranken hervorgerufen« – eine getreue Reproduktion der fatalen Empfehlung des Kokains an Fleischl (S. 116).

• Er verglich selbst die Traumfigur (und Patientin) Irma mit seiner Frau Martha. Daß zwischen beiden Frauen enge Bezüge bestanden, dafür spricht schon die Tatsache, daß der Traum von »Irmas Injektion« nur »wenige Tage vor dem Geburtsfeste meiner Frau« stattfand. Dieses »Geburtsfest« kann noch in anderer Hinsicht verstanden werden: Martha war damals mit ihrem sechsten Kind schwanger (darauf bezieht sich Freud vermutlich auch mit der Fußnote auf S. 115) – und Freuds eigener Geburtstag (6. Mai) war auch nicht allzu weit entfernt, also jener Tag, der ihn und seine eigene Mutter betraf.

• Freuds eigene Mutter läßt sich auch noch anderweitig als determinierende Figur des Traumes aufspüren. Einmal würde ich sie – in maskierter Form – hinter der »Gouvernante« sehen, die in der sechsten Assoziation eine Rolle spielt. Zum anderen betonte Freud, daß Irma eine (junge) Witwe war, und er erinnerte sich auch, daß eine im Traum für Irma substituierte Frau (S. 121) ebenfalls eine junge Witwe war. Wenn aber das Wissen um die tödliche Krankheit des Vaters den Traum auslöste, wenn ferner die ganze »Traumdeutung« mit dem Tod des Vaters zu tun hatte, so darf man annehmen, daß auch Irma eine Traumdarstellung der eigenen Mutter war – der Tod des Vaters würde ja auch sie zur Witwe gemacht haben. Berücksichtigen wir, daß dies das »ideale« Resultat der infantilen öpidalen Wünsche gewesen wäre, daß weiterhin Freuds Mutter, verglichen mit dem weit älteren Vater, ausgesprochen jugendlich war, so verstehen wir, warum zwei »junge Witwen« im Traum eine wichtige Rolle spielen. (Man bedenke auch: Hätte am 6. April 1885 bei der Augenoperation das Kokain so auf den Vater gewirkt wie bei Fleischl, der bereits im Mai des Vorjahres innerhalb weniger Tage kokainsüchtig wurde, so wäre die Mutter der »Witwenschaft« bereits damals sehr nahe gerückt.)

• Betrachtet man endlich den wichtigsten Inhalt des Traumes, eben die Injektion, von seiner symbolischen Bedeutung her, so läßt sich folgende Verknüpfung ableiten: »Injektion bei Irma« entspricht »Schwängerung Marthas« entspricht »Inzest mit der Mutter«.

Nun läßt sich besser verstehen, warum das Kokain in diesem Traum (wie in etlichen folgenden Träumen) eine so prominente Rolle spielte. Es tat dies nicht nur infolge der Schuldgefühle wegen Fleischls Verelendung, nicht nur wegen der Todeswünsche gegen den Vater (beides dürfte zusammenhängen), sondern auch wegen der Inzestwünsche gegenüber der Mutter – kann doch der Konsum von Rauschdrogen immer auch als Ausdruck solcher inzestuöser Wünsche verstanden werden (s. hierzu Arbeiten der Klein'schen Schule, vor allem Rosenfeld 1960; aber auch aus dem Jung'schen Kreis Erich Neumann 1949 und 1956; s. außerdem weiter unten Freuds eigene Assoziationen zum Parzen-Traum, wo Kokain in Zusammenhang mit dem nährenden wie fressenden Aspekt des Mütterlichen wieder auftaucht). Offenbar war das Kokain infolge seiner besonderen Bedeutung für Freuds Unbewußtes besonders gut geeignet, seinen eigenen ödipalen Konflikt in idealer Weise »darzustellen«. Und hier liegt, glaube ich, die eigentliche Bedeutung von »Irmas Injektion«: Dieser Traum ermöglichte es Freud – mit dem Kokain als Leitfaden –, den (eigenen) Ödipus-Komplex, den er ja im Verlauf der »Traumdeutung« entdeckte, erstmalig zu erahnen; mehr war wohl noch nicht möglich, was bereits dadurch dokumentiert wird, daß Vater wie

Mutter weder im Traum selbst noch in den Assoziationen dazu auftauchen. Die Kokaineuphorien der früheren Jahre hatten das nicht vermocht – dazu hätte es schon Kokainhalluzinationen bedurft, und wenn solche aufgetreten wären, hätte das mit größter Wahrscheinlichkeit Freuds Ende als denkender Mensch, vor allem als kritischer Wissenschaftler bedeutet.

(Es ist wohl kein Zufall, daß die Kokain-Assoziationen zu diesem Traum jene sind, die den Träumer am weitesten zurück in seine Vergangenheit führen – sie sind damit auch der »Einstieg« in tiefer liegende Schichten des Unbewußten und des Gedächtnisses, die in späteren Träumen erarbeitet wurden. Die nächstältere Erinnerung bezieht sich auf die Arbeit am Berliner Kinderkrankenhaus – jene Episode, die zwischen dem Paris-Aufenthalt, wo das Kokain den höchsten emotionalen Wert gehabt haben dürfte, und der Hochzeit 1886 liegt, welche die Kokainepisode vermutlich beendet hat.)

Vielleicht war es erst nötig, daß – träumend – die Kokainepisode aufgearbeitet wurde, ehe die Arbeit am Ödipus-Komplex, allein mit Träumen, möglich wurde?

Dafür würde auch sprechen, daß nur noch ein weiteres Motiv in »Irmas Injektion« so häufig angespielt wurde wie die »Frauen« und das »Kokain«, nämlich die »ärztliche Tätigkeit«; ja: Dieses Motiv faßte gewissermaßen das gesamte Traumgeschehen des latenten Traums zusammen. Indirekt war auch diese »ärztliche Tätigkeit« mit dem Alkaloid verknüpft, Freuds erstem eigenständigen Versuch als Therapeut. Darüber hinaus bestätigte sie jedoch dem Träumer immer wieder, daß er ein »Helfender« und kein »Zerstörender« war, genauer: daß er nun endgültig kein (mit dem Kokain) pharmakologisch Zerstörender war, sondern ausschließlich der (mit der neuen psychoanalytischen Methode) »Helfende«. Das heißt aber auch, daß er den zerstörerischen Aspekt seines ödipalen Konflikts (Todeswünsche gegen den Vater) bewältigt hatte und zugleich auf eine Möglichkeit gestoßen war, die (schöpferischen) infantilen Inzestwünsche zu befriedigen, ohne dabei (via Kokain) zugrunde zu gehen: die Träume. Erst jetzt war es also möglich geworden, die mit den Kokaineuphorien zusammenhängenden Regressionstendenzen nicht nur abzuwehren, sondern produktiv zu gestalten.

Ich fasse zusammen: Das Kokain, die Kokaineuphorien imponieren bei »Irmas Injektion« als wichtiger, wenn auch durch eine Art abwehrende »Latenzzeit« um Jahre verzögerter Auslöser für Freuds Kreativität. Doch es finden sich im selben Kontext noch weitere Hinweise für die

Richtigkeit meiner These. Sie sind eng an eine weitere, diesmal väterliche Übertragungsfigur geknüpft, die wohl mehr als irgendeine andere Person die Entstehung der *Traumdeutung*, Freuds Selbstanalyse und endlich die Entwicklung der Psychoanalyse überhaupt beeinflußt hat: Wilhelm Fließ. Zumindest während der Entstehungszeit der *Traumdeutung* und der Anfänge der Selbstanalyse war das Verhältnis der beiden Männer ungetrübt genug, so daß das Auftreten des Kokains in diesem Zusammenhang nicht nur unter dem Aspekt des realen Schuldgefühls wie bei Fleischl oder im Zusammenhang mit dem bevorstehenden Ende des Vaters gesehen werden kann, sondern gerade unter dem kreativitätsfördernden Aspekt des Mutterinzests, wozu auch ganz gut der latent-homosexuelle Aspekt ihrer Beziehung paßt. Spätestens hier wird ersichtlich, daß die »Injektion« nicht nur heterosexuell verstanden werden kann (bezogen auf Irma, Martha, die Mutter), sondern daß sie auch einen analerotischen homosexuellen Aspekt hatte (Fließ, Fleischl, Breuer und die anderen im Traum auftretenden Ärzte Oscar Rie und Ludwig Rosenberg – vgl. dazu Grinstein, 1968; – außerdem der Vater). In den Assoziationen zu »Irmas Injektion« tauchte eine merkwürdige chemische Verbindung auf, das *Trimethylamin*. Der Träumer selbst schuf den Zusammenhang mit jenen sexualchemischen Spekulationen, die sich 1895 durch den Briefwechsel mit Fließ zogen. Wieder stellte Freud – indirekt – die Beziehung zum Kokain her, als er auf Fließens Spezialität, die »Affektionen der Nase und ihrer Nebenhöhlen«, einging und erwähnte, daß Fließ »der Wissenschaft einige höchst merkwürdige Beziehungen der Nasenmuscheln zu den weiblichen Sexualorganen eröffnet« habe (S. 122). Kurz davor assoziierte er:
»*Trimethylamin*. Von diesem Körper sehe ich im Traume die chemische Formel, was jedenfalls eine große Anstrengung meines Gedächtnisses bezeugt, und zwar ist die Formel fett gedruckt, als wollte man aus dem Kontext etwas als ganz besonders wichtig herausheben. Worauf führt mich nun Trimethylamin, auf das ich in solcher Weise aufmerksam gemacht werde? Auf ein Gespräch mit einem … Freunde, der seit Jahren um all meine keimenden Arbeiten weiß, wie ich um die seinigen. Er hatte mir damals gewisse Ideen zu einer Sexualchemie mitgeteilt und unter anderem erwähnt, eines der Produkte des Sexualstoffwechsels glaube er im Trimethylamin zu erkennen. Dieser Körper führt mich also auf die Sexualität, auf jenes Moment, dem ich für die Entstehung der nervösen Affektionen, welche ich heilen will, die größte Bedeutung beilege. Meine Patientin Irma ist eine jugendliche Witwe; wenn es mir darum zu tun ist, den Mißerfolg der Kur bei ihr zu entschuldigen, werde ich mich

wohl am besten auf diese Tatsache berufen, an welcher ihre Freunde gern ändern möchten. Wie merkwürdig übrigens ein solcher Traum gefügt ist! Die andere, welche ich an Irmas Statt im Traume zur Patientin habe, ist auch eine junge Witwe.« (S. 121)

In *Über Coca* schrieb Freud aber schon 1884: »Außer dem Cocain sind in den Cocablättern gefunden worden: die Cocagerbsäure, ein eigentümliches Wachs, und eine flüchtige Base, das Hygrin, deren Geruch an Trimethylamin erinnert...« (S. 294) Kein Wunder, daß eine »große Anstrengung meines Gedächtnisses« nötig war, wenn nicht nur der gar nicht so lange zurückliegende Gedankenaustausch mit Fließ beteiligt war, sondern die wesentlich ältere Beschäftigung mit dem Kokain! Dieses »Trimethylamin« zeigt also deutliche Zusammenhänge zwischen Freuds Kokaineuphorien und seinem damals, im Paris der achtziger Jahre, erleichterten Zugang zur Sexualsphäre an; es weist aber zum anderen auf die Rolle von Fließ als Auslöser der Kokainerinnerungen hin (womit ihm 1895 eine ähnliche Rolle zukam wie Martha Bernays elf Jahre zuvor, nicht zuletzt wohl, weil er nun von Fließ so getrennt war wie damals von der Verlobten). Das Auftreten Josef Breuers im Traum (als Dr. M.; s. dazu Grinstein, S. 30) könnte diese These weiter stützen. Breuer war während der Kokainepisode Freuds Mentor, zusammen mit Meynert, Brücke, Charcot und Fleischl (überdies war er Fleischls Hausarzt; s. Bernfeld, 1954, S. 585) und wußte also mit großer Wahrscheinlichkeit von den fatalen Injektionen. Inzwischen war Fließ der Mentor Freuds geworden. Es ist denkbar, daß Fließ deshalb nicht selbst im Traum auftrat, sondern von Breuer »vertreten« wurde, weil Fließ zu direkt mit dem Kokain assoziiert war. Dafür würde auch sprechen, daß im *Entwurf einer Psychologie*, den Freud im Grunde nur für Fließ schrieb, genau jenes Bruchstück von »Irmas Injektion« behandelt wurde, das sich um das Trimethylamin drehte (Freud, 1950, S. 346). Endlich sei noch erwähnt, daß im »Entwurf« ein Ausdruck gebraucht wurde, der später in der *Traumdeutung* in diesem Zusammenhang nicht mehr auftauchte, der aber genau jenen Effekt des Kokains meinte, den Freud *nicht* erlebt hat: das Halluzinieren.

»...O. hat der Irma eine Injektion von *Propyl* gemacht, dann sehe ich vor mir Trimethylamin sehr lebhaft, halluziniere als formale Erklärung: Der gleichzeitig vorhandene Gedanke ist die sexuelle Natur von Irmas Krankheit. Zwischen diesem Gedanken und dem Propyl gibt es eine Assoziation in der Sexualchemie, die ich mit W. Fl. besprochen habe, wobei er mir das Trimethylamin hervorgehoben.« (S. 346)

(Den Text, der in die *Traumdeutung* Eingang fand, s. oben, S. 707)
In der Zusammenfassung seiner Deutung von »Irmas Injektion« ging
Freud noch einmal ausdrücklich auf diese unbewußte Verknüpfung ein
(S. 124):
»Irmas Schmerzen gehen mich nichts an, denn sie sind organischer
Natur, durch eine psychische Kur gar nicht heilbar. Irmas Leiden
erklären sich befriedigend durch ihre Witwenschaft (Trimethylamin!),
woran ich ja nichts ändern kann. Irmas Leiden ist durch eine unvorsichtige Injektion von seiten Ottos hervorgerufen worden mit einem dazu
nicht geeigneten Stoff, wie ich sie nie gemacht hätte. Irmas Leiden rühren
von einer Injektion mit unreiner Spritze her wie die Venenentzündung
meiner alten Dame, während ich bei meinen Injektionen niemals etwas
anstelle.«
Der Text spricht für sich selbst, vor allem wenn man »Trimethylamin«
durch »Kokain« ersetzt. Es sei nur noch auf den etwas ungewöhnlichen
Ausdruck »meiner alten Dame« hingewiesen, hinter dem sich eine
Reminiszenz an die Mutter verbergen könnte, womit der Zusammenhang zwischen den von mir vermuteten Inzestwünschen und den
Kokaininjektionen noch klarer würde.
(Vielleicht zu spekulativ, aber doch eines Hinweises wert: Als Freud zu
dem Traumdetail *»Mit einem Prophylpräparat......Propylen...Pro-
pionsäure«* assoziierte, fiel ihm der durch Amyl ausgelöste Fuselgeruch
ein, der »nun offenbar bei mir die Erinnerung an die ganze Reihe:
Propyl, Methyl usw. geweckt, die für den Traum die Propylenpräparate
lieferte. Ich habe dabei allerdings eine Substitution vorgenommen,
Propyl geträumt, nachdem ich Amyl gerochen, aber derartige Substitu-
tionen sind vielleicht gerade in der organischen Chemie gestattet.« Hier
ist Freud offensichtlich weiteren Assoziationen aus dem Weg gegangen.
Der Grund könnte gewesen sein, daß das »Amyl« ihn auf den Namen
seiner Mutter, nämlich »Amalie« hätte bringen können. Es ist diese
Assoziation aber genau jene, welche zu dem »sexualchemischen Stoff«
Trimethylamin und damit zum Kokain führt!)

7. Weitere Nachwirkungen des Kokains: 1897–1899

Ich bin mir klar darüber, daß man auch anders interpretieren kann (wenn
auch Freud selbst schon immer vom »Traum von Irmas Injektion«
sprach, also bereits im Titel ausdrücklich auf das Kokain hinwies). Im
Rahmen dieser Arbeit sei aber eine einseitige Betrachtung unter dem
Drogen-Aspekt gestattet. Gerade das Traummuster der Psychoanalyse

zeigt sehr schön, wie vielfältig und intensiv die Nachwirkungen des Kokains noch Jahre nach seiner Anwendung waren.

Ich behandle die Träume in der Reihenfolge, wie Freud sie in seinem Buch brachte. Da sich die tatsächlichen Traumdaten von dieser Reihenfolge unterscheiden, seien beide Reihen hier gegenübergestellt (nach Grinstein):

Position in der »Traumdeutung«	Tatsächliches Traumdatum
1.»Irmas Injektion«	24. 6. 1895 »Irmas Injektion«
2.»Botanische Monographie«	Januar/Ostern 1897 »Kleiner
3.»Kleiner Fluß mit dunklem	Fluß«
Wasser«	Dezember 1897 »Mein Sohn der
4.»Drei Parzen«	Myop«
5.»Graf Thun«	10. 3. 1898 »Botanische Mono-
6.»Vom Reiten«	graphie«
7.»Mein Sohn der Myop«	Sommer 1898 »Drei Parzen«
8.»Non vixit«	August 1898 »Graf Thun«
9.»Sektion des eigenen Unter-	Oktober 1898 »Non vixit«
leibs«	? »Vom Reiten«
	? »Sektion des eigenen Unter-
	leibs«

Einen weiteren Beleg liefert das übernächste der ausführlicher analysierten Traumbeispiele: die »Botanische Monographie«. (Der dazwischenliegende Traum »Freund R. ist mein Onkel« hat viel mit dem Vater zu tun, berührt auch die Ehrgeiz- und Schuldgefühl-Problematik, liefert aber kein ersichtliches Material über das Kokain.) Nicht nur sein prominenter Platz in der Traumdeutung und die umfangreiche Behandlung stempelt ihn zum zweitwichtigsten Traum Freuds. Er sagte über ihn selbst ausdrücklich:

»Der Traum bekommt wieder den Charakter einer Rechtfertigung, eines Plädoyers für mein Recht, wie der erstanalysierte Traum von Irmas Injektion; ja er setzt das dort begonnene Thema fort und erörtert es an einem neuen Material, welches im Intervall zwischen beiden Träumen hinzugekommen ist. Selbst die scheinbar indifferente Ausdrucksform des Traumes bekommt einen Akzent. Es heißt jetzt: Ich bin doch der Mann, der die wertvolle und erfolgreiche Abhandlung (über das Kokain) geschrieben hat...« (S. 179)

Dieser Traum stammt vom 8. oder 9. März 1898 (Grinstein, S. 47); das bedeutet, daß nach weiteren drei Jahren das Alkaloid Freuds Unbewußtes noch immer beschäftigte – und er selbst betonte den kreativen

Aspekt, sprach von einer »wertvollen und erfolgreichen Abhandlung«. In der »Traumdeutung« (S. 177) erwähnte Freud, als er zu diesem Traum assoziierte:

»Ich sehe die Monographie vor mir liegen, die ich geschrieben habe. Auch dies ist nicht ohne Bezug. Mein visueller Freund« (d. i. Fließ – v. Sch.) »schrieb mir gestern aus Berlin: ›Mit deinem Traumbuche beschäftige ich mich sehr viel. Ich sehe es fertig vor mir liegen und blättere darin.‹ Wie habe ich ihn um diese Sehergabe beneidet! Wenn ich es doch auch schon fertig vor mir liegen sehen könnte!«

Ausgehend von der *Botanischen Monographie* (gemeint war die Studie *Über Coca*, s. S. 175) stellte also der Träumer selbst die Verbindung von Kokain und »Traumdeutung« her, wobei dem Freund in Berlin wieder eine wichtige Rolle zukommt. Der Traum ließe sich noch in mancher Hinsicht für unser Thema ausschöpfen. Erwähnt sei nur, daß sehr viel Ödipales behandelt wird:

• Freud phantasierte: »Wenn ich je ein Glaukom bekommen sollte, würde ich nach Berlin reisen und mich dort… inkognito operieren lassen…«, der Operateur würde das Kokain und seinen Mitentdecker rühmen, ohne Freud zu erkennen. Gleich danach erinnerte er sich an die Glaukom-Operation am Vater (S. 176).

• Hier findet sich auch eine Erinnerung aus dem fünften Lebensjahr, also mitten aus der ödipalen Konfliktzeit (S. 178).

• Die Mutter tritt noch immer nicht auf – dafür die Lieblingsblume von Martha, die Zyklame, die Freud bald zu seiner eigenen »Lieblingsblume«, der Artischocke, führt – mithin vermutlich in die Küche der Mutter (s. auch den »Parzen-Traum«).

• Daß hier noch viel »Mütterliches« im Spiel ist, dafür spricht nicht nur der poetische Einschlag des Textes, sondern auch das – gegenüber »Irmas Injektion« – auffällige Fehlen der aggressiven Bezüge, des Schuldgefühls und der Todeswünsche. Das Kreative herrscht vor, und gerade die Kokain-Forschungen werden ausgesprochen positiv gewürdigt. Dazu kommt, daß die Regression des Träumers entlang der »Kokain-Linie« noch weiter zurückführt als bei »Irmas Injektion«, nämlich in die vor-ödipale, oral-aggressive Phase.

Dieser Traum von der *Botanischen Monographie* war für Freud sogar so wichtig, daß er die Analyse mehr als hundert Seiten später erneut aufnahm (S. 287–290). Genau dazwischen aber kam er erstmals auf den Ödipus-Komplex zu sprechen (S. 264 ff.). Dazwischen und danach finden sich aber auch weitere direkte oder indirekte Hinweise auf das Kokain in folgenden sieben Träumen:

- »*Kleiner Fluß mit dunklem Wasser*« (geträumt zwischen Januar und Ostern 1897) – über den Einfall »Karlsbad« und den im Traum selbst genannten Familiennamen »Zucker« gelangte Freud zur »Diabetes«, jener Krankheit, die er einst mit Kokain heilen wollte, um so doch noch durch die Droge Weltruhm und Reichtum zu erlangen. Es war sicher auch kein Zufall, daß er sich hier an den Aufenthalt in Paris und an ein Treffen mit Fließ erinnerte (S. 201): Die Stadt wie der Freund waren, wie wir gesehen haben, eng mit dem Kokain verbunden.

- Direkt erwähnt wird die Droge wieder in den Assoziationen zum nächsten Freud'schen Traum (dazwischen werden nur vier Patienten-Träume beiläufig behandelt) von den »*Drei Parzen*«, geträumt nach den Sommerferien 1898. Darin ist die Rede von einem »Mittel aus der lateinischen Küche, das den Hunger benimmt, das Kokain« (S. 213). Auch »taucht die Erinnerung an einen anderen teuren Lehrer auf, dessen Name wiederum an etwas Eßbares anklingt (Fleischl, wie Knödl)« (S. 212).
Wichtig ist, daß Fleischl hier nicht in Zusammenhang mit Schuldgefühlen erinnert wird, sondern durchaus positiv = nahrhaft!

- Im unmittelbar folgenden Traum vom »*Graf Thun*« ist der Bezug bereits schwerer zu finden. An manche in der Kokaineuphorie geschriebene Briefstelle erinnert diese Passage:
»Ich muß ... sagen, daß die Analyse diese drei Traumstücke als impertinente Prahlereien, als Ausfluß eines lächerlichen, in meinem wachen Leben längst unterdrückten Größenwahn erkennen läßt, der sich mit einzelnen Ausläufern bis in den manifesten Trauminhalt wagt ...«
(S. 220)
Gewiß hatte diese Prahlerei mit Kindheitserinnerungen zu tun, wie Freud selbst bemerkte – aber auch als er Martha vom »großen wilden Mann, der Cocain im Leib hat«, schrieb, kam ein in seinem »wachen Leben längst unterdrückter Größenwahn« zum Ausbruch. Gleich danach findet sich im Text dann tatsächlich der offene Bezug zum Alkaloid: Freud erinnert sich, wie er mit zwei Jahren das Bett näßte und seinen Vater, der ihm Vorwürfe machte, mit dem Versprechen tröstete, er werde ihm ein »neues, schönes, rotes Bett« kaufen. Aus der Distanz des reifen Mannes ergänzte er dann:
»Der ganze Größenwahn des Kindes ist in diesem Versprechen enthalten ... Aus den Psychoanalysen an Neurotischen haben wir auch den intimen Zusammenhang des Bettnässens mit dem Charakter des Ehrgeizes erkannt.« (S. 221)

Freud hat sich – ehe er die Psychoanalyse entdeckte – mit keinem anderen »Projekt und einer Hoffnung« getragen, in das er mehr Ehrgeiz investierte als in seinen »Plan, das Alkaloid Cocain zu erforschen«. Erst mit der *Traumdeutung* gelang es ihm, diesen brennenden Ehrgeiz nach wissenschaftlichem Erfolg zu befriedigen. (Der Kontrollverlust, an den die Bettnäß-Erinnerung anknüpft, zeigt auch eine Verwandtschaft mit der Lockerung der Kontrolle während der Kokaineuphorie, der Freud in den Briefen aus Paris so »geschwätzig« werden läßt.)

Bei einer anderen, ähnlichen Gelegenheit, als er das »Gebot der Diskretion« mißachtete und im elterlichen Schlafzimmer seine Bedürfnisse verrichtete, ließ der Vater in seiner Strafrede jene Bemerkung fallen, »Aus dem Buben wird nichts werden«. Diese »furchtbare Kränkung für meinen Ehrgeiz« wurde in der folgenden Assoziation zum »Graf Thun« gründlich abgebaut:

»Der ältere Mann, offenbar der Vater, da die Blindheit auf einem Auge sein einseitiges Glaukom bedeutet, uriniert jetzt vor mir, wie ich damals vor ihm. Mit dem Glaukom mahne ich ihn an das Kokain, das ihm bei der Operation zugute kam, als hätte ich damit mein Versprechen erfüllt« (– nämlich doch noch etwas zu werden). (S. 222)

- Im unmittelbar folgenden Traum »*Vom Reiten*« taucht erneut die Krankheit »Zucker« auf (S. 237).
- »*Mein Sohn der Myop*« (S. 276, 443) erwähnt noch einmal das Glaukom des Vaters.
- In »*Non vixit*« (S. 424) tritt Ernst Fleischl als Revenant auf – man hatte am Vortag eine Tafel zu seinem Angedenken enthüllt (eine deutliche Erinnerung an die Kokain-Verschreibung).
- Eine der Assoziationen zur »*Sektion des eigenen Unterleibs*« bezieht sich auf Rider Haggards Roman »Heart of the World«. Darin spielt (Grinstein, S. 404) »a preparation of the cuca leaf« eine wichtige Rolle. *Cuca* ist jedoch, wie wir Freuds eigener Monographie entnehmen können (Fußnote, S. 290), ein Eingeborenenwort für die Cocapflanze; abgesehen davon wird diese »preparation« von den Romanhelden ausdrücklich als Stärkungsmittel genommen, also genauso wie der Romanleser Freud sie verwendete. Im Traum selbst kam der Bezug zum Kokain mehrfach vor. Zunächst in Gestalt der »Indianer oder Zigeuner«, die der Träumer sieht, nachdem sein »alpiner Führer« (der Cocastrauch »gedeiht am besten« in Hochgebirgslagen der Anden, »5000–6000 engl. Fuß über dem Meeresspiegel«, wie es in *Über Coca* zu lesen steht) ihn durch »wechselnde Landschaften«, also ziemlich weit weg, getragen hatte.

Freud hat ständig »müde Beine«, betont auch in einer Assoziation, daß die müden Beine reale Eindrücke jener Tage wiedergaben: »Wahrscheinlich entsprach ihnen eine müde Stimmung« (S. 457) – genau in solchen Fällen von Müdigkeit bzw. depressiver Verstimmung hatte Freud aber, besonders während seines Aufenthalts in Paris, das Alkaloid eingenommen.

Der »preparation of the cuca leaf« entspricht haargenau die »Präparation am eigenen Leib«. Darüber hinaus weist der Träumer noch im selben Satz daraufhin, daß diese »Präparation« (also wohl auch die »Präparation des Coca-Blattes«) eng mit seiner Selbstanalyse verbunden ist: »Die Präparation am eigenen Leib, die mir im Traum aufgetragen wird, ist also die mit der Mitteilung der Träume verbundene Selbstanalyse.« (S. 456) Zu Beginn des Traumes bemerkte Freud bei der Präparation seines eigenen Beckens »dicke fleischrote Knollen«, die ihn an Hämorrhoiden erinnern. In *Über Coca* sagte er aber schon 1884 einleitend, auf der selben Seite, wo er den alpinen Standort erwähnt, daß der Coca-Strauch »eiförmige rote Früchte« trägt (S. 289). Zufall?

In den Assoziationen zum Traum schrieb Freud endlich seinem akademischen Lehrer Brücke eine Rolle zu, die unmißverständlich an die Tatsache erinnert, daß Koller ihm bei der Entdeckung der anästhesierenden Eigenschaften des Kokains zuvorgekommen war: »Der alte Brücke kommt mit Recht hiezu; schon in diesen ersten Jahren wissenschaftlicher Arbeit traf es sich, daß ich einen Fund liegen ließ, bis sein energischer Auftrag mich zur Veröffentlichung zwang.« (S. 457) Es kann sich dabei nur um die Untersuchung der Reißnerschen Zellen im Rückenmark des Neunauges handeln, die Freud am 4. Januar 1877 der Akademie der Wissenschaften vorlegte (Jones I, S. 69); aber man darf annehmen, daß auch in diesem Fall das – psychodynamisch viel intensivere – Versäumnis der Kokain-Episode dieses Traumstück beeinflußt hat.

Wüßte man weitere Assoziationen Freuds zu diesem Traum, ließen sich sicher noch weitere Verbindungen zu den Experimenten mit der Droge herstellen. Es sei nur auf die »sumpfige« Beschaffenheit jener Landschaft hingewiesen, in der die Traum-Indianer-Zigeuner sitzen und durch die der müde Freud von seinem Führer getragen wird. (Ob es sich hier nicht um einen Seelenführer oder »Guru« handelt? In diesem Falle sollte man nicht nur an den im Traum erwähnten Brücke denken, sondern auch an Charcot!) Medard Boss hat in seinem Buch über den *Traum und seine Auslegung* am Beispiel eines chronischen Morphinisten darauf hingewiesen, daß »Versumpftsein« dem Dasein Süchtiger »wesensmäßig zugehört und ihm entspringt« (S. 228). Sicher, Freud war nicht kokain-

süchtig; aber Träume sind sehr feine Abbildungen unbewußter
Zustände, und auch Traumlandschaften sind das Produkt ebensolcher
Zustände. Boss bezieht sich außerdem auf einen Text eines englischen
Dichters (es handelt sich allerdings um Thomas de Quincey und nicht,
wie er irrtümlich meint, um Samuel Taylor Coleridge, wenngleich beide
opiumsüchtig waren), in dem dieses Versumpftsein unmittelbar zutage
tritt:
»Ich flüchtete in eine Pagode und wurde auf ihrer Kuppel oder in
geheimen Kammern jahrhundertelang festgehalten. Ich war der Götze
und war der Priester, angebetet wurde ich und als Opfer dargebracht.
Vor dem Zorne Brahmas floh ich durch alle Wälder Asiens. Wischnu
haßte mich, und Schiwa lauerte mir auf. Dann trat ich plötzlich vor Isis
und Osiris. Sie klagten mich einer Untat an, die den Ibis und das
Krokodil mit Schrecken erfüllt habe. Tausend Jahre lang lag ich bestattet
in steinernen Särgen bei Mumie und Sphinx, in enger Grabkammer still
im Herzen der ewigen Pyramiden. Ich duldete den giftigen Kuß der
Krokodile und *lag unter unaussprechlichen, schleimigen Massen im
schilfgrünen Urschlamm des Nils.*« (S. 76, Hervorhebung v. Sch.) So
schrieb ein Mann, der dem Opium hoffnungslos verfallen war. Freuds
Traum zeigt hierzu verblüffende Parallelen, angefangen von den wechselnden Landschaften bis hin zu den exotischen Geschöpfen (»Indianer
oder Zigeuner«). Am Schluß des Traumes findet er »zwei erwachsene
Männer auf Holzbänken liegen ... und wie zwei Kinder schlafend neben
ihnen« – ein Pendant des in »steinernen Särgen bei Mumie und Sphinx«
bestatteten de Quincey, der natürlich auf Grund seines exzessiven
Opiummißbrauchs viel stärker in die Drogenmentalität verstrickt war
als Freud mit seinen vergleichsweise harmlosen Kokaineuphorien.
Es ist deutlich zu erkennen, daß die Kokain-Assoziationen im Verlauf
dieser acht Träume allmählich schwächer, indirekter werden und
schließlich nur noch (»cuca leaf«) durch literarische Studien erschlossen
werden können. Ich würde das so interpretieren, daß die Durcharbei-
tung jener konfliktgeladenen »Kokain-Episode« (Trennung von der
Braut, Verelendung des Freundes Fleischl, Sehnsucht nach Geld und
Ruhm, die selbsterlebten Kokaineuphorien, Todeswünsche gegen den
Vater und Inzestwünsche gegenüber der Mutter; ganz allgemein:
Regressionstendenzen) im Verlauf der Arbeit an der *Traumdeutung* und
natürlich vor allem durch die Katharsis der Selbstanalyse das Drogen-
thema mit seinen zerstörerisch-negativen wie seinen kreativ-positiven
Aspekten gewissermaßen entladen hat.
Der Vollständigkeit halber sei noch auf ein kurzes Traum-Fragment

zwischen der *Botanischen Monographie* und dem *Kleinen Fluß mit dunklem Wasser* eingegangen. Er gehört zur sogenannten *Rom-Serie* (Grinstein, S. 69–91) und erinnerte Freud an die Stadt Lübeck (GW II/III, S. 200). Dort hatte er seine Flitterwochen verbracht und sich auch vorher schon mit Martha getroffen, während sie noch verlobt, d. h. aber die weit überwiegende Zeit getrennt waren. Zu dieser für ihn so wertvollen Stadt paßt nun ein weit älterer Traum aus dem Jahr 1884, der zwar nicht in der *Traumdeutung* behandelt wurde, der uns aber aus den Briefen jener Zeit bekannt ist. (Interessanterweise handelt es sich um den frühesten Traum Freuds, der zuverlässig datiert überliefert ist.)

Er ist deshalb wichtig für unser Thema, weil er unter dem Einfluß des Kokain-Derivats Ekgonin entstanden ist, also die Verbindung von Drogenwirkung und Traum unmittelbar vor Augen führen könnte. Freud wollte die Wirkung dieser Substanz mit der des Kokains selbst vergleichen und probierte sie an sich selbst aus. Den Traum jener Nacht nannte er »einen so scharfen Traum, ganz anders als die verschwommenen, weichen Träume, die man sonst hat... Ich träumte, daß ich... ging und ging und immer weiter ging und sah die schönsten Gegenden mit solcher Bestimmtheit vor mir und endlich sah ich einen Hafen mit schönen Anlagen und das – Holstenthor u. rief Lübeck. In die Stadt gekommen, war ich plötzlich mit Fleischl und Exner, die mich sehr erstaunt fragten, wie ich hergekommen sei u. mich zwangen zu Bett zu gehen, als sie von meiner großen Fußpartie hörten. Im Bette fiel mir ein, daß es eigentlich ein Traum sein könnte u. dann lachte ich mich aus u. war überzeugt, daß es Wirklichkeit war u. – dann wachte ich auf.« (Brief an Martha vom 3. 11. 1884, zit. n. Jones I, S. 408)

Schon die Bemerkung, es habe sich um »einen so scharfen Traum, ganz anders als die verschwommenen, weichen Träume, die man sonst hat«, gehandelt, läßt aufhorchen. Leider fehlen uns Freuds Assoziationen zu diesem Traum, den ich für außerordentlich wichtig halte. Aus meiner eigenen Arbeit mit Drogenkonsumenten ist mir nämlich bekannt, daß zumindest Halluzinogene wie LSD und Haschisch ganz typisch zu solchen »Träumen im Traum« führen (was ja letztlich auf eine Verwischung der Abgrenzung von Innenwelt und Außenwelt hinweist); dies wird u. a. auch von A. Limentani bestätigt (»Fall I: Jan« in der Arbeit von 1968).

Freud selbst bemerkte zum Phänomen des »Traums im Traum«, daß das gewissermaßen doppelt Geträumte gleichzusetzen sei mit dem Wunsch, daß das so als Traum Bezeichnete »nicht hätte geschehen sollen«, und »wenn eine bestimmte Begebenheit von der Traumarbeit selbst in einen

Traum gesetzt wird, so bedeutet dies die entschiedenste Bestätigung der Realität dieser Begebenheit, die stärkste *Bejahung* derselben« (1900, S. 343/344). Das würde bedeuten, daß der Ekgonin-Traum einen intensiven Wunsch Freuds sowohl nach der Braut (dargestellt durch die Stadt Lübeck) wie nach dem besten Freund der damaligen Zeit, nämlich Fleischl (Exner diente wohl vor allem zur Betonung der Freundesfigur) behandelte – eine Sehnsucht nach eben jenen Personen, die in der damaligen Zeit aufs engste mit dem Kokain verknüpft waren.

Ich nehme deshalb an, daß in diesem Ekgonin-Traum sich, als Folge der Drogenwirkung im Unbewußten, jener kreative Prozeß anbahnte, der 1885/86 in Paris unbewußt weiterging, dann 1895 mit »Irmas Injektion« einen Weg in Freuds Bewußtsein fand und in den Jahren 1897 und 1898 in weiteren Träumen zu Ende geführt wurde. Die Niederschrift der »Traumdeutung« selbst wäre dann der Abschluß dieses Prozesses gewesen, der sich immerhin über sechzehn Jahre hinzog.

8. Eine wichtige Entwicklungslinie

Auch wenn Freud während seiner Kokaineuphorien aller Wahrscheinlichkeit nach keine traumartigen Halluzinationen erlebt hat, kann man sich gut vorstellen, daß diese euphorischen Zustände ihn nahe an die Traumwelt herangebracht haben und so das spätere Eindringen in sie vorbereiteten. Ich meine sogar: nur dadurch, daß eine Art drogenfreier »Latenzzeit« zwischen 1886 und 1895 lag und nur dadurch, daß Freud nicht mit Kokainhalluzinationen ins Unbewußte »einbrach«, war der schöpferische Prozeß möglich, der zur Selbstanalyse und zur *Traumdeutung führte*.

Es sei in diesem Zusammenhang daran erinnert, daß in praktisch allen uns bekannten Kulturen Rauschdrogen eine bedeutende Rolle im religiösen Zeremoniell spielten, wobei ihnen die Funktion zukam, dem Gläubigen den unmittelbaren Kontakt mit seiner Gottheit zu erleichtern, meist in Form regelrechter Visionen. Freud, dem »infidel Jew«, erleichterte das Kokain den Zugang zur gleichen Region – nur nannte er sie das »Unbewußte«. Auch hierbei ist wichtig, daß er keine Halluzinationen erlebte – nur so konnte er Wissenschaftler bleiben und wurde nicht zum Magier.

Es wäre ungemein reizvoll, diese Überlegungen weiter zu verfolgen. K. R. Eissler (1951) hat dazu bereits einen ersten Hinweis gegeben, als er das Einmalige von Freuds Selbstanalyse untersuchte. In seiner Studie kommt er zu dem Schluß, daß es im Grunde unerklärlich ist, wie es Freud gelang, »seine Verdrängungen einzig durch seine eigenen Bemühungen aufzuheben« (S. 3). Als Erklärungsmöglichkeiten bietet Eissler an: »Man kann vage einige der Faktoren vermuten, die zum Gelingen von Freuds Selbstanalyse beitrugen: etwa der Reichtum an neuem klinischem Material, der sich vor ihm entfaltete, oder sein unstillbarer Durst nach Wissen. Aber diese und vergleichbare Faktoren scheinen, obgleich unabdingbar für ein wissenschaftliches Genie, nichtsdestoweniger peripher und den Kern des Problems nicht einmal zu erreichen.« (S. 5)

Ich denke, wenn man die Kokaineuphorie einmal in ihrer tatsächlichen Bedeutung für Freuds Leben und Werk erforscht haben wird, wozu meine Arbeit eine erste Anregung geben soll, dann wird man auch ein wenig besser verstehen, wie es Freud gelingen konnte, seine Verdrängungen zu überwinden.

Rauschdrogen aktivieren das Traumleben und fördern die Regressionsbereitschaft; das Kokain macht da keine Ausnahme, auch wenn es gegenüber anderen solchen Substanzen seine Besonderheiten hat. Von dieser allgemeinen Beobachtung ausgehend, vor allem aber unter Berücksichtigung von Freuds deutlich sichtbarem Erfolg bei der Überwindung der Regressionssehnsucht,* möchte ich die Selbstanalyse und die Arbeit an der *Traumdeutung* als Versuch Freuds interpretieren, die durch die Kokainversuche bewußtseinsfähig gewordene Innenwelt auf ungefährlichere Art wieder und immer wieder träumend aufzusuchen, d. h. den prä-ödipalen Inzest stets von neuem zu wagen. Damit schaffte er es gleichzeitig, die von der Droge lange vorher angeregte Annäherung von Innenwelt und Außenwelt (s. den Ekgonin-Traum) aufzugreifen und zu gestalten.

Die allmähliche Abwendung von der Traumwelt – dem Hauptthema jener Zeit – und die zunehmende Hinwendung zur Übertragungssituation wäre dann als nächster, endgültiger Schritt aus der narzißtischen, vom Kokain geförderten einseitigen Orientierung nach innen zu verstehen; erst damit war die Kokainepisode endgültig überwunden. Es kommt nicht von ungefähr, daß im Jahr 1887, das nach der Hochzeit das Ende jener Episode des eigentlichen Kokainkonsums markierte, der Briefwechsel mit Fließ begann, jener für die Selbstanalyse so wichtigen »Übertragungs-Figur«.

---

* Wenn jemand – wie Freud – eine Rauschdroge immer wieder nimmt, so mag dies vordergründig mit Ich-Stärkung (wie beim Rauchen) und mit medikamentöser Anregung zu tun haben, aber schon aus Mantegazzas Schriften war ihm bekannt, daß das Kokain schwere Räusche mit Halluzinationen hervorrufen konnte (für die Freud sich regelrecht begeisterte!) – man sollte deshalb auch die Regressionstendenzen sehen.

721

Auf Grund des vorliegenden Materials könnte man noch weitere Fragen aufwerfen. So ließe sich vorstellen, daß man neues Verständnis für Freuds seelische Dynamik gewinnen könnte, wenn man die vielen vom Kokain beeinflußten Träume als Traum-Serie versteht und entsprechend interpretiert; ich konnte dazu nur erste Hinweise geben. Weiter müßte ausführlicher die Rolle untersucht werden, die das Alkaloid als wichtiges ödipales Symbol spielte – bereits in den Titeln der Hauptträume »Irmas Injektion« und »Botanische Monographie« sind die Gegensätze des zerstörerischen und des kreativen Aspekts unübersehbar enthalten.

Endlich wäre es sicher einen ausgiebigeren Versuch wert, zu erforschen, welcher auslösende Wert dem Kokain als sexuellem Stimulans (es war für die alten Peruaner z. B. ein Aphrodisiakum!) bei der Ausformung jener Freudschen Gedankenkette zukommt, die von der sexualchemischen Spekulation (Trimethylamin) zur physikalisch strukturierten Libido-Theorie führte. Von der Behandlung des Themas »Kokain« in der *Traumdeutung* könnte man sogar noch weiter, wenn auch sehr spekulierend, fragen, wieweit die Konzeptionen des »Lebenstriebes« und des »Todestriebes« durch das Alkaloid angeregt worden sein könnten…

All dies würde jedoch den Rahmen der vorliegenden Arbeit sprengen, in der es ja vorwiegend darum ging, das mit dem Alkaloid zusammenhängende Material zu sammeln und zu zeigen, daß die Erfahrung mit der Droge zu Freuds menschlicher und wissenschaftlicher Entwicklung beigetragen hat.

Welchen Stellenwert man dabei dem Alkaloid einräumen muß, läßt sich schwer abschätzen. Ich meine, daß es eine wichtige Entwicklungslinie in Freuds Leben war, ohne die sein Lebensmuster wohl anders ausgefallen wäre. Freud wäre wahrscheinlich ein noch besserer Hirnanatom und Neurophysiologe geworden als er ohnehin war; mit seiner Antizipation der Neuronentheorie (Bernfeld 1950, S. 38) befand er sich auf dem besten Wege dazu (vgl. seine Schriften von 1882 und 1884). Die Kokainerlebnisse haben ihn, wie ich vermute, aus der vorgeprägten akademischen Bahn geworfen und »die Unterwelt aufrühren«* lassen.

Der Abwehrkampf gegen die Regressionswünsche wird enorm gewesen sein – vielleicht kann man seine »Unmusikalität« wie seinen Agnostizismus als einen anderen Ausdruck für das verstehen, was er bei der Kokaineuphorie bekämpft (und dort ja auch nie erlebt) hat, nämlich die

---

* So übersetzte Freud selbst das Motto der »Traumdeutung« (»Flectere si nequeo superos, acheronta movebo«) in einem Brief an Werner Achelis am 30. 1. 1927 (1968, S. 390).

Kontemplation, die Hingabe. Um so beachtenswerter erscheint die Sublimationsleistung, der wir die *Traumdeutung* zu verdanken haben.

Ein Ich-schwächerer Mensch, ein weniger genialer Wissenschaftler wäre aus der Kokainepisode – wie Fleischl – höchstwahrscheinlich als Süchtiger hervorgegangen. Freud hingegen fand aus ihr zu seinem eigenen Unbewußten und damit auch zur Selbstanalyse.

Selbst die »freie Assoziation«, in der therapeutischen Arbeit erst etwa 1895 entdeckt, kann man noch als Echo jenes Briefes an Martha verstehen, wo es hieß, »Das bißchen Cocain ... macht mich geschwätzig.« (2. 2. 1886)

Fast drei Jahrzehnte später, am 7. Juli 1913, schrieb er an Sandor Ferenczi:

»...mich bereits mehrmals gehäutet habe, was bekanntlich alle sieben Jahre geschieht...

Meine guten Sachen kommen wirklich in siebenjährigen Perioden: 1891 fing ich mit der ›Aphasie‹ an, 1898/99 die ›Traumdeutung‹, 1904/05 ›Witz‹ und ›Sexualtheorie‹, 1911/12 die Totemsache...« (1968, S. 314).

Wieder einmal hatte er das Kokain unterdrückt, obwohl es so gut in das Schema gepaßt hätte und zudem seine wohl wichtigste »Häutung« initiierte: die Studie *Über Coca* erschien 1884, genau sieben Jahre vor der *Aphasie*!

War der Grund für die Unterdrückung, daß er damit dem Alkaloid eine zu große Bedeutung für seine wissenschaftliche Laufbahn hätte einräumen müssen, so ganz am Anfang der Liste seiner Publikationen?

In derselben Monographie *Über Coca* schrieb Freud, in einer kulturhistorischen Einleitung: »Die Sage erzählt, daß Manco Capac, der göttliche Sohn der Sonne, in der Urzeit von den Felsen des Titicacasees herabgestiegen sei und das Licht seines Vaters den armseligen Einwohnern gebracht habe, daß er sie die Kenntnis der Götter, die Ausübung der nützlichen Künste lehrte und ihnen die Coca schenkte, diese göttliche Pflanze, welche den Hungrigen sättigt, den Schwachen stärkt, und sie ihr Mißgeschick vergessen macht.« Trifft es sich nicht seltsam, daß Sigmund Freud die Kenntnis des Unbewußten seinen von Neurosen geplagten Zeitgenossen bringen konnte, nachdem er das Alkaloid eben dieser Pflanze gegessen hatte?

Nachtrag 1988: Inzwischen sind weitere Studien über Freuds Kokain-Experimente erschienen. Aber außer polemischen, teilweise diffamierenden, stets grundlosen Spekulationen bringen weder E. M. Thorntons »Freud and Cocaine« (London 1984) noch Pierre Eygusiers »Comme Freud devient Drogman« (Paris 1984) neue Erkenntnisse.

9. Vergleichende Zeittafel

Jahr	Kokain-Daten	weitere Lebensdaten
1880	23. 7.: Brief an Carl Koller (»Narcotica gelernt«)	
1881		Freud lernt Josef Breuer kennen; Promotion zum »Dr. med.«;
1882		trifft im April Martha Bernays; heimliche Verlobung am 17.6.; 18.11.: erhält Kenntnis von »Anna O.« (»chimney sweeping«, kathartische Methode).
1884	21. 4.: erste Mitteilung an Martha vom Kokain-Projekt; Selbstversuche mit der Droge; verschreibt Fleischl Kokain gegen seine Morphiumsucht – der Freund wird in wenigen Tagen kokainsüchtig; 2. 7.: »ein großer wilder Mann mit Cocain im Leib« (Brief an Martha); Juli: »Über Coca«; 3. 11.: Brief an Martha mit »Ekgonin-Traum«.	
1885	5. 4.: Glaukom des Vaters wird operiert; »Beitrag zur Kenntnis der Cocawirkung«; »Über die Allgemeinwirkung des Cocains«; Gutachten über das Parke Cocain«; »Über Coca« (erweiterter Separat-Druck); Erlenmeyers Attacke »Über Cocainsucht«.	28. 4.: Verbrennung der wissenschaftlichen und privaten Manuskripte. Im Herbst: Fahrt nach Paris.
1886	»Kokain-Briefe« aus Paris am 18. 1., 2. und 10. 2.	Februar: Abfahrt aus Paris; 25. 4.: Praxis-Eröffnung; Elektrotherapie nach Erb; 13. 9.: Hochzeit.

1887 Juli: »Über Cocainsucht und Cocainfurcht«.	Ab Herbst: Beschäftigung mit der Hypnose; 24. 11.: erster Brief an Wilhelm Fließ. Unzufriedenheit mit Hypnose.
1891 Ernst Fleischl stirbt qualvoll.	
1892	»Ein Fall von hypnotischer Heilung« (Annäherung an die psychoanalytische Methode); Herbst: »Elisabeth v. R.« (Konzentration und »Drükken« als Erinnerungshilfe).
1895 Fließ verschreibt Freud Kokaintropfen; 24. 7.: Traum von »Irmas Injektion« und Analyse.	»Zur Psychotherapie der Hysterie« (»freie Assoziation«); »Entwurf einer Psychologie« (enthält »Irmas Injektion« samt erster Interpretation); »Studien über Hysterie«, zusammen mit Breuer (erste Berücksichtigung der Übertragung); Dezember: Geburt der Tochter Anna.
1896	Vorlesung über die sexuelle Ätiologie der Neurosen – Ärger und Anfeindungen von seiten der Ärzteschaft; Oktober: Tod des Vaters.
1897 Januar–Ostern: Traum vom »Kleinen Fluß mit dunklem Wasser«; Dez.: Traum von »Mein Sohn der Myop«.	Sommer: Beginn der Selbstanalyse in Aussee.
1898 10. 3.: Traum von der »Botanischen Monographie«; Sommer: Traum »Drei Parzen«; August: Traum vom »Graf Thun«; Oktober: Traum vom »Non vixit«;	»Die Sexualität in der Ätiologie der Neurosen«; Niederschrift der ersten Fassung der »Traumdeutung«; »freies Assoziieren« als eigentliches Arbeitsinstrument.

| 1899 | Die »Traumdeutung« erscheint. |
| 1901 | Bruch mit Fließ; »Über den Traum« (enthält noch einmal den Traum von »Irmas Injektion«). |

Literatur:
Bailey, P. (1965), *Sigmund – The Unserene; A Tragedy in Three Acts.* Springfield Illinois
Bakan, D. (1958), *Sigmund Freud and the Jewish Mystical Tradition.* Princeton, N. J. (Van Nostrand)
Balint, M. (1959), *Angstlust und Regression.* Stuttgart (Klett)
Ders., (1966), *Die Urformen der Liebe und die Technik der Psychoanalyse.* Bern und Stuttgart (Huber/Klett)
Ders., (1970), *Therapeutische Aspekte der Regression. Die Theorie der Grundstörung.* Stuttgart (Klett)
Baudelaire, Ch. (1858), *Le Poème du Haschisch.* Neudruck 1964 in: Die künstlichen Paradiese. Hamburg (Rowohlt)
Bernfeld, S. (1950), Freud's scientific beginnings. *Yearbook of Psychoanalysis* VI, 165–196
Ders., (1954), Freud's studies on cocaine, 1884–1887. *Yearbook of Psychoanalysis* X, 581–613
Boss, M. (1953), *Der Traum und seine Auslegung.* Bern und Stuttgart (Huber)
Brickman, H. R. (1968), The Psychedelic »Hip Scene«: Return of the death instinct. *American Journal of Psychiatry* 125, 766–772
Buxbaum, E. (1952), Freud's dream interpretation in the light of his letters to Fließ. *Yearbook of Psychoanalysis* VIII, 56–72
Chertok, L. (1970), Freud in Paris: A Crucial Stage. *Int. J. Psycho-Anal.* 51, 511–520. Dt. Psyche 27 (1973), 431–448
Eddy, N. B., H. Halbach, H. Isbell, und M. H. Seevers (1965): Drug dependence: its significance and characteristics. *Bulletin of the World Health Organization* 32, 721–733
Eissler, K. R. (1952), An unknown biographical letter by Freud and a short comment. *Int. J. Psycho-Anal.* 32, 1–6
Ders., (1963), *Goethe – a Psychoanalytic Study.* Detroit (Wayne State University Press)
Ders., (1964), *Mankind at its best.* J. Amer. Psa. Assn. 12, 187–222
Ders., (1971), *Talent und Genius. The Fictitious Case of Tausk contra Freud.* New York (Quadrangle Books)
Ders., (1971/72), *Persönliche Mitteilungen* (23. 6. 71; 2. 12. 71; 13. 9. 72)
Erikson, E. H. (1955), Das Traummuster der Psychoanalyse. *Psyche* 8, 561–604
Erlenmeyer, A. (1885), Über Cocainsucht. *Deutsche Medizinalzeitung* 7, Nr. 44
Eygusier, P., *Comme Freud devient Drogman*, Paris 1984
Federn, P. (1956), *Ich-Psychologie und Psychosen.* Bern (Huber)
Fisher, Ch. (1965), Psychoanalytic implications of recent research on sleep and dreaming. Part I: *Empirical findings.* J. Amer. Psa. Assn. 13, 197–270
Frederking, W. (1953), Über die Verwendung von Rauschdrogen (Meskalin und Lysergsäurediäthylamid) in der Psychotherapie. *Psyche* 12, 342–364
Freud, A. (1956), (Gedenkrede zum 100. Geburtstag S. Freuds in der Salpêtrière). Zit. n. Choisy, M. (1963), *Sigmund Freud: A New Appraisal.* New York (Philosophical Library), 120
Freud, S. (1882), Über den Bau der Nervenfasern und Nervenzellen beim Flußkrebs. *Sitzungsbericht der Akademie der Wissenschaften,* Bd. LXXXV

Ders., (1884 a), Eine neue Methode zum Studium des Faserverlaufs im Zentralnervensystem. *Archiv für Anatomie und Physiologie*, Anatomische Abteilung
Ders., (1884 b), Über Coca. *Heitlers Centralblatt für die gesamte Therapie*, 2, 289–314.
Neudruck 1973 in: *Psyche* 27, 487–511
Ders., (1885 a), Beitrag zur Kenntnis der Cocawirkung. *Wiener Medizinische Wochenschrift* 35, 129–133
Ders., (1885 b), Über die Allgemeinwirkung des Cocains. Vortrag gehalten im psychiatrischen Verein am 5. März 1885. *Medizinisch–chirurgisches Centralblatt* 20, 374–375
Ders., (1885 c), Gutachten über das Parke Cocain. *Wiener Medizinische Wochenpresse* 26, 1036
Ders., (1885 d), Über Coca. Neu durchgesehener und vermehrter Separat-Abdruck aus dem *Centralblatt für die gesamte Therapie*. Wien (Moritz Perles)
Ders., (1886), Beobachtungen einer hochgradigen Hemianästhesie bei einem hysterischen Manne. *Wiener Medizinische Wochenschrift* 49 u. 50
Ders., (1887), Bemerkungen über Cocainsucht und Cocainfurcht, mit Beziehung auf einen Vortrag W. A. Hammonds. *Wiener Medizinische Wochenschrift* 37, 929–932
Ders., (1895), Entwurf einer Psychologie. In: *Aus den Anfängen der Psychoanalyse. Briefe an Wilhelm Fließ*, 297–384
Ders., (1898), *Die Sexualität in der Ätiologie der Neurosen*. GW I, 506–516
Ders., (1900), *Die Traumdeutung*. GW II/III
Ders., (1901), *Über den Traum*. GW II/III
Ders., (1924), *Selbstdarstellung*. GW XIV, 38 f.
Ders., (1928), *Der Humor*. GW XIV, 381
Ders., (1930), *Das Unbehagen in der Kultur*, GW XIV, 432
Ders., (1939), *Abriß der Psychoanalyse*. GW XVII, 109
Ders., (1950), Aus den Anfängen der Psychoanalyse. *Briefe an Wilhelm Fließ*. Frankfurt a. M. (S. Fischer)
Ders., (1965), Sigmund Freud – Karl Abraham. *Briefe 1907–1926*. Frankfurt a. M. (S. Fischer)
Ders., (1968), *Briefe 1873–1939* (Hsg. v. E. Freud). Frankfurt a. M. (S. Fischer)
Glover, E. (1932), On the etiology of drug-addiction. *Int. J. Psycho-Anal.* 13, 298–328
Grinstein, A. (1968), *On Sigmund Freud's Dreams*. Detroit (Wayne State University Press)
Grof, St. (1978), *Topographie des Unbewußten – LSD im Dienst der tiefenpsychologischen Forschung*. Stuttgart (Klett-Cotta)
Grunert, J. (1975), »Der Initialtraum der Psychoanalyse«. In: *Psyche* 29
Hartmann, H. (1928), Kokainismus und Homosexualität. *Deutsche Medizinische Wochenschrift* 54, 268–270
Hayter, A. (1968), *Opium and the Romantic Imagination*. London (Faber and Faber)
Hofmann, A. (1979), *LSD – mein Sorgenkind*. Stuttgart (Klett-Cotta)
Jones, E. (1960–1962), *Das Leben und Werk von Sigmund Freud*. Band I–III. Bern und Stuttgart (Huber)
Jung, C. G. (1952), *Symbole der Wandlung*. Zürich (Rascher)
Klein, M. (1962), *Das Seelenleben des Kleinkindes*. Stuttgart (Klett)
Kris, E. (1950), *Vorwort zu S. Freud* (1950)
Leary, T. (1968), *The Politics of Ecstasy*. London 1970 (MacGibbons & Kee)
Ders., (1968), *Highpriest*. New York 1968 (World Publ. Co.)
Ders., R. Metzner, und R. Alpert (1971), *Psychedelische Erfahrungen. Ein Handbuch nach Weisungen des Tibetanischen Totenbuches*. Weilheim (O. W. Barth)
Leavitt, H. C. (1956), A biographical and teleological study of Irma's injection dream. *Psychoanalytical Review* 43, 440–447
Leuner, H. (1962), *Die experimentelle Psychose*. Berlin (Springer)
Limentani, A. (1968), On drug experience: Clinical appraisals of the predicaments of habituation and addiction to drugs. *Int. J. Psycho-Anal.* 49, 578–590. (Dt. in: vom Scheidt, J., Hsg., 1972)
Maier, H. W. (1926), *Der Kokainismus*. Leipzig (Thieme)

Mantegazza, P. (1859), *Sulle virtù igieniche e medicinali della coca*. Milano
Marcovitz, E. (1966), Bemoaning the lost Dream: Coleridge's ›Kublai Khan‹ and Addiction. *International Journal of Psycho-Analysis* 45, 411–425
Naranjo, C. (1979), *Die Reise zum Ich*. Psychotherapie mit heilenden Drogen. Frankfurt a. M. (Fischer-Bücherei)
Neumann, E. (1949), *Ursprungsgeschichte des Bewußtseins*. Zürich (Rascher)
Ders., (1956), *Die Große Mutter*. Zürich (Rhein-Verlag)
Newland, C. A. (1964), *Abenteuer im Unbewußten*. München (Szczesny)
Politzer, H. (1970), *Sigmund Freud als Deuter seiner Träume*. Merkur 24, 34–48
Quincey de, Th. (1822), *Bekenntnisse eines englischen Opiumessers*. Neudruck 1965 München (dtv)
Redlich, F. C., und D. X. Freedman (1970): *Theorie und Praxis der Psychiatrie*. Frankfurt a. M. (Suhrkamp), 1021
Roazen, P. (1969), *Brother Animal: The Story of Freud and Tausk*. New York (Alfred A. Knopf)
Römpp, H. (1939), *Chemische Zaubertränke*. Stuttgart (Francksche Verlagshandlung)
Rosenfeld, H. (1960), *Über Rauschgiftsucht*. Psyche 14, 481–495
Scheidt, J. vom (1971), Rauschdrogen und Yoga. In: Mangoldt, U. von (Hg.): *Yoga heute – Hilfe für den Westen*. Weilheim (O. W. Barth)
Ders., Hsg. (1972), *Drogenabhängigkeit*. München (Nymphenburger)
Ders., (1973), *Innenwelt-Verschmutzung*. Neu: Frankfurt 1988
Ders., Hsg. (1974), *Die Behandlung Drogenabhängiger*. München (Nymphenburger)
Ders., (1976), *Der falsche Weg zum Selbst – Studien zur Drogenkarriere*. Neuausgabe: Frankfurt 1984
Ders., Hsg. (1976a), *Der unbekannte Freud*. Neu: Frankfurt 1987
Schultz, M. G. (1971), »The ›Strange Case‹ of Robert Louis Stevenson«, in: *Journal of the American Medical Association* 216, S. 90–94
Schur, M. (1966), Some additional »day residues« of »The Specimen Dream of Psychoanalysis«. In: *Psychoanalysis – A General Psychology*: Essays in Honor of Heinz Hartmann (Hsg. R. Loewenstein et al.). New York. Dt. in: Scheidt, J. vom, Hg. (1976): Der unbekannte Freud. München (Kindler)
Schusdek, A. (1965), Freud on Cocaine. *Psychoanalytic Quarterly* 34, 406–412
Stewart, W. A. (1967), *Psychoanalysis: The First Ten Years, 1888–1898*. New York (Macmillan)
Thornton, E. M., *Freud and Cocaine*. London 1984
Trosman, H., und E. S. Wolf (1973), »The Bernfeld Collaboration in the Jones Biography of Freud«. In: *International Journal of Psychoanalysis* 54, S. 231
Wittels, F. (1924), *Sigmund Freud – der Mann, die Lehre, die Schule*. Leipzig (Thieme)

Drogenregister

Namenregister

Die Autoren

Dr. Wolfgang Schmidbauer, geb. 1941, studierte Psychologie, Anthropologie und Soziologie. 1968 promovierte er als Diplompsychologe mit der Dissertation *Mythos und Psychologie*. Nach einer Ausbildung in Psychoanalyse und als Gruppendynamiker eröffnete er in München eine eigene psychotherapeutische Praxis. 1985 Gastprofessur für Psychoanalyse an der Gesamthochschule Kassel. Derzeit arbeitet Schmidbauer als Lehranalytiker, Psychotherapeut und Schriftsteller in München.

Bücher: *Psychotherapie – ihr Weg von der Magie zur Wissenschaft* und *Seele als Patient* (1971), *Jäger und Sammler* und *Die sogenannte Aggression* (1972), *Verwundbare Kindheit* und *Biologie und Ideologie* (1973), *Vom Es zum Ich* (1975), *Die hilflosen Helfer* (1977), *Selbsterfahrung in der Gruppe* (1979), *Alles oder nichts* (1980), *Helfen als Beruf* (1983), *Die Angst vor Nähe* (1985), *Die subjektive Krankheit. Kritik der Psychosomatik* (1987).

Dr. Jürgen vom Scheidt, geb. 1940, studierte Psychologie sowie Philosophie, Soziologie und Psychopathologie. 1970/71 Mitarbeit beim Aufbau der ersten Münchner Drogenberatungsstelle, danach Beratung und Therapie mit Drogenabhängigen in eigener Praxis. 1976 Promotion als Diplompsychologe mit der Arbeit »Der falsche Weg zum Selbst – Studien zur Drogenkarriere«. Ausbildung zum Gruppenleiter in »Themenzentrierter Interaktion (TZI)«.

In den 70er Jahren Arbeit mit Alleinlebenden und erste Schreib-Seminare, aus denen die »Münchner Schreib-Werkstatt« entstand.

Bücher: *Drogenabhängigkeit* (Hrsg. 1972), *Innenwelt-Verschmutzung* (1973/überarb. Neuauflage 1988), *Die Behandlung Drogenabhängiger* (Hrsg. 1974), *Alleinsein als Chance* (1979), *Schreiben als Selbsterfahrung* (1983, im Selbstverlag), *Das große Buch der Träume* (1984), *Der falsche Weg zum Selbst* (überarb. Neuaufl. 1984), *Der unbekannte Freud* (Hrsg. 1987), *Im Zeichen einer neuen Zeit* (1988).

Notizen

Notizen